AF338990

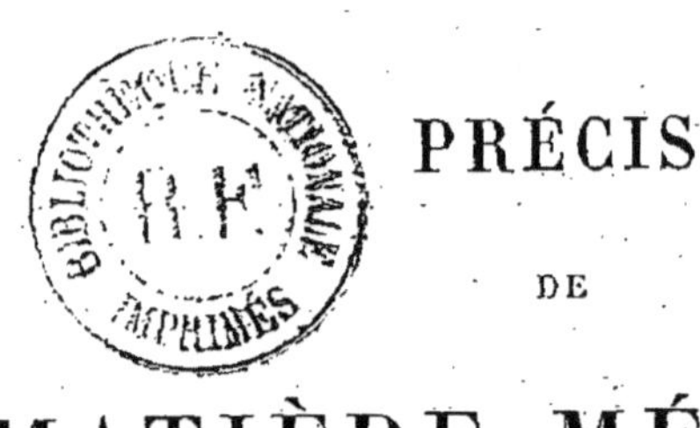

PRÉCIS

DE

MATIÈRE MÉDICALE

DU MÊME AUTEUR

Les drogues simples d'origine végétale, par M. G. Planchon, directeur de l'Ecole supérieure de pharmacie de Paris, membre de l'Académie de médecine, et M. E. Collin, préparateur du cours de matière médicale à l'Ecole supérieure de pharmacie de Paris. Deux beaux volumes grand in-8 de 1 800 pages, avec 2 000 figures dans le texte. Prix . . . . **30** fr.

Guide pratique pour la détermination des poudres officinales, par E. Collin, préparateur de matière médicale à l'École de pharmacie de Paris. Un volume in-18, cartonné diamant, de 140 pages, avec 92 figures dans le texte. Prix. . . . **4** fr.

Traité des altérations et falsifications des substances alimentaires, par A. Villiers, professeur de Chimie analytique à l'École supérieure de pharmacie de Paris, et Eug. Collin, pharmacien, lauréat de l'Académie des sciences et de l'Académie de médecine. Un beau volume grand in-8 de 1180 pages, avec 633 figures dans le texte. Prix . . . . **20** fr.

PRÉCIS

DE

MATIÈRE MÉDICALE

CONTENANT :

l'origine botanique, la description, la structure anatomique,
la composition chimique,
les usages, le mode d'emploi et les falsifications

DES

SUBSTANCES OFFICINALES

D'ORIGINE VÉGÉTALE OU ANIMALE

PAR

EUG. COLLIN

Pharmacien,
Lauréat de l'Académie des Sciences
et de l'Académie de Médecine.

Avec 473 figures dans le texte

PARIS
OCTAVE DOIN, ÉDITEUR
8, PLACE DE L'ODÉON, 8

1903

CORRIGENDA

Page 46, ligne 43. *Au lieu de :* le radicule, *lire :* la radicule.
— 82, — 14. *Au lieu de :* leur origine, *lire :* son origine.
— 107, — 4. *Au lieu de :* isostimoné, *lire :* isostémoné.
— 107, — 5. *Au lieu de :* diplostimoné, *lire :* diplostémoné.
— 108, — 42. *Au lieu de :* id. *lire :* id.
— 116, — 28. *Au lieu de :* sialagoque, *lire :* sialagogue.
— 123, — 28. *Au lieu de :* Féroli, *lire :* Néroli.
— 128, — 8. *Au lieu de :* Coriarées, *lire :* Coriariées.
— 133, — 33. *Au lieu de :* cortica, *lire :* cortical.
— 142, — 36. *Au lieu de :* produit, *lire :* fournit.
— 170, — 1. *Au lieu de :* *Hardivickia*, *lire :* *Hardwickia*.
— 226, — 36. *Au lieu de :* faux, *lire :* faulx.
— 229, — 40. *Au lieu de :* 0,50 à 3 millimètres, *lire :* 1/2 à 3 millimètres.
— 257, — 33. *Au lieu de :* fig. 183, *lire :* fig. 184.
— 267, — 15. *Au lieu de :* feuilles d'herbe, *lire :* feuilles ou d'herbe.
— 326, — 20. *Au lieu de :* bractées, *lire :* trachées.
— 409, — 34. *Au lieu de :* 5, *lire :* 500.
— 418, — 30. *Au lieu de :* grasse, *lire :* âcre.
— 456, — 19. *Au lieu de :* formées, *lire :* fournies.
— 472, — 4. *Au lieu de :* crêtes, *lire :* arêtes.
— 516, — 37. *Au lieu de :* *guiamensis*, *lire :* *guianensis*.
— 520, — 1. *Au lieu de :* indivium, *lire :* induvium.
— 555, — 14. *Au lieu de :* celles, *lire :* celle.
— 558, — 42. *Au lieu de :* ses filaments, *lire :* 50 filaments.
— 559, — 26. *Au lieu de :* localisées, *lire :* localisés.
— 603, — 37. *Au lieu de :* la plus intéressante, *lire :* les plus intéressantes.
— 606, — 7. *Au lieu de :* *fonts*, *lire :* *forêts*.
— 613, — 17. *Au lieu de :* emplatisques, *lire :* emplastiques.
— 616, — 3. *Au lieu de :* *aréoles*, *lire :* *aréolées*.

INTRODUCTION

La Matière médicale encore désignée sous les noms de *Pharmacologie* et de *Pharmacognosie*, a pour objet l'étude des substances médicamenteuses, dans leurs rapports avec les sciences chimiques et naturelles. Son domaine qui embrasse les trois règnes de la nature est très vaste; si elle a à peu près cessé d'utiliser les substances d'origine minérale, et si le nombre de celles qu'elle emprunte à la zoologie tend plutôt à se restreindre, il n'en est pas de même de celles qu'elle tire du règne végétal. Les voyages scientifiques organisés par les divers gouvernements, les expéditions mercantiles dues à l'initiative des industriels, les expositions universelles qui se sont succédé dans toutes les capitales du monde depuis cinquante ans, les guerres coloniales enfin, nous ont fait connaitre une foule de végétaux doués de propriétés actives et dont quelques-uns ont conquis une place importante dans la thérapeutique. Les essais de culture et d'acclimatation entrepris par les puissances coloniales dans le but de tirer le meilleur parti de leurs possessions lointaines, les jardins d'essai et les laboratoires organisés dans les régions tropicales ont modifié aussi la distribution géographique, transformé le commerce et augmenté considérablement la production de quelques drogues qui menaçaient de disparaitre sous l'influence des traitements barbares employés pour les récolter.

Pendant plusieurs siècles la matière médicale s'est bornée principalement à exposer l'histoire, l'origine botanique, les caractères extérieurs et les usages des drogues simples.

Sous l'influence des progrès rapides réalisés dans la seconde moitié du siècle dernier, par les sciences physico-chimiques et naturelles, auxquelles elle est si étroitement liée, elle modifia profondément ses méthodes d'examen. L'étude de l'apparence extérieure des drogues fut complétée par celles de leur structure anatomique, de leur composition chimique, de la détermination de la localisation et du dosage de leur principe actif. Chacun de ces points divers a été de la part des pharmacologistes les plus éminents, l'objet de recherches approfondies et d'ouvrages spéciaux, qui resteront, chacun dans leur genre, comme les guides les plus sûrs, les modèles les plus parfaits de l'étude des questions qui y sont envisagées.

Guibourt, dont le nom restera toujours lié aux progrès de la matière médicale, profitant des nombreuses relations qu'il avait contractées avec les savants et les voyageurs étrangers, nous a fait connaître la nature et l'origine d'une foule de produits nouveaux. Il a décrit avec une précision remarquable les caractères extérieurs de toutes les substances qu'il a examinées. Il a laissé deux *Traités de l'étude des drogues simples* et une superbe collection qui témoignent de la conscience et de la passion scrupuleuse avec lesquelles il envisageait tout ce qui a trait à la matière médicale.

Dans leur *Traité de Pharmacographie*, MM. HANBURY et FLUCKIGER ont consigné les faits les plus saillants de l'histoire des principales substances médicamenteuses et les renseignements les plus intéressants sur leur récolte et leur extraction. L'authenticité des documents accumulés dans cet ouvrage plein d'érudition a été soigneusement contrôlée par les deux maitres aussi savants que désintéressés.

Dans son *Traité de Botanique médicale*, BAILLON n'a pas seulement décrit avec une méthode, une clarté et un style remarquables, les caractères morphologiques et les rapports taxonomiques des plantes officinales; il a encore exposé sur les affinités des groupes naturels des plantes et sur leur enchaînement ses idées larges et puissantes qui ont presque toujours été confirmées par l'examen et la comparaison des caractères anatomiques.

L'emploi du microscope appliqué d'abord par SCHLEIDEN à l'étude des Salsepareilles et un peu plus tard par HOWARD et WEDDELL à la détermination des Quinquinas ne tarda pas à se généraliser. En 1865, OTTO BERG publiait son magnifique *Atlas anatomique* qui reproduit la structure anatomique des racines, écorces, bois, fruits et graines, employés en pharmacie. La publication de cet ouvrage marque une ère nouvelle dans l'enseignement de la matière médicale. A dater de cette époque, la nouvelle méthode de détermination pénétra dans les Universités d'Europe et nous voyons paraître une série d'ouvrages ayant le même caractère et auxquels MM. FLUCKIGER, VOGL et PLANCHON ont attaché leur nom.

C'est en 1882 seulement que M. LEMAIRE publia son travail remarquable sur *la détermination histologique des feuilles officinales*, qui avait été négligée par ses devanciers.

Poussant plus à fond les observations anatomiques, M. TSCHIRCH dans son *Anatomischer Atlas* étudie toutes les phases du développement des principales drogues simples et décrit toutes les modifications qu'elles subissent depuis leur état primaire jusqu'à l'état de maturité, sous lequel elles se présentent dans les pharmacies. Cet ouvrage, publié en collaboration avec M. ŒSTERLE, peut être considéré comme un modèle de ce genre de recherches. A côté de sections transversales des drogues, les auteurs présentent les principaux éléments anatomiques isolés et juxtaposés dans l'ordre où ils se trouvent superposés dans la substance entière et ils indiquent ceux qui peuvent servir à caractériser cette substance réduite en poudre. Ce dernier point qui avait suscité des recherches ou des monographies intéressantes de la part de MM. Herlant, Bræmer, Moeller et Collin, est actuellement l'objet d'un travail très complet entrepris par M. le professeur Kock, d'Heidelberg.

Utilisant et complétant les travaux entrepris par MM. Trécul et Van Tieghem, sur la disposition et la localisation de l'appareil sécréteur des plantes, les belles études de Vesque sur l'anatomie comparée des feuilles, celles de M. Mœller sur la structure des écorces, et tous les documents accumulés par les pharmacologistes dont j'ai cité les noms, M. Solereder a publié en 1900 un *Traité d'anatomie systématique des Dicotylédones* dont l'utilité pour la classification des végétaux ne saurait être méconnue.

Après les procédés aussi ingénieux que délicats imaginés par MM. Errera et Claustriau, pour localiser le principe actif des Aconits, il faut enregistrer les belles recherches de M. Guignard sur le principe actif des Crucifères, des amandes amères et de la feuille de laurier-cerise, et celles de M. Lotsy sur la localisation de la quinine dans les Quinquinas. Ces longues et minutieuses recherches ont permis d'éclairer des points ignorés ou controversés de la matière médicale.

La découverte de la quinine par Pelletier et Caventou a été, dans tous les pays, le point de départ d'une série de travaux qui ont abouti à la connaissance d'une quantité considérable d'alcaloïdes contenus dans les plantes officinales. Les progrès incessants de la chimie ont permis de fixer la composition et d'isoler les divers principes constituants de ces plantes et de les classer en plusieurs groupes bien distincts. Les caractères d'un grand nombre de ces principes ont été étudiés dans l'ouvrage de M. Pictet, sur les *alcaloïdes*, et dans celui de M. Van Rijn, sur les *glucosides*.

L'élément actif des principaux médicaments étant bien déterminé, nous avons vu un grand nombre de pharmacologistes s'attacher à rechercher le procédé le plus pratique pour en opérer rapidement le dosage.

Certaines substances de composition bien complexe et mal définie, ont été dans ces derniers temps l'objet de recherches très intéressantes qui jettent un jour nouveau sur leur constitution. Telles sont les résines, qui, depuis plusieurs années, au laboratoire de l'Institut pharmaceutique de Berne, occupent l'activité de MM. Tschirch et de ses élèves ; telles sont encore les huiles essentielles qui ont été l'objet de monographies complètes publiées en Allemagne par MM. Gildemeister et Hoffmann, et en France par MM. Charabot, Pillet et Dupont.

En même temps la pharmacodynamie qui s'occupe exclusivement de l'action physiologique des médicaments sur l'organisme était magistralement revisée et contrôlée par M. Pouchet dans les savantes leçons qu'il publie actuellement.

Tous ces matériaux accumulés dans ces derniers temps constituent des éléments précieux pour l'élaboration d'un traité de matière médicale bien intéressant, qui n'existe nulle part en Europe et reste à faire. Il n'est pas douteux que l'utilité de cet ouvrage, l'intérêt qui s'attache à sa rédaction et le succès qui accueillerait sa publication, n'aient déjà séduit l'activité de quelques-uns des jeunes professeurs de nos grandes Universités.

Le but que je me suis proposé en publiant ce précis de matière médicale est bien plus modeste. J'ai voulu résumer les connaissances indispensables aux étudiants et aux candidats à l'internat en pharmacie.

J'ai adopté la classification de Bentham et Hooker qui est déjà suivie dans le Jardin botanique et dans la collection de matière médicale de l'Ecole de Pharmacie de Paris.

Bien qu'ayant pu apprécier depuis de longues années la valeur et l'importance des caractères anatomiques pour la détermination des drogues, je n'ai pas cru devoir insister sur tous les détails de la structure des substances qui sont très nettement caractérisées par leur apparence extérieure ou par l'examen de leur section transversale : je me suis contenté d'en signaler les principales particularités.

J'ai consacré un peu plus de détails à la description des drogues qui sont le plus souvent vendues sous la forme pulvérulente et dont l'identité sous ce dernier état ne peut être constatée que si l'on connait parfaitement tous les détails de leur structure. Je me suis attaché à signaler et à reproduire les principaux éléments anatomiques qui peuvent servir de base à la détermination des poudres les plus usuelles.

Des caractères anatomiques communs à toutes les plantes de la même famille, je n'ai insisté que sur l'appareil sécréteur, parce que de tous ces caractères, c'est celui qui offre le plus de constance dans sa forme, sa disposition et sa localisation.

Après avoir donné la composition chimique de chaque substance et avoir fait ressortir la nature de son principe actif, j'ai indiqué, pour les drogues usuelles, le moyen de constater la présence de ce principe, de déterminer sa localisation et d'opérer son dosage.

Après avoir rappelé les usages et le mode d'emploi de chaque substance, j'ai indiqué les falsifications qu'on lui fait subir et le moyen de les constater.

En terminant cet exposé, il m'est agréable de remercier mon éditeur et ami M. Doin, qui ayant déjà publié mes précédents travaux, a bien voulu faire de nouveaux sacrifices pour conduire à bonne fin l'exécution de ce petit traité de matière médicale.

E. C.

PRÉCIS
DE
MATIÈRE MÉDICALE

PHANÉROGAMES

DICOTYLÉDONES

RENONCULACÉES

Plantes herbacées, rarement ligneuses et grimpantes, à feuilles généralement alternes, rarement opposées (*Clematis*). Fleurs hermaphrodites, régulières ou irrégulières, le plus souvent à 5 sépales libres, colorés et à 5 pétales, de formes très diverses, souvent nuls. Étamines nombreuses insérées sur l'ovaire. Pistil composé de nombreux carpelles et donnant un fruit le plus souvent sec, rarement charnu, formé par la réunion sur un réceptacle central de nombreux achaines ou de follicules libres, exceptionnellement réunis par leur partie ventrale. Graines contenant un petit embryon placé à la base d'un albumen charnu.

ACONIT NAPEL

Origine. — L'Aconit Napel, (*A. Napellus* L.) est une plante vivace qui croît dans toute l'Europe, particulièrement dans les lieux ombragés et humides des montagnes du Dauphiné, de la Provence, du Languedoc, de l'Auvergne, du Jura, des Vosges et des Alpes. On utilise en pharmacie ses feuilles et sa racine; celle-ci devra être récoltée au début de l'hiver, avant l'apparition des axes aériens.

Description. — Feuilles. — Les Feuilles d'Aconit Napel, mesurent de 8 à 15 centimètres de longueur, y compris le pétiole qui occupe à peu près la moitié de la longueur totale, et qui est creusé en forme de gouttière. Le limbe (fig. 1), *vert noirâtre* sur sa face supérieure et *pâle* sur sa face inférieure, est ordinairement *glabre*, arrondi dans sa forme générale, et *divisé en trois segments principaux, dont les latéraux sont subdivisés eux-mêmes en deux ou trois segments* *secondaires; le segment moyen est plus petit, moins régulier que les autres.* Chacun d'eux est rétréci à la base et *divisé à son sommet en trois lobes secondaires, bifides ou trifides.* Ces feuilles sont déprimées sur leur face supérieure, au niveau des nervures, qui sont peu ramifiées. Les feuilles supérieures, plus simples, établissent la transition avec les bractées. Les feuilles d'Aconit, froissées entre les mains, ont une odeur herbacée ; elles ont une saveur qui, d'abord

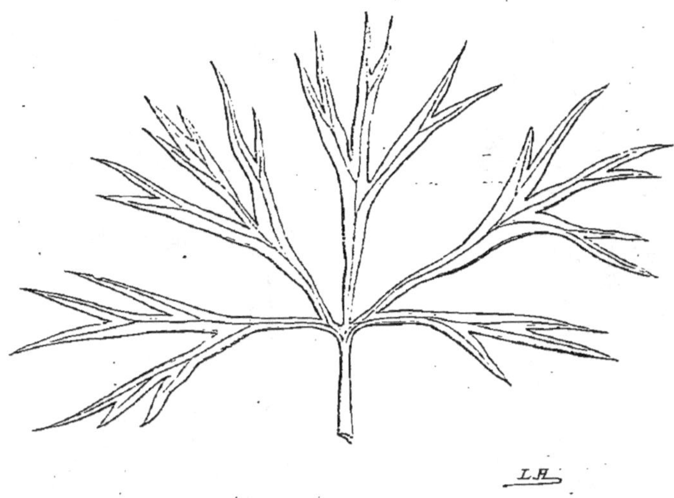

Fig. 1. — Feuille d'Aconit Napel.

fade, est bientôt suivie d'une sensation persistante, de picotement ou de brûlure.

Racine. — La racine d'Aconit Napel est une souche indéterminée, conique, charnue et napiforme, qui, à l'état frais, se termine progressivement ou brusquement en pointe. Elle mesure 5 à 8 centimètres de longueur, et 20 à 25 millimètres dans sa plus grande largeur; elle est *couronnée à son sommet par la base de la tige*, avec laquelle elle forme un angle obtus; elle *porte près de son sommet un petit tubercule* ou *tubercule fille*, et quelquefois deux. Sa surface est couverte de radicelles assez régulièrement superposées. La cassure de la racine fraîche est nette, amylacée, d'un blanc pur, mais *si on l'expose à l'air, elle se colore rapidement en rouge*, par suite de la présence d'un ferment oxydant.

Les racines du commerce, ayant été récoltées à des périodes différentes de la végétation, n'offrent pas toutes le même aspect. La surface extérieure qui est lisse ou faiblement striée dans les racines adultes, est, dans les racines âgées ou très jeunes, profondément ridée dans le sens longitudinal. La couleur, qui, dans les jeunes racines, est d'un jaune clair, prend chez les vieilles, une teinte brun foncé. A la base de la racine, on observe une *cicatrice correspondant au point d'insertion de la tige*, et portant sur ses bords des vestiges des écailles foliacées qui entouraient le collet. Près de cette cicatrice, s'en trouve une *seconde indiquant le point de réunion du tubercule fille avec le tubercule mère*. La surface extérieure porte en outre des cicatrices arrondies, disposées toujours sur six ou huit séries verticales et correspondant aux points d'insertion des radicules. Si l'on coupe transversalement une racine d'aconit dans sa portion médiane, on distingue nettement (fig. 3) : l'*écorce*, limitée extérieurement par un épiderme noirâtre, et séparée en deux

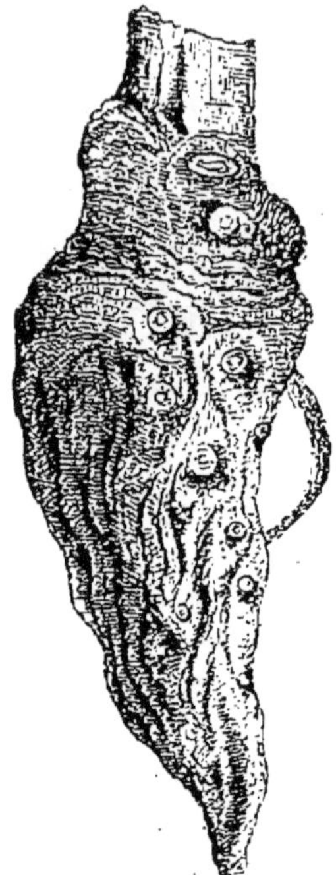

Fig. 2. — Racine d'Aconit Nápel.

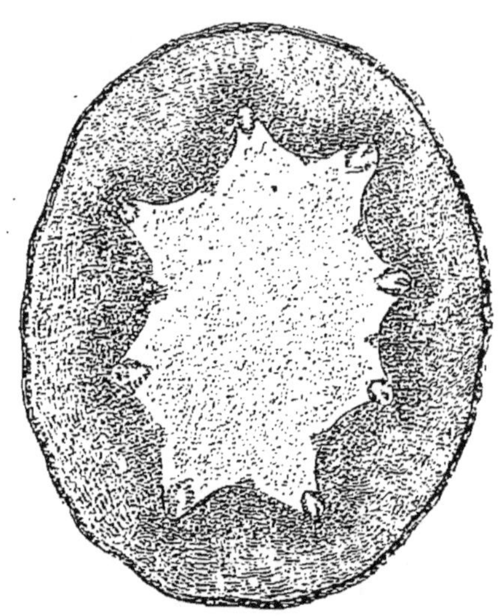

Fig. 3. — Coupe transversale de la racine d'Aconit Napel.

couches inégales par une ligne apparente, représentant l'endoderme ; la zone interne est très large et peu colorée ; la zone externe est beaucoup plus étroite et présente une teinte brun-jaunâtre : *la portion ligneuse, séparée de l'écorce par une ligne brisée angulaire ou étoilée, représentant le cambium*. Dans chacun des angles de cette ligne, on distingue une sorte de coin très étroit, plus pâle, dont la pointe est dirigée vers le centre de la racine et qui représente un groupe de faisceaux fibro-vasculaires. La partie centrale de la racine est représentée par une moelle abondante et d'apparence homogène. Au sommet ou à la base des racines d'aconit, la zone ligneuse n'offre plus cette forme anguleuse : *elle apparaît sous la forme d'un cercle limité extérieurement par les faisceaux fibro-vasculaires qui sont juxtaposés et assez rapprochés*.

La racine d'Aconit, à l'état frais, possède une *odeur cruciférée* qui disparait par la dessiccation : elle a une saveur douce, puis extrémement âcre, suivie d'une sensation de picotement et d'engourdissement.

Structure microscopique. — FEUILLES. — Epiderme glabre. Mésophylle hétérogène, asymétrique, sans cristaux. Nervure médiane concave en haut, convexe en bas. Système libéro-ligneux représenté par 3-5 faisceaux arrondis, inégaux.

RACINES. — Sous l'épiderme coloré en brun on distingue : le *parenchyme cortical*, caractérisé par la présence de *cellules scléreuses* ; — l'*endoderme* formé d'une seule rangée de cellules bien apparentes ; — une *écorce secondaire* limitée intérieurement par des cellules scléreuses d'origine péricyclique ; — un *liber secondaire*, formé de cellules régulières et de plus en plus petites, disposées en files radiales, et dans lequel on observe des *plages concentriques de tubes criblés* ; — la *zone cambiale* très sinueuse ; — la *zone ligneuse*, représentée par de larges faisceaux fibro-vasculaires disposés en V dans les parties proéminentes du cambium et par des faisceaux plus petits, situés dans la partie médiane des dépressions qui séparent les parties anguleuses, aussi bien qu'entre les deux branches des plus gros faisceaux ; — la *moelle* parenchymateuse et très développée. Tous les parenchymes contiennent de l'amidon en grains simples, et en grains composés de 3 à 4 granules qui se désagrègent facilement.

Composition chimique. — La racine d'Aconit Napel contient cinq alcaloïdes : l'*Aconitine*, la *Napelline*, l'*Homonapelline*, l'*Aconine* et l'*Isoaconitine*. Outre ces alcaloïdes, elle renferme de la *mannite*, du sucre de canne et un autre sucre qui réduit l'oxyde de cuivre à froid. Les feuilles contiennent les mêmes alcaloïdes que la racine, de l'acide *aconitique* combiné avec de la chaux, et un tanin coloré en vert par le fer. Elles sont bien moins actives que les racines, et renferment *six fois moins* d'alcaloïdes. Après la dessiccation, elles n'en contiennent plus que des traces.

Le principe actif de l'Aconit Napel est l'*Aconitine*, qui y existe dans des proportions très variables. L'Aconitine pure cristallise en prismes tabulaires, peu solubles dans l'eau et le pétrole, plus solubles dans l'éther et dans l'alcool, mais surtout dans la benzine et le chloroforme ; elle est incolore, inodore ; *elle produit sur la langue un picotement et un fourmillement analogues à ceux que produit la racine de pyrèthre. En l'absence de réactions colorées caractéristiques, l'expérimentation physiologique fournit le seul moyen de constater avec quelque certitude la présence de l'Aconitine*, dans les recherches toxicologiques.

Il existe dans le commerce plusieurs variétés d'Aconitine qui diffèrent notablement l'une de l'autre : l'*Aconitine anglaise* ou *Pseudo-aconitine*, *Népaline* ou *Napelline* de Wiggers et l'*Aconitine française* ou *éther benzoylacétique de l'Aconine*.

L'Aconitine française, qui est la seule utilisée chez nous, se présente également sous deux états : à l'*état amorphe* et à l'*état cristallisé*. La première, *assez impure*, doit être exclue des officines, où l'on ne doit utiliser que la seconde, qui est toujours *très pure*.

Dosage des alcaloïdes. — On lessive avec de l'huile de fusel. 20 grammes de racines ou de feuilles desséchées à basse température et finement pulvérisées. On extrait les alcaloïdes de cette solution en l'agitant avec de l'eau acidulée avec 1 p. 100 d'acide sulfurique. On décante et on filtre la liqueur acide et on l'agite avec du chloroforme qui enlève la résine et les matières colorantes qu'elle tenait en dissolution ; on l'alcalinise avec un léger excès de soude ou de carbonate de soude. On la traite ensuite à deux reprises par 30 ou 40 centimètres cubes de chloroforme qui dissout les alcaloïdes mis en liberté. On sépare la solution chloroformique, on la lave avec un peu d'eau distillée et on l'évapore au bain-marie. Le résidu constitué par le mélange d'alcaloïdes est séché à 100° et pesé.

A la rigueur on pourrait se contenter de cette opération et en déduire approximativement le poids de l'Aconitine pure, en se basant sur les expériences de Keller, qui établissent que 100 parties d'alcaloïdes bruts de l'Aconit Napel renferment environ 82 parties d'Aconitine.

Si l'on veut obtenir un résultat plus précis, on emploiera le procédé qui consiste à saponifier les alcaloïdes bruts avec de la potasse alcoolique et à faire un dosage de l'acide acétique, résultant de la décomposition de l'Aconitine. Comme cet alcaloïde est le seul des alcaloïdes de l'Aconit Napel qui contienne le radical acétyle, on pourra déduire assez exactement, du poids de l'acide acétique trouvé, celui de l'Aconitine pure.

La proportion d'Aconitine varie considérablement dans les feuilles et les racines d'Aconit Napel. Les racines du Dauphiné en contiennent en moyenne de 1 à 3 grammes par kilogramme ; celles des Vosges rarement plus d'un gramme. La proportion contenue dans les feuilles est environ 6 fois moindre.

Localisation du principe actif. — Des recherches microchimiques faites par Errera, Claustriau et Goris, il résulte que l'Aconitine existe dans toutes les parties de la plante et toujours dans le contenu de la cellule. Dans le pétiole, elle *est localisée dans le liber et dans le collier péricyclique qui entoure les faisceaux libéroligneux.* Il en existe aussi, mais en moindre proportion, dans *les cellules épidermiques et les cellules qui les avoisinent*. La moelle et le parenchyme cortical en renferment encore bien moins.

Dans la feuille, l'aconitine existe un peu partout, mais la plus grande partie se trouve *autour du faisceau libéro-ligneux*, et *dans le voisinage des cellules stomatiques.*

Dans la partie axiale de la racine, elle *prédomine dans les cellules qui entourent le faisceau libéro-ligneux;* mais dans la partie renflée de cet organe, la teinte obtenue avec les réactifs microchimiques est sensiblement *homogène.*

Usages. — Mode d'emploi. — L'Aconit et l'Aconitine sont employés comme décongestionnants et antinévralgiques dans la pneumonie, la pleurésie, la scarlatine, la rougeole, le rhumatisme, l'asthme et les névralgies des trijumeaux.

Les feuilles sont employées sous forme d'alcoolature ou de teinture (1 à 3 grammes), et d'extrait aqueux (1 à 5 centigrammes).

Les racines sont employées sous forme d'extrait alcoolique.

(1 à 2 centigrammes), de teinture alcoolique (10 à 30 gouttes) et d'alcoolature (5 à 20 gouttes). *Il faut éviter de substituer cette dernière à l'alcoolature de feuilles, toujours moins active.*

L'Aconitine *cristallisée* qui devrait être prescrite à l'exclusion de toute autre, s'emploie en granules ou en poudre à la dose de 1/10 de milligramme. Le *nitrate d'aconitine* que l'on prescrit souvent en France, est *moins bien défini que l'aconitine cristallisée.*

ACONITS DE L'INDE

Origine. — Outre l'*A. Napellus*, on rencontre communément dans les parties tempérées de l'Himalaya, dans le Kumaon, le Népaul, le Sikkim, plusieurs espèces d'Aconit qui sont douées de propriétés plus ou moins énergiques et qui figurent dans nos collections sous leurs noms indigènes; telles sont: le Bikmah et l'Ates ou Atis, espèces non toxiques, qui sont utilisées dans l'Inde comme des toniques et des antipériodiques précieux, et le Bish, qui est considéré comme une espèce éminemment toxique. Le *Bikmah* est fourni par l'*A. palmatum* Don et l'*Ates* est produit par l'*A. heterophyllum* Wall. L'origine du Bish, plus confuse, a été rapportée par MM. Hooker et Thompson au mélange des *A. ferox, A. uncinatum, A. luridum, A. palmatum.* Dans une étude des plus approfondies, entreprise avec des échantillons d'une authenticité incontestable, M. Goris a étudié et comparé les caractères extérieurs et anatomiques des diverses racines vendues sous le nom de *Bish* et il a établi qu'elles *offrent la structure du type Napellus*, ce qui l'a conduit à penser que le *Bish actuel* est fourni par l'*A. ferox* Wall. var. *spicatum* P. Br., mélangé probablement avec les variétés *laciniatum* P. Br et *crassicaulis* P. Br,

Description. — La diversité d'origine du Bish explique suffisamment les variations profondes que cette drogue présente dans son apparence extérieure. Elle est généralement en tubercules napiformes ou coniques allongés, le plus souvent isolés, rarement réunis en nombre de 2 ou 3 par leur base; ces tubercules mesurent 8 à 10 centimètres de longueur et 1 à 5 centimètres de diamètre dans leur partie la plus large. *Leur surface extérieure présente : des sillons longitudinaux très profonds, bordés de crêtes anguleuses saillantes ; des cicatrices disposées irrégulièrement et correspondant à l'insertion des radicules; elle offre une teinte noirâtre dans les parties creuses et blanchâtre dans les parties saillantes.* A leur sommet et près de la cicatrice laissée par l'insertion de la tige, on observe toujours une autre cicatrice elliptique de consistance ligneuse, correspondant au point d'attache du tubercule latéral. La cassure du Bish est irrégulière, tantôt d'un blanc uniforme, très amylacée, tantôt cireuse et brun jaunâtre. Sa substance est parfois *spongieuse, poreuse*, d'autres fois *translucide, très dure, compacte, susceptible d'être polie.* Ces caractères varient avec le mode de dessiccation auquel la drogue a été soumise. Il a une saveur d'abord amère puis brûlante, et une faible odeur de jalap; très souvent il est perforé par les vers.

Le Bish des bazars indiens, encore appelé *Kalahut* ou *Black-bachnag*, a un aspect différent: il se présente en fragments profondément ridés, moins longs que le Bish ordinaire, mais d'une couleur brun noirâtre et d'une odeur forte, presque fétide, qu'il doit à l'habitude adoptée par les indigènes de le tremper dans l'urine de vache pour le garantir des insectes. Avant de subir ce traitement spécial, les racines ont été râclées assez profondément et raccourcies. Ces racines ont une consistance élastique ou coriace. Quand elles sont bien sèches, elles sont presque aussi dures que la pierre et se pulvérisent difficilement. Si l'on fait une section transversale de cette drogue on constate que l'émondage qu'on lui a fait subir avant de la plonger dans l'urine a enlevé toute la partie externe de l'écorce primaire, l'endoderme avec son anneau scléreux presque continu et une partie de l'écorce secondaire, mais on observe aussi que la zone ligneuse offre une disposition toute différente de celle qui caractérise le Bish ordinaire.

M. Goris (*Bull. des Sc. Pharmacol.*, n° 4, avril 1901) croit devoir rapporter l'origine de cette drogue à l'*A. ferox* WALL. var. *atrox*.

Le Bish renferme un alcaloïde dont les propriétés diffèrent de celles qui caractérisent l'*Aconitine cristallisée* retirée de l'*A. napellus*.

Cet alcaloïde désigné sous les noms d'*Aconitine anglaise*, *Napelline* de WIGGERS, *Népaline* (FLUCKIGER), *Acraconitine* (LUDWIG) n'est autre que la *Pseudo-aconitine* (HUBSCHMAN).

Chauffée à 100° avec de la potasse alcoolique, elle donne de l'*acide vératrique* et de la *pseudo-aconine* qui est incristallisable et très amère. Dans les mêmes conditions, l'Aconitine française donne de l'*acide benzoïque* et de l'*aconine*.

Groves a constaté que l'existence de la *Pseudo-aconitine* est caractéristique de l'*A. ferox*, comme celle de l'*Aconitine vraie* l'est de l'*A. napellus*.

Usages. — Le Bish n'est usité en Europe que pour l'extraction de son aconitine. Dans l'Inde on l'utilise comme topique contre les névralgies.

Si je me suis étendu quelque peu sur cette drogue c'est à cause de l'importance qu'elle possède dans l'Inde et dans l'Angleterre, et aussi à cause de la substitution possible (puisqu'elle s'est déjà produite) de cette drogue au Jalap digité, avec lequel elle présente d'ailleurs quelque ressemblance extérieure.

Dans son étude sur les Aconits, M. Goris a établi que les espèces du genre *Aconitum* présentent dans la structure de leurs racines des variations assez profondes, qui au point de vue anatomique peuvent être ramenées à 5 types représentés par les espèces *Napellus*, *Lycoctonum*, *Anthora*, *Uncinatum* et *atrox*. Les recherches chimiques entreprises sur ces racines ne sont pas moins intéressantes en ce sens qu'elles semblent établir qu'à chaque série d'Aconit présentant une structure typique correspondrait un alcaloïde particulier. A l'*A. Napellus* correspond l'*Aconitine*; à l'*A. Lycoctonum*, la *Lycoctonine*; à l'*A. Anthora*, l'*Atisine*; à l'*A. Japonicum* très voisin de l'*A. uncinatum*, la *Japaconitine*; à l'*A. atrox*, la *Pseudo-aconitine*.

SEMENCES DE STAPHISAIGRE

Ces semences sont produites par le *Delphinium Staphisagria* L., qui croît spontanément dans le midi de l'Europe. Elles sont irrégulièrement ovoïdes, *anguleuses, convexes sur une face, planes ou légèrement concaves sur les autres*; elles mesurent en moyenne 3 millimètres de largeur et 2 millimètres d'épaisseur. *Leur surface extérieure, d'une teinte gris noirâtre, est marquée de rides très saillantes, disposées en un réseau à larges mailles*. Quelquefois accolées plusieurs ensemble en une seule masse oblongue, elles sont généralement isolées. Leur spermoderme assez épais recouvre un albumen volumineux, *blanc dans les graines récentes* et *brun dans les graines anciennes*. A la base de cet albumen s'observe un petit embryon. Ces graines *exhalent, quand on les écrase, une odeur forte et désagréable : elles ont une saveur très amère.*

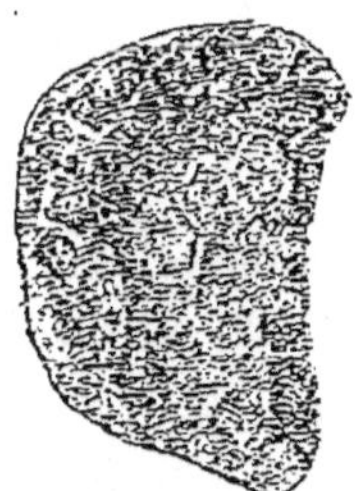

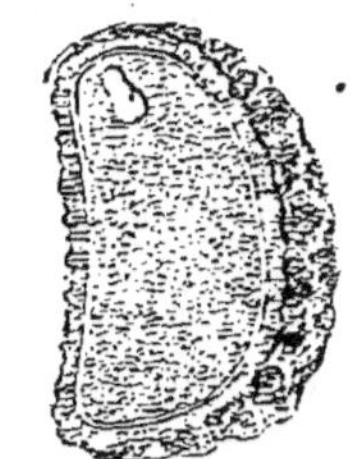

Fig. 4 et 5. — Graine de Staphisaigre.
Entière. Coupée en long.

Les semences de Staphisaigre contiennent quatre alcaloïdes : la *Delphinine*, la *Delphisine*, la *Delphinoïdine* et la *Staphisagrine*. Les trois premiers sont toxiques : leur mode d'action a quelque ressemblance avec celui de l'Aconitine.

Utilisées jadis comme éméto-cathartiques, elles ne sont plus employées que dans la *médecine populaire* comme *parasiticides*.

HELLÉBORES

Employés pendant longtemps comme purgatifs et pour combattre la folie, les Hellébores sont aujourd'hui à peu près inusités. On utilisait surtout le rhizome d'Hellébore noir, que l'on rencontre dans tous les droguiers.

C'est la partie souterraine de l'*Helleborus niger* L., qui croît dans les montagnes d'Italie, de Suisse, du Dauphiné et qui est cultivé dans les jardins pour la beauté de ses fleurs, connues sous le nom de *Roses de Noël*.

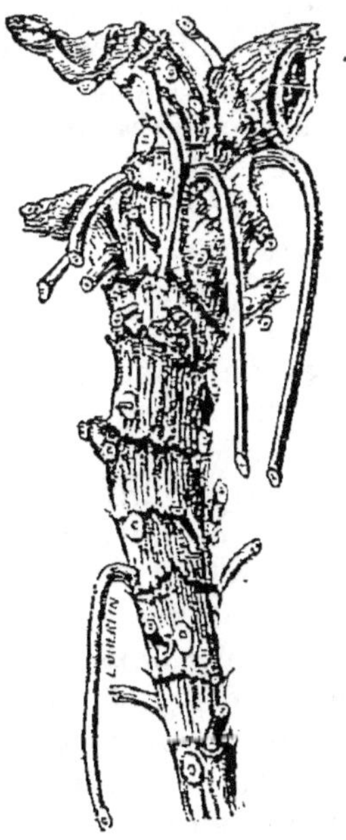

Fig. 6.
Rhizome d'Hellébore noir.

Ce rhizome se présente en fragments irréguliers, mesurant de 3 à 8 centimètres de longueur et 4 à 6 millimètres d'épaisseur. Les uns provenant de la partie supérieure de la souche, sont garnis de rameaux assez épais ; les autres sont simples et très noueux. La surface extérieure, qui est d'un brun noirâtre, est *marquée de collerettes annulaires, frangées et assez rapprochées et porte un très grand nombre de tubérosités ou de cicatrices arrondies, représentant la base des racines adventives*. Ces racines, d'une teinte moins foncée, n'ont guère plus de 2 millimètres d'épaisseur. Quand on le casse, ce rhizome a une teinte blanche et une apparence cornée. *La section transversale présente une écorce brune assez épaisse qui entoure un anneau ligneux représenté par 15 à 20 faisceaux ligneux inégaux, d'une teinte blanche*. Ces faisceaux, coupés carrément à leur base, sont séparés les uns des autres par des rayons médullaires assez arges qui relient la moelle au parenchyme cortical. Ce *rhizome a une saveur âcre et amère.*

Le rhizome d'Hellébore noir renferme une huile fixe, de la résine, du sucre, de l'*acide aconitique*, de l'*Helléborine* et un glucoside appelé *Helléboréine*.

Ces deux derniers corps prennent, au contact de l'acide sulfurique concentré, une teinte rouge-cramoisi qui passe au violet.

Jadis employé comme purgatif et pour combattre la folie, ce rhizome est inusité aujourd'hui. On substituait presque toujours à l'Hellébore noir le rhizome de l'*Helleborus viridis* L. On utilisait aussi comme anthelmintique l'*H. fœtidus* L. ou le *Pied de griffon*, qui n'est plus guère employé que dans la médecine vétérinaire.

Les seules espèces qui aient conservé quelque réputation et qui soient utilisées couramment en médecine sont : l'*H. trifolius* L. (*Coptis trifolia* Salisb.,) qui est employé aux États-Unis comme succédané de la gentiane et du quassia et l'*H. Teeta* H Bn. (*Coptis Teeta* Wall). espèce asiatique communément employée dans l'Inde sous le nom de *Mamira* et en Chine sous le nom de *Chuen-lien*.

ANÉMONE PULSATILLE

L'Anémone Pulsatille (*Anemone pulsatilla* L) est la plus célèbre, comme plante médicinale des espèces du genre *Anémone*. Elle croît dans les endroits sablonneux et sur les coteaux secs de presque toute la France. De sa souche épaisse, noire et dure, partent des feuilles radicales pétiolées, à *limbe tripinné, dont les divisions sont découpées en fragments étroits, linéaires, aigus et couverts de poils.* La hampe, également *velue*, porte une fleur solitaire, *penchée après la floraison, et un involucre très découpé*, placé à une certaine distance de la fleur. Celle-ci est formée d'un calice *violet*, à six sépales elliptiques, aigus, placés sur deux rangs, soyeux extérieurement, rapprochés en cloche et recourbés en dehors dans leur partie supérieure ; les étamines sont très nombreuses, libres, les extérieures plus courtes que les autres deviennent stériles et forment des staminodes glanduleux.

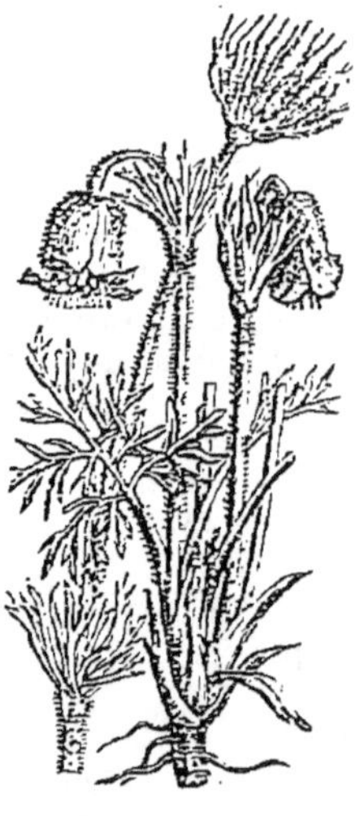

Fig. 7.
Anémone pulsatille.

Cette plante renferme un principe cristallisé, l'*Anémonine*, qui est très voisin de la Cantharidine et qui, comme cette dernière, est doué de propriétés vésicantes.

Les feuilles et le rhizome à l'état frais possèdent des propriétés vésicantes qu'ils perdent par la dessiccation.

Jadis très employée comme détersive, puis abandonnée, sauf par les médecins homéopathes, dont elle est un des médicaments favoris, l'Anémone pulsatille a reconquis quelque faveur dans ces dernières années, comme médicament anticatarrhal. Elle s'administre sous forme d'alcoolature, qui se prescrit à la dose de 2 à 4 grammes par jour, et qui doit être préparée avec la plante fraîche.

L'Anémonine s'administre aussi à la dose de 3 à 4 centigrammes par jour.

L'*Adonis vernalis* L, est une plante très voisine du genre *Anémone* : elle se rencontre sur les plateaux dénudés de la Lozère, en Alsace et en Suisse ; elle surpasse toutes ses congénères par l'éclat et la grandeur de ses fleurs terminales, solitaires, d'un jaune brillant. Ses tiges et ses feuilles renferment de l'acide aconitique et un glucoside, l'*Adonidine*. Dans ces dernières années, on a proposé de les utiliser en infusion, à la dose de 4 à 5 grammes par jour, dans le traitement des affections du cœur ; leur usage ne produisant pas les phénomènes d'accumulation constatés avec la digitale. A côté des *A. æstivalis* et *A. Amurensis* qui contiennent aussi de l'Adonidine, il en est d'autres, telles que les *A. vesicatoria* et *A. gracilis* qui ont des propriétés vésicantes.

HYDRASTE DU CANADA

Origine. — L'Hydraste du Canada (*Hydrastis Canadensis* L) est une plante qui croît au Canada, ainsi qu'aux Etats-Unis, sur les pentes des monts Alleghanies, dans les montagnes de la Géorgie et de la Caroline. Son rhizome, connu en Amérique sous le nom de *Gorden Seal*, est la partie utilisée et une des meilleures drogues américaines.

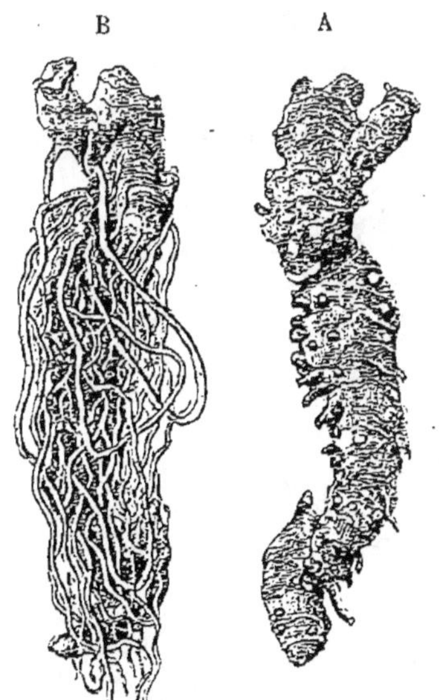

Fig. 8. — Rhizome d'Hydraste du Canada.

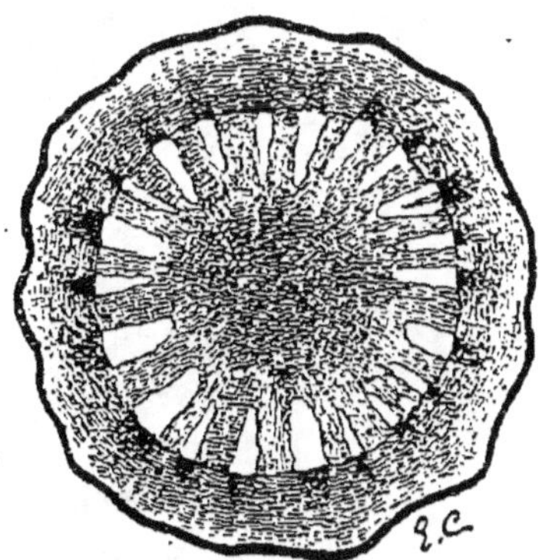

Fig. 9. — Rhizome d'Hydraste du Canada.
Section transversale.

Description. — Ce rhizome est très irrégulier dans son apparence extérieure. Il se compose d'une souche noueuse, tordue ou repliée sur elle-même, plus ou moins ramifiée et dont la grosseur varie depuis celle d'une plume à écrire jusqu'à celle du petit doigt. La surface extérieure de cette souche, d'un gris foncé, est ridée dans tous les sens ; elle présente : des *collerettes transversales, sensiblement parallèles, qui embrassent tout le corps du rhizome ;* de larges cicatrices arrondies, déprimées à leur centre et résultant de la section des tiges secondaires et d'autres plus petites provenant de la section des racines. Cette souche est *tantôt nue* (A., fig. 8), *tantôt recouverte* (B., fig. 8) *d'une multitude de racines grêles* qui, s'entrecroisant et se repliant en différents sens, dissimulent sa forme. Sur la section transversale *jaunâtre* de ce rhizome (fig. 9) on distingue : l'*écorce*, limitée par un suber brun ; le *bois*, divisé en un certain nombre de faisceaux cunéiformes peu allongés et nettement séparés les uns des autres par d'assez larges rayons médullaires se détachant de la moelle, qui est très volumineuse et d'une teinte plus pâle. Au contact de la solution d'iodure de potassium iodurée, l'écorce et la moelle se colorent de suite en bleu. Ce rhizome est *inodore* : il a *une saveur très amère.*

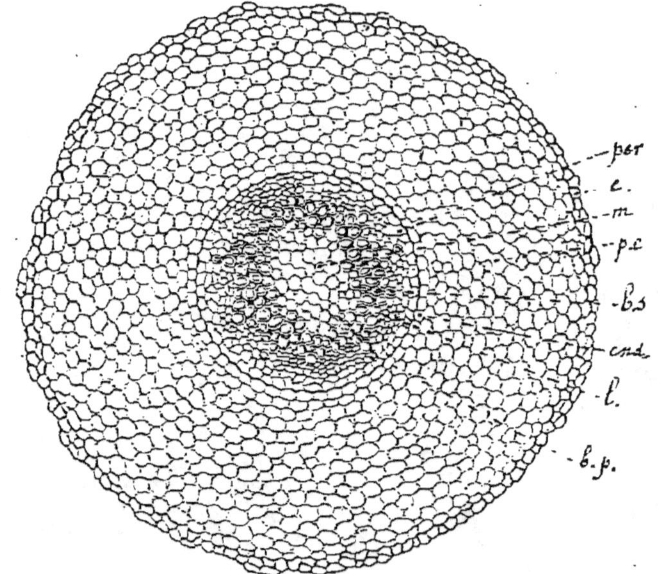

Fig. 10. — Racine d'Hydraste du Canada.

bp, bois primaire. — *bs*, bois secondaire. — *e*, épiderme. — *end*, endoderme. — *l*, liber. — *m*, moelle. — *pc*, parenchyme cortical. — *per*, péricycle.

Sur la section transversale des racines, on distingue nettement, sous une écorce très épaisse, le cylindre ligneux, dont la largeur égale le tiers du diamètre total.

Structure microscopique. *Rhizome.* — Les faisceaux libéro-ligneux *nettement séparés les uns des autres,* sont formés d'un parenchyme ligneux, sillonné de vaisseaux assez larges, généralement groupés : ce parenchyme est recouvert, extérieurement par le *liber, dépourvu de fibres mécaniques*, et intérieurement par *un massif cunéiforme de trachéides*, présentant à son sommet les vestiges du bois primaire.

Racine. — Le cylindre ligneux est limité par un *endoderme* bien apparent ; il est formé d'une assise de cellules assez larges représentant le péricycle et de plusieurs *îlots libériens* disséminés autour d'un groupe de vaisseaux, *formant une zone continue qui entoure une moelle assez large*. Les parenchymes de la racine et du rhizome sont gorgés de grains d'amidon *très petits*. *Pas de cristaux*.

Composition chimique. — Le rhizome d'Hydraste du Canada renferme trois alcaloïdes : l'*Hydrastine*, la *Berbérine* et la *Canadine*, une résine amère, de l'amidon et un peu d'huile volatile.

L'*Hydrastine*, qui constitue le principe actif de cette drogue et *qui y existe dans la proportion de 1 p. 100*, se présente en cristaux incolores, amers, solubles dans l'alcool et l'éther, insolubles dans l'eau ; elle forme des sels avec les acides minéraux. La *Berbérine* est le principe qui colore la racine en jaune. La *Canadine* se rapproche beaucoup de la Berbérine, dont elle ne diffère que par 4 H.

Réactions microchimiques. — L'*hydrastine* se colore : en *jaune* avec les acides sulfurique et nitrique ; en *rouge* avec l'acide chromique additionné d'acide sulfurique ; en *vert sale*, puis en *bleu foncé* avec le molybdate d'ammoniaque et l'acide sulfurique ; en *jaune orange* avec le nitrate de potasse et l'acide sulfurique ; en *vert olive* avec le bichromate de potasse et l'acide sulfurique.

La *berbérine* se colore en *brun* avec l'acide chromique et l'acide sulfurique ; en *jaune rougeâtre* avec l'acide nitrique ; en *violet, puis en brun* avec le sous-nitrate de bismuth et l'acide sulfurique ; en *rouge-sang* avec l'eau bromée et l'eau chlorée.

En utilisant ces réactions colorées et en profitant de la solubilité de l'hydrastine et de l'insolubilité de la berbérine dans le chloroforme, on pourra déterminer facilement la localisation de ces deux alcaloïdes dans la drogue, en examinant ses sections avant et après traitement par le chloroforme.

Usages. — L'Hydraste du Canada est considéré comme un excellent tonique du système nerveux, et s'emploie surtout pour combattre les hémorragies utérines. On l'administre en teinture (1-10), à la dose de *20 à 30 gouttes*, ou sous forme d'extrait fluide. L'hydrastine se prescrit à la dose de *5 à 25 centigrammes* par jour.

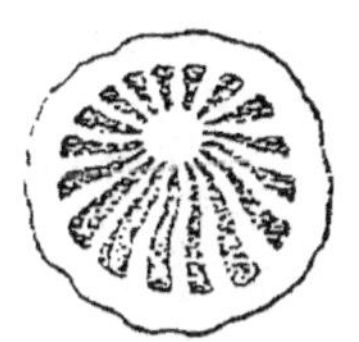

Fig. 11.
Rhizome de Serpentaire.
Section transversale.

Falsifications. — On a substitué à plusieurs reprises à cette drogue l'*Aristoloche Serpentaire* ou *Serpentaire de Virginie*. Indépendamment de *son odeur camphrée qui est très prononcée*, la *Serpentaire* présente une structure toute différente. La section transversale de son rhizome se distingue de celle de l'*Hydrastis* par ses faisceaux *fibro-vasculaires, inégaux, incurvés, lignifiés*, disposés autour d'une moelle peu volumineuse : la structure des racines ne s'en distingue pas moins par *l'absence de moelle centrale et la disposition quadrangulaire du bois qui est complètement lignifié.*

Le genre *Actæa* est représenté dans la thérapeutique par l'*Actæa racemosa* L. (*Cimicifuga racemosa* Ell.), employé communément aux Etats-Unis comme stimulant et expectorant.

Le genre *Pæonia* représenté dans l'ancienne médecine par la Pivoine mâle (*P. Corallina* L.) et la Pivoine femelle (*P. officinalis* Retz.) dont on utilisait les racines charnues, après les avoir décortiquées, est complètement abandonné aujourd'hui en Europe.

L'espèce asiatique (*P. Moutan* Sims.), seule maintient sa place dans la thérapeutique chinoise, dont elle est un des médicaments les plus appréciés.

MAGNOLIACÉES

Arbres ou arbrissseaux, à feuilles alternes parfois dépourvues de stipules. Fleurs hermaphrodites, régulières, composées de sépales et de pétales libres, rangés souvent en spirale et passant insensiblement des uns aux autres. Etamines nombreuses, insérées sur une ligne spirale à tours plus ou moins écartés, ou verticillées. Carpelles indépendants ou unis bords à bords en un ovaire uniloculaire à placentas pariétaux. Fruit simple ou plus souvent multiple, sec ou charnu, indéhiscent ou déhiscent. Graine albuminée.

Ces plantes sont pourvues d'un appareil sécréteur représenté par des *glandes oléifères unicellulaires*. Dans les feuilles, ces glandes sont localisées dans le mésophylle et dans le parenchyme fondamental des nervures. Elles se rencontrent dans *le liber et le parenchyme cortical* des écorces, et dans le *mésocarpe* des fruits ; les graines n'en renferment point.

BADIANE DE CHINE

Origine. — La Badiane de Chine est fournie par l'*Illicium verum* Hook F. (*Illicium anisatum* Lour.), plante originaire de la Cochinchine, qui croît naturellement dans la partie septentrionale de la Chine, dans les montagnes du Yunnam, à l'ouest de Canton, et qui est abondamment répandue au Tonkin, surtout au nord-ouest de Langson.

Description. — La Badiane de Chine est facilement reconnaissable à sa forme. Elle se compose de huit à douze carpelles ligneux, caréniformes, d'une couleur gris-brun ou gris-rougeâtre, *disposés en étoile régulière* autour d'un axe central (fig. 12). Ces carpelles comprimés latéralement, plissés irrégulièrement, s'ouvrent sur leur bord supérieur (suture ventrale), par une large fente qui laisse voir dans chacun d'eux une graine ovale, d'une teinte rougeâtre ou marron. Chacun d'eux est coupé carrément à sa base par laquelle il est attaché à l'axe central ; le sommet est terminé en pointe *obtuse* ; le bord inférieur est épais et rugueux, relevé vers la pointe ; le bord supérieur est *à peu près droit*, ouvert en deux lèvres minces et lisses de chaque côté de la fente ; les faces latérales rugueuses présentent vers leur base une partie plus lisse, *semi-elliptique*, par laquelle les carpelles étaient en contact

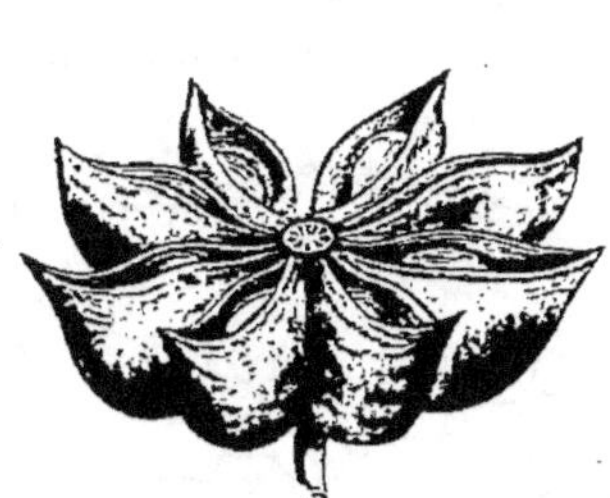

Fig. 12.
Badiane de Chine.

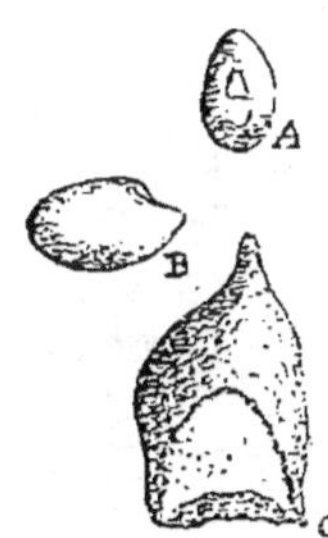

Fig. 13.
Badiane de Chine.
A, graine vue de côté du hile. — B, graine vue sur une face latérale. — C, carpelle détaché.

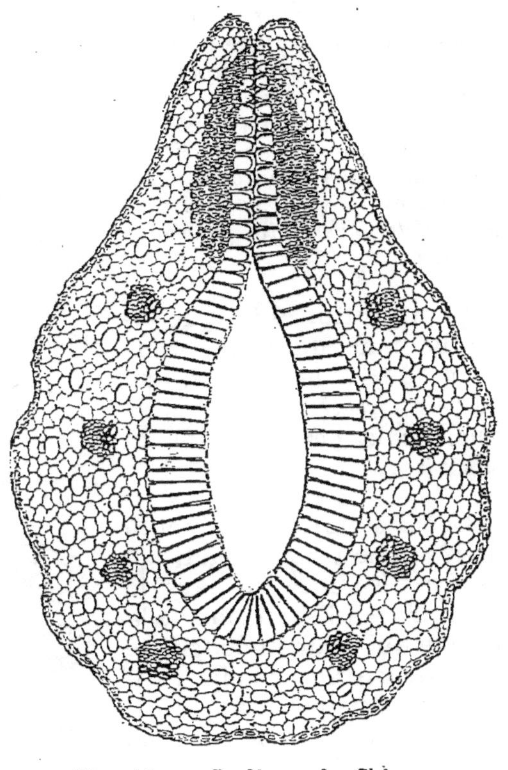

Fig. 14. — Badiane de Chine.
Section transversale du péricarpe.

l'un avec l'autre. La face interne est lisse et luisante, d'une couleur marron. La graine renfermée dans chacun des carpelles est ovale elliptique, tronquée à sa base, où l'on distingue le hile et le micropyle assez rapprochés l'un de l'autre. Elle renferme sous une enveloppe fragile un albumen huileux, qui entoure un petit embryon.

La Badiane de Chine a une odeur et une saveur très aromatiques, qui rappellent tout à fait celles de l'anis vert et qui sont dues à la présence d'une huile essentielle.

Structure microscopique. — Épicarpe garni de stomates, recouvert par une cuticule *garnie de crêtes saillantes*. Mésocarpe formé, dans sa partie extérieure, de cellules polygonales contenant de l'amidon, au milieu desquelles *on observe une très grande quantité de glandes oléifères uni-*

cellulaires; dans sa partie interne, le mésocarpe est formé de cellules plus petites, à parois épaissies : un certain nombre de faisceaux fibro-vasculaires sont localisés à la limite de ces deux zones. Endocarpe formé d'une rangée de cellules allongées radialement et disposées en forme de palissade; ces cellules, homogènes autour de la cavité du fruit, se différencient, deviennent plus petites et se sclérifient dans la partie correspondante à la suture : dans la partie suturale l'endocarpe est renforcé par un massif de cellules scléreuses munies de parois très épaisses (fig. 14).

Les fruits de Badiane de Chine sont très fréquemment accompagnés de longs pédoncules recourbés très aromatiques qui sont caractérisés par la présence, dans *leur région corticale, d'une multitude de cellules scléreuses, présentant les formes les plus variables et munies de parois plus ou moins épaisses.*

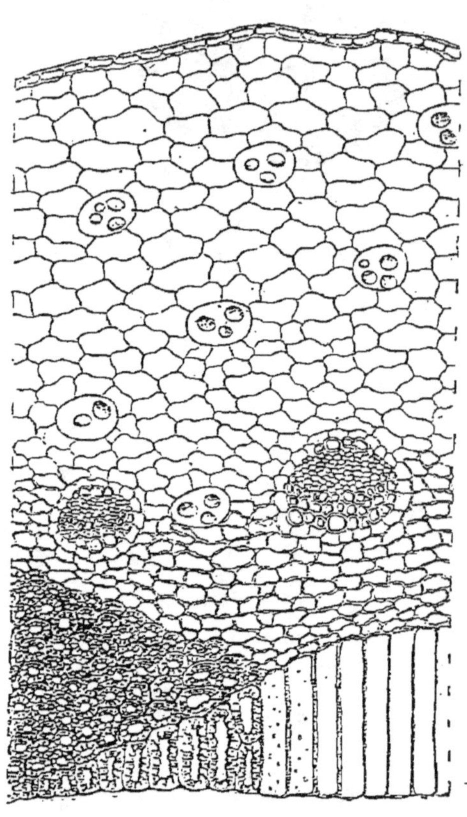

Fig. 15. — Badiane de Chine, Structure anatomique du péricarpe.

Composition chimique. — La Badiane de Chine renferme de *l'huile volatile,* une *matière cireuse verte,* une *résine,* de la *gomme* et de la *saponine.*

Localisation du principe actif. — Le principe actif de ce fruit est localisé dans le péricarpe, à l'exclusion de la graine qui a une odeur fade et huileuse. Ce principe actif est constitué par *l'huile essentielle, qui est renfermée dans les grosses glandes unicellulaires, qui sont réparties dans la zone extérieure du mésocarpe.*

Usages. — La Badiane de Chine est employée comme carminative et stomachique; elle entre dans la préparation de l'anisette et des liqueurs d'absinthe, parfois aussi dans celle de la bière.

Commerce. — La production de la Badiane est limitée aux districts chinois de Lung-Chow et Po-Se, situés sur la frontière du Tonkin et à la province de Langson dans le Tonkin. Les produits chinois sont dirigés sur Hong-Kong; ceux du Tonkin sont dirigés sur Haïphong.

Substitutions. — A plusieurs reprises, on lui a substitué le Skimmi ou la Badiane du Japon, qui est fournie par l'*Illicium religiosum* Sieb. Cette substitution, qui est des plus dangereuses, doit être surveillée avec attention, car elle a déterminé plusieurs accidents graves.

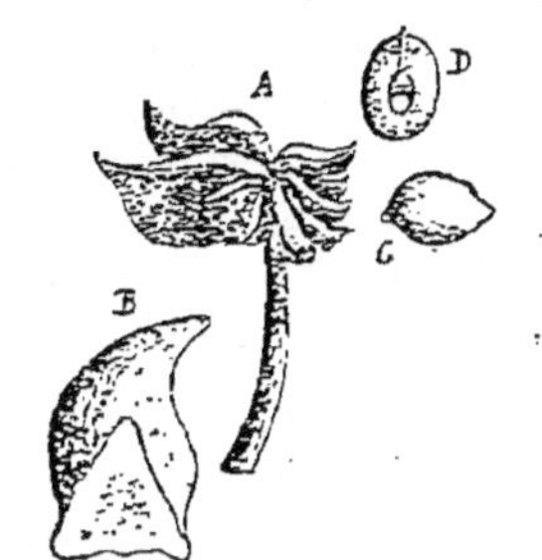

Fig. 16. — Badiane du Japon.

A. fruit. — B, carpelle détaché. — C, graine vue sur une face latérale. — D, graine vue du côté du hile.

Les fruits de l'*I. religiosum* (fig. 16) sont en général *moins gros et moins réguliers* que ceux de l'*I. verum* : *souvent il n'y a qu'un petit nombre de carpelles qui arrivent à maturité complète*, aussi les étoiles formées par la réunion des carpelles sont-elles *rarement régulières*. *Le bord supérieur des carpelles n'est presque jamais horizontal, mais presque toujours caractérisé par la présence d'une courbure assez prononcée près du sommet qui est relevé en forme de griffe*. La dépression occasionnée sur les faces latérales par le contact des carpelles est généralement *conique*, tandis qu'elle est *ellipsoïdale* dans l'*I. verum*. La graine est un peu plus petite et porte à son sommet une pointe obtuse, due au développement du raphé.

La Badiane du Japon n'a pas l'odeur et la saveur aromatiques de celle

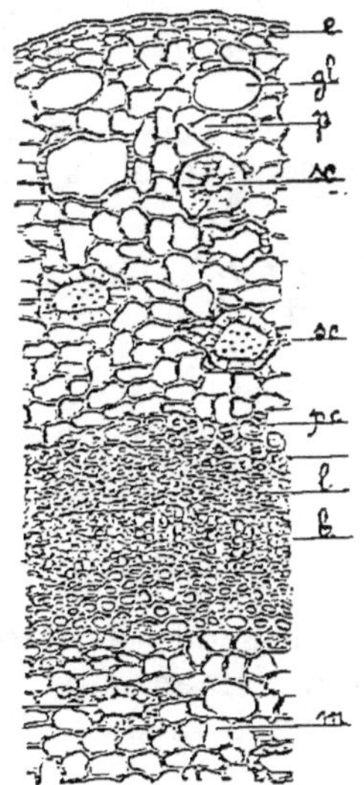

Fig. 17.
Pédoncule de Badiane de Chine.

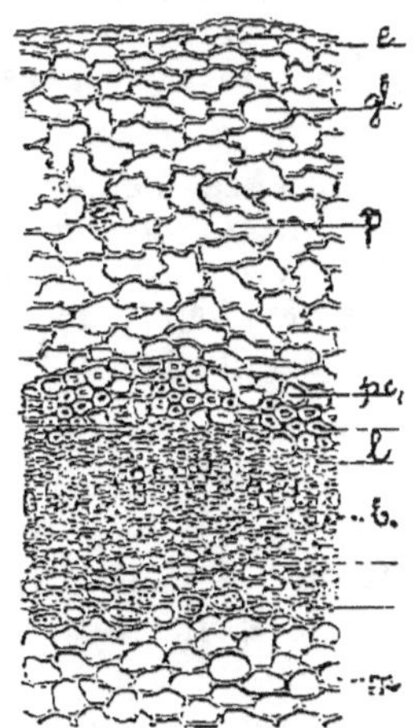

Fig. 18.
Pédoncule de Badiane du Japon.

de la Badiane de Chine ; ses caractères sont plutôt ceux du *Laurier et du Poivre cubèbes*. Sa composition toute différente a été établie par Eykmann, qui en a retiré : un terpène, le *shikimène*, de l'*eugénol*, du *shikimol*, de l'*acide shikimmique*, de la *shikimmipicrine* et un alcaloïde cristallisé, la *shikimine*.

Au point de vue anatomique, les deux fruits ont la plus grande analogie et les différences signalées par quelques pharmacologistes sont très peu appréciables.

La différence anatomique la plus sérieuse et la plus constante réside dans la *structure des pédoncules et dans la rareté ou l'absence à peu près complète des cellules scléreuses qui sont si irrégulières et si nombreuses* dans l'écorce du pédoncule de l'*I. verum* (fig. 17-18). Comme ces pédoncules existent assez rarement dans l'*I. religiosum*, ce caractère perd une partie de son importance : mais comme les mêmes caractères se reproduisent dans la columelle qui existe toujours dans le fruit, il suffira d'examiner celle des fruits qui présenteraient quelque caractère suspect pour être fixé sur leur origine.

On a constaté aussi que les grains d'aleurone de la Badiane sacrée diffèrent de ceux de la Badiane de Chine par leur forme et leurs dimensions : leurs globoïdes sont très petits, affectent la forme de ponctuations arrondies, tandis que ceux de l'*I. verum* sont gros et très irréguliers.

Pour distinguer ces deux fruits, M. Tschirsh recommande le procédé suivant : on concasse en plusieurs fragments un carpelle préalablement débarrassé de sa graine et on introduit ces fragments dans un petit tube à essai. On fait bouillir pendant quelques minutes avec 2 à 3 centimètres cubes d'alcool. On décante la liqueur dans un autre tube à essai et on l'additionne d'une faible quantité d'eau distillée. La solution qui reste limpide avec la Badiane du Japon se trouble avec la Badiane de Chine par suite de la précipitation de l'anéthol. Si on laisse évaporer la solution alcoolique dans un verre de montre on obtient avec l'*I. religiosum* de beaux cristaux (acide shikimmique ?) tandis qu'avec l'*I. verum* on n'obtient que de très petits cristaux et quelquefois même rien.

M. Barral a signalé aussi la substitution à l'anis étoilé de Chine du fruit d'*I. parviflorum* Michx, espèce américaine vénéneuse, qui a 8 carpelles à bec court, une odeur et une saveur de sassafras.

Les autres espèces de ce genre sont : l'*I. Griffithii* Hook. et Thomp., ou *faux anis étoilé de Bombay*, qui est originaire de l'Inde et qui a une odeur et une saveur de poivre cubèbe ; l'*I. floridanum* Ellis., espèce américaine dont les feuilles toxiques sont connues sous le nom de *poison bay* ; l'*I. San-Ki* Perr., qui paraît fournir l'anis étoilé des Philippines.

ESSENCE DE BADIANE DE CHINE

Production. — Une grande partie de l'essence de Badiane qui existe dans le commerce, arrive principalement des provinces situées au sud-ouest de la Chine et du Tonkin, où sa distillation se fait d'une manière encore primitive.

Caractères. — Cette essence est un liquide incolore ou jaune pâle, très réfringent, possédant une odeur et une saveur très suaves d'anis ; *sa densité est de* 0,98 à 0,99 ; son pouvoir rotatoire est lévogyre ; *elle donne une solution limpide avec trois parties et plus d'alcool à 90°* ; *elle se solidifie entre* + 14 *et* + 18°, mais dans certaines circonstances et surtout en vases clos et quand le refroidissement est lent, la solidification peut être notablement retardée. Plusieurs causes extérieures, telles que la chute d'une poussière, l'agitation de la masse, l'introduction d'un cristal d'anéthol, ou d'une baguette de verre dans la masse d'essence peuvent en accélérer la solidification. Avec le temps et au contact de l'air, cette essence perd petit à petit la propriété de se solidifier par suite de la transformation de l'anéthol en aldéhyde et acide anisiques.

Composition chimique. — Outre l'*anéthol* qui est son principal élément constituant, l'essence de badiane renferme : deux terpènes, le *pinène* et le *phellandrène*, du *méthylchavicol*, de *l'éther éthylique, de l'hydroquinone* et probablement un peu de *safrol*.

Falsifications et Essai. — A plusieurs reprises on a constaté que l'essence de Badiane de Chine provenant de la Chine est fréquemment falsifiée par addition de pétrole.

Pour déceler les fraudes de l'essence de badiane et vérifier sa teneur en anéthol, il faut déterminer sa densité, son point de solidification et sa solubilité.

La densité de l'essence doit osciller entre 0,988 et 0,998.

Tandis que l'essence pure donne avec 3 parties d'alcool à 90°, une solution limpide, qui reste claire par addition subséquente de dissolvant, l'essence mélangée de pétrole donne un liquide trouble, d'où le pétrole se sépare en gouttelettes au bout d'un certain temps.

La valeur de l'essence de Badiane étant proportionnelle à sa richesse en anéthol et le point de solidification s'élevant avec l'augmentation de ce principe, il en résulte que la détermination de ce point peut fournir des données très précises sur la valeur de cette essence. L'opération se fait sur 200 grammes d'essence avec un thermomètre gradué en demi-degrés, dans un flacon, qu'on plonge dans de l'eau glacée. Une bonne essence ne doit pas se solidifier au-dessous de 15°. Celle du Tonkin a un point de fusion encore plus élevé.

Commerce. — Le principal marché de cette essence est Hong-Kong. La quantité d'essence qui y est amenée par Pak-hoi a atteint en 1892, le poids de 780 000 kilos.

Usages. — Cette essence est employée pour la préparation des *élixirs dentrifrices*, de l'*anisette* et des *liqueurs d'absinthe*.

CANNELLE BLANCHE

L'écorce de CANNELLE BLANCHE est fournie par le *Cannella alba* MURRAY, qui croît dans les Antilles, les îles Bahama et le Sud de la Floride.

Cette écorce se présente en tuyaux cylindriques plus ou moins réguliers, ou en fragments cintrés, mesurant 5 à 20 centimètres de longueur, 3 à 5 centimètres de largeur et 2 à 3 millimètres d'épaisseur. La surface extérieure est d'une *couleur chamois* ou *brun-orange clair ;* elle *présente des taches d'un jaune fauve* ou *d'un gris argenté* qui sont les derniers vestiges de la couche subéreuse ; elle porte en outre quelques plis transversaux et des cicatrices arrondies. La face interne est *blanche* ou légèrement jaunâtre, lisse ou finement striée. La cassure est *nette ;* sur la section transversale (fig. 19), on distingue : *tout à fait extérieurement ou sous le suber qui fait souvent défaut, une ligne blanche continue, de nature scléreuse ; le parenchyme cortical, blanchâtre, marqué de fines ponctuations représentant les glandes oléifères ; puis le liber, d'une couleur grise nuancée de rouge, qui est disposé sous forme de traînées cunéiformes plus ou moins obliques et ondulées.* Au contact de la solution d'iodure de potassium iodurée, cette section se colore en bleu foncé. Cette écorce a une odeur assez agréable, une saveur amère piquante et aigre.

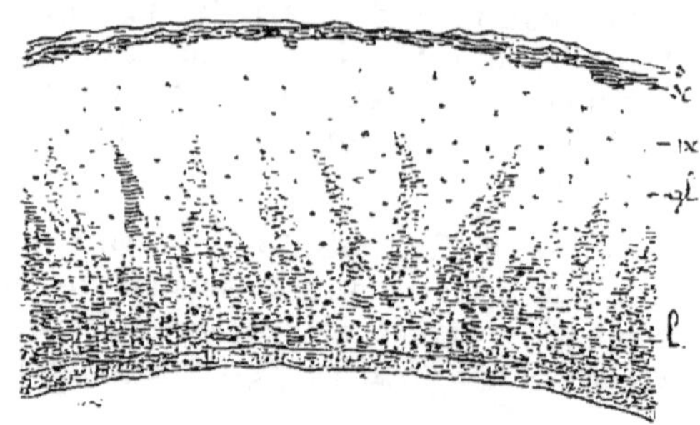

Fig. 19. — Cannelle blanche.
Section tranversale.

Elle renferme de l'huile volatile, de la résine, un principe amer, de la mannite, du sucre et de l'amidon. Elle est employée comme tonique, stimulante et comme condiment.

ÉCORCE DE WINTER

La véritable ÉCORCE DE WINTER est produite par le *Drimys Winteri* FORST., qui croit dans l'Amérique du Sud et principalement dans la Patagonie. On la trouve rarement dans le commerce, où elle est remplacée par les écorces du *Drimys Granatensis* L. F. et du *D. Chilensis* D. C.

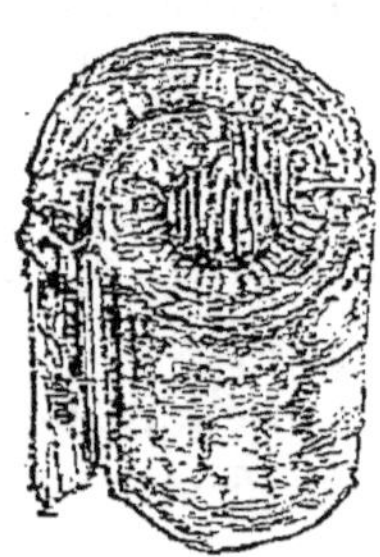
Fig. 20.
Écorce de Winter.
Face externe.

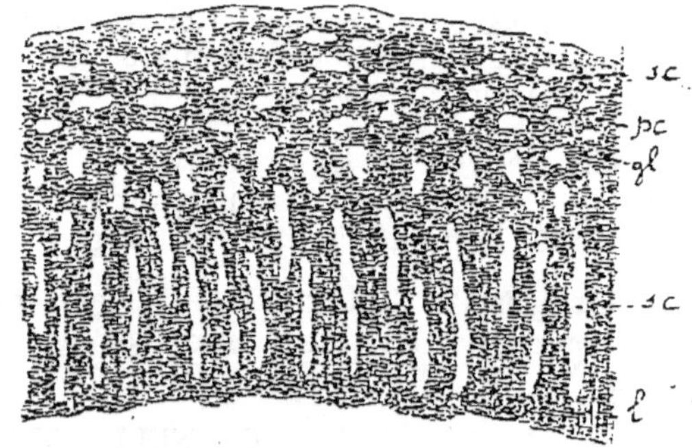

Fig. 21. — Écorce de Winter.
Section transversale.

Ces écorces se présentent en fragments enroulés ou cintrés mesurant 2 à 3 centimètres de largeur et 3 à 4 millimètres d'épaisseur, parfois recouverts par leur suber qui est d'un gris cendré, *maculé de petites taches brunes;* dépourvues de suber, elles offrent une teinte d'un brun de rouille ; la face interne est *brune* et *fortement striée,* parfois *crevassée ;* la cassure est *grenue, légèrement fibreuse.* La section transversale (fig. 21) présente en desssous du suber qui manque fréquemment : *un parenchyme cortical brun, dans lequel on observe de vastes îlots blanchâtres, représentant des amas scléreux, et de fines ponctuations représentant les glandes oléifères; un liber assez développé, d'une teinte brune plus foncée, finement strié et caractérisé par la présence de longues traînées radiales blanches de nature scléreuse.* Le contour interne de ce liber est assez irrégulier et ondulé. Ces écorces ont une odeur *térébinthacée* et une *saveur âcre et brûlante;* elles contiennent de l'huile essentielle, du tanin et une résine; on leur attribue des propriétés toniques, stimulantes et antiscorbutiques.

On désigne communément dans le commerce, même dans les collections et dans quelques traités de matière médicale, sous le nom d'*Ecorce de Winter*, un produit tout différent qui est fourni par le *Cinnamodendron corticosum* Miers.

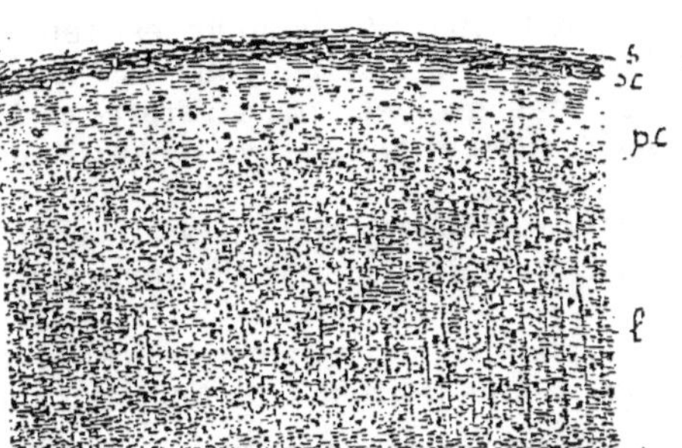

Fig. 22. — Fausse Écorce de Winter. Section transversale.

Cette drogue se présente généralement, en longs tuyaux plus ou moins complets, mesurant 30 à 60 centimètres de longueur, 2 à 4 centimètres de diamètre et 4 à 7 millimètres d'épaisseur, et qui sont généralement dépourvus de leur suber; leur cassure est nette. La section transversale (fig. 22) présente: une *ligne blanche continue et assez épaisse de nature scléreuse;* un *parenchyme cortical brun rougeâtre, marqué de fines ponctuations brunes;* un *liber plus foncé et plus dense, strié radialement.* Cette écorce a une odeur agréable et aromatique, une saveur amère, âcre et piquante; elle renferme du tanin, de l'amidon, *de l'huile essentielle et une résine.*

Sous le nom d'Ecorce de Coto, on désigne une écorce qui vient de Bolivie, et dont l'origine botanique est encore indéterminée, mais qui par l'ensemble de ses caractères semble se rapprocher des écorces de Magnoliacées. Elle est extrêmement riche en glandes oléifères unicellulaires et en cellules scléreuses. Cette écorce a été préconisée contre les rhumatismes, la goutte, les sueurs nocturnes des phtisiques et les diarrhées rebelles. Elle renferme deux alcaloïdes solides : la *Cotoïne* et la *Paracotoïne*, et un alcaloïde volatil. Cette écorce s'emploie en poudre (25 à 30 centigrammes) ou en teinture (5 à 30 gouttes); on utilise également la *Cotoïne* (30 à 40 centigrammes) et la *Paracotoïne* (10 à 30 centigrammes) pour les mêmes usages.

La série des Magnoliées, qui comprend les genres *Magnolia* et *Liriodendron*, fournit à la matière médicale quelques espèces utiles, parmi lesquelles nous citerons: le Tulipier de Virginie (*Liriodendron tulipifera* L.), dont l'écorce inscrite dans la pharmacopée américaine sous le nom de *Tuliptree bark* est employée comme tonique et fébrifuge aux Etats-Unis; les *Magnolia glauca* L., *M. acuminata* L., *M. tripetala* L, dont les écorces sont utilisées en Amérique comme stimulantes et toniques, et le *M. Yulan* L., espèce chinoise, dont on utilise les fleurs blanches magnifiques pour parfumer le thé, les fruits comme pectoraux et les graines comme fébrifuges.

ANONACÉES

Arbres ou arbrisseaux à feuilles alternes, simples, dépourvues de stipules. Fleurs hermaphrodites, régulières, en général axillaires, parfois terminales. Calice persistant à 3 sépales. Corolle à 6 pétales disposés sur deux rangs, à préfloraison valvaire. Etamines en nombre indéfini. Ovaires nombreux uniloculaires renfermant un ovule dressé ou plusieurs ovules ascendants. Fruit souvent charnu et pulpeux en forme de cône écailleux (*Anona*), s'ouvrant parfois en deux valves (*Xylopia*). Graines ordinairement accompagnées d'un arille charnu et cupuliforme, à albumen ruminé.

Ce sont des végétaux aromatiques dont l'*appareil sécréteur* est représenté par des *glandes oléifères unicellulaires*. Ces glandes sont localisées dans le *péricarpe* des fruits et l'*albumen* des graines, dans l'*écorce et le liber* de la tige, dans le *mésophylle des feuilles* et dans le *parenchyme qui entoure le système libéro-ligneux* des nervures.

Si cette famille ne compte pas de représentants dans notre pharmacopée, elle fournit à la matière médicale de nos colonies un certain nombre de produits utiles.

Les *Anona* qui sont cultivés dans la plupart des régions tropicales, y produisent des fruits alimentaires désignés sous les noms de *Corossols* ou *Cachimans*. Ce sont de grosses baies ovoïdes ou presque globuleuses dont le poids peut atteindre 2 kilos. Les principales sont : l'*A. reticulata* L. qui produit les Cachimans réticulés ou petits Corossols, et l'*A. muricata* L. qui donne les Cachimans épineux ou grands Corossols. Ces fruits aromatiques et d'une saveur agréable, sont utilisés aussi comme astringents. Au Mexique, on utilise de la même façon les fruits des *A. glabra* L. et *A. Cherimolia* L., dont on a employé les graines comme éméto-cathartiques. Les graines de l'Asiminier (*A. triloba* L.) sont employées comme parasiticides en Amérique.

Les fleurs du Canang des Moluques (*Unona odorata* Dun) ne sont pas seulement employées pour préparer le *Dorribori* ou la fameuse pommade avec laquelle les Malais se frictionnent les cheveux et la peau pour prévenir la fièvre ; ce sont elles qui fournissent l'essence d'*Ylang-Ylang*, un des principaux articles d'exportation des îles Philippines,

Le *Monodora grandiflora* Benth fournit les graines désignées sous le nom de Muscades de Calabash qui possèdent les mêmes propriétés que celles du Muscadier.

Une des plantes les plus intéressantes de cette famille est le *Xylopia Æthiopica* A. Rich (*Uvaria Æthiopica* Guill. et Perrot), qui croît dans toutes les régions de l'Afrique tropicale occidentale. C'est elle qui fournit le Poivre de Guinée, qui est employé depuis fort longtemps par toutes les peuplades d'Afrique, aussi bien comme condiment que comme médicament stimulant. M. Perrot (*Bull. des Sc. pharmacol.* 1900, t. I, p. 422) a fait une étude complète des divers organes de cette plante.

MÉNISPERMÉES

Plantes des régions chaudes des deux mondes, à tige le plus souvent ligneuse, sarmenteuse, grimpante. Feuilles alternes et palmatinerviées, entières ou palmatilobées. Fleurs petites unisexuées, disposées en grappes ou en cymes. Calice et corolle comprenant au moins deux verticilles trimères. Etamines au nombre de 3, 6, 9 ou davantage. Carpelles indépendants, au nombre de 3, 6, 9 ou plus. Fruit formé d'un nombre variable de drupes, sessiles ou stipitées, à noyau droit ou plus ou moins arqué. Graine dépourvue ou accompagnée d'un albumen charnu, continu ou ruminé.

Baillon a signalé la présence de *vaisseaux laticifères* dans les faisceaux libéro-ligneux de quelques espèces (*Anamirta*).

RACINE DE COLOMBO

Origine. — La RACINE DE COLOMBO est fournie par le *Chasmanthera palmata* H. BN (*Cocculus palmatus* D. C), plante originaire de la côte orientale d'Afrique et qui est abondamment répandue sur les rives du Zambèze, sur la côte de Mozambique et à Madagascar.

Description. — Elle se présente dans le commerce sous forme de *rouelles arrondies ou ovales, plus ou moins épaisses*, mesurant 3 à 7 centimètres de longueur, et *déprimées à leur centre*. Les surfaces latérales sont rugueuses et d'une *teinte gris brun*. Sur les surfaces planes, qui ont une teinte jaune sale ou jaune verdâtre, on distingue une écorce dont l'épaisseur égale le quart du rayon total, *légèrement striée dans sa partie interne* et séparée du bois par une ligne grise très apparente. Le bois, dépourvu de moelle, *présente des stries radiales plus ou moins longues, plus apparentes dans les couches extérieures*. Cette racine a une odeur faible dans les morceaux isolés et

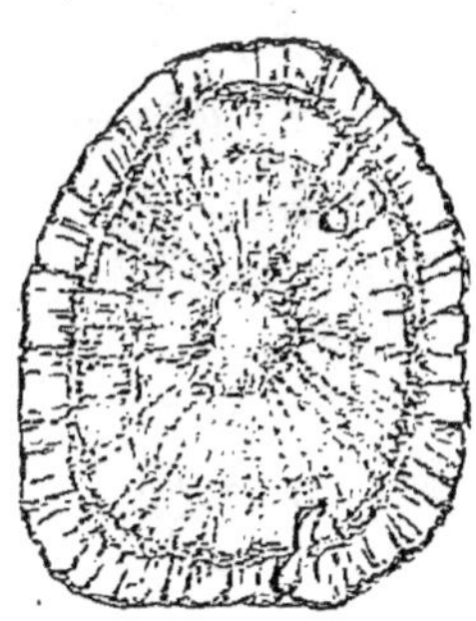

Fig. 23.
Racine de Colombo.
Section transversale.

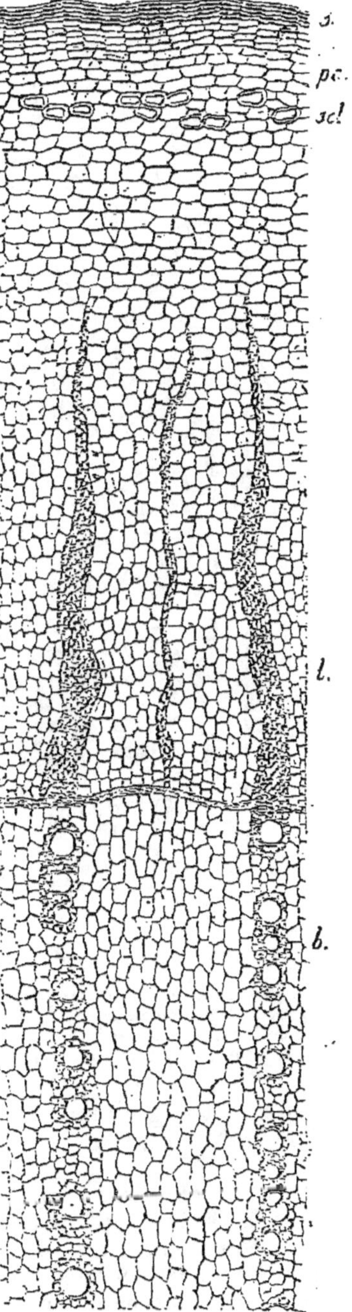

Fig. 24. — Racine de Colombo.
Structure anatomique.

secs, qui devient nauséeuse et désagréable quand la drogue est respirée en masse ; cette odeur se développe par l'humidité. *La saveur est très amère, tenace et un peu piquante ;* la cassure est

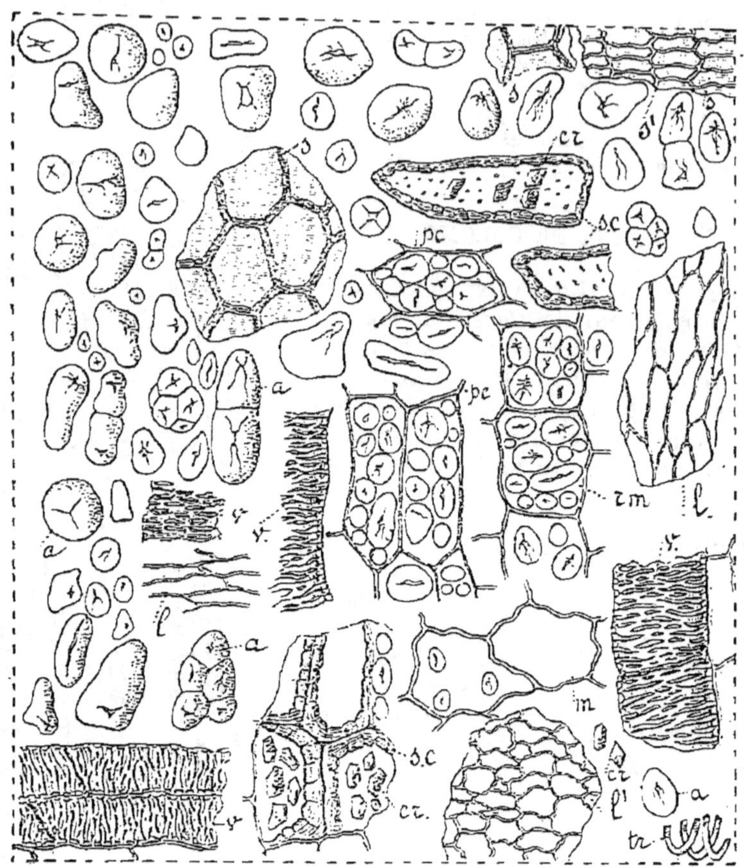

Fig. 25. — Poudre de Colombo.

a, *amidon*. — *cr*, *cristaux prismatiques*. — *l*, liber vu en long. — *l'*, liber vu en travers. — *m*, moelle. — *pc*, parenchyme cortical. — *rm*, rayons médullaires. — *s*, suber vu de face. — *s'* suber vu de profil. — *sc*, *cellules scléreuses cristalligènes*. — *tr*, trachées. — *v*, *gros vaisseaux ponctués et rayés*.

courte et rugueuse. Elle bleuit fortement au contact de la solution iodo-iodurée.

Structure microscopique (fig. 24). — Le parenchyme cortical présente dans sa partie extérieure une zone incomplète de *cellules scléreuses renfermant dans leur cavité assez large des cristaux prismatiques d'oxalate de chaux*. Zone ligneuse (*b*) formée d'un parenchyme lâche dans lequel on observe de nombreux faisceaux fibro-vasculaires *étroits, très espacés*, disposés en files radiales et composés de vaisseaux assez larges, entourés par une couche plus ou moins épaisse de fibres lignifiées. Chacun de ces faisceaux ligneux est recouvert par un faisceau libérien *cunéiforme* (*l*) étroit, plus ou moins sinueux, qui est *dépourvu de fibres lignifiées*. Les parenchymes cortical et ligneux sont remplis de gros grains d'amidon *ovoïdes*. La figure 25 représente tous les éléments anatomiques qui caractérisent la *poudre de racine de Colombo.*

Composition chimique. — Cette drogue renferme trois substances différentes : la *Colombine*, l'*acide colombique* et la *Berbérine.*

La *Colombine* paraît être le principe le plus actif de cette drogue ; elle y existe dans la proportion de 3 à 4 centigrammes p. 100. Quant à la berbérine, c'est elle qui lui donne sa couleur jaunâtre ; sa présence peut être mise en évidence par le procédé que nous avons mentionné à propos de l'*Hydrastis Canadensis* (p. 12).

Usages. Mode d'emploi. — La racine de Colombo est considérée comme un tonique précieux dans les embarras gastriques et la diarrhée chronique.

Elle s'administre : en *poudre* ou sous forme de *cachets* ou en *pilules* à la dose de 50 centigrammes à 4 grammes par jour ; en *teinture alcoolique* à la dose de 5 à 15 grammes ; sous forme de *vin* à la dose de 50 à 100 grammes par jour ; et enfin, sous forme d'*extrait* (20 centigrammes à 1 gramme par jour).

Substitutions. — La racine de Colombo a quelque ressemblance extérieure avec la *racine de Bryone : elle s'en distingue toutefois par sa couleur jaune verdâtre*, par *l'absence de stries concentriques* et de *lignes radiales proéminentes.*

On lui a parfois substitué la racine du *Frasera Walteri* Michx, plante de la famille des Gentianées, qui croît dans l'Ohio et la Caroline. Cette drogue inscrite dans la pharmacopée des États-Unis sous le nom d'*American Columbo*, se distingue nettement du Colombo africain : elle a des formes moins régulières, possède une couleur jaune orangé assez uniforme ; son suber, d'un gris fauve, est marqué de sillons circulaires parallèles et assez rapprochés ; le cambium est très peu apparent. Étant dépourvue d'amidon, cette racine ne prend pas de coloration bleue au contact de l'iode.

Les espèces les plus intéressantes de ce genre sont : le *C. Bakis*, Guill. et Perrot, employé par les nègres de la Sénégambie, comme amer diurétique et fébrifuge ; le *C. toxiferus*, employé par les Yaguas et les Orégons pour préparer le Curare du haut Amazone ; le *C. cordifolius* D. C. (*Tinospora cordifolia* D. C.) ou *Gulancha*, l'un des médicaments les plus appréciés des Indiens comme antipériodique ; le *Coscinium fenestratum* Coleb. (*Menispermum fenestratum* Gœrtn), plante originaire de Ceylan et de Malabar, dont la racine est communément employée dans l'Inde comme tonique.

RACINE DE PAREIRA BRAVA

La racine de Pareira Brava est fournie par le *Chondodendron tomentosum* R. et P., qui croît au Pérou et au Brésil, dans les environs de Rio-de-Janeiro.

Cette racine se présente en fragments très irréguliers, ramifiés, tortueux, dont la grosseur parfois inférieure à celle d'un crayon peut atteindre 6 à 8 centimètres. La surface extérieure, constituée par un suber qui s'exfolie facilement, est brun noirâtre ou noire ; elle est marquée de rides transversales, garnie d'étranglements et de crevasses plus ou moins visibles et de sillons longitudinaux assez profonds. Sa cassure est grossière, fibreuse, d'une teinte brun jaunâtre ou brun verdâtre.

Sur la section transversale, on distingue une série de zones assez épaisses, emboîtées les unes dans les autres, autour d'un point généralement excentrique. Ces zones, séparées les unes des autres par une ligne ondulée de couleur brune, sont formées d'un nombre croissant de fais-

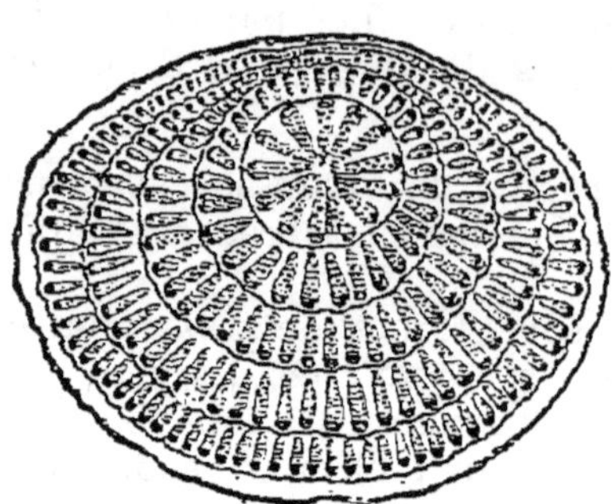

Fig. 26. — Racine de Pareira Brava. Section transversale.

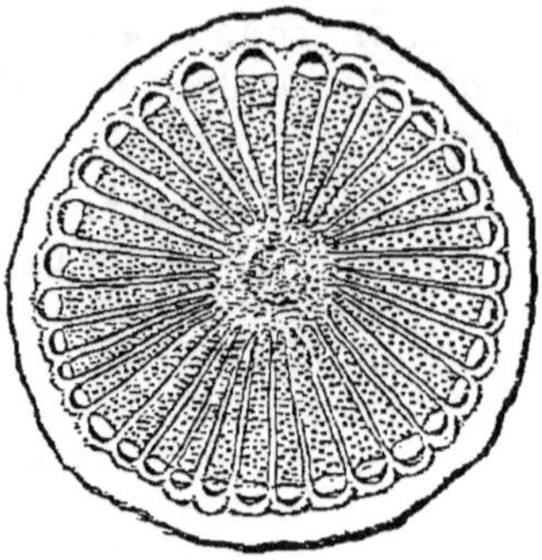

Fig. 27. — Tige de *Cissampelos Pareira*.

ceaux libéro-ligneux cunéiformes, criblés de pores et séparés par des rayons médullaires ; la plus extérieure d'entre elles est recouverte par une couche corticale peu épaisse. Bien qu'elle soit assez dure, cette racine se laisse facilement entamer par le couteau et offre une consistance plutôt cireuse que fibreuse ; elle n'a pas d'odeur particulière ; elle possède une amertume très prononcée qui ne persiste pas.

Wiggers a retiré de cette drogue une substance appelée *Pélosine*, analogue à la *buxine* du buis. Elle a joui pendant longtemps d'une grande réputation comme diurétique emménagogue et fébrifuge et très souvent elle a été remplacée par la racine et la tige du *Cissampelos Pareira*, qui ne présentent qu'une seule rangée de faisceaux libéro-ligneux.

A plusieurs reprises, on a entrepris, en Allemagne, de retirer cette drogue de l'oubli dans lequel elle est, dit-on, injustement tombée. Tout récemment encore Scholz en a repris l'étude chimique et a constaté que son alcaloïde, la *Pélosine*, est identique avec la *Berbérine*.

COQUE DU LEVANT

Origine. — La Coque du Levant est le fruit de l'*Anamirta Cocculus* Wight et Arnott, qui croît à Ceylan et dans la Malaisie et sur les côtes du Malabar.

Description. — C'est une petite drupe desséchée, globuleuse ou *subréniforme*, mesurant 1 centimètre de longueur et 7 à 8 millimètres de largeur. Sa surface extérieure est d'un brun sale et terreux ou d'un gris noirâtre, *plus ou moins chagrinée et ridée ;* la *face dorsale est sillonnée par une crête de couleur foncée ;* la face ventrale porte un petit *pédicelle qui y est rattaché obliquement* ou *une cicatrice laissée par ce pédicelle* et *un petit tubercule conique correspondant à l'insertion du style*. Le péricarpe est formé extérieurement d'un brou mince, ridé, et intérieurement, d'un endocarpe ligneux qui se replie en dedans au niveau de la concavité du fruit, de façon à former un placenta renflé à son sommet (fig. 28).

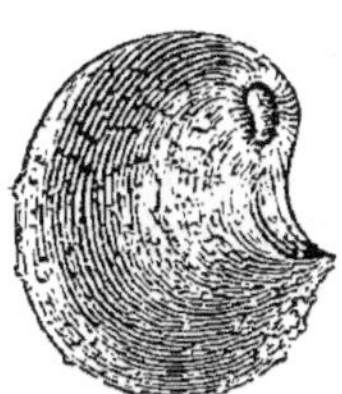
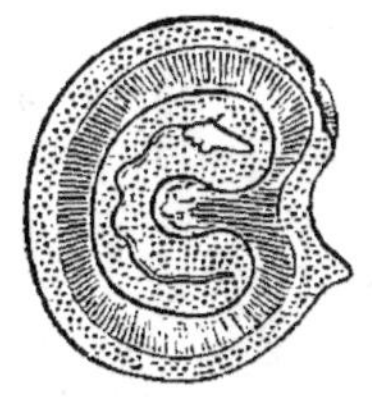

Fig. 28. — Coque du Levant.
Fruit entier. Fruit coupé en long.

La *graine, disposée en forme de fer à cheval*, est formée d'un albumen qui entoure deux cotylédons minces divariqués et une radicule cylindrique ; elle est amère et huileuse ; le péricarpe n'a aucun goût.

Composition chimique. — Boullay a isolé de la Coque du Levant un principe cristallisé qu'il a désigné sous le nom de *Picrotoxine*. Les recherches récentes entreprises sur cette picrotoxine ont établi qu'elle est constituée par un mélange de *picrotoxinine* et de *picrotine*. *Au contact de l'acide sulfurique, elle prend une teinte rouge orangé qui passe au vert quand on y ajoute une trace de bichromate de potasse.*

Usages. — La Coque du Levant est rarement employée comme parasiticide. La picrotoxine a été vantée dans le traitement de l'épilepsie, à la dose de 1 à 5 milligrammes. La vente de cette drogue devrait être réglementée ou surveillée, car on ne l'utilise guère que dans une intention nuisible, soit pour tuer les poissons en empoisonnant les cours d'eau, soit pour donner à la bière une amertume dangereuse.

BERBÉRIDÉES

Herbes ou arbrisseaux à feuilles alternes, simples ou plus souvent composées. Fleurs à sépales pétaloïdes et à pétales établis sur le nombre 2 ou 3, au nombre de 4 ou de 6. Etamines indéfinies, munies d'anthères s'ouvrant par des valvules. Carpelles solitaires ou au nombre de 3, à ovule anatrope. Fruit bacciforme ou sec, contenant une graine à albumen abondant, corné ou charnu. Embryon petit, à cotylédons généralement courts.

RHIZOME DE PODOPHYLLE

Origine. — Le Rhizome de Podophylle est fourni par le *Podophyllum peltatum* L., plante vivace qui croît dans l'Amérique du

Nord, depuis la baie d'Hudson jusqu'à la Nouvelle-Orléans et la Floride.

Description. — La drogue des pharmacies est constituée par un mélange de racines et de tiges souterraines. Ces tiges, qui mesurent parfois plusieurs pieds de longueur, arrivent en Europe sous forme de fragments *aplatis* de 3 à 20 centimètres de longueur et de 5 à 10 millimètres d'épaisseur, présentant à des intervalles assez réguliers des *articulations noueuses*. Ces nodosités bi ou trifurquées sont bordées de stries annulaires et portent, à leur partie supérieure, une large cicatrice arrondie, laissée par la base de la tige; leur partie inférieure est garnie de petites éminences arrondies correspondant aux points d'insertion des racines; la partie comprise entre les nodosités est *ridée* longitudinalement et présente une teinte *brun rougeâtre*. Les quelques racines qui restent sur le rhizome n'ont guère plus d'un millimètre de largeur; elles sont moins colorées et fragiles; leur cassure est nette et blanchâtre. La section transversale du rhizome (fig. 29) présente un suber brun jaunâtre entourant une surface blanchâtre dans laquelle on distingue un *grand nombre de larges ponctuations grises représentant les faisceaux libéro-ligneux*, assez rapprochées et *disposées dans leur ensemble en un cercle* placé à un millimètre de la couche subéreuse. Cette drogue a une odeur désagréable, une saveur amère, âcre et nauséeuse.

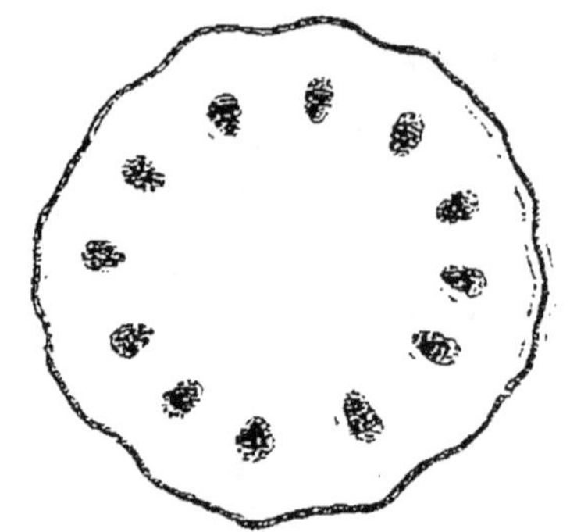

Fig. 29. — Rhizome de *Podophyllum peltatum*. Section transversale.

Structure anatomique. — Le suber coloré recouvre un parenchyme formé de cellules arrondies contenant de l'amidon et des cristaux *étoilés* d'oxalate de chaux. Les faisceaux libéro-ligneux disséminés dans ce parenchyme sont ovales et *bien isolés* et disposés dans leur ensemble sur un cercle assez régulier. La coupe se colore en bleu par la solution iodo-iodurée.

Composition chimique. — En versant une teinture alcoolique concentrée de rhizome de Podophylle dans une grande quantité d'eau, additionnée d'acide chlorhydrique dans la proportion de 1 p. 70 d'eau, on en retire un précipité résineux qui, desséché et trituré, donne une poudre brillante, d'un brun verdâtre, âcre et amère, désignée sous les noms de *Podophylline* ou de *Podophyllin*.

Cette poudre résineuse, qu'il ne faut pas confondre avec la poudre de Podophylle, contient : de la *podophyllotoxine*, de la *picropodophylline*, de l'*acide picropodophyllique*, de l'*acide podophyl-*

lique, de la *podophylloquercétine*, et une huile grasse verte. Les principes actifs de ce mélange sont la *podophyllotoxine* et la *picropodophylline*, qui y existent dans la proportion de 34 p. 100.

Réactions micro-chimiques. — La résine de Podophylle, au contact d'une goutte d'acide nitrique, prend une coloration *rouge*, qui passe successivement au *rouge brun*, puis au *jaune*.

Dosage de la Podophyllotoxine. — On agite fréquemment pendant douze heures, 1 gramme de podophyllin dans 10 centimètres cubes de chloroforme exempt d'alcool. On filtre 5 centimètres cubes du mélange, qu'on additionne de 40 centimètres cubes d'éther de pétrole. On abandonne vingt-quatre heures au repos ; on rassemble le précipité produit ; on le sèche à 100° et on le pèse.

Usages. — Le rhizome de Podophylle est employé journellement pour combattre la constipation. On l'administre sous forme de poudre à la dose de 50 centigrammes à 1 gramme. On emploie de préférence le *Podophyllin* qui, à la dose de 3 à 4 centigrammes, donne d'excellents résultats, surtout si on lui associe 1 centigramme d'extrait de belladone ou de jusquiame.

Le *P. Emodi* Wall. est une espèce asiatique qui croît sur l'Himalaya et dans le Cachemire ; on l'utilise aussi contre la constipation.

ÉPINE-VINETTE

L'Épine-vinette (*Berberis vulgaris* L) est une plante très commune dans les haies et sur la lisière des bois. On utilise en pharmacie ses feuilles, ses fruits et ses racines.

Les feuilles ont de 3 à 4 centimètres de longueur : elles sont obovales ou oblongues, obtuses au sommet, rétrécies à la base en pétiole court et articulé ; le limbe, glabre, est garni sur ses bords de *dentelures terminées chacune par une petite épine raide, sétiforme*. Ces feuilles sont inodores et ont une saveur fraîche, acidule. On les a employées comme antiscorbutiques.

Les fruits sont des petites baies ovoïdes ou oblongues, mesurant 7 à 8 millimètres de longueur sur 3 millimètres de largeur ; ils portent à leur base la trace du pédoncule et à leur sommet un petit disque circulaire, déprimé à son centre et représentant les restes des stigmates. Quand ils sont mûrs, ils ont une belle couleur rouge. L'épicarpe recouvre un mésocarpe charnu, constitué par une pulpe incolore, fraîche et acidule. L'endocarpe, mince, tapisse une cavité renfermant deux graines oblongues. Ces baies sont disposées sur l'arbre en longues grappes d'un très joli aspect. Dans les pharmacies, elles sont généralement isolées ; elles ont une saveur acidule et un peu amère ; elles contiennent du sucre et des acides malique et tartrique. Elles sont employées pour préparer un sirop rafraîchissant.

La racine se présente en fragments de dimension très variable ; elle se reconnaît facilement à la ténuité de l'écorce, à la *structure ligneuse et à la coloration jaune de son bois, marqué de couches concentriques et de fines stries radiales*. Elle doit sa teinte jaune à la présence de la *berbérine;* elle contient deux autres alcaloïdes : l'*oxyacanthine* et la *berbéramine*.

Cette racine a été employée comme tonique et contre la jaunisse. On l'utilise dans l'industrie pour teindre en jaune la soie, le coton et la laine.

Il faut éviter avec le plus grand soin de propager la culture de cette plante auprès des champs de blé, de seigle et d'avoine, car c'est sur ses feuilles que se développent, pendant l'automne et l'hiver, les æcidies du *Puccinia graminis*, champignon qui produit la maladie connue sous le nom de *rouille des céréales*.

Une des espèces les plus intéressantes de ce genre est le *B. Lycium* Royle, qui croît sur l'Himalaya, dans le Népaul. Les Indiens emploient communément son écorce et son bois pour préparer un extrait qui, sous le nom de *Rusot*, jouit d'une très grande popularité; c'est également un des médicaments les plus appréciés par les Célestes.

FUMARIACÉES

Les Fumariacées diffèrent des Papavéracées dont elles sont très voisines par l'irrégularité de leurs fleurs dont les pétales inférieurs ne sont pas semblables aux extérieurs ; par la disposition de leurs étamines en nombre défini, libres et diadelphes, et par la nature de leur suc aqueux.

Cette famille qui habite surtout les régions tempérées de l'ancien monde et de l'Amérique du Nord ne renferme qu'un petit nombre d'espèces officinales, dont la plus intéressante est la Fumeterre officinale.

FUMETERRE OFFICINALE

Cette drogue est constituée par les sommités fleuries du *Fumaria officinalis* L. qui croît abondamment dans nos cultures : elle s'emploie souvent à l'état frais.

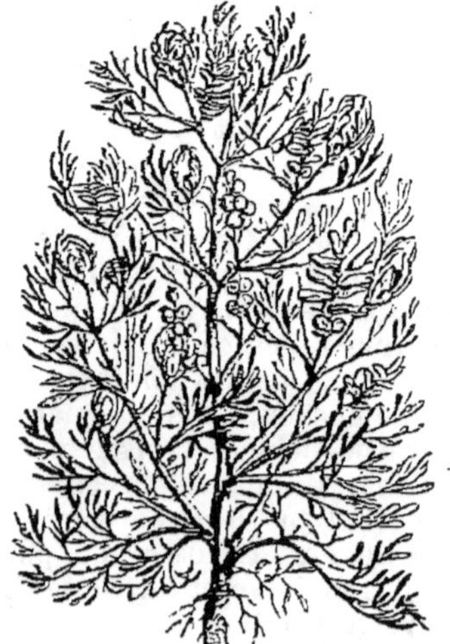

Fig. 30. — *Fumaria officinalis*.

La Fumeterre officinale se trouve dans le commerce et les droguiers sous forme de petites bottes de 12 à 20 centimètres de longueur dans lesquelles les branches et les feuilles ont été ramenées autour de la tige en faisceaux un peu aplatis. Les tiges sont généralement accompagnées d'une partie de leurs racines colorées en jaune terreux, qui sont rassemblées à la partie inférieure des bottes.

Les tiges sont anguleuses, garnies de rameaux plus ou moins diffus. Les feuilles sont bipinnatiséquées, à segments cunéiformes, divisés en lobes oblongs, linéaires, obtus, aigus ou mucronulés. Les fleurs qui ont une couleur purpurine sont disposées en inflorescences terminales ou oppositifoliées ; elles sont formées de deux sépales ovales, lancéolés, plus étroits que la corolle qui est double. Le fruit est une silicule arrondie plus large que longue, monosperme, tronquée et comme échancrée au sommet. Toute la plante est molle, glabre, inodore ; elle contient un suc visqueux qui lui donne une saveur amère, salée et désagréable.

Cette plante renferme un acide cristallisable, l'*acide fumarique*, et un alcaloïde, la *fumarine*, qui avec l'acide sulfurique prend une belle couleur violette foncée, et avec l'acide sulfovanadique une couleur vert-émeraude.

Elle est employée comme dépurative et antiscrofuleuse ; elle sert à préparer un sirop et un extrait dépuratifs.

Le *F. capreolata* L. est une espèce grimpante qui atteint 60 centimètres de hauteur.

Le *F. media* L. croît dans les mêmes parages que le *F. officinalis* et peut lui être substitué sans inconvénient ; il n'en est pas de même du *F. Vaillantii* qui est dépourvu d'amertume.

PAPAVÉRACÉES

Plantes ordinairement herbacées, dont tous les organes sont gorgés d'un latex blanc ou diversement coloré. Feuilles alternes, sans stipules. Fleurs hermaphrodites, régulières, ayant 2, 3, ou rarement 4 sépales, très caducs ; 4 ou 6 pétales chiffonnés dans le bouton ; un nombre indéfini d'étamines libres, hypogynes ; un pistil libre uniloculaire ou divisé en deux loges par une fausse cloison. Fruit tantôt capsulaire, à nombreux placentas pariétaux, charnus, surmonté par un disque stigmatifère, tantôt siliquiforme, divisé par une fausse cloison en deux fausses loges. Semences petites, dont l'albumen charnu et huileux entoure un petit embryon.

L'appareil sécréteur des Papavéracées est représenté par des *vaisseaux laticifères*, qui *au point de vue de leur structure et de leur localisation se rattachent à deux types distincts*. Dans le premier type, les laticifères sont répartis *surtout au pourtour des faisceaux fibro-vasculaires des tiges aériennes et des feuilles*. Dans le deuxième type, ils *existent seulement dans le tissu sous-libérien des faisceaux fibro-vasculaires des mêmes organes*.

Les vaisseaux sécréteurs, suivant les parties qu'ils traversent sont constitués par des éléments divers ; dans le parenchyme, ils sont formés de cellules semblables à celles de ce parenchyme (*Chélidoine*) ; au contact du liber, ils sont composés de cellules semblables à celles du liber et susceptibles de s'épaissir : dans la capsule du Pavot, ils s'entrecroisent et forment un réseau bien apparent.

CAPSULES DE PAVOT

Origine. — Les Capsules de Pavot sont fournies par le *Papaver somniferum* L. et quelques-unes de ses variétés, parmi lesquelles nous citerons : le *P. somniferum α setigerum* qui croît dans l'île de Chypre, la Corse et les îles d'Hyères ; le *P. somniferum β glabrum*, cultivé dans l'Asie Mineure, et le *P. somniferum γ album* qui est cultivé en Perse.

Description. — Les Capsules de Pavot sont formées par la réunion d'un grand nombre de carpelles, dont les bords indupliqués se dirigent sous forme de cloisons vers le centre du fruit sans se rejoindre ; elles sont globuleuses, ovales ou arrondies, parfois assez allongées ; fréquemment elles sont déprimées sur leur partie supérieure et inférieure ; leurs dimensions sont très variables ; elles sont couronnées par un disque stigmatique, déprimé à son centre et divisé en plusieurs lobes courts obliques et relevés à leur extrémité. Inférieurement ces capsules se rétrécissent en une espèce de col, au-dessus d'un anneau renflé correspondant à leur point d'attache sur le pédoncule. La surface laté-

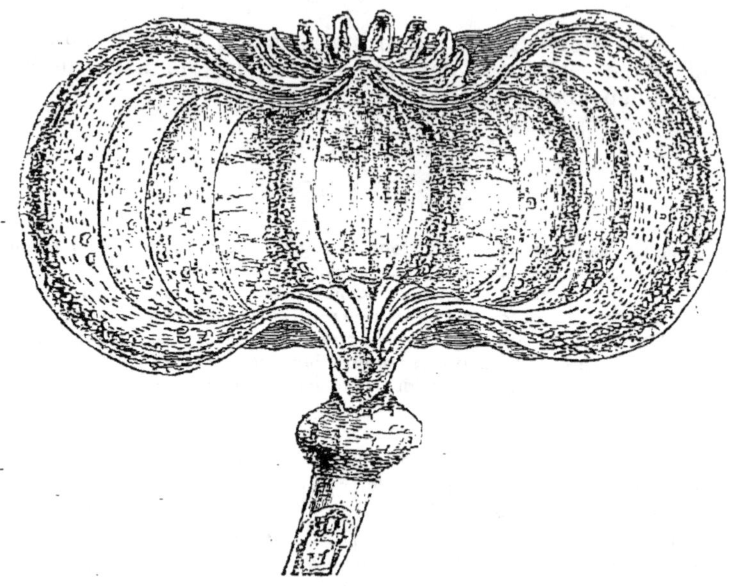

Fig. 31. — Capsule de Pavot.
Section longitudinale.

rale est plus ou moins lisse, d'une teinte brun jaunâtre, mouchetée fréquemment de taches noires ; elle présente parfois des dépressions longitudinales peu profondes, correspondant aux points de suture des carpelles. Les capsules sont peu épaisses et constituées par un tissu lâche spongieux ; elles sont tapissées intérieurement par un endocarpe rugueux, finement strié. Avant leur maturité, les Capsules de Pavot ont une teinte d'un vert glauque ; elles laissent échapper, par la plus légère piqûre, un latex blanc et amer ; elles exhalent une odeur narcotique qui disparait par la dessiccation ; leur saveur amère s'atténue aussi sensiblement à mesure qu'elles mûrissent.

Structure anatomique. — L'épicarpe est formé d'une couche de cellules tabulaires recouvertes par une cuticule épaisse, et au milieu desquelles on observe quelques stomates. Sous l'*épicarpe*, on observe un *hypoderme* formé de 2 à 3 rangées de cellules collenchymateuses, qui entoure le mésocarpe formé d'un parenchyme lâche de larges cellules polygonales. Ce tissu est sillonné en différents sens par une multitude de petits faisceaux fibro-vasculaires qui s'entrecroisent en différents sens et

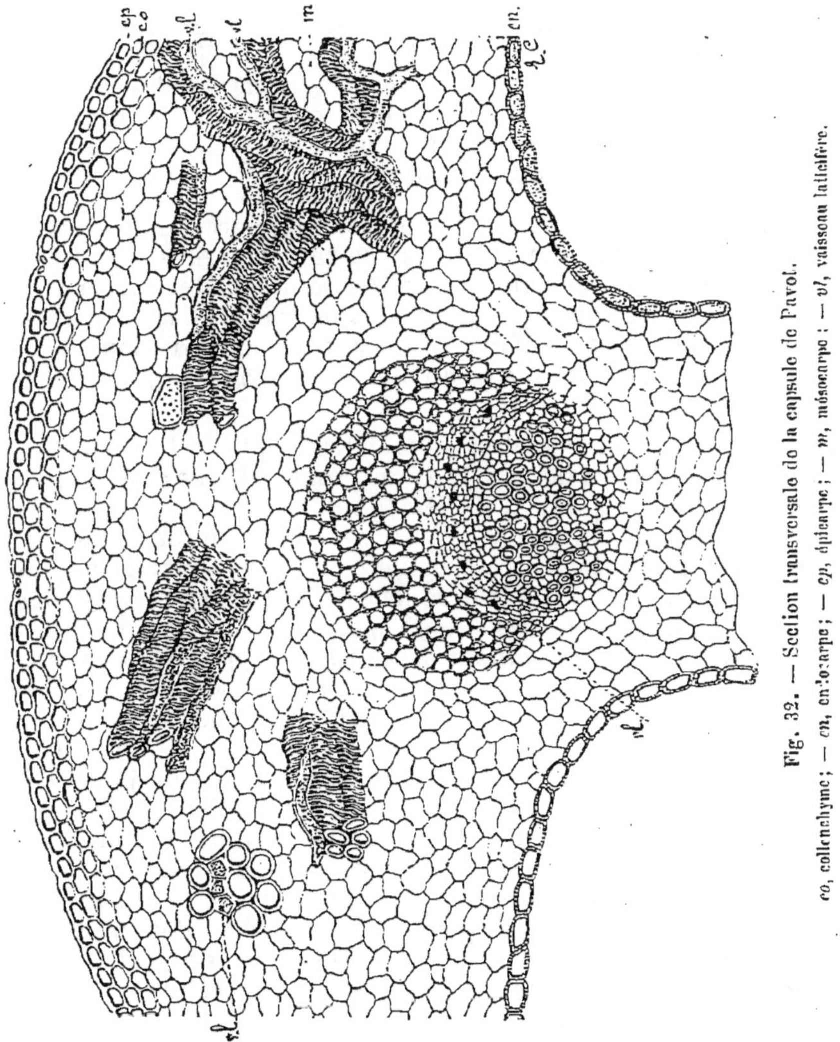

Fig. 32. — Section transversale de la capsule de Pavot.
co, collenchyme ; — *en*, endocarpe ; — *ep*, épicarpe ; — *m*, mésocarpe ; — *vl*, vaisseau laticifère.

sont accompagnés de vaisseaux laticifères ramifiés. Ce sont ces derniers qui contiennent le suc qui, amené à consistance convenable, constituera l'opium. Dans le prolongement des lames minces qui constituent les placentas, le mésocarpe présente un faisceau fibro-vasculaire ovale, très développé, formé d'un cordon ligneux arqué, recouvert par une épaisse couche de liber et par un péricycle légèrement lignifié. Dans ce liber on observe aussi un certain nombre de *vaisseaux laticifères*. L'endocarpe est formé d'une rangée de cellules rectangulaires assez larges, munies de parois épaisses et ponctuées.

Composition chimique. — Les Capsules de Pavot renferment de la *Morphine*, de la *Papavérine*, de la *Papavérosine* et de la *Rhœadine*.

Les expériences chimiques entreprises sur ces capsules ont démontré que la proportion de morphine y varie notablement selon leur degré de maturité ; elles en renferment davantage avant qu'après leur complète maturité : c'est pourquoi les récentes pharmacopées recommandent de recueillir ces capsules avant qu'elles soient tout à fait mûres.

Usages. — Les Capsules de Pavot ne sont guère employées que dans la médecine populaire et, sous ce rapport, elles constituent un médicament d'autant plus dangereux que leur teneur en alcaloïdes est des plus variables et qu'elles ne sont utilisées que pour calmer l'agitation des enfants. Or l'expérience a démontré que l'opium ne doit être administré aux enfants qu'avec la plus grande circonspection.

Les Graines de Pavot sont surtout fournies par le *P. somniferum nigrum* D. C. et *le P. setigerum* D. C. qui sont cultivés dans le nord de la France, la Belgique et l'Allemagne.

Ces graines ont une teinte très variable, tantôt blanc jaunâtre, tantôt bleu grisâtre ou brun noirâtre ; elles sont très petites, réniformes et présentent sur le milieu de leur concavité une cicatrice correspondant au hile ; leur spermoderme assez épais est marqué d'un réseau proéminent assez régulier qui leur donne un aspect chagriné : il recouvre un albumen assez volumineux dans lequel on observe un embryon recourbé en forme de gouttière. Ces graines ont une saveur huileuse qui n'est pas désagréable.

Elles contiennent 33 à 35 p. 100 d'une huile fixe d'un jaune d'or ou d'un jaune pâle, qui, sous le nom d'*huile d'œillette*, fait l'objet d'un commerce assez considérable dans le nord de la France, où elle remplace l'huile d'olive, aussi bien pour les usages alimentaires que pour les usages industriels. Le tourteau de ces graines est communément employé pour l'alimentation des bestiaux. Vendues autrefois comme narcotiques, les graines de Pavot ne sont plus guère employées que pour recouvrir certains gâteaux, notamment par les Israélites,

OPIUM

Origine. — L'Opium dont les propriétés médicinales sont connues depuis une époque très reculée et dont la récolte constituait déjà, à l'époque de Dioscoride, une branche de l'industrie de l'Asie Mineure, est le suc retiré par incision des capsules du *Papaver*

somniferum L. Cette espèce originaire de l'Orient et dont la culture s'est propagée dans toutes les régions chaudes et subtropicales, se retrouve dans les jardins et les champs de l'Europe, de l'Afrique et de l'Amérique du Nord.

Les espèces qui concourent à la production de l'Opium sont : le *Papaver somniferum* α *setigerum* (*P. setigerum* D. C.), le *P. somniferum* β *glabrum* et le *P. somniferum* γ *album*.

Les pays producteurs d'Opium sont l'Asie Mineure, la Turquie d'Europe, la Perse, l'Egypte, l'Inde, la Chine et le Japon. La plus grande partie de cette production est absorbée par les pays fumeurs d'opium ; le reste est destiné aux usages de la pharmacie. La plus grande quantité de l'Opium médicinal est fournie par la Turquie; il est désigné dans le commerce sous les noms d'*Opium d'Asie Mineure, Opium de Turquie, de Smyrne ou de Constantinople.*

OPIUM DE TURQUIE

Pendant longtemps l'Opium de Turquie fut exclusivement récolté dans l'Asie Mineure et notamment dans l'Anatolie, mais depuis trente-cinq ans environ, cette culture s'est propagée dans la Turquie d'Europe, et surtout dans la Macédoine. Les principaux centres de production de l'Opium turc sont actuellement les vilayets d'Aïdin, de Koniatz, d'Havadenkiar, de Mamuret-ul-Aziz, d'Angora, de Sivas dans la Turquie d'Asie, et ceux de Salonique, de Kossova et de Monastir, dans la Turquie d'Europe.

Récolte. — Au moment de sa maturité, la capsule de pavot prend une teinte jaune pâle ; c'est alors qu'on doit l'inciser au coucher du soleil. Les instruments qu'on utilise en Turquie pour pratiquer cette incision sont toujours des plus simples ; on n'y emploie pas, comme dans l'Inde, un couteau à quatre lames (*nuhstur*), qui fait de nombreuses incisions verticales dans la capsule de pavot ; on utilise tout simplement une lame d'acier recourbée et fixée dans un morceau de bois, avec laquelle on ne fait qu'une seule incision transversale. qui entame circulairement les 8/10 de la capsule ; l'incision doit être peu profonde, de façon à ne pas perforer la capsule intérieurement. Pour empêcher l'opium d'adhérer à la lame d'acier, on imbibe chaque fois le couteau de salive. Les capsules ne sont incisées qu'une fois ; mais comme les 5 à 20 capsules que produit chaque pied de pavot n'atteignent pas toutes leur maturité au même moment, les ouvriers peuvent, en parcourant à plusieurs reprises la plantation, recueillir le suc qui s'est concrété sur les capsules incisées les jours précédents.

L'instrument qui est destiné à recueillir le suc qui s'est écoulé des incisions est d'une simplicité extrême : il est composé le plus souvent d'une vulgaire boite en fer blanc, plate, ressemblant à une boite à sardines, qui est fixée sur un manche en bois assez solide et dont une des parois verticales est aplatie pour pouvoir râcler et rassembler le suc qui s'est écoulé sur la capsule de pavot. En râclant la capsule avec cet instrument qui est toujours un peu tranchant et bien assujetti dans la main, on enlève bien tout le suc, mais on détache forcément en même temps, chaque fois, des lambeaux de l'épicarpe. Autrefois pour recueillir le latex du pavot, on utilisait des morceaux de verre, de fer blanc ou des planchettes de bois ou bien encore des feuilles de mûrier et des coquillages ; aujourd'hui on emploie des terrines en terre de fabrication grossière, qui sont plus ou moins profondes.

Préparation. — Au sortir de la capsule, le latex a un aspect crémeux. Au fur et à mesure qu'on le ramasse, on le laisse dans les terrines et on l'expose quelques heures chaque jour au soleil et cela pendant une semaine au moins. A ce moment l'opium donne un déchet de 20 p. 100 et contient à peine des traces de morphine ; 15 jours plus tard, le déchet n'est plus que de 10 p. 100 environ et le rendement en morphine oscille entre 3 et 5 p. 100. Au bout d'un mois, le déchet est ramené à 5 p. 100 et le titre en morphine est de 5 à 8 p. 100. Dans la suite, le déchet se réduit d'autant plus que les dépôts sont plus secs et plus aérés. Au mois de septembre seulement, l'opium se présente à peu près sous son aspect commercial ; mais déjà avant cette époque et aussitôt que le suc a pris une certaine consistance, il a fallu le malaxer et le pétrir en y ajoutant le plus possible de salive, afin de lui donner de l'élasticité, d'en empêcher la fermentation et le développement des moisissures. On lui donne la forme de *boules* ou de *pains*, variant de poids et de grosseur, suivant les pays producteurs, que l'on enveloppe dans des feuilles de pavot et qu'on laisse exposés à l'ombre dans un endroit bien aéré. Quand les pains d'opium sont suffisamment secs, on les met dans des *couffes*, ou paniers de bois doublés intérieurement d'un sac de toile blanche et extérieurement d'un gros feutre ordinaire, qui est lui-même revêtu de toile grossière. Chaque couffe contient 75 kilos d'opium. Au fond de la couffe, avant d'arranger les pains d'opium, on place une certaine quantité de fruits de *rumex* et on continue ainsi pour chaque rangée, afin d'éviter l'adhérence des pains et les empêcher de moisir.

Une fois l'emballage fini, les couffes sont disposées dans des remises pour être dirigées sur les marchés indigènes d'exportation.

Dénomination. Classement. — Jusqu'en 1880, on a employé pour classer les opiums d'Asie Mineure, les dénominations suivantes : *Adette* qui représente la qualité courante, titrant de 8 1/4 à 9 p. 100 de morphine; *Karahissar*, sorte plus estimée titrant de 9 à 10 p. 100 ; *Yerli* et *Bogaditz* représentant les opiums supérieurs et titrant de 9 à 12 p. 100. Sous le nom de *Chiquintis*, on désigne tous les opiums renfermant des corps étrangers en quantité appréciable, refusés pour cela à la visite, ou des opiums à pâte noircie, recueillis au moment des pluies ou dans des conditions défectueuses. Les Chiquintis sont cotés généralement 30 p. 100 moins cher que les bons opiums.

Les opiums amenés sur le marché de Smyrne ne sont généralement vendus qu'après *visite*. Cette visite est opérée par les membres assermentés d'une famille israélite, qui se succèdent ainsi de père en fils, depuis au moins 300 ans et à laquelle acheteurs et vendeurs sont tenus de se soumettre sans appel. C'est un privilège qui leur est reconnu par le gouvernement ottoman.

Au moment de la livraison, les portefaix apportent les couffes, qui sont ouvertes en présence de l'acheteur et du vendeur. Les pains d'opium, versés à terre, sont examinés par le visiteur qui, muni d'un couteau ordinaire, fait successivement à chaque pain une ouverture assez profonde.

qui lui permet d'apprécier la couleur, l'odeur, l'apparence et le poids de la drogue. Avec l'expérience qu'il a acquise dans cette opération, le visiteur classe assez rapidement ce pain. Le seul droit qu'aient l'acheteur et le vendeur, s'ils ne sont pas d'accord avec le visiteur, est d'exiger qu'il soit fait une nouvelle ouverture sur le pain en contestation.

Bien que cet examen officiel n'ait pas à beaucoup près la précision des méthodes scientifiques, il est généralement exact et offre assez de garantie pour donner une valeur relative considérable à l'opium de Smyrne.

En présence des contestations fréquentes entre vendeurs et acheteurs, on a apporté, dans ces dernières années, à ce système de vente, une légère modification et il a été décidé que l'opium se vendrait *tel quel*, c'est-à-dire tel qu'il arrive de l'intérieur. Le visiteur se borne à écarter les pains reconnus de mauvaise qualité. Une couffe d'opium *tel quel* se compose en moyenne de 40 à 60 p. 100 d'opium de bonne qualité, de 30 à 40 p. 100 d'opium moyen et de 3 à 10 p. 100 d'opium ordinaire ou écart.

A Constantinople où le commerce d'opium n'existe guère que depuis trente-cinq ans, il n'y a pas de visiteurs assermentés, mais seulement des courtiers spéciaux, chargés ordinairement par les deux parties d'examiner la marchandise mise en vente.

Caractères. — L'opium de Smyrne se présente en masses primitivement arrondies, mais qui par suite de leur consistance plus ou moins dure, ont été plus ou moins déformées et aplaties par leur pression réciproque dans les caisses ou dans les sacs d'emballage ; leur poids varie le plus ordinairement entre 300 et 1 000 grammes. Leur surface, qui porte des vestiges plus ou moins larges de feuilles de Pavot, est recouverte d'une quantité variable de fruits de *Rumex*, qui pénètrent dans les interstices des pains. La consistance de ces pains est assez faible pour qu'on puisse aisément les couper avec un couteau ou les modeler entre les doigts. La masse qui les constitue à l'intérieur est humide et grossièrement granuleuse, très rarement homogène ; elle offre une teinte qui varie du marron clair au brun rougeâtre. Examinée à la loupe, cette masse brune est parsemée de nombreux débris végétaux, écailleux et colorés qui ont une teinte grisâtre. D'abord mou, cet opium durcit peu à peu à l'air et prend une teinte plus foncée sur laquelle ressortent plus clairement les débris végétaux, qui sont parfois simples, parfois agglomérés entre eux. Il a une odeur forte, narcotique, qui n'est pas désagréable pour toutes les personnes ; sa saveur est amère, âcre et nauséeuse.

L'opium de Constantinople se présente en pains analogues à ceux de Smyrne, seulement plus propres et complètement recouverts par une feuille de pavot qui est restée entière : ces pains ne sont que rarement garnis de fruits de *Rumex*.

Caractères microscopiques. — Si l'on délaie, dans une solution de chloral, une petite quantité d'opium détachée d'un pain d'opium de Smyrne, on y constate la présence d'une multitude de débris de latex qui affectent les dimensions les plus irrégulières : tous ces débris présentent une apparence granuleuse toute particulière et une teinte brune. A côté d'eux on trouve une très grande quantité de débris organisés, formés de cellules polygonales, isodiamétriques, munies de parois très épaisses entourant une cavité assez régulièrement frangée et remplie de chloro-

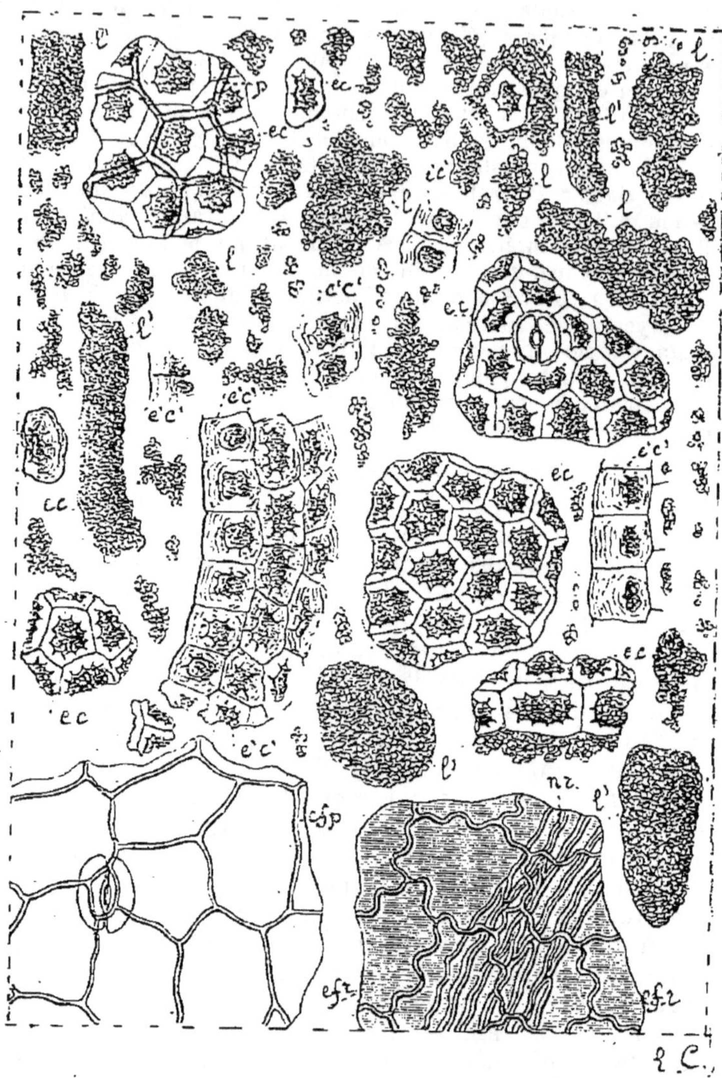

Fig. 34. — Opium de Smyrne pulvérisé ou délayé dans l'eau.

ec e'c', débris de l'épicarpe de la capsule de pavot. — *efp*, épiderme inférieur de la feuille de pavot. — *efr*, débris des ailes membraneuses de fruits de *Rumex*. — *l*, débris irréguliers et minuscules de latex. — *l'*, larmes plus régulières. — *p*, cellules de l'hypoderme placé sous l'épicarpe.

phylle brune, desséchée : quelques-uns de ces débris végétaux sont accompagnés de stomates. Ce sont des fragments de l'épicarpe du pavot, vus de face. A côté d'eux, on en trouve quelques-uns qui sont formés de cellules quadrilatérales dont la paroi extérieure est notablement renforcée :

ils représentent l'épicarpe vu de profil ou coupé transversalement. Quelques-uns des débris de l'épicarpe sont parfois accompagnés de cellules polygonales irrégulières, munies de parois moins épaisses, et qui proviennent de l'hypoderme placé sous l'épicarpe de la capsule. Ces débris organisés sont extrêmement nombreux dans l'opium de Smyrne et leur présence s'explique tout naturellement par la nature de l'instrument utilisé en Asie Mineure pour recueillir le latex du pavot sur la capsule. On peut retrouver aussi, mais plus rarement, des débris des faisceaux fibro-vasculaires qui sont localisés dans les couches extérieures du péricarpe et quelquefois même des débris de la feuille de Pavot qui servait à envelopper les pains.

Composition chimique. — L'opium est une vraie source d'alcaloïdes, dont la variété explique les effets divers et complexes observés à la suite de son administration. Si quelques-uns de ces alcaloïdes, tels que la *Morphine*, la *Codéine* et la *Narcéine*, possèdent des propriétés physiologiques bien définies, on est moins bien fixé sur l'action curative de plusieurs autres, tels que la *Thébaïne*, la *Narcotine*, la *Papavérine;* quant à la *Laudanine*, la *Laudanosine*, la *Codamine*, la *Cryptopine* et la *Protopine*, ils n'ont qu'un intérêt scientifique. A côté de ces alcaloïdes, on a signalé dans l'opium l'existence de plusieurs principes non basiques, parmi lesquels nous citerons : la *Méconine*, la *Porphyrosine*, l'*acide Méconique* et l'acide *Thébolactique*. On en a encore retiré des *matières résineuses*, du *caoutchouc*, de la *gomme*, de l'*albumine*, du *sucre* et *plusieurs sels*.

Ces divers principes existent dans l'opium en quantités très variables. Le plus intéressant d'entre eux aussi bien au point de vue de ses propriétés physiologiques que de la facilité de son dosage, est la *Morphine;* c'est cette substance qui sert à fixer la valeur thérapeutique et commerciale de l'opium. Les diverses pharmacopées ont fixé à 10 p. 100 la proportion minimum de morphine que l'opium doit renfermer.

Dosage de la morphine. — La Commission du nouveau Codex a adopté le mode opératoire suivant :

Après avoir prélevé un échantillon moyen sur la masse d'opium à titrer, on en pèse 15 grammes que l'on triture avec 6 grammes de chaux éteinte. La poudre obtenue est délayée soigneusement avec 150 centimètres cubes d'eau distillée ; on laisse en contact pendant deux heures, en agitant de temps en temps.

On jette le mélange sur un filtre et on recueille 106 grammes de liquide correspondant à 10 grammes d'opium. On ajoute au liquide ainsi obtenu 20 centimètres cubes d'éther et on agite de façon à saturer d'éther la liqueur aqueuse. On dissout dans cette solution, à l'aide d'un agitateur, 2 grammes de chlorhydrate d'ammoniaque exempt de carbonate; on agite jusqu'à l'apparition très nette d'un précipité et on laisse déposer douze heures, dans un vase à précipité rodé et bien obturé par une plaque de verre, afin d'éviter une trop grande évaporation de l'éther. On décante l'éther sur deux filtres tarés de petite dimension ; on le remplace par une nouvelle quantité, on agite et on décante de nouveau, puis on filtre le reste du liquide ; on détache le précipité adhérent aux parois du vase et on le rassemble sur les filtres à l'aide des eaux-mères. Dans cet état, on lave les filtres et le précipité à l'aide de 5 centimètres cubes d'eau distillée froide. On dessèche les filtres à l'étuve à 100°. Sur les filtres ayant servi à la recueillir, on lave la morphine avec du chloroforme jusqu'à ce que ce dernier passe incolore. Finalement on dessèche et on pèse.

La quantité de morphine obtenue correspond à 10 grammes d'opium.

La *Morphine*, ainsi purifiée, doit être absolument *soluble dans une solution faible de potasse et de soude. Son poids doit représenter 10 p. 100 de l'opium essayé.*

La Morphine se présente en prismes incolores, amers, peu solubles dans l'eau, solubles dans 40 parties d'alcool, insolubles dans l'éther.

Les solutions aqueuses de ses sels sont inaltérables, quand elles sont conservées à l'abri de l'air et de la lumière, mais il arrive fréquemment qu'elles jaunissent, s'acidifient et laissent déposer des cristaux. On attribue la coloration jaune à la formation de *morphétine*, et celle des cristaux à la formation de *déhydromorphine*.

Avec l'acide nitrique la morphine se colore en *rouge ;* avec le *réactif de Frœhde*, elle prend une teinte *violette*, qui vire successivement du *vert* au *brun*, au *jaune*, et devient *violette* au bout de vingt-quatre heures.

La *Codéine* se présente en cristaux solubles dans l'eau, très solubles dans l'alcool, le chloroforme, l'éther et l'acide acétique.

Au contact du sulfosélénite d'ammonium, elle prend une teinte *verte*. Mêlée avec du sucre et au contact de l'acide sulfurique, elle prend une teinte *pourpre*, puis *violette*, puis de nouveau *purpurine*.

La *Narcéine* se présente en belles aiguilles fines, insolubles dans l'éther, presque insolubles dans l'eau et l'alcool, solubles dans le chloroforme. Chauffée avec un peu d'acide sulfurique et une trace de phénol, elle prend une magnifique coloration *rouge*. Avec le *réactif de Frœhde*, sa solution vire au *vert brunâtre*, puis au *vert* et finalement au *rouge*.

Usages. Mode d'emploi. — L'opium est considéré comme le narcotique par excellence et possède aussi des propriétés excitantes qui doivent être attribuées aux divers alcaloïdes qui accompagnent la morphine. Cette dernière lui est communément substituée chaque fois qu'il s'agit de calmer la douleur et de donner du sommeil.

L'opium est administré quelquefois sous forme de *poudre*, mais le plus souvent sous celle d'*extrait aqueux*, et fait la base d'un grand nombre de médicaments tels que le *Laudanum de Sydenham*, le *Laudanum de Rousseau*, la *Teinture alcoolique d'opium*, l'*Elixir parégorique de Dublin*, les *Sirops d'opium* et *diacode*, l'*Electuaire diascordium*, la *Poudre de Dower* et les *Gouttes noires anglaises*.

Beaucoup de praticiens substituent aujourd'hui la *Morphine* à l'opium dans toutes ses applications. Les voies d'absorption sont par ordre de rapidité : la voie hypodermique, la voie rectale, la voie stomacale et la voie cutanée. La voie hypodermique est la plus usitée aujourd'hui : on emploie le chlorhydrate de morphine en solution au 1/100° ou même au 1/50e dans de l'eau distillée, qu'on administre au moyen d'une seringue de Pravaz.

La *Codéine* ne s'emploie guère qu'en sirop à la dose de 1 à 5 centigrammes ; elle est moins soporifique mais moins toxique que la morphine.

La *Narcéine*, moins toxique encore, s'administre aussi en sirop pure ou à l'état de chlorhydrate, à la dose de 1 à 3 centigrammes en 24 heures.

Falsifications. — L'opium est très fréquemment falsifié par l'addition des matières les plus diverses. On y a incorporé : des *extraits de chélidoine*, de *laitue vireuse*, de *réglisse* ; du *cachou*, du *sable* et la *pulpe d'abricots et de figues*, de la *gomme adragante*, des *tourteaux*, de la *térébenthine*, des *pierres* et de petites *masses d'argile*. Une des fraudes les plus fréquentes consiste à y introduire du plomb sous forme de lingots, de balles ou de grenaille. La quantité et la composition des cendres laissées par l'incinération de l'opium, permettront de constater la nature et l'importance de la fraude. L'opium naturel ne contenant ni tanin ni amidon, la présence de ces deux principes, y révélera de suite l'existence d'une substance étrangère. La présence de gros cristaux rhomboédriques à côté des gros cristaux aiguillés de morphine sera l'indice de l'addition du glucose. M. Tschirch a fait ressortir le parti que l'on pouvait retirer de l'emploi des rayons Rœntgen pour reconnaître la présence de balles de plomb dans l'opium.

OPIUM DE PERSE

La culture de l'opium a pris en Perse un développement considérable, encouragée qu'elle est par le gouvernement du pays, qui en retire un profit énorme. De 1875 à 1882, la moyenne des récoltes a atteint annuellement le chiffre de 6 000 caisses de 65 kilos. Toute cette production s'acheminait autrefois vers la Chine, par caravanes ; ce n'est guère que depuis 1870 que la Perse exporte son opium en Europe par les ports de Bushiri et de Bunder-Abbas.

Autrefois, l'opium de Perse était expédié sous forme de bâtons cylindriques mesurant 10 centimètres de longueur et 12 à 13 millimètres de largeur ; ces bâtons, enveloppés d'un papier lustré maintenu avec un fil de coton, rappelaient un peu certains bâtons de cire à cacheter. C'est sous cette apparence que cet opium était représenté jusqu'alors dans les collections et décrit dans les traités de matière médicale. Depuis quelques années, l'opium de Perse arrive en Europe *sous forme de briques ou de pains pesant de 800 à 900 grammes, entourés d'un papier rouge vif.* Débarrassé de l'enveloppe qui l'entoure et coupé en fragments, cet opium a une apparence toute différente de celle qui caractérise les opiums d'Asie Mineure; il s'en distingue nettement : *par la rareté des débris végétaux, par la finesse de son grain, son homogénéité, sa couleur d'un brun pâle et son aspect luisant ; on ne peut mieux le comparer qu'à l'extrait sec de thrydace ; il est presque aussi hygrométrique que ce dernier.* Il possède l'odeur et la saveur caractéristiques de l'opium de Smyrne.

En examinant au microscope quelques fragments de cet opium, on est *frappé par la rareté relative des débris d'épicarpe de la capsule* et *par la régularité assez grande des particules de latex.* Beaucoup d'entre elles ont une forme cylindrique et paraissent entourées de la membrane qui les entourait dans la capsule. La rareté des débris d'épicarpe explique le titre assez élevé de cet opium et justifie la faveur dont il jouit dans certains pays.

La production totale de l'opium de Perse peut être classée en trois catégories : 45 p. 100 de cette production sont de qualité tout à fait supérieure et renferment en moyenne 12 p. 100 de morphine; 35 p. 100 correspondent à la qualité courante ou *tel quel* d'Anatolie avec un titre de 10 p. 100 ; le reste, représentant 20 p. 100, est désigné sous le nom d'*Opium huileux* et ne renferme pas plus de 7 à 8 p. 100 de morphine.

OPIUM D'ÉGYPTE

C'est de l'Égypte que l'on tirait autrefois l'opium destiné aux usages de la pharmacie et qui, à cause de son origine, était désigné sous le nom d'*Opium Thébaïque.*

La culture du pavot, après avoir été abandonnée pendant assez longtemps en Égypte, avait été reprise sur une assez grande étendue pour pouvoir fournir, en 1872, 9 636 livres d'opium à l'Angleterre seulement. Cette culture, qui semble avoir diminué depuis 25 ans, est concentrée actuellement à Ahmin-Kreneh, Hamedat et Assioulh. L'opium d'Égypte ne pénètre plus guère en Europe.

L'infériorité de ce produit et le discrédit dans lequel il est tombé ne doivent pas être attribués, comme on l'a prétendu, à l'humidité trop grande du sol et à la précocité des incisions, mais plutôt à l'habitude, que l'on a prise en Égypte, de falsifier l'opium. Les auteurs et les importateurs sont unanimes sur ce point: il n'est pas rare de trouver des opiums d'Egypte qui ne titrent pas plus de 3 à 4 p. 100 de morphine.

L'opium d'Egypte ne présente pas dans son apparence extérieure l'uniformité des caractères qui distinguent les opiums de Turquie et de Perse. Il se présente tantôt en pains réguliers un peu aplatis, *durs*, ayant 10 centimètres de diamètre, recouverts de débris de feuilles de pavot, très propres à l'extérieur et non parsemés de fruits de *Rumex;* quelquefois, on l'a rencontré sous forme de boules plus ou moins déprimées, offrant une *consistance molle et plastique.* Si quelques-unes de ces masses offrent à l'intérieur une couleur rougeâtre et comme hépatique, on en rencontre fréquemment qui ont une teinte grise ou noirâtre; l'odeur est toujours moins vireuse que celle des opiums de Turquie et elle est souvent mêlée d'odeur de moisi.

OPIUM DE L'INDE

La culture de l'opium dans l'Inde remonte à la plus haute antiquité; elle est centralisée actuellement dans plusieurs régions, dont la plus importante s'étend sur les bords du Gange et comprend les districts de Béhar et de Bénarès. La récolte et la préparation se font sous le contrôle du Gouvernement.

Un autre centre de production important comprend les vastes plateaux de Malwa et les pentes des montagnes de Vindhya, dans le gouvernement de Holkar.

La variété de Pavot cultivée dans les Indes est la même qu'en Perse, c'est-à-dire le *P. somniferum* γ *album.* La culture commence au mois de décembre et la récolte se fait en avril. Les incisions se font au moyen d'un instrument spécial appelé *nuhstur*, formé de 3 à 4 lames à deux pointes, liées ensemble au moyen d'un fil de coton. Dans plusieurs districts du Bengale, ces incisions se font verticalement et non transversalement, comme en Turquie. On les répète de 2 à 6 fois sur chaque capsule à des intervalles de quelques jours et sur différentes faces; la récolte du suc se fait au moyen d'une cuiller en fer que le collecteur vide quand elle est pleine, dans un pot de terre suspendu à son côté.

La latex appelé *paséwa* est exposé à l'air et jamais au soleil, pendant trois ou quatre semaines, jusqu'à ce qu'il ait acquis une consistance convenable; il est apporté dans un magasin de l'Etat, où un expert l'examine et dose son degré d'humidité. Après la réception dans le magasin, on en pèse la quantité nécessaire pour en faire une boule, qu'on entoure d'une croûte de pétales secs de pavots agglutinés à l'aide d'un liquide appelé *léwa.* Les boules sont à peu près sphériques et mesurent 15 centimètres de diamètre : on les roule dans une poudre formée de tiges, de feuilles et de capsules de Pavot, puis on les expose au soleil. C'est l'*Opium de Patna* et *de Bénarès :* son titre est de 4 à 8 p. 100.

Dans le district de Malwa, la fabrication de l'opium est abandonnée complètement à l'entreprise particulière. Il est de qualité moins uniforme que l'opium du Bengale; il n'est pas disposé en boules, mais en masses rectangulaires ou en briques qui ne sont pas enveloppées de pétales de pavot.

Les opiums de l'Inde ne sont pas employés en médecine. Ils sont dirigés sur Bombay, Calcutta et Rangsom pour être expédiés à Hong-Kong et à Shangaï. Il est très difficile, même aux importateurs d'opium français, de se procurer des échantillons de cet opium : ils sont presque toujours saisis par les douanes anglaises.

OPIUM DE CHINE

L'on ne connaît que fort peu de chose sur l'opium cultivé en Chine. Les produits que l'on y récolte ne sont pas exportés en Europe et une partie de la production est absorbée par la consommation locale et l'autre partie est achetée par le gouvernement Indo-Chinois pour ses bouilleries d'Haïphong et de Saïgon.

C'est surtout dans la province de Yun-Nan que se récolte l'opium de Chine. Cette province figure pour un tiers dans la production totale de l'empire.

Les opiums de cette provenance sont de pâte assez lisse, mais sont très pauvres en morphine et d'un rendement médiocre en extrait.

OPIUM D'EUROPE

La culture du Pavot étant très répandue dans le Nord de la France, pour la préparation de l'huile d'œillette, on a, à plusieurs reprises, tenté de l'utiliser pour la production de l'opium. Les résultats ont été assez satisfaisants, si l'on n'envisage que la proportion des alcaloïdes contenus dans les produits obtenus. C'est ainsi qu'on a retiré 15 à 16 p. 100 de morphine d'un opium recueilli dans les environs de Corbeil, 14 p. 100 dans les Landes, 15 à 16 p. 100 dans les environs d'Amiens et 10 p. 100 dans l'Auvergne. Des essais analogues ont été entrepris en Italie, en Suisse, en Allemagne et en Angleterre ; ils ont établi que partout où il peut croître et fructifier, le *P. somniferum* donne un suc riche en principes actifs. Seulement, les frais de main-d'œuvre, beaucoup plus élevés en Europe qu'en Asie Mineure, font ressortir les produits obtenus en Europe à un prix bien supérieur à ceux des opiums de Smyrne.

Il en a été de même des résultats tentés en Algérie et aux Etats-Unis. Le Japon est actuellement la seule région où cette exploitation soit devenue avantageuse.

FLEURS DE COQUELICOT

Ce sont les fleurs du *Papaver Rhœas* L., plante annuelle qui émaille de ses tons rouge vif, nos plantations de céréales, pendant les mois de juin et de juillet.

Ces fleurs sont solitaires, longuement pédonculées ; elles ont un calice à deux sépales caducs et une corolle composée de quatre pétales d'un beau rouge écarlate. Ces pétales sont elliptiques et attachés au-dessous de l'ovaire par un onglet très court, d'une teinte violet foncé. Irrégulièrement chiffonnés dans la fleur en bouton, ils sont étalés dans la fleur épanouie, lisses, lustrés et doux au toucher ; ils sont très caducs et prennent en se desséchant une teinte brun rougeâtre. A l'état frais, ces fleurs ont une odeur légèrement narcotique, qui se perd par la dessiccation ; leur saveur est douce et mucilagineuse.

Les fleurs de Coquelicot contiennent de la gomme, du sucre, un corps gras, une matière colorante et une faible quantité d'un alcaloïde appelé *Rhœadine*.

Elles sont employées comme pectorales et entrent dans la préparation des *Espèces pectorales* et du *Sirop Désessarts*.

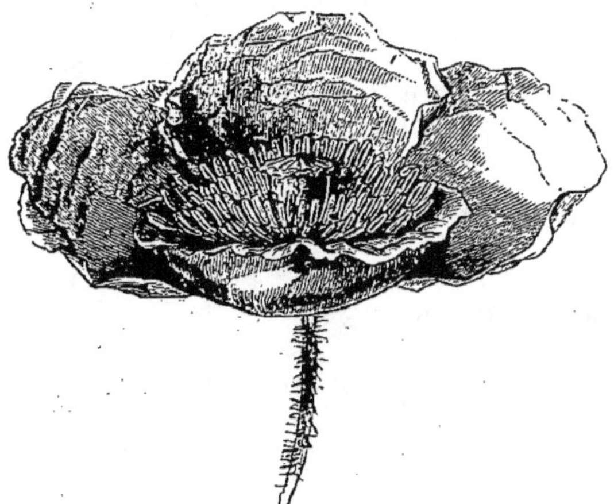

Fig. 35. — Fleur de Coquelicot.

La Grande Chélidoine (*Chelidonium majus* L.) partout répandue en notre pays, le long des murs et dans les décombres, est une plante dressée, dont les tiges rameuses, hautes de 50 à 60 centimètres et noueuses aux articulations, sont garnies de poils mous. Cette plante renferme dans toutes ses parties un suc amer, d'un jaune safrané, qui s'écoule à la moindre incision ; elle a une odeur vireuse très désagréable et une saveur amère, âcre et caustique. Cette plante n'est plus guère employée que dans les campagnes pour détruire les verrues.

La Sanguinaire du Canada (*Sanguinaria Canadensis* L) est une plante américaine, dont le rhizome figure dans la pharmacopée américaine, comme doué de propriétés émétiques, âcres et narcotiques.

L'Argémone du Mexique (*Argemone mexicana* T.) est une plante très répandue dans l'Amérique et dans l'Inde, à Java et aux îles Sandwich. Sa culture s'est propagée dans le midi de la France ; elle se recommande surtout par la qualité et la quantité de l'huile fixe contenue dans ses graines et qui, à la dose de 2 à 4 grammes, pourrait remplacer avantageusement l'huile de ricin, dont elle n'a pas la saveur désagréable.

L'*Eschscholtzia Californica* Cham. est une plante originaire de l'Amérique du Nord, très commune dans la Californie et cultivée dans beaucoup de nos jardins. MM. Adrian et Bardet ont retiré de cette plante un alcaloïde ayant tous les caractères de la morphine et une notable proportion d'un glucoside dont l'étude est incomplète. La racine de cette plante est considérée comme un soporifique précieux, inoffensif, et un analgésique très utile dans certains cas. Elle peut être administrée sous forme d'extrait aqueux à la dose de 3 à 12 grammes par jour.

CRUCIFÈRES

Plantes herbacées ou subfrutescentes à feuilles alternes. Fleurs hermaphrodites, régulières, disposées en cymes. Calice et corolle, à 4 pièces libres, disposées en croix. Androcée composé de 6 étamines libres et tétradynames. Pistil composé de deux carpelles unis en un ovaire uniloculaire, à placentas pariétaux, devenant biloculaire par suite de la production d'une fausse cloison. Ovules campulytropes, en nombre indéfini. Fruit sec, déhiscent (*silique* ou *silicule*). Graine dépourvue d'albumen, sauf rares exceptions. Embryon à cotylédons *accombants, incombants* ou *condupliqués*.

Ces plantes doivent leurs propriétés physiologiques à des *essences sulfurées qui ne préexistent pas dans leurs organes, mais qui résultent de l'action exercée par un ferment sur un glucoside*. La localisation de ces deux principes qui était restée inconnue jusque dans ces dernières années, a été bien établie par M. Guignard (*Journal de Ph. et de Ch.*, 5e série. t. XXIII, p. 398, 476. 513, 571). Le ferment qui paraît être *identique* dans toutes les espèces de Crucifères a été désigné sous le nom de *Myrosine*. Il est localisé dans des cellules *spéciales*. Le glucoside, qui est *variable*, peut être contenu dans toutes les cellules de réserve du parenchyme cortical, libérien, ligneux, médullaire et dans les cellules analogues de la graine.

MOUTARDE NOIRE

Origine. — La GRAINE DE MOUTARDE NOIRE est fournie par le *Brassica nigra* KOCH (*Sinapis nigra* L), qui croît à l'état sauvage dans presque toute l'Europe, le nord de l'Afrique, l'Asie Mineure, le Caucase, les Indes occidentales et le sud de la Sibérie. Sa culture, pratiquée dans quelques régions telles que l'Alsace, les Flandres, la Picardie, a été propagée dans l'Amérique.

Description. — Cette graine est globuleuse ou un peu oblongue, ombiliquée. Sa grosseur varie entre $0^{mm},4$ et $0^{mm},9$. Sa couleur *varie aussi du brun rouge au brun noirâtre*. Sa surface extérieure est chagrinée et marquée d'un fin réseau qui se distingue bien à la loupe ; *elle est parfois recouverte d'un enduit blanc crétacé*. Quand on la plonge dans l'eau, *son enveloppe extérieure se gonfle légèrement* et toute la graine se recouvre d'un mucilage transparent qui égalise toutes les saillies de sa surface. Le spermoderme mince, cassant et translucide, recouvre un embryon jaunâtre, composé de deux cotylédons appliqués l'un contre l'autre, pliés longitudinalement, et dont les bords se relèvent de chaque côté en formant une gouttière dans laquelle est logée la radicule. Quand on la mâche, cette graine laisse dans la bouche une saveur amère, qui est bientôt suivie d'une sensation âcre et brûlante. Triturée avec de l'eau tiède, elle donne une *émulsion jaunâtre*, qui dégage une *odeur très piquante, excitant le larmoiement*.

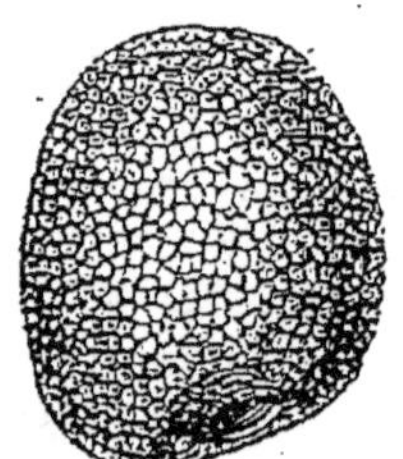
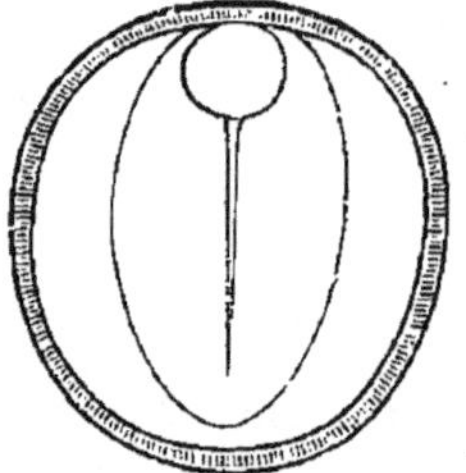

Fig. 36-37. — Moutarde noire.
Graine entière. Graine coupée en long.

Structure anatomique. — A l'état de maturité parfaite, la graine de moutarde noire présente sur sa section transversale (fig. 38) :

1° Une couche extérieure, *mucilagineuse* (*a m*), formée d'une rangée de cellules, dont les parois extérieures et latérales sont renforcées par la présence de couches mucilagineuses, qui, au contact de l'eau, se gonflent sensiblement et *déterminent l'allongement radial des cellules*.

2° Une couche moyenne, formée d'une assise de *grandes cellules* qui ont une forme semi-ellipsoïdale (*b*).

3° Une enveloppe *scléreuse* (*sc*), formée d'une couche de cellules scléreuses, dont les parois interne et latérales, colorées en brun, sont épaissies notablement. *A des distances assez régulières, ces cellules s'allongent radialement* et leurs parois latérales amincies forment des sortes de piliers qui s'enfoncent entre les cloisons des grandes cellules de l'assise précédente et qui atteignent presque la paroi inférieure des cellules à mucilage. C'est à la disposition assez régulière de ces piliers qu'est due la formation du réseau polygonal noirâtre qui apparait sur le spermoderme de la moutarde noire, quand on l'examine de face.

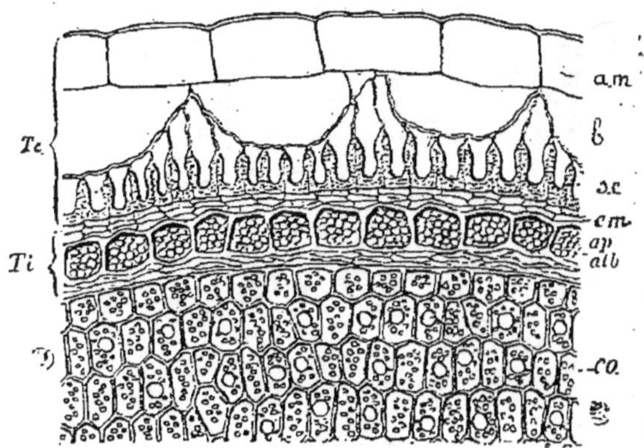

Fig. 38. — Graine de moutarde noire. Structure anatomique.

L'assise mucilagineuse, la couche sous-jacente et l'enveloppe scléreuse représentent le tégument externe de l'ovule.

4° Une *couche membraniforme* (*cm*), formée d'une ou de deux rangées de cellules fortement aplaties, munies de parois minces et colorées. Cette enveloppe représente le tégument interne de l'ovule.

5° L'*assise protéique* (*a p*), formée d'une rangée de cellules allongées tangentiellement, munies de parois assez épaisses. Vues de face, ces cellules sont polygonales et renferment de l'huile fixe, une matière albuminoïde, soluble dans l'eau, et un principe protéique très résistant.

6° Une *lame nacrée* (*alb*), assez épaisse dont les cellules fortement aplaties sont souvent réduites à leurs membranes. Cette enveloppe et l'assise protéique proviennent exclusivement de l'albumen.

7° L'embryon, constitué par les cotylédons et le radicule qui renferment de l'aleurone, de l'huile fixe, un plasma finement granuleux. Ce n'est qu'exceptionnellement qu'on y constate la présence de l'amidon.

Composition chimique. — La graine de moutarde noire doit ses propriétés physiologiques à une essence sulfurée (*sulfocyanure d'allyle*) qui n'y préexiste pas, mais qui résulte de la réaction réciproque, en présence de l'eau, d'un ferment spécial (*myrosine*) sur un glucoside (*sinigrine* ou *myronate de potasse*). Ces principes y existent dans la proportion de 5,24 p. 100 pour le premier et de 1,69 pour le second. La solution aqueuse de myrosine se coagule à 60° et devient inactive : aussi les graines soumises à la température de 100° ne donnent-elles plus d'essence. L'action de ce ferment est également paralysée par l'addition d'alcool, d'acides minéraux, de tanins ou de toutes autres substances qui coagulent l'albu-

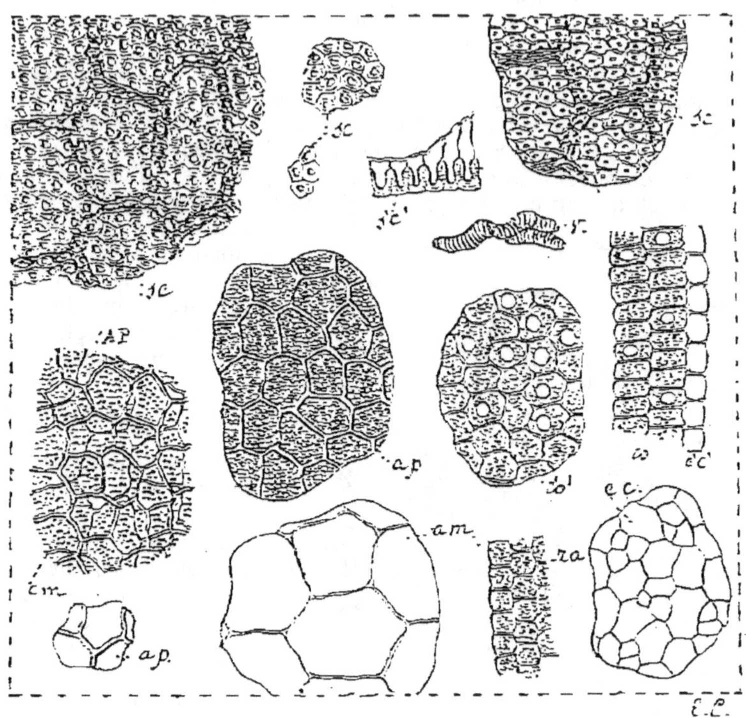

Fig. 39. — Poudre de Moutarde noire.

am, couche mucilagineuse. — *ap*, assise protéique. — AP, *assise protéique recouverte par la couche membraniforme*. — *co. c'o'*, débris des cotylédons. — *ec. enveloppe des cotylédons vue de face*. — *e'c'*, la même vue de profil. — *ra*, radicule. — *sc, enveloppe scléreuse vue de face*. — *s'c'*, *la même vue de profil*. — *v*, vaisseaux.

mine. Outre la myrosine et la sinigrine, les graines de moutarde noire renferment 23 p. 100 d'une huile fixe, inodore, non siccative, formée d'*oléine*, de *stéarine* et *d'érucine*, et un mucilage dont la proportion atteint 19 p. 100 du poids de la graine.

Localisation du principe actif. — Les *cellules spéciales qui contiennent la myrosine sont localisées dans le parenchyme cotylédonnaire et dans l'écorce de l'axe embyronnaire :* elles ne se distinguent pas essentiellement par leur forme des autres cellules, mais si l'on traite à chaud toutes les sections microscopiques de ces organes par le réactif de Millon, on observe qu'elles prennent rapidement une coloration d'un rouge intense. On peut encore les distinguer des autres cellules, sans l'aide de ce réactif, en employant des matériaux durcis dans l'alcool; elles se reconnaissent à leur aspect plus réfringent que celui des autres cellules; dans les coupes privées d'huile par l'éther, elles apparaissent plus nettement encore.

Dosage. — Pour doser le principe actif de la moutarde noire, M. E. Dieterich recommande le procédé suivant : on distille 5 grammes de moutarde pulvérisée en présence d'eau et d'une petite quantité d'alcool ; les produits de la distillation sont reçus dans de l'ammoniaque, qui transforme l'essence (*sulfocyanate d'allyle*) en thiosinamine. On ajoute à ce mélange du nitrate d'argent qui forme, avec le soufre de la thiosinamine, du sulfure d'argent. Celui ci est recueilli au bout de douze heures, desséché et pesé : le poids de sulfure d'argent, multiplié par 0,431, donne le poids d'essence contenu dans les 5 grammes de moutarde essayée.

Pour éviter la perte de soufre, qui peut se produire pendant la dessiccation du sulfure d'argent, par suite du dégagement d'hydrogène sulfuré, M. E. Dieterich recommande de laver le sulfure d'argent, d'abord à l'eau, puis à l'alcool, puis à l'éther. Cette légère modification, en accélérant la dessiccation du sulfure, évite la perte du soufre.

La teneur moyenne des bonnes graines de moutarde en essence est de 1 p. 100; les petites graines comme celles de Turquie, de Hollande et d'Italie sont en général plus riches en principe actif, que les grosses graines. Les moutardes russes sont généralement pauvres en huile essentielle.

Usages. — La graine de moutarde noire est utilisée comme révulsive, sous forme de poudre, qu'autrefois on employait exclusivement en pédiluves ou en cataplasmes; mais ces deux formes ont été remplacées par les *Papiers sinapisés*, ou *Sinapismes* qui, universellement adoptés aujourd'hui, sont devenus l'objet d'un commerce très important.

Substitutions. — La transformation qui s'est opérée dans le mode d'emploi de la moutarde depuis l'invention des sinapismes, a modifié aussi le marché de la moutarde noire. Autrefois on employait de préférence la Moutarde d'Alsace, facilement reconnaissable à la dimension de ses graines qui étaient communément recouvertes de pellicules blanchâtres ou grises. Le pharmacien recevait les graines entières, qu'il ne pulvérisait que par faibles quantités, pour avoir un médicament plus actif. L'industrie des sinapismes permet d'utiliser aujourd'hui des graines qui n'étaient pas accueillies en pharmacie, soit à cause de leur infériorité, soit à cause de leurs dimensions toutes différentes de celles des graines de moutarde d'Alsace. Telles sont :

La *Moutarde de Russie* ou de *Sarepta*, fournie par la *Brassica juncea* Hooker et Thoms, qui est plus pâle, plus grosse, moins active que la graine de *B. nigra*, et qui est utilisée surtout pour les usages culinaires.

La *Moutarde de Bombay*, qui est généralement ovale, plus pâle et beaucoup plus grosse que les moutardes noires ordinaires.

Les *Moutardes de Grèce* et *de Sicile*, caractérisées par leur teinte brune et leurs dimensions très petites.

L'origine de ces trois dernières variétés n'est pas nettement déterminée : elles présentent tous les caractères anatomiques de la graine de *B. nigra*.

La *Moutarde noire de l'Inde*, fournie par le *S. dichotoma*.

La *Moutarde sauvage*, fournie par le *S. arvensis*.

Ces deux dernières variétés doivent être considérées comme de fausses moutardes : elles se distinguent nettement de la vraie moutarde par la régularité de leurs cellules scléreuses, qui se traduit par l'absence du réseau hexagonal sur leur spermoderme ; la première se rapproche des graines de Colza.

MOUTARDE BLANCHE

Origine. — La GRAINE DE MOUTARDE BLANCHE est fournie par le *Sinapis alba* L. qui est cultivé, et croît à peu près spontanément dans l'Europe moyenne et jusqu'en Angleterre.

Description. — C'est une graine globuleuse de 1,5 à 2 millimètres de diamètre, d'une couleur *jaune rougeâtre ;* elle est recouverte par un spermoderne qui est si finement chagriné qu'il paraît lisse. Ce spermoderme cassant, presque transparent, recouvre une amande jaune, formée par un embryon affectant la même disposition que dans la moutarde noire. Plongée dans l'eau froide, cette graine se gonfle et se recouvre d'un mucilage abondant. Triturée avec ce liquide, elle donne une émulsion jaunâtre, d'une saveur âcre très prononcée, mais qui est dépourvue de l'odeur piquante que dégage la moutarde noire dans les mêmes conditions.

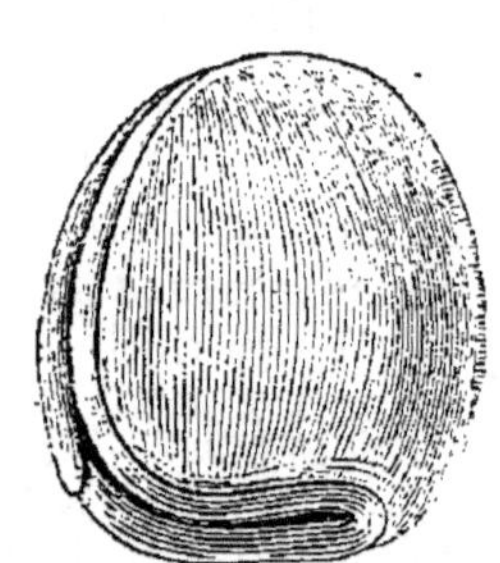

Fig. 40. — Graine de moutarde blanche.

Structure microscopique. — Cette graine présente de dehors en dedans (fig. 41) :

1° Une *assise mucilagineuse* (*am*), formée d'une rangée de cellules cubiques, qui au contact de l'eau, s'allongent radialement par suite du gonflement du mucilage, *qui est plus diffluent et plus abondant que dans la moutarde noire ;*

2° Une *couche parenchymateuse* (*b*) formée *de deux rangées de grandes cellules polygonales, présentant dans leurs angles des épaississements collenchymateux ;*

3° Une *assise scléreuse* (*sc*), formée d'une seule rangée de cellules colorées en jaune, allongées radialement, et dont les parois interne et latérales sont notablement épaissies. Ces cellules, bien qu'inégales dans leur hauteur, ont des dimensions plus régulières que dans la moutarde noire et *ne présentent pas la particularité de s'allonger sous forme de piliers jusqu'à la couche mucilagineuse ;* aussi le spermoderme de cette moutarde, vu de face, ne présente-t-il pas de réseau polygonal. Ces trois assises représentent le tégument externe de l'ovule ;

4° Une *couche membraniforme* (*m*), qui correspond au tégument interne de l'ovule et qui est formée d'une assise de cellules aplaties, colorées en jaune;

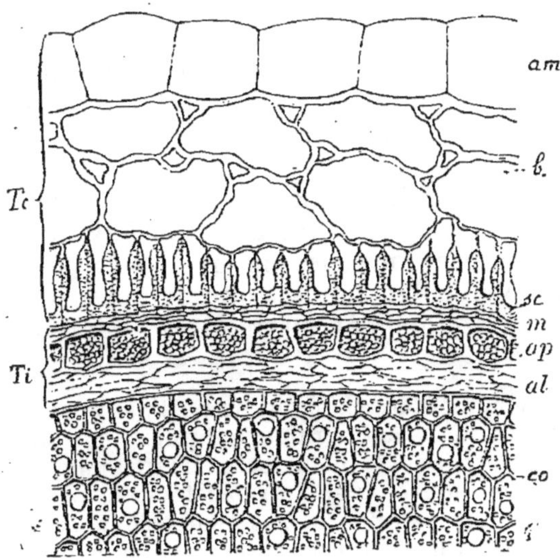

Fig. 41. — Moutarde blanche.
Structure anatomique.

5° La *couche protéique*, semblable à celle qui existe dans la moutarde noire;

6° Une *épaisse lame réfringente*, formée par des membranes accolées, et qui, comme l'assise précédente, dérive de l'albumen qui a disparu;

7° L'*embryon* offrant la même structure que dans la moutarde noire.

Composition chimique. — Ces graines renferment de la *myrosine* et un glucoside (*sinalbine*) qui se dissout facilement dans l'eau et très peu dans l'alcool. Ce glucoside donne en se dédoublant une essence (*isosulfocyanate d'orthoxybenzyle* ou *sulfocyanure de para oxybenzyle*), du sulfate de sinapine et du sucre.

La myrosine est plus abondante dans la moutarde blanche que dans la moutarde noire : aussi peut-on relever l'âcreté de celle-ci quand elle est trop faible, par l'addition de poudre de moutarde blanche.

Outre la myrosine et la sinalbine, la moutarde blanche renferme environ 25 p. 100 d'une huile fixe et une proportion notable de mucilage.

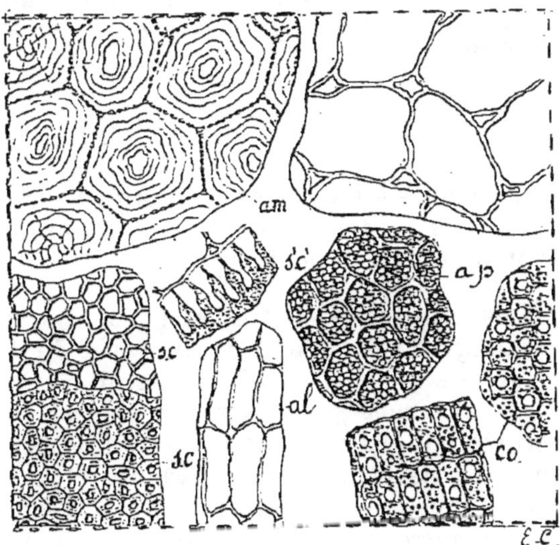

Fig. 42. — Poudre de moutarde blanche.

al, restes de l'albumen. — *am*, couche mucilagineuse. — *ap*, assise protéique. — *b*. *couche collenchymateuse*. — *co*, débris des cotylédons. — *sc*, *s'c'*, *cellules scléreuses vues de profil et de face*.

Localisation du principe actif. — Les *cellules spéciales* contenant la myrosine affectent la même localisation que dans la moutarde noire et peuvent être mises en évidence au moyen du réactif de Millon qui les colore en rouge.

Usages. — La farine de moutarde blanche, traitée par l'eau, possède aussi des propriétés rubéfiantes, qui sont toutefois bien moins actives que celles de la moutarde noire. On l'emploie surtout pour préparer la *moutarde de table.*

La graine entière est employée contre la constipation à la dose d'une ou deux cuillerées. Comme les graines de Lin et de Psyllium elle agit en provoquant, par sa présence, les mouvements péristaltiques de l'intestin ; elle exerce sur celui-ci une action mécanique qui est complétée par le gonflement du mucilage contenu dans son tégument extérieur.

Commerce. — Le commerce de la moutarde blanche ne s'est pas modifié comme celui de la moutarde noire. La seule graine qui puisse lui être substituée est celle qui est connue dans le commerce sous le nom de *Colza blanc de l'Inde* ou *Colza de Guzérat.* Cette graine fournie par le *Sinapis glauca,* a dans son apparence extérieure, ses dimensions et sa couleur, la plus grande analogie avec la moutarde blanche. Anatomiquement, elle se distingue très nettement par la structure de son spermoderme, qui est dépourvu *d'assise mucilagineuse et de cellules collenchymateuses.*

Parmi les espèces intéressantes du genre *Brassica*, il faut citer : la NAVETTE (*B. asperifolia* var. *oleifera* DC et le COLZA (*Brassica campestris* var. *oleifera* DC), dont les graines noires fournissent une huile employée pour l'éclairage, et un tourteau très usité dans l'alimentation des bestiaux ; la ROQUETTE CULTIVÉE (*B. eruca* L.), employée comme stimulante et antiscorbutique.

RACINE DE RAIFORT

Origine. — La racine de Raifort est fournie par la *Cochlearia Armoracia* L., très répandu dans les prairies humides de l'Europe septentrionale et occidentale.

Description. — Cette racine peut atteindre 75 à 80 centimètres de longueur et 2 à 3 centimètres de diamètre ; sa partie supérieure s'élargit et se divise en plusieurs branches qui sont *couronnées chacune par un bouquet de feuilles dentelées.* Au-dessous de cette tête élargie, la racine est cylindrique ou faiblement tortueuse sur une assez grande longueur et émet de longues radicules grêles, puis se ramifie à sa partie inférieure. Sa surface est d'un *gris jaunâtre* ou d'un *brun jaunâtre brillant;* sa cassure est blanche, courte et *non fibreuse.* La section transversale de la racine principale présente une zone ligneuse très épaisse, blanche, *marquée de stries radiales et de lignes concentriques,* et séparée de l'écorce par un cercle grisâtre. Les ramifications supérieures, qui sont chargées de feuilles, présentent une moelle très apparente, limitée

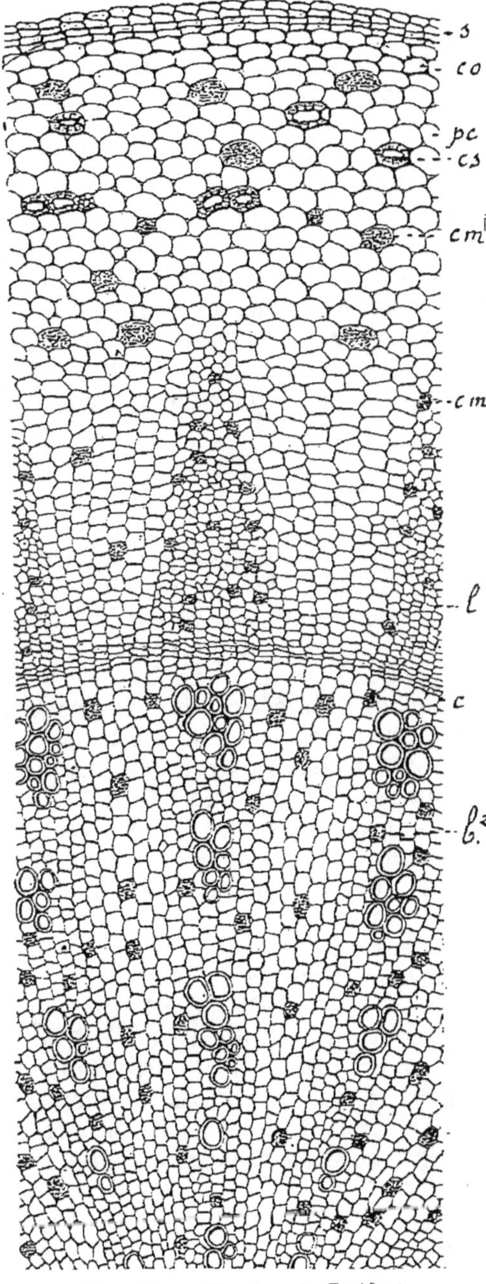

Fig. 43. — Racine de Raifort.
Structure anatomique.

par quelques ponctuations blanchâtres représentant le bois primaire. Cette racine est inodore, mais *dès qu'on la brise ou qu'on la pile, elle exhale une odeur très forte et caractéristique, qui provoque le larmoiement.*

Composition chimique. — La racine de Raifort renferme de la *Myrosine* et du *Myronate de potasse qui par leur réaction réciproque en présence de l'eau donnent naissance à une huile volatile qui constitue le principe actif de cette drogue.*

Localisation du principe actif. — En traitant par le réactif de Millon des sections transversales de cette racine, on aperçoit très distinctement colorées en rouge les *cellules spéciales*, (*cm* fig. 41) qui contiennent la myrosine. Ces cellules sont localisées dans les *parenchymes cortical, libérien, ligneux* et dans les *rayons médullaires.*

Usages. — La racine de raifort est employée comme antiscorbutique; elle entre dans la préparation du *sirop de raïfort composé*, du *sirop de Portal et de l'alcoolat de cochléaria.*

COCHLÉARIA

Le Cochléaria (*Cochlearia officinalis* L.) croît spontanément sur le bord de la mer et des ruisseaux, dans l'Europe tempérée.

La tige haute de 10 à 20 centimètres, d'un vert tendre, ramifiée dès sa base, est garnie de feuilles charnues, lisses, luisantes, d'un vert foncé sur leur face supérieure; les radicales, d'abord disposées en rosette assez serrée, sont longuement pétiolées, arrondies au sommet, cordiformes à la base, concaves ou creusées en forme de cuiller, entières sur les bords; les caulinaires sont sessiles, anguleuses, allongées, dentées et reliées à la tige par deux oreillettes. Les fleurs blanches forment au sommet des rameaux des grappes simples ou peu ramifiées, d'abord corymbiformes au sommet. Cette plante a une saveur âcre et piquante; quand on la contuse, elle exhale une odeur prononcée qui rappelle celle de la moutarde et qui est due à la formation d'une essence sulfurée, qui, d'après Hoffmann, est de l'*isosulfocyanate de butyle secondaire*.

Cette plante est utilisée comme antiscorbutique : elle entre dans la préparation du *sirop de raifort composé*, du *sirop de Portal* et de l'*alcoolat de Cochléaria*.

CRESSON DE FONTAINE

Le Cresson de fontaine (*Nasturtium officinale* R. Br.) croît en quantité considérable dans les ruisseaux et les eaux de fontaine. On le cultive en grand dans les environs de Paris et surtout du côté d'Enghien.

Cette plante atteint 15 à 30 centimètres de hauteur; sa tige radicante, rameuse et fistuleuse est glabre, d'un vert luisant ou rougeâtre. Les feuilles sont alternes, épaisses, pinnatiséquées, composées de folioles ovales ou elliptiques; les folioles latérales sont inégales, sinuées, entières ou faiblement crénelées; la terminale est plus grande que les autres et cordiforme à la base. Les fleurs sont petites, blanches, disposées en grappes terminales et opposées aux feuilles. Le Cresson a une saveur légèrement amère, piquante et une odeur caractéristique, qui ne se développe que par la contusion de la plante.

Par la distillation, il donne une essence dont le principe constituant est le *nitrile phénylpropionique*. Moreigne en a retiré du *raphanol*. Chatin a constaté la présence de l'iode dans le cresson. Le cresson est employé comme diurétique, dépuratif et antiscorbutique; on l'utilise fréquemment comme aliment; il entre dans la préparation du *suc d'herbes*, du *sirop* et du *vin antiscorbutiques*, du *sirop de Portal* et de l'*alcoolat de Cochléaria*. On lui substitue parfois le Cresson sauvage (*N. sylvestre* R. Br.) et le Cresson amphibie (*N. amphibium* R. Br.).

ÉRYSIMUM

L'Érysimum, encore appelé *Velar* ou *herbe aux chantres*, est fourni par l'*Erysimum officinale* L. (*Sisymbrium officinale* Scop.), qui croît le long des murs.

La tige de cette plante est dressée, haute de 40 à 60 centimètres, divisée en rameaux étalés qui portent des feuilles roncinées, pinnatifides, à lobe terminal grand et hasté. Les fleurs, petites et jaunes, sont disposées en grappes terminales. Cette plante, qui possède une odeur âcre, acerbe et astringente, est employée comme expectorante; elle entre dans la préparation du *sirop d'Erysimum composé*.

Au même genre se rattache l'ALLIAIRE (*S. Alliaria* SCOP.), qui a été employée comme antiasthmatique et antiscorbutique.

CAPPARIDÉES

Les Capparidées tiennent de près aux Crucifères par le nombre ordinaire des sépales, pétales et étamines, par la préfloraison, par l'ovaire à placentation pariétale, avec ou sans fausse cloison, par les ovules campulytropes, le fruit siliquiforme, la graine exalbuminée, l'embryon courbe et enfin par la présence d'un principe âcre volatil.

M. Guignard a établi que le principe actif n'est pas tout formé dans les Capparidées, mais résulte, comme dans les Crucifères, de la décomposition d'un glucoside par la myrosine, qui est renfermée dans des cellules spéciales dont il a étudié et fixé la localisation.

Ce sont des plantes de l'Afrique tropicale et australe. Plusieurs d'entre elles habitent l'Asie tropicale et l'Amérique ; quelques-unes se trouvent dans la région méditerranéenne.

La matière médicale utilise quelques epèces du genre *Capparis* parmi lesquelles nous citerons :

Le *C. spinosa* L. qui est cultivé dans la région méditerranéenne ;

L'écorce de sa racine, connue sous le nom d'ECORCE DE CÂPRIER, est employée comme diurétique dans le traitement de la goutte. Les boutons floraux de cette plante sont utilisés comme condiments, sous le nom de CÂPRES.

Le *C. ferruginea* L. qui croît aux Antilles, où l'on utilise ses feuilles et ses fleurs comme antihystériques et antispasmodiques.

Les *C. brevispina* D. C. et *C. Rheedii*, espèces de l'Inde, où on utilise leurs feuilles et leurs racines contre les affections vermineuses.

Quelques espèces du genre *Cratæva* figurent dans la matière médicale de nos colonies. Telles sont :

Le *C. religiosa* FORST., qui croît au Sénégal et dans l'Indo-Chine, où les indigènes emploient ses feuilles comme stomachiques et résolutives ;

Le *C. nurwala* HAMILT. qui croît dans l'Inde, où l'on utilise son écorce comme tonique et astringente et ses racines comme vésicantes.

Le *Cleome frutescens* AUBL. qui habite la Guyane, possède des propriétés vésicantes qui se retrouvent dans le *C. gigantea* L., qui habite l'Amérique du Sud. Les indigènes utilisent ces deux espèces comme rubéfiantes.

Le groupe des MORINGÉES que l'on a rattaché à la famille des Capparidées ne nous intéresse guère que par la qualité de l'huile contenue dans les semences des *Moringa aptera* et *M. pterygosperma* GŒRTN. et qui est désignée sous le nom d'HUILE DE BEN. Ces deux espèces habitent les Indes orientales ; la seconde figure parmi les plantes les plus utiles de nos colonies des Antilles et de la Cochinchine.

VIOLARIÉES

Herbes ou arbustes à feuilles alternes rarement opposées, munies de 2 sépales persistants. Fleurs axillaires, soit solitaires, soit disposées en cymes, en grappe ou en panicule. 5 sépales distincts égaux ou inégaux, à préfloraison imbriquée. 5 pétales hypogynes plus ou moins inégaux, dont l'inférieur se prolonge à la base en un éperon plus ou moins long. 5 étamines insérées sur le réceptacle ou sur le fond du calice; les deux qui sont placées sur le pétale inférieur se prolongeant en un appendice corniforme logé dans l'éperon. Ovaire globuleux uniloculaire, multiovulé, à placentation pariétale. Fruit capsulaire s'ouvrant en trois valves. Graines albuminées à embryon droit.

FLEURS DE VIOLETTES

Ces fleurs sont fournies par le *Viola odorata* L. qui croît spontanément dans les haies et les bois et qu'on cultive dans tous les jardins.

Elles ne se développent que dans la seconde année sur des rameaux radicants; elles sont d'un beau violet, parfois blanches ou d'un pourpre terne; elles sont solitaires et portées par un pédoncule accompagné de deux petites bractées; elles sont formées : d'un calice à 5 pétales ovales, oblongs, obtus, prolongés en appendice à la base; de 5 pétales irréguliers, dont les deux latéraux sont fortement barbus; de 5 étamines à filets dilatés et à anthères libres et biloculaires. Le fruit est une capsule uniloculaire, à placentas pariétaux, s'ouvrant en 3 valves. Les fleurs ont une odeur très agréable, une saveur douceâtre et mucilagineuse.

Il en existe plusieurs variétés : l'une dite *Violette des quatre saisons*, qu'on cultive beaucoup à Paris, pour le commerce de ses fleurs; une autre à fleurs doubles, bleues ou lilas, qui est préférable pour l'usage médical.

Elles renferment un principe mucilagineux qui leur donne des propriétés béchiques et une matière colorante très altérable. Elles sont employées comme pectorales et servent à préparer le *Sirop de violettes*.

PENSÉE SAUVAGE

La Pensée sauvage (*Viola tricolor arvensis* L.) fournit à la matière médicale ses tiges, ses feuilles et ses fleurs.

Les tiges sont anguleuses, étalées, dressées, grisâtres, glabres ou légèrement tomenteuses, striées longitudinalement, flexueuses. Les feuilles, plus longues que les entrenœuds, sont sessiles, ovales, profondément crénelées et garnies à leur base de grandes stipules palmatifides, dont le lobe médian, plus développé, ressemble aux feuilles. Les fleurs à corolle irrégulière, plus petites que le calice, ont les dimensions et la disposition des fleurs de la violette odorante; elles n'en diffèrent que par la coloration de leur corolle, qui est nuancée de lilas et de jaune pâle. La Pensée sauvage a une odeur très faible, une saveur mucilagineuse, faiblement amère.

Cette plante renferme une petite quantité de *Violine*, de l'*acide salicylique* et un glucoside coloré en jaune (*Violaquercitrine*).

Elle est employée comme dépurative en tisane ou sous forme de sirop.

RACINES D'IONIDIUM

Les *Ionidium* désignés par Baillon sous le nom d'*Hybanthus*, sont des plantes herbacées ou ligneuses qui habitent les régions tropicales des deux mondes, où ils sont employés communément comme vomitifs; aussi sont-ils désignés dans la matière médicale sous le nom de *faux Ipécacuanhas*.

L'espèce la plus intéressante de ce genre est l'*I. Ipécacuanha* A. S. K. (*H. Ipécacuanha* H. Bx.) (*Viola Ipecacuanha* L.) ou *faux Ipécacuanha du Brésil*. La racine de cette plante mesure de 16 à 20 centimètres de longueur et n'est guère plus grosse qu'une plume à écrire : elle est légèrement tortueuse ou flexueuse, ramifiée à sa partie supérieure et inférieure; certains morceaux présentent des fentes semi-circulaires qui leur donnent quelque ressemblance extérieure avec l'Ipécacuanha ondulé. La surface extérieure est d'un gris jaunâtre, sillonnée de rides assez profondes; elle présente un certain nombre de cicatrices arrondies laissées par la section des radicelles. Sa cassure est nette dans la région corticale, fibreuse dans sa partie ligneuse. Sur une section transversale (fig. 44) on distingue une écorce jaunâtre, relativement peu épaisse, *qui n'a pas l'apparence cornée de l'ipécacuanha, et un méditullium ligneux très épais, criblé de nombreuses ponctuations. Les proportions relatives de ces deux zones permettent de suite de distinguer cette racine de celle des Ipécacuanhas*. Cette racine est insipide et presque inodore.

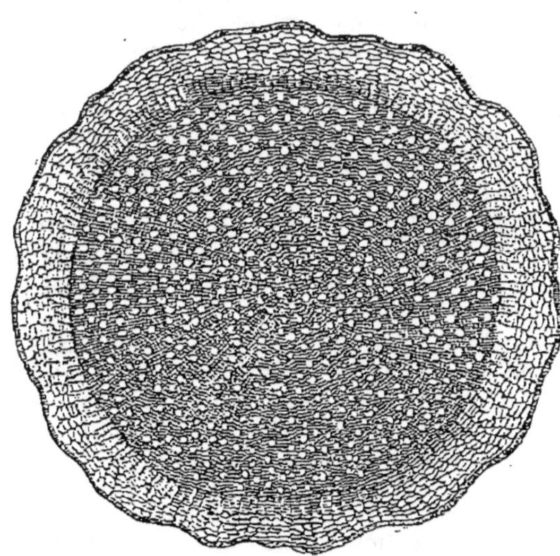

Fig. 44. — *Ionidium Ipecacuanha.*
Coupe transversale de la racine.

Examinée au microscope cette racine est caractérisée : par la *présence fréquente de cellules scléreuses dans le parenchyme cortical*; par l'*absence d'amidon qui est remplacé par de l'inuline*; par la *forme de ses cristaux qui sont prismatiques au lieu d'être aiguillés*, et enfin par la *structure de son méditullium qui est formé d'un tissu fibreux sillonné par une multitude de vaisseaux assez larges.*

Les autres espèces intéressantes de ce genre sont : l'*I. microphyllum* H. B. K., qui croît au Pérou et fournit la racine de Cuichunchilli, usitée comme vomitive; l'*I. Poaya* A. S. H., employé au Brésil pour le même usage et l'*I. Maytensillo*, Feuill., utilisé au Chili comme purgatif énergique.

L'*Anchietea salutaris* A. S. H. est une plante des plus populaires au Brésil où elle est communément employée comme purgative et anti-syphilitique, sous le nom de *Mercure végétal.*

BIXACÉES

Les Bixacées constituent une vaste famille de plantes arborescentes ou frutescentes qui ne présentent comme caractères communs, que la consistance ligneuse de leur tige, la placentation pariétale, le nombre indéfini des ovules et la présence d'un albumen charnu dans les graines : aussi paraissent-elles difficiles à bien classer. Quand leur calice est valvaire, elles représentent la forme à placentation pariétale des Tiliacees. Elles se rapprochent encore de ce groupe par leur port, la disposition stratifiée de leur liber et la propriété qu'elles possèdent de sécréter de la gomme.

L'appareil sécréteur des Bixacées se compose de *cellules isolées*, à *latex coloré*, et de *canaux à gomme*. Les premières, qui se rencontrent dans la plupart des espèces, sont répandues dans tous les organes; dans la feuille, on les observe dans le mésophylle, le liber, les rayons médullaires, le collenchyme, et autour des faisceaux des nervures; très irrégulières dans leur forme, elles sont plus larges que les cellules voisines. Les seconds sont particuliers à un certain nombre d'espèces (*Bixa*, *Cochlospermum*). Dans les *Bixa*, ils sont localisés dans la moelle de la tige et des nervures; dans les *Cochlospermum*, ils existent dans l'écorce et à la périphérie de la moelle de la tige; ils occupent la même situation dans les nervures des feuilles.

Parmi les plantes les plus intéressantes de cette famille, nous citerons dans le groupe des *Bixées :*

Le Rocouyer (*Bixa Orellana* L.), plante originaire de l'Amérique tropicale, dont la culture a été propagée dans tous les pays chauds du monde. Les fruits de cette plante sont capsulaires, cordiformes et hérissés de longs poils; ils s'ouvrent en deux valves contenant une vingtaine de semences, qui sont recouvertes d'une masse gluante, d'un rouge vif, qui constitue le Rocou.

Cette substance se présente sous forme de pâte homogène, d'un rouge de colcothar à l'extérieur, grasse au toucher, d'une odeur de carotte quand elle est fraîche, mais plus généralement d'une odeur désagréable qui lui est communiquée par l'urine, dont on l'imbibe habituellement, pour lui conserver sa consistance primitive. Cette substance qui contient deux matières colorantes, la *Bixine* et l'*Orelline*, ne nous intéresse que parce qu'elle est un de nos principaux produits coloniaux et parce qu'on vient l'acheter dans les pharmacies pour colorer les vernis, le cirage à parquets, le beurre et le fromage.

La série des Flacourtiées comprend comme espèces officinales les *Flacourtia sepiaria* et *F. Cataphracta* Roxb. Dans l'Inde, la première est une plante alexipharmaque; et les jeunes pousses de la seconde y sont employées comme toniques, stomachiques et astringentes.

La série des Homalinées fournit à la matière médicale de nos colonies. l'*Homalium racemosum* L., dont on utilise la racine à la Guyane comme astringente et antigonorrhéique.

Au groupe des *Pangiées* se rattachent : le *Pangium edule* Reinw., arbre cultivé dans tout l'archipel indien, où l'on utilise ses divers organes comme anthelmintiques, et le suc de ses feuilles contre les maladies cutanées : ses graines qui contiennent un alcaloïde analogue à la *Ménispermine*, servent à empoisonner les cours d'eau; l'*Hydnocarpus inebrians* Vahl, qui partage les mêmes propriétés toxiques et dont l'usage a amené de fréquents accidents; le *Gynocardia odorata* R. Br. qui croît spontanément dans les forêts de la Malaisie et dont les graines fournissent l'huile de *Chaulmoogra*, remède des plus populaires chez les Indiens qui l'emploient à la dose de 5 à 6 gouttes comme spécifique des maladies de peau, de la syphilis et de la scrofule. En Europe cette huile a été employée avec quelque succès contre les eczémas anciens et le prurigo.

Parmi les *Cochlospermum* qui se distinguent par leur arille pileux et leur richesse en matière colorante, nous mentionnerons : le *C. tinctorium* Guill. et Perrot., qui est employé au Sénégal comme emménagogue et renferme une matière colorante jaune ; le *C. Gossypium* D. C., espèce de l'Inde, qui fournit la *gomme kuteera*.

La série des Turnérées est représentée dans la matière médicale par les *Turnera aphrodisiaca* L. et *T. microphylla* Desv., plantes mexicaines dont les feuilles figurent dans la pharmacopée américaine sous le nom de Damiana. Les feuilles sont courtement pétiolées, obovales ou oblongues, lancéolées, atténuées à la base, *crénelées* sur les bords. Elles mesurent de 2 à 3 centimètres de long, 7 à 10 millimètres de large. Elles possèdent une odeur forte agréable et une saveur aromatique. Elles sont couvertes de poils tecteurs unicellulaires, coniques, et de glandes sessiles octocellulaires.

Le Damiana jouit en Amérique d'une grande réputation comme médicament tonique ; il possède en outre des propriétés aphrodisiaques qui sont très appréciées. On l'emploie sous forme d'extrait fluide à la dose de 2 grammes.

CISTINÉES

Les plantes qui constituent ce petit groupe habitent la région méditerranéenne : quelques-unes d'entre elles croissent dans l'Amérique septentrionale, dans l'Europe centrale et dans l'est de l'Asie. Ce sont des plantes aromatiques qui sont recouvertes de poils étoilés tout à fait caractéristiques et de poils glanduleux.

Le genre *Cistus* qui forme le type de cette famille appartient surtout à la région méditerranéenne. Plusieurs de ses espèces, les *C. Creticus* L., *C. Cyprius* L. et *C. Ladaniferus* L., sont garnies de poils glanduleux, qui affectent des formes et des dimensions très différentes et qui sécrètent le produit aromatique désigné sous le nom de Ladanum, qu'on employait autrefois en pharmacie comme stimulant.

A la famille des Cistinées appartient le genre *Helianthemum*, qui comprend comme espèces officinales : l'*H. vulgare* L., qui passe pour astringent et vulnéraire ; l'*H. Canadense* Michx., qui est employé comme antiscrofuleux et dépuratif.

POLYGALÉES

Herbes ou arbustes à feuilles alternes, simples et entières. Fleurs irrégulières, solitaires, axillaires ou en épis. Calice à 4 ou 5 sépales dont les 2 latéraux plus grands, pétaloïdes, forment les ailes. Corolle de 3 à 5 pétales, tantôt distincts, tantôt réunis ensemble par des filets staminaux; le pétale antérieur plus grand, concave, disposé en forme de carène. 8 étamines généralement monadelphes, à anthère uniloculaire; ovaire libre et comprimé, à 2 loges uniovulées. Fruit capsulaire ou drupacé. Graines arillées avec ou sans albumen.

POLYGALA DE VIRGINIE

Origine. — Le Polygala de Virginie est la racine du *Polygala Senega* L. qui croît dans les forêts de l'Amérique du Nord et notamment dans le Tennessee et la Caroline septentrionale.

Description. — Cette racine est *renflée à sa partie supérieure en une tête épaissie et divisée en rameaux qui sont recouverts par la base des tiges. De cette tige noueuse part une racine pivotante,* mesurant 5 à 8 centimètres de longueur et 5 à 6 millimètres d'épaisseur. Cette racine *porte des ramifications qui se divisent en plusieurs branches;* elle est souvent tortueuse ou repliée en différents sens et *caractérisée par l'existence d'une crête saillante qui longe sa partie concave; la portion de racine opposée à cette crête présente des épaississements semi-annulaires qui sont séparés par des étranglements profonds s'enfonçant parfois jusqu'au bois.* Ces épaississements sont très apparents, surtout dans le haut de la racine. La surface extérieure a une couleur gris jaunâtre ou gris rougeâtre; *elle est striée longitudinalement* et présente des cicatrices arrondies laissées par la section ou la chute des radicelles; la cassure *est nette.* La *section transversale du Polygala de Virginie est très variable dans son aspect; rarement cette section est normale et arrondie,* présentant sous une écorce jaunâtre, translucide, cornée, régulièrement épaisse, une zone ligneuse blanche, arrondie, striée radialement; *le plus souvent elle présente des particularités anormales qui affectent aussi bien le bois que l'écorce. L'existence de la crête saillante sur la partie concave de la racine, donne à sa section transversale une forme ovoïde ou pyriforme; la zone corticale n'est plus homogène* (fig. 46); *le liber, d'apparence cornée, prend au-dessous de la crête un grand développement; de*

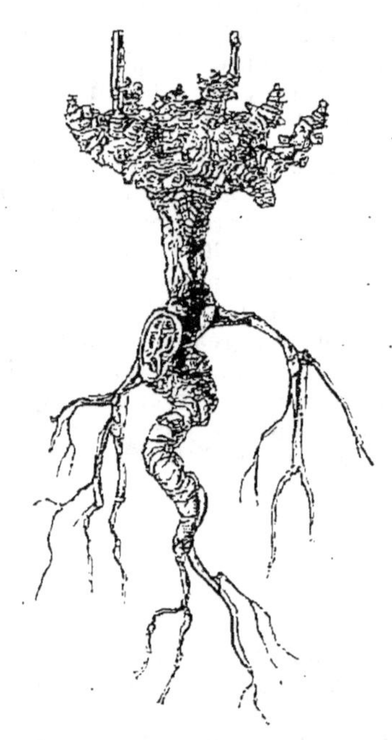

Fig. 45. — Racine de Polygala de Virginie.

son côté, le bois se modifie beaucoup dans sa forme; de larges solutions de continuité pénétrant jusqu'à son centre, s'y produisent, tantôt sur un point opposé à la crête, tantôt sur plusieurs points à la fois. Parfois même le bois ne se développe que sous la crête, et affecte la forme

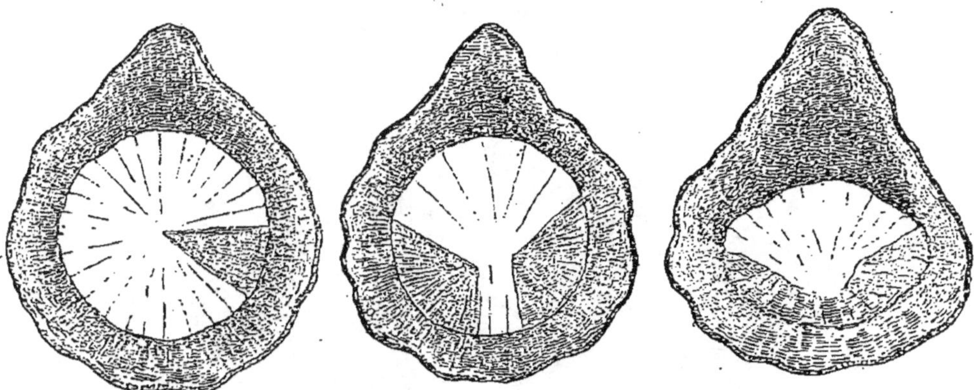

Fig. 46, 47, 48. — Racine de Polygala de Virginie.
Sections transversales.

d'un éventail, avec ou sans manche (fig. 47, 48). Les solutions de continuité qui se sont produites dans le bois sont toujours envahies par un tissu plus foncé, offrant la même teinte que le parenchyme cortical.

La racine de Polygala de Virginie a une *odeur nauséeuse, qui irrite fortement la membrane olfactive ;* elle a une saveur *âcre* qui provoque la salivation.

Structure microscopique. — *Les anomalies qu'on observe sur la section transversale et dans la structure anatomique de cette racine sont dues à un fonctionnement irrégulier du cambium.*

Si ce fonctionnement s'opère régulièrement, ce qui est assez rare, la racine offre un contour arrondi. Le cambium produit extérieurement une couche de liber, d'épaisseur homogène, et intérieurement du bois secondaire. Le liber est toujours formé de petites cellules régulièrement disposées en files radiales ; le bois secondaire est formé de trachéides plus ou moins lignifiées et de vaisseaux. Le plus souvent ce fonctionnement est irrégulier ; la racine est garnie d'une bride saillante et sa section transversale est ovoïde ou pyriforme ; à ce changement dans la forme correspondent des modifications profondes dans la structure du bois et de l'écorce, et dont la figure 49 permet d'apprécier la nature.

Le suber (*s*) conserve en tous points la même épaisseur, le parenchyme cortical (*pc*) très réduit dans la partie proéminente, est un peu plus développé dans la partie opposée. Le cambium (*c*) forme un anneau continu fonctionnant très activement sur une grande partie de son étendue (de *b* à *b'*) ; il produit intérieurement un massif de bois secondaire, disposé en éventail dont la pointe est occupée par le bois primaire (b^1) et extérieurement une couche extrêmement développée de liber secondaire

(l^2) qui occupe presque toute l'épaisseur de la crête. En d'autres points, (b'', b''') la zone génératrice, moins active, ne produit que des petits massifs libéro-ligneux ; enfin dans les parties (p, p') elle ne produit plus qu'un parenchyme formé de cellules assez régulièrement superposées.

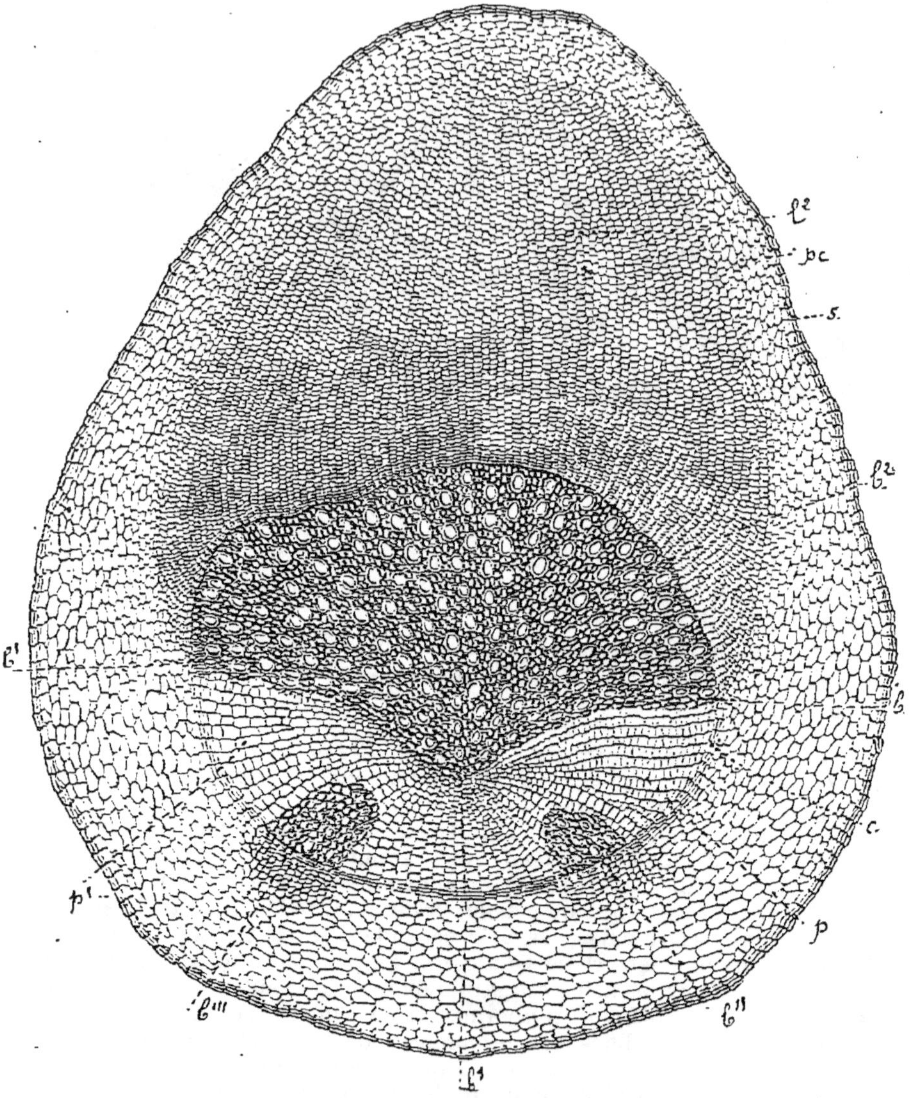

Fig. 49. — Racine de Polygala de Virginie.

Structure anatomique.

Composition chimique. — Le Polygala de Virginie renferme : 3,70 à 4,30 p. 100 d'*huile fixe*, 0,36 à 0,40 *de résine*, 0,25 à 0,33 d'*huile essentielle*, 5,50 à 7,30 de *sucre*, 2,30 à 3,50 de *Sénégine*.

D'après Reuter, la *Sénégine* serait identique avec la *Saponine* et l'huile essentielle serait un mélange de salicylate de méthyle et d'éther valérianique. Sa proportion est d'autant plus forte que les racines sont plus fraîches.

Usages. — Cette racine est employée comme expectorante dans le catarrhe chronique et l'asthme ; elle s'administre en tisane à la dose de 5 à 10 grammes par litre d'eau ; elle sert à préparer le *sirop de Polygala*.

Substitutions. — Sous le nom de *Polygala du Sud* (*Southern Senega*) on a substitué en Amérique au Polygala de Virginie, une sorte qui en diffère par plusieurs caractères et notamment par l'absence de bride anguleuse. Attribuée par Th. Greenish à des racines jeunes et incomplètement développées de *P. Senega*, cette espèce après examen approfondi a été rapportée par Maisch au *P. Boykini* Nutt. On lui a substitué aussi la racine du *P. alba* Nutt., qui est communément employée aux Etats-Unis.

Cette drogue d'un prix élevé est l'objet de nombreuses falsifications. Parmi les substances qui y ont été introduites dans un but de spéculation frauduleuse, on peut citer les rhizomes de *Panax quinquefolium*, d'*Asclepias vincetoxicum*, de *Gillenia trifoliata*, de *Cypripedium parviflorum*, de *Richardsonia scabra*, de *Triosteum perfoliatum* et de *Ruscus aculeatus*. La structure généralement anormale de la drogue de Virginie permet aisément de constater la fraude.

Une espèce des plus intéressantes du groupe des *Polygala* est le *Polygala butyracea* Heckel qui est abondamment répandu dans la Guinée supérieure. La partie importante de cette plante est la graine qui fournit aux peuplades africaines une graisse très appréciée pour leur alimentation. Cette graisse désignée et décrite par M. Heckel sous le nom de *Beurre de Maloukang* ou d'*Ankalaki* a une apparence butyreuse jaunâtre ; elle fond à 35° et a une saveur agréable de noisette.

RACINE DE RATANHIA OFFICINAL

Origine. — Le Ratanhia officinal ou Ratanhia du Pérou est produit par le *Krameria triandra* R. et P., qui habite les Andes du Pérou et de la Bolivie. On le récolte surtout dans les environs de Lima, Huanuco, Caxatombo, ainsi que sur le lac Titicaca ; on l'expédie en Europe par la voie de Callao et de Payta.

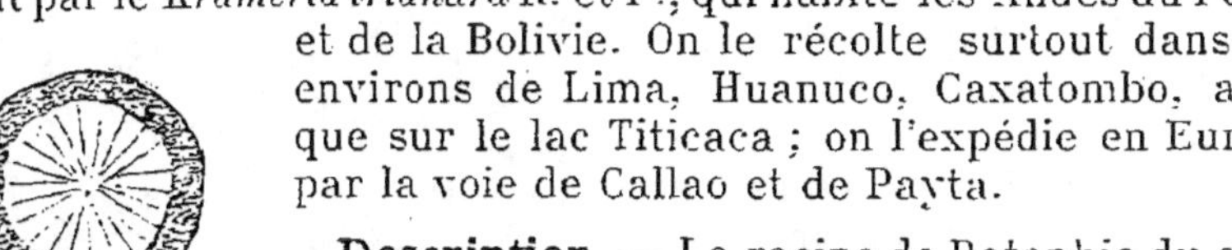

Fig. 50. Ratanhia du Pérou. Section transversale.

Description. — La racine de Ratanhia du commerce varie beaucoup dans sa forme, sa couleur et ses dimensions ; elle se présente tantôt en fragments provenant du sommet de la racine et de la souche principale, relativement courts et épais, divisés en grosses ramifications ; ces ramifications sont parfois isolées et mesurent 25 à 30 centimètres de longueur ; elles sont toujours plus ou moins brisées, par suite des difficultés que présente leur extraction ;

Plus généralement on la rencontre sous forme de fragments très longs, mesurant jusqu'à 1 mètre de longueur et 4 à 12 millimètres de diamètre. Ces longues racines sont rarement droites, généralement tortueuses ou ondulées. La surface extérieure des grosses racines provenant de la souche principale, est grise, rugueuse, marquée de fissures longitudinales et transversales peu profondes, ou pénétrant rarement jusqu'au bois ; les longues racines provenant des ramifications de la souche, ont une surface extérieure plus unie, moins raboteuse, d'une couleur de rouille. L'écorce est peu adhérente au bois et s'en détache facilement par larges fragments, quand on tord les racines ou qu'on les ploie ; elle a une structure fibreuse et se pulvérise difficilement. La section transversale de cette racine (fig. 50) présente une écorce d'une teinte rouge brun brillant, se distinguant très nettement du bois qui a une teinte jaune brunâtre et une structure radiée ; son épaisseur ne dépasse pas généralement le quart du rayon total dans les plus grosses racines ; elle est généralement plus forte dans les petites racines. Cette racine est inodore et a une saveur très astringente et amère qui est surtout prononcée dans l'écorce.

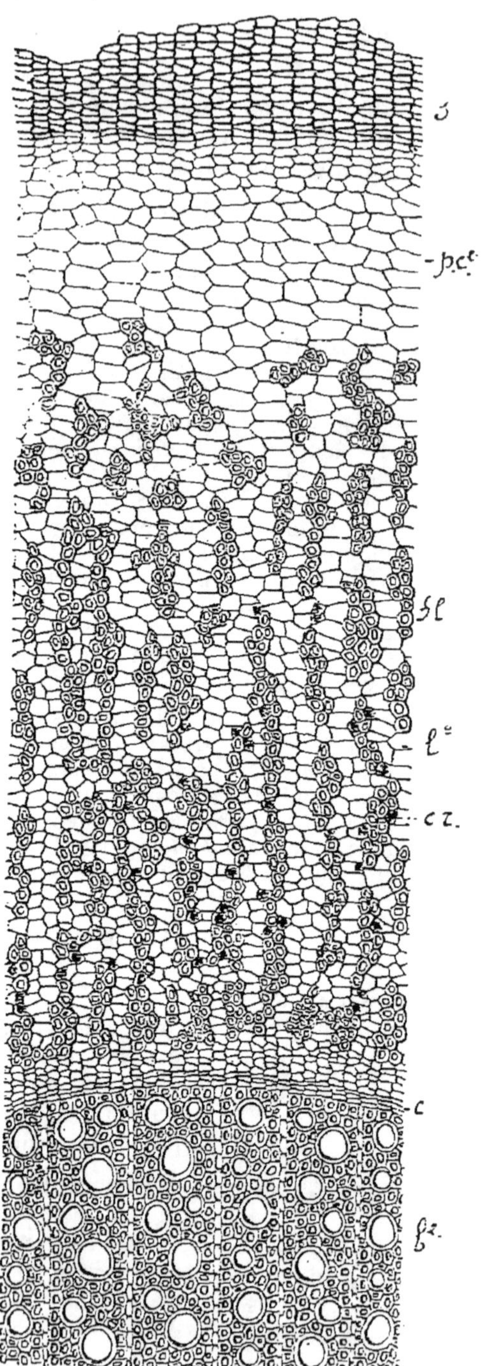

Fig. 51. — Racine de Ratanhia du Pérou. Structure anatomique.

Structure microscopique (fig. 51). — Sous le suber très épais (*s*), on distingue : le parenchyme cortical secondaire (pc^2) contenant de l'amidon en grains relativement petits et de la matière colorante ; le liber secondaire (l^2), caractérisé par la présence d'une multitude de fibres *réunies en faisceaux très irréguliers, généralement allongés dans la direction radiale ;* le cambium (*c*) très apparent ; le bois secondaire (b^2) formé d'un tissu de fibres lignifiées, dans lequel sont dispersés de nombreux vaisseaux rayés et ponctués. Les fibres ligneuses sont moins longues et moins résistantes que les fibres libériennes ; leurs parois sont ponctuées et plus épaisses. La zone ligneuse est divisée en faisceaux cunéiformes par des rayons médullaires étroits formés d'une seule rangée de cellules, et pénétrant jusqu'au cœur de la racine.

Composition chimique. — Les principes actifs de la racine de ratanhia résident surtout dans l'écorce ; ils sont constitués par

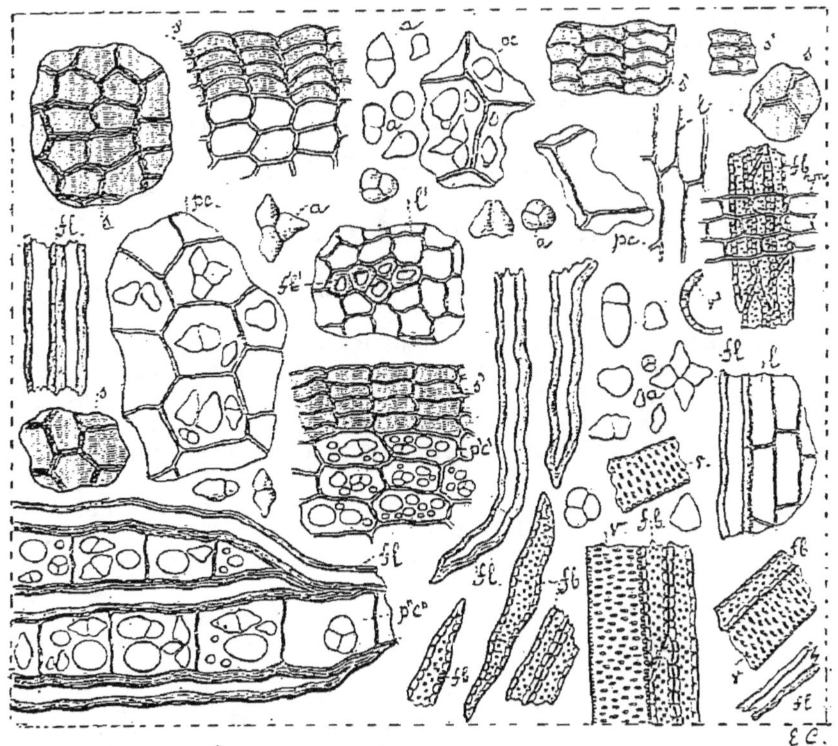

Fig. 52. — Poudre de Ratanhia du Pérou.

a, *amidon*. — *fb*, *fibres ligneuses ponctuées*. — *fl*, *fibres libériennes lisses*, vues en long. — *f'l'*, les mêmes vues transversalement. — *l*, liber en section longitudinale. — *l'*, liber en section transversale. — *pc*, parenchyme cortical en long. — *p'c'*, le même vu de profil. — *p"c"*, le même vu en long et accompagné de fibres. — *rm*, rayons médullaires. — *s*, *suber vu de face*. — *s'*, *suber vu de profil*. — *v'v'*, vaisseaux ponctués en long et en travers.

un glucoside amorphe, l'*acide ratanhiatannique*, de la cire, de la gomme, un sucre incristallisable et une petite quantité d'un principe volatil, la *ratanhine*. Le glucoside chauffé à 100° avec de l'acide sulfurique, donne du sucre et du *rouge kramérique* ou *rouge de ratanhia*.

Usages. — La racine de ratanhia est employée comme astringente, en décoction, en poudre, ou sous forme de sirop. Elle sert à préparer un extrait qui fait la base des *sirops de ratanhia* et *iodotanique* et qui est souvent administré sous forme de suppositoires.

A côté du Ratanhia du Pérou, on trouve dans le commerce de la droguerie d'autres racines du genre *Krameria*, originaires d'Amérique et qui sont désignées sous des noms qui rappellent leur provenance : tels sont le *Ratanhia de la Nouvelle-Grenade*, le *Ratanhia du Para* et le *Ratanhia du Texas*.

Le Ratanhia de la Nouvelle Grenade ou Ratanhia de Savanille est fourni par le *K. Ixina* var. *Granatensis* Triana, qui occupe de vastes plaines dans la Nouvelle-Grenade, et se retrouve dans la Guyane anglaise et au Brésil, dans la province de Pernambuco. Expédiée autrefois par le port de Savanille, cette drogue est expédiée aujourd'hui de Santa-Martha et de Carthagène.

Elle est moins noueuse et plus courte que la drogue du Pérou ; ses ramifications sont aussi bien moins longues. La surface extérieure présente une *teinte grise violacée, mate, toute particulière ;* elle est striée longitudinalement et *présente des fissures transversales qui pénètrent jusqu'au bois.* L'écorce est assez adhérente au bois, sauf dans les morceaux les plus gros ; *elle ne s'exfolie pas, garde son poli et n'est pas raboteuse* comme celle du *K. triandra*. La section transversale (fig. 53) présente une écorce d'une teinte rouge plus terne que dans cette dernière, d'une texture plus compacte et moins fibreuse, d'une épaisseur plus grande relativement à la zone ligneuse. Le bois a une teinte moins foncée et une structure moins fibreuse que dans le Ratanhia officinal.

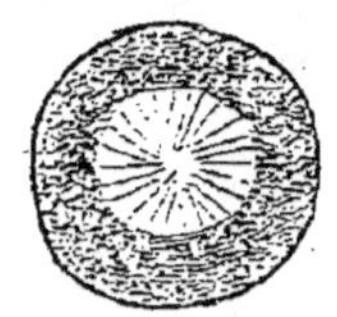
Fig. 53. — Ratanhia de la Nouvelle-Grenade. Section transversale.

Anatomiquement le Ratanhia de la Nouvelle-Grenade se distingue du Ratanhia du Pérou par la disposition des faisceaux fibro-libériens : *ces faisceaux sont plus irréguliers dans leur forme et leur disposition ; ils sont moins volumineux ; au lieu d'être allongés et dirigés dans le sens radial, ils forment des traînées transversales pénétrant entre les interstices cellulaires ; les fibres, plus grosses, sont moins épaisses que dans la sorte péruvienne.*

Le Ratanhia du Brésil rapporté tantôt au *K. Ixina* type et au *K. spartioïdes* ou au *K. argentea* Martius, vient de la province du Para. Il se rapproche beaucoup du Ratanhia de Savanille ; toutefois *sa surface extérieure, au lieu d'être violacée, a une teinte sombre, brune, noirâtre.* Il est en longs fragments, assez réguliers dans leur épaisseur, qui ne dépasse guère 6 à 8 millimètres ; il est ridé longitudinalement, marqué de fentes transversales, tantôt larges, tantôt très minces et parfois à peine marquées. L'écorce, beaucoup plus épaisse relativement au bois, égale le diamètre de la zone ligneuse (fig. 54).

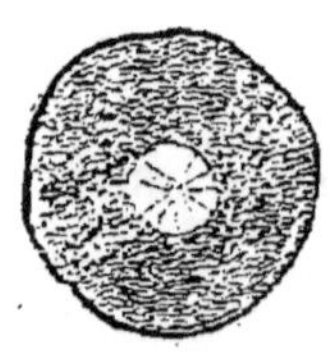
Fig. 54. Ratanhia du Brésil. Section transversale.

Cette espèce est caractérisée par la dimension bien plus considérable des grains d'amidon qui sont répandus dans l'écorce. Les faisceaux fibro-libériens sont plus petits : au lieu d'être disposés en faisceaux allongés comme dans le *K. triandra* ou en traînées transversales comme dans la sorte de Savanille, ils sont *dispersés irrégulièrement dans toute l'épaisseur du liber.*

Sous le nom de *Ratanhia du Texas* on a décrit une variété de Ratanhia qui arrive du Mexique, du Texas et de l'Arkansas où elle est produite par le *K. secundiflora* D. C.

CARYOPHYLLÉES

Plantes herbacées à tiges noueuses et articulées, à feuilles simples, opposées, généralement dépourvues de stipules. Calice à 4 ou 5 sépales libres ou soudés. Corolle à 4 ou 5 pétales onguiculés. Etamines généralement en nombre double de celui des pétales et insérées avec eux sur un disque hypogyne. Ovaire uniloculaire ou formé de 4 à 5 loges incomplètes. Ovules nombreux amphitropes ou campulytropes, à placentation axile ou basilaire. Fruit rarement charnu, plus souvent capsulaire et ouvert à son sommet. Graines souvent réniformes renfermant un embryon entouré d'un albumen mince.

SAPONAIRE OFFICINALE

La SAPONAIRE OFFICINALE (*Saponaria officinalis* L.), très commune dans les endroits frais, fournit à la matière médicale ses feuilles et sa racine.

Les FEUILLES ordinairement attachées à la tige sont opposées, elliptiques, lancéolées ; elles mesurent 4 à 5 centimètres de longueur et 1 1/2 à 2 centimètres de largeur ; elles sont courtement pétiolées, *glabres, entières sur les bords. De chaque côté et du bas de la nervure médiane, se détache une nervure longitudinale recourbée qui se dirige vers le sommet de la feuille. Quand elles sont sèches, ces feuilles ont une teinte vert grisâtre ;* leur odeur est nulle ; leur saveur est âpre et amère.

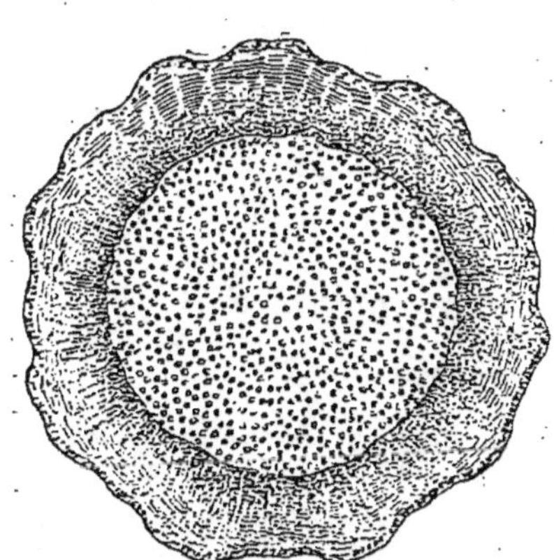

Fig. 33.
Racine de Saponaire officinale.
Section transversale.

Elles doivent leurs propriétés physiologiques à la présence d'un glucoside assez actif, la *Saponine.* Cette substance est pulvérulente, blanche, inodore, d'une saveur douceâtre, suivie d'âpreté ; elle communique à l'eau la propriété de mousser abondamment et elle est utilisée pour émulsionner des subtances insolubles, telles que le camphre, les résines, le goudron.

Elles sont employées comme fondantes et dépuratives en tisane, sirop ou en extrait. On leur substitue parfois les feuilles du *Lychnis dioica* L.

La RACINE DE SAPONAIRE des pharmacies est un mélange de

racines et de stolons, mesurant 10 centimètres de longueur et 2 à 6 millimètres de diamètre. Leur surface extérieure, *d'une teinte rougeâtre*, est ridée longitudinalement, marquée sur les stolons de nodosités circulaires portant deux bourgeons opposés et de petites cicatrices rondes laissées par la base des tiges et des racines adventives. La section transversale présente (fig. 55) : un *suber* recouvrant l'écorce partagée en deux zones distinctes, l'une extérieure blanche représentant le *parenchyme cortical* et l'autre extérieure striée radialement, de couleur fauve, représentant le *liber;* la *zone ligneuse*, qui a une couleur jaunâtre, présente des stries radiales et une multitude de pores visibles à la loupe. Les stolons se distinguent des racines, à la présence d'une moelle centrale. La racine de Saponaire a une odeur peu marquée, bien que sa poudre provoque l'éternûment. Sa saveur, douceâtre et nauséeuse, devient âcre au bout de quelque temps.

La racine de Saponaire renferme 4 à 5 p. 100 de *Saponine*, une matière pectique, de la résine et de la gomme.

Elle s'emploie comme stimulante, sudorifique et dépurative.

Sous les noms de *Saponaire d'Egypte*, *d'Espagne*, *d'Orient*, on désigne la racine du *Gypsophila Struthium* L. qui croît en Espagne. Cette drogue est également fournie par le *G. Arrostii* GUSSONE, qui croît en Italie, et par le *G. paniculata* L., qui habite l'Asie Mineure.

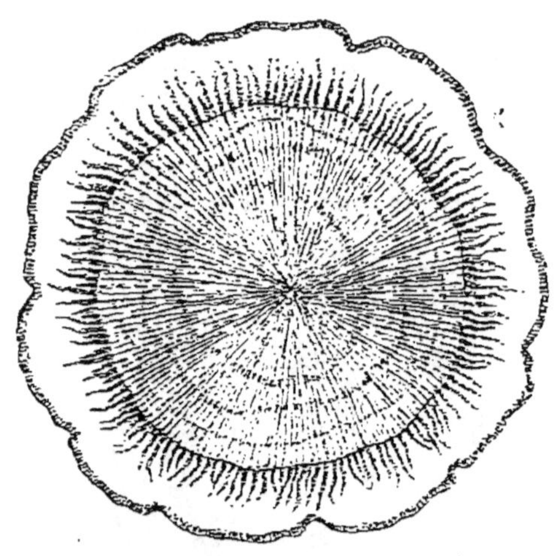

Fig. 56. — Racine de Saponaire d'Égypte.

Cette drogue se présente en morceaux mesurant 10 à 15 centimètres de longueur et 1 à 4 centimètres de largeur. Les uns sont simples, assez régulièrement cylindriques ; d'autres sont divisés en deux branches, à leur partie supérieure. La surface extérieure, d'un jaune fauve ou d'un brun terreux, un peu clair, est très rugueuse ; elle est sillonnée de longues rides obliques ou spiralées et ridée transversalement ; outre quelques cicatrices blanchâtres produites sur les parties proéminentes par la disparition du périderme sous l'influence des frottements répétés, elle présente des boutonnières transversales, plus ou moins étendues, correspondant aux points d'insertion des racines. Sur la section transversale (fig. 56) qui a un contour irrégulier, on distingue très nettement : un suber peu épais, recouvrant un parenchyme cortical blanc ; le liber assez développé et formé de larges faisceaux bruns, coniques, s'enfonçant plus ou moins obliquement dans le parenchyme cortical ; le cambium représenté par une ligne très apparente ; la zone ligneuse, d'un blanc grisâtre, très nettement marquée de stries radiales blanches, faiblement ondulées, représentant les rayons médullaires. La zone ligneuse présente en outre un certain nombre de stries concentriques, légèrement ondulées, qui représentent les diverses couches d'épaississement du bois. Cette racine a une saveur d'abord amère qui est suivie d'une âcreté bien marquée ; elle a une odeur faible, mais sa poudre est sternutatoire.

Cette drogue renferme 13 à 15 p. 100 de *saponine* et un peu de sucre. Elle est quelquefois employée en pharmacie à cause de sa richesse en saponine dont on utilise les propriétés émulsives pour faciliter l'administration de quelques médicaments insolubles dans l'eau ; l'industrie l'emploie pour le nettoyage des étoffes et le dégraissage des linges.

Comme plantes intéressantes de cette famille on peut citer : la NIELLE DES BLÉS (*Lychnis Githago* L.), si commune dans les blés et dont les graines recouvertes d'un spermoderme noir, chagriné, sont très âcres et peuvent communiquer à la farine des propriétés vénéneuses, quand elles y existent en proportion notable ; la SABLINE ROUGE (*Arenaria rubra* L.), plante très commune en Algérie. Cette plante qui a une odeur de foin coupé tout à fait caractéristique, renferme un principe résineux aromatique d'odeur de benjoin ; elle donne par la calcination une quantité considérable de sels alcalins, qui explique l'usage qu'on en fait en Algérie pour le traitement de la gravelle et du catarrhe de la vessie.

Le petit groupe des PARONYCHIÉES est représenté dans la matière médicale par la TURQUETTE ou HERNIAIRE (*Herniaria glabra* L.) qui croît dans les lieux sablonneux et en friche. Cette plante renferme un glucoside et un principe cristallisé, la *Herniarine*, qui doit être considéré comme *l'éther méthylique de l'ombelliférone*. M. Schneegans en a retiré un alcaloïde toxique, la *Paronychine*. Vantée autrefois comme lithontriptique, cette plante n'est plus guère employée que dans les campagnes, comme diurétique, contre l'ascite et l'anasarque.

HYPÉRICACÉES

Plantes herbacées, arbustes ou arbres souvent résineux. Feuilles opposées, entières, *ponctuées de glandes transparentes* et dépourvues de stipules. Fleurs axillaires ou terminales, disposées en cymes dichotomes. Calice à 4 ou 5 sépales un peu inégaux. Corolle à 4 ou 5 divisions, à préfloraison tordue. Etamines très nombreuses, hypogynes, monadelphes. Ovaire libre, globuleux, à 3 ou 5 loges pluriovulées. Fruit baccien indéhiscent ou capsulaire, à déhiscence généralement septicide, rarement loculicide. Graines nombreuses, à embryon droit exalbuminé.

Les Hypéricacées sont caractérisées par l'existence d'un appareil sécréteur qui est représenté à la fois par des *canaux sécréteurs et des poches sécrétrices* dans les feuilles et par des *canaux sécréteurs seulement* dans la racine, le rhizome et la tige. Ces canaux sécréteurs sont très étroits, bordés de 4 à 6 cellules sécrétrices ; dans la racine ils sont toujours localisés à droite et à gauche de chaque faisceau libérien, dans l'épaisseur du péricycle qui reste toujours parenchymateux ; dans le rhizome et la tige de quelques espèces, on peut distinguer quatre systèmes de canaux sécréteurs : 1° dans la moelle ; 2° dans l'écorce primaire ; 3° dans le péricycle, quand il est parenchymateux ou immédiatement au-dessus de lui, quand il est fibreux ; 4° enfin dans le liber secondaire. La présence simultanée de ces quatre systèmes n'est toutefois pas constante.

Les canaux sécréteurs de la feuille sont localisés à la fois dans le liber et le péricycle de la nervure, quand ce dernier est mou, et dans le liber seulement, quand le péricycle est fibreux. Dans toutes les espèces, le limbe est rempli de poches sécrétrices.

MILLEPERTUIS

Le MILLEPERTUIS (*Hypericum perforatum* L.) est très commun dans toute l'Europe, où il croît sur les talus, sur le bord des chemins et dans les clairières des bois.

La tige haute de 20 à 40 centimètres est glabre, rameuse, *anguleuse* : elle porte des feuilles *opposées*, sessiles, ovales, oblongues ou linéaires, velues, *marquées sur le bord de petits points noirs et sur toute la surface de ponctuations transparentes représentant les poches sécrétrices*. Les fleurs, d'un beau jaune d'or, forment au sommet de la tige une grappe corymbiforme ; elles sont composées : de 5 sépales linéaires, lancéolés, aigus ; de 5 pétales plus grands que les sépales, *ponctués de noir sur les bords ;* de nombreuses étamines plus courtes que les pétales et dont les filets capillaires sont réunis en 3 faisceaux et *portent, sur le connectif des anthères, une glande noirâtre ;* l'ovaire triloculaire est couronné par 3 styles d'un rouge foncé. Cette plante a une odeur balsamique, une saveur aromatique à la fois très amère et astringente.

Les sommités de Millepertuis contiennent deux matières colorantes : l'une jaune, soluble dans l'eau, localisée dans les pétales ; l'autre rouge, résineuse, soluble dans l'alcool, localisée dans les stigmates et le fruit : elles renferment en outre de l'huile essentielle, du tanin et une résine molle.

Considérées autrefois comme une véritable panacée, elles ne sont presque plus employées actuellement ; elles entrent dans la préparation de *l'huile d'Hypericum*, du *Baume de Commandeur* et de la *Thériaque*.

L'H. lanceolatum LAM., qui croît dans l'Ile-de-France, y est communément employé contre la syphilis. *L'H. lasciusculum* S. HIL. est employé au Brésil contre la morsure des serpents.

Les *Vismia* sont des arbrisseaux du Brésil et de la Guyane dont les divers organes laissent exsuder par des incisions un suc gommo-résineux rougeâtre qui les a fait désigner sous le nom *d'arbres de sang ;* ce suc qui a quelque analogie avec la gomme-gutte et qu'on appelle parfois *Gomme-gutte d'Amérique*, est employé contre les dartres et la fièvre. L'espèce la plus connue est le *V. Guianensis* PERS., qui croît à la Guyane, où l'on utilise son suc contre les maladies de la peau.

GUTTIFÈRES

Arbres et arbrisseaux, parfois parasites, contenant tous un suc résineux jaune ou vert. Feuilles *opposées*, plus rarement alternes, *coriaces*, *le plus souvent luisantes penninerviées*, dépourvues de stipules. Fleurs hermaphrodites ou unisexuées et polygames, réunies en grappes axillaires ou en panicules terminales. Calice formé de 2 à 6 sépales souvent colorés et imbriqués. Corolle à pétales hypogynes en même nombre que les sépales. Etamines indéfinies ou rarement définies, libres. Ovaire formé d'une à 5 loges contenant un et plus souvent plusieurs ovules ascendants ou dressés. Fruit capsulaire, drupacé ou baccien. Embryon exalbuminé parfois réduit à une grosse radicule.

Les Guttifères sont caractérisées par l'existence d'un appareil sécréteur dont la structure, la forme, le développement et la localisation présentent les caractères suivants :

Dans la feuille, cet appareil est représenté par des *canaux sécréteurs* et des *poches sécrétrices d'origine schizogène*. Les *canaux sont localisés dans le parenchyme qui entoure le système libéro-ligneux et dans le tissu qui remplit la concavité de ce cordon. Les poches sécrétrices sont localisées dans le parenchyme de la feuille.*

Dans la racine, l'appareil sécréteur affecte trois dispositions différentes : 1° l'écorce seule renferme de nombreux canaux sécréteurs (*Clusia*) ; 2° l'écorce est dépourvue de canaux sécréteurs qui sont remplacés par deux assises oléifères : l'une extérieure continue, localisée dans le suber, l'autre inférieure discontinue, localisée dans l'endoderme ; en outre on observe un canal sécréteur dans chacun des faisceaux libériens primaires du cylindre central et plus tard dans le liber secondaire (*Garcinia*) ; 3° les canaux sécréteurs existent à la fois dans l'écorce et dans le liber.

Dans la tige les canaux sécréteurs sont localisés à la fois dans l'écorce et dans la moelle.

La graine de Guttifères renferme aussi des canaux sécréteurs localisés surtout dans la tigelle (*Clusia*), tantôt dans les cotylédons (*Calophyllum*).

GOMME-GUTTE

Origine. — La Gomme-Gutte est fournie par le *Garcinia Morella* Desr. var. *B. pedicellata* (*G. Hanburyi* Hook), qui croît spontanément dans le Cambodge, le Siam et la Cochinchine. Elle arrive en Europe par la voie de Singapore, de Bangkok et de Saïgon.

Sécrétion. — Cette gomme-résine est contenue dans de nombreux canaux sécréteurs, qui sont localisés dans toute l'épaisseur de l'écorce et dans la moelle. On en trouve également dans les vaisseaux qui occupent la partie extérieure du bois. Sa présence dans ces derniers s'explique par l'existence, au niveau des nœuds, de canaux transversaux, qui traversent le bois et établissent une communication entre les canaux de la moelle et ceux de l'écorce.

Extraction. — L'extraction de la Gomme-gutte commence après la saison des pluies, c'est-à-dire en février et mars, et se continue jusqu'en avril et en mai. Elle se fait en pratiquant sur les arbres des incisions spiralées qui s'étendent sur la moitié de la circonférence du tronc ; on introduit dans la blessure ainsi pratiquée, entre l'écorce et le bois, des entre-nœuds de bambou, dans lesquels le suc se rassemble par gouttes et lentement. Quand l'écoulement a cessé sur un point, on place sur une autre incision, le bambou, qui est rempli au bout de quinze à trente jours. Au moment où elle s'écoule de l'arbre, la gomme-résine est liquide, jaunâtre, puis elle devient visqueuse et arrive dans le commerce à l'état solide. Pour la retirer des bambous qui la contiennent, on expose ceux-ci à la chaleur ; le produit qui s'est détaché facilement, arrive dans le commerce sous le nom de *Gomme-gutte en canons*.

Autrefois la Gomme-gutte se récoltait au Siam, en courbant les branches du *Garcinia* et en perçant les feuilles et les jeunes rameaux avec un instrument tranchant. Le suc qui s'écoulait goutte à goutte était recueilli dans des noix de coco et était versé dans des vases plus grands en argile. De là elle passait entre les mains des Chinois et des Malais, qui, après purification, l'aggloméraient en masses irrégulières, constituant la *Gomme-gutte en gâteau*, ou la coulaient dans des tiges de bambou, où elle se solidifiait et formait la *Gomme-gutte en bâtons*.

A Ceylan et sur plusieurs autres points, on laisse simplement les larmes s'écouler le long du tronc et on les recueille quand elles sont sèches.

Description. — La GOMME-GUTTE EN BATONS se présente en cylindres mesurant 15 à 20 centimètres de longueur et 3 à 6 centimètres de largeur. La surface extérieure de ces cylindres présente des stries longitudinales, produites par les parties saillantes de la partie interne des tuyaux de bambou. Parfois les bâtons sont agglutinés ou brisés et la drogue se présente en fragments irréguliers. La substance offre une belle couleur orangé brunâtre; elle est très dense et homogène, recouverte d'une poussière jaune verdâtre ou jaune doré; elle est assez friable; sa cassure est conchoïdale, unie et presque luisante; vue en lame mince, elle est à peine translucide; elle donne avec l'eau une émulsion d'une belle teinte jaune; elle a une odeur peu prononcée et une saveur âcre et désagréable.

A côté de cette sorte qui est la plus estimée, on trouve dans le commerce une qualité inférieure, appelée *Gomme-gutte en gâteaux*, qui se présente en masses irrégulières, pesant de 1 000 à 1 500 grammes. Ce produit varie beaucoup dans son apparence extérieure : il se distingue par le peu d'homogénéité de son émulsion aqueuse; il a une cassure plus ou moins grossière, granuleuse, bulleuse ou esquilleuse, une couleur brune, et n'est pas translucide en lames minces; parfois il est imparfaitement sec et encore mou, mélangé d'une proportion d'amidon qui varie de 6 à 19 p. 100.

Composition chimique. — La Gomme-gutte renferme 20 à 25 p. 100 d'une *gomme* analogue à la gomme arabique, une *huile essentielle* renfermant un terpène et un camphre, de l'acide *isuvitinique* et de l'*acide acétique*, un *éther phénoliqué*, 65 à 70 p. 100 d'une *résine* soluble dans l'alcool, de l'*alcool méthylique* et une autre substance présentant tous les caractères d'un aldéhyde ou d'une cétone.

C'est la *résine* qui constitue le *principe actif* de cette drogue.

Falsifications. — La Gomme-gutte est fréquemment mélangée de *débris végétaux* qui y ont été ajoutés dans le but d'augmenter son poids : on y constate la présence de *Benjoin*, *de résines*, de *poudre de Curcuma*, de *sable* et de *farine de riz*.

La plupart de ces substances peuvent être retrouvées dans le résidu laissé par la Gomme-résine, épuisée successivement par l'alcool et par l'eau.

Usages. — La Gomme-gutte est employée en médecine comme purgative. Laxative à la dose de 10 à 20 centigrammes, elle est fortement purgative à la dose de 25 à 40 centigrammes. A dose plus élevée, elle peut occasionner des accidents. Elle ne doit jamais se prescrire seule, mais associée à un autre purgatif; elle entre dans la préparation des *pilules d'Anderson* et des *pilules de Bontius.*

La forme typique du *G. Morella* Desr. et le *G. pictoria* Roxb., qui croissent dans le Sud de l'Inde, et le *G. Travancorina* Beddome, peuvent aussi fournir de la Gomme-gutte, qui est toutefois moins appréciée que celle du Cambodge. La première de ces espèces fournit la *Gomme-gutte de Ceylan;* la seconde donne la *Gomme-gutte de Mysore.*

Le *G. Cambogia* Desr, qui croît à Ceylan, ne donne pas de gomme-gutte, mais seulement une oléo-résine, d'un jaune citron, qui ne s'émulsionne pas avec l'eau.

Le *G. Mangostana* L., qui croît aux Moluques et aux Antilles, donne une baie à péricarpe, coriace, amer, astringent, coloré en rouge foncé. Le tégument extérieur de ses graines forme une couche blanche sucrée, aromatique, d'une saveur exquise, dont les indigènes sont très friands.

Le *G. indica* Choisy est une espèce indienne dont le fruit est comestible. Ses graines renferment jusqu'à un tiers de leur poids d'une matière grasse très appréciée dans son pays d'origine sous le nom de *Beurre de Kokum* ou d'*huile concrète de Mangostan.*

Le *Beurre de Kanya* ou *Oddjendjé* est aussi fourni par une plante d'un autre genre: le *Pentadesma butyracea* Don.

Les *Calophyllum* sont des plantes abondamment répandues aux Antilles et sur les côtes septentrionales de l'Amérique du Sud, depuis la Nouvelle-Grenade jusqu'à la Guyane et au Brésil. Ils fournissent des oléo-résines d'une teinte très variée, dont quelques-unes figurent encore dans nos collections sous des noms différents. Les espèces les plus intéressantes de ce genre sont: le *C. Calaba* Jacquin, qui habite les Antilles, et le *C. Mariæ* Planchon et Triana qui croît dans la Nouvelle Grenade : ce sont eux qui fournissent l'oléo-résine désignée sous le nom de *Baume vert d'Amérique, Baume Marie des Antilles;* le *C. Tacahamaca* Willd, qui croît à Madagascar, à Bourbon, dans l'Ile Maurice, et donne le *Baume vert des Indes Orientales* ou *Tacamaque des Indes orientales ;* enfin le *C. inophyllum* L. qui croît spontanément sur tous les rivages maritimes de la région indo-céanique et qui fournit le *Baume de Tamanou,* dont les Annamites se servent communément pour panser les ulcères.

La résine de *Mani,* dont les nègres se servent pour faciliter la sortie des épines qui entrent si souvent dans leurs pieds nus, est fournie par le *Mammea americana* L., cultivé aujourd'hui dans l'Asie tropicale et qui donne l'*Abricot de Saint-Domingue.*

TERNSTRŒMIACÉES

Arbres ou arbrisseaux à feuilles alternes, coriaces, luisantes et persistantes. Fleurs parfois très grandes, axillaires et terminales. Calice à 5 sépales concaves, inégaux, imbriqués. Corolle formée de 5 ou de plusieurs pétales à préfloraison imbriquée ou tordue. Etamines indéfinies, hypogynes. Ovaire généralement à 3 ou 5 loges pluriovulées. Ovules pendants ou ascendants. Fruit capsulaire indéhiscent à plusieurs loges. Graines à embryon nu ou albuminé.

THÉ DE CHINE

Origine. — La FEUILLE DE THÉ est fournie par le *Thea Chinensis* SIMS (*Camellia Thea* LINK), plante originaire de l'Assam supérieur et du sud-ouest de la Chine. La culture de cet arbuste répandue sur une grande partie de la Chine s'est propagée au Japon, dans l'Inde et surtout à Ceylan, à Java, en Russie et même en Amérique.

Récolte. — A l'état sauvage, l'arbre à Thé peut atteindre la hauteur de 10 mètres, mais quand il est mis en exploitation, il ne dépasse guère 2 à 3 mètres et donne 3 à 4 récoltes par an. Ces cueillettes successives amènent le dépérissement des arbres, qui ne durent guère plus de 10 à 12 ans. La première récolte se fait vers la fin de février ou au commencement du mois de mars, quand les fleurs, à peine épanouies, sortant de leurs bourgeons, sont encore enroulées, petites, tendres, gluantes, couvertes d'un duvet soyeux. En cet état, elles fournissent la qualité la plus estimée et qui, désignée sous le nom de *fleur de Thé* ou de *Thé impérial*, est réservée pour l'Empereur de Chine ou les grands de la Cour. La 2e récolte se fait un mois plus tard. Sans avoir acquis tout leur développement, les feuilles sont plus grandes, très savoureuses et soigneusement triées. Les autres récoltes se font à mesure que les feuilles se développent, et quand elles ont acquis leur entière croissance, elles fournissent la plupart des sortes commerciales.

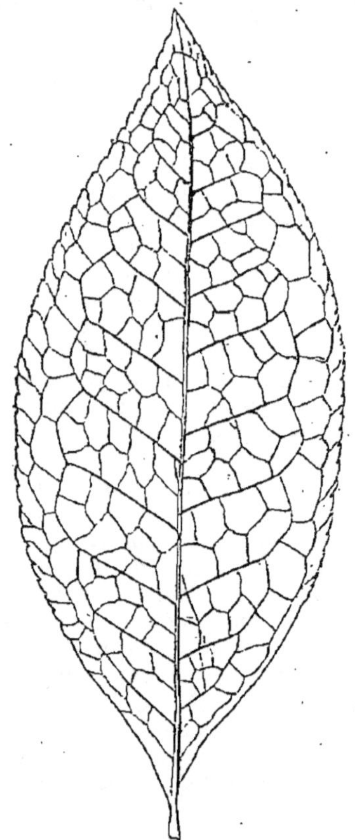

Fig. 57.
Feuille de Thé de Chine.

Préparation. — Après leur récolte, les feuilles de Thé sont portées sur des poêles en fer, chauffées au charbon de bois, et elles sont grillées pendant quatre à cinq minutes, pendant qu'on les remue constamment. Ensuite elles passent sur des tables, où on les réunit en petites pelotes, en les frottant avec les mains et en les enroulant de côté et d'autre. On leur enlève ainsi une partie de leur suc et on leur donne la forme de petits paquets coniques, ou on les enroule en spirales.

Alors on les étend sur des nattes, puis on les grille de nouveau à la poêle. Au bout d'une heure ou d'une heure et demie, elles sont complètement sèches et ont pris une teinte d'un vert mat. Ainsi préparé, le thé est criblé pour être débarrassé des matières étrangères et pour être séparé, d'après sa grosseur, en différentes qualités. Pendant le criblage on chauffe encore les feuilles, soit une seule fois pour les Thés inférieurs, soit plusieurs fois pour les qualités supérieures. C'est ainsi qu'on obtient les THÉS VERTS.

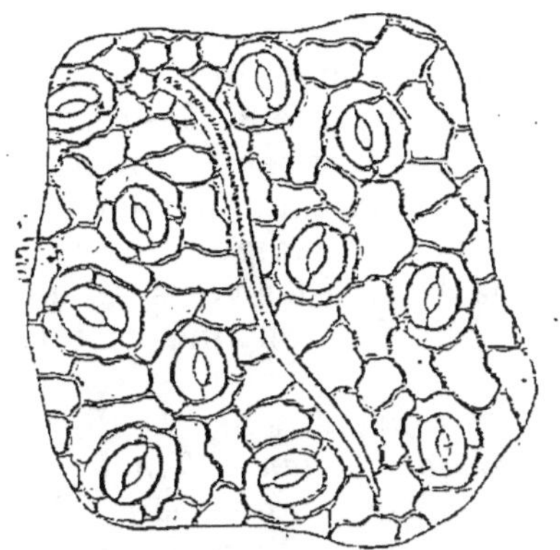

Fig. 58. — Feuille de Thé de Chine. Epiderme inférieur.

Les THÉS NOIRS s'obtiennent par un procédé un peu différent. Avant d'être grillées et enroulées à la main, les feuilles sont étendues sur des nattes pendant plusieurs heures et ensuite remuées par les ouvriers jusqu'à ce qu'elles soient fanées ; après quoi on les met en tas, pour leur faire subir une espèce de fermentation qui altère leur couleur.

Les Chinois estiment avec raison que l'arome naturel du Thé est plus agréable que tout autre, aussi vendent-ils les qualités supérieures telles qu'ils les ont récoltées; mais ils aromatisent les qualités inférieures avec les fleurs d'*Olea fragrans* THUNB., de *Gardenia florida* L., de *Chlorantus inconspicuus* SW., de *Jasminum Sambac* AIT. et de l'*Aglaia odorata* LOUR.

Le mode de préparation employé au Japon diffère du procédé chinois en ce que les feuilles ne sont pas abandonnées à la fermentation, mais après avoir été humectées et refroidies, elles sont de nouveau passées au four et ne sont jamais aromatisées artificiellement.

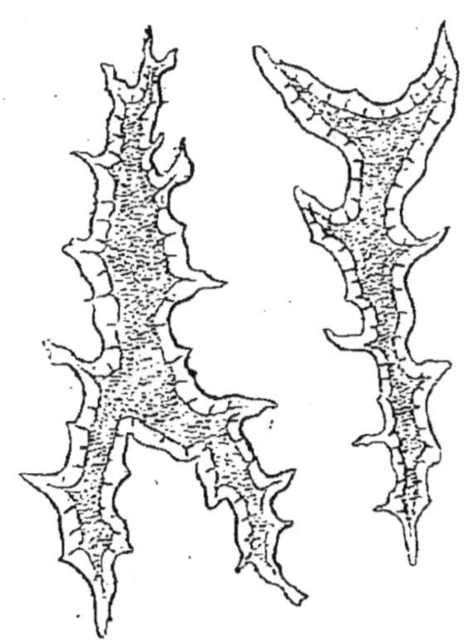

Fig. 59.
Feuille de Thé de Chine.
Cellules scléreuses.

Variétés commerciales. — Les marchands chinois admettent un très grand nombre de variétés de Thé, mais le commerce européen n'en reçoit guère qu'une quinzaine, qui selon leur mode de préparation, se classent en THÉS VERTS et en THÉS NOIRS.

Les Thés verts sont caractérisés par leur couleur verte plus ou moins teintée de bleu ou de brun. Leur odeur est légèrement aromatique, leur saveur est astringente, légèrement âcre, accompagnée d'une amertume agréable : ils donnent une infusion jaune verdâtre. Leur coloration verte est *rarement* naturelle : les Chinois se conformant à une vieille habitude et aux exigences du commerce européen, savent développer cette teinte au moyen d'un mélange de sulfate de chaux, de Curcuma et d'indigo ; aussi, en frottant pendant quelque temps la plupart des Thés verts sur une feuille de papier ou sur un linge, en détache-t-on une certaine proportion de ce colorant artificiel.

Les principales variétés de Thés verts sont : le *Thé Hyson, Hayswen* ou *Hechun* ; le *Thé Schoulang*, *Hyson-Chulan* et *Tchulan*, le *Thé impérial* ou *Grande perle*, le *Thé Poudre à Canon* ou *Thé perlé* ou *Gun-Powder*, le *Thé Young-Yson*, *Yson-Junior* ou *Yu-tseen*, le *Thé Hyson-Skin* et enfin le *Thé Tonkay*. De ces variétés, la plus estimée est le *Thé perlé*, qui se présente en petites masses arrondies de 2 à 3 millimètres, formées de feuilles qui ont été coupées transversalement en 3 ou 4 parties, avant d'être roulées; il a une odeur suave. La qualité la moins appréciée est le *Thé Tonkay*.

Les principales variétés de Thés noirs sont : le *Thé Pekoe* ou *Pecco*, ou *Pekao*, le *Thé Pekoe orange*, le *Thé Souchong*, le *Thé Congo*, le *Thé Bohea* ou *Bouy*. On donne justement la préférence à la première de ces variétés qui, le plus ordinairement, est désignée sous le nom de *Thé Pekoe à pointes blanches*. Ce thé, préparé avec les jeunes feuilles de la première ou de la deuxième récolte, est formé de feuilles très allongées, d'un noir argenté, dont les extrémités sont souvent couvertes d'un léger duvet blanc et soyeux : il est très aromatique.

Les Thés noirs se distinguent par leur coloration noire ou brun foncé ; ils sont en général moins bien roulés et plus légers que les thés verts ; leur odeur, quoique assez aromatique, est un peu différente ; leur saveur est astringente ; leur infusion a une teinte brun foncé.

Description. — La feuille de Thé (fig. 57) est ovale, allongée ou elliptique, atténuée à la base, acuminée au sommet ; à partir d'une certaine hauteur, le tiers ou le quart inférieur, les bords de cette feuille portent des dents régulièrement espacées et d'une forme particulière. La dentelure fait une légère saillie en dehors du limbe, s'arrondit, s'épaissit légèrement et, du milieu de l'espèce de petit coussinet qu'elle forme ainsi, laisse sortir une toute petite pointe noirâtre, qui se recourbe en dedans et qu'on a comparée à une petite griffe de chat. La nervure médiane partage le limbe en deux parties sensiblement égales ; des nervures secondaires s'en détachent sous un angle d'environ 45 degrés, et vers les deux tiers de la distance qui sépare la nervure principale du bord, elles se

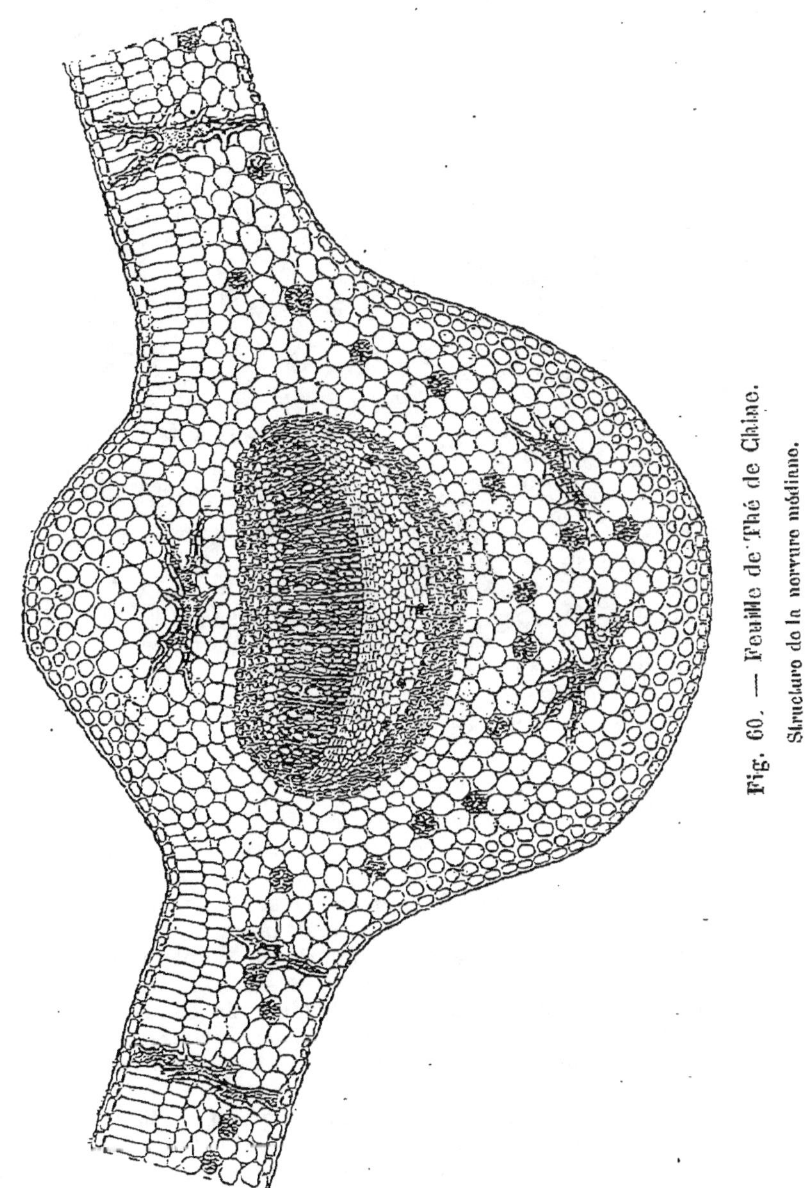

Fig. 60. — Feuille de Thé de Chine.
Structure de la nervure médiane.

recourbent et s'anastomosent en arcs. De la partie convexe partent des nervures tertiaires qui se portent vers les dents ; du côté concave se détachent des nervures de même ordre qui s'anastomosent avec de fines branches issues de la nervure médiane, pour fournir un réseau à mailles assez larges.

Structure anatomique (fig. 60).— L'épiderme, recouvert par une cuticule *lisse*, et formé de cellules polygonales, à parois faiblement ondulées, est garni sur *la face inférieure seule*, de stomates et de poils tecteurs. *Les stomates,*

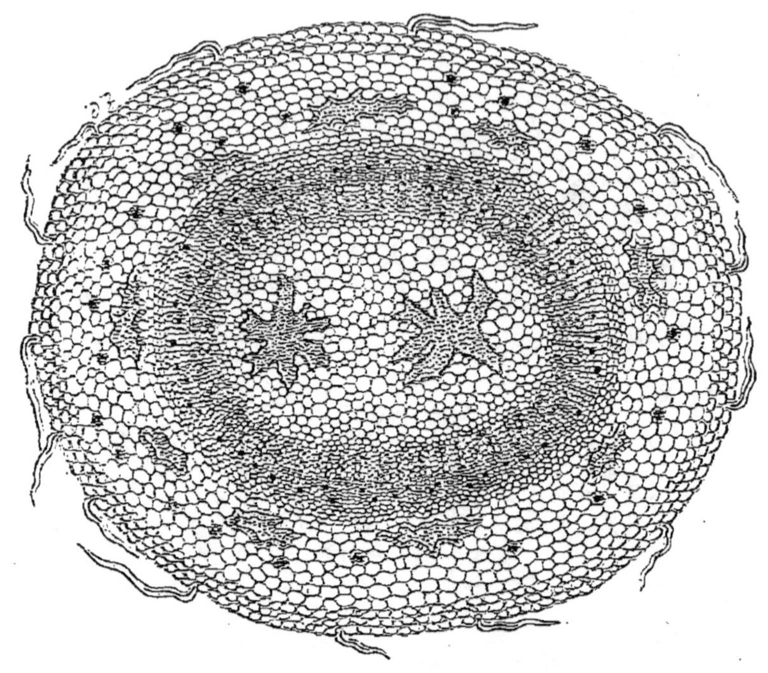

Fig. 61. — Section transversale d'un pétiole de feuille de Thé.

très nombreux, sont entourés par 3 cellules annexes, plus petites que les autres et allongées tangentiellement. Les poils tecteurs sont unicellulaires, coniques, flexueux, munis de parois épaisses. Mésophylle *hétérogène asymétrique*, composé, dans sa partie supérieure, de *deux* rangées de cellules disposées en palissade, et dans sa partie inférieure, d'un parenchyme de cellules irrégulières, laissant entre elles des méats assez larges. Plusieurs de ces cellules renferment des cristaux d'oxalate de chaux *étoilés*. Le *mésophylle de cette feuille est surtout caractérisé par la présence de cellules scléreuses simples ou ramifiées, qui s'étendent d'un épiderme à l'autre et dont les bords sont hérissés de tubercules ou d'éminences très fortement accusés. Nervure médiane bi-convexe*, recouverte par un épiderme formé de cellules plus petites que celles du limbe et qui, vues de face sont allongées parallèlement à la direction de la nervure. Sous cet épiderme existe un hypoderme recouvrant le tissu fondamental, qui est formé de cellules arrondies vides de chlorophylle : beaucoup d'entre elles renferment des cristaux d'oxalate de chaux. Le *tissu fondamental est caractérisé par la présence de cellules scléreuses, affectant des formes plus variées que celles du mésophylle*. Le système libéro-ligneux, plan convexe, est représenté par un cordon ligneux faiblement arqué, recouvert, inférieurement, par une couche assez épaisse de liber *cristalligène ;* il est entouré complètement par un péricycle faiblement lignifié, qui forme autour de lui *une zone fibreuse continue, d'apparence nacrée.*

Les petites griffes qui hérissent le bord de la feuille de Thé, considérées comme des glandes, se distinguent nettement à leur coloration brune : elles ont une forme conique et sont composées extérieurement d'une assise de cellules incolores allongées radialement, disposées en forme de palissade, et intérieurement d'un tissu de cellules polygonales isodiamétriques, à parois minces et colorées en brun ; leur point de contact avec le limbe de la feuille est assez nettement délimité ; un peu au-dessous de ce point de contact, les cellules se différencient dans leur forme et on voit aboutir la terminaison d'une fine nervure, qui en pénétrant dans la glande, s'y divise sous forme de pinceau.

La figure 61 permet d'apprécier la structure des pétioles qui sont si abondamment répandus dans la plupart des variétés commerciales de Thé.

La connaissance de ces diverses particularités, qui se retrouvent constamment dans toutes les variétés commerciales de Thé, est *indispensable* au pharmacien pour constater l'identité de ce produit qui est toujours déformé par les manipulations qu'on lui a fait subir et qui est si fréquemment falsifié.

Composition chimique. — D'après König, la composition maxima et minima du Thé peut être représentée par les nombres suivants :

	THÉ VERT		THÉ NOIR	
	Minimum	Maximum	Minimum	Maximum
Eau	4,7	7,8	5,1	9,2
Extrait aqueux	27,4	50,0	26,4	44,3
Tanin	8,4	22,1	8,2	14,1
Caféine	1,5	2,9	1,2	3,5
Cendres	4,9	8,2	5,5	7,3
— solubles	2,0	5,0	2,6	3,7

C'est surtout, comme on le voit, dans la proportion de tanin que diffèrent les compositions moyennes du Thé vert et du Thé noir.

Voici les résultats relatifs aux autres éléments du thé (vert ou noir).

Matières azotées totales	15,9 à 36,6	p. 100
Huile essentielle	0,54 à 0,89	—
Cire, résine, chlorophylle	1,2 à 15,4	—
Gomme, dextrine	0,4 à 10,0	—
Cellulose	9,9 à 15,7	—

Dosage de la caféine. — La caféine constituant le principe actif du Thé, il est essentiel d'en opérer le dosage d'une façon rapide et pratique, d'autant plus que sa proportion est sujette à de très grandes variations et qu'elle peut avoir à peu près complètement disparu, comme cela s'observe dans les Thés épuisés qui sont l'objet d'un commerce important à Londres.

Pour opérer ce dosage on pourra recourir au procédé recommandé par MM. Grandval et Lajoux (*Journ. de Pharm. et de Chim.*, 1893, t. XXVII, p. 545), qui s'applique à toutes les substances contenant de la caféine.

Sur 5 grammes de la substance, assez finement pulvérisée, contenus dans une petite capsule de porcelaine, on verse 5 grammes d'éther additionnés de 1 gramme d'ammoniaque, en ayant soin d'agiter vivement ce mélange dans un tube à essai et de le faire écouler assez vite pour que les liqueurs n'aient pas le temps de se séparer. Pour que la poudre s'imprègne d'une manière uniforme, on la triture avec l'extrémité fermée du tube à essai, puis on l'introduit, après l'avoir additionnée de sable lavé et séché, dans un appareil à épuisement à chaud. On emploie 50 centimètres cubes de chloroforme pour l'épuisement qui est terminé en deux heures. On distille le chloroforme au bain-marie et l'on continue à chauffer jusqu'à ce que l'odeur de ce dernier ait complètement disparu. On ajoute ensuite 1 centimètre cube d'acide sulfurique au 1/10e que l'on promène sur les parois du ballon et qu'on laisse en contact pendant quelques minutes. Cette addition a pour but de retenir les matières grasses et colorantes, ainsi que la chlorophylle, et d'obtenir de la caféine incolore.

Le résidu acidulé est épuisé par l'eau bouillante, par petites portions successives, en versant chaque fois le liquide sur un filtre de papier Berzélius, sans plis, humecté d'eau, qui retient les matières grasses résineuses, ainsi que la chlorophylle. Les dernières gouttes filtrées ne précipitant plus par une solution concentrée de tanin, on sursature la liqueur filtrée avec de l'ammoniaque et on l'évapore au bain-marie. Le résidu est repris par le chloroforme, qu'on verse sur un petit filtre sans pli et qu'on ajoute par petites parties. En évaporant lentement et sans ébullition la solution chloroformique dans une capsule tarée, on obtient la Caféine pure, incolore et nettement cristallisée.

Usages. — Le Thé doit à la Caféine qu'il renferme ses propriétés stimulantes, sudorifiques et diurétiques : il est moins excitant que le café. On emploie son infusion, à l'extérieur, comme collyre astringent et à l'intérieur comme tonique et digestive.

L'abus du Thé peut amener à la longue des accidents qu'on a fréquemment observés chez les Anglais, les Russes et les Chinois qui sont grands buveurs de Thé. Les principaux accidents du théisme sont caractérisés par la constipation opiniâtre, la dyspepsie, l'amaigrissement, l'insomnie et la prédisposition aux crises hystériques.

Falsifications. — Les falsifications du Thé sont aussi nombreuses que variées : les unes s'opèrent dans les lieux mêmes de production ou d'exportation : les autres se renouvellent dans tous les pays où l'on consomme cette boisson.

Les premières consistent à préparer le Thé de toutes pièces avec des feuilles qui ont quelque vague ressemblance avec les feuilles de Thé. Autrefois on choisissait de préférence des feuilles simplement astringentes sans se préoccuper beaucoup de leur forme ou de leur structure ; mais depuis qu'on a appliqué le microscope à la détermination des substances végétales, les fraudeurs se sont préoccupés de ne mélanger avec le Thé que des feuilles offrant dans leur structure anatomique quelques particularités communes avec les feuilles de Thé. Telle est la caractéristique des falsifications constatées dans ces dernières années. Quelquefois le Thé est préparé exclusivement avec des feuilles étrangères : c'est ainsi qu'on a expédié en France, sous les noms de *Thé impérial chinois*, *Thé Canton Made*, un Thé ressemblant au Thé perlé et fabriqué exclusivement avec une feuille chinoise dont l'origine botanique est restée indéterminée ; tels sont encore certains Thés préparés en Russie avec des feuilles d'*Epilobium* ou de *Vaccinium* et qui sont vendus sous les noms de *Thés du Caucase* et *Thés de Kaporie*.

Parmi les feuilles qu'on a si souvent substituées frauduleusement au Thé nous citerons celles de l'*Aubépine*, du *Caféier*, du *Camélia*, du *Chêne*, de l'*Églantier*, des *Epilobium hirsutum* L. et *E. angustifolium* L., du *Fraisier*, du *Frêne*, du *Grémil*, du *Hêtre*, du *Marronnier d'Inde*, de l'*Olivier*, de l'*Orme*, du *Peuplier*, du *Phylaria*, du *Prunellier*, du *Saule*, du *Sureau*, de la *Trigonelle bleue*, du *Troène*, des *Vaccinium arctostaphylos* et *V. Myrtillus*, et de la *Véronique*.

Toutes ces substitutions peuvent être facilement reconnues en se basant sur la comparaison des caractères anatomiques et surtout sur la *disposition de l'appareil stomatique*, la *présence et la forme tuberculeuse des cellules scléreuses*.

Dans les pays où l'on consomme beaucoup de Thé, la falsification consiste à revendre des Thés épuisés, après les avoir mélangés de feuilles étrangères. Cette manipulation est devenue en Angleterre l'objet d'un commerce important. Un Thé partiellement épuisé donnera à l'analyse des résultats inférieurs pour l'extrait aqueux, le tanin, la caféine et les cendres solubles.

Une addition de *matières minérales* sera décelée par l'augmentation du poids et la composition des cendres.

La coloration artificielle au moyen de *colorants minéraux*, sera caractérisée par la présence de ces matières colorantes dans les cendres.

L'*Indigo* avec lequel les Chinois colorent habituellement leurs Thés verts. sera caractérisé par son insolubilité dans les divers dissolvants et sa facile oxydation sous l'action d'un hypochlorite dilué.

DIPTÉROCARPÉES

Grands arbres résineux, à feuilles alternes, entières, penninerviées, accompagnées de deux stipules caduques. Fleurs axillaires ou terminales en grappes ou en panicules. Calice gamosépale, tubuleux, persistant à 5 sépales, tous accrescents ou dont 2-3 seulement grandissent en ailes, avec le fruit. Corolle à 5 pétales entiers, sessiles ou échancrés. Etamines indéfinies. Ovaire triloculaire à loges biovulées. Fruit capsulaire, coriace, entouré par le calice, dont deux divisions s'accroissent parfois et se présentent sous forme d'ailes.

L'appareil sécréteur de ces plantes est représenté par *des canaux pluricellulaires* dont la localisation longtemps discutée. a été définitivement fixée *à la périphérie de la moelle et non dans le bois primaire*. Les faisceaux libéro-ligneux étant très nombreux dans les tiges, les pétioles et les nervures des feuilles, il en résulte que les canaux sécréteurs forment autour de la moelle un cercle où ils sont rapprochés parfois jusqu'à se toucher. Leur nombre peut encore s'accroître avec la présence de faisceaux intra-médullaires qui sont disposés en séries parallèles.

CAMPHRE DE BORNÉO

Origine. — Le Camphre de Bornéo ou Camphre Malais est fourni par le *Dryobalanops aromatica* Gœrtn. (*D. Camphora* Coleb), qui croît à Java, Bornéo, Sumatra et dans la presqu'île de Malacca. Outre ce camphre, le *D. aromatica* renferme encore une huile essentielle liquide, qui domine dans les jeunes troncs et dans les feuilles.

Extraction.—On fait dans l'arbre une entaille assez profonde qui pénètre jusqu'au cœur. S'il y a de l'huile, on la reçoit dans des demi-cylindres de bambou coupés longitudinalement. Si l'on aperçoit des cristaux au fond de l'incision, on coupe l'arbre près de la racine et on l'abat ; on le scie ensuite par tronçons qu'on divise en morceaux. *C'est dans la partie centrale des troncs que l'on trouve le camphre tout formé et cristallisé.* Avec l'ongle ou de petits instruments en bois, on le détache des fibres auxquelles il est fixé. Une fois obtenus, l'huile et les cristaux sont purifiés ; on débarrasse la première de ses impuretés en la passant à travers un tamis, fait avec les fibres d'une feuille de palmier ; quant aux cristaux, on les passe à travers des cribles de diamètre différent et on les trie d'après leur grosseur. Plus ils sont gros, limpides et transparents, plus ils ont de prix. La quantité de camphre et d'huile retirée d'un arbre est très variable.

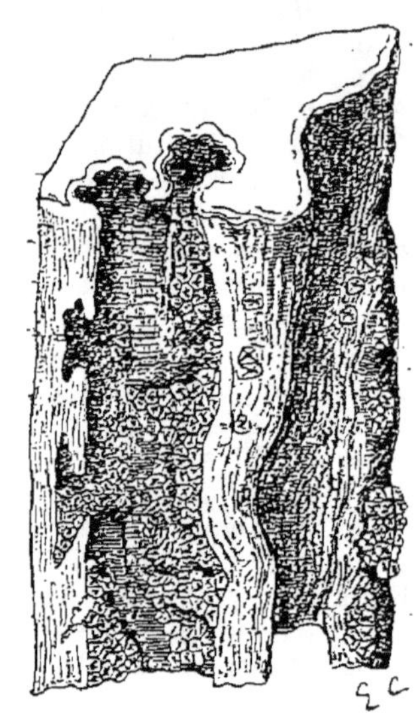
Fig. 62.
Dryobalanops aromatica.
Disposition du camphre de Bornéo dans le tronc.

Description. — Le Camphre de Bornéo se présente en petits cristaux blancs, transparents, dont l'odeur rappelle à la fois celle du Camphre et du Patchouli ; il a une saveur chaude et brûlante ; il est plus dur, plus friable et plus lourd que le Camphre du Japon ; il est moins volatil que lui et ne se sublime pas sur les parois des vases qui le contiennent.

Ce Camphre appelé encore Bornéol joue le rôle d'un alcool par rapport au Camphre du Japon ; celui-ci n'est qu'un aldhéhyde du premier.

Chauffé avec un corps oxydant tel que l'acide azotique, le Camphre de Bornéo absorbe de l'oxygène et donne du Camphre ordinaire.

Usages. — Ce produit qui ne nous intéresse guère que par le rôle chimique qu'il joue vis-à-vis du Camphre du Japon, est au contraire, malgré son prix très élevé, un des médicaments les plus appréciés en Chine, au Japon, dans la Cochinchine, le Cambodge, le Siam, la Perse et l'Arabie. En Chine on ne prépare aucun médicament cardiaque, diaphorétique ou alexipharmaque, qui ne contienne du Camphre de Bornéo.

BAUME DE GURJUN

Origine. — Le Baume de Gurjun est une oléo-résine produite par plusieurs espèces du genre *Dipterocarpus*, parmi lesquelles il faut citer les

D. turbinatus Gœrtn., *D. incanus* Roxb., *D. alatus* Roxb. et *D. Zeylanicus* Thw., qui croissent à l'est du Bengale et à Ceylan.

Extraction. — La plus grande partie de ce produit vient de la côte de Burma et des Détroits. On le recueille en incisant les arbres vers la fin de la saison sèche. Après avoir entaillé l'arbre au moyen d'une hache, on y creuse une cavité assez large, dans laquelle on met le feu, jusqu'à ce que le bois soit légèrement entamé. Quand le baume commence à exsuder, on le reçoit dans de larges tuyaux de bambou, où au bout de quelque temps il s'est séparé en deux couches ; l'une liquide et claire, qui constitue le baume de Gurjun, l'autre épaisse, appelée *guad*. On peut en renouvelant la surface brûlée et en y mettant le feu à nouveau, retirer du même arbre 30 à 40 gallons de baume par an.

Description. — Les différences observées dans l'aspect du baume de Gurjun du commerce s'expliquent par la diversité de leur origine. En général, il se présente sous l'apparence d'un liquide épais et visqueux très fluorescent. *Vu à la lumière réfléchie, il paraît opaque et coloré en gris verdâtre sombre; exposé à une lumière naturelle intense, il est d'un brun rougeâtre et tout à fait transparent. Il a une odeur aromatique qui rappelle celle du copahu et une saveur amère et aromatique dépourvue d'âcreté.* Il donne des solutions claires et plus ou moins fluorescentes avec la benzine pure, le chloroforme, le sulfure de carbone ; il ne se dissout pas complètement dans les alcools méthylique et éthylique, l'éther et l'acide acétique. Chauffé à 220° dans un tube clos, il devient complètement solide, ce qui le distingue du Copahu.

Composition chimique. — Le baume de Gurjun est constitué par un mélange d'huile essentielle et de résine. Cette résine renferme un acide cristallisable qui a été désigné sous le nom d'*acide gurjunique*.

Usages. — On a essayé de l'utiliser comme succédané du baume de Copahu à la dose de 2 à 4 grammes par jour. C'est d'ailleurs l'usage habituel que l'on en fait dans les hôpitaux de l'Inde. En Europe on ne l'emploie guère que pour falsifier le Copahu.

Comme espèces intéressantes de cette famille, on peut citer : le *Vatica Selanica* Whigt et Arn., qui produit la résine connue sous le nom de Dammar Sélan; le *Vateria indica* L., qui fournit le Copal de l'Inde. Les graines de cette dernière espèce donnent le Suif de Piney ou de Canara. C'est encore une plante de cette famille, le *Lophira alata* Gœrtn, qui fournit la graisse employée au Gabon sous le nom de Suif d'Ochoco.

MALVACÉES

Plantes ligneuses, sous-frutescentes, ou herbacées, mucilagineuses, à feuilles alternes, entières ou lobées. Fleurs axillaires, solitaires ou diversement groupées, régulières et complètes. Calice gamosépale à 3 ou 5 divisions, persistant, accompagné parfois d'un calicule (*Malvées*). Corolle à 5 pétales libres ou unis à leur base. Etamines en nombre indéfini, monadelphes. Gynécée généralement libre, à carpelles unis ou indépendants. Fruit extrêmement variable, à graines presque toujours dépourvues d'albumen ou n'en conservant que des traces.

L'épiderme des feuilles de Malvacées est presque toujours garni de *poils tecteurs, coniques, unicellulaires, simples* ou *disposés en étoile*, et de *poils glanduleux courts, formés d'une glande divisée par des cloisons transversales et longitudinales*, qui est supportée par un pédicelle très court. Les stomates sont généralement *accompagnées de 3 cellules annexes, dont une est constamment plus petite que les deux autres* (fig. 63).

L'appareil sécréteur des Malvacées est représenté par des *glandes mucilagineuses, unicellulaires, qui sont localisées dans les parenchymes, dans la moelle* et *le limbe des feuilles.*

GUIMAUVE OFFICINALE

La GUIMAUVE OFFICINALE (*Althæa officinalis* L.) est une plante vivace, couverte d'un duvet blanchâtre, qui croît spontanément

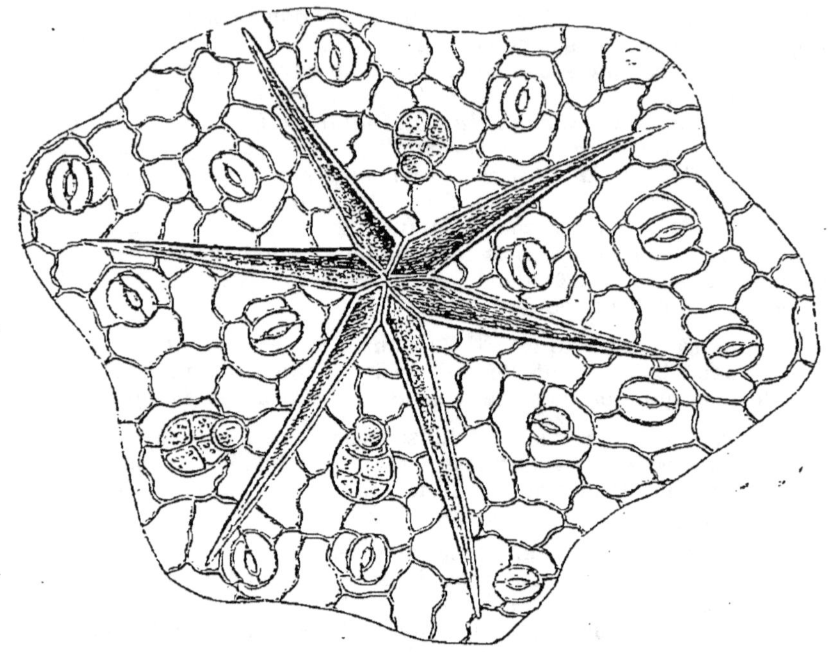

Fig. 63. — Épiderme de feuille de Guimauve.

dans certaines localités de l'Europe et de l'Asie tempérée, dans le voisinage des marais salants : elle fournit à la matière médicale ses *feuilles*, ses *fleurs* et ses *racines*.

Les FEUILLES DE GUIMAUVE sont alternes sur la tige, garnies, à la base, de stipules subulées, très caduques. Le limbe, qui mesure 4 à 5 centimètres de longueur et 3 centimètres de largeur, est blanc, *tomenteux*, largement ovale, *tantôt simplement denté, plus souvent divisé en trois lobes. Fraîches, ces feuilles sont molles au toucher ; mais desséchées, elles ont une teinte vert grisâtre et sont très friables ; elles ont une odeur fade, qui devient désagréable avec le temps.*

Examinées au microscope, elles sont caractérisées *par la disposition de leurs stomates, l'abondance et la disposition de leurs poils tecteurs* et *de leurs poils glanduleux*, ainsi que par la *présence de glandes mucilagineuses internes*. Elles sont employées sous forme de cataplasmes émollients.

Les FLEURS DE GUIMAUVE sont composées : d'un calicule à 7 ou 9 divisions étroites, linéaires-lancéolées ; d'un calice à 3 lobes ovales, courtement acuminés et plus longs que les divisions du calicule ; d'une corolle à 5 pétales, d'*un blanc rosé*, cunéiformes, émarginés au sommet et deux fois plus longs que les sépales ; de nombreuses étamines *monadelphes* ; elles possèdent une odeur peu prononcée et une saveur mucilagineuse ; elles sont employées comme pectorales et entrent dans la préparation des *Espèces béchiques*.

La RACINE DE GUIMAUVE destinée aux usages de la pharmacie est récoltée à la fin de la seconde année, puis débarrassée du suber jaunâtre et ridé qui la recouvre, ainsi que de ses ramifications latérales. Elle se présente sous la forme de *bâtons coniques, plus ou moins droits ou tordus, d'une couleur blanche caractéristique*. La surface extérieure est *profondément sillonnée* et présente des cicatrices arrondies laissées par la section des radicelles. La section transversale (fig. 64) présente une zone corticale, à contour irrégulier, dont l'épaisseur atteint le quart du rayon total et qui est nettement séparée du cylindre ligneux. Celui-ci a une *structure radiée caractéristique* et présente *un ou deux cercles ondulés concentriques*, dus à la disposition assez régulière des faisceaux fibro-vasculaires. Quand elle est bien sèche, cette racine a une *cassure grenue dans sa partie centrale* et *très fibreuse dans la zone corticale* ; elle possède une *odeur fade* et une *saveur mucilagineuse*.

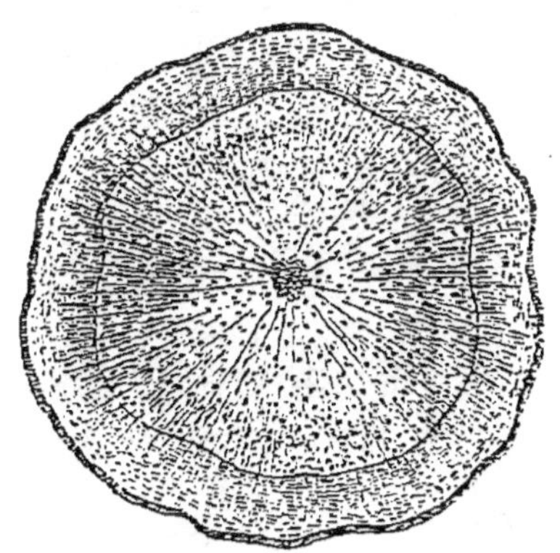

Fig. 64. — Racine de Guimauve.

Examinée au microscope (fig. 65), la section transversale de la racine présente : un suber (*s*) de couleur jaunâtre, qui recouvre une couche de collenchyme peu épaisse ; le parenchyme cortical (pc^2) formé de cellules irrégulières, polygonales, renfermant de l'amidon, un peu d'huile et de l'asparagine et caractérisé par la présence de *glandes mucilagineuses* (*cm*) et de *cristaux étoilés d'oxalate de chaux* ; le liber secondaire, contenant aussi des glandes mucilagineuses et qui est *caractérisé par la présence d'une multitude de faisceaux fibro-libériens, qui dans leur ensemble sont disposés en files radiales et en couches concentriques et parallèles* : ces faisceaux sont formés de fibres très *résistantes, munies de parois lisses et moyennement épaisses;* la zone ligneuse, séparée de l'écorce par le cambium, formée d'un parenchyme amylacé, dans lequel *on observe un très grand nombre de petits faisceaux ligneux, représentant le bois secondaire, formés d'un ou de plusieurs vaisseaux, entourés par un massif plus ou moins épais de trachéides.* Ce parenchyme, *riche en cellules gommeuses,* est sillonné par des rayons médullaires étroits et très nombreux partant du centre de la racine qui est occupé par le bois primaire.

La racine de guimauve renferme du *mucilage,* de l'amidon, de la pectine, du sucre, des traces d'huile fixe, du tanin, de l'*asparagine.* Le mucilage, qui en constitue le principe actif, y existe dans la proportion de 25 p. 100. La présence et la forme des cellules qui renferment le mucilage, peuvent être mises en évidence en trempant dans l'alcool les sections minces de la racine fraîche.

La racine de guimauve est employée comme émolliente sous forme de lavements ou de gargarismes. La poudre de cette racine sert d'excipient pour la préparation des pilules.

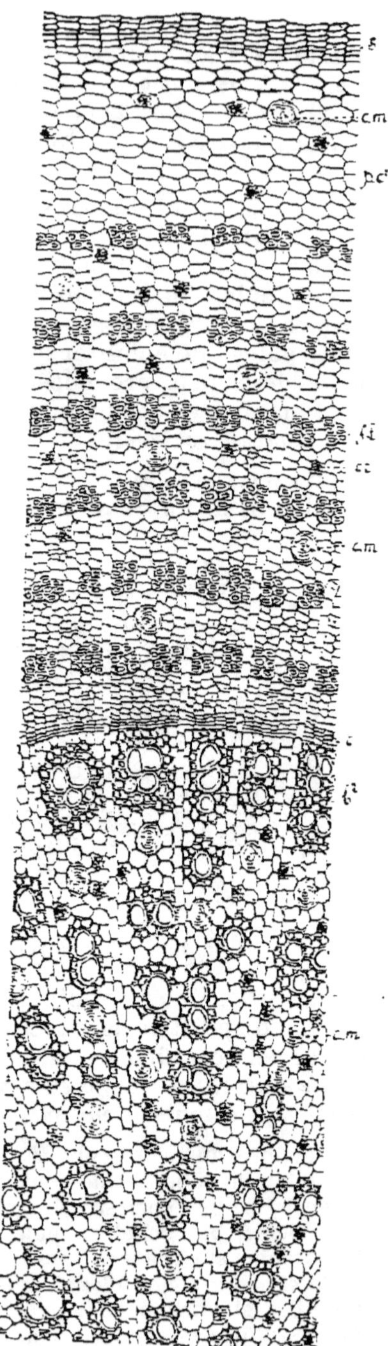

Fig. 65.— Racine de Guimauve. Structure anatomique.

MAUVES

Les MAUVES (*Malva*) ne diffèrent guère des *Althæa,* que par leur calicule qui ne compte que trois folioles libres. On utilise en pharmacie les fleurs et les feuilles de quelques-unes d'entre elles.

Les FLEURS DE MAUVE sont généralement fournies par les *Malva sylvestris* L. et *M. rotundifolia* L., qu'on cultive dans le nord de la France et en Lorraine pour les usages de la pharmacie. Celles du *M. sylvestris,* à l'état frais, ont une couleur *rose violacé, striée de veines rouges,* qui devient *bleue* chez les fleurs desséchées. Elles sont composées : d'un calicule de 3 folioles libres, oblongues, portées par un pédicelle assez long; d'un calice gamosépale à 5 lobes triangulaires; d'une corolle à 5 pétales, cunéiformes, échancrés sur leur bord supérieur et trois fois plus longs que les sépales ; d'étamines dont les filets réunis forment un long tube couvert de poils étoilés.

Dans les environs de Paris, on cultive spécialement pour la droguerie, le *M. glabra* Desv., dont les fleurs plus larges que dans les autres variétés, prennent en se desséchant une belle teinte *bleu foncé*, qui pâlit sensiblement, si on n'a pas soin de les conserver dans un endroit bien sec.

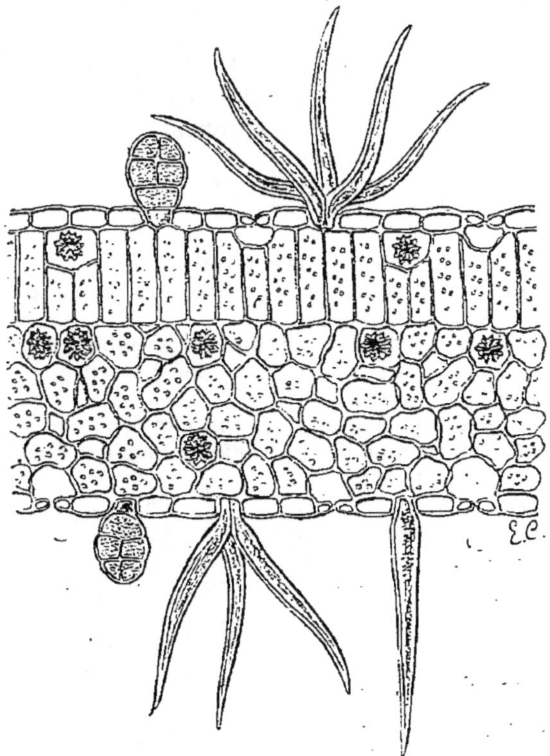

Fig. 66. — Feuille de Mauve.
Structure anatomique du limbe.

Les fleurs fournies par le *M. rotundifolia* sont bien plus petites et ont une *teinte blanchâtre veinée de rose.*

Ces fleurs douées de propriétés émollientes entrent dans la préparation des *Espèces béchiques.*

Les FEUILLES DE MAUVE des pharmacies sont également fournies par les *M. sylvestris* et *M. rotundifolia.*

Celles du *M. sylvestris* sont alternes, longuement pétiolées, munies à leur base de stipules ovales. Leur limbe, *orbiculaire dans sa forme générale, cordiforme à sa base,* atteint 4 à 5 centimètres de longueur et 5 à 6 centimètres de largeur. Dans les feuilles supérieures, il est découpé en 5 ou 6 lobes peu profonds et obtus; dans les feuilles inférieures, il présente de 3 à 5 lobes plus profonds, plus étroits et plus aigus, crénelés sur les bords ; *il est fréquemment maculé de taches noires vers la base et garni sur ses deux faces de longs poils étoilés.* Ces feuilles qui sont *inodores à l'état frais, acquièrent par la dessiccation une odeur désagréable de moisi ;* leur saveur est mucilagineuse.

Les feuilles du *M. rotundifolia* L., connu sous les noms de *Fro-*

magère et de *Petite Mauve*, sont plus petites, arrondies, profondément cordiformes à leur base; elles ont de *5 à 7 lobes* peu profonds, obtus, *doublement crénelés*.

Outre les poils étoilés, on observe sur le limbe des feuilles de Mauve une assez grande quantité de longs poils simples.

Ces feuilles servent à préparer des cataplasmes émollients.

A la série des Malvées se rattache le genre *Sida*, qui fournit plusieurs espèces qui sont douées de propriétés physiologiques toutes différentes, et qui sont utilisées dans l'Inde et dans l'Amérique du Sud. Une des espèces les plus intéressantes est le *S. floribunda*, employé au Pérou comme vermifuge et dont l'action parasiticide purement mécanique, paraît devoir être attribuée aux nombreux poils étoilés qui recouvrent ses feuilles et ses fleurs.

COTON

Le Coton est un duvet blanc jaunâtre ou roussâtre qui recouvre le tégument externe des graines d'un certain nombre d'espèces du genre *Gossypium*.

Les *Gossypium* sont des plantes herbacées ou ligneuses indigènes de toute la région intertropicale, mais dont la culture s'est peu à peu propagée vers le nord jusqu'à des latitudes tempérées.

Il en existe un grand nombre d'espèces dont les principales sont : le *G. Barbadense* L., espèce très répandue dans l'Afrique tropicale, l'Asie et l'Amérique; le *G. herbaceum* L. (*G. hirsutum* L.), cultivé en Asie, en Afrique et dans l'Europe méridionale ; le *G. arboreum* L. ou *Cotonnier en arbre*, qui se cultive en grand dans l'Amérique, l'Asie et l'Afrique tropicales.

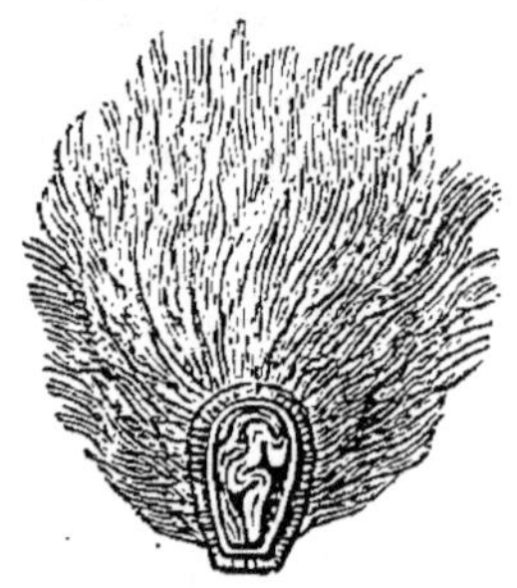
Fig. 67.
Graine de Cotonnier.

L'organe le plus intéressant des *Gossypium* est la graine, qui est presque globuleuse (fig. 68) ou plus ou moins réniforme et anguleuse ; son tégument externe est lisse au début, mais dans la plupart des espèces, un certain nombre des cellules qui le constituent s'accroissent rapidement avant la floraison et forment des saillies proéminentes qui, ne pouvant grandir latéralement ni inférieurement, prennent un grand développement dans leur partie libre ou extérieure. Celle-ci, légèrement bombée, représente une espèce de cæcum qui s'allonge considérablement et finalement ne renferme plus que des gaz. L'élongation de ces tubes est si rapide que ceux-ci n'ont pas le temps de s'épaissir sur leurs parois, et en raison de cette faible épaisseur, ils perdent leur forme cylindrique, s'aplatissent en certains points et se tordent plus ou moins.

Caractères. — A l'œil nu, le coton se présente comme une bourre soyeuse, blanche, grise, ou jaune, plus ou moins douce au toucher, composée de filaments isolés, très variables dans leurs dimensions, leur régularité, leur finesse et leur résistance. Sur la plante fraîche, les filaments de coton ont l'aspect de tubes creux, cylindriques, fermés aux deux bouts; mais sous l'influence de la dessiccation, ils s'aplatissent, se tordent et se présentent sous la forme de fibres aplaties, rubanées, à direction plus ou moins tourmentée (fig. 68). Selon les variétés, les fibres ne présentent aucune ouverture latérale et paraissent seulement bordées d'une sorte de lisière semblable à un ourlet. Leur surface est légèrement et irrégulièrement striée; leur cavité a un diamètre un peu variable; elle diminue d'abord graduellement, puis reste la même jusqu'à l'extrémité des filaments qui est obtuse, arrondie ou spatuliforme. La section transversale est ordinairement circulaire, sauf dans les parties étranglées ou tordues, où elle est réniforme. La largeur de la cavité ne dépasse jamais les deux tiers de l'épaisseur total du filament.

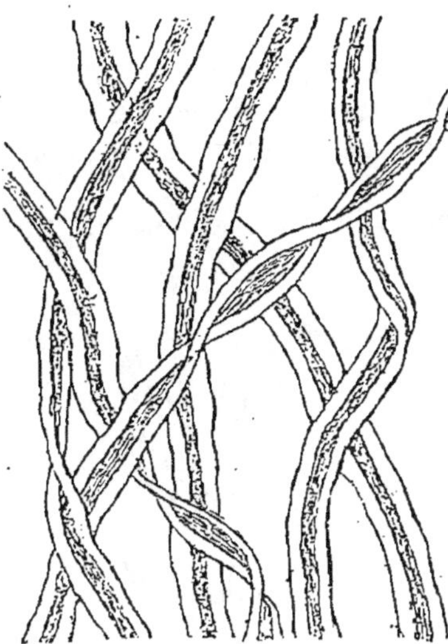

Fig. 68. — Poils de Coton. Vus au microscope.

Le coton est composé par de la cellulose à peu près pure.

Autrefois on ne l'utilisait en pharmacie que pour la préparation du *Coton poudre*, qui servait à préparer le collodion; mais il a acquis une importance extrême avec les progrès de la méthode antiseptique. Sous forme de *Coton cardé* ou *ouate*, il est employé tantôt pur, à l'état de *coton hydrophile*, tantôt imprégné de tous les agents antiseptiques.

Les semences de *Gossypium* se recommandent encore par la qualité et la quantité de l'huile fixe contenue dans leurs cotylédons et qui est devenue l'objet d'un commerce immense avec l'Amérique.

Le *G. herbaceum* fournit encore à la matière médicale l'écorce de sa racine, qui figure dans la Pharmacopée des États-Unis, comme médicament emménagogue.

CACAO

Origine. — Le CACAO est la graine du Cacaoyer (*Theobroma Cacao* L.) du groupe des Byttnériacées. Cette plante est originaire des côtes du Mexique. Limitée pendant longtemps à l'Amérique, la culture du Cacaoyer tend de plus en plus à se propager dans tous les pays chauds.

Il existe un très grand nombre de sortes de Cacao, dont le nom rappelle la provenance et qui peuvent être réparties en deux groupes : 1° les *Cacaos terrés*, qui ont été enfouis dans le sol pendant quelque temps; 2° les *Cacaos non terrés*, qui ont été séchés au soleil ou parfois à chaud.

Outre le *T. Cacao*, il existe un grand nombre d'espèces ou variétés

tés qui croissent à l'état sauvage et fournissent des graines qui sont toutefois moins estimées.

Récolte. — Pour la récolte des graines, les fruits du Cacaoyer, qui ont la forme et la couleur d'un Concombre anguleux, sont coupés dans leur longueur ; les graines en sont extraites et délivrées, au moyen de râpes et de cribles, de la pulpe du fruit qui y adhère.

Description. — La graine de Cacao (fig. 69) est ovoïde, aplatie, tronquée à son extrémité inférieure; elle mesure de 20 à 25 millimètres de longueur et 14 à 16 millimètres de largeur; sa couleur varie du brun grisâtre au brun rougeâtre. L'extrémité la plus large présente une cicatrice arrondie ou hile d'où se détache un

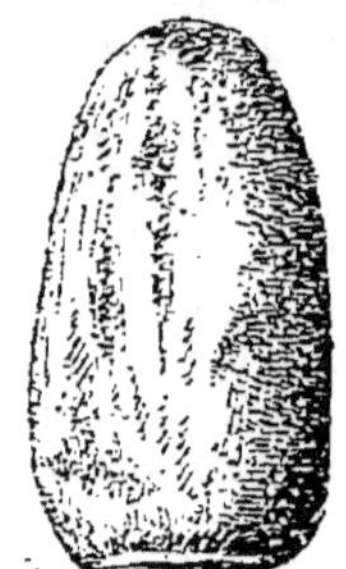

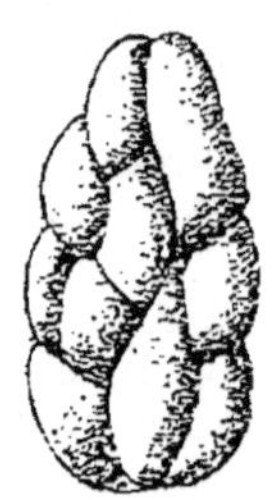

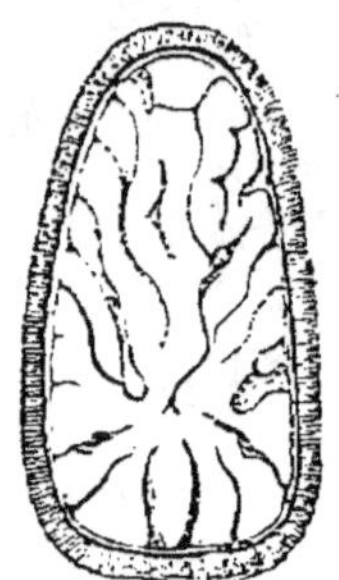

Fig. 69 à 71. — Graine de Cacao.

Entière. Décortiquée. Coupée en long.

raphé, qui longe un des bords de la graine pour aboutir à l'extrémité opposée, où il se divise en plusieurs faisceaux qui se répartissent sur la surface de la graine. La coque ou périsperme est tapissée intérieurement par une membrane incolore, friable, qui recouvre exactement l'amande, pénètre dans sa substance et la divise en plusieurs lobes plus ou moins anguleux (fig. 70). Cette amande dont la teinte varie du violet foncé au brun rougeâtre ou brun noir, dans les graines mûres, est constituée par 2 cotylédons volumineux et plan-convexes, présentant sur leur face plane trois gros sillons longitudinaux irréguliers qui sont séparés par des crêtes saillantes et qui sont respectivement disposés de telle façon que les sillons et les creux s'engrènent exactement les uns dans les autres.

Structure anatomique. — La surface extérieure de cette graine est *généralement* constituée par une couche de cellules de forme variable, représentant les vestiges de la pulpe qui entourait les graines avant leur récolte. Ces cellules sont souvent accompagnées de spores et d'hyphes provenant des champignons, qui se sont développés à la surface des graines pendant l'opération du *terrage*.

Le spermoderme de la graine présente 4 couches bien distinctes (fig. 72) :

1° Une enveloppe extérieure formée d'une rangée de cellules (*te*) recouverte par une cuticule épaisse ; 2° une enveloppe moyenne (*tm*) très développée formée de cellules irrégulières, aplaties, à parois ondulées et colorées en brun. Cette zone est caractérisée par la présence, *dans sa partie*

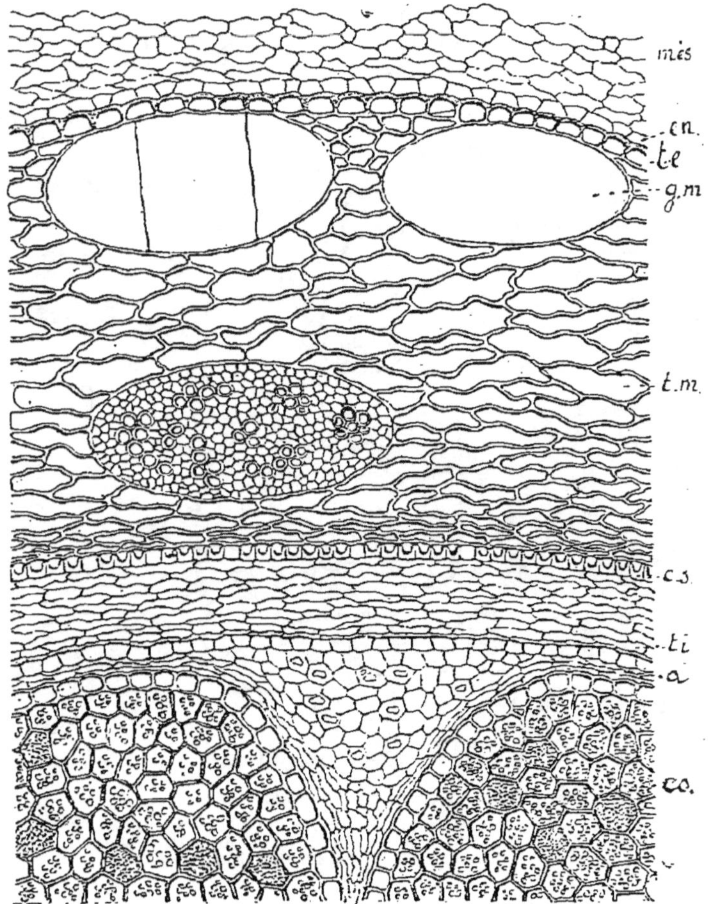

Fig. 72. — Graine de Cacao.
Structure anatomique.

extérieure, de grosses glandes mucilagineuses, et dans sa partie interne, de larges faisceaux fibro-vasculaires ; 3° une zone scléreuse (*cs*) formée d'une rangée, non continue, de *petites cellules scléreuses, dont les parois interne et latérales sont notablement épaissies ;* 4° une couche interne colorée en brun (*i*) plus ou moins épaisse, formée de cellules complètement affaissées, allongées tangentiellement.

L'albumen (*a*) se compose de 2 couches distinctes. La couche extérieure est formée d'une seule rangée de cellules tabulaires qui tapissent intérieurement le spermoderme ; vues de face ces cellules sont polygonales, et renferment des cristaux de matière grasse, groupés en forme de grappe et mélangés parfois d'oxalate de chaux. La couche intérieure prend vis-à-vis des anfractuosités des cotylédons un développement assez grand : *c'est elle qui forme le tégument argentin qui tapisse les anfractuosités* ; elle est formée de cellules à parois très minces contenant de la matière grasse et des cristaux aciculaires.

Les cotylédons (*co*) sont recouverts par une membrane très mince, formée d'une rangée de cellules polygonales, renfermant une matière granuleuse brune ou orangée. C'est sur cette membrane que sont insérés

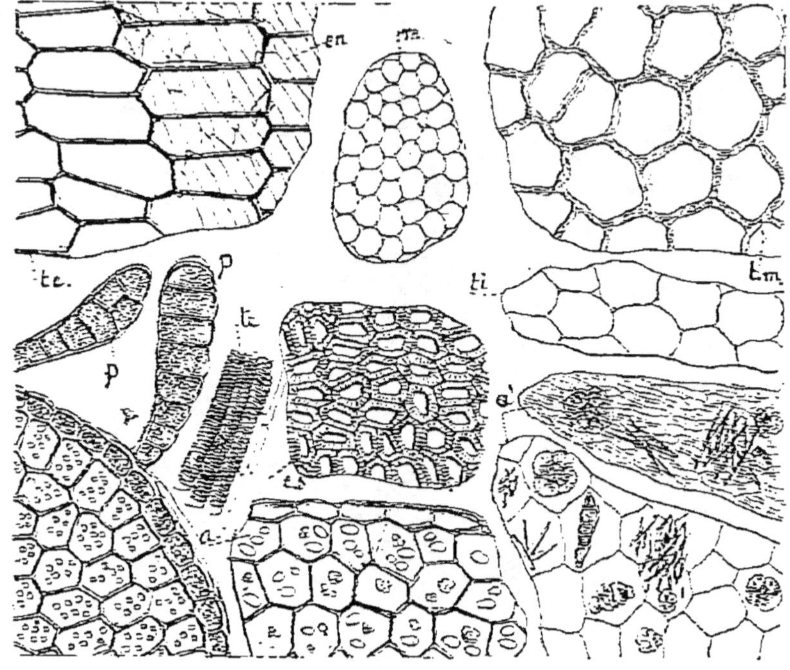

Fig. 73. — Éléments de la poudre de Cacao.

en. cellules transversales appliquées contre le tégument extérieur *te*. — *tm*. tégument moyen. — *ti*. tégument interne. — *a*. *a'*. albumen incrusté de cristallisations diverses. — *sc*. cellules scléreuses. — *tr*. trachées. — *p*. poils (corps de Mitscherlich) insérés sur l'enveloppe *r'* des cotylédons *co*. — *m*. radicule. — *tr*. trachées.

des poils uni ou *pluri-sériés plus ou moins longs, formés d'une longue file de cellules plus larges que longues*. Ces poils ont été et sont encore parfois désignés sous le nom de *Corps de Mitscherlich*.

Les cotylédons sont formés d'un tissu de cellules polygonales *dont le contenu varie quelque peu. Le plus grand nombre d'entre elles renferment des granules d'amidon et d'aleurone empâtés dans une masse graisseuse amorphe ; d'autres contiennent un pigment rouge désigné sous le nom de rouge de cacao ; d'autres renferment un plasma huileux mélangé de fines aiguilles ou de houppes soyeuses de matière grasse*. La connaissance de ces caractères est indispensable pour constater la pureté et l'identité de la Poudre de cacao qui constitue un médicament analeptique de première importance.

L'amidon de cacao est en grains très petits, isolés ou réunis en groupes de 2 à 5 granules. La graine fraîche de Cacao est à peine colorée à l'intérieur. Seule la membrane qui tapisse les cotylédons a une teinte brune, due à la présence des granules colorés qu'elle renferme. La teinte brune ou violette que la graine prend en se desséchant est due à la formation du *rouge de cacao*, qui est le résultat d'une oxydation subie par un glucoside (la *cacaonine*) qui a son siège dans les cellules à pigment.

Composition chimique. — Les graines de Cacao renferment 13 à 14 p. 100 de matières albuminoïdes, de 5 à 25 p. 100 d'amidon, un peu de tanin et deux produits qui intéressent particulièrement la médecine, et qui sont le *Beurre de cacao* et la *Théobromine*. On y a signalé aussi la présence d'un peu de *caféine*.

La *Théobromine* est une substance blanche cristalline, d'une saveur faiblement amère; elle est peu soluble dans l'eau froide, un peu plus soluble dans l'eau chaude; elle est encore moins soluble dans l'alcool et dans l'éther. *Elle existe dans le cacao dans la proportion de* 1,50 p. 100 : c'est un diurétique énergique *à la dose de* 50 *centigrammes à* 4 *grammes*, qui doit être prescrit *pur et non à l'état de sel double.*

Dosage de la Théobromine. — M. Maupy (*Journ. de Ph. et Ch.*, 6e sér., t. V; 1897, p. 329) a indiqué le procédé suivant pour opérer ce dosage. On introduit 5 grammes de cacao finement broyé dans un flacon, avec 5 grammes d'éther de pétrole ou de ligroïne; on bouche et on laisse en contact pendant une journée en agitant de temps à autre. Le liquide et la poudre sont recueillis sur un filtre sans pli. Après écoulement, le flacon et le contenu du filtre sont lavés avec un peu de ligroïne et la poudre est séchée. Ainsi privé de sa matière grasse, le cacao est trituré avec 2 grammes d'eau distillée. *Ce lavage est indispensable pour arriver à un bon résultat*, car la quantité de théobromine enlevée à la poudre sèche de cacao serait insignifiante. Le cacao humide est aussitôt introduit dans un petit matras avec 20 grammes du mélange suivant : phénol pur cristallisé, 15 grammes; chloroforme, 85 grammes. On adapte à un réfrigérant à reflux et le chloroforme est maintenu à l'ébullition au bain-marie pendant une heure. Après refroidissement, on filtre. Il est avantageux d'adopter le dispositif suivant : on adapte un bouchon de caoutchouc percé de deux trous à une fiole d'Erlenmeyer de 90 ou 100 centimètres cubes; l'un des orifices est traversé par la douille d'un entonnoir à angle de 60°, garni d'un filtre lisse qui s'y adapte bien exactement; l'autre orifice est traversé par un tube de verre prolongé par un tuyau de caoutchouc servant à l'aspiration. Le liquide et la poudre sont recueillis sur le filtre; on essore en aspirant fortement au moyen d'un appareil quelconque ou tout simplement par la bouche: en même temps, on tasse légèrement la poudre dans l'entonnoir à l'aide d'un petit pilon. Le résidu extrait du filtre est soumis à deux décoctions successives d'une demi-heure avec 15 grammes de chloroforme pour chaque fois. Les liqueurs chloroformiques réunies sont distillées. La distillation achevée, il est nécessaire de maintenir la fiole d'Erlenmeyer plongée jusqu'au col dans l'eau bouillante, pendant au moins une demi-heure, le phénol retenant énergiquement les dernières traces de chloroforme. Après refroidis sement, on ajoute 40 grammes d'éther à 65°; on agite, et on abandonne au repos pendant six heures. La théobromine se précipite, tandis que la caféine, la matière colorante et les dernières traces de matière grasse restent en dissolution. On décante l'éther et on recueille le précipité sur un double filtre équilibré. La théobromine est lavée avec quelques centimètres cubes d'éther pour la priver complètement de phénol; il faut avoir soin, pendant la filtration, de recouvrir l'entonnoir d'une plaque de verre. Les filtres sont séchés, puis pesés. La théobromine est blanche ou à peine colorée, même avec les cacaos torréfiés et le chocolat.

M. Maupy a retiré du cacao de la Trinité 1,44 p. 100 de Théobromine, du cacao Caracas 1,38, du cacao de Para 1,28, du cacao Grenada 1,60 et du cacao Martinique 1,52.

Le Beurre de Cacao, qui se présente généralement dans le commerce en plaques blanches rectangulaires, est légèrement brillant, d'une teinte blanc jaunâtre, onctueux au toucher, il a une odeur agréable de chocolat; il fond entre 29 et 31° et se dissout dans 28 parties d'alcool bouillant. Il est constitué par de la *cacaostéarine* et de la *palmitine ;* il est utilisé en pharmacie pour la préparation de suppositoires simples ou auxquels on incorpore des substances actives.

Usages. — Le Cacao est un médicament analeptique qui s'administre sous forme de poudre, dont l'usage s'est propagé considérablement dans ces derniers temps. Il sert surtout à préparer le Chocolat.

Falsifications. — Le cacao entier est rarement falsifié ; il n'en est pas ainsi de sa poudre, qui est l'objet de nombreuses adultérations, consistant soit dans un épuisement plus ou moins complet qui lui enlève une proportion plus ou moins notable de sa matière grasse, soit dans l'addition de matières végétales, en tête desquelles il faut placer les *Coques de cacao,* dont la valeur commerciale est aussi nulle que la valeur alimentaire. Les procédés chimiques, complétés par l'examen microscopique, permettent de constater ces falsifications.

La matière médicale utilise aussi un certain nombre d'espèces du genre *Hibiscus,* parmi lesquelles il faut mentionner : l'*Hibiscus Abelmoschus* Moench, plante tropicale dont les semences, connues sous le nom de graines d'Ambrette, *présentent dans l'épaisseur de leur tégument externe, des éminences produites par l'agglomération de larges cellules remplies d'une huile volatile,* qui leur communique des propriétés antispasmodiques et l'*odeur aromatique qu'elles exhalent quand on les frotte entre les doigts ;* l'*H. esculentus* L. ou *Gombo,* plante cultivée dans toutes les régions tropicales, dont la racine remplace notre racine de Guimauve dans la pharmacopée de l'Inde.

Le groupe des Bombacées se recommande aussi par quelques espèces utiles telles que : l'*Adansonia digitata* L., le plus gigantesque des végétaux connus et qui est originaire de l'Afrique. Toutes les parties de cet arbre, qui peut atteindre jusqu'à 20 mètres de circonférence, renferment un mucilage abondant ; son écorce est employée comme émolliente dans notre colonie du Sénégal. Les feuilles sèches servent à préparer une poudre, l'*alo,* employée par les nègres pour aromatiser les aliments et modérer l'excès de la transpiration. La pulpe qui entoure les graines est employée à l'état frais, comme rafraîchissante par les Sénégalais ; desséchée et pulvérisée, cette pulpe est employée comme antidysentérique : elle constituait le produit importé en Europe sous le nom de *Terre de Lemnos*. Dans nos colonies des Antilles on utilise comme vomitive l'écorce des *Bombax Ceiba* L. et *B. Malabaricum* D. C.

STERCULIACÉES

Les Sterculiacées présentent un ensemble de caractères morphologiques qui les relie étroitement aux Malvacées et aux Tiliacées. Cette analogie se poursuit avec une telle constance dans les caractères anatomiques que beaucoup de botanistes considèrent ces trois groupes plutôt comme les tribus d'une même famille que comme trois familles distinctes.

Les Sterculiacées sécrètent aussi de la gomme et du mucilage ; mais M. Van Tieghem a constaté que leur appareil sécréteur diffère quant à son mode de formation de celui des Malvacées et des Tiliacées. Dans celles-ci, la gomme est sécrétée dans de grandes cellules généralement isolées, parfois rapprochées côte à côte et ne pouvant se confondre, formant des glandes *lysigènes*, tandis que dans les Sterculiacées, la gomme se produit dans de larges canaux *schizogènes* ou issus de dissociation.

Ces canaux qui n'existent guère que dans les Sterculiées, les Dombyées et les Hélictérées, sont *généralement absents dans la racine, mais ils s'observent à la fois dans l'écorce et la moelle de la tige et dans les deux parenchymes du pétiole et de la nervure.*

NOIX DE KOLA

Origine. — La NOIX DE KOLA ou SEMENCE DE KOLA est produite, selon Heckel, par le *Cola acuminata* PAL. BEAUV., qui croît sur la côte occidentale d'Afrique entre le 10e degré latitude Nord et le 5e degré de latitude Sud. D'après Schumann (*Pharm. Zeitung*, t. XLV, p. 124, 1900), la Noix de kola récoltée sur les côtes africaines, entre le Sénégal et Angola, aurait une origine plus complexe ; l'une, appelée *Nguru* ou *Grande noix de Kola*, à deux cotylédons seulement, serait constituée surtout par les graines du *Cola vera* K. SCHUM., mélangées avec les graines de *Cola acuminata* PAL. BEAUV ; l'autre, la *Petite noix de Kola*, appelée *Kotofo* par les indigènes et composée de 4, 5 ou 6 cotylédons, serait fournie par le *C. Ballayi* CORNU.

Récolte. — Bien que le *C. acuminata* puisse déjà fournir une récolte avantageuse à l'âge de cinq ans, il n'entre en plein rapport que vers la dixième année ; à cet âge il peut fournir annuellement une moyenne de 90 kilogrammes de graines. La récolte, qui peut avoir lieu deux fois par an, est faite par des femmes qui, après avoir enlevé les graines des follicules, les débarrassent de leur spermoderme.

Pour les conserver fraîches, elles les placent dans des paniers faits d'écorces d'arbres, en les recouvrant de feuilles de *Bal* (*Sterculia cordifo-*

lia CAV.) qui, par leur dimension et leur épaisseur, les préservent d'une évaporation rapide. En cet état, elles peuvent se conserver un mois. Pour les conserver plus longtemps, il est utile, une fois par mois, de procéder à une sélection, de laver les graines dans de l'eau fraîche et de remplacer les premières feuilles de Bal par de nouvelles.

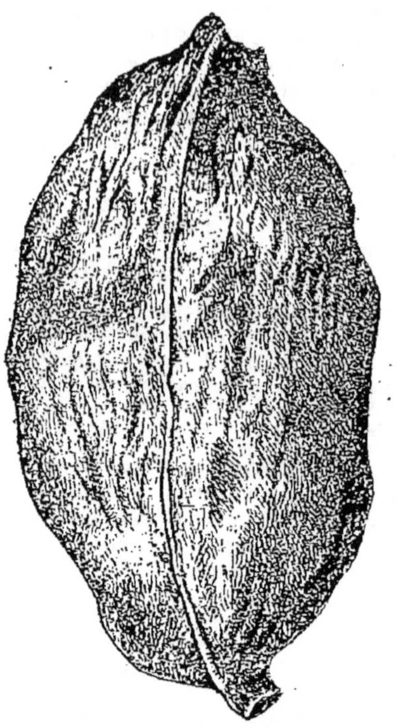

Fig. 74.
Fruit du *Sterculia acuminata.*

Un procédé de conservation assez simple consiste à placer les graines saines dans du sable fin légèrement humecté, contenu dans des pots de grès, convenablement couverts et tenus dans un endroit frais.

Le marché le plus important de cette graine est la ville de Lagos, dans le Soudan anglais, sur la côte des Esclaves. Après elle, vient Freetown, capitale de la colonie de Sierra-Leone. L'Allemagne a, dans ses possesions, un lieu de production important, le Kameroun. La France possède, à Dakar, dans le Sénégal, et à Konakry, dans la Guinée française, et à Porto-Novo, dans le Dahomey, des marchés importants pour le commerce de cette substance.

Description. — Les grosses graines de Kola sont contenues dans un follicule (fig. 74) oblong, obtus ou rostré, coriace, *semiligneux, bosselé extérieurement*, lisse, brun, mesurant 8 à 16 centimètres de long et 6 à 7 centimètres de large. Chaque follicule renferme de 5 à

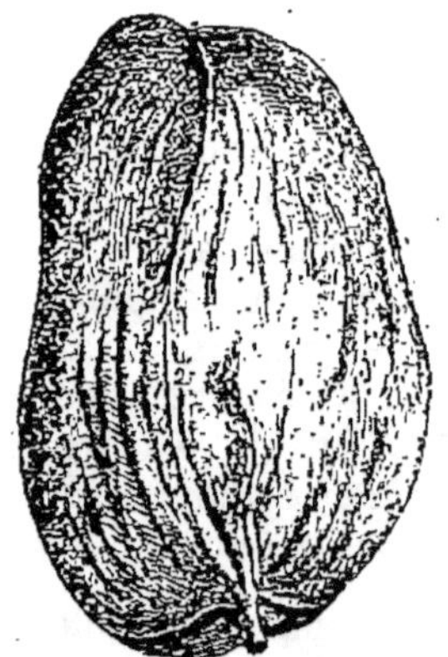

Fig. 75.
Graine de Kola.

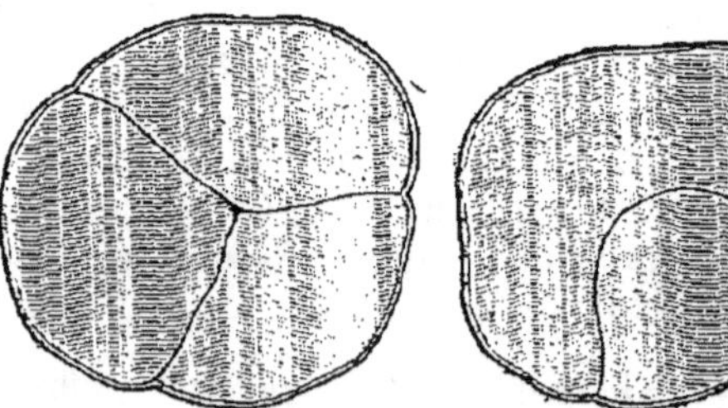

Fig. 76. — Graine de Kola.
Coupée transversalement.

16 graines oblongues, obtuses, subtétragones, déformées par leur pression réciproque. Ces graines (fig. 76) sont recouvertes d'un spermoderme membraneux, lâche, dont la couleur varie dans la

même graine du blanc jaunâtre au rouge rosé ; elles ont en moyenne 3 ou 3 centimètres et demi de longueur et 2 centimètres et demi de largeur et pèsent de 5 à 25 grammes, selon leur grosseur. Chacune d'elles est formée de 2 cotylédons charnus, divisés en segments irréguliers, parfaitement distincts. A l'état frais, les cotylédons, qui forment à eux seuls presque toute la graine, ont une saveur amère qui rappelle celle de l'écorce de grenade, mais un peu moins amère ; par la dessiccation, leur amertume s'atténue et leur saveur devient relativement douce ; leur couleur varie du blanc au rouge foncé, suivant qu'elles sont plus ou moins mûres.

Les petites noix de Kola sont *roses* ou *rouges*, mais jamais *blanches*, moins amères, et plus mucilagineuses que les grosses.

Structure anatomique. — Le spermoderme, sillonné par de nombreux faisceaux fibro-vasculaires, est caractérisé dans le reste de son épaisseur par un très grand nombre de *canaux mucilagineux* d'origine lysigène, et de *cristaux d'oxalate de chaux étoilés*. Les cotylédons, entourés par une enveloppe de cellules *ponctuées*, sont constitués par un tissu de cellules polygonales, munies de parois assez épaisses, renfermant du tanin, de la protéine, de la graisse et une très grande quantité de grains d'amidon *ovales* mesurant de 5 à 28 μ et marqués de stries concentriques.

Composition chimique. — D'après MM. Heckel et Schlagdenhaufen, la noix de Kola renferme : de la *Caféine* 2 gr. 348, de la *Théobromine* 0 gr. 023, du *tanin* 1 gr. 619, de la *matière grasse* 0 gr. 585, du *rouge de Kola* 1 gr. 290, du *glucose* 2 gr. 875, de l'*amidon* 33 gr. 754, de la *gomme* 3 gr. 040, des matières *protéiques* 6 gr. 761, de l'*oxalate de chaux*, etc.

D'après Heckel, les propriétés physiologiques de la Noix de kola ne doivent pas être attribuées seulement à la *Caféine* retirée de cette graine, mais encore au *rouge de Kola*. Knebel (1892) a constaté dans la graine de Kola l'existence d'une oxydase qu'il a isolée ; il a aussi établi que le produit complexe, désigné par Heckel sous le nom de *rouge de Kola*, est constitué en majeure partie par un tanin glucosidique, la *Kolanine* ou *acide kolatannique*, mélangé avec de la Caféine et formant une combinaison insoluble qui n'existe pas dans la graine fraîche, mais qui se forme en présence de l'oxygène, aux dépens de l'oxydase que celle-ci renferme.

Ces observations de Knebel ont été pour Heckel le point de départ de nouvelles recherches qui ont établi que sous l'influence de l'oxydase, de la salive, du suc gastrique, le *rouge de Kola* ou *Kolanine*, introduit dans l'estomac, se dédouble en glucose, en Caféine et en rouge phlobaphénique.

La quantité de Caféine ainsi produite, s'ajoutant à celle qui existe à l'état libre dans la graine, peut représenter un total de 3 gr. 80 à 4 grammes de Caféine pour 100 parties de noix de Kola.

Usages. — La Noix de Kola est aujourd'hui communément employée, non seulement comme un tonique puissant du cœur et un faible diurétique, mais en même temps comme un aliment d'épargne. Elle exerce sur la fatigue et l'essoufflement déterminés par les grandes marches et les excursions, une action modératrice indiscutable qui a été utilisée depuis quelque temps par les alpinistes. Bien supérieure au Café, à la Coca et au Maté, comme aliment d'épargne, elle devrait être employée pour l'alimentation des soldats appelés à manœuvrer dans les régions montagneuses. Par sa richesse en tanin, elle permettrait aussi de combattre ou de prévenir les diarrhées qui immobilisent toujours trop de soldats en campagne.

On l'emploie sous forme de poudre, de vin, de comprimé, de granulé et de biscuits dits *accélérateurs*.

Substitutions. — On substitue parfois aux graines de *C. acuminata* celles de plusieurs autres plantes du groupe des Sterculiacées telles que les *Cola Duparquetiana*, *C. lepidota*, *C. anomala*, *C. ficifolia*, *C. heterophylla*, et *C. cordifolia* et de l'*Heritiera littoralis* ou encore celles de plantes qui, appartenant à des groupes différents, se rapprochent de la noix de Kola, par leur grosseur ou leur apparence extérieure, comme celles du *Pentadesma butyracea* et du *Garcinia Kola*, qui sont fournies par des Guttifères. Quand ces graines sont entières, la substitution peut être facilement révélée, mais si les graines sont pulvérisées, elle ne peut être découverte que par un dosage de la *Caféine* et de la *Kolanine* ou par l'examen microscopique.

La Caféine peut être dosée par la méthode décrite page 78.

En épuisant la poudre suspecte avec de l'eau distillée froide et ensuite par l'alcool à 70°; en desséchant à 100° l'extrait alcoolique évaporé, on aura le poids de la Kolanine brute.

L'examen microscopique ne pourra guère être basé que sur les dimensions des cellules des cotylédons, l'épaisseur de leurs parois et sur la forme et le diamètre des grains d'amidon. Ceux de la noix de Kola sont *ovoïdes, arrondis* ou en *forme de massue, pourvus d'un hile excentrique, souvent fissuré,* et de *stries concentriques ;* les *plus gros ont de 18 à 20 μ de longueur.*

Parmi les autres espèces utiles du genre *Sterculia*, on peut citer :

Le *S. urens* Roxb., plante de l'Indoustan qui, pendant la saison chaude, laisse exsuder une gomme analogue à la gomme adraganthe, et qui se présente comme celle-ci en plaques ou en filets.

Le *S. Tragacantha* Lind., espèce de l'Afrique tropicale occidentale, qui donne aussi une gomme qui est parfois mélangée avec les gommes d'*Acacia* récoltées dans la même région.

Le *S. scaphigera* Wall., espèce indienne dont les graines, connues sous le nom de *Bao-tam-païang*, sont communément employées dans l'Inde comme remède spécifique de la diarrhée et de la dysenterie.

TILIACÉES

Plantes généralement ligneuses, rarement herbacées, à feuilles alternes, simples, accompagnées de deux stipules caduques. Fleurs disposées souvent en cymes composées. Calice à 4 ou 5 sépales, à préfloraison valvaire. Corolle à 4 ou 5 pétales souvent glanduleux à leur base:

Étamines libres ou à peine concrescentes, indéfinies, rarement polyadelphes. Ovaire à 2 ou 10 loges pluri-ovulées. Fruit capsulaire ou charnu, hérissé de pointes ou de soies, ou lisse et garni de côtes ou d'ailes.

Les Tilliacées sont pourvues d'un appareil sécréteur de mucilage qui, comme celui des Malvacées, est *constitué par de grosses glandes mucilagineuses, lysigènes.* Ces glandes sont localisées *dans le parenchyme qui entoure le système libéro-ligneux*, et à *la périphérie de la moelle dans les tiges, les pétioles et la nervure principale des feuilles : elles font défaut dans le limbe.*

FLEURS DE TILLEUL

Les FLEURS DE TILLEUL sont fournies par les *Tilia platiphylla* SCOP. et *T. sylvestris.* DESF., qui sont cultivés sur nos promenades.

Ces fleurs sont réunies en grappes, terminées par une fleur, ou en grappes de cymes, terminales ou axillaires, portées par un pédoncule qui est *soudé dans sa moitié inférieure à la nervure médiane d'une bractée linéaire ou oblongue, d'un vert jaunâtre, sillonnée par un réseau de nervures peu proéminentes.* Les fleurs hermaphrodites, régulières et pentamères, ont : un calice à 5 sépales libres, ovales, caducs ; une corolle à 5 pétales oblongs ; des étamines en nombre indéfini, toutes à peu près libres, ou obscurément unies à la base en 5 faisceaux. L'ovaire divisé en 5 loges est libre, globuleux.

Le *T. sylvestris* ou *Tilleul à petites feuilles* est un arbre à feuilles glabres, brusquement acuminées, glauques en dessous, à bourgeons glabres et à fruit dépourvu de côtes saillantes. Ses fleurs sont *petites, blanchâtres, très aromatiques.* Le *T. platiphylla* ou *Tilleul à larges feuilles*, a des feuilles plus grandes, suborbiculaires-acuminées, vertes et mollement velues en-dessous, des bourgeons velus et un fruit pourvu de côtes saillantes. *Ses fleurs sont plus grandes, jaunâtres, d'une odeur aussi très suave.*

Le *T. argentea* DESF., qui est souvent planté dans nos parcs, se reconnaît aisément à la teinte blanchâtre de son feuillage : il donne des fleurs dont l'odeur rappelle celle de la jonquille.

Pendant les années sèches, les feuilles de Tilleul laissent exsuder une substance poisseuse qui peut être assez abondante pour se répandre en gouttelettes sur le sol. Cette exsudation désignée sous les noms de *Miellée* ou *Miellat* à cause de sa saveur sucrée, est attribuée à la présence d'un puceron qui vit sur ces feuilles. M. Maquenne en a retiré de la *mélézitose.*

Les graines de Tilleul renferment une notable proportion (58 p. 100) d'une huile fixe, non siccative, qui, exempte de toute saveur amère et aromatique, se rapproche de la meilleure huile d'olives et qui offre sur celle ci l'avantage de ne pas rancir au contact de l'air.

ÉRYTHROXYLÉES

Sous-arbrisseaux ou arbrisseaux, à feuilles alternes ou rarement opposées, simples, entières, glabres, penninerviées. Stipules intra-axillaires, scarieuses. Corolle tordue ou imbriquée, à pétales intérieurement appendiculés. Deux verticilles d'étamines, toutes fertiles. Ovaire pluriloculaire, généralement à une seule loge fertile. Fruit drupacé.

FEUILLE DE COCA

Origine. — L'*Erythroxylon Coca* Lamk., qui produit la plus grande partie des feuilles de Coca employées en pharmacie, est très abondamment répandu dans certaines régions des Andes, du Pérou, de la Bolivie, de la Nouvelle-Grenade, de la République Argentine, mais son principal centre de culture se trouve dans la province de la Paz, en Bolivie.

Description. — La feuille de Coca (fig. 77-78) est courtement pétiolée, mince, fragile, ovale, aiguë; elle mesure 4 à 5 centimètres de longueur et 2 à 3 centimètres de largeur. *Son limbe est*

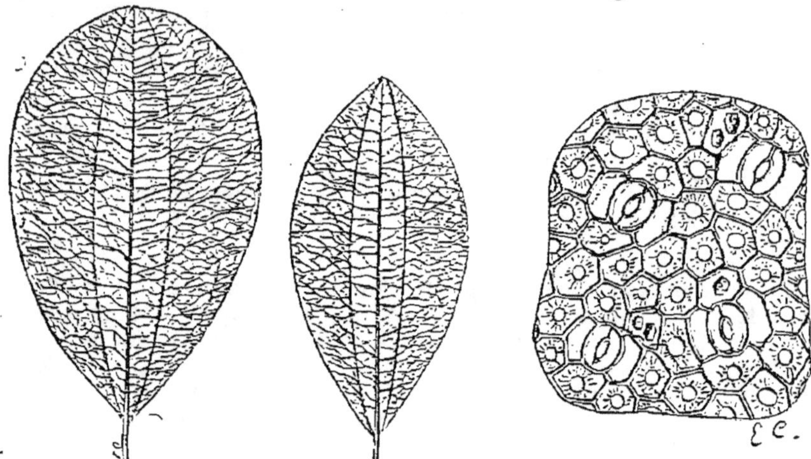

Fig. 77, 78. Feuilles de Coca.

Fig. 79. — Epiderme inférieur de la feuille de Coca.

entier, souvent acuminé au sommet. Elle se distingue nettement de toutes les autres feuilles officinales par sa nervation et par la teinte plus ou moins brunâtre et terne que l'on observe sur la zone médiane de sa face inférieure. Cette zone qui, dans son point le plus large, atteint le quart de la largeur de la feuille, est séparée du limbe par 2 lignes courbes à peu près parallèles aux bords, ressemblant à deux nervures, mais qui ne sont en réalité que les empreintes du bord de la feuille, produites par le mode de préfoliaison. Les nervures qui se détachent de la nervure médiane et les ramifications des nervures secondaires forment en s'entrecroisant un très fin réseau tout à fait caractéristique. Cette feuille a une *saveur amère qui laisse dans la bouche une impression brûlante;* son odeur est *faiblement aromatique.*

Structure anatomique. — L'épiderme supérieur, recouvert par une cuticule lisse, est glabre, constitué par des cellules polygonales, à parois droites ; l'épiderme inférieur (fig. 79), est formé de cellules bosselées en forme de *porphyre* ou garnies de protubérances qui lui donnent, *quand il est coupé transversalement, un contour sinueux ou dentelé.* Vues de face, ces cel-

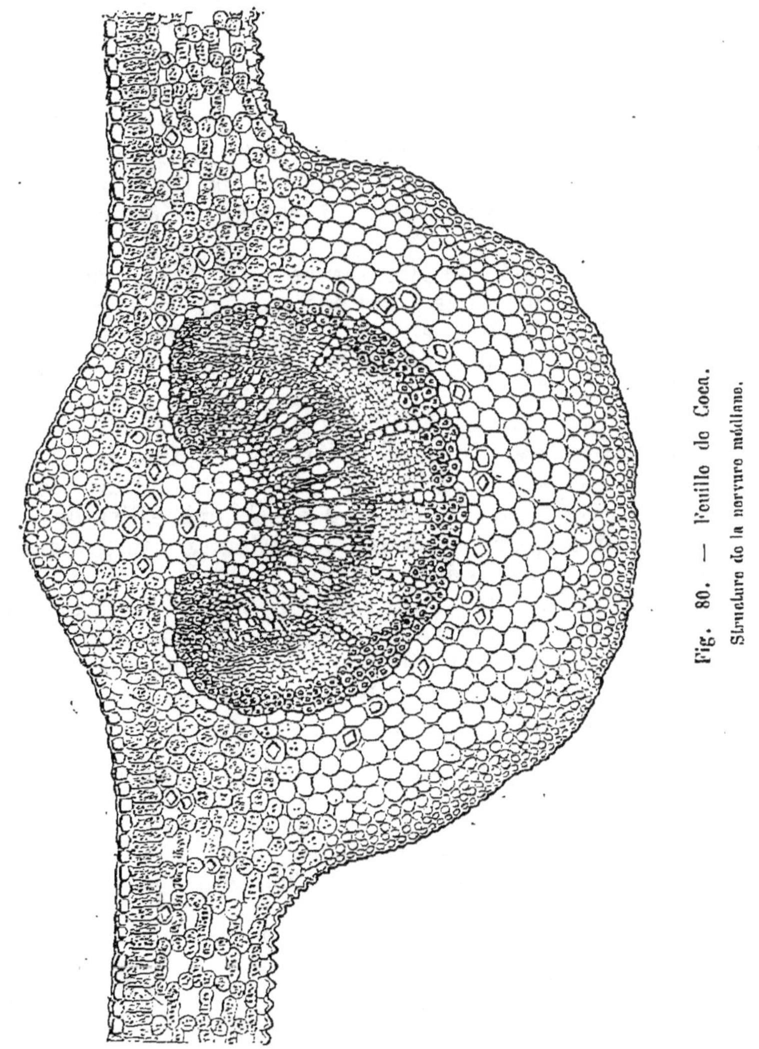

Fig. 80. — Feuille de Coca.
Structure de la nervure médiane.

lules sont polygonales ; *elles présentent, vers leur partie médiane, un petit cercle plus ou moins régulier, formé par la projection des protubérances qui existent sur chaque cellule.* Stomates bordés *par deux cellules annexes, plus petites que les autres et parallèles à l'ostiole.* Mésophylle hétérogène, asymétrique, contenant de la chlorophylle ou des *cristaux prismatiques d'oxalate de chaux.* Nervure médiane *biconvexe.* Système libéro-ligneux, représenté par un cordon ligneux, fortement arqué, qui est recouvert inférieurement par le liber épais et par un *péricycle fibreux* disposé en îlots formés de *fibres à parois épaisses et nacrées*. Ce péricycle se prolonge sur les deux extrémités du cordon ligneux et forme deux massifs fibreux, latéraux, assez développés. La concavité du cordon ligneux est remplie par une moelle dont les éléments sont munis de parois faiblement épaissies.

Les particularités anatomiques que je viens de signaler se retrouvent dans la poudre de feuilles de Coca et servent à la distinguer des autres poudres officinales.

Composition chimique. — La feuille de Coca renferme : un alcaloïde cristallisable, la *Cocaïne*, un tanin particulier (*acide Coca tannique*), une substance odorante huileuse, volatile, appelée *Hygrine*, et plusieurs alcaloïdes amorphes, tels que la *Cinnamylcocaïne* et l'*Isatropylcocaïne*, qui comme la Cocaïne, sont des éthers méthyliques de l'*Ecgonine*.

De ces divers principes, le plus intéressant et celui qui donne ses propriétés physiologiques à la Coca est la *Cocaïne*, dont la proportion qui oscille entre 0,33 et 0,75 p. 100, varie *considérablement selon la provenance, la variété des feuilles, leur exposition et la façon dont elles ont été desséchées*.

La Cocaïne se présente en prismes blancs amers, solubles dans 704 parties d'eau, assez soluble dans l'alcool, soluble dans l'éther, la vaseline et les corps gras. Elle dévie à gauche le plan de polarisation. Elle forme avec les acides des sels cristallisables, dont un, le *chlorhydrate de cocaïne*, occupe actuellement une place des plus importantes dans la thérapeutique.

Les feuilles de Coca de Java qui sont fournies par l'*E. Coca* var. *Spruceanum* renferment comme alcaloïde la *Tropocaïne* (*benzoylpseudotropéine*), qui, par sa constitution, se rapproche plus de l'Atropine que de la Cocaïne. Cet alcaloïde moins toxique que la Cocaïne jouit de propriétés antiseptiques.

D'après Greithew (1889), la Cocaïne peut être nettement caractérisée par les réactions suivantes.

Une solution aqueuse de Cocaïne placée dans un verre de montre et additionnée d'une goutte de perchlorure de fer prend une coloration *jaune* qui, à l'ébullition, devient *rouge*, par suite de la formation d'acide benzoïque.

Si on mélange 2 à 3 gouttes d'une solution de Cocaïne avec 2 à 3 grammes d'eau de chlore et si on ajoute au liquide 2 à 3 gouttes d'une solution à 5 p. 100 de chlorure de palladium, on obtient un beau précipité rouge que l'eau décompose lentement et qui est insoluble dans l'alcool et l'éther, soluble dans l'hyposulfite de soude.

Il existe plusieurs procédés pour déterminer la pureté des sels de Cocaïne et les différencier des autres alcaloïdes de la Coca. Le meilleur et le plus sûr est basé sur ce fait que les chromates de ces alcaloïdes sont bien moins solubles que le chromate de Cocaïne dans l'eau acidulée par l'acide chlorhydrique. La solubilité du chromate de Cocaïne dans l'eau acidulée étant de 1 p. 500, celle des chromates des alcaloïdes résiduaires de la Coca n'est que de 1 p. 5 000.

On opère ainsi : on prend 5 centigrammes de chlorhydrate de Cocaïne qu'on fait dissoudre dans 20 centimètres cubes d'eau distillée ; on ajoute 5 centimètres cubes d'une solution à 3 p. 100 d'acide chromique et 10 centimètres cubes d'une solution à 10 p. 100 d'acide chlorhydrique. Si le chlorhydrate de Cocaïne est pur, on obtient de suite une solution bien limpide. Si au contraire il existe en plus des alcaloïdes étrangers, la solution se trouble, soit immédiatement, soit au bout de quelques minutes. Il est toujours utile d'opérer comparativement avec un échantillon de chlorhydrate de Cocaïne pur (SCHÆFER).

Dosage des alcaloïdes. — Plusieurs procédés ont été donnés pour opérer ce dosage. M. Lamar ayant constaté que dans la plupart d'entre eux, il n'a pas été suffisamment tenu compte de l'instabilité des alcaloïdes de la Coca, recommande d'éviter l'emploi d'un excès d'alcali et d'utiliser, comme dissolvant, le pétrole qui ne dissout qu'une faible quantité de substances étrangères. On opère ainsi :

25 grammes de feuilles de Coca pulvérisées sont additionnées de 25 centimètres cubes d'ammoniaque à 2 p. 100 ; on laisse en contact pendant une demi-heure en agitant de temps en temps.

L'odeur de l'ammoniaque étant juste perceptible, on ajoute peu à peu 75 centimètres cubes de pétrole ; on laisse macérer pendant une heure ou plus, en agitant toutes les dix à quinze minutes. Le mélange est introduit dans un percolateur; on lixivie avec le pétrole de façon à obtenir 450 centimètres cubes de liquide. Celui-ci est agité ensuite dans un entonnoir à séparation avec 25 centimètres cubes d'acide chlorhydrique décinormal; on décante la liqueur acide et on agite de nouveau à deux reprises différentes avec la même quantité d'acide chlorhydrique. Les solutions acides réunies sont agitées une première fois avec 20 centimètres cubes d'éther et une seconde fois avec 15 centimètres cubes, pour éliminer les dernières traces de pétrole et de matière colorante. On a soin de réunir les liqueurs éthérées et de les agiter à plusieurs reprises avec 5 centimètres cubes d'eau ; la solution aqueuse séparée est ajoutée aux liqueurs acides primitives. Ces dernières sont très légèrement alcalinisées par une solution diluée d'ammoniaque ; les alcaloïdes sont extraits par agitations successives avec 100 centimètres cubes d'éther employés en plusieurs fois. On évapore les liquides éthérés à la température de 30 à 35° et le résidu obtenu est desséché à 60° jusqu'à poids constant. On obtient de cette façon les alcaloïdes à l'état cristallisé et peu colorés.

Traitées par ce procédé, les feuilles de Coca de bonne qualité doivent donner 0 gr. 7 p. 100 d'alcaloïdes totaux. Cette proportion peut descendre au-dessous de 15 centigrammes chez les feuilles vieilles ou mal conservées. Quelquefois même les feuilles détériorées ne renferment plus que de la benzoylecgonine provenant du dédoublement de la Cocaïne sous l'influence de l'humidité.

La feuille de Coca de Ceylan qui est fournie par l'*E. Bolivianum* contient peu de cocaïne, mais plutôt de la *cinnamylcocaïne*.

Usages. — Jusque dans ces dernières années, la feuille de Coca fut considérée *à tort* comme un médicament d'épargne ou antidéperditeur et comme un succédané du café et du thé. Cette opinion reposait sur l'usage journalier que les Indiens font de cette feuille depuis un temps immémorial, quand ils veulent accomplir des travaux pénibles ou effectuer un voyage long et fatigant. Lorsqu'on les mâche, les feuilles de Coca augmentent la salivation, amènent une anesthésie momentanée de la cavité bucco pharyngienne, en même temps que la disparition des sensations de faim et de soif. La poudre de Coca (de 2 à 6 grammes) ou l'infusion (10 p. 100 d'eau) est tonique et stimulante ; à plus hautes doses, elle peut amener une véritable ivresse.

On ne l'emploie guère qu'en *infusion* comme gargarisme ou sous forme de *teinture*, d'*extrait fluide*, de *vin* ou d'*élixir*. Au contraire, le *chlorhydrate de Cocaïne* est un médicament des plus employés. Utilisé d'abord comme *mydriatique*, ce sel est considéré aujourd'hui comme le seul ou du moins comme le meilleur anesthésique local des muqueuses ; aussi est-il journellement employé en injections hypodermiques dans les hôpitaux de Paris pour pratiquer les plus grandes opérations.

Substitutions. — D'après M. Barclay (*Chem. and Drugg.*, t. LV, p. 1030), on constaterait communément à Londres la falsification des feuilles de Coca de Bolivie par les *Pilocarpus microphyllus* Stapf. et *P. spicatus* A. S. H. La proportion de ces feuilles étrangères atteint parfois 50 p. 100.

Quelques espèces du genre *Erythroxylon* constituent des médicaments populaires dans nos colonies des Antilles et de l'Océan Indien ; telles sont : l'*E. hypericifolium* Lam. et l'*E. Laurifolium* Lam., à la Réunion ; les *E. ovatum* Cav. et *E. squammatum* Vahl., à la Guadeloupe. M. Bræmer a exposé [1] les caractères morphologiques et anatomiques qui distinguent ces diverses espèces.

LINÉES

Herbes ou plus rarement arbustes, à feuilles presque toujours alternes et entières. Fleurs hermaphrodites, régulières. Calice à 4 ou 5 sépales, réguliers, imbriqués. Corolle tordue et fugace. Deux verticilles d'étamines, dont un seul est fertile. Fruit capsulaire, septicide ou sec, indéhiscent, monosperme.

GRAINE DE LIN

Origine. — La Graine de lin est fournie par le *Linum usitatissimum* L., plante qui paraît originaire du Caucase et qui est aujourd'hui cultivée sur presque tous les points du globe et notamment en Russie et dans l'Inde.

Description. — La graine de Lin a une teinte brune luisante ; elle est ovale, comprimée latéralement, allongée, terminée à une de ses extrémités par une large pointe mousse, arrondie, oblique, au-dessous de laquelle on distingue une petite cavité correspondant au hile. Ses dimensions varient suivant son pays d'origine ; celle qui est récoltée dans les pays chauds est un peu plus grande

[1] Compte rendu du IXe Congrès international de Pharmacie. Paris, août 1890. p. 233.

que celle qui vient des régions froides ; elle atteint en moyenne 4 millimètres de longueur sur 2 ou 3 millimètres de largeur et un demi-millimètre d'épaisseur. Les téguments peu résistants recouvrent un albumen huileux assez mince, surtout sur les bords et qui entoure deux cotylédons fixés par leur extrémité rétrécie à une radicule droite. Immergée dans l'eau et surtout dans l'eau chaude, elle se recouvre presque immédiatement d'un mucilage abondant. Réduite en poudre, elle a une odeur huileuse et une saveur à la fois douce, mucilagineuse et huileuse.

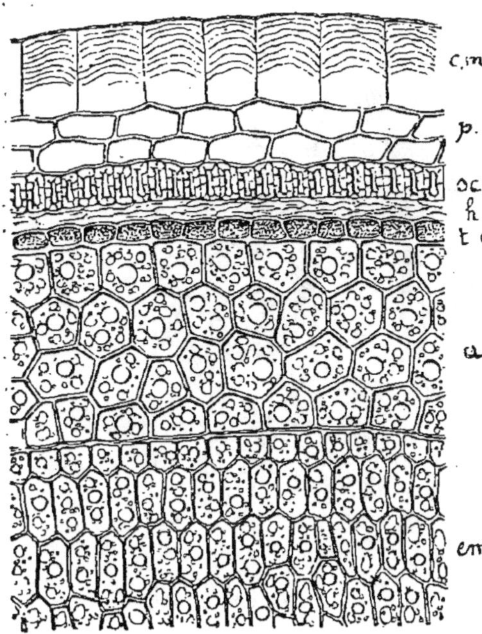

Fig. 82. — Graine de lin. Structure anatomique.

Structure microscopique. — Le spermoderme est composé de 5 téguments bien distincts : 1° la *couche mucilagineuse* (*cm*) formée d'une rangée de cellules cubiques, transparentes, *dont la paroi externe est renforcée par un dépôt de mucilage qui est disposé en couches stratifiées ;* 2° une *enveloppe parenchymateuse* (*p*) formée de deux assises de cellules polygonales qui, vues de face (fig. 83), sont arrondies ou polygonales ; 3° une *enveloppe scléreuse* (*sc*) formée d'une rangée de cellules cubiques, dont *la cavité linéaire est entourée par des parois épaisses et canaliculées ; vues de face, ces cellules sont fusiformes et allongées parallèlement au grand axe de la graine ;* 4° une *couche hyaline* (*h*), composée de plusieurs assises de cellules aplaties, allongées tangentiellement ; 5° une *enveloppe colorée* (*c*) formée d'une rangée de cellules rectangulaires, munies de parois peu épaisses et remplies d'un pigment brun qui donne à la graine sa couleur spéciale ; vues de face ces cellules sont polygonales et munies de parois ponctuées.

L'albumen (*a*) est formé d'un tissu de cellules polygonales assez larges, renfermant de l'huile fixe et des grains d'aleurone. Les cotylédons (*cm*) sont constitués par un tissu de cellules plus petites, plus régulières dans leur forme et dans leur disposition, remplies aussi d'aleurone et d'huile fixe.

La connaissance de ces particularités est indispensable pour constater la pureté et l'identité de la farine de lin, dont la figure 83 représente les éléments essentiels.

Composition chimique. — La graine de lin renferme : une *huile* *fixe*, du *mucilage*, une résine molle et âcre, une matière extractive jaune, une faible dose de tanin et de sucre et une forte proportion d'aleurone. — En distillant avec de l'eau des plantules de graine de Lin, Jorrissen a constaté la formation d'*acide cyanhydrique*. Hairs a retiré de ces plantules un glucoside, la *linamarine*.

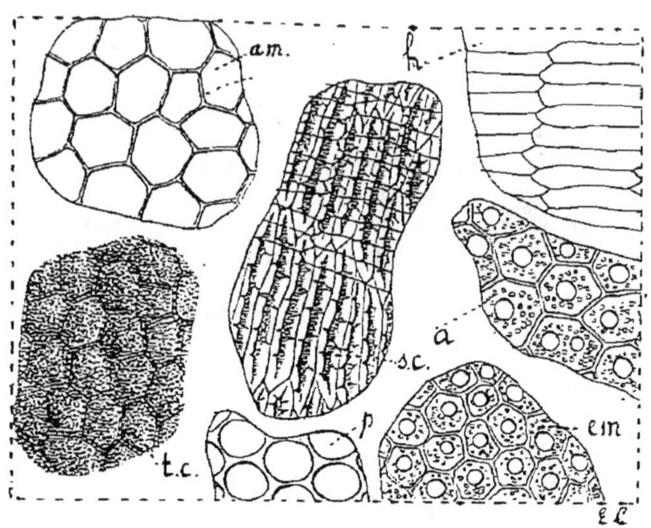

Fig. 83. — Farine de Lin.

a, albumen. — *am*, assise mucilagineuse. — *em*, embryon. — *h*, *couche hyaline*. — *p*, *assise parenchymateuse*, — *sc*, *tégument scléreux*. — *tc*, *tégument coloré*.

Le plus intéressant de ces principes est l'HUILE DE LIN, qui se présente sous l'aspect d'un liquide un peu épais, d'une couleur jaune d'or, d'une densité de 0,93 à 0,94 ; elle ne se solidifie qu'à — 20° ; elle est très siccative et se résinifie au contact de l'air. Elle se colore en *vert* au contact de l'acide sulfurique.

Usages. — La graine de Lin, employée seule ou en tisane, constitue un remède populaire contre la constipation ; elle est employée à l'état de *poudre* ou *farine de Lin* pour préparer des cataplasmes émollients, dont l'usage a considérablement diminué depuis l'application des pansements antiseptiques.

L'huile de lin est employée en pharmacie pour préparer des liniments destinés au traitement des maladies de peau.

Altérations. — Tous les barils de graine de Lin provenant de Riga contiennent des graines de *Centaurea cyanus* L., qui croît abondamment en Russie, où l'on ne prend pas la peine de sarcler les plantations de lin.

Le LIN PURGATIF (*L. Catharticum* L.) est une autre espèce à fleurs blanches qui croît dans les bois de toute la France et du Nord de l'Europe. La graine a une saveur très amère et nauséeuse ; elle est employée comme purgative à la dose de 6 grammes en poudre et de 15 grammes en infusion. En Irlande, en Angleterre et dans le Danemark, on l'utilise comme anthelminthique.

AMPÉLIDÉES

Les Ampélidées sont des arbustes ou arbrisseaux volubiles, sarmenteux, grimpants, pourvus de vrilles rameuses. Leurs feuilles sont alternes, pétiolées, simples, palmées ou digitées, généralement munies à leur base de 2 stipules. Le fruit est baccien, globuleux, à 2, 3 ou 6 loges.

Les plantes de cette famille sont pourvues d'un appareil sécréteur qui est représenté par de nombreuses *glandes mucilagineuses unicellulaires*, ovales ou arrondies, qui sont dispersées aussi bien *dans la tige* que *dans le limbe* et la *nervure des feuilles*. Dans le limbe, ces glandes sont localisées *dans la partie supérieure du mésophylle;* dans la nervure et le pétiole, elles sont localisées dans la moelle et *surtout à la périphérie du tissu fondamental*.

C'est à cette famille qu'appartient une des plantes les plus utiles à l'homme, la Vigne cultivée (*Vitis vinifera* L.) qui est originaire de la Turquie d'Asie ou de la Perse et qui est cultivée principalement dans la région méditerranéenne, depuis l'Asie-Mineure jusqu'en Espagne.

La matière médicale n'utilise guère que les fruits desséchés de la vigne, qui se présentent sous forme de baies ovales ou arrondies, ridées, plus ou moins grosses, d'une couleur blonde ou noirâtre, dont la surface est recouverte par une matière glauque, d'apparence cireuse, ou blanche, sucrée, en cristaux mamelonnés. Le péricarpe entoure une pulpe plus ou moins abondante, douce ou faiblement acidule, divisée en plusieurs loges peu distinctes contenant 1-4 graines pyriformes, coriaces.

On distingue dans le commerce plusieurs sortes de Raisins secs qui sont : les *Raisins de Smyrne* ou de *Damas*, les *Raisins de Provence*, les *Raisins d'Espagne* ou de *Malaga*, et les *Raisins de Corinthe*.

La pulpe de raisin renferme du glucose, de la crème de tartre, de la gomme, de l'acide malique. L'épicarpe contient une grande quantité de matière colorante et de tanin. Ce dernier principe se retrouve aussi dans la grappe et dans les semences. Celles-ci contiennent en outre 15 à 18 p. 100 d'huile fixe.

Les raisins secs sont peu employés en pharmacie ; ils entrent dans la composition des *fruits pectoraux*.

A l'état frais, ils ont des propriétés variables ; ils sont excitants ou astringents ; d'autres sont laxatifs ou un peu purgatifs. C'est sans doute à cette dernière propriété qu'il faut attribuer les effets de la médication si usitée en Allemagne et en Suisse sous le nom de *Cure aux raisins*.

Le marc de raisin et la lie de vin ont été préconisés en bains contre les douleurs rhumatismales et la sciatique. Le tourteau des graines est fréquemment employé pour adultérer le café en poudre.

On ne peut parler du raisin sans rappeler l'importance considérable que possède, au point de vue industriel et commercial, ce fruit qui a fait la fortune de nos départements vinicoles et de la Charente.

GÉRANIACÉES

Plantes herbacées ou plus rarement ligneuses, peu élevées, souvent odorantes. Feuilles alternes ou opposées, ordinairement palminerviées, stipulées. Fleurs hermaphrodites, régulières ou plus rarement irrégulières. Calice à 5 sépales égaux ou inégaux parfois prolongés en éperon. Corolle à 5 pétales onguiculés, à préfloraison tordue. Androcée isostimoné ou diplostimoné. Carpelles au nombre de 3-5, cohérents par leurs bords internes. Ovaire prolongé en bec, à 5 loges biovulées. Fruit capsulaire s'ouvrant avec élasticité. Graine dépourvue d'albumen.

Le groupe des Géraniacées renferme plusieurs genres dont on utilise diverses espèces, soit en médecine, à cause de leurs vertus stimulantes et astringentes, soit dans l'industrie, à cause de leur richesse en huile volatile, qui est d'une extrême suavité. Dans le premier groupe viennent se ranger les Géraines (*Geranium*) dont une espèce, le *G. maculatum* L., qui croît abondamment dans l'Amérique du Nord et au Canada, jouit d'une grande réputation. Le rhizome de cette plante, connu aux Etats-Unis sous le nom d'*alun root* ou *racine d'alun*, y est considéré comme un des meilleurs astringents et doit cette propriété aux acides tannique et malique qui y existent en assez forte proportion.

La médecine populaire utilise aussi en France comme toniques, astringents et vulnéraires : le *G. Robertianum* L., ou *Bec-de-Grue*, le *G. sanguineum* L. et *G. rotundifolium* L.

Le genre *Erodium* qui se rapproche beaucoup du genre *Geranium* fournit une espèce intéressante, l'*E. cicutarium* L., qui dans ces dernières années a été préconisé en Allemagne comme un hémostatique préférable à l'Ergot de seigle.

Le genre *Pelargonium* à côté de quelques espèces officinales, telles que les *P. antidysentericum* Kostel et *P. cucullatum* Sol., qui sont employées au Cap contre les affections nerveuses, renferme des espèces extrêmement aromatiques, telles que les *P. roseum* W., *P. capitatum* Ait. et *P. odoratissimum* Ait., qui sont l'objet d'une culture très importante dans les environs de Staoueli, à Grasse et en Algérie. Une seule maison de Grasse distille annuellement plusieurs millions de kilogrammes de ces *Pelargonium* et produit de 6 000 à 7 000 kilos d'essence. Cette essence connue sous le nom de *Géranium rosat* constitue la majeure partie de l'essence de roses vendue par les Arabes, et sert surtout à falsifier l'essence de roses de Bulgarie ; *elle ne doit pas être confondue avec les essences d'Andropogon, qui portent aussi souvent le nom d'Essence de Géranium.*

Les Capucines (*Tropeolum*) sont des plantes originaires de l'Amérique australe, qui contiennent un principe âcre, analogue à celui du cresson et qui leur donne des propriétés antiscorbutiques. M. Guignard a établi que tous les organes des *Tropeolum* renferment de la *myrosine* localisée dans des cellules spéciales, et que l'essence qui se dégage de ces organes, quand on les brise, n'y préexiste pas, mais résulte de la réaction de ce ferment sur un glucoside. Il a fait les mêmes observations sur le petit groupe des *Lymnanthées*.

Les Surelles (*Oxalis*), nettement caractérisées par leurs trois folioles attachées à l'extrémité d'un long pétiole, sont plutôt alimentaires que médicinales. Une des espèces les plus intéressantes est l'*Oxalis acetosella* L. qui est employée comme rafraîchissante et antiscorbutique ; elle renferme une notable proportion de *sel d'oseille* ;en Suisse et en Allemagne, elle concourt avec les *Rumex acetosa* L. et *R. acetosella* L. à la préparation de ce produit. L'*O. Pes-Capræ* L. (*O. anthelmintica* A. Rich.) constitue le médicament fébrifuge employé en Abyssinie sous le nom de *Tschookk*.

MÉLIACÉES

Les Méliacées sont des végétaux riches en principes âcres, amers, astringents et aromatiques, qui leur communiquent des propriétés toniques, stimulantes, purgatives ou émétiques. Ce sont surtout leurs écorces qui sont utilisées comme médicaments.

Une seule de ces écorces a été préconisée en France, mais n'a pas résisté à une expérimentation sérieuse : c'est l'Écorce de Cail Cédra, encore désignée sous le nom de *Quinquina du Sénégal*, pour rappeler ses propriétés et son origine, et qui est fournie par le *Khaya Senegalensis* A. Juss. M. E. Caventou, qui l'a décrite et analysée, en a retiré un principe particulier, le *Cail Cédrin*, doué de propriétés, plutôt toniques que fébrifuges.

Les écorces de *Margosa* et de *Soymida* qui figurent dans la Pharmacopée de l'Inde, paraissent être des médicaments plus sérieux.

L'Ecorce de Margosa est fournie par le *Melia Indica* Brand. (*M. Azadirachta* L.), qui croît dans l'Inde, dans la Malaisie, à Java et a Ceylan, où elle est journellement employée comme tonique et fébrifuge.

L'Ecorce de Soymida est produite par le *Soymida febrifuga* A. Juss. (*Cedrela febrifuga* Roxb), qui est communément répandu dans les forêts de l'Inde : elle est très appréciée des Indiens, qui l'utilisent comme tonique, et dans le traitement des fièvres intermittentes et de la dysenterie.

Tels sont les usages que l'on fait, dans notre colonie de la Guyane, des écorces de *Carapa Guianensis* Aubl. L'huile fournie par les graines de cette plante est communément employée par les Galibis et les autres peuplades de la Guyane, qui en enduisent toutes les parties de leur corps, pour se préserver de la piqûre des insectes et surtout des chiques. Au Sénégal, on utilise aussi comme toniques et fébrifuges, les écorces de *C. Touloucouna* Guill. et Perrot.

Une des espèces qui nous intéressent le plus dans le groupe des Méliacées est l'*Epicharis Loureirii* Pierre (*Santalum album* Lour) qui est très répandu dans notre colonie de la Cochinchine. C'est le *Huinh Dan* ou *Bac Nan* des Annamites, qui donne le *Santal Citrin de Cochinchine*, dont l'huile volatile, qui se trouve dans tous les bazars de l'Indo-Chine et de la Malaisie, est très appréciée dans la thérapeutique indigène.

RUTACÉES

Plantes ligneuses, rarement herbacées. Feuilles opposées ou alternes, sans stipules, simples ou composées, très souvent *ponctuées*. Fleurs presque toujours régulières, hermaphrodites ou plus rarement unisexuées, très souvent 4-5 mères. Corolle généralement polypétale, à pièces libres parfois connées à leur base. Étamines en nombre défini et quelquefois indéfini; dans le premier cas, l'androcée est ordinairement diplostimoné. Ovaire composé de 3-5 carpelles plus ou moins soudés, supportés par un disque souvent volumineux, hypogyne ; styles fréquemment gynobasiques. Fruit charnu ou plus souvent capsulaire, à endocarpe s'isolant en double valve ligneuse. Graine à embryon droit arqué, avec ou sans albumen.

Les Rutacées sont pourvues d'un appareil sécréteur représenté par des *poches sécrétrices, qui sont localisées dans le parenchyme cortical de la tige, dans le limbe de la feuille et dans l'épaisseur du tissu fondamental qui entoure le système libéro-ligneux des nervures.*

Le mode de formation de ces glandes, qui a été l'objet de nombreuses contestations, est aujourd'hui bien connu ; leur développement débute par un écartement des cellules voisines (*formation lysigène*) et s'achève par la destruction de ces cellules (*formation schizogène*) ; aussi leur a-t-on donné le nom de *glandes schizolysigènes.*

Dans quelques espèces (*Zanthoxylum*) dont le limbe est dentelé, cet appareil sécréteur est complété par de *très grosses glandes, visibles à l'œil nu, qui sont localisées dans l'angle des dentelures.*

Dans le groupe des Quassiées, l'appareil sécréteur est représenté par des *canaux sécréteurs pluricellulaires* qui sont localisés dans le bois primaire ou à la périphérie de la moelle des nervures des feuilles ; le limbe n'en renferme pas.

FEUILLES DE RUE

Origine. — La RUE (*Ruta graveolens* L.) est une plante vivace qui croît spontanément dans le midi de la France.

Description. — La tige, haute de 50 centimètres à 1 mètre, est ramifiée, garnie de feuilles alternes, *épaisses, glabres, d'un vert un peu glauque,* et de fleurs d'un *jaune verdâtre,* disposées en cymes étalées. Les *feuilles inférieures sont tripennées,* les *supérieures bipennées* et *celles qui avoisinent les fleurs sont simples ; les divisions sont obovées ou spatulées,* mesurent 1 à 2 centimètres, et *présentent de nombreuses ponctuations transparentes. Sous l'influence de la dessiccation, ces feuilles perdent leur couleur verte et deviennent grisâtres.* Elles exhalent une odeur forte, désagréable et fétide ; elles ont une saveur aromatique et amère.

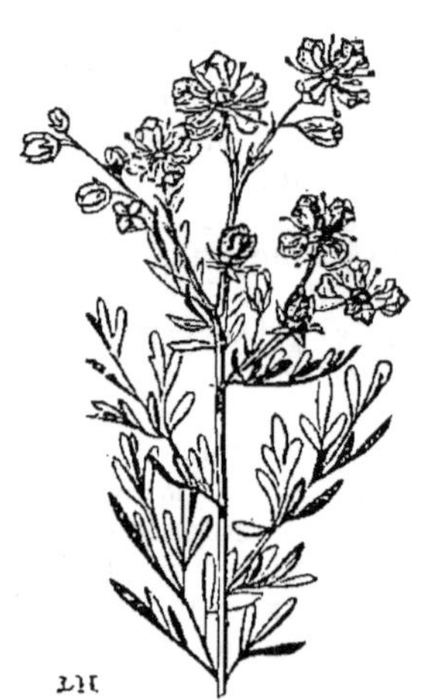

Fig. 84. — Sommité fleurie de *Ruta graveolens.*

Composition chimique. — La Rue contient un glucoside, la *Rutine,* qui cristallise en aiguilles lisses, d'un jaune clair, et une *huile essentielle* à laquelle elle doit ses propriétés physiologiques.

Cette huile volatile est un liquide incolore ou légèrement jaunâtre, d'une odeur intense et persistante, qui devient agréable en forte dilution. *Sa densité, qui varie entre* 0,833 *et* 0,840, *est inférieure à celle de toutes les essences connues. Elle se dissout dans* 2-3 *p. d'alcool à* 70°, et se *solidifie entre* 8 et 12°. Elle est presque entièrement constituée par la *méthylnonylcétone,* qui en forme les 9/10.

Usages. — Les feuilles et l'huile essentielle de Rue sont de puissants excitants de l'appareil utérin, qu'on peut utiliser comme emménagogues. La dose est de 10 à 15 centigrammes de poudre récente et de 5 à 10 grammes de feuilles fraîches en infusion dans l'eau ; à doses élevées, elles peuvent produire des accidents mortels ; on ne doit les employer qu'avec la plus grande prudence. Leurs propriétés abortives ont été singulièrement exagérées. Administrées dans un but criminel à des femmes enceintes, elles ont produit tous les accidents occasionnés par les poisons narcotico-âcres.

A la série des Rutées appartient le genre *Dictamnus* dont une espèce, le *D. albus* L. (*D. Fraxinella* Pers) produit l'*écorce de racine de Fraxinelle*, employée comme tonique, emménagogue et diaphorétique. Cette drogue entrait dans la préparation du baume de Fioraventi.

ÉCORCE D'ANGUSTURE VRAIE

Cette écorce est fournie par le *Galipea Cusparia* A. S. Hil (*G. officinalis* Hanc.), qui croît en abondance sur les montagnes du Vénézuela et sur les bords de l'Orénoque.

Elle se présente en fragments parfois aplatis, plus souvent cintrés, ou en tubes de longueur variable, de 2 à 3 millimètres d'épaisseur, *à bords*

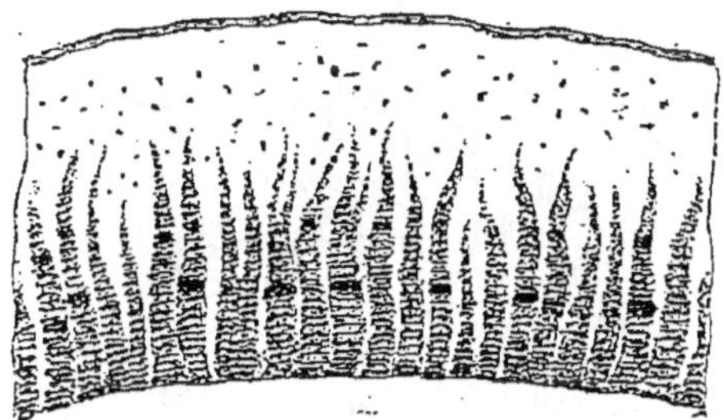

Fig. 85. — Écorce d'Angusture vraie. Coupe transversale.

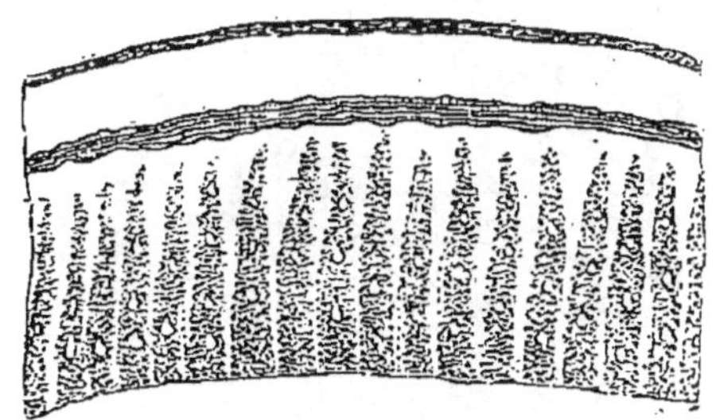

Fig. 86. — Écorce d'Angusture fausse. Coupe transversale.

taillés en biseau. La surface extérieure est recouverte d'un suber plus ou moins épais, dense ou fongueux, gris jaunâtre ou brun, marqué de taches blanchâtres. En se détachant, ce suber, qui est peu adhérent, découvre le parenchyme cortical, qui a une apparence résineuse et une teinte brun noirâtre. La face interne est d'un brun clair, parfois unie ou légèrement striée, parfois rugueuse et recouverte en certains points de lambeaux de bois, qui y sont restés adhérents. La cassure est nette, résineuse. La section transversale présente : au-dessous d'une ligne grise qui correspond au suber, une couche brune qui est parsemée de points brillants et qui recouvre un tissu plus dense à structure feuilletée. Ce tissu strié radialement se divise dans sa partie extérieure en faisceaux coniques plus ou moins sinueux ; l'odeur de cette écorce est nauséeuse ; sa saveur est piquante et aromatique.

Structure microscopique. — Suber (*s*) formé de nombreuses assises de cellules tabulaires, *qui dans les rangées les plus extérieures, ont des parois épaisses*. Parenchyme cortical amylacé, caractérisé par la présence

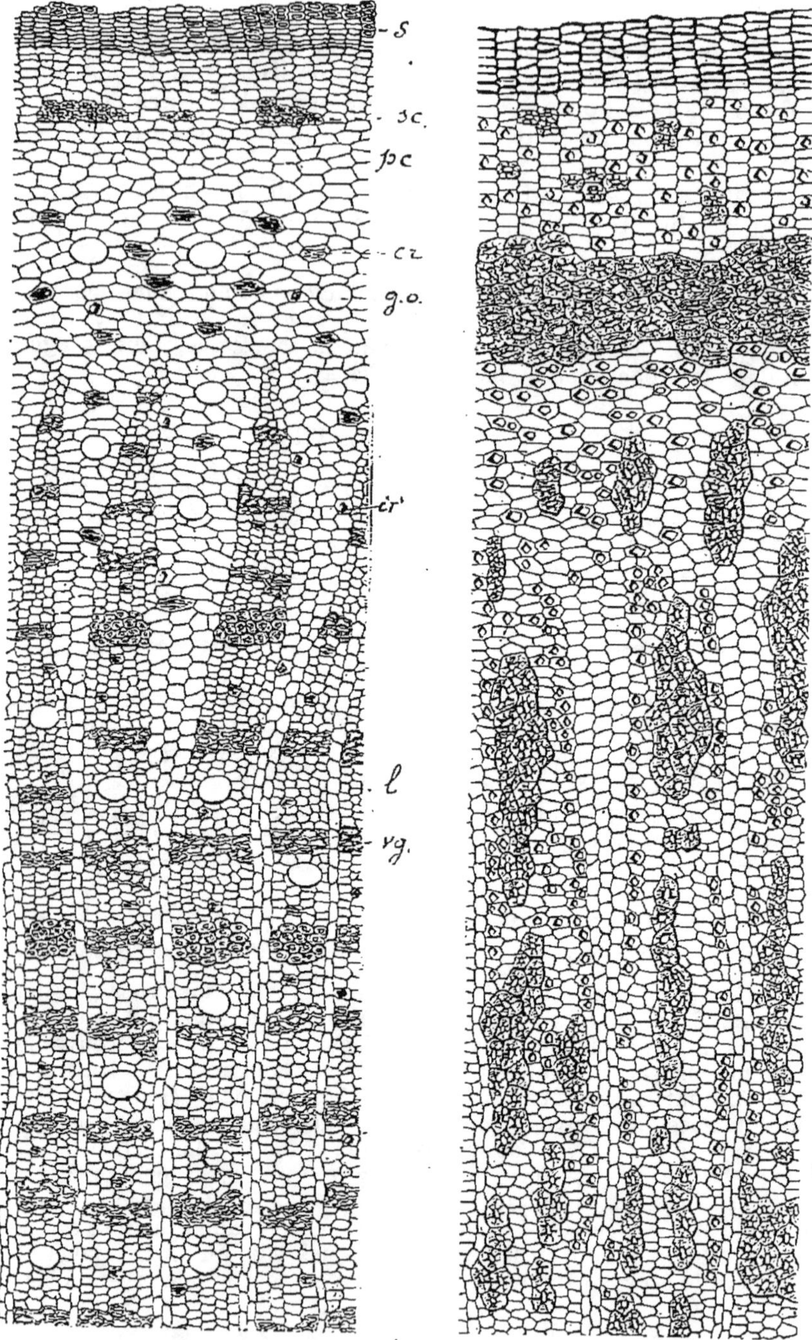

Fig. 87.
Ecorce d'Angusture vraie.
Structure anatomique.

Fig. 88.
Ecorce d'Angusture fausse.
Structure anatomique.

de *cellules scléreuses, de glandes oléifères et de cristaux. Les cellules scléreuses (sc) sont peu nombreuses, petites, réunies en petits groupes, localisés un peu en dessous du suber ; les glandes oléifères (go) sont ovales, unicellulaires ; les cristaux (cr)* affectent deux formes bien différentes : les uns sont *aiguillés et agglomérés ;* les autres sont *simples, prismatiques, assez longs.* Liber dense, formé de petites cellules disposées en files radiales, et caractérisé par la présence de nombreux vaisseaux grillagés (*vg*) disposés en séries parallèles et de faisceaux fibro-libériens formés de fibres à parois épaisses et nacrées.

Composition chimique. — Beckurts et Nehring (*Archiv der Pharm.*, XXIX, 1891, p. 591) qui ont repris récemment l'analyse de cette écorce en ont retiré quatre alcaloïdes : la *Galipine*, la *Galipidine*, la *Cusparine* et la *Cusparidine.*

Cette écorce est employée comme tonique : elle se prescrit en poudre (0,30 à 1 gr.) ou en teinture.

Substitutions. — On ne peut parler de l'Angusture vraie sans rappeler les accidents mortels occasionnés à une certaine époque, par un lot d'*Ecorce de Vomiquier*, qu'un marchand hollandais crut pouvoir lui substituer sans danger.

L'*écorce de Vomiquier*, qui depuis cette époque a été désignée sous le nom de *fausse angusture*, est produite par le *Strychnos Nux vomica* L. Elle se présente en fragments cintrés, *dont les bords, au lieu d'être taillés en biseau, sont coupés carrément.* La surface extérieure est *couverte de verrues blanchâtres* et offre souvent une *teinte rubigineuse* ou *ocracée.* La section transversale (fig. 88) présente à une faible distance du suber une *ligne blanchâtre continue*, qui divise l'écorce en deux zones inégales, de teinte différente. La zone externe, peu épaisse, a une teinte pâle et *ne présente pas de points brillants*, comme l'Angusture vraie ; la zone interne, plus épaisse et plus foncée en couleur, est striée radialement, moins obliquement, et ne présente pas la structure feuilletée de l'écorce de *Galipea.* Imbibée d'une goutte d'acide nitrique, la section transversale de l'Angusture fausse prend rapidement une teinte *rouge de sang*, tandis que celle de *Galipea* ne prend, dans ces circonstances, qu'une teinte *jaune foncé.*

En comparant les deux figures 87 et 88 qui représentent la structure anatomique de ces deux écorces, on voit que la section de l'écorce de *Strychnos Nux vomica* se distingue de celle de *Galipea* par la disposition du parenchyme cortical qui est très régulière dans sa partie externe ; par l'existence d'une zone scléreuse continue ; par la multiplication des éléments scléreux répartis dans le liber, et l'absence complète de fibres, enfin par l'abondance et la forme toute spéciale des cristaux qui sont prismatiques au lieu d'être aiguillés.

Cette substitution si dangereuse a éveillé l'attention des diverses commissions d'inspection des Pharmacies et leur ont permis de signaler la falsification fréquente de l'Angusture vraie. C'est ainsi que MM. Oberlin et Schlagdenhaufen ont pu constater dans cette écorce la présence : des écorces d'*Angusture du Brésil* (*Evodia febrifuga* A. S. H.), de *Quinquina bicolore* (*Stenostomum acutatum* D. C.) et de l'*Alstonia scolaris* R. Br. L'étude anatomique comparée de ces diverses drogues a été reprise dernièrement par MM. Hartwick et Hamper (*Archiv der Pharm.*, t. CCXXXVIII, p. 568).

BUCHU

Origine. — Les feuilles de Buchu ou Bucco sont fournies par les feuilles de plusieurs espèces du genre *Barosma*, telles que les *B. crenulata* Hooker, *B. crenata* Sweet, *B. betulina* Bartl. et *B. serratifolia* Willd. Les trois premières qui croissent au nord-est de Capetown produisent le Buchu large ; la quatrième, qui croît plus au sud, donne le Buchu long.

Description. — Les feuilles des *B. crenulata* et *B. crenata* sont courtement pétiolées, oblongues, ovales ou obovées, parfois allongées ou lan-

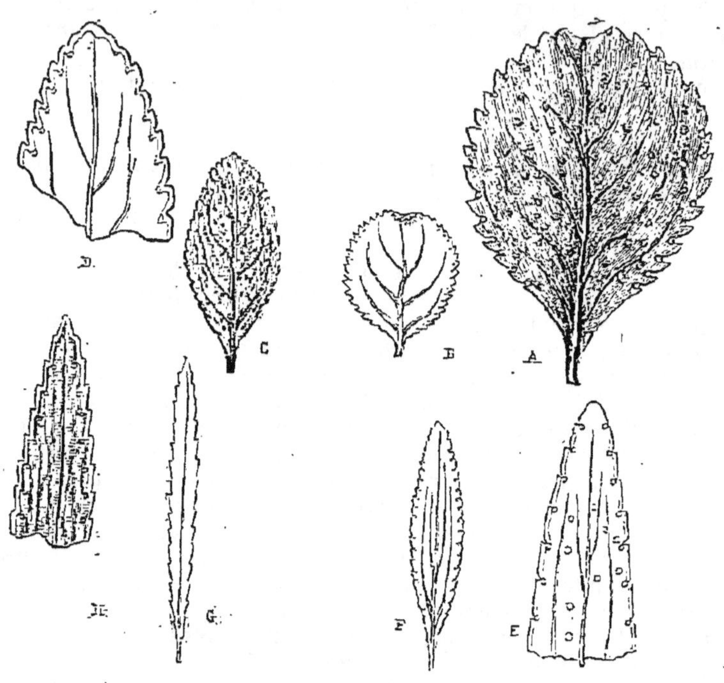

Fig. 89.

A, feuille de *Barosma betulina* très agrandie, vue par la face supérieure. — B, la même, de grandeur naturelle et vue par la face inférieure. — C, feuille de *Barosma crenulata* de grandeur naturelle. — D, portion supérieure de la même, grandie. — E, feuille de *Barosma serratifolia*, portion supérieure grandie. — F, la même, grandeur naturelle. — G, feuille d'*Empleurum serrulatum* grandeur naturelle. — H, portion supérieure grandie de la même.

céolées, obtuses ou arrondies au sommet ; elles mesurent de 1 à 3 centimètres de longueur et 7 à 10 millimètres de largeur. Leur limbe coriace, glabre, crénelé, denté, présente à l'angle de chaque crénelure une grosse glande très apparente ; d'autres glandes plus petites sont réparties dans toute l'épaisseur du limbe et leur donnent une apparence ponctuée.

Les feuilles de *B. betulina* sont obovées ou orbiculaires, cunéiformes à la base, à sommet aigu, recourbé ; elles sont presque aussi larges que longues ; leurs bords sont épaissis, dentelés en scie ; le limbe est plus épais et plus rigide que dans l'espèce précédente ; elles sont peu estimées,

Les feuilles de *B. serratifolia*, papyracées, linéaires, lancéolées, ont en moyenne 3 centimètres de longueur et un demi-centimètre de largeur ; elles sont atténuées aux deux extrémités, trinerviées ; le limbe a ses bords obtusément serrés et présente toujours une glande oléifère à son sommet qui est tronqué.

Toutes ces feuilles sont lisses et glabres, d'un vert jaunâtre foncé, plus pâle sur la face inférieure. Elles exhalent une odeur forte, pénétrante, agréable quand elle est peu concentrée, mais qui rappelle celle de la Rue, quand on les respire en masse ; elles ont une saveur chaude et aromatique, mêlée d'une certaine âcreté.

Structure anatomique. — Ces feuilles sont caractérisées : par la présence de *nombreux cristaux d'hespéridine localisés dans leurs cellules épidermiques ; par l'existence d'une assise de cellules mucilagineuses localisée entre l'épiderme supérieur et la couche de cellules en palissade ; par la pré-*

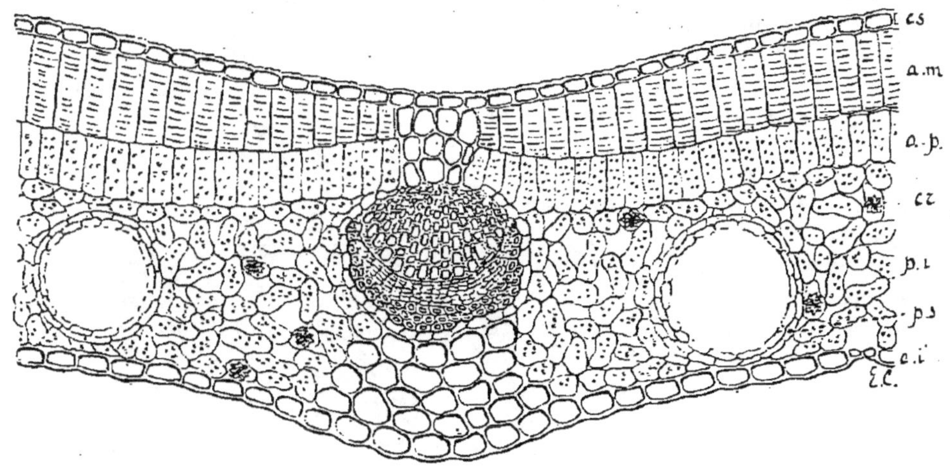

Fig. 90. — Feuille de Buchu.
Structure de la nervure médiane.

sence de grosses poches sécrétrices dont le diamètre égale l'épaisseur de la partie inférieure du mésophylle et par la présence de nombreux cristaux étoilés d'oxalate de chaux.

Composition chimique. — Les feuilles de Buchu renferment de l'*huile essentielle*, du mucilage, de la *Rutine* et une résine.

La proportion et les propriétés de l'huile essentielle varient notablement selon les espèces de *Barosma*. Cette proportion qui est de 1,3 à 2 p. 100 dans le *B. betulina* n'est que de 0,80 à 1 p. 100 dans le *B. serratifolia*. Cette huile essentielle qui constitue le principe actif du Buchu, a une couleur foncée, une odeur de camphre et de menthe ; elle renferme une notable quantité d'un camphre appelé *diosphénol*, qui se dépose même à la température ordinaire.

Substitutions. — On substitue souvent au Buchu long les feuilles d'*Empleurum serrulatum* Ait., qui croît dans les mêmes parages ; elles s'en distinguent : par leur forme plus allongée, par l'absence de poche sécrétrice à leur sommet, et par la direction des dents qui sont fortement déjetées en dehors, au lieu d'être tournées vers le sommet de la feuille.

Usages. — Ces feuilles peu employées en France sont inscrites dans la Pharmacopée des États-Unis comme médicament diurétique et diaphorétique.

FEUILLES DE JABORANDI

Origines. — Depuis longtemps on utilise au Brésil, sous le nom de JABORANDI, un certain nombre de plantes aromatiques, sialagogues, qui appartiennent soit à la famille des *Pipéritées*, soit à la série des *Cuspariées* ou à celle des *Zanthoxylées*. C'est à cette dernière que se rattachent les *Pilocarpus*, qui fournissent les feuilles introduites depuis une trentaine d'années dans la thérapeutique européenne sous le nom de *Jaborandi*.

Les *Jaborandi* du genre *Pilocarpus* sont des plantes originaires du Brésil et du Paraguay. Les espèces les plus communément employées sont le JABORANDI DE PERNAMBUCO, fourni par le *P. Jaborandi* HOLMES, et le JABORANDI DE RIO ou DU PARAGUAY, fourni par le *P. pennatifolius* LEM.

L'espèce la plus appréciée en Angleterre est le *P. Jaborandi* HOLMES; celle que l'on rencontre le plus souvent dans les drogueries françaises est le *P. pennatifolius*.

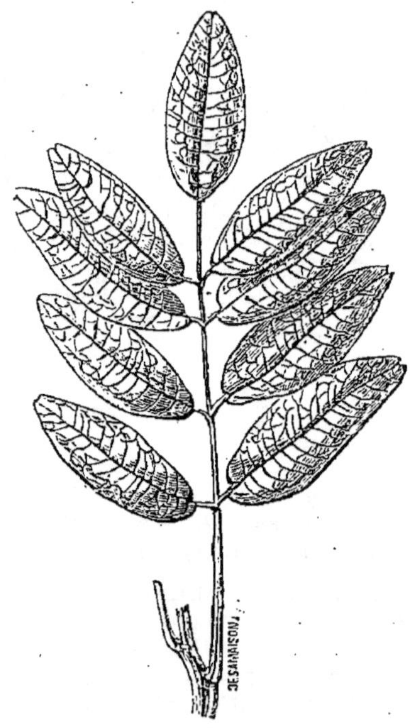

Fig. 91. *Pilocarpus pennatifolius.*

Description. — Les feuilles de *P. pennatifolius* (fig. 91) sont alternes, longuement pétiolées, imparipennées, à 3, 4 ou 5 paires de folioles. Le pétiole principal est légèrement renflé à la base, presque cylindrique, marqué d'un étroit sillon sur la face supérieure; il mesure 20 à 30 centimètres de longueur. Les pétioles secondaires sont très courts, sauf celui de la foliole terminale impaire, qui peut atteindre 2 centimètres. Les dimensions des folioles varient notablement non seulement d'une feuille à l'autre, mais encore dans la même feuille : elles ont une moyenne de 8 à 12 centimètres de long et 2 1/2 à 5 centimètres de large; *elles sont ovales oblongues, souvent asymétriques à la base, obtuses, émarginées ou un peu aiguës* *au sommet. Le limbe est entier sur ses bords qui sont légèrement réfléchis, glabre, coriace, d'un vert clair, marqué de ponctuations transparentes. Quand on les froisse entre les mains, ces feuilles exhalent une odeur faible, qui se rapproche un peu de celle de l'écorce d'orange sèche;* elles ont une *saveur âcre, aromatique, accompagnée d'une sensation de chaleur parfois assez prononcée.*

Structure anatomique. — Épiderme recouvert par une cuticule assez épaisse, munie de *crêtes saillantes* et formé de cellules polygonales à parois droites, garni sur sa face inférieure de *stomates* et de *poils tecteurs.* Les stomates sont entourés par 4 à 5 cellules plus petites que les autres; les poils sont *unicellulaires, coniques.* Mésophylle hétérogène, asymétrique, présentant dans l'assise palissadique, aussi bien que dans sa partie inférieure, un grand nombre de *poches sécrétrices* et des cristaux *étoilés.* Nervure médiane plane ou très légèrement proéminente sur la face supérieure, fortement convexe sur la face inférieure. Système libéro-ligneux *constitué par deux cordons ligneux opposés, l'un supérieur droit, l'autre inférieur arqué, qui sont entourés par un liber assez épais et un péricycle fibreux disposé en îlots plus ou moins larges.*

Composition chimique. — Les feuilles de *P. pennatifolius* renferment de l'*huile essentielle*, trois alcaloïdes, la *pilocarpine*, la *pilocarpidine* et la *jaborine*, du tanin et de l'*acide jaborique.*

Le principe le plus intéressant et le plus actif de ces feuilles est la *Pilocarpine* qui y existe dans la proportion de 0,380 p. 100. C'est un liquide épais, visqueux, hygrométrique, appartenant au groupe des bétaïnes. On ne l'emploie qu'à l'état de chlorhydrate ou de nitrate.

Usages. — Les feuilles de Jaborandi, préconisées d'abord comme un sialagoque et sudorifique des plus énergiques, ont été employées avec quelque succès pour combattre l'influenza : elles sont peu usitées aujourd'hui; on utilise de préférence les sels de pilocarpine à la dose de 1 à 3 centigrammes sous forme de potion, granules, solution, ou à la dose de 1 centigramme en injection hypodermique. On attribue à ces sels la propriété d'empêcher la chute des cheveux. Il convient de noter ici l'antagonisme qui existe entre la *pilocarpine* et l'*atropine*, non seulement au point de vue de la sudorification, mais encore au point de vue de l'action sur la pupille.

Substitutions. — Outre les Jaborandis de Pernambuco et de Rio, il existe sur le marché de Londres un certain nombre d'autres espèces de *Jaborandi* du genre *Pilocarpus*, tels sont : le Jaborandi de Céara (*P. trachylophus*), le Jaborandi d'Aracati (*P. spicatus* A. S. Hil.) et le Jaborandi de Maranham (*P. microphyllus* Stapf). Outre ces espèces, qui toutes renferment de la pilocarpine en proportion plus ou moins forte, il faut citer le faux Jaborandi de Maranham fourni par le *Swartzia decipiens*, plante de la famille des Légumineuses, et le faux Jaborandi de Rio fourni par une espèce de *Piper*.

M. Holmes (*Pharmac. Journal and Trans.*, 23 fév. 1901) a décrit les caractères extérieurs et les particularités anatomiques qui distinguent ces Jaborandi vrais et faux. L'étude chimique de la plupart d'entre eux a été reprise dans ces derniers temps par M. Jowet (*British med. Journ.*, n° 2076, p. 1074).

Indépendamment des espèces que je viens de mentionner on a importé et employé sous le nom de Jaborandi, les feuilles du *Monniera trifoliata* L. appartenant au groupe des Cuspariées, celles du *Serronia Jaborandi* Gaud, des *Piper reticulatum* L. et *P. mollicomum* Kunth, du groupe des Pipéritées, et celles du *Zanthoxylum elegans* Engl., de la série des Zanthoxylées.

Au Pérou on utilise aussi, sous le nom de *Jaborandi*, les feuilles des *Herpestis gratioloïdes* Benth., *H. Monniera* H. B. K. et *H. Colubrina* H. B. K. qui appartiennent à la famille des Scrofulariacées.

Les Clavelièrs (*Zanthoxylum*) sont des plantes très aromatiques qui doivent leurs propriétés physiologiques à une huile essentielle qui est associée à une résine et à un principe amer cristallin, la *Zanthopicrine*, analogue à la *Berbérine*. Ce genre renferme un grand nombre d'espèces dont quelques-unes sont communément employées dans la matière médicale de nos colonies ; plusieurs autres sont employées en Asie et en Amérique, soit comme médicaments toniques et fébrifuges, soit comme substances âcres et aromatiques. Les espèces les plus intéressantes sont :

Le *Zanthoxylum fraxineum* Willd (*Z. americanum* Mill), dont l'écorce et les fruits sont inscrits dans la Pharmacopée des Etats-Unis. La première jouit d'une grande popularité en Amérique, comme médicament antirhumatismal, sudorifique et diurétique. Ses fruits sont employés comme toniques et stimulants ; le *Z. Carolinianum* Lam. qui partage les mêmes propriétés physiologiques, le *Z. Caribæum* Lam., (*Clavelier jaune* ou *bois piquant épineux*, qui fournit à la matière médicale des Antilles françaises son écorce qui est utilisée comme fébrifuge et ses feuilles qui sont employées comme diaphorétiques et antisyphilitiques ; le *Z. Senegalense* D. C., qui figure dans la matière médicale du Sénégal, comme médicament sudorifique et stimulant ; le *Z. alatum* Roxb. dont les fruits, connus sous le nom de *Poivre du Japon*, sont communément employés dans l'Inde et en Chine, comme stimulants, emménagogues et anthelminthiques.

GAYAC

Le Gayac (*Guaiacum officinale* L.) est une plante qui croît à Cuba, à la Jamaïque, à Saint-Domingue, à Haïti et sur la côte Nord de l'Amérique du Sud. La matière médicale utilise son bois, sa résine.

Le bois de Gayac se présente tantôt en râpures, tantôt en morceaux provenant des tiges ou des plus grosses branches. Ces morceaux ont des formes, des dimensions et une teinte qui varient selon le sens dans lequel ils ont été coupés ; leur densité et leur couleur varient aussi selon qu'ils sont constitués uniquement par le cœur du bois, ou par le cœur recouvert de son aubier. L'aubier a une teinte blanc jaunâtre et le duramen ou cœur du bois est brun verdâtre. Vues sur une section transversale, ces deux zones sont très finement striées dans la direction radiale et présentent de nombreuses couches concentriques alternativement claires et foncées, marquées de ponctuations représentant les vaisseaux. Ces dernières sont relativement plus nombreuses et plus rapprochées dans l'aubier que dans le duramen, mais elles sont plus foncées dans ce dernier.

L'examen microscopique montre que la résine est localisée dans les cellules des rayons médullaires et dans les cellules du parenchyme ligneux; les vaisseaux en renferment aussi une notable proportion.

Le bois de Gayac râpé qu'on trouve dans les pharmacies est constitué par un mélange de débris plus ou moins volumineux et diversement colorés, suivant la partie qui les a fournis.

Le bois de Gayac possède une odeur aromatique et une saveur légèrement âcre.

Petzold (1901) a établi que le bois de Gayac, comme la Squine et la Salsepareille, renferme une proportion notable de *Saponine*, qui constituerait son principe actif et qui serait plus abondante dans l'écorce et dans l'aubier que dans le cœur du bois. Il serait plus logique dans ce cas de préférer au bois central l'aubier qui est plus riche en principe actif.

Il est employé comme sudorifique et entre dans la préparation du *sirop de salsepareille composé*. Sa teinture est employée fréquemment comme réactif.

La RÉSINE DE GAYAC s'obtient par différents procédés. A Saint-Domingue, elle exsude naturellement du tronc ou s'écoule par des incisions pratiquées dans l'écorce. En cet état, elle constitue la *résine de Gayac en larmes*. Elle se présente en larmes irrégulièrement globuleuses de 1 à 3 centimètres d'épaisseur, recouvertes d'une poussière gris verdâtre, brillantes et transparentes à l'intérieur qui est d'un jaune verdâtre. Ecrasées sur le papier et exposées à l'air, les larmes minces prennent une teinte vert-émeraude.

A Port-au-Prince, on coupe le tronc en longues bûches que l'on tient suspendues horizontalement au moyen de pieux. On allume le feu en dessous de chacune des extrémités et on recueille dans des calebasses la résine qui s'écoule par un trou que l'on a fait vers le milieu de ces bûches; souvent encore, on coupe le tronc en menus fragments, qu'on fait bouillir dans l'eau et l'on recueille la résine qui s'est déposée au fond du liquide refroidi.

C'est là la *résine de Gayac en masses*, qui se présente en masses informes, irrégulières, homogènes ou fendillées, généralement recouvertes d'une poussière verte; sa cassure est inégale, d'une teinte verdâtre ou bleuâtre qui verdit au contact de la lumière et de l'air; elle ne se ramollit pas par la chaleur de la main.

La résine de Gayac a une odeur aromatique qui rappelle celle du benjoin et qui s'exalte par la chaleur et le frottement; sa saveur, peu appréciable d'abord, est bientôt suivie d'âcreté. Cette résine est soluble dans l'alcool, l'éther et le chloroforme, avec lesquels elle donne des solutions brunes.

Elle contient trois acides : acides *Guaiacinique*, *Gaiaconique* et *Résino-Guaiacique*, et une matière colorante jaune ou *Jaune de gayac*.

Employée comme diaphorétique et altérante, elle n'est plus guère utilisée aujourd'hui que pour la préparation des élixirs dentifrices.

Au groupe des Zygophyllées se rattachent : le *Tribulus lanuginosus* L., qui croît dans l'Inde et donne des fruits qui ont été vantés en Angleterre sous le nom de *burra gookeros* contre les pertes séminales ; le *Peganum Harmala* L., ou HARMEL des Egyptiens, qui croît en Egypte, en Espagne et en Crimée, et dont les graines possèdent des propriétés emménagogues analogues à celles de la rue, de la sabine et de l'ergot de seigle.

BOIS DE QUASSIA

Le Bois de Quassia des pharmacies est fourni par deux espèces du genre *Quassia*. La plus ancienne et la plus estimée, quoiqu'elle soit aujourd'hui la moins usitée, est désignée sous le nom de Quassia amara ou Bois de Surinam; l'autre s'appelle Quassia de la Jamaïque.

Le Quassia amara ou Bois de Surinam est fourni par le *Quassia amara* L., petit arbre originaire de la Guyane, dont la culture a été introduite dans la plupart des régions tropicales.

Il existe dans les droguiers et les collections, sous forme de *bûches cylindriques, régulières*, sciées transversalement en tronçons de longueur variable, mesurant parfois 10 centimètres de diamètre. Ces tronçons sont ou *entiers* ou *fendus* en deux ou trois morceaux, quand ils sont trop longs. Les bûches sont parfois recouvertes d'une écorce mince, d'un blanc mat, *marquée de taches micacées, qui, se détachant facilement du bois, forme autour de lui un manchon mobile.*

Le bois est très léger, d'une teinte blanc sale ou un peu jaunâtre. La surface extérieure, striée longitudinalement, est d'un brun très pâle. Les coupes longitudinales, faites tangentiellement ou radialement, sont *brillantes, sillonnées par des lignes longitudinales brunes et creuses, correspondant aux vaisseaux ouverts par la section; elles présentent des stries transversales et une apparence moirée, produite par les rayons médullaires, qui ont peu de hauteur.* La section transversale est striée radialement par les rayons médullaires qui sont très étroits et très nombreux, et présente des lignes circulaires concentriques affectant la disposition des zones d'accroissement de nos bois indigènes. *Ces lignes, correspondant aux bandes de parenchyme ligneux, sont bordées de ponctuations plus ou moins larges représentant la section des vaisseaux ligneux.*

Dans les pharmacies, le Quassia amara se présente sous forme de copeaux de forme variable, souvent très longs et très minces, produits par le tour ou le rabot. Ces copeaux sont toujours reconnaissables à *leur couleur blanc jaunâtre*, à *leur aspect satiné* et à *leur amertume excessive.*

Le Quassia amara a une odeur très faible qui rappelle un peu celle de la racine de réglisse ; il a une saveur amère, franche et très prononcée.

Le principe actif du Quassia amara est un glucoside cristallisé connu sous le nom de *Quassine*. Outre ce principe, Massute (*Archiv der Pharm.*, t. XXXIII, p. 147, 1890) en a retiré trois autres produits cristallisés, dont deux sont considérés par lui comme des homologues supérieurs de la Quassine.

Le Quassia amara est employé en pharmacie comme stomachique, tonique et eupeptique, en macération ou sous forme de vin ou de teinture.

On utilise plus souvent la Quassine qui existe en pharmacie sous deux états : *amorphe* ou *cristallisée*. La préférence doit être accordée à cette dernière, qui s'administre en granules à la dose de 1 à 2 milligrammes.

Le QUASSIA DE LA JAMAÏQUE est fourni par le *Picrasma excelsa* PLANCHON (*Picræna excelsa* LINDL.), qu'on trouve à Saint-Vincent et dans quelques autres îles des Antilles.

Cette espèce, la plus généralement employée aujourd'hui, existe aussi dans le commerce sous forme de bûches, d'un ou plusieurs mètres de longueur, *deux ou trois fois plus larges que celles du Quassia amara, généralement recouvertes de leur écorce qui est très adhérente, plus épaisse et dépourvue de ligne blanche scléreuse*. Le bois plus léger est blanc, *marbré de taches d'un jaune serin, très caractéristiques*. Les stries transversales qui donnent aux sections longitudinales ou radiales leur apparence moirée sont plus larges, un peu plus hautes que dans l'espèce de Surinam. Sur une section transversale, on observe que *les stries radiales sont plus apparentes, que les lignes concentriques sont plus prononcées, et que les ponctuations sont plus larges*. Ces diverses particularités tiennent *à ce que les rayons médullaires, les bandes de parenchyme ligneux et les vaisseaux sont plus larges que dans le Quassia amara*. La saveur est aussi amère que dans l'autre espèce.

Massute a retiré du *Picrasma excelsa* deux corps cristallisés qu'il considère comme des homologues, toutefois distincts, des produits qu'il a retirés du Quassia : il leur a donné le nom de *Picrasmines*.

Ce bois est *plus actif* que le Quassia amara, qu'il tend à remplacer dans les pharmacies ; il est même seul mentionné officiellement dans plusieurs pharmacopées étrangères.

ÉCORCE DE SIMAROUBA

Cette écorce est produite par les racines du *Simaruba officinalis* D. C. (*S. amara* AUBL.) qui croît dans la Guyane et dans le nord du Brésil.

Elle se présente en morceaux cintrés ou aplatis, parfois très longs, mesurant 5 à 6 centimètres de largeur et 2 à 3 millimètres d'épaisseur. *Elle a une structure très fibreuse, aussi est-il presque impossible de la briser transversalement ; les morceaux brisés longitudinalement se séparent même très difficilement les uns des autres, retenus qu'ils sont par des fibres très résistantes.* La surface externe, quand elle est encore recouverte par le suber, offre une teinte gris sale et une apparence rugueuse : elle présente des verrues et des crêtes transversales régulièrement espacées. Plus souvent *le suber s'est détaché et met à nu le parenchyme cortical qui est jaunâtre ou blond clair, rugueux ou pour ainsi dire pierreux* et *parfois sillonné de lignes longitudinales obliques qui s'entrecroisent en forme de réseau*. La face interne est d'un brun pâle ou jaunâtre, *luisante, fortement fibreuse*, souvent hérissée de fibres qui se sont séparées les unes des autres. *La section transversale, qui ne peut être opérée qu'au moyen d'un instrument bien tranchant, ou brusquement avec un couteau*, présente (fig. 92) au-dessous du suber, un parenchyme cortical peu épais, maculé de quelques ponctuations scléreuses, puis un liber extrêmement épais, d'une structure feuilletée, pouvant se décomposer en lames minces et très fibreuses. *Cette zone libérienne est sillonnée radialement par des rayons médullaires obliques qui s'élargissant brusquement, la divisent en faisceaux cunéiformes très pointus et diversement inclinés.* Cette écorce est dépourvue d'odeur, mais elle a une saveur *très amère*.

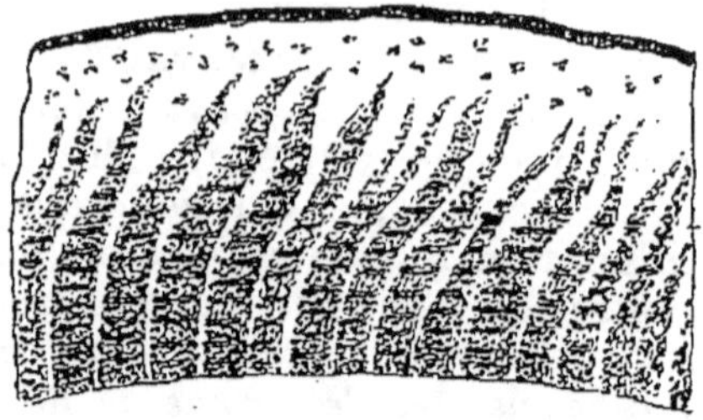

Fig. 92. — Écorce de Simarouba. Section transversale.

L'écorce de Simarouba renferme de la *Quassine*, une matière résineuse, des acides gallique et malique.

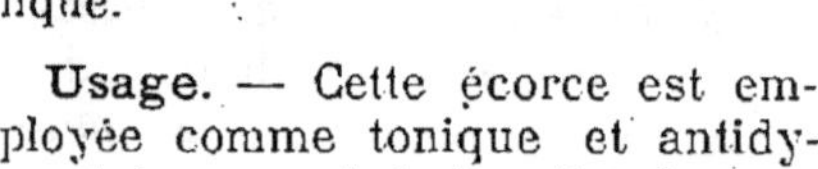

Usage. — Cette écorce est employée comme tonique et antidysentérique en infusion (4 à 8 gr. p. 500), ou en poudre (0 gr. 60 à 2 gr.) ; elle entre dans la formule de tous les élixirs anticholériques.

Au groupe des Simaroubées se rattachent :

L'Ailante glanduleuse (*Ailantus glandulosa* Desf.), grand arbre du nord de la Chine, introduit en France, où on le rencontre sur nos boulevards et dans nos jardins. L'écorce de sa racine a été préconisée comme anthelminthique, antidiarrhéique et antidysentérique.

Le Cédron (*Simaba Cedron* Planchon), qui croît en Colombie, au Vénézuela et au Brésil. Les Indiens considèrent la noix de Cédron comme un des remèdes les plus sûrs et les plus précieux contre la morsure des serpents venimeux. Les expériences entreprises en France pour contrôler cette propriété n'ont donné que des résultats négatifs. Il en fut de même des essais faits dans le même but, à Alfort, avec les semences de Valdivia (*Picrolemma Valdivia* G. Planch.), plante originaire de la Colombie.

Le *Brucea antidysenterica* Mill., qui croît dans l'Abyssinie, où l'on utilise son écorce, confondue autrefois avec celle du Vomiquier, comme tonique et antidysentérique ; le *B. Sumatrana* Roxb., qui croît en Cochinchine et aux Moluques, dont les graines constituent le *Ko-sam*, médicament des plus populaires chez les Chinois et les Annamites, qui l'utilisent avec le plus grand succès dans le traitement de la dysenterie.

L'*Irvingia Gabonensis* H. Bn. (*Mangifera Gabonensis* Aubry-Lecomte), plante de l'Afrique tropicale occidentale. C'est l'*O'Dika des Gabonais* appelé par les colons *Manguier sauvage*, qui, outre la pulpe charnue de son fruit, modérément appréciée par les Européens à cause de sa saveur térébinthacée, fournit deux produits intéressants décrits par M. Heckel, le *Pain de Dika* et le *Beurre de Dika*.

FEUILLES D'ORANGER

Origine. — Les Feuilles d'oranger des pharmacies sont fournies par le *Citrus vulgaris* Risso (*C. aurantium* var. *amara* L.), c'est-à-dire par l'*Oranger à fruit amer*, dont les parties sont plus sapides et plus aromatiques que celles de l'*Oranger à fruit doux* (*C. aurantium*

Risso). Cette plante, encore connue sous les noms d'*oranger de Séville*, de *Bigaradier*, est originaire du nord de l'Inde, d'où elle a été introduite en Europe par les Portugais.

Description. — Ces feuilles (fig. 93) sont ovales lancéolées, acuminées au sommet; elles mesurent de 4 à 8 centimètres de long, sur 3 à 4 centimètres de large; elles sont articulées sur un pétiole de 10 à 12 millimètres de longueur, un peu arqué et garni sur chaque côté d'une aile mince, élargie et arrondie au sommet, et qui lui donne la forme d'une *raquette*. Le limbe glabre, généralement entier sur ses bords ou très rarement denté en scie, est coriace, un peu élastique, ordinairement recroquevillé sur les côtés, de telle sorte que ses deux moitiés tendent à s'appliquer l'une contre l'autre; sa face supérieure est d'un vert pâle, grisâtre, mat, et souvent marbré de taches plus claires. Examiné par transparence, le limbe présente de nombreuses ponctuations claires, qui représentent les poches sécrétrices. La nervure médiane, légèrement saillante au fond d'une dépression du limbe, est très proéminente sur la face inférieure de la feuille; elle donne naissance à des nervures secondaires qui sont assez régulièrement parallèles et qui se rejoignent en courbes douces à une faible distance des bords de la feuille. Les feuilles d'oranger ont une odeur aromatique faible; elles ont une saveur amère.

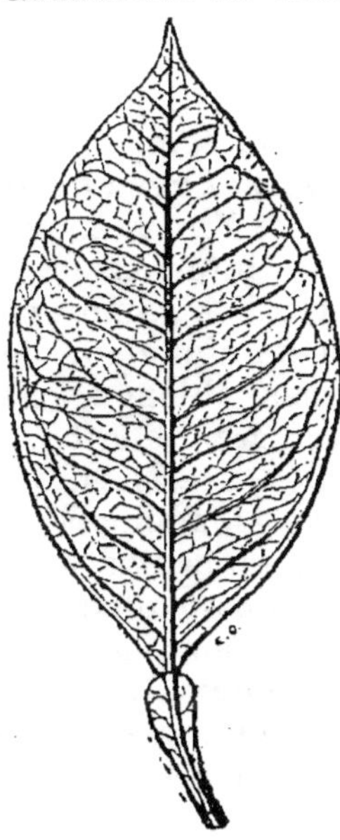

Fig. 93.
Feuille d'oranger.

Structure microscopique. — Cette feuille dont la structure rappelle celle du Jaborandi décrite plus haut est caractérisée anatomiquement par l'*absence de poils et de stries sur son épiderme*, par l'*existence de grosses cellules cristalligènes localisées immédiatement au-dessous des épidermes, surtout en-dessous de l'épiderme supérieur, et renfermant de gros cristaux d'aspect très variable, dont la forme se rattache au système tétragonal. Les poches sécrétrices affectent la même localisation* ; le *système libéro-ligneux est fermé aussi.*

Composition chimique. — Ces feuilles renferment un *principe amer* et une *huile essentielle* désignée ordinairement sous le nom d'*essence de Petit grain* et qui est très analogue à l'essence de *Néroli*, dont elle se distingue par son amertume. On en a retiré aussi un alcaloïde désigné sous le nom de *Stachydrine*.

Usages. — Elles sont employées journellement en infusion comme sédatives.

Substitution.— On leur substitue fréquemment les feuilles du *C. aurantium* Risso, qui en diffèrent par leur pétiole moins largement ailé et leur saveur moins amère. Les feuilles des *C. Cedra* Risso et *C. Limonium* Risso, qu'on vend parfois à leur place, se reconnaissent à l'absence complète dans les premières et presque complète dans les secondes, des ailes du pétiole qui existent constamment dans les feuilles d'oranger.

FLEURS D'ORANGER

Ce sont aussi les fleurs du *C. Vulgaris* Risso, que l'on préfère pour la pharmacie. On les emploie en boutons, ou complètement épanouies, le plus souvent à l'état frais et conservées avec du sel, pour préparer l'eau de *fleur d'oranger* et l'*essence de Néroli;* souvent aussi on les utilise à l'état sec pour préparer des infusions.

Les FLEURS D'ORANGER sont composées : d'un calice gamosépale cupuliforme, court, charnu, à cinq dents aiguës ; d'une corolle à cinq pétales, plus longs que le calice, alternes, oblongs, charnus, concaves en dedans, *blancs sur les deux faces* et *criblés de glandes transparentes ;* de nombreuses étamines dressées, plus courtes que les pétales, à filets soudés dans une grande partie de leur longueur et libres à leur partie supérieure. Au centre de ces fleurs se trouve un ovaire à 8 ou 10 loges pluri-ovulées, qui repose sur un disque hypogyne, annulaire, glanduleux, surmonté d'un style épais et d'un stigmate capité et globuleux. Ces fleurs exhalent, à l'état frais, une odeur suave qui s'atténue par la dessiccation en même temps que leur teinte blanche passe au jaune brun.

Les fleurs d'oranger renferment une proportion notable d'huile essentielle connue sous le nom d'*essence de Néroli.*

On les utilise en infusion contre les accidents nerveux.

ESSENCE DE NÉROLI

L'ESSENCE DE FÉROLI s'obtient en distillant, en présence de l'eau, les pétales de la fleur du *C. vulgaris* Risso, préalablement débarrassés des autres parties (pistil et ovaire).

C'est sur le littoral méditerranéen et notamment à Vallauris, qu'est localisée la préparation de cette essence, où sa production annuelle s'élève en moyenne à 750 kilogrammes, représentant environ 450 000 kilogrammes de fleurs d'oranger et le travail de 2 000 personnes. La culture des environs de Grasse est plus importante encore ; elle produit chaque année 2 000 kilogrammes d'essence de Néroli.

L'essence de Néroli est un liquide jaunâtre, qui devient rouge brun à la lumière, légèrement fluorescent, d'une odeur très agréable de fleur d'oranger, de saveur aromatique et amère. Son poids spécifique est de 0,870 à 0,880. Elle se dissout dans 1,50 à 2 vol. d'alcool à 80°. Une addition subséquente d'alcool rend la solution trouble et, par le repos, de fines paillettes de paraffine se rassemblent à sa surface. La solution alcoolique d'essence de Néroli *est caractérisée par la belle fluorescence bleu-violet* qui se produit surtout quand on répand un peu d'alcool à la surface de l'essence.

Cette essence renferme du *limonène*, du *linalol*, du *géraniol* et de l'*anthranilate de méthyle*.

Elle est surtout employée dans la parfumerie. En pharmacie on ne l'utilise guère que pour la préparation de l'*Eau de Cologne* et de quelques liqueurs digestives.

ÉCORCES D'ORANGES AMÈRES

Les Écorces d'Oranges de la pharmacie sont produites par les fruits du *C. vulgaris* Risso, qu'on décortique un peu avant leur maturité. Elles se présentent sous des formes qui varient avec la façon dont elles ont été détachées du fruit. Tantôt elles sont en quartiers très épais fusiformes de 4 à 6 centimètres de hauteur et de 3 à 4 centimètres de largeur, coupés nettement sur leurs bords; tantôt elles sont en rubans plus minces, tortueux, à bords taillés en biseau, tantôt en petites bandelettes très étroites et très minces.

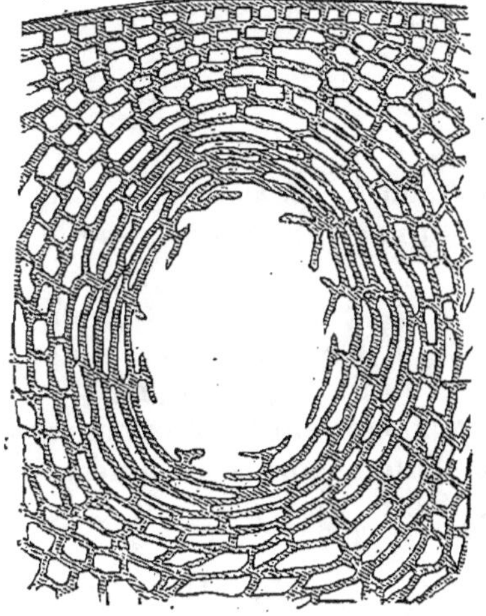

Fig. 94.
Ecorce d'orange amère.
Partie extérieure.

La surface externe est chagrinée, dure, d'un vert foncé, d'un jaune brun ou rougeâtre ; la face interne est d'un blanc jaunâtre, lisse, plus ou moins spongieuse et piquetée de petites éminences brunes peu nombreuses. La tranche est compacte, en majeure partie colorée en blanc jaunâtre et bordée au dehors par une très mince couche verdâtre, criblée de trous. Les écorces d'oranges sont d'autant plus estimées qu'elles sont plus minces ; elles ont une odeur aromatique spéciale, différente de celle de l'orange mûre, et qui devient assez pénétrante, surtout quand on entame la couche verte extérieure ; leur saveur est très amère, brûlante et laisse sur la langue une sensation de fourmillement assez persistante.

Les couches extérieures de ce fruit, recouvertes par un épicarpe mince, sont formées d'un tissu de petites cellules polygonales serrées, parmi lesquelles on observe une multitude de glandes pluricellulaires, très larges, atteignant parfois un millimètre de diamètre; ces glandes très rapprochées et disposées parfois sur 2 et 3 rangées sont entourées par 2 ou 3 couches de cellules aplaties, dont les plus internes sont dissociées ou en partie déchirées. C'est dans ces glandes que se trouve accumulée l'essence qui communique aux écorces leur odeur aromatique ; les couches internes sont formées d'un parenchyme lâche de cellules plus larges, irrégulières, rameuses, laissant entre elles des méats assez larges.

L'étude chimique de ces écorces a été reprise par Tanret qui, outre l'huile essentielle et le mucilage, en a retiré de l'*acide Hespérique*, de l'*acide Aurantiamarique*, un autre acide résineux vert, et trois glucosides cristallisés, l'*Hespéridine*, l'*Isohespéridine*, et l'*Aurantiamarine*.

Elles s'emploient comme tonique et stomachique; elles entrent dans la préparation du *Sirop d'écorces d'oranges amères*, de l'*alcoolat vulnéraire*, de *l'alcool de mélisse composé* et du *baume de Fioraventi*. A l'état frais elles entrent dans la préparation de l'*alcoolature d'oranges*.

Sous le nom d'*Orangettes*, on désigne les jeunes fruits du *C. vulgaris* Risso qui tombent d'eux-mêmes, au moment où ils commencent à grossir.

CITRONS

Ce sont les fruits du *Citrus Limonum* Risso (*C. medica* var. β. L.), arbre originaire de l'Inde, qui est l'objet d'une culture industrielle sur les bords de la Méditerranée.

Les Citrons sont des fruits ovoïdes, terminés par un mamelon plus ou moins proéminent; ils mesurent 5 à 8 centimètres de longueur; leur surface extérieure est d'un jaune pâle, mamelonnée, brillante. Ils se distinguent des *Cédrats* par leurs dimensions plus petites, l'épaisseur moins grande de leur écorce et l'acidité plus marquée de leur suc. Ils fournissent à la matière médicale leur écorce, leur suc et leur essence.

L'Écorce présente la plus grande analogie de structure avec celle de l'orange; elle est employée, à l'état frais, pour préparer l'*alcoolat de citron*.

Le Suc est renfermé dans une masse de papilles pluricellulaires qui sont attachées à la partie interne de l'endocarpe et qui remplissent complètement la cavité des loges du fruit. Ce suc est d'un jaune pâle et possède une odeur forte particulière, différente de celle de l'écorce. Il a une saveur agréable et une forte acidité qu'il doit à sa richesse en acide citrique (9,4 p. 100). On s'en sert en badigeonnage dans la gorge pour traiter les angines et prévenir le scorbut. Il est utilisé industriellement pour la préparation de l'acide citrique.

ESSENCE DE CITRON

L'Essence de Citron s'extrait principalement en Sicile, à Reggio, en Calabre, à Menton et à Nice en France par des procédés quelque peu différents.

On emploie pour sa préparation les citrons encore verts qui

sont plus riches en essence qu'au moment de la maturité parfaite et on choisit de préférence ceux qui sont petits et trop irréguliers pour être exportés.

Préparation. — En Sicile et en Calabre, on enlève l'écorce par quartiers au moyen d'incisions verticales et on met de côté la partie pulpeuse du fruit, qui est réservée pour la préparation de l'acide citrique. Au bout de vingt-quatre heures, les fragments d'écorce sont mis en traitement. Des ouvriers tiennent d'une main une éponge et de l'autre une écorce appliquée et recourbée sur leurs doigts par sa face interne. En pressant celle-ci fortement, ils déchirent les glandes qui sont tout à fait superficielles, en font sortir l'essence qu'ils reçoivent sur l'éponge. Quand cette éponge est bien imbibée, on la presse fortement; l'essence est reçue dans un bol en terre muni d'un bec, où elle se sépare du liquide mucilagineux qui s'est écoulé en faible partie des couches internes de l'écorce, puis elle est décantée. Avec ce procédé connu sous le nom de *procédé de l'éponge* on peut retirer de 100 citrons 80 à 100 grammes d'une essence excellente.

A Menton et à Nice, on se sert d'un vase en étain muni d'un bec et au fond duquel sont fixées de nombreuses tiges de laiton, droites, fortes, terminées en pointe et dépassant d'un centimètre les bords supérieurs du vase. A la partie centrale du fond de ce vase se trouve adapté un tube de 2 centimètres de diamètre et de 12 centimètres de long, fermé à son extrémité. L'appareil une fois fixé, on frotte le citron sur les aiguilles, en le faisant tourner de façon à ce que toutes les glandes accumulées dans sa partie superficielle soient déchirées. L'essence mise ainsi en liberté s'écoule le long des aiguilles et se rend dans le tube inférieur. Quand celui-ci est plein, on vide l'essence dans un récipient, où elle se sépare du liquide aqueux avec lequel elle était mélangée. On la filtre pour la débarrasser des fragments organisés qu'elle peut tenir en supension. Recueillie par ce procédé, elle constitue l'*essence de citron au zeste*, qui est très appréciée.

En frottant sur une râpe grossière en fer étamé les citrons frais ou ceux qui ont été soumis à l'opération précédente, on en extrait un liquide, qui soumis à la distillation avec de l'eau, donne une essence bien moins fine, plus colorée, et moins estimée qu'on désigne dans le commerce sous le nom d'*essence de citron distillée*.

Description. — Obtenue par expression, l'essence de citron est fluide, faiblement colorée en jaune, d'un aspect un peu louche, dû à la faible quantité d'eau et de principes fixes qu'elle peut retenir. A — 20°, elle laisse déposer un stéaroptène en cristaux incolores; elle a un parfum très agréable et une saveur un peu amère et aromatique.

Obtenue par distillation, elle est incolore, très fluide, mais possède une odeur moins suave.

Elle a pour densité 0,84 à 0,86 ; elle est dextrogyre et bout entre 150 et 175°. Elle est très soluble dans l'alcool absolu, l'éther et les huiles essentielles ou grasses. Elle est formée pour les 9/10 d'hydrocarbures parmi lesquels le *limonène* et le *phellandrène*. Son élément le plus important au point de vue du parfum est le *citral*, à coté duquel on a isolé un autre aldéhyde, le *citronellal* et une substance dextrogyre correspondant au *terpinol*, et de *l'acétate de géranyle.*

Son pouvoir rotatoire qui est en général de + 60 à + 64 est intéressant à connaitre, car il permet de constater l'addition si fréquente d'essence de térébenthine à l'essence de citron.

Usage. — Cette essence n'est utilisée en pharmacie que pour aromatiser quelques préparations ; mais elle est d'un usage commun en parfumerie.

ESSENCE DE BERGAMOTE

Origine. — L'ESSENCE DE BERGAMOTE est fournie par les fruits du *Citrus Bergamia* var. *vulgaris* RISSO, petit arbre cultivé industriellement en Italie et particulièrement à Messine et à Reggio.

Caractères. — L'essence de Bergamote est un liquide jaune brunâtre ou jaune roux, le plus généralement coloré en vert par du cuivre, d'une odeur très agréable et d'une saveur un peu amère. Sa densité est de 0,882 à 0,886. Son pouvoir rotatoire oscille entre +8 et +20. Elle donne avec un quart ou un demi-volume d'alcool à 90° une solution limpide qui ne se trouble plus par addition subséquente d'alcool ; ce résultat n'est pas constant avec l'alcool à 80°. Sa valeur est d'autant plus grande qu'elle est plus riche en éthers ; sa teneur moyenne qui est de 36 à 40 p. 100 peut parfois s'élever à 45 p. 100.

Composition. — L'essence de Bergamote contient plusieurs terpènes parmi lesquels domine le *limonène* ; ses principes odorants sont *l'éther acétique du linalool* ou *acétate de linalyle* et le *linalool* ; elle contient en outre du *bergaptène* qui cristallise en aiguilles blanches satinées.

Usages. — Cette essence qui n'est employée en pharmacie que pour aromatiser quelques pommades occupe une place plus importante dans la parfumerie.

Falsifications. — Elle est très communément falsifiée par l'addition de produits divers, qui tous modifient ses constantes physiques. C'est ainsi que sa densité qui est de 0,882 à 0,886 se trouve diminuée par l'addition d'essences de térébenthine, de citron, d'orange, et se trouve augmentée par l'addition d'huiles grasses et de baume de Gurjun. Ces falsifications peuvent aussi être décelées partiellement par la variation de son pouvoir rotatoire qui est de + 8 à + 20.

Outre ces *Citrus* il en existe d'autres, dont les fruits se recommandent par leurs vertus alimentaires et sont devenus l'objet d'un commerce très important ; tels sont : le *C. Aurantium*, var. *dulcis* L., qui donne les Oranges douces de Portugal, de Valence, de Malte, d'Algérie, appréciées à cause de la saveur douce et sucrée de leur pulpe : l'écorce de ces fruits qui fournit l'essence de Portugal sert à préparer *l'alcoolat* et *l'alcoolature d'oranges ;* le *C. medica* RISSO ou CÉDRATIER, dont les fruits connus sous le nom de CÉDRATS, servent à préparer l'acide citrique, et dont les écorces fournissent *l'essence de Cédrat.*

A la série des Aurantiacées se rattachent :

L'*Ægle marmelos* CORRE, arbre très connu dans l'Inde, dont le fruit, connu sous les noms de *Bel* ou *Béla*, constitue une sorte de panacée pour les Indiens, qui l'emploient surtout, à moitié mûr, contre le choléra et la dysenterie.

Le *Feronia Elephantum* CORRE, autre espèce de l'Asie tropicale, où elle est employée comme un astringent précieux. La gomme qui exsude de son tronc est un article courant des bazars de l'Inde qui la vendent pour remplacer la gomme arabique.

Du groupe des Coriarées nous ne citerons que le *Coriaria myrtifolia* L., ou REDOUL, dont les feuilles, douées de propriétés vénéneuses, ont été fréquemment mélangées avec le Séné. Ces feuilles (fig. 111) mesurent 2 à 3 centimètres de longueur ; elles sont *élargies à la base, acuminées au sommet;* leur limbe glabre, légèrement coriace, est entier sur ses bords. La nervure médiane est accompagnée de *deux nervures latérales qui se détachent de la base de la feuille et se dirigent vers le sommet, presque parallèlement aux bords.* Ces feuilles ont une astringence très marquée, qu'elles doivent à leur richesse en tanin ; elles renferment un glucoside cristallisé, la *Coriamyrtine.*

Au point de vue anatomique ces feuilles sont surtout caractérisées par *l'absence de poils et de cristaux*, par *la nature de leur épiderme qui est formé de larges cellules polygonales recouvertes par une cuticule très fortement striée* et par *la disposition des stomates qui sont toujours accompagnées de deux cellules annexes, disposées en forme de croissant.*

ILICINÉES

Arbres ou arbrisseaux, à feuilles alternes ou opposées, coriaces, persistantes, glabres, à dents quelquefois épineuses. Fleurs solitaires ou diversement groupées à l'aisselle des feuilles. Calice à 4-5 sépales très petits, imbriqués. Corolle de 4 à 5 pétales, parfois soudés à leur base. Etamines alterni-pétales, insérées directement sur le réceptale ou à la base de la corolle gamopétale. Ovaire libre, épais, tronqué, à 2-6 loges uniovulées. Fruit charnu renfermant de 2 à 6 nucules indéhiscents. Graine albuminée.

MATÉ OU THÉ DU PARAGUAY

Origine. — Sous les noms de MATÉ, THÉ DU PARAGUAY, des MISSIONS, des JÉSUITES, on désigne une poudre plus ou moins grossière qui, dans presque toute l'Amérique du Sud, est employée pour préparer une boisson stimulante d'un usage journalier.

Cette poudre se prépare en broyant les feuilles légèrement grillées et les sommités toutes jeunes de plusieurs espèces de Houx (*Ilex*), mais plus spécialement celles de l'*Ilex Maté* ou *I. Paraguayensis* S. HIL., qui croît abondamment dans les districts centraux du Paraguay. Le Maté qui vient du Paraguay et de la République Argentine paraît exclusivement constitué par cette espèce ; le Maté du Brésil a une origine plus complexe. Parmi les espèces d'*Ilex* qui entrent dans sa préparation, il faut citer les *I. theezans*, *I. ovalifolia*, *I. amara*, *I. gigantea*, *I. crepitans* et *I. Humboldtiana* BONPL.

Récolte et préparation. — La récolte des feuilles qui commence en décembre et se poursuit jusqu'en avril est opérée par des caravanes qui coupent les branches des *Ilex* et les passent à travers un feu flambant. Les jeunes pousses et les feuilles sont triées et étendues sur des tréteaux, au-dessous desquels on entretient un feu très doux, pendant trente-six ou quarante-huit heures. Au bout de ce temps, on étend sur le foyer éteint une peau de beuf, dans laquelle on reçoit les feuilles séchées que l'on sépare des rameaux et que l'on contuse avec un bâton. On les réduit ensuite en poudre et on les emballe dans des troncs d'arbres creusés en forme de manchon ou dans des surons en cuir.

Au Parana, on se sert de poêles en fonte pour griller les feuilles et d'un moulin pour les pulvériser.

Ainsi préparé, le Maté nous arrive sous l'apparence d'une poudre grossière, d'un vert brunâtre, dans laquelle on distingue des fragments de nervures ou de rameaux. Il possède une odeur de tan. Son infusion aqueuse est d'un jaune brunâtre et possède un goût de brûlé bien accusé qui lui donne une saveur bien moins agréable que celle du Thé.

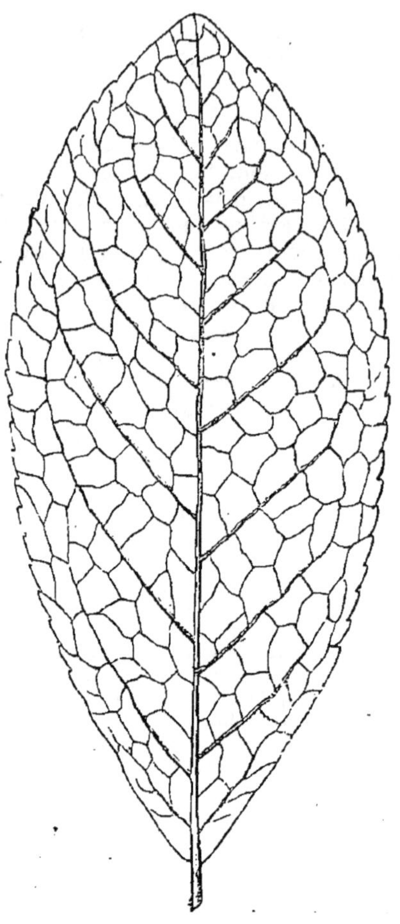

Fig. 95. — Feuille de Maté.

Description. — La feuille d'*I. Paraguayensis* (fig. 95) est oblongue, lancéolée, cunéiforme à sa base, légèrement obtuse au sommet; elle mesure de 7 à 10 centimètres de longueur et 5 à 6 centimètres de largeur. Son limbe est lisse, coriace, d'un vert brunâtre, quand il a été desséché, et présente sur son bord des dents peu profondes et assez espacées. Les nervures secondaires qui se détachent de la nervure médiane se rejoignent en courbes douces, à une faible distance des bords du limbe et produisent des nervures tertiaires qui forment un réseau à mailles assez larges.

Caractères anatomiques. — Epiderme glabre. Cuticule *striée*. Stomates *partiellement recouverts* par les cellules annexes : *quelques larges stomates aquatiques*. Mésophylle hétérogène asymétrique. Nombreux cristaux étoilés, Système libéro-ligneux, *réniforme*, constitué par un cordon ligneux inférieur et par *deux cordons supérieurs opposés, qui la plupart du temps se rejoignent*. Ces cordons sont recouverts extérieurement par un liber mou et un péricycle lignifié.

Composition chimique. — Le Maté renferme : de la *Caféine*, un tanin particulier, appelé *acide matétannique*, un *peu d'essence*, une résine et des matières albuminoïdes.

La proportion de Caféine varie notablement dans le Maté. Macquaire en a retiré 0,88 p. 100 et Dauber 3,40 p. 100. Il en est

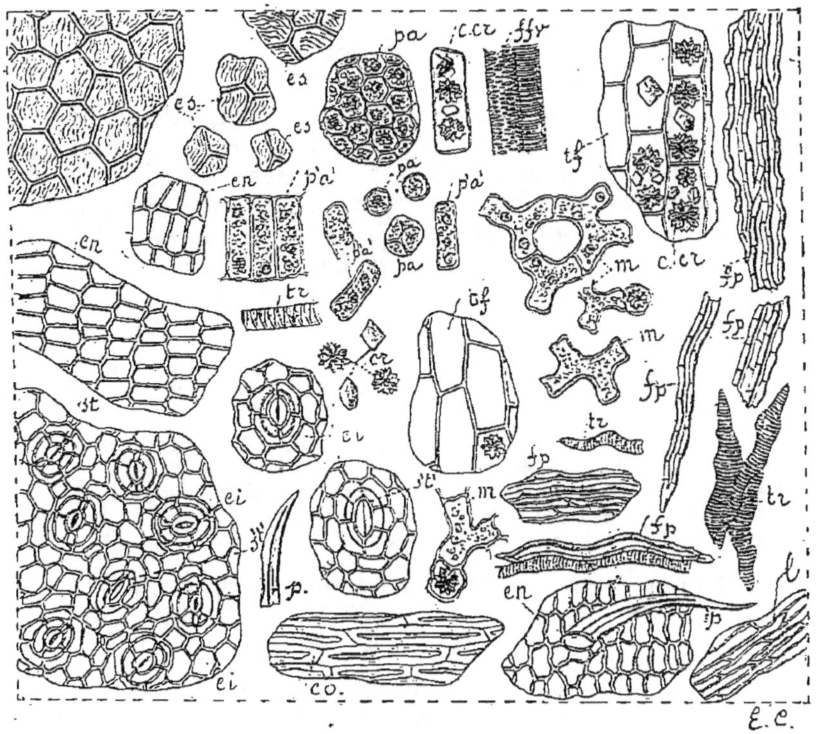

Fig. 96. — Poudre de Maté.

ccr, *cellules cristalligènes*. — *co*, collenchyme de la nervure. — *cr*, *cristaux*. — *ci*, *épiderme inférieur*. — *en*, *épiderme neural*. — *ffr*, faisceaux fibro-vasculaires. — *fp*, fibres péricycliques. — *l*, liber. — *m*, mésophylle. — *p*, poils tecteurs. — *pa*, cellules en palissade vues de face. — *p'a'*, les mêmes vues de profil. — *st*, *stomates*. — *s't'*, *stomates aquatiques*. — *tf*, tissu fondamental de la nervure. — *tr*, trachées.

de même de la proportion de tanin qui oscille entre 5,2 p. 100 (Dauber) et 10 à 16 p. 100 (Robbins). Ces différences peuvent s'expliquer par la diversité d'origine des Matés commerciaux.

Usages. — Depuis un temps immémorial, le Maté est employé par les Indiens Guaranis, pour conserver leur vigueur et supporter les longues fatigues. On n'estime pas à moins de 100 millions de kilogrammes la quantité de Maté qui est consommée annuellement dans l'Amérique du Sud, où l'infusion de Maté remplace le vin, la bière et le thé.

Son usage en Europe se répand progressivement, mais bien lentement.

Substitutions. — On substitue souvent au Maté, indépendamment des feuilles de divers *Ilex*, des feuilles qui s'en rapprochent par leur aspect coriace. Celles que l'on y a rencontrées le plus fréquemment sont celles du *Myrcia acris*, plante de la famille des Myrtacées, celles du *Villaresia mucronata* R. ET PAV., de la famille des Icacinées, celles du *Psoralea glandulosa* L., du groupe des Légumineuses, et aussi des feuilles de *Symplocos* (Styracinées) et de *Maytenus* (Célastrinées).

Comme autre plante utile de la famille des Ilicinées, il n'y a guère à citer que l'*I. vomitoria* AIT., ou *Thé des Apalaches*, qui croît dans l'Amérique du Nord, où l'on prépare avec ses feuilles des infusions toniques, sudorifiques et diurétiques, et le *Prinos verticillatus* L. (*I. verticillata* GRAY), plante originaire des Etats-Unis, où l'on utilise son écorce comme astringente, tonique, altérante et fébrifuge à la dose de 2 à 4 grammes, en décoction ou sous forme d'extrait fluide.

RHAMNÉES

Plantes ligneuses, à feuilles simples, stipulées, alternes ou opposées, à petites fleurs ordinairement axillaires et disposées en cymes. Calice à 5 ou 4 pièces libres. Corolle à 5 ou 4 pétales onguiculés et très petits. Androcée formé de 5-4 étamines superposées aux pétales. Ovaire à 3 loges, moins fréquemment à 2-4 loges, uniovulées. Fruit le plus souvent drupacé à un ou plusieurs noyaux, quelquefois sec et déhiscent. Graine albuminée.

Beaucoup de plantes de cette famille sont pourvues d'un *appareil sécréteur de mucilage*, analogue à celui qui existe chez les Tiliacées et les Malvacées. Cet appareil est représenté tantôt par des cellules isolées, tantôt par des groupes de cellules, tantôt par des poches formées par résorption des parois séparant les diverses cellules d'un même groupe.

La gélification peut d'ailleurs s'étendre aux éléments voisins et agrandir ainsi la cavité gommifère.

Suivant la disposition des cellules à gomme, avant la gélification des parois, les poches peuvent affecter divers aspects ; parfois arrondies, elles peuvent devenir ovoïdes, ou même très allongées et fusiformes; elles sont d'*origine lysigène*.

La *racine des Rhamnées ne présente jamais de semblables formations ;* on ne les rencontre que dans la *tige*, la *fleur* et le *fruit*, et encore leur présence n'y est-elle pas constante. Dans la tige, les poches *sont localisées dans le parenchyme cortical et dans la moelle ;* dans la feuille, *elles se trouvent disséminées dans le parenchyme qui entoure le système libéro-ligneux des nervures.*

ÉCORCE DE BOURDAINE

Origine. — L'ÉCORCE DE BOURDAINE est fournie par le *Rhamnus Frangula* L., arbrisseau assez commun dans nos bois.

Description. — Elle se présente en fragments cintrés ou en tuyaux dont l'épaisseur varie de 1/2 à 1 millimètre. La surface extérieure est constituée par un suber d'une *teinte gris brun* ou *plus souvent gris noirâtre*, qui est assez adhérent et *ridé* longitudinalement; elle présente de *nombreuses lenticelles* grises plus ou moins larges. La face interne, d'une *teinte brun cannelle*, est finement striée dans le sens longitudinal. La cassure est courte, grenue dans les couches extérieures, fibreuse dans les couches internes, de couleur rosée ou rougeâtre. Cette écorce n'a presque pas d'odeur; sa saveur est d'abord mucilagineuse, puis amère.

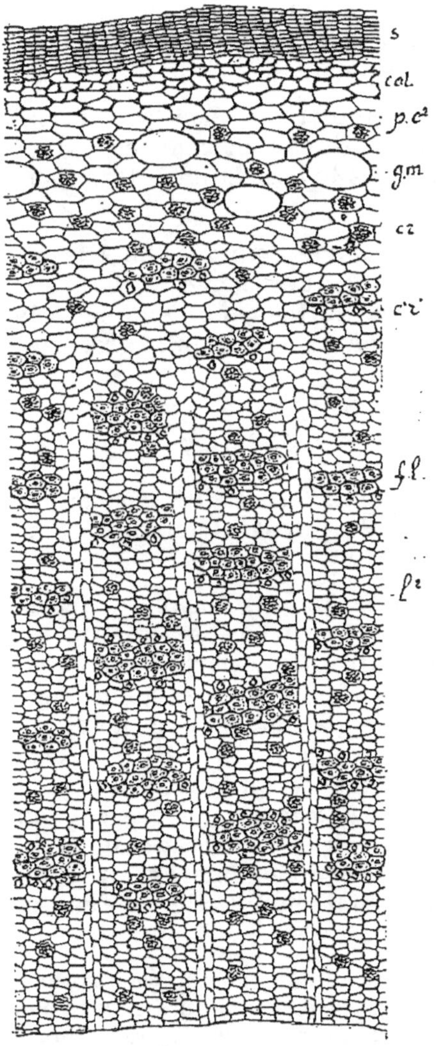

Fig. 97. — Écorce de Bourdaine.

Caractères anatomiques. — Le suber épais recouvre un massif de collenchyme bien apparent. Parenchyme cortical caractérisé par la *présence de glandes mucilagineuses* et par l'*absence de cellules scléreuses, très riche en cristaux étoilés*. Liber caractérisé par la présence de fibres réunies en faisceaux *disposés irrégulièrement* et bordés de *tubes cristalligènes* contenant des *cristaux prismatiques*. Ce liber renferme en outre des *cristaux étoilés* (fig. 97).

Composition chimique. — L'Écorce de Bourdaine appartient au groupe des produits dits *anthracéniques*. Traitée par le benzol, elle donne une solution jaune qui, agitée avec l'ammoniaque, devient rouge-cerise. Cette réaction imaginée par Bornträger, caractérise nettement les drogues contenant des *Oxyméthylanthraquinones*, qui leur donnent des propriétés purgatives.

Aweng en a retiré plusieurs glucosides : les uns, *primaires*, qui sont très solubles dans l'eau et représentent l'*acide frangulique*; les autres, *secondaires*, qui sont insolubles dans l'eau froide, mais solubles dans l'alcool étendu et dans l'acétone. Hydrolysés avec l'acide chlorhydrique ou sulfurique, ces deux groupes de glucosides donnent les mêmes produits de dédoublement qui sont : de l'*acide Chrysophanique*, de l'*Emodine* et de la *Frangularhamnétine*, un corps contenant du fer, soluble dans la lessive de soude et appelé *Emodine ferrique*. Outre ces principes, cette écorce contient un ferment auquel il faudrait rapporter les symptômes douloureux qui accompagnent l'absorption de la Bourdaine en poudre ou en infusion. En chauffant cette écorce à 100°, on coagule le ferment et on évite la production de ces symptômes.

Localisation des glucosides. — L'emploi des réactifs microchimiques permet de constater que les glucosides sont localisés surtout dans les *régions internes de l'écorce*, dans le *liber* et dans les *rayons médullaires*.

Usages. — Cette écorce est fréquemment employée en Allemagne. Fraîche, elle est éméto-cathartique : desséchée à 100°, elle est simplement purgative ; dans ce dernier cas, on l'emploie à la dose de 120 grammes d'une décoction faite avec 15 ou 30 grammes d'écorce par 500 grammes d'eau.

ÉCORCE DE CASCARA SAGRADA

Origine. — Cette écorce est fournie par le *Rhamnus Purshiana* D.C., qui croît sur les côtes américaines de l'Océan Pacifique et en Californie.

Description. — Elle se présente en fragments cintrés, ayant en moyenne 2 millimètres d'épaisseur. La surface extérieure est constituée par un suber blanc grisâtre, *lisse*, parfois rugueux, fréquemment recouvert de lichens foliacés. Ce suber, peu adhérent, découvre en se détachant le parenchyme cortical qui offre une teinte brun violet, brun rougeâtre ou brunâtre. La face interne est brun jaunâtre, finement striée. La cassure, *courte dans les couches externes*, est *fibreuse dans les couches internes*. La section transversale examinée à la loupe est *striée radialement* dans la partie libérienne et présente dans les couches externes qui sont plus foncées, de fines ponctuations blanches. Cette écorce est inodore, sa saveur est amère.

Caractères anatomiques. — Suber assez épais. Parenchyme cortica caractérisé par *l'absence de glandes mucilagineuses* et la présence d'une multitude de *grosses cellules scléreuses groupées en amas, qui sont bordés de tubes cristalligènes contenant des cristaux prismatiques*. Beaucoup de cristaux *étoilés* dans cette zone. Liber caractérisé par la présence de nombreuses *fibres lignifiées* réunies en faisceaux irréguliers, bordés de *tubes cristalligènes*. Les cristaux du liber sont généralement *prismatiques*.

Composition chimique. — Comme la précédente, l'écorce de Cascara Sagrada appartient au groupe des produits anthracéniques. Elle présente aussi la réaction de Bornträger. Le produit qui en a été retiré sous le nom de *Cascarine*, paraît être assez complexe et n'est vraisemblablement qu'un mélange des glucosides oxyméthylanthraquinoniques contenus dans cette écorce qui se rapproche de l'écorce de Bourdaine, autant par ses propriétés physiologiques que par son origine botanique.

Usages. — Cette écorce est employée comme laxative en poudre ou en cachets, à la dose de 25 à 75 centigrammes, sous forme d'extrait fluide ou de teinture alcoolique (30 à 40 gouttes).

BAIES DE NERPRUN

On désigne sous ce nom les fruits de *Rhamnus catharticus* L. qui croît à l'état sauvage dans la plus grande partie de l'Europe, dans l'Asie moyenne ; on ne les emploie guère qu'à l'état frais.

En cet état, les baies de nerprun sont globuleuses, grosses comme un pois, *noires et luisantes*, quand elles sont mûres. Le mésocarpe recouvert par un épicarpe *violet, noirâtre*, est rempli d'un suc d'abord verdâtre, puis pourpre à la maturité, et entoure quatre noyaux monospermes réunis au centre du fruit. Chacun d'eux renferme une graine dressée, présentant sur la face dorsale un long sillon. A l'état sec, ces baies sont obscurément quadrangulaires, ou irrégulièrement bosselées et profondément sillonnées à leur surface.

La composition chimique des baies de nerprun n'est pas encore bien connue.

Les travaux chimiques entrepris sur les baies de nerprun ont eu principalement pour but d'isoler les matières colorantes. C'est dans cette voie qu'ont été dirigées les recherches de Lefort, de Schutzenberger, qui en ont retiré divers produits désignés sous les noms de *Rhamnégine*, *Rhamnine*, *Rhamnétine*. Liebermann en a isolé un glucoside pur, la *Xanthorhamnine*. Tout récemment MM. Tschirch et Polacco en ont isolé trois glucosides : La *Rhamnocitrine*, la *Rhamnolutéine* et la *Rhamnochrysine*. Ces baies présentent la réaction de Bornträger et il est probable qu'elles doivent leurs propriétés purgatives à des oxyméthylanthraquinones.

En pharmacie les baies de nerprun ne sont utilisées que pour préparer le *suc de nerprun* qui est administré sous forme de sirop purgatif, principalement dans la médecine vétérinaire.

JUJUBES

Les Jujubes sont les fruits du *Zizyphus vulgaris* Lamk., qui est cultivé dans toute la région méditerranéenne.

Ce sont des drupes ovoïdes ou oblongues recouvertes par un épicarpe brun ou rougeâtre, coriace, résistant, sous lequel existe un mésocarpe assez épais, pulpeux, à chair sucrée, mucilagineuse, jaune et dépourvue d'odeur.

Au centre de ces drupes, existe un noyau oblong, allongé, divisé en deux loges inégales, dont un a généralement avorté. Ces fruits qui ont une saveur douce et agréable ne sont employés en pharmacie que comme pectoraux et pour préparer la *pâte de jujubes*.

CÉLASTRINÉES

Les Célastrinées, qui formaient jadis une seule et même famille avec les Rhamnées, s'en distinguent surtout par ce caractère que leurs étamines sont alternipétales et non oppositipétales. Leur ovaire est toujours libre, enchâssé dans un large disque et présente 2, 3, 5 loges à 1-2 ovules collatéraux. Le fruit est capsulaire ou charnu. Ces plantes ne contiennent pas d'appareil sécréteur de gomme.

Au nombre des plantes utiles de cette famille on peut citer :

Le *Catha edulis* Forsk. (*Celastrus edulis* Vahl), qui croît abondamment dans la région du Caféier, dans les montagnes de l'Yemen, en Abyssinie. C'est le *Cat*, *Tschat* et *Tsat* ou *Thé des Abyssins*, qui arrive depuis quelques années en Europe, en petites bottes mesurant 40 centimètres de hauteur, attachées avec des lanières d'écorces et renfermant une quarantaine de tiges minces chargées de leurs feuilles.

Ces feuilles sont pétiolées, opposées au sommet des rameaux, parfois aussi alternes à leur base. Le limbe est coriace, glabre, oblong, lancéolé, et mesure de 8 à 11 centimètres de long sur 5 centimètres de large. Entier seulement vers la base, son bord présente sur le reste de son étendue de courtes dents mousses.

Froissées entre les doigts, ces feuilles n'ont point d'odeur; quand on les mâche, elles produisent une sécrétion de salive assez abondante et ont une saveur astringente. Cette substance remplace, auprès des Abyssins, la Coca et le Maté des Américains.

Les Arabes en mâchent les feuilles avec avidité pour se donner des forces et vaincre le sommeil. Les Somalis leur attribuent une action excitante analogue à celle que produit l'opium quand on le fume. Dans l'Yemen on considère le *Kat* comme un antidote de la peste. L'usage que l'on fait de cette substance pourrait faire supposer qu'elle renferme de la caféine, mais on n'a pu en isoler que des traces d'un alcaloïde différent, qui a été désigné sous le nom de *Katine*.

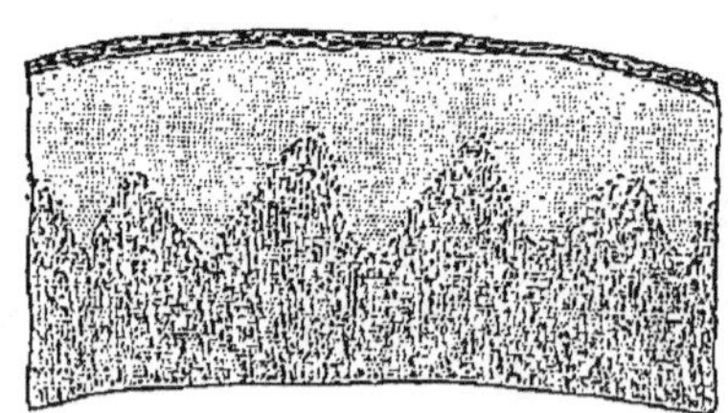

Fig. 98.
Écorce d'*Evonymus* (racine).
Section transversale.

L'*Evonymus atropurpureus* Jacq., qui croît dans le nord-ouest de l'Amérique du Nord, où l'on utilise les écorces de sa racine comme purgatives. Ces écorces se présentent dans les droguiers sous forme de fragments irréguliers, plats, cintrés ou enroulés, ayant de 0 mm. 8 à 1 millimètre d'épaisseur. Leur surface extérieure est constituée par un suber blanc, grisâtre, lisse ou d'*apparence fongueuse*. La face interne est d'un blanc grisâtre, finement striée ; sa cassure est nette. La section transversale présente, en dessous du suber qui est très épais, un parenchyme cortical blanc, dans lequel le liber brun jaunâtre pénètre sous forme de faisceaux cunéiformes bien apparents et assez larges. Cette écorce est inodore ; sa saveur est amère et âcre.

Elle est riche en cristaux étoilés et dépourvue de cellules scléreuses et de fibres mécaniques. Elle contient un glucoside appelé *Evonymine*, de l'asparagine, plusieurs résines et un acide particulier, l'*acide évonique*. Elle est employée comme purgative sous forme d'extraits fluides désignés sous le nom d'Evonymines.

Le Buis (*Buxus sempervirens* L.), qui est communément répandu dans tous nos jardins. Cette substance ne nous intéresse que par les substitutions auxquelles se prêtent ses feuilles et ses écorces, dont les unes servent à falsifier l'écorce de grenadier et les autres sont mélangées avec les feuilles de Busserole. Le microscope permet de constater facilement ces substitutions.

L'écorce de Buis se distingue nettement de l'écorce de Grenadier par la disposition des cristaux d'oxalate de chaux qui sont disposés *irrégulièrement* dans son épaisseur au lieu d'affecter le *parallélisme* typique qu'ils présentent dans l'écorce de Grenadier.

La feuille de Buis se distingue de celle d'Uva Ursi, par la forme étoilée des cristaux, par la disposition et les petites dimensions de ses stomates, et par l'absence de poils glanduleux.

SAPINDACÉES

Plantes ligneuses, sous-frutescentes, parfois grimpantes, à feuilles alternes ou opposéees, simples ou composées, sans stipules. Fleurs régulières, le plus souvent polygames-dioïques, disposées en grappes de cymes, ou en grappes simples. Calice à 2 ou 4 sépales libres, rarement gamosépale. Corolle tantôt nulle, tantôt à 3-4 pétales libres. Etamines en nombre égal ou double de celui des pétales. Gynécée central, à loges ovariennes 1-2 ovulées. Fruit très variable, simple ou plus souvent multiple, charnu, capsulaire, indéhiscent ou samaroïde. Graine quelquefois arillée, souvent albuminée.

GUARANA

Le Guarana est préparé avec les semences de *Paullinia sorbilis* L., liane grimpante qui croît communément dans la région tropicale de l'Amérique du Sud et principalement dans l'Uruguay.

Ces semences qui ont la grosseur de petites noisettes ressemblent beaucoup pour la forme à celles du marronnier : elles ont un testa lisse, brillant, d'un brun noirâtre et présentent à leur base un arille court, cupuliforme.

Pour préparer le Guarana, les Indiens lavent d'abord les graines, puis les soumettent à une torréfaction légère pour séparer l'amande de son testa ; ils complètent cette séparation en frappant avec un bâton les graines placées dans des sacs. Celles-ci sont ensuite écrasées sur une pierre chaude et réduites, avec de l'eau, en une pâte à laquelle on associe parfois de la poudre de cacao et de la farine de manioc. Cette pâte moulue en pains ou en cylindres, est ensuite exposée au soleil ou soumise pendant plusieurs semaines à une douce chaleur.

Le Guarana du commerce se présente généralement en cylindres ressemblant à des saucissons longs de 10 à 30 centimètres, larges de 4 à 5 centimètres, plus rarement en petits pains aplatis, lourds et presque aussi durs que la pierre. A l'extérieur, il est d'un rouge brun foncé ; sa cassure est d'un brun rouge clair uniforme, ou montre par places des dépressions blanc-grisâtre, d'un aspect amygdaloïde. Il a une odeur peu marquée et une saveur légèrement astringente et agréable qui rappelle un peu celle du Cacao.

Le Guarana renferme de 3,72 à 5,6 p. 100 de *Caféine*, combinée avec du tanin, une huile fixe, de l'huile volatile, de la gomme, de l'amidon.

Dans son pays d'origine, le Guarana est employé comme aliment d'épargne, au même titre que le Café et le Thé. En Europe, on ne l'utilise guère que comme antinévralgique, sous forme de poudre.

Parmi les plantes intéressantes de cette famille on peut citer :

Le *Serjania curassavica* qui croît au Brésil, au Mexique, à la Guyane, aux Antilles et dans l'Afrique occidentale. Son écorce, désignée au Brésil sous le nom de *Timbo*, sert à empoisonner les cours d'eau ; elle possède des propriétés analogues à celles de l'Aconit. Les Indiens l'utilisent contre les maladies de foie, sous forme de cataplasmes; ils emploient les feuilles comme vulnéraires.

Le *Sapindus Saponaria* L., qui croît aux Antilles, dont les fruits mûrs forment une sorte de savon naturel utilisé par les indigènes, et dont l'écorce est employée comme fébrifuge.

Le *S. Senegalensis* Cambess., dont l'écorce figure dans la matière médicale du Sénégal.

Le *Nephelium Litchi* Cambess., un des bons arbres fruitiers de l'Asie tropicale, dont on importe souvent les fruits en France sous le nom de Litchi.

L'*Æsculus hippocastanum* L., si commun dans nos jardins et sur nos promenades, dont l'écorce, employée autrefois comme fébrifuge, est aujourd'hui inusitée. En Allemagne on utilise, comme antihémorroïdal, l'extrait préparé avec le spermoderme des graines.

TÉRÉBINTHACÉES

Plantes ligneuses, à fleurs hermaphrodites, polygames ou dioïques, souvent régulières ou rarement irrégulières. Feuilles généralement alternes, rarement opposées, sans stipules, composées de 3 folioles imparipennées, plus rarement unifoliées ou simples. Fleurs généralement petites et nombreuses, réunies en grappes le plus souvent ramifiées. Calice de 3-5 sépales ou rarement plus. Pétales en même nombre, libres ou rarement unis, valvaires ou imbriqués. Etamines en nombre égal ou double de celui des pétales, insérées sous un disque hypogyne, généralement développé. Ovaire ordinairement supère, formé de carpelles indépendants ou plus souvent 1-5 loculaire, à ovules solitaires ou géminés dans chaque loge. Fruit ordinairement drupacé. Graine exalbuminée.

Les Térébinthacées sont pourvues d'un appareil sécréteur qui est représenté par des *canaux lysigènes* qui sont localisés, pour la tige, *tantôt dans l'écorce seulement, tantôt dans l'écorce et la moelle, et parfois même dans le bois. Les racines ne présentent de canaux sécréteurs que dans leur écorce.*

Dans l'écorce, *ces canaux sont spécialement localisés dans le liber, où ils sont protégés souvent par des fibres péricycliques.* Dans les feuilles *on les retrouve constamment dans le liber des faisceaux qui constituent le système libéro-ligneux des nervures.*

Indépendamment de cet appareil sécréteur, beaucoup de feuilles de Térébinthacées portent des *poils glanduleux*, courts, formés d'une *glande ovale, divisée en plusieurs loges par des cloisons transversales et verticales.*

MYRRHE

Origine. — Rapportée d'abord au *Balsamodendron Myrrha* Nees, puis au *B. Ehrenbergianum* Berg, l'origine de la Myrrhe a été attribuée par Engler aux *Commiphora abyssinica* Engl. et *G. Schimperi* Engl., qui croissent sur les bords de la mer Rouge, en Arabie, en Nubie et dans le pays des Somalis. C'est de cette dernière contrée et des environs de Hurrur, qu'elle est apportée sur le marché de Berbera, d'où elle est transportée à Bombay.

Description. — Elle existe dans le commerce sous deux formes différentes qui sont : la Myrrhe choisie et la Myrrhe en sortes.

La *Myrrhe choisie* se présente en masses globuleuses ou arrondies, irrégulières, *d'une couleur brun opaque, rougeâtre*, et dont la grosseur varie depuis celle d'une noisette jusqu'à celle d'un œuf. La surface extérieure, mamelonnée, très inégale, est crevassée et *recouverte d'une poussière efflorescente jaunâtre*, qui masque sa teinte brun rougeâtre ; la masse est translucide sur une faible épaisseur, se brise et s'égrène facilement. La cassure est irrégulière, rugueuse ou cireuse, brillante et huileuse, crevassée, et piquetée de bulles d'air, demi-transparente en certains points ; elle est *onctueuse au toucher, marquée de taches blanches caractéristiques*, et présente, dans certains morceaux, des sortes de stries jaunâtres, en forme de croissant, qu'on a comparées à des coups d'ongle et qui ont valu à cette Myrrhe le nom de *Myrrhe onguiculée*.

La *Myrrhe en sortes*, qui est moins estimée, est formée de masses irrégulières plus volumineuses et plus compactes, de couleur foncée, presque opaques, souvent agglutinées entre elles, et se ramollissant facilement dans la main. Cette sorte est mélangée de débris ligneux, et de nombreuses impuretés (sable, poils de chameau, fragments d'écorces, gomme arabique).

La Myrrhe a une odeur caractéristique assez douce et qui s'exalte par la chaleur ; sa saveur est amère, âcre et aromatique. On ne peut la réduire en poudre qu'après l'avoir desséchée préalablement pour lui enlever son huile essentielle ; elle forme avec l'eau une émulsion d'un brun clair ; elle est incomplètement soluble dans l'alcool.

Composition chimique. — Köhler (1890) en a retiré 7 à 8 p. 100 d'*huile essentielle*, 33 à 35 p. 100 de matières solubles dans l'alcool et 57 à 59 p. 100 de matières insolubles dans ce véhicule. La partie insoluble dans l'alcool est un mélange de *dextrose*, de *galactose* et d'*arabinose* ; la partie soluble est une résine molle indifférente.

La Myrrhe se distingue des autres gommes-résines en ce que sa solution dans l'essence de pétrole se colore en rouge au contact des vapeurs de brome.

Usages. — La Myrrhe, connue depuis la plus haute antiquité, est employée comme tonique, stimulante et antispasmodique. Elle entre dans la préparation de la *Thériaque*, de l'*Élixir de Garus* et du *baume de Fioraventi*, des *pilules de Rufus* et de la *teinture de myrrhe du Codex*.

Sous les noms de Bissa-Bol, Myrrhe des Indes orientales, on désigne dans le commerce une variété de Myrrhe fournie par le *Balsamea erythræa* Engl., qui est importée de toute la côte des Somalis à Jidda, à Aden, dans le golfe Persique, l'Inde et la Chine. C'est une matière impure qui est considérée comme une sorte foncée et très inférieure de myrrhe. D'après Holmes, elle serait identique avec l'Opopanax actuel ; elle diffère de la vraie Myrrhe par son odeur et ne se colore pas comme celle-ci sous l'action des vapeurs de brome.

BDELLIUM D'AFRIQUE

Le Bdellium d'Afrique est fourni par le *Balsamodendron africanum* Arn. (*Heudelotia africana* A. Rich.), qui croît en Afrique depuis le Sénégal jusque dans l'Abyssinie et le pays des Somalis.

Il se présente en lames arrondies ou pyriformes, ordinairement très régulières et mesurant de 20 à 25 millimètres de diamètre. *Sa surface, lisse ou légèrement chagrinée, est généralement recouverte d'un enduit terne et opaque, d'un gris jaunâtre, rougeâtre ou verdâtre.* En râclant cette surface, on découvre la masse rougeâtre, transparente, presque vitreuse de la larme de Bdellium. La cassure est *terne, cireuse, ordinairement plane*, demi-transparente sur les larmes minces, opaque dans les couches extérieures. Il a une odeur faible, spéciale, légèrement résineuse, et une saveur âcre et amère.

Fluckiger en a retiré 70 p. 100 de résine soluble dans l'alcool, de la gomme et des traces d'huile essentielle.

Le Bdellium d'Afrique entre dans la préparation de l'*emplâtre diachylon* et de l'*emplâtre de Vigo.*

Le Bdellium de l'Inde, qu'on désigne parfois sous le nom de *Myrrhe de l'Inde*, est fourni par les *B. Roxburghii* Arn et *B. Mukul* Hooker.

Il se présente en masses noires, poisseuses, mélangées de terre et de débris végétaux, parmi lesquels dominent des fragments d'une écorce feuilletée. En brisant ces masses, on y découvre de petites larmes résineuses, brillantes. Cette gomme-résine inusitée a une saveur âcre et amère, et une odeur forte qui ne rappelle que de loin celle de la Myrrhe.

BAUME DE LA MECQUE

Le Baume de la Mecque, de Judée ou de Giléad, est fourni par le *B. Gileadense* Kunth (*Amyris Gileadensis* L.) qui croît dans l'Arabie auprès de la Mecque et de Médine. Il est très rare d'en trouver d'authentique dans le commerce. C'est un produit qu'on ne trouve guère que dans les collections, ordinairement renfermé dans des flacons d'origine, en plomb, affectant des formes variables et portant sur les faces latérales des inscriptions ou des images diverses. Quand il est pur, ce produit se présente sous l'aspect d'un liquide sirupeux, d'une couleur gris fauve ou d'un blanc jaunâtre, qui se sépare en deux couches : l'une inférieure, opaque et épaisse, l'autre supérieure, fluide et presque transparente.

OLIBAN

Origine. — Le véritable Encens ou Oliban est fourni principalement par le *Boswellia Carterii* Birdwood (*B. sacra* Fluck.), petit arbre qui croît dans le pays des Somalis et dans le Sud de l'Arabie. Oliver et Birdwood ont recueilli dans ces régions un certain nombre d'autres espèces du genre *Boswellia* et notamment le *B. Bhau-Dajana* Birdw., qui passent pour fournir de l'encens, mais il est encore impossible aujourd'hui d'affirmer si ces plantes sont des espèces distinctes ou des variétés du *B. Carterii*

Description. — L'encens du commerce varie beaucoup en qualité et en apparence. Généralement il est constitué par un mélange de larmes isolées, de 2 centimètres de longueur, globuleuses, pyriformes, claviformes ou stalactiformes, et de masses anguleuses plus ou moins irrégulières, de mêmes dimensions. Elles ont une couleur jaune pâle ou jaune rougeâtre ; les plus appréciées sont presque incolores ou d'une teinte un peu verdâtre; elles sont souvent incrustées de débris d'une écorce blanche papyracée provenant de l'arbre sur lequel elles ont été recueillies; elles sont plus ou moins fragiles et donnent une poudre blanche; leur cassure est cireuse. Les plus petites larmes sont transparentes; les autres sont translucides et faiblement laiteuses, mais non transparentes; elles sont communément recouvertes d'une poussière blanche. Quand on les mâche, elles se ramollissent sous la dent et laissent dans la bouche une saveur aromatique, résineuse, légèrement âcre. Elles ont une odeur qui rappelle à la fois celles de la Tacamaque et de la Térébenthine et qui ne se dégage bien qu'à une température élevée.

On distingue dans le commerce deux variétés d'encens désignées sous le nom d'*Encens de l'Inde* et d'*Encens d'Afrique*, qui proviennent de la même région, de la même plante et souvent des mêmes récoltes; mais le premier est une sorte choisie, obtenue par le triage des plus belles parties du second.

L'*Encens de l'Inde* nous arrive par la voie de Bombay, où il a été expédié de la côte des Somalis par la voie d'Aden; il se distingue à sa belle apparence, à ses larmes régulières, choisies, d'un jaune pâle, privées de toutes impuretés.

L'*Encens d'Afrique* qui nous arrive par la voie de l'Egypte ou de la mer Rouge, est bien moins estimé : il contient beaucoup de larmes opaques, de couleur foncée, et de masses irrégulières, d'une odeur plus résineuse et moins aromatique; il est souillé par une grande quantité d'impuretés.

Composition. — L'encens renferme: de l'*acide Boswellinique* en majeure partie (33 p. 100) libre et en partie (1,5) à l'état d'éther; de l'*Olibanorésine* (33 p. 100); une *huile essentielle* à base de pinène, de dipentène, de phellandrène et de cadinène (4,7); un principe amer (0,5); de la *gomme* (20); de la *bassorine* (6,8); et des débris végétaux (2,4).

Usages. — L'encens partage les propriétés stimulantes des résines et il est utilisé à ce titre dans les affections des voies respiratoires. Dans la médecine vétérinaire il remplace avec succès le Baume de Tolu. Il entre dans la préparation de la *Thériaque*, du *Baume de Fioraventi.*

RÉSINES ÉLÉMIS

Le nom d'ÉLÉMI a été, suivant les époques, appliqué à un certain nombre de produits d'origine différente.

Les principales variétés d'Eléminqu'on trouve dans les collections sont :

L'*Elémi du Brésil* qui est fourni par l'*Icica Icicariba* D. C., caractérisé par *sa teinte jaune uniforme et son odeur de Macis.*

L'*Elémi en pains* ou l'*Elemi en roseaux*, qui vient de la Nouvelle-Grenade, où il est retiré de l'*I. Carana* H. B. K.; il se présente en masses de 500 à 1 500 grammes recouvertes de feuilles de palmier.

L'*Elémi du Mexique*, fourni par l'*Elaphrium elemiferum* ROYLE, d'une teinte jaune blond, mélangé de taches verdâtres.

Ces trois variétés ne se trouvent qu'accidentellement dans le commerce où elles ont été remplacées par l'*Elémi de Manille*, que l'on rapporte au *Canarium commune* L.

Il se présente en masses molles, d'un blanc jaunâtre, d'une consistance granuleuse, qui lui donne quelque ressemblance avec le vieux miel. Quand il est récent et pur, il est incolore, mais plus généralement il renferme de nombreux débris végétaux bruns et il est souillé par des matières charbonneuses, qui lui donnent une teinte noire ou grise. Il se laisse facilement pétrir avec les doigts, auxquels il reste légèrement adhérent. Il durcit et jaunit au contact de l'air. Il a une odeur mixte de fenouil, de citron et de térébenthine; il a une saveur piquante et très parfumée.

Il entre dans la préparation d'un certain nombre d'onguents et de masses emplastiques.

TACAMAQUES

On a décrit sous le nom de TACAMAQUES des produits oléo-résineux qui sont d'origine toute différente. C'est ainsi que nous avons vu plus haut, mentionnés sous cette dénomination, les produits de quelques espèces de *Calophyllum*, du groupe des Guttifères : le plus grand nombre de ces oléo-résines est fourni par des Térébinthacées du genre *Icica* et *Elaphrium*.

Les principales variétés commerciales sont :

La *Tacamaque des Indes occidentales*, qui est produite par l'*Elaphrium tomentosum* JACQ. (*Amyris tomentosa* SPRENG), et dont l'apparence extérieure rappelle celle de l'Oliban ou du Bdellium.

La *Tacamaque jaune huileuse*, rapportée avec quelque doute à l'*Icica decandra* AUBL., dont l'odeur aromatique se rapproche de celle de l'encens, et qui adhère aux dents, comme le mastic, quand on la mâche.

La *Tacamaque huileuse incolore*, qui est produite par plusieurs *Icica* de la Guyane et surtout par l'*I. Guianensis* AUBL. Ces trois produits qu'on ne rencontre plus guère que dans les collections n'ont qu'un intérêt historique.

La *Tacamaque jaune terreuse*, l'espèce qu'on rencontre le plus souvent dans le commerce et qui est produite par l'*I. heptaphylla* AUBL. Elle se distingue aisément à l'efflorescence terreuse qui recouvre sa surface ; elle se présente en morceaux aplatis, retenant sur une de leurs faces des fragments d'écorce. Quand on la brise, elle présente, sous une couche extérieure d'un gris noirâtre, une surface jaune ou verdâtre, ondulée de zones d'un blanc mat ou de teinte grisâtre sale. Elle a une odeur térébinthacée, une saveur âcre et amère et se dissout complètement dans l'alcool.

On a appliqué le nom de *Caragne* ou *Résine caragne* à des substances toutes différentes. La Caragne primitive n'est pas autre chose que l'Elémi en pains, provenant de l'*I. Carana* H. B. K. ; mais on trouve dans les droguiers d'autres substances en masses irrégulières, verdâtres, presque noires, de saveur térébinthacée que l'on désigne également sous ce nom. Leur origine étant indéterminée, et leur application à peu près nulle, nous n'y insisterons pas autrement.

Quant aux *résines de Gommart*, dont l'importance commerciale s'est considérablement développée pour la préparation des vernis, elles sont fournies par le *Bursera gummifera* JACQ. (*Elaphrium integerrimum* TUL.). C'est le même arbre qui produit les produits commerciaux désignés sous les noms de *Gommart d'Amérique, Gomme Chibou, Elémi des Antilles, Tacamaque jaune terne, Tacamaque de Guatémala.*

C'est au *Bursera Delpechiana* POIS. qu'il faudrait, d'après M. Poisson, rapporter le bois et l'essence de *Linaloe*, qui sont au Mexique l'objet d'un commerce très important.

MASTIC

Origine. — Le MASTIC est une résine fournie par la *Pistacia Lentiscus* L., arbrisseau qui croît dans toute la région méditerranéenne et surtout dans l'île de Chio. Dans le commerce, il se présente sous deux formes : le *mastic en larmes* et le *mastic en sortes.*

Description. — Le MASTIC EN LARMES est formé de larmes régulières, arrondies, grosses comme un pois, et de larmes oblongues, pyriformes ou claviformes, pouvant atteindre 12 à 15 millimètres de longueur et depassant rarement 5 millimètres d'épaisseur. Ces larmes, *d'un jaune pâle, sont luisantes et d'une transparence parfaite; mais leur surface est ordinairement recouverte d'une fine poussière blanche provenant de leur frottement réciproque.* Elles sont très friables, leur cassure est conchoïdale, *brillante, transparente, d'un jaune très clair.* Leur odeur est balsamique, faiblement térébinthinée; leur densité est légèrement supérieure à celle de l'eau. *Les larmes de mastic se ramollissent vite dans la bouche et peuvent être facilement mâchées et pétries entre les dents.* Ce caractère les distingue des *larmes de Sandaraque, qui se réduisent en poudre quand on les mâche.*

Le MASTIC EN SORTES se présente en morceaux irréguliers, *plus gros, moins transparents, mêlés très fréquemment d'un certain nombre de larmes brunes* et souillés d'impuretés, de terre et de débris végétaux.

Le mastic est soluble dans l'éther, l'essence de térébenthine et l'essence de girofle; il n'est que peu soluble dans l'acide acétique froid et la benzine.

Composition chimique. — Il renferme deux résines et de l'huile volatile. La première résine, appelée *alpha résine* ou *acide masticique*, est soluble dans l'alcool et forme 90 p. 100 du poids de la drogue; la seconde, *bêta-résine* ou *masticine*, qui reste comme résidu du traitement du mastic par l'alcool, est insoluble dans les solutions alcalines, soluble dans l'éther et l'essence de térébenthine.

Usages. — Le mastic n'est plus guère employé en pharmacie que pour la préparation des *mastics dentaires.* Les résines de Dammar l'ont à peu près supplanté pour la préparation des vernis.

Falsifications. — On lui substitue communément la SANDARAQUE qui se présente en larmes d'un jaune pâle, plus longues, recouvertes d'une poussière fine, et dont la cassure est vitreuse. Ces larmes, qui se réduisent en poudre quand on les mâche, se distinguent encore du mastic par leur insolubilité dans l'essence de térébenthine.

TÉRÉBENTHINE DE CHIO

Origine. — La TÉRÉBENTHINE DE CHIO est fournie par le Térébinthe (*Pistacia Terebinthus* L.), qui est très communément répandu dans toute la région méditerranéenne, l'Asie Mineure et le nord de l'Afrique.

Caractères. — Cette térébenthine est d'une consistance assez épaisse; *vue en masse; elle a une couleur verdâtre* ou *jaune verdâtre;* elle est à peine transparente et a le plus souvent une *apparence nébuleuse* ou *opaque.* Vue sur une faible épaisseur et entre deux lames de verre, elle est transparente, d'un brun jaunâtre, et paraît souillée d'impuretés. Au contact de l'air, elle s'épaissit et devient cassante. Elle a une odeur mixte de térébenthine et de certaines Ombellifères, qui est peu prononcée. Sa saveur est douce, parfumée, faiblement amère, mais dépourvue d'âcreté. Elle est très soluble dans l'alcool et l'éther.

Usages. — Cette Térébenthine partage les propriétés stimulantes et diurétiques des térébenthines de Conifères auxquelles on l'a préférée pendant longtemps. Dans ces derniers temps elle a reconquis un peu de sa faveur primitive.

SUMACS

Les Sumacs (*Rhus*) constituent un genre renfermant un très grand nombre d'espèces qui habitent les pays chauds et tempérés des deux mondes, et dont quelques-unes sont utilisées aussi bien dans la thérapeutique que dans l'industrie à cause de leur richesse en tanin. Nous ne nous occuperons que des premières, en faisant remarquer que l'on peut, au point de vue de leurs propriétés, diviser les Sumacs en deux catégories : les Sumacs vénéneux et ceux qui ne le sont pas.

Parmi les espèces vénéneuses on peut citer :

Le *Rhus toxicodendron* L. (*Toxicodendron pubescens* Mill, *Arbre à la galle, à poison, Sumac vénéneux*), qui croît communément au Canada et aux Etats-Unis, et qui doit ses propriétés toxiques à la présence du *Cardol*. Les feuilles de cette espèce sont inscrites dans la pharmacopée des Etats-Unis et sont employées à la dose de 12 à 35 centigrammes dans le traitement de la goutte, des rhumatismes et de la paralysie, et comme topiques dans les affections cutanées chroniques. Les *R. venenata* D. C. et *R. pumila* Michx partagent les mêmes propriétés.

Au groupe des espèces non vénéneuses appartiennent :

Le *R. aromatica* L. ou *Sumac odorant*, dont l'écorce est employée aux États-Unis comme spécifique dans l'incontinence d'urine ; — le *R. glabra* L., dont les fruits, également officinaux aux États-Unis, sont employés dans le traitement de la fièvre et des ulcérations de la gorge ; — les *R. semialata* Murr. et *R. Japonica* Sieb., qui fournissent les fausses galles appelées *Galles de Chine*, qu'on trouve dans toutes les collections. Ces fausses galles, riches en tanin et recherchées dans l'industrie, peuvent servir aux mêmes usages que les Cachous et les gambirs ; elles paraissent résulter du développement monstrueux d'un bourgeon irrité et affectent les formes variables d'éventail, de massue creuse, de corne d'élan, etc. ; le *R. Cotinus* L. ou *Fustet d'Europe*, dont l'écorce a été vantée comme fébrifuge ; — le *R. succedaneum* L., espèce japonaise, dont les fruits exprimés ou bouillis dans l'eau fournissent un corps gras qui arrive en Europe sous les noms de *Cire végétale* ou *Cire du Japon*.

La famille des Térébinthacées nous fournit encore quelques espèces sur lesquelles l'attention des pharmacologistes a été appelée dans ces dernières années. Telles sont :

Le Mollé ou Poivrier d'Amérique, du Pérou, des Espagnols (*Schinus molle* L.), arbrisseau originaire de l'Amérique méridionale qui a été naturalisé dans le midi de la France. Le fruit, de la grosseur d'un grain de poivre, est disposé en belles grappes. C'est une petite drupe globuleuse, dont l'épicarpe rose, très friable à la maturité, entoure une pulpe au milieu de laquelle se trouve un noyau dur, marqué de crêtes saillantes et très riche en canaux sécréteurs. Ce fruit qui renferme une gomme-résine, de l'huile essentielle et peut-être de la *pipérine*, possède une saveur piquante qui l'a fait employer dans ces dernières années pour remonter l'âcreté du poivre falsifié par des substances féculentes. On l'a préconisé aussi contre la blennorragie. La tige de cet arbre laisse exsuder, par incision, un suc résineux qui constitue le *Mastic d'Amérique* ou *Résine de Mollé*, qu'on emploie au Pérou et au Chili comme masticatoire et comme purgatif.

Le *Québracho rouge* ou *Québracho Colorado*, fourni par le *Quebrachia Lorentzii* Griseb. (*Loxopterygium Lorentzii* Griseb.), qui croît dans la République Argentine et dans la province de Tucuman.

L'écorce de cet arbre qu'on substitue à l'écorce de Québracho blanc (*Aspidosperma Quebracho*) se présente en gros fragments aplatis ou légèrement cintrés, assez lourds, ayant 1 centimètre et demi d'épaisseur. La surface extérieure est constituée par un *périderme très épais, d'un brun rougeâtre ou brun noirâtre, profondément crevassé*. La face interne, de couleur gris brun, bien moins foncée que la face externe, est garnie de

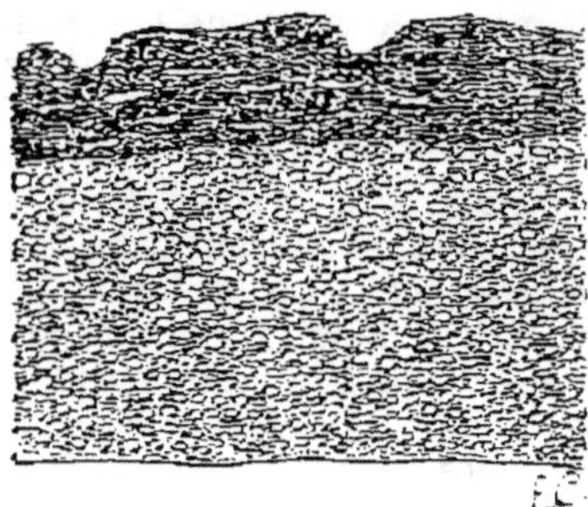

Fig. 99. — Écorce de *Québracho colorado*.

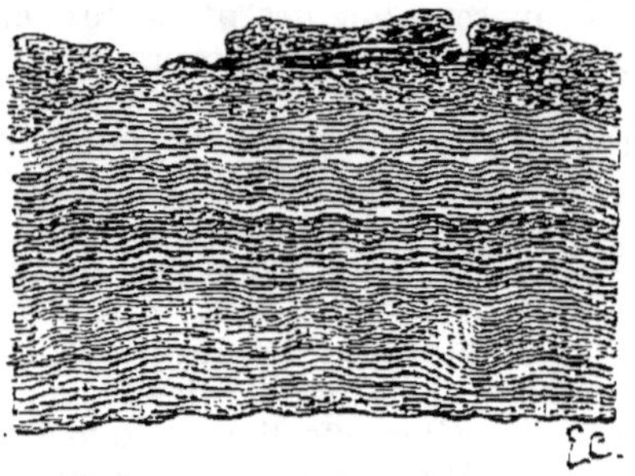

Fig. 100. — Écorce de *Québracho blanc*.

crêtes longitudinales, assez saillantes. Sur la section transversale on distingue très nettement : le périderme qui est très foncé en couleur ; le parenchyme cortical un peu plus pâle ; puis un liber très épais qui se distingue nettement à sa teinte pâle, sur laquelle se détachent une *multitude de lignes concentriques, brunes, plus ou moins larges et régulièrement espacées*. Ce liber est marqué aussi de fines stries radiales. Cette écorce est très dense ; elle est inodore et a une saveur amère et astringente.

La comparaison des figures 99 et 100, qui représentent la section transversale du Québracho rouge et du Québracho blanc, permet d'éviter la confusion de ces deux produits.

L'écorce de Québracho rouge renferme un alcaloïde, la *Loxoptérygine*, de l'oléo-résine et une forte proportion de tanin. On l'a employée comme astringente, en lotions, gargarismes et collyre.

LÉGUMINEUSES

Plantes herbacées ou ligneuses, assez souvent grimpantes. Feuilles alternes, très rarement simples, le plus souvent composées-pennées et stipulées. Inflorescence généralement indéfinie, très variée. Calice gamo ou dialysépale, régulier ou irrégulier. Corolle parfois nulle, régulière, très souvent *papilionacée* et composée de 5 pétales inégaux dont un supérieur régulier, plus grand, appelé *étendard* ; deux latéraux appelés *ailes* et deux inférieurs plus ou moins soudés et formant la *carène*. Etamines le plus souvent disposées sur deux verticilles complets ou incomplets, plus rarement univerticillées ou en nombre indéfini, libres, monadelphes ou plus souvent diadelphes. Le fruit est généralement une gousse, mais parmi les espèces médicinales, plusieurs ont un fruit ou charnu ou sec, mais indéhiscent ou monosperme. Graines tantôt pourvues, tantôt dépourvues d'albumen.

La caractéristique anatomique de cette famille réside dans *la structure des graines dont le spermoderme est presque généralement constitué par trois tuniques bien distinctes* (fig. 101) : l'une, extérieure, de nature scléreuse, formée d'une rangée de cellules cubiques, très allongées dans la direction radiale, juxtaposées en palissades et munies de parois très épaisses et réfringentes ; vues de face (fig. 102), elles présentent des aspects très différents. La seconde enveloppe est formée d'une rangée de cellules munies de parois faiblement épaissies, et qui sont généralement étranglées dans leur partie médiane ; ce qui les a fait désigner sous le nom de *cellules en sablier;* vues de face (fig. 102 *bis*), ces cellules, qui sont parfois munies d'épaississements assez forts, présentent généralement dans leur partie médiane un petit cercle correspondant à la projection de leur partie étranglée. La troisième enveloppe est représentée par un parenchyme qui est plus ou moins développé et qui, assez régulier dans sa partie extérieure, se différencie dans les couches moyennes, où il est formé de cellules généralement rameuses et lacuneuses, pour reprendre sa régularité dans les couches internes. Les cotylédons et l'albumen, quand il existe, sont généralement remplis d'amidon, parfois de substances protéiques. L'albumen est parfois mucilagineux (*Fénugrec*).

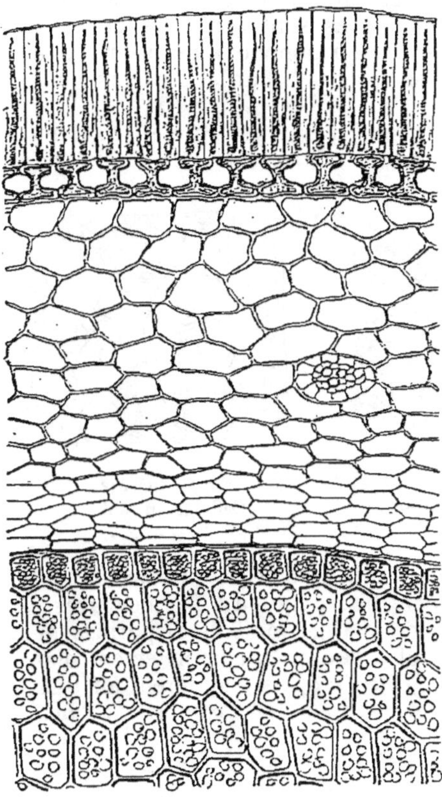

Fig. 101. — Graine de Lupin. Structure anatomique.

L'appareil sécréteur des Légumineuses est représenté soit par des cellules à tanin, soit par des glandes mucilagineuses, soit par des glandes ou canaux sécréteurs d'oléo-résine.

Les cellules tannigènes se trouvent distribuées de façons assez différentes : *parfois dans l'écorce seulement, d'autres fois dans l'écorce et dans la moelle,* ou *au pourtour de la moelle seulement. Elles sont en général superposées en séries longitudinales, de manière à constituer des vaisseaux tannifères, dont les parois ne sont pas perforées ; elles sont toujours plus longues que les cellules voisines*. Leur présence et leur localisation peuvent être révélées au moyen des réactifs ordinaires du tanin.

Les glandes mucilagineuses ne s'observent que dans quelques espèces telles que les *Inga* et *Stryphnodendron ;* elles sont *localisées* dans *les couches parenchymateuses du liber stratifié.* La gomme ainsi sécrétée a une origine toute différente de celle qui est produite par les Acacias et les Astragales.

Quant aux canaux sécréteurs d'oléo-résine qu'on ne trouve que dans quelques espèces telles que les *Copaifera*, les *Myroxylon*, les *Toluifera*,

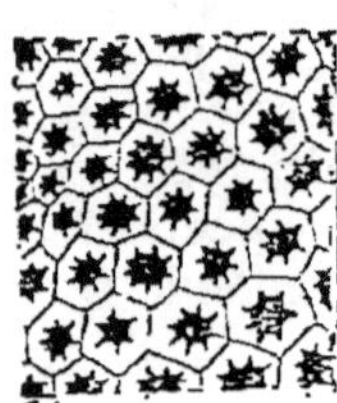

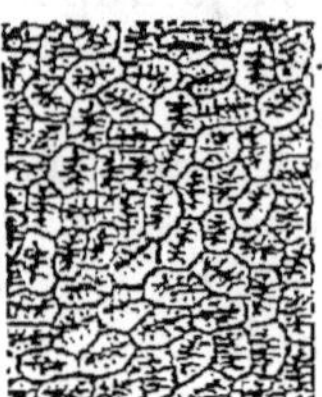

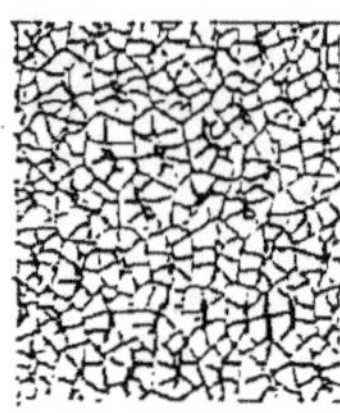

Fig. 102.
Cellules en palissade d'une graine de légumineuse.
Vues de face.

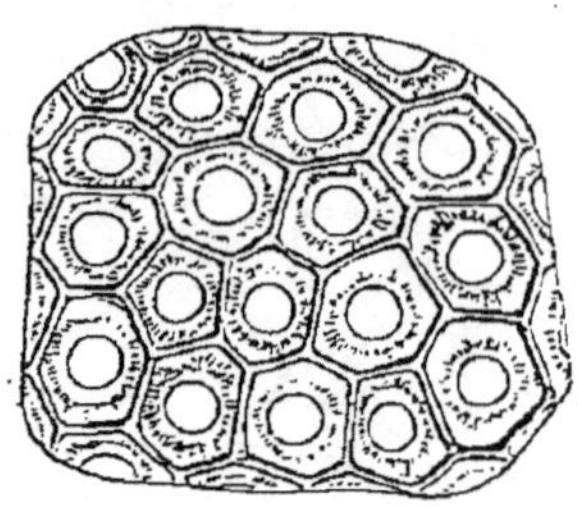

Fig. 102 *bis*.
Cellules en sablier.
Vues de face.

ils ont une origine schizogène. Dans les feuilles de ces trois espèces, on les trouve constamment autour du système libéro-ligneux des nervures ; ils existent primitivement dans l'écorce de la tige, mais ils disparaissent en partie avec le temps. Tandis qu'ils ont à peu près complètement disparu dans les tiges de *Myroxylon* et de *Toluifera*, ils acquièrent un très grand développement dans la moelle et le bois des *Copaifera* et des *Daniellia*.

MIMOSÉES

Plantes à préfloraison valvaire, à insertion hypogyne. Fleur régulière, parfois même gamopétale ; étamines libres en nombre défini ou indéfini.

GOMME ARABIQUE

Origine. — La Gomme arabique est produite par plusieurs espèces du genre *Acacia*, qui sont :

1° L'*A. Senegal* Willd. (*A. Vereck* Guill. et Perrot. — *A. rupestris* Stocks. — *Mimosa Senegalensis* Lam.), petit arbre qui croît depuis la Nubie jusqu'à la Sénégambie, à travers le Soudan. C'est lui qui produit une partie de la gomme que les Maures vont chercher et viennent vendre dans nos comptoirs du Sénégal et qui, seul, fournit la *belle gomme blanche* qui s'exporte chaque année du Kordofan et des régions qui bordent le Nil supérieur ;

2° L'*A. stenocarpa* Hochst., grand arbre qui habite le sud de la Nubie et l'Abyssinie, et qui produit une partie de la *gomme de Souakim ;*

3° L'*A. Seyal* Delile var. *fistula* (Schweinf.), qui croît dans le

Sennaar et le sud de la Nubie ; il donne une gomme brune, bien inférieure à celle de l'*A. Vereck ;*

4° L'*A. arabica* WILLD. (*A. vera* WILLD. — *A. Nilotica* DESF. — *A. Adansonii* GUILL et PERROT. — *Mimosa nilotica* L. — *M. Arabica* LAM). L'aire géographique de cette espèce est très vaste ; c'est elle qui fournit une partie de la *gomme arabique de l'Inde ;*

5° L'*A. horrida* WILLD (*A. Capensis* BURCH.), très commun dans les déserts du Sud de l'Afrique ;

6° Et enfin les *A. decurrens* WILLD., *A. dealbata* LINK., *A. homalophylla* CUNIN., *A. pycnantha* BENTH., qui croissent en Océanie et fournissent les *gommes arabiques d'Australie.*

Formation. — La gomme arabique est une *production morbide* qui se forme dans les tissus d'*Acacia* qui sont atteints d'une maladie désignée sous le nom de *gommose.* D'après M. Lutz (*Thèse Ec. de Ph. de Paris,* 1895) qui en a étudié et suivi les diverses phases, *cette affection peut se manifester sur toutes les parties de la plante. Elle apparaît dès le début de la différenciation secondaire des tissus, atteint d'abord le cambium, puis le liber. Il se manifeste ensuite dans le bois des altérations importantes qui consistent en épaississements de formes diverses, localisés sur des espaces plus ou moins étendus de cette zone ; puis le parenchyme cortical d'abord, et les fibres péricycliques ensuite, s'altèrent et manifestent les réactions de la gomme. Cette substance apparaît ensuite dans les vaisseaux ligneux.*

La cause de cette maladie a été diversement interprétée. Martius l'a attribuée à un affaiblissement produit dans les *Acacias* par le développement d'une Loranthacée qui vivrait en parasite sur eux. Wiessner la rapporte à un ferment spécial et caractéristique. Beyerinck l'attribue à la présence d'un champignon parasite, le *Coryneum Beyerinckii.* D'après Busse, la formation de la gomme serait due exclusivement à l'intervention des fourmis, qui agirait non seulement par sa présence, mais encore à la manière d'un ferment. D'après M. Broseinski (1902) la gomme serait occasionnée par des microbes et pourrait se transmettre par la greffe. *Quoi qu'il en soit cette maladie a un caractère endémique, car tous les Acacias gommiers en sont simultanément frappés dans un lieu donné.*

Récolte. — L'exsudation de la gomme qui s'opère *naturellement* à la suite de la saison pluvieuse, est facilitée par la dessiccation de la surface de l'écorce qui se fendille sous l'influence des vents chauds qui soufflent à cette époque. Néanmoins les Somalis de la Côte orientale d'Afrique provoquent l'écoulement de la gomme, en pratiquant des incisions sur les troncs et les branches. Quand le sol est desséché, les esclaves maures s'installent dans les forêts d'*Acacias* et détachent soit à la main, soit à l'aide d'un crochet fixé à l'extrémité d'une perche, les larmes de gomme qui ont exsudé du tronc. L'exsudation est d'autant plus abondante et la gomme supérieure en qualité, que la chaleur est plus intense et que la saison sèche se prolonge davantage. Quand les pluies sont précoces et persistantes, la gomme se colore en jaune et perd une partie de sa transparence.

Caractères physiques et chimiques. — La gomme arabique n'a pas de forme *nettement* caractéristique. Quand elle est pure, elle est concrète, incristallisable, incolore, parfois brunâtre, rougeâtre ou jaunâtre, d'une saveur à peu près nulle. Sa densité varie entre 1,5 et 1,6. Elle se dissout complètement dans l'eau et donne un liquide épais, à saveur fade, à réaction nettement acide; elle se dissout dans l'alcool faible (2 p. d'alcool à 22°), mais cette solubilité diminue rapidement à mesure que le titre alcoolique s'élève; elle est insoluble dans les corps gras et l'éther. Elle dévie à gauche la lumière polarisée. Traitée par l'acide nitrique, elle donne de l'*acide mucique*. Sa solution ne précipite pas par l'acétate neutre de plomb, mais précipite abondamment par l'acétate basique.

Composition chimique. — La composition chimique de la gomme a été bien établie par Martina (1894). D'après lui, la plupart des gommes sont constituées, en majeure partie, parfois même en totalité, par un mélange de deux substances : l'*Arabine* et la *Gummine*, combinées avec la chaux. Ces deux substances sont des anhydrides de glucose. Soumise à l'hydrolyse, l'arabine donne une pentaglucose, appelé *arabinose*; dans les mêmes conditions, la *gummine* donne du *galactose* qui est un hexaglucose. La proportion relative de ces deux substances varie dans les différentes gommes du commerce. D'après M. Bourquelot, toutes les gommes renferment une *oxydase*. Quand elles tardent à se solidifier, elles se chargent d'une certaine quantité de tanin, qu'elles enlèvent aux parties mortifiées de l'écorce. Ce tanin, au contact de l'humidité et de l'oxydase, prend une teinte brun foncé, qui communique aux gommes une teinte plus ou moins jaune.

Usages. — La gomme arabique est employée en médecine comme pectorale et entre dans beaucoup de préparations pharmaceutiques : pâtes, sirops, tablettes, mucilages; mais ces usages sont bien restreints à côté de son emploi industriel qui en absorbe des quantités énormes.

Variétés commerciales. — Les gommes arabiques qu'on rencontre dans le commerce sont très nombreuses et désignées généralement sous des noms qui rappellent leur pays d'origine : celles qui sont le plus souvent employées en pharmacie sont les *gommes du Sénégal* et les *gommes du Soudan*.

Gommes du Sénégal. — On en distingue deux catégories, suivant leurs lieux de récolte, auxquels sont liés des caractères organoleptiques différents :

1° La *Gomme du bas du fleuve* ou de *Podor* (*Gomme du Sénégal vraie*) qui est de beaucoup la plus estimée ; elle est fournie exclusivement par l'*A. vereck* qui forme de vastes forêts dans les terrains sablonneux qui bordent le fleuve Sénégal ; à droite, dans le Galam et le Boudou, et à gauche, dans les pays de Walo et de Cayor.

Elle se présente en larmes blanches, blondes ou d'un jaune

pâle, sèches, dures, peu volumineuses, non friables, ovales, rarement vermiculées, tordues sur elles-mêmes, ridées ou fendillées à l'extérieur, transparentes et vitreuses à l'intérieur, à cassure conchoïdale. La partie centrale est souvent vide. On rencontre dans les surons d'origine de cette espèce, des morceaux plus gros, sphériques ou ovales, moins secs et moins cassants, de couleur rougeâtre ou roux foncé, et pouvant atteindre le poids de 500 grammes. Cette variété particulière est dite *Gomme en marrons*.

2° La *Gomme du haut du fleuve* ou de *Galam*, dont la traite commence à Bakel et se termine à Médine. Cette gomme, encore désignée sous les noms de *Salabreda*, *Gomme friable*, est formée de morceaux irréguliers, anguleux, brisés, brillants, généralement blancs, mais mêlés d'un grand nombre de marrons d'une couleur foncée, noirâtre, opaques et raboteux à la surface. Ces marrons présentent souvent dans leur milieu une cavité ovoïde.

Après achat ou échange contre diverses marchandises, les gommes du Sénégal sont mises en balles de 80 kilos environ et expédiées à Saint-Louis, d'où elles sont dirigées sur Bordeaux, où on les soumet à un triage complet. Elles sont divisées en plusieurs catégories connues sous les noms de *Gomme grosse blanche*, *Gomme petite blanche*, *Grosse blonde*, *Petite blonde*, *Blonde larmeuse*, *Fabrique*, *Grabeaux*.

La quantité de gomme arabique exportée par le Sénégal en 1899, s'est élevée à 4.220.358 kilogrammes, représentant une valeur de 3.525.593 francs.

Gommes du Soudan. — On distingue plusieurs variétés de gommes du Soudan qui sont :

1° La *Gomme du Kordofan*, dont la variété la plus estimée, dite *Gomme blanche de Sennaar*, se récolte principalement dans la province de Déjara, au Kordofan, d'où elle est envoyée à Dabbeh, sur le Nil, pour être transportée au Caire. Elle est produite par l'*A. Vereck*, sur le tronc duquel elle exsude en larmes que l'on détache à coups de hache. Elle se présente en morceaux ovoïdes ou sphériques, rarement vermiculaires, parfois anguleux, gros comme une noisette ; ces morceaux, parfois incolores, ont généralement une teinte qui varie du jaune rougeâtre au jaune clair. Elle présente toujours un *grand nombre de petites fentes, qui lui donnent un aspect particulier et la rendent friable*. Sa cassure est vitreuse et présente de nombreuses craquelures ; son odeur et sa saveur sont nulles. Exposée à l'air humide, cette gomme absorbe lentement environ 6 p. 100 d'eau ; sa densité est de 1,44. Elle se dissout facilement dans l'eau, sans laisser de résidu. Ses fragments, quand on les met dans ce liquide, ne forment pas une masse compacte, mais restent toujours séparables jusqu'à leur dissolution complète. Avant de la livrer au commerce, on la trie en plusieurs qualités dites de premier, deuxième et troisième choix selon la pureté, la blancheur et la couleur des morceaux. Les moins beaux et les plus colorés constituent la qualité appelée *gomme pour fabrique;* les plus menus fragments forment la *gomme arabique en grains.*

2° La *Gomme dure de Khartoum*, souvent confondue avec la précédente, dont elle se distingue par sa consistance, par la grosseur de ses morceaux et par sa teinte uniformément blanche; elle est souvent mélangée d'une faible proportion de substances étrangères et de quelques débris ligneux; aussi sa solution est-elle légèrement jaune.

Depuis le soulèvement du Madhi qui a entraîné l'incendie d'un grand nombre de forêts où végétaient les Acacias gommiers, les belles gommes du Kordofan sont devenues assez rares. La rareté de cette marchandise a amené sur les divers marchés l'apparition de gommes inférieures qui jusqu'alors n'avaient été que peu ou pas employées : parmi celles-ci nous mentionnerons spécialement les *gommes d'Aden*, du *Cap*, d'*Australie*, de l'*Inde* et du *Brésil*.

Les *gommes d'Aden* sont récoltées dans le pays des Somalis, sur les bords de la mer Rouge, réunies à Aden pour être expédiées à Bombay d'où elles arrivent en Europe. Elles se présentent en fragments d'aspect et de dimensions très variables : tantôt absolument incolores et transparents, tantôt blancs, à surface poussiéreuse, à cassure conchoïdale très nette, parfois mélangés de fragments bruns et allongés. L'odeur de cette gomme est légèrement *poivrée* et rappelle quelquefois celle de l'encens.

Les *gommes du Cap* produites par l'*A. horrida* Willd., sont colorées assez uniformément en brun ambré ; leurs dimensions varient peu ; leur surface est lisse ; quelques-unes rappellent beaucoup l'aspect du mastic et d'autres plus allongées celui de la sandaraque ; elles sont assez souvent mélangées d'impuretés et sont caractérisées par l'épaisseur des *mucilages colorés qu'elles donnent avec l'eau.*

Les *gommes de l'Inde* constituent les sortes connues sous les noms de *gomme de Pondichéry*, *gomme de Bombay* et de *gomme Ghatti ;* elles sont fournies par l'*A. arabica*. La première est très colorée et donne une solution brun foncé ; la seconde a une couleur assez uniforme jaune pâle ou brun clair, et des formes assez diverses ; la troisième se présente en larmes allongées souvent vermiculées ; sa surface est marquée parfois de stries parallèles et peu profondes ; plusieurs de ses morceaux ont l'aspect de la gomme adragante.

Parmi les gommes de provenance indienne, il en est une, désignée sous le nom de *gomme Dhaura*, qui se distingue par son origine toute différente des autres : elle est fournie par l'*Anogeissus latifolia* Wall., du groupe des Combrétacées ; elle a une très belle apparence et se présente en larmes vermiculées, très peu colorées, translucides, très solubles dans l'eau froide avec laquelle elles donnent un mucilage faiblement odorant.

La *gomme d'Australie* fournie par les *A. pycnantha*, *A. decurrens* et *A. dealbata*, se présente en morceaux fortement colorés, de dimensions considérables, à surface profondément sillonnée, rugueuse et souvent couverte d'une poussière fine.

La *gomme du Brésil* se présente en morceaux de dimensions très variables, dont les plus volumineux peuvent atteindre le poids de 500 grammes ; mais elle se compose généralement de fragments de 25 à

30 grammes, de couleur ambrée ou brun rougeâtre. Les uns provenant de fragments plus gros sont très irréguliers, à arêtes vives, anguleux ; d'autres plus rares sont arrondis ; les uns ont un aspect résinoïde ; les autres sont ternes, marqués de stries irrégulières ; ils sont souvent mélangés de débris ligneux. Cette gomme, utilisée dans la médecine locale comme sucédané de la gomme du Sénégal, n'a pas d'odeur ; sa saveur est fade et mucilagineuse ; elle est fournie par l'Angico (*Piptadenia colubrina* Benth). Indépendamment de cette gomme, on récolte au Brésil plusieurs autres gommes qui sont employées aux États-Unis pour la confection des pâtes pectorales ; telles sont les gommes du *Prosopis dulcis* Kunth et de l'*Inga circinalis* Willd.

CACHOUS

Origine. — Les Cachous sont des produits astringents qui se présentent en masses plus ou moins considérables et ne colorent pas la salive en rouge, comme d'autres extraits de même apparence, désignés sous le nom de *Kinos*. Ils sont fournis par plusieurs plantes d'origine botanique toute différente, dont les unes appartiennent au groupe des *Acacias* et les autres au genre *Areca* de la famille des Palmiers ; nous ne nous occuperons ici que des premiers.

Deux espèces d'*Acacia* concourent à la préparation de ces cachous ; ce sont :

1° L'*A. Catechu* Willd. (*Mimosa Catechu* L. f. — *M. Sundra* Roxb)., qui est très abondamment répandu à Ceylan, dans le Bengale. Son aire géographique est très vaste, mais c'est dans le Pégu qu'il est principalement exploité ;

2° L'*A. Suma* Kurz. (*A. Wallichiana* D. C. — *Mimosa Suma* Roxb), espèce voisine, moins répandue, qui croît dans le sud de l'Inde, le Mysore et le Guzerat.

Préparation. — Pour préparer le Cachou, on exploite surtout les arbres qui ont 30 centimètres de diamètre : après les avoir abattus et privés de leur écorce, on scie le tronc et les plus grosses branches que l'on débite en petites bûches. On n'utilise généralement que le cœur du bois qui est très dur et plus riche en principes astringents. Les bûches sont placées dans des jarres en terre, à orifice étroit, remplies d'eau et disposées sur un fourneau. On fait bouillir cette eau et quand la liqueur est réduite de moitié, on la verse dans un vase de terre plat et on l'évapore jusqu'à consistance suffisante. Dans certains districts, on la verse alors dans des moules d'argile ou dans des feuilles cousues ensemble ; dans d'autres régions, on la place sur une natte, qu'on recouvre de bouse de vache, Dans les deux cas, on complète la dessiccation par l'exposition au soleil et à l'air.

Description. — Le Cachou des Acacias constitue plusieurs variétés commerciales dont les plus importantes sont :

1° Le Cachou de Pégu ou Cachou de Bombay, qui est préparé à Pégu, dans l'Hindoustan. C'est la sorte officinale.

Il se présente en morceaux aplatis mesurant de 16 à 22 centimètres de longueur et de 1 à 3 centimètres d'épaisseur, qui sont recouverts de grandes feuilles provenant généralement du *Dipterocarpus tuberculatus*. Souvent, ces morceaux, incomplètement desséchés, se sont agglomérés entre eux et constituent des masses considérables, pesant de 50 à 60 kilos et portant l'empreinte des nattes sur lesquelles ils avaient été placés. La substance est d'un brun rougeâtre ou d'un brun noirâtre, dure et cassante à la surface, molle et tenace à l'intérieur, du moins quand elle est d'importation récente. Quand la drogue est ancienne ou bien desséchée, elle offre une cassure brillante, conchoïdale, homogène, dans laquelle on observe de petites cavités. Ce cachou a une densité de 1,58; il ne fond pas à la chaleur, brûle sans flamme et laisse une cendre blanche. *Il a une saveur franchement astringente, très peu amère, avec un arrière-goût doux et légèrement aromatique.*

2° Le Cachou du Bengale, préparé dans l'Inde avec l'*A. Catechu* ou avec l'*A. Suma*, se présente en pains de 2 à 5 centimètres d'épaisseur et en morceaux irréguliers, formés d'un certain nombre de plaques superposées. Sa surface extérieure offre une teinte brune et une consistance assez ferme; à l'intérieur, il est terne, grisâtre, poreux et terreux. Sa saveur est agréable, astringente, suivie d'une certaine fraîcheur.

Caractères anatomiques. — S'appuyant sur ce fait que les *Cachous* sont préparés avec la partie centrale du tronc et des grosses branches, tandis que les *Gambirs* sont obtenus avec des jeunes tiges portant des feuilles et des fleurs, M. Gibson a eu l'idée de recourir au microscope pour distinguer ces deux produits. Il recommande de dissoudre l'extrait soit dans un alcali, soit dans l'acide acétique à 30 p. 100 et d'examiner le produit insoluble.

Les Cachous sont caractérisés par la présence de débris de fibres ligneuses et de grands vaisseaux, à pourtour aréolé, provenant du bois qui a servi à les préparer. Ils renferment aussi des poils tecteurs provenant des feuilles qui enveloppent les masses, *mais ils ne contiennent jamais de tissus parenchymateux dissociés.*

Les Gambirs sont caractérisés par la présence de nombreuses cellules parenchymateuses dissociées, de poils à base plus ou moins recourbée et ponctués, qui proviennent du calice et de la corolle de l'Uncaria Gambir.

Composition chimique. — Le principe essentiel du Cachou est la *Catéchine*, qui y est accompagnée de son anhydride, l'acide *Catéchu tannique*, et d'une substance cristalline jaune, appelée *Quercétine*.

Usages. — Le Cachou est employé en pharmacie comme astringent, sous forme de *teinture* ou de *poudre* : il entre dans la préparation du *Cachou des fumeurs* ou *Cachou de Bologne* et de quelques poudres dentifrices.

Falsifications. — Le cachou est falsifié avec des *extraits astringents*, de la *fécule*, de l'*argile rouge*, de l'*alun*, du *sable*, du *carbonate de fer*.

La plupart de ces fraudes peuvent être reconnues par l'incinération des produits, l'aspect, l'analyse et le dosage des cendres.

Les propriétés astringentes qui caractérisent le bois et les écorces des *Acacias* se retrouvent également dans leurs fruits appelés *Bablahs*. Les fruits des *A. arabica*, WILLD, *A. Seyal* DELILLE et *A. Farnesiana* WILLD. sont utilisés dans leur pays d'origine, comme astringents.

Les Arabes utilisent comme insecticides et aphrodisiaques les fleurs de l'*A. Farnesiana* WILLD.

ÉCORCE DE MUSENNA

L'Ecorce de MUSENNA est fournie par l'*A. anthelmintica* A. RICH ; *Albizzia anthelmintica* A. BR., qui croit dans l'Abyssinie.

Cette écorce se présente en fragments cintrés de 4 à 6 millimètres d'épaisseur. La surface extérieure est constituée par un suber lisse, *marqué de petites verrues, d'une teinte gris brun*. Dans certains échantillons dépourvus de leur suber, cette surface offre une *teinte verdâtre*. La face interne est grossièrement striée dans le sens longitudinal. La cassure, *grenue* dans les couches extérieures, est très fibreuse dans les couches internes. La section transversale (fig. 103) présente, sous un suber épais, un parenchyme cortical caractérisé par une multitude de *larges ponctuations blanches représentant des groupes de cellules scléreuses* ; la zone libérienne, de couleur grise, est marquée de *fines stries radiales et de couches concentriques qui lui donnent un aspect feuilleté*. Cette écorce est inodore ; elle a une saveur acidule et astringente et *croque fortement sous la dent*.

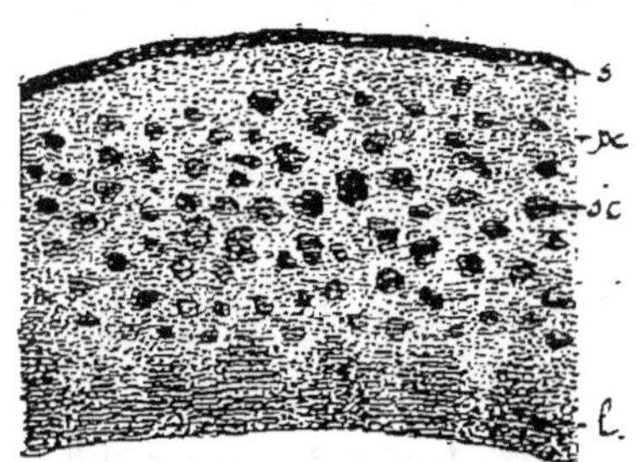

Fig. 103. — Écorce de Musenna. Coupe transversale.

Elle contient un principe amorphe, la *Moussénine*, qui se rapproche de la *Saponine* par ses propriétés.

L'écorce de Musenna est communément employée en Abyssinie comme anthelminthique.

Sous le nom de *Barbatimaos* on distingue deux écorces astringentes fournies par deux plantes du groupe des Mimosées : 1° le *Pithecollobium Avaremontemo* MART. ; 2° le *Stryphnodendron Barbatimao* MART. Ces deux écorces *à structure feuilletée*, compactes, pesantes, sont formées d'un épiderme brun rugueux, profondément crevassé, souvent recouvert de plaques blanches crétacées ; leur partie interne présente une cassure fibreuse et une structure feuilletée ; elles *sont imprégnées d'un suc gommeux* qui apparaît souvent à leur surface sous forme de petites larmes ; elles sont employées en Amérique comme astringentes pour tonifier la peau ; dans leur pays d'origine, elles sont désignées sous le nom d'*Ecorces de beauté*.

Parmi les espèces intéressantes du groupe des Mimosées nous citerons : l'*Adenanthera Pavonina* L., qui croit en Asie et dans Amérique tropicale. Ses graines lenticulaires lisses et d'un rouge vif, plus grosses que le *Jéqui rily*, se trouvent dans tous les bazars de l'Indo-Chine : elles sont communément employées en Cochinchine contre la rage.

Le *Parkia biglobosa* BENTH., qui croît dans toute la région tropicale de l'Afrique. La pulpe qui entoure les graines est employée par les nègres pour faire une boisson fermentée ; les graines communément désignées sous le nom de *Café du Soudan*, servent à préparer une infusion destinée à remplacer celle du café.

Le *Pentacleihra macrophylla* BENTH., qui croît sur la Côte occidentale d'Afrique. Ses graines désignées sous le nom de *Noix de Pauço* fournissent aux Pahouins du Gabon un aliment gras désigné sous le nom d'*Owala*.

CÆSALPINIÉES

Plantes à préfloraison imbriquée, à insertion périgyne. Fleur le plus souvent irrégulière ; étamines libres, définies. Calice à 5 divisions plus ou moins profondes égales ou à peu près. Corolle irrégulière non papilionacée ou régulière ; embryon droit en général.

FEUILLES DE SÉNÉ

Origine. — Les FEUILLES DE SÉNÉ sont fournies par plusieurs espèces du genre *Cassia*.

Les feuilles de Séné de la pharmacie et des drogueries ne sont pas en réalité des feuilles entières, mais simplement les folioles, qui, en s'attachant de chaque côté d'un rachis commun, constituent la feuille pinnée des *Cassia ;* cette particularité entraîne chez elles l'inégalité plus ou moins prononcée de leur base, dont un des côtés est toujours plus développé que l'autre. Sous leurs diverses variétés de forme, elles présentent quelques caractères communs : elles ont en moyenne de 1 à 4 centimètres de longueur et 5 à 15 millimètres de largeur ; elles sont généralement fragiles, un peu coriaces ; de leur nervure médiane se détachent des nervures secondaires qui se dirigent vers le bord du limbe sans l'atteindre. Leur saveur est douceâtre et un peu nauséeuse.

Trois espèces principales, facilement reconnaissables à leurs feuilles et à leurs fruits, concourent à la production des Sénés du commerce ; ce sont :

1° Le *C. acutifolia* DELILE (*C. lenitiva* BISCH), qui habite la haute Egypte, la Nubie, le Sennaar, le Kordofan et le Darfour. C'est lui qui fournit le *Séné d'Alexandrie* ou *Séné de la Palte*.

2° Le *C. angustifolia* VAHL (*C. lanceolata* ROYLE), qui croît spontanément sur les côtes orientales d'Afrique, depuis la haute Egypte jusqu'au Mozambique, dans les îles de la mer Rouge, en Arabie, dans les Indes Orientales ; il est cultivé dans plusieurs localités de l'Inde, entre autres à Tinnevelly, dans la présidence de Madras. L'espèce sauvage fournit les *Sénés d'Arabie, de Moka, de Bombay ou des Indes Orientales ;* l'espèce cultivée fournit le *Séné Tinnevelly*.

3° Le *C. obovata* COLLADON, qui croît dans la haute Egypte, la

Nubie, le Kordofan, l'Abyssinie, le Soudan et le Sénégal, et qui a été cultivé en Italie et en Espagne. C'est lui qui fournissait le *Séné d'Alep* ou *d'Italie*.

Plusieurs de ces variétés ont disparu du commerce et ne se rencontrent plus guère que dans les collections; celles qui se trouvent le plus communément dans les pharmacies sont le *Séné d'Alexandrie* et le *Séné Tinnevelly*.

SÉNÉ D'ALEXANDRIE

Le SÉNÉ D'ALEXANDRIE, fourni par le *C. acutifolia* DELILLE, provient de la Nubie et des régions situées plus au sud ; il constituait autrefois un monopole du gouvernement égyptien, qui en abandonnait la jouissance à des particuliers moyennant un tribut stipulé ; il était connu sur le continent sous le nom de *Séné de la Palte*. Il arrivait toujours mélangé de pétioles et de ramuscules brisés, de gousses et de fleurs. Presque toujours aussi, il était accompagné de feuilles, de fleurs et de fruits d'ARGEL (*Solenostemma Arghel* HAYNE), et souillé de poussière ; aussi était-il nécessaire de le soumettre à un criblage et à un triage préalables pour le débarrasser de toutes ces impuretés. Actuellement, le commerce de cette drogue est devenu libre et elle nous est expédiée dans un meilleur état, quoique fréquemment additionnée d'une proportion plus ou moins forte de feuilles d'Argel.

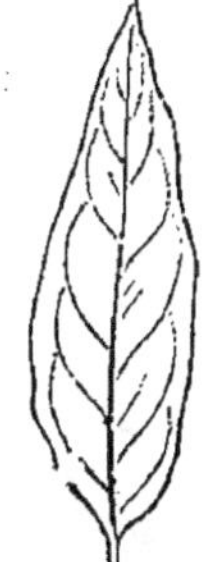

Fig. 104. — Foliole de *Cassia acutifolia*.

Les folioles sont (fig. 104) ovales ou lancéolées, *mucronées* ; elles mesurent 2 à 3 centimètres de long et un demi-centimètre de largeur vers leur milieu ; *leur extrémité supérieure est très aiguë* ; l'extrémité inférieure, *dont les deux moitiés ne se raccordent pas exactement*, est plus obtuse ; elles sont rigides et cassantes, un peu ondulées sur les bords et *sont couvertes d'un duvet très court et très fin*, un peu plus serré sur la nervure médiane, qui est souvent colorée en brun. De cette nervure partent 8 à 10 nervures secondaires peu sinueuses, qui s'anastomosent au voisinage des bords. La face supérieure est d'un *vert jaunâtre opaque clair*, particulier ; la face inférieure est d'un *vert pâle*. Leur odeur, qui est agréable, se rapproche un peu de celle des feuilles de Thé ; leur saveur est faible, légèrement âcre, mais celle de leur infusion est *désagréable et nauséeuse*.

Ces folioles sont plus ou moins brisées, mais il est cependant facile d'en reconnaître la forme.

Les feuilles d'*Argel* qu'on trouve communément dans le Séné d'Alexandrie, se reconnaissent aisément ; elles sont *coriaces et comme chagrinées sur les deux faces, surtout sur la face inférieure* ; *en outre elles ont une teinte blanchâtre toute différente de celle des feuilles de Séné.*

Structure microscopique (fig. 105). — L'épiderme recouvert par une cuticule *lisse*, coupé transversalement, est formé de larges cellules biconvexes,

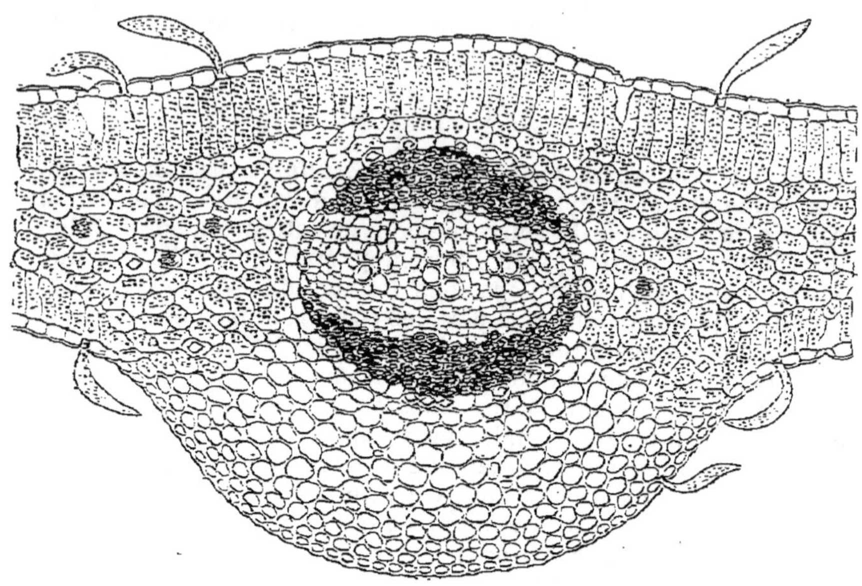

Fig. 105. — Feuille de Séné.
Structure de la nervure médiane.

dont quelques-unes présentent un mucilage *aggloméré par plaques stratifiées contre leur paroi interne*. Il est garni *sur les deux faces de poils tecteurs et de stomates.*

Les *poils sont unicellulaires, coniques, tuberculeux, recourbés, renflés dans leur partie supérieure ou inférieure, parfois en leur milieu, et légèrement étranglés au-dessus de leur point d'insertion. Les stomates sont entourés le plus souvent par deux, parfois par trois cellules annexes, dont deux, de dimensions inégales, sont allongées parallèlement à l'ostiole.* Mésophylle hétérogène, *symétrique*, formé en dessous de chaque épiderme d'une seule rangée de longues cellules disposées en palissade, renfermant de la chlorophylle ou des cristaux *étoilés*; la rangée supérieure conserve sa disposition dans la nervure médiane, tandis que la rangée inférieure s'interrompt dans la partie proéminente de cette nervure ; le parenchyme compris entre ces deux assises est formé d'un tissu de cellules irrégulières. Nervure médiane *biconvexe*, garnie de poils plus confluents que sur le limbe. Système libéro-ligneux formé d'un cordon ligneux biconvexe, qui est recouvert inférieurement par le liber et par un péricycle lignifié, et supérieurement par un massif de fibres lignifiées. Ce système libéro-ligneux est entouré par un endoderme renfermant des cristaux prismatiques.

La figure 106 représente les éléments caractéristiques de la *Poudre de Séné.*

Composition chimique. — Le Séné appartient à la catégorie des produits anthracéniques. MM. Tschirch et Hiepe (*Archiv der*

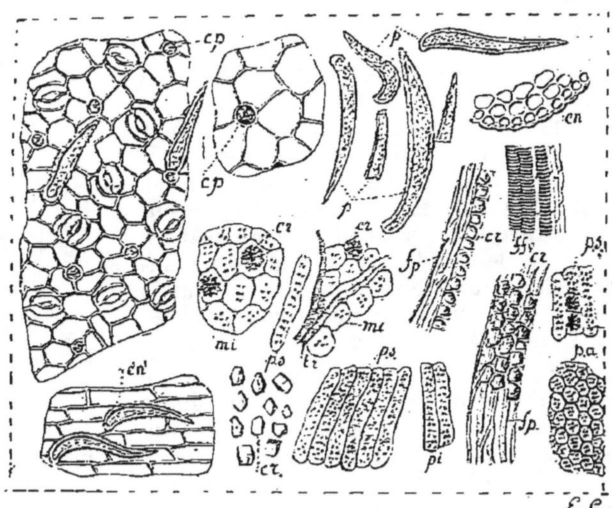

Fig. 106. — Poudre de feuilles de Séné.

cp, cicatrice laissée par l'insertion des poils. — *cr*, *cristaux prismatiques* et *cristaux étoilés*. — *ei*, *épiderme inférieur*. — *en*, *e'n'*, *épiderme neural*. — *ffv*, faisceaux fibro-vasculaires des nervures. — *fp*, *fibres péricycliques*. — *mi*, partie inférieure du mésophylle. — *p*, *poils tecteurs*. — *pa*, couche palissadique vue de face. — *pi*, *ps*, cellules en palissade vues de profil.

Pharm., t. CCXXXVIII, p. 460) en ont retiré : de l'*Émodine*, de l'*acide Chrysophanique*, de l'*isoémodine*, de la *Rhamnétine* et de la *Sennanigrine*.

SÉNÉ DE TINNEVELLY

Le Séné de Tinnevelly ou Séné de l'Inde est fourni par le *C. angustifolia*, dont la culture est entretenue avec soin dans l'Inde. Aussi cette drogue nous arrive-t-elle communément sous une apparence très favorable, et tend-elle à se substituer complètement à l'ancienne espèce officinale de la Palte.

Les folioles (fig. 107), très proprement mondées et généralement entières, sont lancéolées, *plus longues et plus étroites et moins rigides* que celles de la variété précédente ; atténuées à partir du milieu jusqu'au sommet, elles ont de 2 centimètres et demi à 5 centimètres de long et 7 à 8 millimètres de large dans leur partie médiane ; elles sont colorées en vert jaunâtre sur la face supérieure, plus foncées en dessous, glabres ou munies sur la face supérieure de poils fins, courts et déprimés. Elles ont une odeur de thé assez prononcée et une saveur faible.

Dans leur ensemble les folioles du *C. angustifolia* présentent la même structure anatomique que les folioles du *C. acutifolia*. Les seules différences que l'on puisse observer constamment sont les suivantes : *les cellules épidermiques sont plus petites, les poils tecteurs ont une forme plus régulière, et sont bien moins nombreux, mais plus longs dans l'espèce de l'Inde que dans celle d'Alexandrie.*

Le Séné d'Arabie, de Moka, de Bombay ou des Indes Orientales est fourni par le *C. angustifolia*, qui croît à l'état sauvage, dans les plaines sablonneuses de l'Afrique. Il est récolté dans le Sud de l'Arabie et expédié de Moka, d'Aden et des autres ports de la mer Rouge, à Bombay, d'où il est dirigé sur l'Europe.

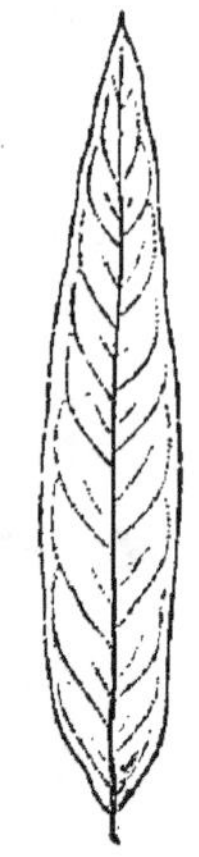
Fig. 107. Foliole de *Cassia angustifolia*.

Il a une apparence beaucoup moins belle que le Séné de Tinnevelly. Recueilli et desséché sans précaution, il est composé de folioles souvent brunes et détériorées, mélangées de fleurs, de gousses et de pédoncules, parmi lesquelles, toutefois, on n'observe jamais de feuilles étrangères. Il est fréquemment vendu à très bas prix comme Séné de l'Inde de 2e ou 3e qualité.

Le Séné d'Alep, de Syrie ou d'Italie est une espèce disparue du commerce et qu'on ne trouve plus guère que dans les collections, ou mélangée en très faible proportion avec le Séné de la Palte. Il est produit par le *C. obovata* Collad. Les folioles (fig. 108) sont plus ou moins obovales, assez fortement inégales à la base ; leur sommet est obtus, arrondi ou terminé par une petite pointe ; elles mesurent 1 à 2 centimètres et demi de longueur et 1 demi à 1 centimètre de largeur ; ses bords sont garnis d'un mince liséré jaunâtre et légèrement relevé. Anatomiquement, *il se distingue du C. acutifolia par la rareté de ses poils tecteurs, par la disposition de ses cellules épidermiques qui sont garnies de protubérances très apparentes.* C'est également le *C. obovata* qui produirait le *Séné du Sénégal.*

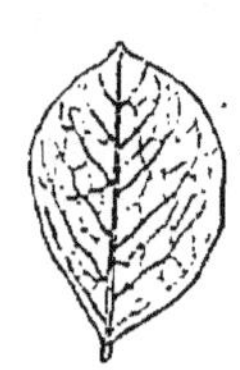
Fig. 108. — Foliole de *Cassia obovata*.

Le Séné de Tripoli, qu'on ne trouve plus guère aussi que dans les collections, est fourni par les feuilles du *C. acutifolia*, récoltées dans les environs de Tombouctou, Sakatra et amenées par des caravanes à travers le pays des Touaregs et le Fezzan, jusqu'à Tripoli.

Usages. — Les feuilles de Séné sont employées comme purgatives en infusion à la dose de 8 à 10 grammes ; comme laxatives, en poudre à la dose de 2 à 3 grammes. Elles entrent dans la préparation de la *Médecine noire du Codex* ou *Apozème purgatif*, du *sirop des Essarts*, de la *poudre de Séné composée*, du *Thé de Saint-Germain*.

Falsifications. — Les Feuilles de Séné d'Arabie sont souvent mélangées dans leur pays d'origine de feuilles étrangères ; c'est ainsi que nous avons signalé la présence fréquente des feuilles d'Argel dans le Séné de la Palte.

Fréquemment on a utilisé l'analogie que les différentes feuilles de *Cassia* présentent dans leur apparence extérieure pour les substituer l'une à l'autre. C'est ainsi que M. Holmes (1901) a vu arriver sur le marché de Londres plusieurs centaines de balles de feuilles qui, offertes sous le nom de Séné, n'étaient autres que les feuilles du *C. montana*.

Le plus souvent, on profite de l'état de division, sous lequel se présentent habituellement les feuilles de Séné d'Alexandrie pour les mélanger en plus ou moins forte proportion avec des feuilles offrant sensiblement les mêmes dimensions et douées de propriétés plus ou moins laxatives. Parmi les feuilles que l'on a le plus souvent utilisées dans ce but, nous citerons celles du REDOUL (*Coriaria myrtifolia* L.), du SÉNÉ DE PROVENCE (*Globularia alypum* L.), du BAGUENAUDIER (*Colutea arborescens* L.), du LENTISQUE (*Pistacia Lentiscus* L.) et du *Tephrosia Apollinea* D. C.

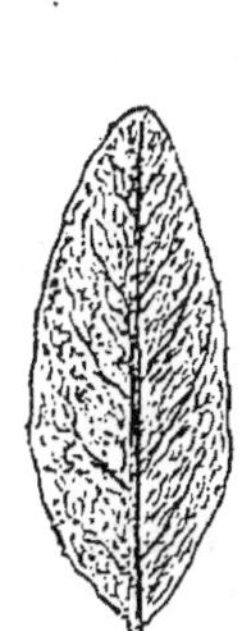

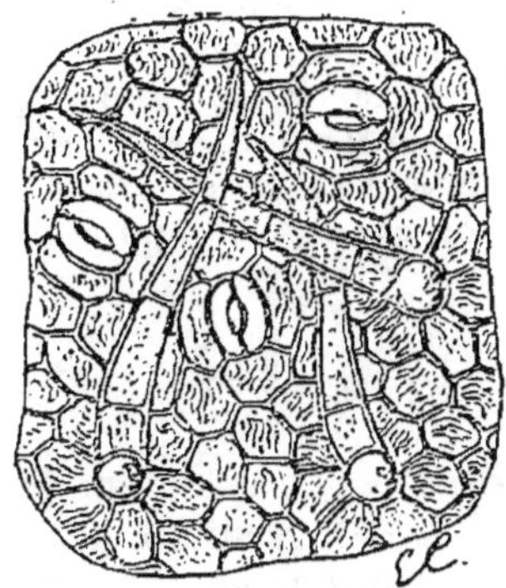

Fig. 109 et 110. — Feuille d'Argel.

Aspect extérieur. Épiderme inférieur.

Les feuilles d'ARGEL (fig. 109) se distinguent des feuilles de Séné par leur limbe *coriace*, blanchâtre et fortement chagriné. Anatomiquement elles s'en distinguent par leur *épiderme fortement strié, par leurs longs poils pluricellulaires, par leurs stomates toujours accompagnés de deux cellules annexes disposées en croissant et par la présence de vaisseaux laticifères.*

Les feuilles de REDOUL (*Coriaria myrtifolia* L.), (fig. 111) se distinguent par la présence de nervures latérales qui longent le bord du limbe. Anatomiquement elles sont caractérisées : par *l'absence complète de poils sur leur épiderme qui est très fortement strié, et garni sur la face inférieure seule, de stomates toujours entourés par deux cellules en forme de croissant ; par l'absence de cristaux.*

Les feuilles de *Tephrosia Apollinea*, ovales et épaisses, sont couvertes *de nombreux poils qui donnent à leur face inférieure un aspect argenté.* Anatomiquement elles sont caractérisées par ces poils qui sont très longs, *pluricellulaires* et tuberculeux, et par la disposition des stomates qui sont *entourés par trois et quatre cellules.*

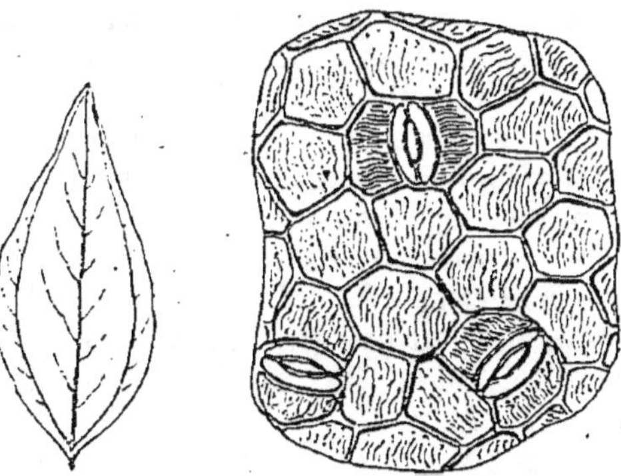

Fig. 111 et 112. — Feuille de Redoul.

Aspect extérieur. Épiderme inférieur.

Les feuilles de SÉNÉ DE PROVENCE (*Globularia Alypum*) sont *très petites, coriaces, spatulées.* Anatomiquement elles sont caractérisées : par l'*absence de poils tecteurs sur leur épiderme, qui porte des poils glanduleux recouverts d'une sécrétion calcaire ; par l'existence de cristaux prismatiques dans les cellules épidermiques,* enfin *par la disposition de leurs stomates entourés par 4 à 5 cellules.*

Les feuilles de BAGUENAUDIER (*Colutea arborescens*), arrondies et non rétrécies à leur base, dépourvues à leur sommet du mucro qui termine les feuilles de Séné obtus, sont caractérisées anatomiquement : *par les protubérances qui existent sur chacune des cellules épidermiques ; par leurs longs poils tecteurs unicellulaires, renflés dans leur partie médiane et par la disposition irrégulière de l'appareil stomatique.*

Les feuilles de LENTISQUE (*Pistacia Lentiscus*), toujours *inégales à leur base*, sont caractérisées anatomiquement : par l'*absence de poils ; la disposition de leurs stomates qui sont partiellement recouverts et entourés par 4 à 5 cellules, et la présence d'un gros canal sécréteur dans le liber de la nervure médiane.*

FOLLICULES DE SÉNÉ

Les fruits des Sénés, désignés à tort sous le nom de FOLLICULES, ne sont en réalité que des gousses très fortement aplaties, membraneuses, à contours oblongs ou réniformes, séparables en deux valves qui sont sillonnées de nervures transversales et perpendiculaires aux bords de la gousse. Comme dans tous les *Cassia*, leur loge intérieure est divisée en un certain nombre de logettes par des fausses cloisons qui s'appuient sur les parois du fruit ; chacune de ces logettes renferme une graine. Les fruits de Séné sont d'une couleur d'un vert brunâtre, plus ou moins foncé ; ils ont la même saveur que les feuilles, seulement plus mucilagineuse.

Les follicules de Séné qu'on trouve dans le commerce de la droguerie sont fournis par les *Cassia acutifolia* DELILE, *C. angustifolia* VAHL et *C. obovata* COLLAD ; ils sont désignés sous les noms de FOLLICULES D'ALEXANDRIE, DE L'INDE ET D'ALEP ; ils présentent dans leur apparence extérieure quelques particularités qui permettent de les distinguer. Rarement ils constituent des espèces homogènes et distinctes, le plus souvent ils se trouvent mélangés les uns aux autres en proportions variables.

Les *follicules de la Palte* ou *d'Alexandrie* (fig. 113) ont une forme oblongue, un peu ovoïde ; ils mesurent 4 à 5 centimètres de longueur et 2 à 2 cent. 1/2 de largeur ; ils sont arrondis aux deux extrémités ; un de leurs côtés est assez fortement arqué, l'autre l'est beaucoup moins et presque rectiligne. Cette forme typique peut être très altérée et revêtir l'apparence d'une raquette plus ou moins symétrique. Ils ont une teinte brune ou noirâtre dans leur partie médiane. Le bord antérieur ou concave qui est limité par un liséré jaunâtre, porte à sa partie inférieure le rudiment du pédoncule et à une faible distance du sommet une petite pointe correspondant au style. Les deux faces présentent dans leur partie médiane 6 ou 8 saillies transversales, brunes, à peu près triangulaires, qui sont entourées chacune d'une auréole plus foncée et de même forme. Ces saillies produites par les graines forment dans leur ensemble une bande brune et mamelonnée, arquée parallèlement aux bords du follicule. Les deux lames de la gousse sont sillonnées de fines nervures peu saillantes, qui, partant de la marge, s'avancent vers le milieu de chaque valve, où elles se ramifient et semblent s'anastomoser. La face interne de ces lames qui se séparent facilement, a une teinte blonde et une apparence satinée ; elle est ponctuée en son milieu de taches brunes correspondant à celles de la face externe. Chaque follicule contient 6 à 8 graines dures, à peu près triangulaires, dont la surface extérieure, d'un jaune pâle, souvent verdâtre, est très délicatement chagrinée.

Les *follicules de Moka* ou de l'*Inde* (fig. 114) fournis par le *C. angustifolia* Vahl, sont généralement plus longs et plus étroits que

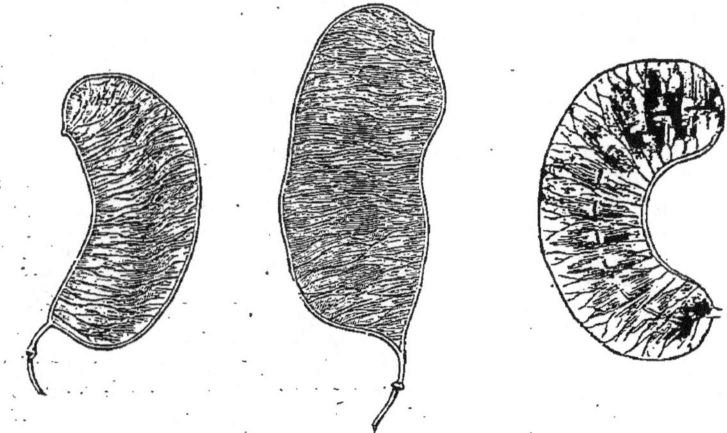

Fig. 113, 114, 115. — Follicules de Séné.

Cassia acutifolia. *Cassia angustifolia.* *Cassia obovata.*

ceux du *C. acutifolia* ; ils ont de 5 à 6 centimètres de longueur et de 15 à 17 millimètres de largeur ; ils sont linéaires, oblongs, bruns au milieu, verts sur les bords ; la base du style est distinctement proéminente, presque à l'extrémité du bord supérieur.

Les *follicules d'Alep* ou de *Syrie* (fig. 115) fournis par le *C. obovata* Collad, se distinguent facilement des deux autres à leur forme fortement arquée et réniforme ; ils mesurent de 3 cent. 1/2 à 5 cent. 1/2 de longueur et 15 centimètres de largeur ; ils contiennent 8 à 10 graines incluses dans des logettes assez proéminentes, dont l'ensemble forme dans la partie médiane du follicule une crête assez saillante, arquée parallèlement à ses bords. Le contour de ces follicules secs est rougeâtre ou noirâtre.

Les follicules de Séné partagent les propriétés physiologiques des feuilles et ont la même composition chimique.

Ils fournissent avec l'eau bouillante une solution plus colorée et plus épaisse que celle des feuilles ; cette dernière particularité tient à la présence d'une grande quantité de mucilage contenu dans les cellules de l'endosperme des graines. La forme particulière de ces cellules à lumen excentrique, l'apparence qu'elles prennent au contact de l'eau bouillante, complétées par la présence et la forme des cellules scléreuses disposées en forme de palissade, permettent de constater la présence à peu près constante de ces graines dans la *poudre de feuilles de Séné*.

Les follicules de Séné entrent dans la préparation de l'*apozème purgatif du Codex*.

CASSE

La Casse des pharmacies est le fruit du Canéficier (*Cassia fistula* L.), plante originaire de l'Ethiopie, qui est aujourd'hui cultivée dans toutes les régions tropicales des deux mondes.

C'est une longue gousse cylindrique ligneuse, mesurant 20 à 50 centimètres de longueur sur 2 à 3 centimètres de largeur, terminée à l'une de ses extrémités par une pointe mousse et à l'autre par une surface arrondie, sur laquelle s'insère un pédoncule court et ligneux. A la sortie du pétiole, le tissu conducteur se divise en deux colonnes qui sillonnent les sutures ventrale et dorsale dans toute leur longueur. La suture ventrale, très large, est formée par deux faisceaux qui sont séparés par un sillon assez étroit. Le péricarpe, brun à l'intérieur, est brun noirâtre sur la surface extérieure, qui est marquée de dépressions transversales peu profondes, et correspondant aux cavités du fruit. Quand on ouvre une des gousses, (fig. 116) on y observe un très grand nombre de loges qui sont séparées l'une de l'autre par des cloisons transversales minces, de couleur brune, distantes l'une de l'autre de 5 millimètres. Chacune de ces loges est remplie d'une pulpe noirâtre qui enveloppe une graine ovoïde ou elliptique, comprimée, lisse et brillante, recouverte par un spermoderme brun marron.

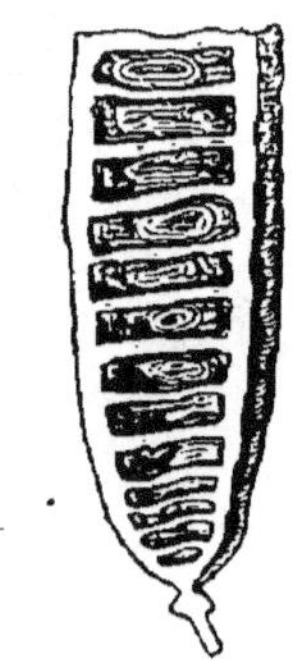

Fig. 116. Fruit de Casse coupé en long.

La seule partie usitée de la Casse est la Pulpe, qui se présente en masses de consistance molle, plus ou moins grosses, de couleur noirâtre, dans lesquelles on trouve de nombreux débris fibreux et des graines.

Pour l'extraire, on ouvre les fruits longitudinalement, et avec une spatule ou un couteau à lame arrondie, on enlève les cloisons, les graines et la matière pulpeuse ; le produit ainsi recueilli constitue la *Casse en noyaux*. Si la pulpe est assez molle et provient de fruits récents, on la sépare de ces impuretés en la frottant directement sur un tamis de crin, mais généralement, il est nécessaire de faire digérer la Casse en noyaux avec un peu d'eau, afin de la ramollir, puis on procède à la pulpation. On obtient ainsi la *Casse mondée* qui a une saveur douce et sucrée.

La pulpe de Casse contient de la pectine, du glucose, une matière amère, des matières extractives, des matières gommeuses, de l'oxalate de chaux.

Elle est encore prescrite comme purgative par quelques médecins.

Les grandes gousses épaisses, fortement comprimées, veinées et incurvées qu'on trouve dans tous les droguiers sont fournies par le *C. grandis* L. ou *C. Brasiliana* Lam., qui croit au Brésil.

Une espèce intéressante du genre *Cassia* est le *C. occidentalis* L. ou *Casse puante*, qui est très abondamment répandu dans toute la zone intertropicale, en Amérique, au Brésil et dans l'Inde. Tous ses organes sont employés par les indigènes de l'Afrique et de l'Amérique; mais celui qui est le plus intéressant et qui arrive le plus fréquemment en Europe, est la *graine* qui est connue sous le nom de *Café nègre*, à cause de l'usage habituel que l'on en fait pour remplacer ou pour falsifier le café. Ces graines ovoïdes, globuleuses, comprimées, mesurent en moyenne 2 millimètres de long sur 1 à 2 millimètres de large; leur spermoderme est très dur, d'un *gris foncé, marbré de taches blanches et fauves;* leur saveur est celle de la *Légumine*.

Aux Etats-Unis, le *C. Marylandica* L. remplace le Séné d'Afrique et de l'Inde. Les feuilles de *C. alata* L. (*C. herpetica* JACQ) constituent en Cochinchine et dans l'Amérique méridionale, le meilleur agent curatif de l'herpès circiné.

A la série des Cassiées se rattachent :

Le *Ceratonia Siliqua* L., arbre très répandu dans toute la région méditerranéenne, dont les fruits désignés sous le nom de CAROUBES, sont très riches en sucre et utilisés à ce titre depuis un temps immémorial par les Arabes, pour préparer un vin et une limonade fort estimés. Les graines du Caroubier, à cause de leur structure cornée, sont utilisées après torréfaction comme succédané du café.

Le *Dialium nitidum* GUILL. et PERROT., qui croit dans la Sénégambie, sur la côte occidentale d'Afrique, d'où il a été transporté aux Antilles. La gousse de cet arbre fournit une pulpe très appréciée par tous les nègres de la Sénégambie et de l'Afrique.

TAMARIN

Le TAMARIN est le fruit du *Tamarindus indica* L., plante originaire de l'Afrique tropicale, dont la culture a été transportée dans l'Amérique tropicale, dans les Antilles et au Brésil. On la trouve dans toute l'Inde.

La drogue employée dans les pharmacies sous le nom de *Tamarin* ou *Pulpe de Tamarin* est constituée par la partie acidule et molle contenue avec les graines dans les loges du mésocarpe; elle est mélangée de nombreux faisceaux fibro-vasculaires, assez résistants, qui formaient une trame profondément ramifiée dans le mésocarpe et de débris papyracés de l'endocarpe; elle contient aussi beaucoup de graines. Cette pulpe. séchée légèrement au feu, est expédiée en masses plus ou moins volumineuses, d'un brun rougeâtre ou noirâtre; elle a une saveur aigrelette plus ou moins douce; elle a une odeur qui rappelle celle des oignons brûlés.

Cette pulpe renferme des acides citrique, tartrique et malique, du tartrate acide de potasse, de la lévulose, de la pectine et de l'amidon.

On l'emploie encore dans quelques régions comme laxative.

COPALS

Sous les noms de COPALS et de RÉSINES ANIMÉS, on désigne un certain nombre de résines fournies par plusieurs espèces des genres *Trachylobium*, *Guibourtia*, *Hymenœa*.

Les espèces qui produisent ces résines croissent dans des régions très différentes. Les principales sont :

1° Les *Trachylobium verrucosum* Klotzch et *T. Mossambicense* Klotzch, qui végètent sur les côtes orientales d'Afrique, vis-à-vis de Zanzibar, dans le Mozambique et à Madagascar. Ce sont eux qui fournissent les *Copals de Madagascar*, de *Mozambique*, de *Zanzibar*, de *Bombay* ou de *Calcutta*, le *Copal dur*, l'*Animé dure* ;

2° Le *Guibourtia copallifera* Bennett, qui croît sur la côte occidentale d'Afrique, dans la Sénégambie, la Guinée, et qui donne les *Copals de Sierra Leone*, d'*Acra*, du *Congo*, d'*Angola* et de *Benguela* ;

3° L'*Hymenæa Courbaril* L., espèce américaine qui habite les côtes septentrionales de l'Amérique du Sud et donne les *Copals du Brésil* et de *Cayenne*.

Les Copals se recueillent de diverses façons. Tantôt ils se trouvent en grosses larmes ou en masses stalactiformes encore adhérentes aux branches des arbres qui les ont fournis et pouvant s'en détacher par le simple mouvement de ces arbres. D'autres fois, ce sont des larmes qui ont exsudé des racines enfouies ou qui ont été ensevelies elles-mêmes à côté des arbres qui les ont sécrétées ; enfin ce sont parfois de véritables résines fossiles, enfouies depuis longtemps dans la terre et qui ont survécu aux plantes disparues qui les ont produites.

Tel est le Copal de Zanguebar, qu'on recueille à 20 ou 40 milles anglais dans les terres, loin de l'aire géographique des *Trachylobium*. On retrouve plusieurs de ces résines fossiles sur les côtes de la mer des Antilles, dans la Nouvelle-Grenade, le Vénézuela et sur la côte occidentale d'Afrique.

Les Copals sont des substances plus ou moins dures, brillantes à l'intérieur, à cassure conchoïdale, transparentes, ayant une odeur et une saveur très peu marquées. Leur densité varie entre 1,045 et 1,140. Leur surface extérieure est généralement recouverte d'une efflorescence blanche, soluble dans les alcalis. Ils fondent à la chaleur sans se décomposer et répandent une odeur balsamique. Ils sont incomplètement solubles dans l'alcool, mais très solubles dans un mélange d'alcool absolu et d'essence de térébenthine.

Ces produits utilisés surtout dans l'industrie pour la préparation des vernis, ont perdu beaucoup de leur importance commerciale à mesure que s'est accrue celle des *Dammars* qui fournissent d'excellents vernis.

BAUME DE COPAHU

Origine. — Le Baume de Copahu est produit par plusieurs espèces du genre *Copaïfera*, qui sont originaires de l'Amérique tropicale, et dont les plus importantes sont :

1° Le *Copaïfera officinalis* L. (*C. Jacquini* Desf.), auquel on a pendant longtemps attribué tout le copahu du commerce. Il ne croît spécialement qu'à la Trinité, au Vénézuela, en Colombie et dans la partie méridionale et occidentale de l'Amérique du Nord, à partir de San-Salvador. C'est lui qui fournit surtout le *Copahu de Colombie*, ou *Copahu de Carthagène*, et le *Copahu de Maracaïbo*.

2° Le *C. coriacea* Mart. (*C. cordifolia* Hayne), qui croît dans les forêts sèches de la province brésilienne de Bahia : il fournit le *Copahu de Bahia*.

3° Le *C. Langsdorffii* Desf. (*C. nitida* Hayne), qui fournit une grande partie du *Copahu du Brésil* et notamment le *Copahu de Maranham*. Il croît abondamment dans les forêts brésiliennes de Saint-Paul, de Minas Gèraes, de Bahia et de Cèara.

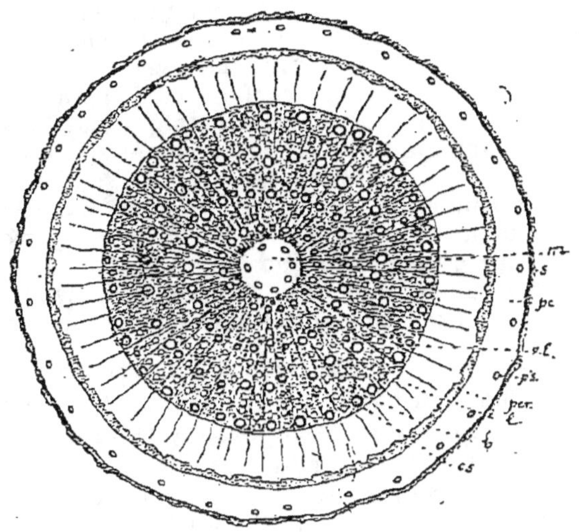

Fig. 117. — Coupe schématique d'un tronc de *Copaïfera*.

b, bois. — *cs*. canaux sécréteurs. — *pc*, parenchyme cortical. — *pér*, péricycle. — *ps*, poche sécrétrice de l'écorce. — *s*, suber. — *vl*, vaisseaux ligneux.

4° Le *C. Guianensis* Desf., qui habite les Guyanes et le nord du Brésil : c'est lui qui fournit tout le *Copahu de Cayenne*.

5° Le *C. multijuga* Hayne, arbre du Para et des régions voisines, qui fournit le *Copahu de Para*.

Localisation et origine de l'appareil sécréteur. — Ces deux questions ont été élucidées par M. Guignard (1892) qui a établi que cet *appareil sécréteur existe dans tous les membres de la plante, mais sous des formes différentes*.

Il est représenté par des *réservoirs schizogènes*, qui naissent de très bonne heure, sous forme de méats dans le méristème qui produit les tissus, des régions qu'ils devront occuper.

Le caractère le plus saillant de cet appareil se manifeste dans le bois, où les canaux se fusionnent en réseau irrégulier dans chaque couche ligneuse, sans toutefois communiquer d'une couche à l'autre. Il diffère en outre des canaux sécréteurs ordinaires, par l'aspect et la manière d'être des cellules de bordure. Dans le bois, cette bordure ne provient pas de divisions radiales, répétées, des cellules qui entouraient les méats à l'origine : elle dérive des cellules cambiales dont le nombre, variable suivant la dimension du canal, n'augmente pas dans la suite.

La moelle présente aussi de nombreux canaux sécréteurs, mais qui ne *s'anastomosent pas*, et ne *communiquent pas avec ceux du bois*.

Quant aux poches sécrétrices de l'écorce, elles disparaissent de très bonne heure, et après un certain temps il n'y a plus dans la tige que deux systèmes sécréteurs indépendants, celui de la moelle et celui du bois.

Extraction. — Le baume de Copahu s'obtient en pratiquant à la base du tronc une large entaille cunéiforme, qui pénètre jusqu'au cœur du bois. Le baume qui s'écoule de cette plaie est assez abondant pour atteindre le poids de plusieurs livres en quelques heures. Quand il a fini de s'écouler, on bouche la plaie avec de l'argile qu'on enlève au bout de quelque temps pour faire une nouvelle récolte. Quelquefois, au lieu d'entailler le bois en forme de coin, on y pratique avec une tarière un trou qui pénètre jusqu'aux couches centrales. La sécrétion du baume de copahu est tellement abondante dans certains arbres que leur tronc ne résiste pas à la pression du baume qui s'y est accumulé et éclate en produisant un bruit assez violent.

L'extraction du Baume de Copahu se pratique sur les bords de l'Orénoque et de ses affluents supérieurs, d'où on le transporte à Bolivar ; sur les affluents du Cassiquiare et du Rio Negro, d'où on le descend à Para, et sur les affluents septentrionaux de l'Amazone. Dans la vallée de l'Amazone, la récolte se fait principalement dans les grandes forêts vierges.

Caractères. — Le Baume de Copahu est un *liquide plus ou moins transparent, presque toujours un peu fluorescent*, de *consistance oléagineuse*, dont la coloration varie du jaune ambré pâle au brun doré ; il laisse parfois déposer une partie solide au fond du vase qui le renferme. Sa densité varie entre 0,940 et 0,993 suivant la proportion d'huile essentielle qu'il renferme ; il devient plus fluide sous l'action de la chaleur. Il a une odeur aromatique particulière, forte, tenace et un *goût âcre, désagréable* et *persistant*. Il est soluble dans l'alcool fort, la benzine et le sulfure de carbone, l'éther et les alcalis. Mêlé avec 1/10 de son poids de magnésie, il donne une masse qui se durcit assez rapidement. Ses propriétés optiques varient selon son origine.

Composition chimique. — Le Baume de Copahu contient de l'*huile essentielle* et une *résine* dont la proportion varie notablement suivant l'origine de l'échantillon et la durée de son exposition à l'air.

L'*huile essentielle* est un hydrocarbure liquide, incolore, transparent, dont la saveur et l'odeur rappellent celles du baume de Copahu ; elle bout entre 245 et 260°, elle est très soluble dans l'alcool, l'éther et le sulfure de carbone. Elle renferme un sesquiterpène (*Caryophyllène*) et un alcool sesquiterpénique.

La *résine* est en majeure partie constituée par un acide résinolique cristallisable, appelé *Acide Copahivique*.

Dans le commerce français on rencontre principalement : 1° le *Copahu du Brésil* ou de *Para*, qui est très clair et très fluide, ne laisse pas de dépôt et dévie à gauche la lumière polarisée ; 2° le *Copahu de Colombie* ou de *Maracaïbo*, qui est plus épais, plus foncé, laisse déposer une abondante quantité de résine cristalline, et dévie à droite le plan de polarisation.

Indépendamment de ces sortes, on trouve sur les marchés européens de nombreuses variétés de Copahu qui diffèrent notable-

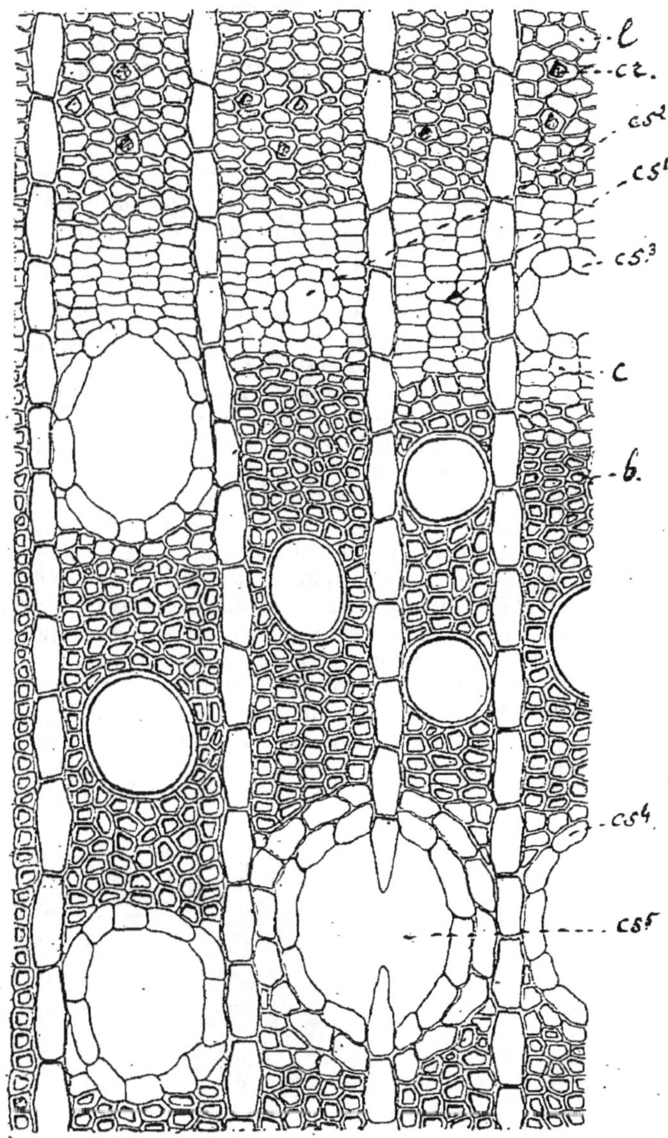

Fig. 118. — Coupe transversale d'un tronc de *Copaïfera*.
l, liber. — *cr*, cristaux. — *cs*¹, *cs*², *cs*³, *cs*⁴, canaux sécréteurs à différents degrés de développement. — *c*, cambium. — *b*, bois.

ment aussi bien dans leurs caractères physiques que dans leur composition chimique. Le poids spécifique peut varier entre 0,920

(*Para*) et 0,990 (*Maranham*); la proportion d'huile volatile varie également entre 41,3 (*Carthagène*) et 62,4 (*Para*). L'indice de saponification qui est de 49 pour l'espèce de Bahia, atteint 94,3 pour l'espèce de Maranham. Les espèces reconnues comme officinales dans les diverses contrées de l'Europe, n'étant pas les mêmes, il est facile de se rendre compte des divergences observées dans les résultats fournis par les divers modes d'essais imposés par les Pharmacopées.

Usages. — Le Baume de Copahu est employé principalement comme antiblennhorrhagique, sous forme de *capsules*, *d'opiat*. Il entre dans la *potion Choppart*. On l'utilise aussi contre les catarrhes chroniques et le croup.

Falsifications. — Le baume de Copahu est très fréquemment falsifié par addition de *térébenthine*, d'*essence de sassafras*, d'*huiles fixes* (ricin, navette, pavot) et enfin de *baume de Gurjun*.

L'addition de térébenthine se reconnait en distillant le produit suspect avec de l'eau, afin d'en isoler les essences qu'on distille de nouveau ; l'essence de térébenthine distille à 160°, tandis que celle de copahu ne distille qu'entre 240° et 250°. L'odeur dégagée par les produits qui distilleront vers 160°, permettra de constater la fraude.

L'essence de sassafras se reconnait en mélangeant 1 partie de baume de copahu avec 2 parties d'acide sulfurique. On laisse refroidir et on ajoute 20 parties d'alcool qui prendra une teinte *rouge brun foncé* s'il y a de l'essence de sassafras, et qui aura une *teinte jaune clair*, si le baume est pur.

La présence des huiles fixes se reconnait en traitant le baume de Copahu par l'alcool fort qui le dissout complètement à l'exclusion des huiles fixes. Il y a lieu toutefois de faire exception pour l'huile de ricin qui est soluble dans l'alcool. Pour déceler celle-ci, on mélange ensemble 4 parties d'alcool à 0,84 et 1 partie de baume suspect; on porte le mélange à 40 ou 60° et on laisse refroidir. La couche supérieure du liquide contient en dissolution l'huile essentielle de Copahu, très peu de résine et de l'huile de ricin, quand elle entre dans le mélange. On chasse par distillation l'essence et l'alcool et il reste l'huile mélangée d'une proportion insignifiante de résine.

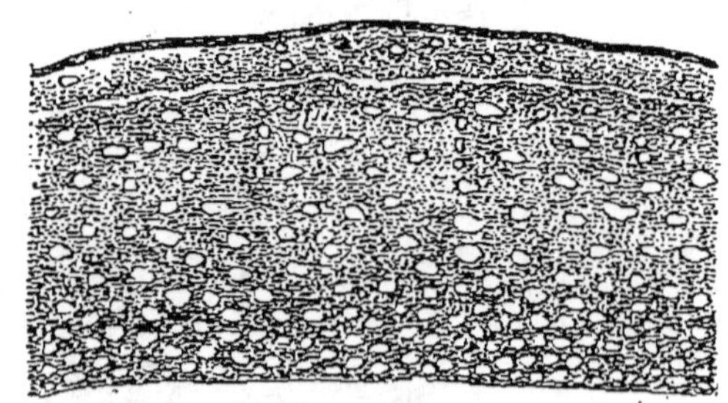

Fig. 119.
Écorce d'*Erythrophlœum guineense*.
Coupe schématique.

Le meilleur procédé pour reconnaitre le *baume de Gurjun* consiste à mélanger 1 volume de baume de Copahu suspect avec 3 volumes d'alcool à 95° et à ajouter 1 gramme de chlorure de zinc cristallisé. S'il y a du baume de Gurjun, le mélange bouilli jusqu'à dissolution complète se colorera en rouge, virant ensuite au violet et au bleu. Traitées par ce procédé, les solutions alcooliques de toutes les variétés de Copahu restent et demeurent incolores quand elles sont pures.

L'*Hardivickia pinnata* Roxb qui appartient au groupe des *Copaifera*, est une plante très répandue dans l'Inde, qui fournit une oléo-résine utilisée par les Hindous comme succédané du Copahu.

L'Écorce de Mançone est produite par l'*Erythrophlœum guineense* Don, qui croît sur la côte occidentale d'Afrique, surtout au Congo, à Rio Nuñez, où on le désigne sous les noms de *Teli*, *Mançone des Portugais*, *Bourane des Floups*.

Gallois et Hardy ont retiré de cette écorce un alcaloïde cristallisé, l'*Erythrophléine*.

L'Écorce de Mançone est employée par les nègres du Sénégal comme poison d'épreuve et pour empoisonner les flèches. Au point de vue physiologique, c'est un poison du cœur très énergique.

BOIS DE CAMPÊCHE

Le Bois de Campêche est fourni par l'*Hœmatoxylon Campechianum* L., plante originaire de la baie de Campêche, du Honduras, et qu'on trouve aussi dans d'autres parties de l'Amérique centrale, à la Jamaïque et aux Antilles.

Le bois de Campêche arrive dans le commerce, dépouillé de son aubier et réduit au *cœur* ligneux; il se présente en *bûches* ou en *copeaux*. Les bûches sont à peu près prismatiques, lourdes, compactes, homogènes; exposées à l'air et à l'humidité depuis quelque temps, elles ont une couleur *noirâtre à l'extérieur;* mais à l'intérieur elles ont une teinte rouge brunâtre.

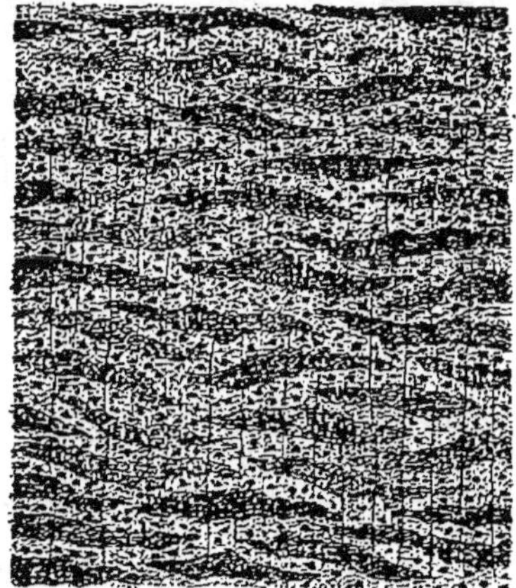

Fig 120. — Bois de Campêche. Coupe transversale vue à la loupe.

Sur une section transversale de ces bûches (fig. 120) on observe une multitude de bandes *transversales, plus ou moins larges, alternativement claires et foncées, non parallèles*, mais s'intriquant entre elles de façon à former un réseau à mailles étendues dans la direction tangentielle; de ces bandes, les unes foncées, et *représentant le tissu fibreux*, sont denses, susceptibles d'un beau poli et assez larges; les autres, plus étroites, plus pâles, *représentant le parenchyme ligneux*, sont criblées de pores très apparents, représentant la *section des vaisseaux ligneux*. Ce réseau est sillonné par des stries radiales très fines et très rapprochées, qu'on ne distingue guère qu'à la loupe et qui correspondent aux rayons médullaires. Ce bois est très lourd et bien que sa structure soit très dure et serrée, il se fend facilement. Il a une odeur très agréable qui rappelle un peu celles de l'anis et de la violette et une saveur à la fois douce et âpre.

Le bois destiné aux usages de la pharmacie se présente en copeaux très petits ou plus souvent sous forme de râpures, d'un rouge brun ou violacé, longues de quelques centimètres et se désagrégeant facilement en fibres plus petites.

Le bois de Campêche doit ses propriétés colorantes à un principe cristallisé, désigné sous les noms d'*Hématine* ou d'*Hématoxyline*, qui à l'état pur est incolore, très soluble dans l'eau chaude et dans l'alcool et possède une saveur douce, rappelant celle de la réglisse. Il renferme aussi une notable proportion de tanin.

L'emploi thérapeutique de cette substance est très limité : on l'a parfois utilisée comme astringente et antidiarrhéique ; ses usages industriels sont très répandus. On l'emploie aussi comme réactif colorant dans la technique microscopique.

BOIS DE FERNAMBOUC

Le Bois de Fernambouc est fourni par le *Cæsalpinia echinata* Lam., qui est abondamment répandu au Brésil.

Comme le précédent, il arrive aussi dans le commerce, soit sous forme de *bûches*, soit en *râpures*. Il a une couleur d'un brun rouge brillant et comme satiné. Examiné sur une section transversale (fig. 121) il se distingue très nettement du bois de Campêche par la disposition bien plus régulière de ses couches alternantes, qui rappelle celle des zones concentriques d'accroissement, qu'on observe dans le bois des Dicotylédones. *Les ponctuations produites par la section des vaisseaux ligneux sont plus petites, mais bien plus nombreuses que dans le bois de Campêche et généralement disposées en files radiales.* Les stries concentriques, pâles, sont bien moins larges aussi que les stries les plus foncées. Ce bois n'a qu'une très faible odeur et une saveur douce peu prononcée.

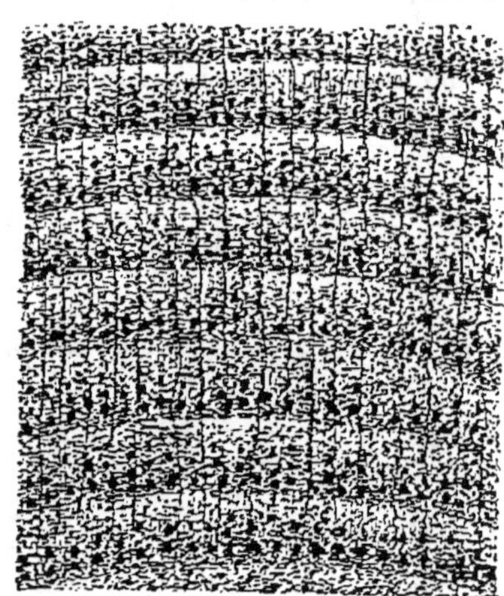

Fig. 121. — Bois de Fernambouc.
Section transversale vue à la loupe.

Le principe colorant du bois de Fernambouc est la *Brasiline*, qui cristallise en aiguilles jaune rougeâtre, pâlissant rapidement à la lumière.

Il est utilisé en pharmacie pour préparer des liqueurs alcooliques ou des élixirs dentifrices.

On utilise également comme tinctoriaux les bois de *C. Sappan* L. ou *Brésillet des Indes*, du *C. crispa* L. ou *Bois du Brésil*, du *C. brasiliensis* L. ou *Bois rouge de la Jamaïque*.

Les graines de Bonduc qui constituent dans l'Inde un remède populaire contre les fièvres intermittentes, sont produites par le *Cæsalpinia Bonducella* Roxb. (*Guilandina Bonducella* L.), qui croît communément dans l'Afrique, l'Asie et l'Amérique tropicales.

Les fruits de Dividivi, vantés comme astringents de premier ordre et utilisés aussi bien dans la tannerie que dans la teinture, sont fournis par le *C. tinctoria* Cav., qui est très répandu dans l'Amérique du Sud.

PAPILIONACÉES

Plantes à préfloraison imbriquée, à insertion périgyne. Fleur le plus souvent irrégulière. Etamines définies. Calice généralement bilabié. Corolle papilionacée. Etamines le plus souvent diadelphes. Embryon recourbé.

GOMME ADRAGANTE

Origine. — La Gomme adragante est un produit d'exsudation fourni par plusieurs espèces d'*Astragalus* appartenant toutes au genre *Tragacantha* et dont la plupart habitent les montagnes de l'Asie-Mineure, de la Syrie, de l'Arménie, du Kurdistan et de la Perse.

Les principaux Astragales producteurs de gomme sont :

1° L'*Astragalus gummifer* Labill., dont l'aire géographique très vaste s'étend dans l'Asie-Mineure, l'Arménie, le Kurdistan ; c'est lui qui fournit une partie de la belle gomme recueillie entre Césarée et Tarsous ;

2° L'*A. verus* Oliv., qui croît dans la Perse occidentale ; il est aussi une des principales sources de la gomme adragante ;

3° L'*A. adscendens* Boiss. et Haussk., qui croît aussi sur les montagnes de la Perse occidentale ;

4° L'*A. microcephalus* Willd., qui croît dans l'Asie-Mineure, dans la Cappadoce et la Paphlagonie ;

5° L'*A. stromatodes* Bunge, qui habite le nord de la Syrie ;

6° L'*A. kurdicus* Boiss., dont l'aire plus vaste s'étend du nord de la Syrie jusque dans le Kurdistan.

Parmi les autres espèces qui concourent à la production de la gomme adragante, on peut encore citer : l'*A. pycnocladus* Boiss. et Haussk ; l'*A. criostylis* Boiss. et Haussk ; l'*A. heratensis* Bunge ; l'*A. strobiliferus* Royle et l'*A. cylleneus* Boiss. et Haussk.

Formation. — La formation de la gomme adragante est *due à une métamorphose des parties parenchymateuses des Astragales, qui est localisée dans la partie centrale de la tige, c'est-à-dire dans la moelle et les rayons médullaires. Leurs cellules, qui présentent d'abord une constitution normale, déposent contre leur enveloppe primitive un certain nombre de couches qui l'épaississent ; puis les diverses zones cellulosiques se transforment progressivement, de la périphérie vers le centre, en une matière mucilagineuse, qui se gonfle considérablement dans l'eau, de telle sorte qu'au bout d'un certain temps, la cellule tout entière s'est transformée en une masse globuleuse d'adragantine et n'a conservé comme traces de sa constitution primitive que quelques couches cellulosiques dans le centre et quelques-uns des grains d'amidon qu'elle contenait primitivement.*

Récolte. — La gomme adragante se récolte principalement en Asie Mineure, dans le district d'Angora, en Arménie, au sud d'Erzeroum, dans le Kurdistan, en Perse, au nord-est de Schiraz et en Grèce.

Elle peut exsuder naturellement des tiges des Astragales et se présente alors sous forme de belles lamelles blanches ; mais habituellement on facilite cette exsudation au moyen d'incisions ou de trous pratiqués dans les tiges au mois de juillet et août. Au moment où elle s'écoule, la gomme adragante est molle, mais elle se solidifie rapidement et conserve la forme qu'elle a pu prendre en passant par les ouvertures pratiquées dans les tiges. Celle qui sort des piqûres faites avec un corps pointu a une forme cylindrique : c'est la *gomme vermiculée;* celle qui s'écoule des incisions se présente sous forme de plaques papyracées, tantôt planes, tantôt ondulées, à bords sensiblement parallèles ou élargis en certains points : c'est la *gomme adragante en plaques.*

La gomme qui exsude par un temps sec et chaud est d'un blanc plus ou moins pur et durcit rapidement ; mais par les temps froids et humides, elle prend une teinte jaune ou brunâtre et se dessèche lentement.

Description. — La *gomme adragante en plaques* appelée aussi *gomme de Smyrne,* est surtout récoltée sur les Astragales de l'Asie Mineure : la plus estimée vient des environs de Césarée. Elle se présente en plaques plus ou moins grandes, variant de 2 à 7 centimètres de long sur 1/2 à 2 centimètres de large; ces plaques à bords relevés, sont très variables dans leur forme et leurs dimensions : elles présentent à leur surface des stries courbes ou ondulées, concentriques, qui sembleraient indiquer qu'elle a exsudé lentement sous l'influence de pressions successives ; leur couleur est blanchâtre ; elles sont ternes ou légèrement translucides, un peu flexibles, cornées, fermes, difficiles à briser.

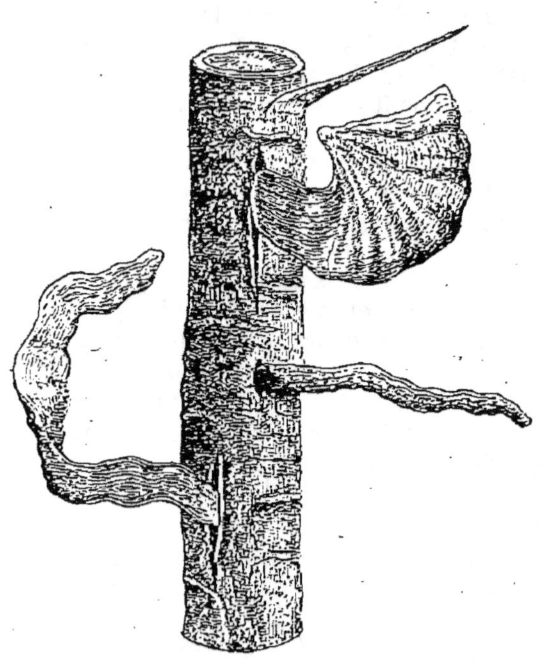

Fig. 122.
Exsudation de la gomme adragante.

La *gomme adragante en filets,* qui vient surtout de Grèce, où elle est recueillie sur l'*A. cylleneus,* se présente en filets minces aplatis, contournés sur eux-mêmes, ayant de 2 à 3 centimètres de long sur 2 à 3 millimètres d'épaisseur. Ces filets sont striés longitudinalement ; la plupart présentent la teinte blanchâtre de la gomme en plaques ; cependant on y trouve des morceaux de couleur foncée, jaunâtre ou rougeâtre, qui sont en général assez fins et qui sont désignés sous le nom de *gomme de Morée.*

La gomme adragante se gonfle considérablement au contact de l'eau, sans s'y dissoudre; 1 partie de cette gomme donne, avec 50 p. 100 d'eau, un mucilage épais qui se colore en bleu sous l'action de l'iode. Si on double la proportion de liquide, on obtient une solution qui précipite abondamment par l'acétate de plomb et reste limpide avec une solution de perchlorure de fer ou de borax. Ces caractères la distinguent de la gomme arabique.

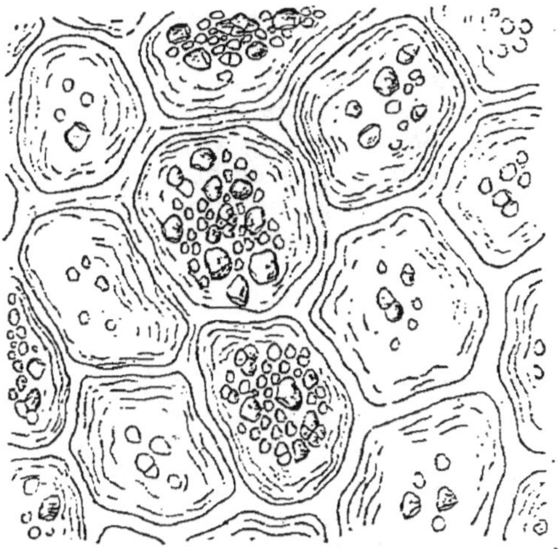

Fig. 123.
Gomme adragante vue au microscope.

Structure microscopique. — Examiné au microscope (fig. 123) le mucilage de gomme adragante présente, au milieu d'une masse gommeuse, des parois de cellules, ou même des cellules entières, entourées de parois fort épaisses, gélatineuses, qui se colorent en violet au contact du chlorure de zinc iodé. Çà et là, et surtout au centre des cellules, on observe des grains d'amidon globuleux ou demi-globuleux, qui, au contact d'une solution d'iodure de potassium iodurée, prennent une coloration bleue.

Composition chimique. — La gomme adragante contient principalement de la *Bassorine*, un peu de *sucre interverti*, de la *cellulose* et des proportions variables de matières minérales.

Hydrolysée par l'acide sulfurique dilué, elle donne 15 à 21 pour 100 de *galactose* et 64,9 pour 100 d'*arabinose*. Ces proportions peuvent toutefois varier dans les sortes inférieures (Hilger).

Usages. — La gomme adragante n'est guère employée en pharmacie que pour la préparation des loochs et émulsions, ou pour lier des masses pilulaires.

Falsifications. — Il est assez difficile de falsifier la belle gomme adragante en plaques, mais on mélange souvent les qualités inférieures avec la *gomme de Bassora*. Cette gomme, dont l'origine botanique n'est pas encore bien déterminée, se présente sous forme de morceaux irréguliers, mamelonnés, de grosseur variable, ou de larmes, ou stalactites, jaune pâle ou incolores, à surface luisante et finement ondulée. Elle est inodore, insipide, croque sous la dent sans se dissoudre. Elle est presque insoluble dans l'eau, à froid comme à chaud, mais *s'y gonfle considérablement en formant une masse gélatineuse dont les diverses parties n'ont aucune cohésion entre elles, et qui se séparent, si on étend la liqueur d'une grande partie d'eau.*

On mélange souvent la gomme arabique pulvérisée avec la gomme adragante qui est bien plus chère. Cette substitution peut se reconnaître au moyen de la teinture de Gayac qui colore en bleu la dissolution de gomme arabique.

A côté des Astragales producteurs de gomme nous mentionnerons quelques autres espèces donnant des produits sucrés et notamment les *A. adscendens* et *A. florulentus*, qui croissent dans le Kurdistan et la Perse austro-occidentale, où ils donnent une partie des mannes connues sous le nom de *Mannes de Perse*.

C'est également à un Astragale, l'*A. Sarcocolla* Dym., qu'il faut rapporter la Sarcocolle dont l'origine botanique si longtemps ignorée, a été attribuée faussement à l'*Euphorbia Myrsinites*, puis au *Penœa Sarcocolla* L.

Cette substance qui se trouve dans tous les droguiers, se présente en grains agglomérés, friables, opaques ou demi-transparents, d'une teinte jaune rosé ou grisâtre, d'une odeur à peine sensible et d'une saveur amère et sucrée. Ces grains sont toujours mélangés de débris végétaux parmi lesquels on reconnait des fragments de feuilles garnies d'un duvet blanchâtre, et des épines assez fines rappelant celles des *Tragacantha*.

RACINE DE RÉGLISSE

Origine. — La Racine de Réglisse est fournie par deux variétés du *Glycyrrhiza glabra* L., qui sont : 1° le *G. glabra* proprement dit, ou *typica*, qui croît spontanément en Espagne, dans le Portugal, le sud de l'Italie, en Sicile, en Grèce et en Perse, et qui est cultivé en France, en Allemagne et en Angleterre ; 2° le *G. glabra* var. *glandulifera*, qui croît en Hongrie, dans la Russie méridionale, en Crimée, dans l'Asie Mineure, le Turkestan et l'Afghanistan. C'est cette variété qui donne la *racine de réglisse de Russie*.

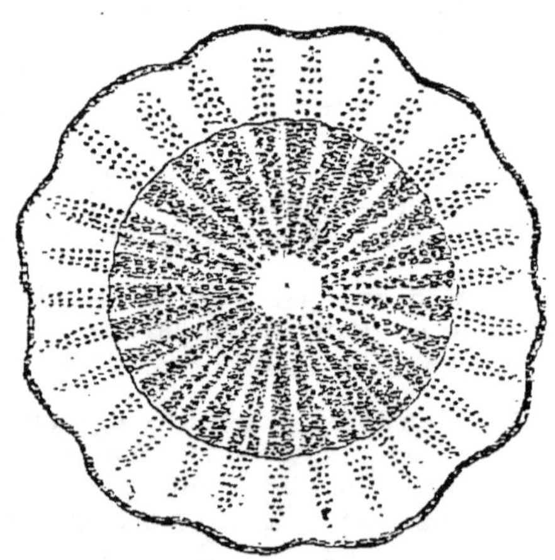

Fig. 124.
Racine de Réglisse d'Espagne.
Section transversale.

Description. — La Réglisse des pharmacies se présente en morceaux grossièrement cylindriques, un peu onduleux, flexibles, mesurant 20 à 30 centimètres de longueur et 5 à 15 millimètres de largeur. La surface extérieure, de couleur marron ou d'un gris pâle ou gris brun, est marquée de sillons longitudinaux assez profonds et assez régulièrement parallèles ; elle présente çà et là, sur les stolons, des traces verruqueuses très apparentes, ou des cicatrices laissées par les bourgeons.

La *cassure est fibreuse aussi bien dans la partie corticale que dans la zone ligneuse et d'une couleur jaune serin caractéristique.* L'odeur est

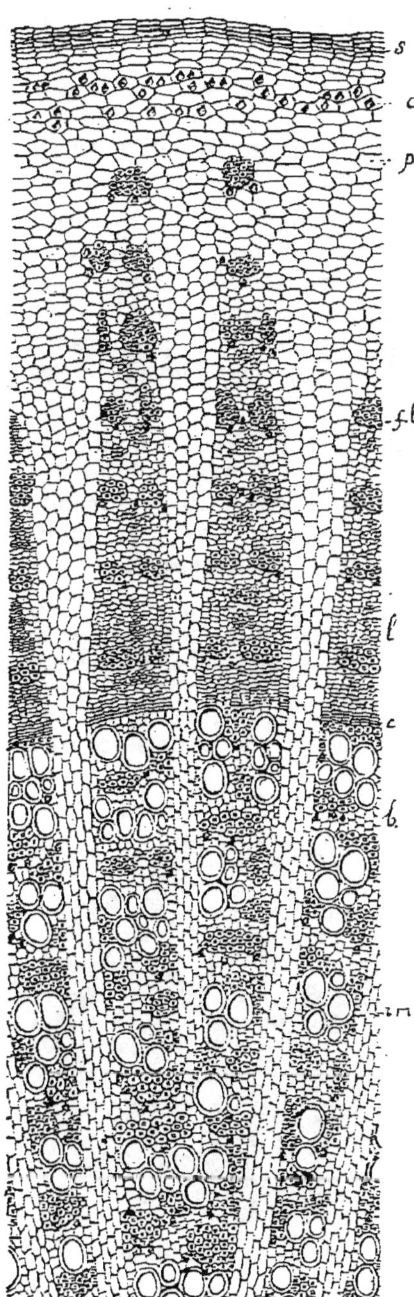

Fig. 125. — Racine de Réglisse.
Structure anatomique

terreuse, particulière ; la *saveur est franchement sucrée et caractéristique.* Sur la section transversale (fig. 124) on distingue : le *suber,* quand il n'a pas été enlevé par un râclage préalable ; la *zone corticale* dont l'épaisseur égale le tiers du rayon total, et qui est marquée de lignes radiales ponctuées, disposées dans leur ensemble en faisceaux cunéiformes, représentant le liber ; — la *partie ligneuse,* d'un jaune plus foncé que l'écorce, sillonnée de stries radiales représentant les rayons médullaires et qui divisent le bois en faisceaux cunéiformes, plus larges, moins colorés et criblés de pores apparents. Ces stries et ces faisceaux partent du centre et se dirigent vers la périphérie du bois, dans les racines, tandis que dans les stolons la partie centrale est occupée par une moelle peu développée.

La Réglisse récoltée en France est parfois entièrement composée de stolons, dont la surface extérieure a été mondée par un simple lavage.

Structure microscopique (fig. 125). — Parenchyme cortical peu épais, caractérisé par l'*abondance de cristaux prismatiques localisés dans ses couches extérieures.* — Liber secondaire divisé en faisceaux cunéiformes, très longs *caractérisé par la présence de nombreux faisceaux de fibres, disposés en séries sensiblement parallèles et bordés de cristaux prismatiques.* Bois secondaire, divisé par de larges rayons médullaires en faisceaux formés d'un parenchyme sillonné par de nombreux vaisseaux groupés et des faisceaux fibreux bordés de cristaux prismatiques. Le centre des racines est occupé par un groupe de vaisseaux spiralés représentant le bois primaire; celui des stolons est occupé par une moelle assez large.

Composition chimique. — La racine de réglisse contient du *sucre*, une matière albuminoïde, de l'*asparagine*, de l'acide malique et un principe particulier, la *Glycyrrhizine*, qui paraît n'être qu'une combinaison de l'*acide glycyrrhizique* avec l'ammoniaque.

Usages. — Cette racine est surtout employée pour la préparation du *suc de réglisse* et pour préparer une tisane rafraîchissante. Elle est communément employée en pharmacie, à l'état de poudre, pour la confection des masses pilulaires, ou pour masquer la saveur de certains médicaments. Elle entre dans la préparation des poudres purgatives composées (*Poudre germanique* et de *Séné composée*).

Altérations. — Cette racine s'altère quand elle est conservée pendant trop longtemps; elle perd son odeur caractéristique et acquiert une odeur de moisi; elle devient cassante et prend à l'intérieur une couleur grise ou légèrement brune; en même temps sa saveur s'est altérée et est devenue désagréable.

La *racine de réglisse espagnole*, connue sous le nom de *Réglisse de Tortosa* ou d'*Alicante*, est importée en paquets beaucoup moins réguliers, formés d'un mélange de racines et de rhizomes mesurant plusieurs pieds de longueur et de 10 à 25 millimètres d'épaisseur, non décortiqués. La surface extérieure qui est assez propre dans la sorte de Tortosa est sale dans la sorte d'Alicante; les morceaux sont très inégaux et parfois accompagnés des collets noueux des racines.

La *racine de réglisse de Russie* s'importe en grosses balles formées de morceaux généralement décortiqués profondément et ne conservant que quelques vestiges de suber. Ces morceaux ont de 30 à 40 centimètres de long, mais leur épaisseur varie entre 1 et 5 centimètres. Les plus gros sont formés de vieilles racines et parfois perforés dans presque toute leur longueur. La saveur douce et sucrée de cette drogue est suivie d'une certaine amertume. Sa section transversale (fig. 126) est toute différente de celle de la réglisse de France : *la région corticale, privée de son suber, est peu épaisse et ne dépasse guère le douzième du diamètre total ; le liber n'y est pas disposé en faisceaux cunéiformes apparents et bien distincts; la zone ligneuse qui est très développée, est bien divisée en faisceaux coniques aboutissant au centre de la racine, mais ces faisceaux ne sont pas aussi distincts que dans la réglisse française : ils ne sont séparés*

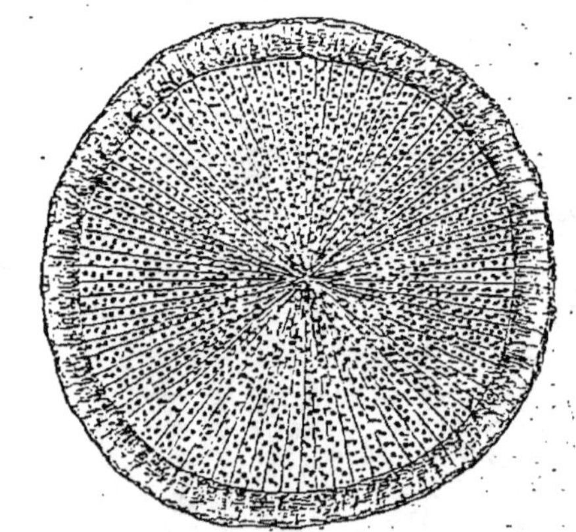

Fig. 126. — Réglisse de Russie.
Section transversale.

que par des lignes très fines représentant les rayons médullaires qui sont très étroits.

Sous le nom de SUC DE RÉGLISSE, on désigne un extrait fait avec les racines de *G. glabra* et *G. glandulifera*. Il est préparé en grand en Espagne, en Grèce, en Russie et dans le midi de la France, mais surtout dans la Calabre et en Sicile; aussi est-il désigné communément sous le nom de *Réglisse de Calabre*.

Ce suc est principalement employé comme pectoral; c'est à ce titre qu'il entre dans la préparation des *pâtes* et des diverses *pastilles de réglisse*.

INDIGO

Origine. — L'INDIGO est une matière colorante bleue qu'on peut extraire de plusieurs plantes appartenant à des familles différentes ; mais de toutes celles qui ont été exploitées à différentes époques, les *Indigofera* ou *Indigotiers* sont de beaucoup les plus importantes et celles qui sont le plus généralement utilisées.

Les Indigotiers originaires des Indes orientales ou du Mexique croissent aujourd'hui dans toutes les régions chaudes du globe. On les rencontre en Asie. au Sénégal, à Madras, à Java, à Manille ; en Afrique, dans l'Egypte, l'Ile-de-France, le Sénégal; en Amérique, dans le Guatémala, la Nouvelle-Grenade, le Mexique, le Brésil, la Caroline, la Lousiane, les Antilles. Les produits récoltés dans ces diverses régions constituent autant de sortes commerciales qui arrivent dans le commerce sous un nom qui rappelle leur pays d'origine.

Le genre *Indigofera* compte plus de 80 espèces, parmi lesquelles les plus ordinairement exploitées pour la préparation de l'Indigo sont les *I. tinctoria* L., *I. Anil* L., *I. disperma* L, et *I. argentea* L.

L'Indigo n'existe pas tout formé dans le tissu de ces plantes ; leur suc est incolore et la matière colorante ne s'y développe qu'au contact de l'air.

Extraction. — L'extraction de l'Indigo varie suivant les localités.

Au Bengale et au Sénégal, quand les Indigotiers sont en fleurs, on en fauche les tiges et les feuilles qu'on dispose par couches dans une grande cuve en maçonnerie appelée *trempoire;* on les recouvre d'eau et on les laisse fermenter à la température de 30°. Au bout de douze à quinze heures, la surface de l'eau se recouvre d'une écume irisée et d'une pellicule cuivrée ; on décante alors le liquide dans une deuxième cuve appelée *batterie*. où on l'agite avec des bâtons ou avec une roue à palettes pour exposer toutes ses parties à l'action de l'air. Après quinze à vingt minutes d'agitation, la liqueur devient bleue et laisse déposer des flocons grenus d'indigo, dont on peut faciliter la précipitation en ajoutant un peu d'alumine ou d'eau de chaux. On décante alors le liquide, on recueille le précipité qu'on lave à grande eau. Pour lui donner plus de cohésion, on le fait bouillir dans des vases de cuivre pendant trois à quatre heures avec de l'eau, puis on le reçoit sur un tissu fin. Après l'avoir égoutté et pressé, on le divise en pains que l'on fait sécher.

Sur la côte de Coromandel et dans tout l'Archipel indien, on emploie les euilles sèches et séparées de la tige. Après avoir été desséchées au soleil, fortement pressées et emmagasinées pendant trois semaines environ, ces feuilles sont contusées et placées dans la trempoire, où on les laisse avec environ quatre fois leur volume d'eau, pendant deux heures. Au bout de ce temps, on enlève le liquide, on le filtre à travers une étoffe en poil de chèvre et on le reçoit dans la batterie, où il est soumis aux opérations que nous avons décrites ci-dessus. Au sortir du séchoir, l'Indigo est entassé dans des barriques, où il subit une deuxième fermentation qui détermine à sa surface une efflorescence blanche et on le fait sécher une dernière fois.

Caractères. — L'Indigo se présente en pains cubiques de 8 à 10 centimètres de côté ou en masses irrégulières arrondies ou anguleuses. Sa couleur varie du bleu clair au bleu violet, bleu noirâtre ou bleu verdâtre. Il est insipide et inodore quand il est en petites masses ; mais sous un volume un peu considérable, il exhale une odeur spéciale ; il est très poreux, happe à la langue, est plus léger que l'eau. Sa cassure est mate, uniforme, très fine ; *quand on frotte sa surface avec l'ongle, on y produit une trace d'un éclat métallique et d'une teinte cuivrée rougeâtre.* Projeté sur des charbons, l'Indigo dégage des vapeurs purpurines qui se condensent en aiguilles brillantes de couleur pourpre foncé, et il laisse un résidu de charbon.

Composition chimique. — Le principe le plus important de l'Indigo est l'*Indigotine*. C'est une substance d'un beau bleu foncé avec reflet pourpre ; elle se volatise sans se fondre vers 290°, en donnant des aiguilles bleues à reflets cuivrés ; ses vapeurs sont violettes ; elle est inaltérable à l'air, insipide et inodore ; elle est insoluble dans l'eau, l'alcool, l'éther, dans les acides étendus et dans les alcalis.

Mise au contact d'un alcali et d'un corps avide d'oxygène, elle se transforme en une substance incolore, très soluble dans les alcalis et appelée *indigo blanc* ou *indigo réduit*. Soumis à l'action de l'air, ce corps absorbe de l'oxygène, reprend sa teinte bleue et son insolubilité. *L'indigotine ne préexiste pas dans les plantes à indigo. Elle se produit pendant la fermentation des feuilles et elle résulte de l'action d'une oxydase sur un phénol pyrolique appelé* Indoxyle, *qui est tout formé dans certaines plantes telles que le Pastel, mais qui le plus souvent provient du dédoublement d'un glucoside appelé* Indican.

La valeur commerciale des Indigos dépend surtout de la quantité d'indigotine qu'ils renferment, et cette proportion peut varier considérablement. Les meilleures sortes en contiennent jusqu'à 90 ou 95 p. 100, tandis que les qualités inférieures n'en donnent guère plus de 20 p. 100.

Les caractères qui doivent en outre servir à l'appréciation commerciale des indigos sont tirés : de la forme et de la dimension des pains ; de leur couleur qui doit toujours être jugée sur une cassure récente ; de l'éclat métallique et cuivré qu'ils prennent par le frottement de l'ongle ; de leur toucher plus ou moins doux, de leur densité, et de leur porosité qui les rend plus ou moins adhérents à la langue, et enfin du plus ou moins d'homogénéité de la pâte.

Outre leur importance industrielle, les *Indigofera* se recommandent par des propriétés physiologiques qui sont utilisées dans leur pays d'origine. C'est ainsi qu'en Amérique, on emploie la racine de l'*I. Anil* comme néphrétique et les feuilles comme altérantes et purgatives ; les nègres s'en servent aussi comme parasiticides ; les feuilles de l'*I. arborea* Lam., sont utilisées comme lithontriptiques. La racine de l'*I. tinctoria* est employée communément, aux Antilles, comme fébrifuge, et dans l'Inde, comme antiépileptique ; les feuilles sont employées en décoction contre les douleurs néphrétiques et la morsure des serpents.

Comme plantes intéressantes de la série des Galégées, nous mentionnerons : le *Galega officinalis* L., qui croît dans le midi et le centre de l'Europe et qu'on cultive dans beaucoup de jardins ; vanté autrefois comme diurétique, sudorifique et vermifuge, il n'est plus guère employé que dans la médecine populaire comme galactogogue ; le *Tephrosia toxicaria* Pers., qui croît aux Antilles, dans la Guyane française et à la Jamaïque, où les indigènes emploient ses feuilles et ses jeunes branches pour empoisonner les cours d'eau ; le *T. Apollinea* DC. ou *faux séné de Nubie,* que nous avons déjà eu l'occasion de signaler comme succédané du Séné ; le *Robinia Pseudo-Acacia* L., plante originaire des Etats-Unis, aujourd'hui naturalisée dans toute l'Europe et qu'on trouve dans beaucoup de jardins, où elle se distingue par l'éclat et l'odeur de ses belles fleurs blanches printanières, disposées en grappes pendantes. Ces fleurs qui contiennent un glucoside appelé *Robinine* sont employées comme antispasmodiques. Les racines et l'écorce possèdent des propriétés toxiques analogues à celles des *Cytises ;* on a signalé à plusieurs reprises des accidents assez graves, produits par la mastication de l'écorce interne de cet arbre ; le *Colutea arborescens* L. ou *Baguenaudier* dont les feuilles préconisées récemment comme laxatives sont employées parfois pour falsifier le Séné.

BAUME DE TOLU

Origine. — Le Baume de Tolu est fourni par le *Toluifera Balsamum* Mill. (*Myrospermum toluiferum* A. Rich. ; *Myroxylon Toluifera* H. B. K.), grand arbre du groupe des Sophorées qui habite la Nouvelle-Grenade, dans le cours inférieur du fleuve Magdalena, du côté de Turbaco, à Maranhon et à Tolu, au sud-ouest du port de Carthagène.

Extraction. — On recueille le Baume de Tolu en pratiquant dans l'écorce du tronc du *Toluifera,* deux entailles profondes se rejoignant en V par leurs extrémités inférieures ; au-dessous de ces incisions, on dispose une ouverture assez grande pour y fixer une calebasse, ayant des dimensions et la forme d'une tasse à thé. On pratique à la fois vingt opérations semblables sur le tronc, qui atteint en général une hauteur de 12 mètres avant de se ramifier. — Quand la partie inférieure de l'arbre a été complètement entaillée, on dresse autour de celui-ci un échafaudage qui permet de pratiquer une série de nouvelles entailles, qu'on renouvelle ainsi jusqu'à sa partie supérieure. De temps à autre les récolteurs se rendent auprès des arbres, vident le contenu des calebasses dans des sacs en peau, qui sont transportés à dos d'âne jusqu'aux ports voisins. Là on le transvase de nouveau dans des cylindres en étain ou en fer blanc pour l'expédier en Europe. L'extraction du Baume de tolu se pratique au moins pendant huit mois de l'année,

Dans d'autres régions on laisse le baume s'écouler le long de l'arbre jusqu'à terre, où il est reçu sur des grandes feuilles d'une espèce de *Calathea.*

D'après M. Weir, c'est surtout autour de Plato et d'autres petits ports situés sur la rive droite de la Magdalena que se fait la récolte du Baume de Tolu ; on en recueille aussi dans la vallée du Sinu et dans les forêts qui s'étendent entre cette rivière et le Cauca. Il est expédié en Europe par les ports de la Nouvelle-Grenade et notamment par Carthagène, Sainte-Marthe et Savanille.

Description. — Le Baume de Tolu nous arrive dans le commerce sous deux formes auxquelles on donne les noms de *baume de Tolu mou* et de *baume de Tolu sec.*

Baume de Tolu mou. Ce baume présente la consistance de la térébenthine et de la poix molle; il est d'une couleur foncée, plus ou moins transparent, homogène ou d'aspect granuleux. Il a une odeur suave et aromatique très prononcée, qui rappelle celle du benjoin et de la vanille. Etendu en couches minces, il se dessèche très rapidement par suite de l'évaporation d'une partie de son huile volatile.

Baume de Tolu sec. Cette sorte commerciale est bien plus abondante que la précédente dont elle ne diffère que par une plus longue exposition à l'air. Elle se présente sous l'aspect d'une résine d'un brun clair, ou brun rougeâtre, rarement assez molle pour céder sous la pression du doigt; elle est solide, cassante, d'une apparence cristalline. Vue en couche mince, elle est complètement transparente et d'un brun jaunâtre. Son odeur, moins prononcée que celle de la sorte précédente, se développe quand on expose le baume à une douce chaleur, ou par le frottement. — Ce baume a une saveur faiblement aromatique, suivie d'une âcreté assez appréciable. La chaleur de la main suffit pour le ramollir; il brûle en donnant une fumée d'odeur assez agréable. Son poids spécifique est de 1,2. En examinant au microscope un fragment de baume de Tolu pulvérisé entre deux lames de verre chauffées, on y observe une grande quantité de petits cristaux d'*acide cinnamique*.

Le baume de Tolu est complètement soluble dans l'alcool et l'acide acétique, l'acétone, le chloroforme; un peu moins soluble dans l'éther, très peu dans les huiles volatiles, et tout à fait insoluble dans la benzine et le sulfure de carbone. L'acide sulfurique concentré le dissout, en donnant au mélange une coloration rouge. Il fond à 65°. Sa solution alcoolique est acide et se colore en vert par le perchlorure de fer. — Chauffé avec une solution de permanganate de potasse, il dégage uue odeur très marquée d'essence d'amandes amères.

Composition chimique. — D'après M. Oberlander (*Archiv der Pharm.* (3), XXXII, p. 561, 1894), le baume de Tolu renferme : 7,5 p. 100 d'un liquide huileux, acide, aromatique, composé presque entièrement d'*éther benzylbenzoïque* et d'un peu d'*éther benzylcinnamique ;* — 0,05 p. 100 de *vanilline ;* — 12 à 15 p. 100

d'*acide cinnamique* et d'*acide benzoïque* libres ; — une résine. Cette résine est un éther qui par saponification donne, d'une part, de l'acide cinnamique et un peu d'acide benzoïque, et d'autre part un alcool résineux tannique (*tolurésinotannol*), qui serait un homologue inférieur du *pérourésinotannol*, isolé tout récemment du baume du Pérou par Trog.

Oberlander n'a pu constater dans le baume de Tolu la présence de la styracine ni de l'alcool benzylique libre. Complétant ses recherches par l'étude de l'écorce de *Myroxylon toluiferum*, il a retiré de celle-ci de la *phoroglucine*, du *tanin*, des *phlobaphènes*, des traces de *cire*, du *glucose* et de la *coumarine*; n'ayant pu en isoler aucun des produits contenus dans le baume, il se croit autorisé à conclure que le *baume de Tolu est un produit pathologique*.

Usages. — Ce baume est employé comme expectorant sous forme de sirop ou de pastilles ; il entre dans la préparation du *Baume du Commandeur*.

Falsifications. — Le baume de Tolu est fréquemment falsifié par l'addition de *térébenthine*, de *colophane*, ou par du *baume épuisé*.

Le baume de tolu étant complètement insoluble dans le sulfure de carbone, il suffira de le traiter par ce véhicule pour dissoudre la *colophane* qui pourrait y être mélangée. La colophane donne avec l'acide sulfurique une liqueur brun noirâtre et produit un dégagement d'acide sulfureux, tandis que le baume de Tolu pur prend au contact de cet acide une teinte rouge cerise sans produire de gaz sulfureux.

La présence de la *térébenthine* se reconnaît à l'odeur résineuse qu'elle exhale quand on brûle le baume.

La falsification avec le *baume de Tolu épuisé* est des plus communes : elle se pratique en faisant, au centre des potiches qui contiennent le baume, une cavité dans laquelle on coule la matière épuisée. Pour constater cette fraude il faut détacher toute la masse, la couper transversalement ; on voit alors que la partie périphérique est translucide, blonde, tandis que la partie centrale est opaque, brune, creusée souvent de cavités renfermant de l'eau. Le dosage d'acide contenu dans chacune de ces parties permettra encore de contrôler cette première constatation.

BAUME DU PÉROU

Le Baume du Pérou est fourni par le *Myroxylon Pereiræ* Kl. (*Myrospermum Pereiræ* Royl., *M. Sonsonatense* Œrst.), grand arbre qui habite la côte du Baume, dans l'Etat de San Salvador, notamment près de Sonsonate, le Guatémala, plusieurs autres points de l'Amérique centrale et le Mexique.

Localisation. — Comme le baume de Tolu, le baume du Pérou paraît localisé dans l'écorce, à l'exclusion du bois, et dans le limbe de la feuille. Dans l'écorce, l'appareil sécréteur est représenté par des canaux disposés dans le parenchyme cortical, un peu au-dessus de l'assise scléreuse qui constitue le péricycle et dans l'écorce secondaire. Dans les feuilles, ce sont des poches sécrétrices, arrondies, qui sont disposées dans l'assise inférieure du mésophylle et dans l'épaisseur du tissu fondamental qui entoure le cordon ligneux des nervures.

D'après Trog (*Archiv der Pharm.*, 1894, p. 70) les canaux sécréteurs qu'on observe dans l'écorce des jeunes branches s'oblitèrent de bonne heure pendant le développement de la plante et il ne s'en forme pas d'autres : aussi faudrait-il selon lui considérer aussi le baume du Pérou comme une *production pathologique*. Cette opinion n'est pas confirmée par les observations toutes récentes de M. Guignard, qui a constaté dans le bois secondaire d'écorces assez épaisses de *Miroxylon Pereiræ*, la présence de canaux remplis de baume.

Extraction. — L'exploitation des arbres commence aux mois de novembre ou de décembre. A cette époque, on bat l'écorce des troncs sur quatre faces au moyen d'un maillet, d'une hache ou d'un marteau, afin de la séparer du bois; on respecte soigneusement les places intermédiaires entre les parties frappées, pour conserver à l'arbre sa vitalité et continuer ainsi son exploitation pendant plusieurs années. Au bout de cinq à six jours, on pratique des incisions transversales et longitudinales autour des portions corticales qui ont été battues et on approche des torches enflammées. L'écorce, brûlée à sa surface, se soulève dans les sept ou huit jours qui suivent, et quand elle a été détachée, soit naturellement soit artificiellement, on voit une exsudation balsamique se produire sur les parties dénudées. On recouvre celles-ci avec des chiffons qui s'imbibent d'oléo-résine; quand ils en sont bien imbibés, on les plonge dans l'eau bouillante : peu après, ils se débarrassent du baume qui tombe au fond de l'eau; on les exprime, on retire le baume qu'ils retenaient. Quand l'eau est refroidie, on retire le baume qui s'y est déposé et on le verse dans des calebasses. Si on veut l'obtenir plus pur, on le remet dans l'eau bouillante et on enlève avec soin l'écume et les impuretés qui flottent à la surface.

Les arbres ainsi traités peuvent fournir du baume depuis l'âge de cinq ans jusqu'à l'âge de trente ans. La récolte dure de décembre jusqu'en avril. Une centaine d'arbres peuvent donner annuellement 250 kilogrammes d'oléo-résine.

Description. — Le baume du Pérou se présente sous l'aspect d'un liquide sirupeux. Vu en masse il est d'un brun noirâtre ; vu par transparence ou en couche mince, il est d'un brun rouge. Sa densité est de 1,15 à 1,16. Exposé à l'air, il ne s'épaissit pas et ne se solidifie pas même avec le temps, comme le baume de Tolu ; il ne présente aucune trace de cristallisation. Il possède une odeur forte, aromatique, vanillée qui rappelle un peu celle du styrax et de la fumée ; il a une saveur amère suivie d'une âcreté assez persistante.

Traité par l'eau, le baume du Pérou cède seulement à ce véhicule une petite quantité d'acide cinnamique et des traces d'acide benzoïque. Il se dissout à peu près complètement dans l'alcool absolu, l'acétone, le chloroforme. Peu soluble dans l'alcool dilué, la benzine, l'éther, les huiles grasses, il est complètement insoluble dans l'éther de pétrole.

Composition chimique. — Le baume du Pérou renferme : de l'*éther benzylbenzoïque*, 40 p. 100 ; de l'*éther benzylcinnamique*, 20 p. 100 ; une *résine*, 15,3 p. 100 ; des *acides libres (cinnamique et benzoïque)*.

C'est l'*éther benzylbenzoïque* qui est le principe actif de ce baume.

L'écorce de l'arbre renferme de petites quantités de phoroglucine, du tanin, du phlobaphène, de la cire et une résine non saponifiable.

Usages. — Le baume du Pérou est employé comme expectorant ; on l'a recommandé aussi contre les blennorrhagies, la leucorrhée et en applications sur les ulcères indolents. Tout récemment on l'a vanté contre les leucoplasies buccales et en injections sous-cutanées contre les tuberculoses osseuses et ganglionnaires.

Falsifications. — Ce produit est fréquemment falsifié ; on le mélange avec de *l'alcool*, des *huiles grasses volatiles*, du *baume de Copahu*, du *benjoin* et du *styrax*.

L'addition d'*alcool* se reconnaît en traitant le baume suspect par de l'eau qui dissout l'alcool. Le baume diminue d'autant plus de volume qu'il renferme davantage du liquide étranger.

La présence des *huiles grasses* peut être constatée en traitant le baume du Pérou par l'alcool absolu qui précipite les huiles, sauf celle de Ricin. Ulex recommande le procédé suivant : on mélange 10 gouttes de baume avec 20 gouttes d'acide sulfurique concentré ; on traite par l'eau qui précipite la résine. Si le baume est pur, la résine est dure et cassante ; elle est plus ou moins molle et grasse, s'il y a eu addition d'huile.

Le même mode opératoire peut s'appliquer à la recherche du *baume de Copahu* qui, soumis à ce traitement, dégage de l'acide sulfureux facilement reconnaissable à son odeur.

Pour constater la falsification avec le *benjoin* et le *styrax*, Denner (1888) a donné le procédé suivant : 5 grammes de baume du Pérou, 5 grammes de soude caustique concentrée et 10 grammes d'eau sont secoués dans un tube, successivement avec deux doses de 10 grammes d'éther, qu'on décante aussi exactement que possible. Le contenu du tube est porté à l'ébullition et saturé avec de l'acide chlorhydrique ; on additionne d'eau froide et on sépare la résine qui se dépose, pour la dissoudre dans 3 grammes de soude caustique liquide ; on étend avec 20 grammes d'eau, on porte à l'ébullition et on précipite par une solution de chlorure de baryum. Le précipité est recueilli sur un filtre, égoutté et séché au bain-marie ; on l'extrait à l'alcool, puis on évapore la dissolution alcoolique et on traite le résidu par l'acide sulfurique concentré ; la dissolution est enfin secouée avec du chloroforme. S'il y a du benjoin ou du styrax, le chloroforme prend une coloration qui va du violet jusqu'au bleu. On peut ainsi déceler la présence de minimes quantités de benjoin et de styrax.

C'est aussi le *Myroxylon Pereiræ* Kl. qui fournit les produits désignés sous les noms de Baume blanc de Sonsonate, qu'il ne faut pas confondre avec un produit très rare extrait du tronc du *Myroxylon peruiferum* DC. Ce dernier porte le nom vulgaire de *quino-quino*, et, d'après Ruiz, donne, par l'incision de son écorce, un baume qui se maintient liquide pendant quelques années et qu'on appelle à cause de cela *baume blanc liquide*.

Quant au baume blanc de Sonsonate, il est retiré par expression des fruits du *Myroxylon Pereiræ*.

Au groupe des Sophorées se rattache le *Bowdichia virgilioïdes* H. B. K., grand arbre du Vénézuéla, dont l'écorce désignée sous le nom d'*Ecorce d'Alcornoque*, inscrite autrefois dans la Pharmacopée française, était employée contre la phtisie. Ce n'est plus qu'un produit de collection.

FÈVE TONKA

C'est la graine du *Dipterix odorata* Willd. (*Coumarouna odorata* Aubl.), plante originaire de la Guyane, et qui appartient au groupe des Dalbergiées.

Description. — La Fève Tonka est oblongue, très légèrement comprimée; elle mesure 3 à 4 centimètres de longueur et 1 centimètre de largeur. Sa surface extérieure est constituée par un spermoderme brun noirâtre luisant marqué de rides longitudinales assez profondes et parfois anastomosées en réseau. Un peu au-dessous du sommet et sur le bord ventral de la graine, on observe une dépression longitudinale portant en son milieu une cicatrice correspondant au hile. L'amande dépourvue d'albumen est formée de deux gros cotylédons d'une couleur jaune fauve, plan-convexes, reliés vers le sommet par une courte radicule. La face convexe des cotylédons est fortement rayée; la face plane est grasse, lisse, souvent incrustée de petites masses blanches brillantes et cristallines. — Cette graine a une saveur douce, agréable, huileuse, et une odeur aromatique particulière qui rappelle à la fois celles de la vanille et du mélilot.

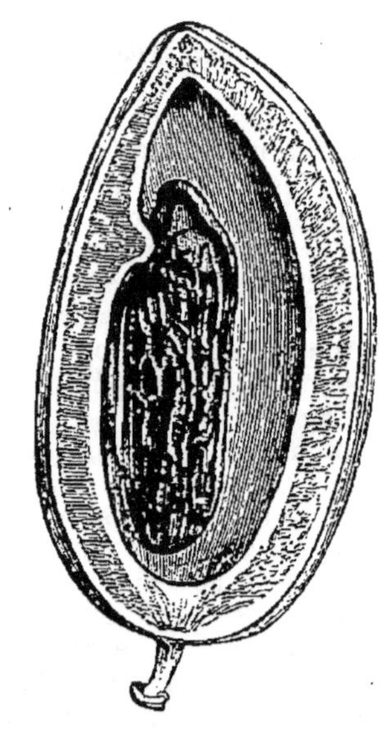

Fig. 127. — Fève Tonka coupée en long.

Composition chimique. — La fève Tonka doit son odeur à la présence d'un principe cristallisé désigné sous le nom de *coumarine*. Cette substance est incolore, très aromatique, d'une saveur brûlante et cristallise en petites lames rectangulaires. Elle fond à 67° et distille à 290° sans s'altérer.

Usages. — Cette drogue n'a pas d'emploi thérapeutique; elle a servi presque exclusivement à la préparation de la coumarine, qui est d'un usage assez répandu dans la parfumerie, jusqu'au jour où M. Perkins a imaginé son mode de préparation synthétique, qui permet de l'obtenir plus économiquement. Ce procédé est lui-même abandonné aujourd'hui et se trouve remplacé par le traitement des feuilles de *Liatris odoratissima* (plante vanille) qui est extrêmement riche en coumarine.

POUDRE DE GOA

La Poudre de Goa ou d'Araroba est fournie par l'*Andira Araroba* Aguiar, qui croît au Brésil, dans la province de Bahia. Elle est contenue dans les fentes plus ou moins étroites qui se produisent dans le bois. Pour l'extraire, on fend les arbres longitudinalement et on gratte, avec le bord tranchant d'une hache, les deux côtés des fentes à la surface desquelles elle est déposée. C'est une poudre d'un jaune soufre qui, au contact de l'air, prend la teinte de la rhubarbe. Elle a une odeur à peu près nulle et une saveur très amère. Si on la laisse séjourner dans la bouche, elle détermine une irritation très vive, parfois même des ulcérations sur la muqueuse buccale. Elle est souvent accompagnée de débris végétaux; elle est insoluble dans l'eau froide ou chaude; elle se dissout facilement dans l'éther et le chloroforme, qu'elle colore en *vert émeraude*. Avec les alcalis dilués, elle donne une solution d'un beau rouge violet très stable. Elle contient 84 p. 100 d'*acide chrysophanique* résultant de l'oxydation de la *chrysarobine*. Elle est très communément employée, au Brésil, contre l'herpès circiné et l'herpès tonsurant. On lui substitue le plus souvent, en France, son principe actif, la Chrysarobine, qui s'emploie sous forme de pommade, à la dose de 2 à 4 grammes pour 30 grammes de vaseline.

MÉLILOT

Le Mélilot des pharmacies est fourni par deux espèces très voisines, le *Melilotus officinalis* Lam. (*M. arvensis* Wall.) et le *M. macrorrhiza* Pers. (*M. officinalis* Willd), plantes très communes dans les prés et sur le bord des fossés.

Le *M. officinalis* se présente en petites bottes de 20 à 25 centimètres de long. Les tiges dressées, rameuses, portent, à leur partie supérieure, des folioles obovées, dentées, et, à leur sommet, des folioles oblongues, à bords également dentés. Les fleurs, disposées en grappes assez longues à l'aisselle des feuilles, ont une corolle jaune, plus rarement blanche, dont l'étendard est plus long que les ailes, qui sont elles-mêmes plus longues que la carène.

Le *M. macrorrhiza* est généralement plus développé dans toutes ses parties que l'espèce précédente; il se vend en bottes de 30 à 35 centimètres de long, qui sont plus aromatiques que les autres. Les fleurs, d'une couleur jaune, ont des pétales sensiblement égaux entre eux.

Le Mélilot a une odeur assez agréable, qui rappelle à la fois celles de la Fève tonka et du miel, une saveur mucilagineuse suivie d'une certaine âcreté.

Il renferme de la *Coumarine*, de *l'acide Mélilotique* et du *Mélilotol*. Il est employé en collyres, sous forme d'infusion ou d'eau distillée.

SEMENCES DE FÉNUGREC

Les Semences de Fénugrec sont fournies par le *Trigonella fœnum græcum* L., qui croît dans plusieurs régions de l'Orient, dans le midi de la France, dans la Touraine et l'Orléanais.

Ces graines, qui mesurent 4 à 6 millimètres de longueur et 2 à 3 millimètres de largeur, sont *ovoïdes, comprimées, rhomboïdales ou en forme de parallélogramme assez régulier, à angles latéraux arrondis;* elles sont très dures et recouvertes par un spermoderme, d'un jaune *plus ou moins brun;* elles sont marquées *d'un sillon assez profond qui sépare la radicule des cotylédons et qui s'étend obliquement de l'un des angles jusque vers le milieu ou le tiers de la hauteur de la face opposée.* Ce sillon divise la graine en deux lobes inégaux, dont le plus petit est occupé par la radicule. Ces graines *exhalent une odeur très forte,* qui rappelle celle du mélilot; elles ont une saveur amère, huileuse et aromatique. Plongées dans l'eau chaude, pendant quelque temps, elles se crèvent par suite de la pression exercée par l'expansion de la matière mucilagineuse contenue dans les cellules de l'endosperme.

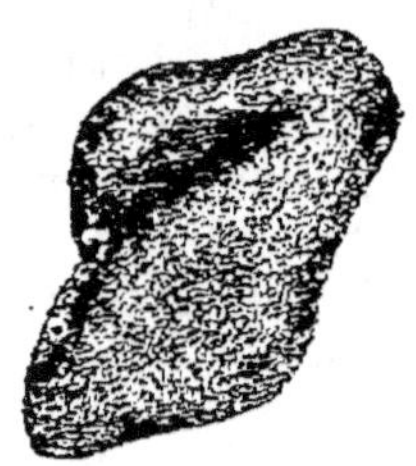

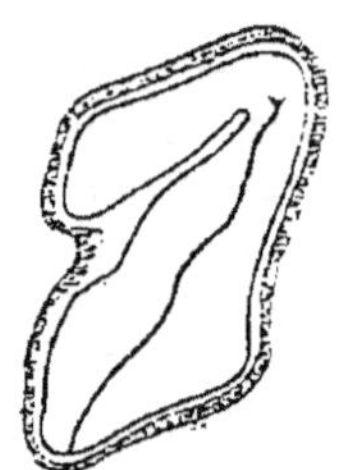

Fig. 128, 129. — Fénugrec.
Graine entière. Graine coupée en long.

Spermoderme constitué par les trois téguments qui forment généralement l'enveloppe des graines légumineuses ; seulement les *cellules scléreuses du tégument externe sont effilées à leur extrémité supérieure,* munies de parois relativement peu épaisses et ponctuées; les cellules de l'assise en sablier sont *très développées et marquées d'épaississements très apparents et caractéristiques* ; l'endosperme entouré par une rangée de cellules représentant l'assise protéique est constitué par plusieurs assises de cellules polygonales qui *sont remplies d'un mucilage très diffluent.* Les cotylédons et la radicule sont formés de cellules polygonales contenant de l'huile, de l'amidon et de l'aleurone.

Les semences de Fénugrec renferment deux alcaloïdes : l'un solide, cristallisé, appelé *Trigonelline*, et l'autre amorphe, qui est identique à la *Choline*.

Ces graines ne sont guère employées que dans la médecine vétérinaire; elles entrent dans la préparation des provendes destinées à l'alimentation et à l'engraissement des bestiaux. En Egypte et dans l'Inde, elles sont employées comme aliment.

ARACHIDES

Ce sont les fruits de l'*Arachis hypogœa* L., plante d'origine africaine, qui est cultivée dans tous les pays tropicaux et surtout sur la côte occidentale d'Afrique. C'est un de nos grands produits coloniaux.

Le fruit d'Arachide mesure 3 à 4 centimètres de longueur et 15 millimètres de largeur. Il se présente sous forme d'une capsule oblongue ou ovoïde-oblongue, *étranglée dans sa partie médiane* et dont le péricarpe indéhiscent, d'un gris jaunâtre pâle, est *sillonné d'un réseau assez régulier de nervures saillantes*. Les graines, contenues au nombre de deux à trois dans chaque capsule, sont ovoïdes, *recouvertes d'un spermoderme brun rougeâtre*, sous lequel existent deux cotylédons charnus, plan-convexes. Quand elles sont fraîches, ces graines ont une saveur agréable, qui rappelle celle de la noisette. Elles contribuent à l'alimentation des peuplades qui habitent la côte occidentale d'Afrique.

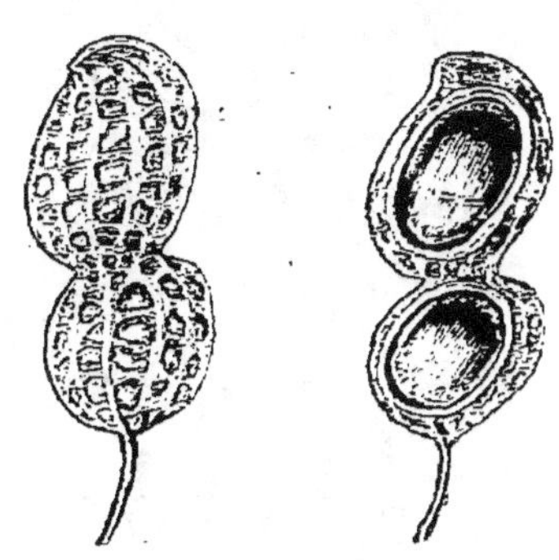

Fig. 130, 131. — Fruit d'Arachide.
Fruit entier. Fruit coupé en long.

Elles se recommandent surtout par la qualité et l'abondance de l'huile contenue dans leurs cotylédons, et qui est devenue l'objet d'un commerce très important.

L'huile d'Arachides existe dans les graines, dans la proportion de 40 à 42 p. 100. On l'extrait par trois pressions successives ; les deux premières, faites à froid, donnent l'huile surfine et l'huile fine; la troisième, faite à chaud, donne l'huile commune réservée pour les usages industriels.

L'huile qui sert dans l'alimentation est inodore, à peu près incolore; elle n'est pas siccative et se conserve longtemps sans rancir; sa densité est de 0,9177 à 0,9198; elle se congèle de — 3 à — 7°. Elle ne donne pas de réaction très spécifique, mais sa composition, dans laquelle entre l'éther glycérique d'un acide particulier, l'*acide arachidique*, permet de la caractériser, soit quand elle est pure, soit quand elle est mélangée à d'autres huiles.

RACINE DE BUGRANE

La Racine de Bugrane ou d'Arrête-Bœuf est fournie par l'*Ononis spinosa* L., qu'on trouve dans les endroits arides et surtout sur le bord des chemins.

Cette racine se présente dans les pharmacies, sous forme de petits tronçons grisâtres, tantôt cylindriques, tantôt fortement comprimés, parfois contournés sur eux-mêmes et marqués de cannelures longitudinales assez profondes ; ils mesurent de 50 à 60 millimètres de diamètre. Leur cassure est *extrêmement fibreuse* et *presque impossible à opérer dans le sens transversal.*

La section transversale de ces tronçons offre un contour très variable et très irrégulier. Examinée à la loupe, (fig. 132), elle présente une écorce très peu épaisse, limitée par un suber gris noirâtre et séparée de la zone ligneuse par un cambium peu apparent. Cette zone ligneuse est très nettement caractérisée *par sa disposition radiée, par la largeur et les ondulations des rayons médullaires qui partant d'un point rarement central, plus généralement excentrique, s'irradient en s'élargissant, comme les rayons d'un éventail, vers la périphérie de la racine ; ils divisent ainsi le bois en plusieurs faisceaux cunéiformes, de largeur variable, d'une teinte blanchâtre,* dans lesquels on aperçoit de nombreuses ponctuations. Parfois ces rayons sont entrecoupés vers le milieu de leur longueur, par une ligne circulaire qui représente la séparation de deux couches annuelles.

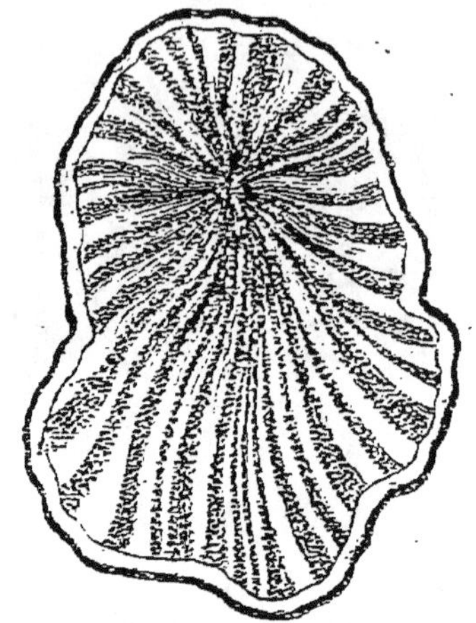

Fig. 132. — Racine d'Arrête-Bœuf. Section transversale.

Cette racine a une odeur très peu développée, une saveur faiblement douceâtre, suivie d'une légère amertume, mêlée d'astringence.

Elle renferme un glucoside cristallisé, l'*Ononine,* de l'*Onocérine,* de l'amidon, de la résine et un principe amer.

Utilisée autrefois comme diurétique, elle est peu employée aujourd'hui.

A la série des Trifoliées se rattachent :

Le *Derris elliptica,* plante de la Malaisie, dont la racine désignée sous le nom d'*Aker Tuba,* est communément employée par les Malais pour tuer les poissons et par les indigènes de Bornéo pour empoisonner les flèches. Cette racine est extrêmement toxique, et il suffit d'une partie pour 300.000 p. d'eau pour faire mourir les poissons.

Les *Coronilla emerus* L., et *C. varia* dont les feuilles, qui possèdent des propriétés physiologiques analogues à celles de la digitale, renferment un alcaloïde cristallisable, la *Coronilline.*

GENÊT A BALAIS

Le Genêt commun ou Genêt a balais (*Sarothamus scoparius* Koch, — *Genista scoparia* Lamk., — *Cytisus scoparius* Link., — *Spartiumscoparium* L.) est très abondamment répandu dans les terrains sablonneux de l'ouest et du nord de l'Europe.

Cet arbuste, haut de 90 centimètres à 1 m. 50, présente de nombreux rameaux dressés, pentagonaux, non épineux. Les feuilles inférieures sont formées de trois folioles obovales, portées par un pétiole aussi long qu'elles; les feuilles supérieures, très espacées, sont réduites à une seule foliole ovale et sessile; ces feuilles, à l'état jeune, portent sur leurs deux faces un duvet roussâtre. Les fleurs, solitaires ou géminées à chaque nœud, sont accompagnées, à leur base, de quelques petites feuilles sessiles. La corolle est très grande, d'un beau jaune d'or; le calice campanulé, persistant, *bilabié ;* l'ovaire est pluriovulé, terminé par un style long, *enroulé sur lui-même*. Le fruit est une gousse oblongue, comprimée, *velue sur les bords*. On utilise en pharmacie les jeunes branches herbacées, qui, vertes et odorantes à l'état frais, deviennent noires et inodores en se desséchant

Les pousses de ce genêt renferment deux principes bien définis : la *Scoparine* et la *Spartéine*. La Scoparine est une matière colorante, voisine de la *Quercétine*, qui se présente en cristaux jaunes, inodores, insipides, solubles dans l'alcool; la Spartéine est un alcaloïde liquide, d'odeur pénétrante, très amer, incolore, brunissant au contact de l'air.

Le Genêt à balais n'est guère utilisé que dans la médecine populaire, comme diurétique et purgatif, à la dose de 10 à 15 grammes par litre d'eau; mais, depuis que l'on a mis en lumière les propriétés cardiaques de la *Spartéine*, on prescrit fréquemment cet alcaloïde sous forme de sulfate, à la dose de 5 à 10 centigrammes par jour.

Au moment de leur réception et avant d'être utilisées en pharmacie, les fleurs du Genêt à balais doivent être l'objet d'un examen attentif; car on peut leur substituer les fleurs du GENÊT D'ESPAGNE (*Spartium junceum* L.), qui sont de beaucoup plus actives et peuvent même occasionner des accidents assez graves, ainsi qu'on l'a constaté tout récemment. M. Perrot a comparé ces deux espèces, qui ont entre elles tant de ressemblance, et il a constaté que le Genêt d'Espagne se distingue de l'autre espèce *par son calice qui est fendu jusqu'à la base en une seule lèvre coupée obliquement et terminée par cinq petites dents et par son style qui est seulement courbé au sommet, au lieu d'être enroulé en cercle.*

Les fleurs du CYTISE ou *Faux ébénier* (*Cytisus Laburnum* L.), qui ont si souvent occasionné de graves accidents et peuvent aussi être substituées au Genêt à balai, ont leur *style dressé;* leur gousse velue et soyeuse, quand elle est très jeune, est bosselée irrégulièrement et *presque glabre* à la maturité.

Au groupe des Génistées se rattache le *Lupinus albus* L., qu'on cultive dans le midi de la France et dont les graines employées autrefois comme anthelminthiques, diurétiques et emménagogues sont aujourd'hui abandonnées dans la thérapeutique.

Sous le nom d'ANGELIN, on utilise au Brésil, comme vermifuges, les graines de plusieurs espèces d'*Andira* et surtout celles de l'*A. inermis* H. B. K. et de l'*A. anthelmintica* Benth.

Les propriétés anthelminthiques des graines se retrouvent dans les écorces d'*Andira*. dont plusieurs ont joui d'une grande réputation. C'est à *l'A. inermis* qu'il faut attribuer l'écorce de Geoffrée de la Jamaïque qui, à ses propriétés vermifuges, joint des propriétés évacuantes très énergiques. L'écorce de Geoffrée de Surinam est fournie par *l'A. retusa* Kunth; elle partage les propriétés physiologiques de l'écorce précédente, mais à un plus faible degré; elle est employée comme amère et astringente.

Le *Piscidia Erythrina* Lamk. (*Erythrina piscidula* L.), est un arbre qui croît dans l'Amérique du Nord, le Mexique, la Floride, aux Antilles et surtout à la Martinique, où on le désigne sous le nom de *Bois enivrant*, qui rappelle les propriétés stupéfiantes qu'il exerce sur les poissons. L'écorce de cet arbre contient un alcaloïde toxique; elle possède des propriétés analgésiques qui la rapprochent du Gelsémium. On a tenté, sans succès, de l'introduire dans notre thérapeutique.

BOIS DE SANTAL ROUGE

Le Bois de Santal rouge est produit par le *Pterocarpus santalinus* L. F., qui est originaire des Indes Orientales et qui croît abondamment à Ceylan, à Malacca, sur la côte de Coromandel et dans les îles Philippines. On le tire surtout des forêts de Kurnook, de Cuddapah, situées aux environs de Madras, où il est l'objet d'une culture et d'une exploitation soigneusement contrôlées.

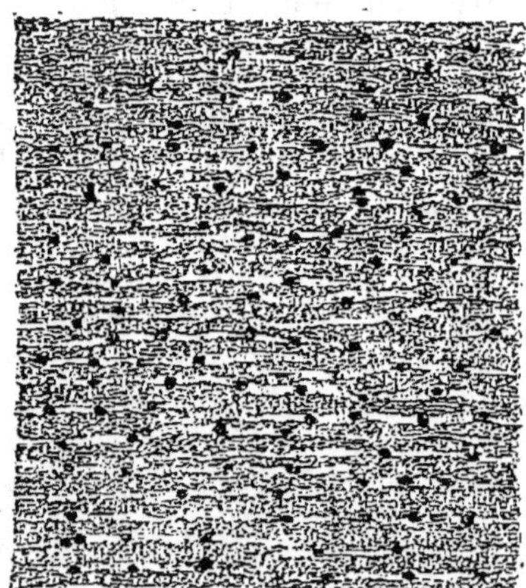

Fig. 133. — Bois de Santal rouge. Section transversale.

Il se présente tantôt en petits copeaux colorés, d'un rouge brun foncé, tantôt en bûches irrégulières très lourdes, mesurant un mètre à un mètre cinquante de longueur et douze à quinze centimètres de diamètre. Ces bûches proviennent de la partie inférieure du tronc ou des principales racines qui ont été dépouillées de leur aubier. Exposées depuis quelque temps à l'air et à la lumière, elles prennent une teinte d'un noir un peu verdâtre, qui est toute superficielle, car, si on les gratte légèrement, elles présentent une teinte d'un rouge sang. Sur la section transversale bien rabotée ou polie avec une lame de verre (fig. 133) on distingue une multitude de fines stries radiales et un grand nombre de bandes transversales, dont les unes qui sont poreuses, foncées et polies, alternent avec d'autres plus pâles et moins lisses. La section longitudinale, pratiquée dans le sens du diamètre, présente une structure toute particulière appelée *santaline* et qui est caractérisée par l'obliquité en sens inverse des bandes alternantes qui s'entrecroisent sous un angle d'environ 30 degrés.

Ce bois renferme deux principes cristallisés : la *Ptérocarpine* et *l'Homoptérocarpine.*

Employé dans l'Inde comme astringent, le Bois de Santal n'est guère utilisé chez nous que pour colorer diverses matières alimentaires ou pour falsifier le Safran.

Les *P. erinaceus* et *P. Adansonii* fournissent le SANG-DRAGON du SÉNÉGAL.

KINOS

Les KINOS sont des produits astringents *qui se rapprochent des Cachous par la présence de la Catéchine, mais qui s'en distinguent par la présence d'une matière colorante rouge, qui leur donne la propriété de colorer la salive en rouge.* Plusieurs familles concourent à la production des kinos, mais le type de ces substances, celui qui est considéré comme officinal dans la plupart des pharmacopées, est fourni par un *Pterocarpus;* il est connu sous les noms de KINO DE MALABAR ou KINO D'AMBOINE. Après lui vient le KINO DU BENGALE qui est fourni par le *Butea frondosa* ROXB.

KINO DE MALABAR

Origine. — Le KINO DE MALABAR ou KINO D'AMBOINE est retiré du *Pterocarpus marsupium* ROXB., qui croît dans les forêts de la côte de Malabar, sur les côtes orientales de l'Hindoustan, à Ceylan et dans l'Indo-Chine.

Extraction. — Le kino est le suc naturel qui s'est écoulé de l'arbre au moyen d'incisions et s'est desséché sans l'intervention de chaleur artificielle. Au moment où il s'écoule, ce suc est liquide, d'un rouge groseille, mais il s'épaissit, durcit rapidement à l'air en prenant une coloration noirâtre. Dans les forêts de Malabar, où l'arbre jadis très abondant est aujourd'hui l'objet d'une culture réglementée, on tolère la récolte du kino à la condition que les incisions soient pratiquées avec soin. Ces incisions sont faites longitudinalement et transversalement dans l'écorce seulement et ne doivent pas affecter le bois. Le suc qui s'en écoule est reçu dans un vase placé au pied de l'arbre. Quand il a été suffisamment concentré par l'exposition au soleil et à l'air, on le place dans des caisses en bois.

Description. — Le Kino de Malabar se présente en petits morceaux d'un rouge noirâtre foncé, de la grosseur d'un pois, anguleux et marqués de stries parallèles sur une face. Ces fragments sont très friables et se brisent facilement en morceaux plus ténus, qui sont tout à fait transparents, brillants et d'un rouge de rubis, complètement amorphes sous le microscope. Le kino n'a pas d'odeur, mais il a une saveur astringente.

Quand on le mâche, il se ramollit dans la bouche, adhère aux dents et teint la salive en rouge. Il se dissout également dans l'eau froide, donne une solution d'une teinte rougeâtre, d'une astringence marquée, et laisse un résidu peu abondant, pâle, d'apparence floconneuse. Il se dissout complètement dans l'alcool, avec lequel il donne une solution rouge, à réaction acide.

Composition chimique. — La majeure partie du Kino est constituée par de l'*acide kinotannique.* Soumis à la distillation sèche, il donne de la

Pyrocatéchine comme le Cachou. Traité par l'acide chlorhydrique, en tube scellé, il donne de *l'éther-méthyl chlorhydrique*, de *l'acide gallique* et de la *pyrocatéchine*. Fondu avec de la potasse, il donne de *l'acide protocatéchique* et de *la phoroglucine*.

Usages. — Le kino est employé comme astringent.

Falsifications. — Le Kino est falsifié avec du *sang-dragon*, de *l'asphalte*, du *cachou*, de *l'extrait de ratanhia*.

Le *sang-dragon* se reconnait à son insolubilité dans l'eau; le *bitume ou asphalte* est insoluble dans l'eau, l'alcool; il est très fusible et exhale en brûlant une odeur bien caractéristique.

On reconnait la présence de *l'extrait de ratanhia* dans le kino en humectant avec de la salive le morceau à essayer : quand le kino est pur, sa couleur reste d'un rouge brun ; l'extrait de ratanhia, au contraire, prend une teinte bronzée qui persiste tant que la surface reste humide.

Sous les noms de Kino de Gambie ou Kino d'Afrique, on a désigné le suc retiré du *P. erinaceus* Lamk. (*Drapanocarpus senegalensis* Nees), qui croît sur la côte occidentale d'Afrique, depuis la Sénégambie jusqu'à Angola. Ce kino qui arriva le premier dans le commerce, au commencement du XVIIIe siècle, est aujourd'hui très rare et ne se trouve plus guère que dans les collections.

KINO DU BENGALE

Le Kino du Bengale est fourni par le *Butea frondosa* Roxb., qui appartient au groupe des Phaséolées et croît dans les Indes orientales, où il porte le nom de *Palas*. Il s'écoule par des incisions pratiquées dans l'écorce de l'arbre, sous forme d'un liquide qui se concrète en une sorte de gomme friable, de couleur rouge.

Ce kino qui figure dans la pharmacopée anglo-indienne, se présente en petites larmes lisses et luisantes ou en morceaux anguleux pouvant atteindre 10 à 15 millimètres de largeur. *Ces derniers portent généralement sur une de leurs faces un duvet grisâtre ou l'empreinte laissée par les feuilles sur lesquelles on les a fait sécher*. Les autres faces sont lisses, d'une teinte noire et opaque quand on les regarde en masse : *vues en lames minces, elles sont transparentes et d'une belle couleur de rubis*. Ce kino colore légèrement la salive; il est inodore et doué d'une saveur astringente.

Plongé dans l'eau froide, le Kino du Bengale se gonfle lentement et ne se dissout qu'en partie : il est plus soluble dans l'eau bouillante, avec laquelle il donne une solution rouge foncé qui se trouble par le refroidissement. Il se dissout dans l'alcool dans la proportion de 4 à 6 p. 100, et la solution donne avec le perchlorure de fer un précipité gris verdâtre d'*acide kinotannique*. Il cède à l'éther une petite quantité de *pyrocatéchine*.

Il est utilisé aussi comme astringent.

Parmi les autres espèces de Kinos, nous mentionnerons :

Les Kinos d'Australie, qui sont formés par plusieurs plantes de la famille des Myrtacées, appartenant aux genres *Eucalyptus* et *Angophora*. Nous parlerons plus loin (p. 228) de ces produits intéressants.

Le Kino de la Jamaïque ou des Indes Occidentales, qui est fourni par le *Coccoloba uvifera* Jacq., de la famille des Polygonées.

Le Kino de la Colombie fourni par le *Manglier rouge* (*Rhizophora Mangle* L., du groupe des Rhizophorées.

FÈVE DE CALABAR

Origine. — La Fève de Calabar est produite par le *Physostigma venenosum* Balf., qui croît dans une région assez limitée, près de l'embouchure du Niger et du Vieux-Calabar, dans le golfe de Guinée.

Description. — Les graines, renfermées au nombre d'une, deux ou trois dans chaque gousse, ont l'apparence d'un gros haricot : elles sont légèrement arquées, réniformes, et mesurent 3 à 4 centimètres de longueur, 15 millimètres de largeur et à peu près

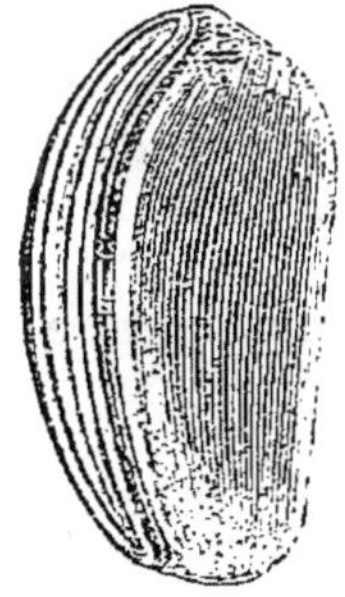

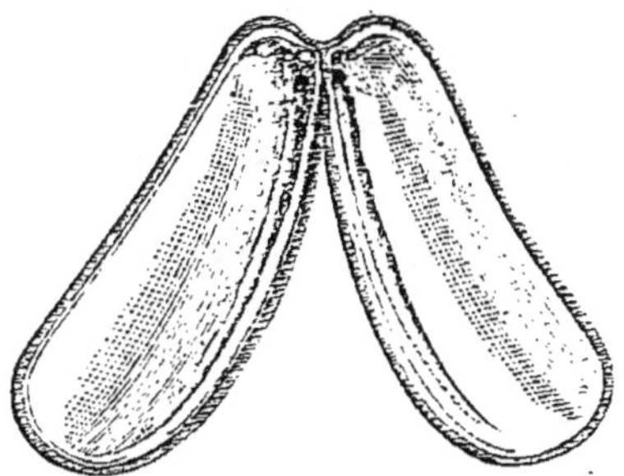

Fig. 134-135. — Fève de Calabar.

Fève entière. Fève ouverte avec cotylédons écartés.

autant d'épaisseur. Elles sont recouvertes par un spermoderme coriace, *d'un brun châtain plus ou moins foncé, d'aspect très légèrement chagriné. Le bord convexe de ces graines, qui est très prononcé, est sillonné dans toute sa longueur par un hile brun rougeâtre, très lisse.* Ce hile, qui a environ 2 millimètres de largeur, *est incurvé en forme de gouttière,* bordé par une sorte de saillie du testa et sillonné en son milieu par un mince cordon qui le partage en deux parties symétriques. A l'extrémité la plus grosse des graines, on observe une petite cavité au fond de laquelle se trouve le micropyle. L'épisperme recouvre un gros embryon blanc, formé d'une radicule, d'une tigelle et d'une gemmule très petite et de deux cotylédons volumineux, concavo-convexes, laissant entre leurs faces ventrales une cavité assez large; ces cotylédons sont blancs, d'aspect farineux, mais très compacts ; l'ongle ne peut les rayer, mais laisse à leur surface une trace brillante. Ces graines, dépourvues d'odeur, ont une saveur peu marquée.

Composition chimique. — La Fève de Calabar contient plusieurs alcaloïdes, la *Physostigmine* ou *Esérine*, l'*Eséridine*, la *Calabarine*, l'*Eséramine*, une substance cristallisée indifférente, la *Physostérine*, une grande proportion d'amidon et une matière albuminoïde.

Le plus intéressant de ces principes, celui qui donne à la graine ses propriétés myotiques, c'est l'*Esérine*, qui, découverte par Jobst et Hesse en 1863, a été obtenue à l'état cristallisé par Duquesnel.

L'Esérine pure se présente sous forme de cristaux rhombiques, très aplatis, incolores, mais qui s'altèrent facilement au contact de l'air. Très peu soluble dans l'eau, elle se dissout facilement dans l'alcool, l'éther et le chloroforme; elle forme avec les acides des sels solubles dans l'eau. Au contact de l'air, ces sels s'altèrent rapidement, se colorent en jaune, puis en rouge, perdent l'apparence cristalline ou pailletée et se résolvent en une masse d'apparence extractive où domine la *rubrésérine*, substance non toxique, mais dépourvue des propriétés de l'ésérine : il est donc essentiel de n'employer que des solutions d'*ésérine récentes* et non colorées[1].

Chauffée au bain-marie, dans un ballon, avec un excès d'ammoniaque, l'Ésérine donne une liqueur qui, après évaporation, fournit un résidu bleu très soluble dans l'eau; cette solution, traitée par un acide, devient dichroïque, violette par transmission et d'un rouge carmin magnifique par réflexion (Petit).

D'après Eber, l'Eséridine est six fois moins toxique que l'Esérine. Quant à la Calabarine, elle a une action physiologique toute différente.

Localisation de l'Esérine. — Le principe actif de la Fève de Calabar est localisé principalement dans les cotylédons ; il existe aussi, mais en plus faible proportion, dans l'enveloppe de la graine. Sa proportion totale est d'environ 0,10 p. 100.

Usages. — La fève de Calabar s'emploie quelquefois en poudre ou sous forme d'extrait alcoolique contre la chorée, l'épilepsie ; on utilise principalement les sels et surtout le salicylate d'ésérine, en collyres (5 centigrammes pour 10 grammes d'eau) dont on *instille une goutte*, contre *la mydriase pathologique* et *la paralysie de l'accommodation*.

Falsifications. — A ces fèves qui atteignent un prix assez élevé on a parfois substitué les graines de *Mucuna* et celles d'*Elœis Guineensis*; mais pour quiconque a vu une fois seulement la fève de Calabar, il est facile de constater ces substitutions grossières.

[1] Si, accidentellement une notable quantité de sel ou de solution de sels d'Ésérine venait à s'altérer, on pourrait en isoler l'Ésérine de la façon suivante : le sel ou la solution seraient préalablement alcalinisés, puis traités par l'éther qui dissoudrait l'Ésérine, laissant de côté la *rubrésérine* qui est insoluble. Après évaporation du liquide éthéré, à basse température, l'alcaloïde se séparerait.

Les GRAINES DE SOJA sont fournies par le *Glycine hispida* SIEB. (*Soja hispida* MOENCH), plante originaire de Chine et du Japon, qui est aujourd'hui répandue dans toute la Malaisie, l'Inde, la Cochinchine. Les graines renferment 6.40 p. 100 de matières amylacées et sucrées, 36,67 de matières protéiques et 17,60 de matières grasses.

La proportion considérable de principes protéiques contenus dans cette graine lui donne des vertus alimentaires de beaucoup supérieures à celles des autres graines de Légumineuses, et qui ne devaient pas tarder à trouver leur application soit dans la thérapeutique, soit dans l'hygiène alimentaire.

Ces graines qui dans leur pays d'origine et surtout en Chine et au Japon, constituent l'aliment le plus ordinaire de la classe pauvre, sont utilisées en France pour préparer des pains destinés à l'alimentation des diabétiques. On les utilise aussi, après torréfaction, comme succédané du café.

Sous le nom de JÉQUIRITY on désigne les graines de l'*Abrus precatorius* L., arbrisseau qui est très communément répandu dans les Antilles, l'Inde et l'Afrique. Ces graines que leur grosseur uniforme avait fait choisir pour servir de poids dans l'Inde, sont arrondies ou légèrement ovales et mesurent de 3 à 3,5 millimètres de diamètre. Elles sont très nettement caractérisées par la couleur rouge vif de leur spermoderme, qui porte sur l'ombilic une tache noire qui en occupe le tiers environ.

Ces graines renferment une substance albuminoïde très toxique, l'*Abrine*, qui, comme la *Ricine*, appartient à la classe des ferments solubles.

Elles sont employées en macération (3 à 5 p. 100 d'eau) contre la conjonctivite granuleuse chronique.

Les racines de l'*A. precatorius* sont employées communément dans l'Inde et à Java, comme succédané de la Réglisse.

ROSACÉES

Plantes herbacées, arbustes ou arbres à feuilles alternes, simples ou composées, accompagnées à leur base de deux stipules. Fleurs très régulières, à inflorescence très variée. Calice gamosépale à 4-5 divisions imbriquées ou valvaires. Corolle composée de 4-5 pétales régulièrement étalés et imbriqués. Etamines nombreuses, rarement définies ; pistil formé d'un ou de plusieurs carpelles distincts, placés dans un calice tubuleux ; ces carpelles sont tantôt adhérents extérieurement avec le calice, tantôt soudés non seulement avec le calice, mais entre eux, tantôt réunis en une sorte de capitule sur un réceptacle commun. Chaque carpelle est uniloculaire, et contient un ou plusieurs ovules. Style plus ou moins latéral et stigmate simple. Fruit très variable (*drupe*, *pomme*, *achaine*). Graine pourvue d'un albumen généralement très réduit.

Presque toutes les plantes de la famille des Rosacées renferment du tanin. Ce principe peut se trouver dans la plupart des tissus; on en trouve dans l'épiderme, le collenchyme, le parenchyme cortical, l'endoderme, le péricycle, le liber, le système fibro-vasculaire et la moelle. Dans certaines espèces, il y est répandu en quantité tellement grande qu'il paraît diffusé dans toute la préparation; mais, en poursuivant l'observation, il est facile de s'assurer qu'il prédomine en certains points bien nettement localisés pour des espèces semblables.

Les parois cellulaires sont assez souvent imprégnées de tanin, mais plus généralement, c'est seulement dans la cavité des cellules qu'il se trouve. Sa présence peut être mise en évidence au moyen de plusieurs réactifs. Si les cellules tanifères du bois et de l'écorce ne diffèrent en général des autres cellules que par la coloration qu'elles prennent au contact de ces réactifs, celles qui sont localisées dans la moelle se distinguent en outre par l'épaississement de leurs parois et une disposition spéciale qui, variant d'un genre à un autre, peut conserver assez de constance pour caractériser certaines espèces d'un même genre (*Rubus*). Plus étroites mais plus épaisses que les cellules environnantes, les cellules tannifères de la moelle sont, sur une coupe transversale, tantôt isolées, tantôt diversement groupées ; sur une section longitudinale elles sont disposées en séries verticales qui sont tantôt isolées, tantôt reliées entre elles par des séries horizontales ou obliques, et forment dans ce dernier cas un réseau à mailles plus ou moins longues.

ROSES DE PROVINS

La Rose de Provins est une forme du *Rosa gallica* L., qu'on cultive dans tous les jardins de l'Europe centrale.

Les fleurs destinées à l'usage de la pharmacie sont cueillies avant le complet épanouissement du bouton : on en sépare les calices et même l'onglet; on les débarrasse de tous les fragments d'étamines; on les conserve de façon à ce que les pétales soient encore réunis entre eux, comme sur le bouton. Parfois cependant, on laisse l'onglet et on sépare les pétales les uns des autres et on les fait sécher à l'étuve. Ces fleurs se recueillent dans les environs de Paris et surtout près de Lyon.

Bien desséchées, ces fleurs conservent une couleur rouge pourpre foncé et leur aspect velouté; elles ont une bonne odeur de rose et une saveur astringente. Les pétales développés ont une forme obovale ou obcordée; l'onglet, quand il est conservé, est blanc jaunâtre. Quand les pétales sont encore réunis entre eux, ils forment un bouton ovale, obtus.

Les Roses de Provins contiennent un quercitrin, de la matière grasse, du glucose, de la matière colorante, de l'acide gallique et de l'acide quercitannique.

Elles sont employées en gargarismes et entrent dans la préparation de la *Conserve de roses* et du *Miel rosat*.

ROSES PALES

Les Roses pales sont fournies par le *Rosa centifolia* L., espèce originaire du Caucase, dont on cultive une multitude de variétés dans tous les jardins.

Les pétales de ces roses sont obovales ou obcordés, moins plans que ceux de la rose de Provins, plus larges que longs, d'une texture plus délicate, d'une consistance moins ferme et d'un rose pur, incarnat. Ils ont une odeur très agréable et bien marquée.

Desséchés avec soin et conservés à l'abri de la lumière et de l'air, ils conservent leur couleur et une partie de leur odeur; leur saveur est légèrement âpre.

Leur composition chimique se rapproche beaucoup de celle de la rose de Provins.

Elles ne sont employées en pharmacie que pour la préparation du *Sirop de Roses pâles*.

ESSENCE DE ROSES

Origine. — L'Essence de Roses est principalement fournie par le *Rosa Damascena* Miller. Cette variété, qui n'est pas connue à l'état sauvage, est le résultat de l'art de l'horticulteur : elle est considérée généralement comme une hybride du *R. gallica* et du *R. canina*. Le *R. alba*, qu'on plante en bordures pour séparer les champs de roses en Bulgarie, fournit aussi une petite quantité d'essence, qui est plus riche en stéaroptène, et de qualité inférieure. L'industrie des Roses constitue la principale richesse naturelle de la Bulgarie. Elle y est localisée dans la vallée de la Toundja (canton de Kazanlick) et dans la vallée de la Strema (canton de Kalewa), qui sont limitées toutes deux inférieurement par un contrefort des Balkans.

Depuis quelques années la culture industrielle de la Rose s'est propagée en France et en Allemagne et l'essence que l'on y prépare peut lutter avantageusement avec celle de la Bulgarie, surtout en raison de sa pureté qui est irréprochable.

Il existe aussi depuis longtemps des distilleries de Roses aux Indes, à Gazipour, sur le Gange, et dans d'autres régions du Bengale. L'espèce qui y est cultivée est aussi le *R. Damascena*, mais l'essence que l'on en retire est le plus souvent mélangée d'essence de Santal.

Caractères. — L'Essence de roses de Bulgarie est d'un jaune pâle, quelquefois légèrement verdâtre, mais elle prend rapidement une teinte jaunâtre. A la température de 21 à 25°, elle a la consistance de l'huile d'amandes douces, une odeur forte et enivrante de roses fraîches et une saveur un peu âcre et balsamique. Vers 18 à 21°, il s'en sépare des cristaux aiguillés et lamelliformes, brillants et irisés, qui en raison de leur faible densité, se rassemblent à la surface de l'essence, en se recouvrant d'une légère pellicule qui se divise facilement par l'agitation du flacon. A une température plus basse, l'essence se concrète en une masse molle transparente, qui se liquéfie à la chaleur de la main. La densité varie entre 0,855 et 0,870 à 20°.

Par suite de la présence de paraffines peu solubles, l'essence de roses ne donne que des solutions troubles, même avec de grandes quantités d'alcool à 90°, et ces solutions laissent déposer insensiblement le *stéaroptène*. La partie liquide, dite *élæoptène*, donne avec l'alcool à 70° une solution limpide.

Elle a une réaction faiblement acide ; son point de solidification varie entre 17 et 21°. Sa proportion de stéaroptène est de 10 à 15 p. 100.

Composition chimique. — La masse principale des essences de roses de Bulgarie et d'Allemagne est formée par du *Géraniol;* on y a constaté en outre la présence du Citronellol : ces deux principes y existent en grande partie à l'état libre et en petite quantité à l'état d'éthers ; comme ils ne possèdent pas isolément ou mélangés, l'odeur douce de l'essence de roses, il faut admettre que le parfum suave de cette essence est dû à la présence, en quantité minime, d'autres corps mélangés avec eux.

Falsifications. — En raison de son prix élevé, l'essence de roses est l'objet de nombreuses falsifications, dont les plus fréquentes consistent dans l'addition d'essence de *Palmarosa*, qui est produite par l'*Andropogon Schœnanthus;* comme cette dernière renferme aussi du géraniol, la fraude est à peu près impossible à constater d'une façon certaine, d'autant plus que les Bulgares, avant d'employer l'essence de Palmarosa, lui font subir diverses manipulations (agitation avec du suc de citron, exposition au soleil), destinées à modifier son odeur et ses autres propriétés, pour la rapprocher de l'essence de roses. Les autres falsifications plus grossières peuvent être décelées en déterminant la densité, le pouvoir rotatoire, le point de solidification et le poids de stéaroptène, et éventuellement la teneur en alcool.

Depuis quelques années, les Bulgares falsifient l'essence de Roses avec l'essence du *Bulnesia Sarmienti* Lor. (Zygophyllées) qui possède l'odeur agréable de la Rose-Thé. Cette fraude peut être reconnue au moyen du microscope par l'examen des cristaux de *Guayol* qui se séparent par refroidissement de l'essence de roses ainsi adultérée. Ces cristaux sont *aiguillés* et *traversés dans leur longueur par une ligne médiane, d'aspect canaliculé.* Les cristaux de stéaroptène sont plus petits, plus minces et à formes géométriques moins accentuées.

L'addition de cette essence élève le poids spécifique, le pouvoir rotatoire et le point de solidification de l'essence de roses, et diminue légèrement son indice de saponification. L'essence ainsi falsifiée laisse en outre à l'évaporation un produit résineux.

Sous le nom de Cynorrhodons, on désigne les fruits du Rosier sauvage (*R. canina* L.) qui croît communément dans les buissons, à peu près dans toute l'Europe. Ces fruits sont constitués par le réceptacle accru et charnu, qui est couronné par les cinq lobes du calice et qui contient, dans sa cavité urcéolée, de nombreux carpelles renfermant chacun une seule graine recouverte de poils. Ils ont une saveur acidule et astringente qu'ils doivent à la présence des acides malique et citrique et du tanin. Ils ne sont employés en pharmacie que pour préparer la *Conserve de Cynorrhodons* qui entre dans la confection des masses pilulaires.

Les Bédéguars, autrefois si réputés, sont des excroissances moussues et chevelues, vertes et rouges, qui se produisent de préférence sur les églantiers et la rose à cent feuilles, par la piqûre des *Rodites eglantera* et *R. rosarum*.

KOUSSO

Origine. — Le Kousso est fourni par l'*Hagenia abyssinica* Wild. (*Brayera anthelmintica* Kunth.), bel arbre qui est répandu sur tout le plateau de l'Abyssinie.

Description. — Les fleurs de Kousso sont disposées en larges panicules, mesurant 25 à 30 centimètres de longueur ; elles sont *unisexuées*, mais bien que les mâles et les femelles soient réunies sur le même arbre, on *recueille de préférence les fleurs femelles.* La drogue nous arrive en Europe sous forme de petites bottes de 30 à 40 centimètres de longueur sur 6 à 8 centimètres d'épaisseur, très compactes, légères, brunâtres, autour desquelles on a enroulé, pour les maintenir, une longue et étroite bande d'écorce flexible. Chacune de ces bottes renferme en moyenne 2 ou 3 inflorescences qui sont fortement comprimées et parfois accompagnées de feuilles. Souvent aussi les panicules arrivent tout brisés et sous forme de fleurs réduites en petits fragments.

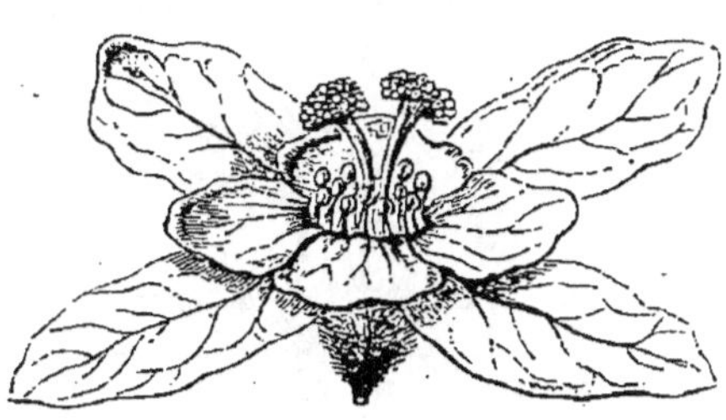

Fig. 136.— Kousso.
Fleur femelle entière.

Les axes floraux tortueux ou disposés en zigzag sont jaunâtres, *couverts d'un duvet grisâtre* et accompagnés, à l'origine de chaque ramification nouvelle, d'une courte bractéole brune et triangulaire. Les fleurs qui sont le plus souvent d'une *teinte marron pâle*, ou *pelure d'oignon*, sont assez petites et portées par un pédicelle court, muni de deux bractées ovales, membraneuses, coriaces, qui enveloppent le réceptacle floral et qui sont traversées par une nervure médiane rougeâtre, à divisions nombreuses. Le réceptacle disposé en forme de cône renversé et creusé en forme de coupe, est recouvert d'un duvet gris très fin ; sur ses bords s'attache un périanthe formé de trois verticilles tétra ou pentamères, et composé de pièces scarieuses également veinées de rouge et différemment disposées selon le sexe et l'âge de la fleur. *Dans les inflorescences femelles qui sont les plus nombreuses et qui sont seules inscrites comme officinales dans plusieurs pharmacopées* (fig. 136), le premier verticille constituant le *calicule* est formé de 4 à 5 pièces larges, étalées; le second, représentant le *calice*, comprend un nombre égal de pièces, alternant avec celles du calicule, mais plus courtes, repliées et formant par leur juxtaposition une sorte de tube très court; le troisième verticille qui a souvent disparu dans les fleurs du commerce qui sont toujours trop âgées, est formé de 4 ou 5 languettes linéaires, courtes et caduques, qui représentent la corolle. Un cercle de 20 étamines atrophiées,

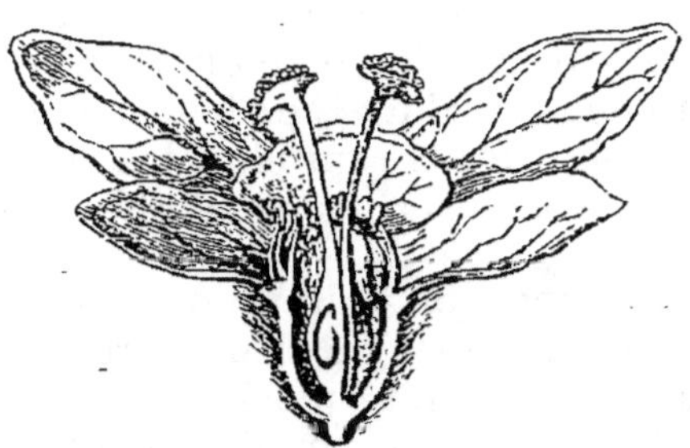

Fig. 137. — Kousso.
Fleur femelle coupée longitudinalement.

à filet court et surmonté d'une anthère petite et stérile, rarement visibles dans les fleurs du commerce ou des droguiers, s'insère en dedans de la corolle. Le gynécée est formé de 2 carpelles libres, à ovaire uniloculaire, terminés par un style et un stigmate en houppe. Généralement il n'y a qu'un de ces carpelles qui se développe : il est arrondi, surmonté par la base du style et contient une graine qui remplit toute la cavité du fruit.

Les bractées qui sont à la base de ces fleurs femelles et les pièces membraneuses qui constituent leur périanthe, ont une couleur *pourpre* qui les a fait désigner sous le nom de Kousso ROUGE.

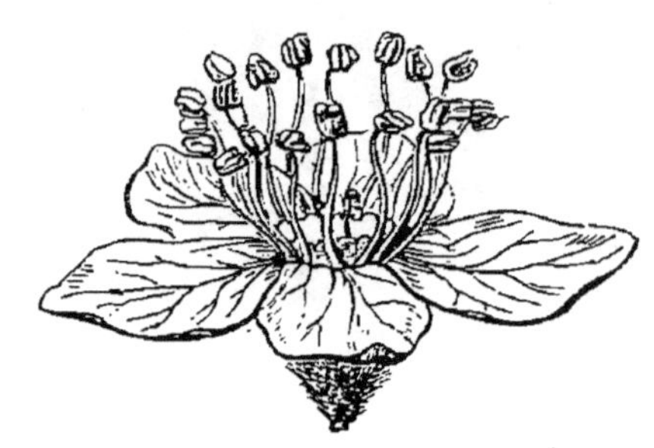

Fig. 138. — Kousso. Fleur mâle.

Les *inflorescences mâles* (fig. 138), plus rares et bien moins estimées, indépendamment de *leur couleur verdâtre ou tout au plus rosée* qui les a fait désigner sous le nom de Kousso VERT ou Kousso BRUN sont encore caractérisées : *par leur réceptacle moins profond*, et *par le peu de développement des pièces du calicule qui sont réduites à l'état de languettes courtes et réfléchies* ; — par *l'importance des pièces du calice, qui sont larges, pétaloïdes, et toutes semblables à celles du calicule femelle* ; — par le développement *normal des étamines dont le filet plus long est surmonté d'une anthère fertile*.

Les fleurs de Kousso ont une odeur fade, une saveur un peu âcre et amère.

Les feuilles qu'on trouve parfois mêlées aux inflorescences sont composées-imparipennées à 5 ou 7 folioles ; celles-ci sont ovales, aiguës, dentées sur les bords, assez cassantes ; elles ont une teinte brune plus ou moins claire sur leur face supérieure et plus ou moins verdâtre sur leur face inférieure.

La figure 139 reproduit les différents éléments anatomiques qui caractérisent la poudre de Kousso.

Composition chimique. — La composition chimique du Kousso, qui a été l'objet de si nombreux travaux, n'a été définitivement établie qu'en 1894 par Leichsenring, qui en a retiré du *tanin*, une résine amère, un peu d'huile essentielle et deux principes immédiats : l'un amorphe, la *Cosotoxine* qui constitue le principe actif de la drogue, et l'autre cristallisé, la *Protocosine*, qui est inactif.

Il a établi non seulement que le produit cristallisé obtenu et désigné par Merck, sous le nom de *Cosine*, est dépourvu de propriétés tænifuges, mais encore qu'il ne préexiste pas dans les fleurs de Kousso et ne se forme que pendant le traitement auquel on soumet ces fleurs pour le préparer, et cela au détriment du vrai principe tænifuge, la *Cosotoxine*.

La Cosotoxine se présente sous la forme d'une poudre fine, légère, blanc jaunâtre. Elle fond à 80° et n'a pu être obtenue à l'état cristallisé. Elle est insoluble dans l'eau, soluble dans l'al-

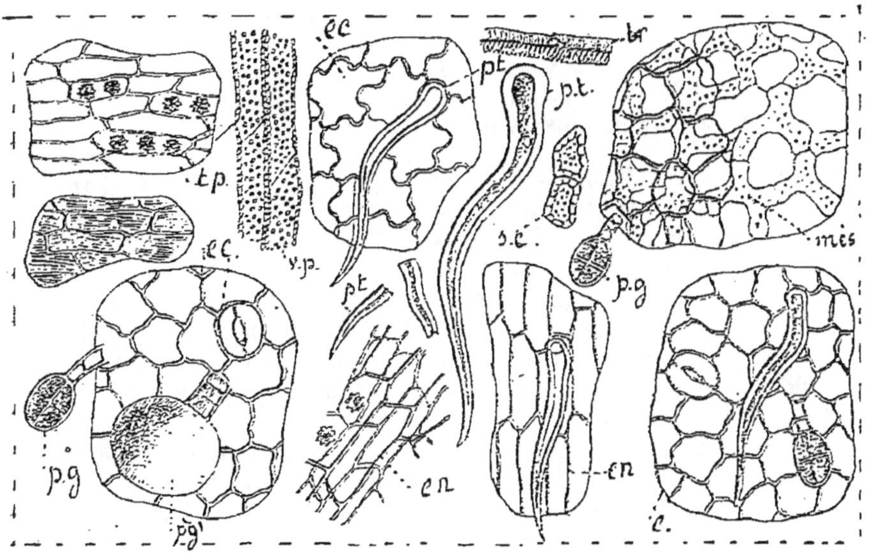

Fig. 139. — Poudre de Kousso.

e, *épiderme de la corolle*. — *ec*, *épiderme du calice*. — *en*, épiderme des nervures des feuilles. — *mes*, parenchyme rameux de la corolle. — *pg*, *p'g'*, *poils glanduleux*. — *pt*, *poils tecteurs*. — *cs*, *cellules scléreuses*. — *tp*, tissu fondamental des pédoncules. — *tr*, trachées. — *vp*, vaisseaux ponctués.

cool, l'éther, le chloroforme, le benzol, le sulfure de carbone et l'acétone. 1 kilogramme d'extrait éthéré de Kousso donne 100 grammes de Cosotoxine.

L'opinion de Leichsenring a été confirmée tout récemment par Lobeck (*Archiv der Pharm.*, t. XXXIX, p. 672, 1901) qui a établi en outre que la Cosine de Merck est un mélange de deux principes cristallisés, *Cosine* α et *Cosine* β, qui renferment chacun deux groupes méthoxyles, comme la *Protocosine*. M. Lobeck a encore isolé des fleurs de Kousso un autre principe qui partage les mêmes propriétés et auquel il a donné le nom de *Cosidine* et il fait ressortir ainsi le rapprochement qui existe entre les principes retirés du Kousso et ceux qui sont retirés de la Fougère mâle, autre drogue tænifuge.

Usages. — Le Kousso est employé communément en Abyssinie et fréquemment en Europe, pour expulser le ver solitaire. On l'administre sous forme de *poudre granulée*, à la dose de 15, 20 et 30 grammes pour les adultes.

Substitutions. — La substitution la plus commune consiste à remplacer le Kousso femelle par le Kousso mâle, qui est justement bien moins apprécié. Si la substitution est purement accidentelle ou se borne à quelques inflorescences, elle peut être tolérée, mais si elle est générale et intentionnelle, elle doit être réprimée. La constatation, facile à faire sur les plantes entières, est plus difficile à opérer sur la drogue pulvérisée. On trouve cependant *dans la quantité des grains de pollen et dans l'abondance des cellules à épaississements spiralés qui forment les parois des anthères*, des caractères qui peuvent renseigner le pharmacien sur le caractère et l'importance de la substitution.

A la série des Agrimoniées se rattachent : l'Aigremoine (*Agrimonia Eupatoria* L.), très commune en Europe sur le bord des prés et des chemins, et utilisée dans la médecine populaire pour préparer des gargarismes astringents;

L'Alchimille vulgaire (*Alchemilla vulgaris* L.), très abondante dans toutes les forêts de l'Europe et utilisée pour la préparation des espèces vulnéraires débitées sous le nom de *Thés suisses*.

La médecine populaire utilise encore d'autres espèces du genre *Potentilla* parmi lesquelles nous citerons :

La Quintefeuille (*P. reptans* L.), très répandue le long des haies, dont le rhizome vanté autrefois comme fébrifuge n'est plus employé que comme astringent; l'Argentine (*P. Anserina* L.), si commune sur le bord des ruisseaux et que quelques médecins prescrivent encore contre l'hémoptysie et la leucorrhée.

FEUILLES DE RONCES

Ce sont les feuilles de la Ronce sauvage (*Rubus fruticosus* L.), qui est si commune dans nos haies.

Ces feuilles sont nettement caractérisées par les *aiguillons* qu'on observe sur leur pétiole commun et au-dessous des nervures principales; elles sont garnies de stipules et composées de 5 folioles courtement pétiolées, ovales, aiguës, doublement dentées, vertes sur la face supérieure, *couvertes sur la face inférieure d'un duvet blanchâtre*. La nervure médiane, garnie de courtes épines, donne naissance à des nervures secondaires qui se dirigent à peu près parallèlement vers le bord de la feuille. Quand elles sont sèches, les feuilles ont une odeur aromatique agréable et une saveur astringente. Elles contiennent une certaine proportion de *tanin*, qui les fait utiliser communément pour la préparation de gargarismes astringents, dans les maux de gorge.

La Framboise (*R. Idæus* L.) fournit à la matière médicale ses fruits sucrés qui sont utilisés pour la préparation de l'*Alcoolat de*

Framboises et du *Sirop de Framboises* et du *Sirop de vinaigre framboisé.*

L'écorce du *R. villosus* AITON est inscrite dans la pharmacopée des États-Unis et employée communément comme astringente, de même que les écorces des *R. canadensis* L. et *R. trivialis* MICHX.

SPIRÉE ULMAIRE

La SPIRÉE ULMAIRE ou REINE DES PRÉS (*Spiræa Ulmaria* L.) croît dans les lieux humides de l'Europe et de l'Amérique tempérée. Les médecins prescrivent communément dans certaines régions de la France, les sommités fleuries ou la plante presque entière, qu'on recueille au moment de la floraison, en juin et juillet.

La tige, qui mesure 1 mètre de hauteur, est anguleuse et rougeâtre, sillonnée et glabre; elle porte des feuilles assez grandes, pinnatiséquées, pourvues de stipules semi-lunaires, dentées. Les folioles, au nombre de 7 à 9, sont glabres et vertes en dessus, *blanches ou recouvertes d'un duvet argenté en dessous;* elles sont ovales ou ovales-lancéolées, inégalement dentées et incisées. Les fleurs blanchâtres et très odorantes sont réunies en cymes terminales, dont les divisions ultimes sont unipares. Ces fleurs sont petites, composées d'un calice à 5 divisions, d'une corolle à 5 pétales d'un blanc jaunâtre ; les étamines sont nombreuses ; les carpelles, au nombre de 5 à 9, sont pluri-ovulés, courbés. Les feuilles ont une saveur styptique. Les fleurs ont une odeur aromatique douce et pénétrante.

Les fleurs de Reine des Prés renferment : une *matière colorante jaune*, une *substance cristallisée*, analogue au camphre, de l'*acide salicylique*, du *salicylate de méthyle* et une *huile essentielle* composée en majeure partie d'*hydrure de salicyle* et d'une faible quantité d'*héliotropine*. L'aldéhyde salicylique ne préexiste pas dans cette plante comme on l'avait avancé ; il ne se forme qu'au moment de la distillation et résulte de l'action d'un ferment sur une substance indéterminée.

La Reine des Prés est employée comme diurétique.

Le groupe des Spirées est encore représenté dans les droguiers par la racine de FILIPENDULE (*S. Filipendula* L.), qu'on employait autrefois comme astringent et diurétique. Le Dr Furst-Ignaz Jagell (1890) prétend l'avoir employée avec succès contre la rage.

Les Chinois emploient pour falsifier le Thé les feuilles des *S. crenata* L. et *S. salicifolia* L.

Le *Gillenia trifoliata* MOENCH. est une espèce qui croît dans la Floride et le Canada. Son rhizome, qui est inscrit dans la pharmacopée des États-Unis sous le nom d'*American Ipeca*, offre un certain intérêt pour nous, à cause de sa présence assez fréquente dans le *Polygala de Virginie*. Son apparence extérieure est assez variable ; il a la grosseur de l'ipéca du Brésil ; il est tantôt cylindrique et marqué de fissures transversales assez profondes ; tantôt il présente les ondulations caractéristiques de l'Ipéca ondulé. L'examen microscopique de sa section transversale permet de le distinguer nettement des Ipécas par l'absence de raphides. Il diffère complètement du Polygala par la disposition régulière de son cylindre ligneux et la présence d'une quantité énorme d'amidon. Il est utilisé communément aux États-Unis comme émétique.

COINGS

Le COGNASSIER (*Pyrus Cydonia* L. — *Cydonia vulgaris* PERS.), qui croît à peu près spontanément dans plusieurs parties de l'Europe méridionale, fournit à la matière médicale ses fruits et ses graines.

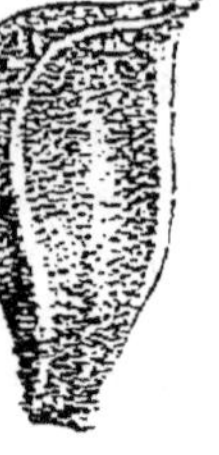

Fig. 140. Semence de Coing.

Les FRUITS sont pyriformes, atténués à la base, ombiliqués à leur sommet, qui est couronné par les divisions foliacées du calice. Ils ont en moyenne 10 centimètres de long sur 7 à 8 centimètres de large. Leur surface, d'un brun jaune doré, est couverte, avant la maturité, d'un duvet épais dont il ne reste souvent que quelques vestiges. La chair est ferme, blanche, légèrement grenue. Au centre des fruits, on observe cinq loges limitées par un endocarpe cartilagineux et renfermant chacune de 10 à 16 graines brunes, disposées sur deux rangs, pressées les unes contre les autres et recouvertes de mucilage. Quand ils sont mûrs, les coings exhalent une odeur très forte qui devient même incommode quand elle est respirée en-masse ; ils ont un goût astringent qui les rend difficilement comestibles à l'état naturel.

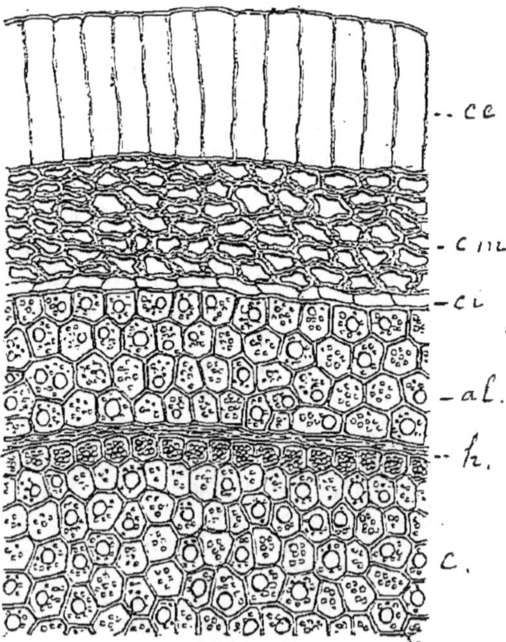

Fig. 141. — Semence de Coing. Structure anatomique.

La pulpe des coings renferme du *sucre*, du *tanin*, de l'*acide malique*, de la *pectine*, une *matière azotée* et un peu d'*huile volatile*.

Ces fruits sont employés pour préparer le *suc*, le *sirop* et la *gelée de Coings*.

Les SEMENCES DE COINGS, telles qu'on les rencontre en pharmacie, sont souvent agglutinées par une matière mucilagineuse et conservent la disposition réciproque qu'elles avaient dans les loges du fruit. Elles forment de petites masses irrégulières, d'un gris brun. Séparées l'une de l'autre (fig. 140), ces graines sont ovoïdes ou obconiques, déformées par leur pression réciproque ; elles présentent en général une face convexe, réunie par un angle saillant à deux faces presque planes, convergeant en un bord mousse ; elles ont de 7 à 8 millimètres de largeur. A leur base rétrécie, on observe le hile et le micropyle ; à l'autre extrémité du bord mousse qui est sillonné par le raphé, on distingue la chalaze. Le spermoderme gris brun recouvre un albumen peu épais, qui entoure deux cotylédons plan-convexes, réunis par une courte radicule. La saveur de ces graines est mucilagineuse dans ses parties externes ; l'amande, quand on la mâche, a un goût et une odeur d'Amandes amères.

Les semences de Coings sont employées comme émollientes : elles doivent ces propriétés à un mucilage analogue au mucilage de graine de lin, qui y existe dans la proportion de 20 p. 100 et qui *est contenu dans une assise de cellules qui constituent le tégument extérieur du spermoderme* et se gonflent considérablement au contact de l'eau.

RHIZOME DE FRAISIER

Ce rhizome est fourni par le *Fragaria vesca* L. Il se présente en fragments de 6 à 15 centimètres de longueur (fig. 142), et de 12 à 15 centimètres de largeur, cylindriques ou tortueux, très rugueux et terminés à l'une de leurs extrémités par une sorte de bourgeon garni d'un duvet soyeux. La

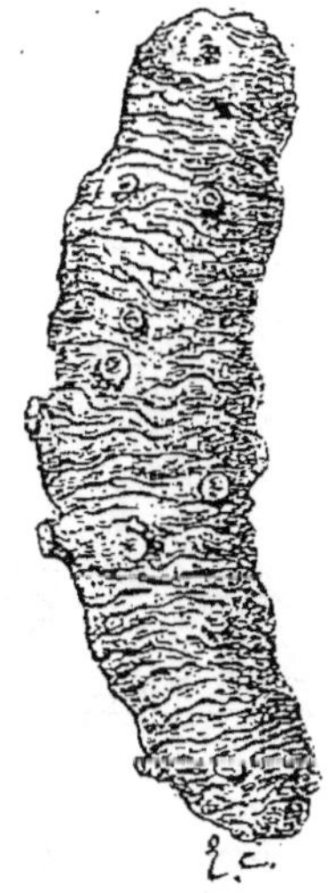

Fig. 142.
Rhizome de Fraisier

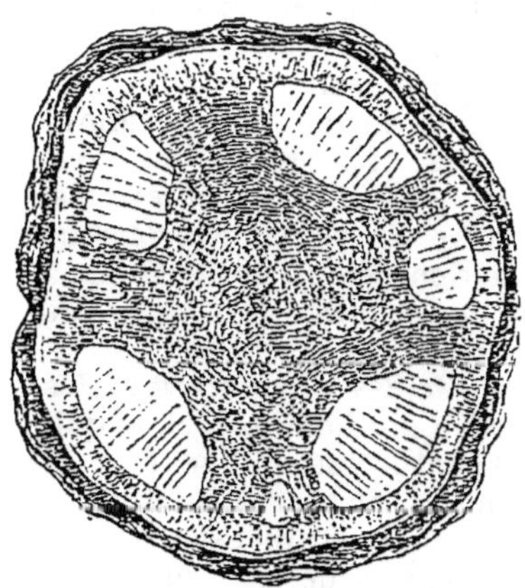

Fig. 143. — Rhizome de Fraisier.
Coupe transversale.

surface extérieure, d'un brun très foncé, est caractérisée par la présence : de nombreuses côtes circulaires, transversales, grossières et peu distinctes dans la partie âgée du rhizome, plus nettes et écailleuses au voisinage de son sommet ; — de racines adventives brunes, grêles, tortueuses, appliquées contre la face inférieure de la drogue et *présentant un axe ligneux blanc* ; — de restes de pétioles des feuilles aériennes, aplatis, *creux, finement striés* et localisés au voisinage du bourgeon terminal ; — de larges cicatrices formées par la section des racines adventives ou des ramifications du rhizome. Les premières sont petites, coniques, marquées à leur centre d'un point blanc ; les secondes, beaucoup plus larges, sont creusées, en forme de cratère à fond rouge foncé, et bordées d'un bourrelet noir et saillant. Ce rhizome est très dur ; sa cassure est courte et fibreuse. La section transversale (fig. 143) présente une zone corticale relativement *peu épaisse*, d'un brun rougeâtre, limitée extérieurement par un suber assez épais, *écailleux*, d'un brun noirâtre ; — une zone ligneuse *blanche* représentée par *7 à 8 faisceaux ligneux de forme et de dimensions très variables, très nettement séparés les uns des autres* ; — une moelle volumineuse d'une teinte brun rougeâtre. Ce rhizome a une odeur faible et une saveur un peu âpre.

Le rhizome de Fraisier, qui est un de nos meilleurs astringents indigènes, doit ses propriétés à sa richesse en tanin.

RHIZOME DE BENOITE

C'est le rhizome du *Geum urbanum* L., plante très répandue en France le long des haies. Il se présente dans les pharmacies en fragments de formes et de dimensions très variables ; il est presque toujours couronné à son sommet par la base des pétioles qui sont grêles, fistuleux, finement pubescents, striés et colorés en brun verdâtre et entremêlés de quelques larges écailles, brunes, coriaces et fibreuses. Le rhizome lui-même, qui dépasse rarement la grosseur du petit doigt, est un peu tortueux, atténué en pointe, garni de racines adventives entrelacées ; il mesure de 4 à 5 centimètres de longueur. Sa surface extérieure, d'un brun terreux, est très rugueuse ; elle présente dans toute sa longueur, mais surtout au voisinage du collet, des *collerettes annulaires très saillantes et très rapprochées* ; elle porte en outre de petits tronçons de rameaux aériens dont la section a occasionné des cicatrices cratériformes à orifice tourné vers le sommet du rhizome et des racines adventives grêles repliées vers la base de celui-ci, et qui, en tombant, ont laissé une petite cicatrice arrondie, proéminente. Ce rhizome est très dur ; sa cassure est fibreuse. La section transversale, plus ou moins anguleuse (fig. 144), présente : une zone corticale peu développée et limitée à l'extérieur par un suber noirâtre bien moins épais que dans le fraisier ; une zone ligneuse (*b*) représentée par des faisceaux ligneux, très irréguliers dans leur forme et dans leurs dimensions, nettement séparés et dont la

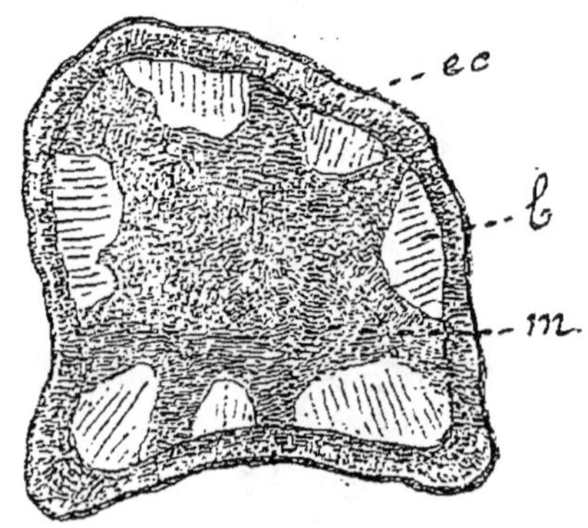

Fig. 144. — Rhizome de Benoite. Coupe transversale.

couleur blanc grisâtre se détache nettement sur le fond gris rose ou violacé du parenchyme qui constitue la moelle.

Ce rhizome a une odeur faible et une saveur un peu astringente.

Il contient du tanin, de la résine, une matière amère appelée *Géine* et une petite quantité d'huile essentielle, dont l'odeur rappelle celle du girofle.

On l'emploie rarement comme tonique et astringent.

RHIZOME DE TORMENTILLE

Ce rhizome, fourni par le *Potentilla Tormentilla* D. C. (*Tormentilla erecta* L.), vient surtout des Alpes et des Pyrénées.

Il se présente en fragments courts (fig. 145), gros comme le petit doigt, coniques, souvent contournés, simples ou garnis de ramifications dont la largeur égale, à leur point d'insertion, celle de la souche principale. La surface extérieure, d'un brun terreux, est très rugueuse, marquée de

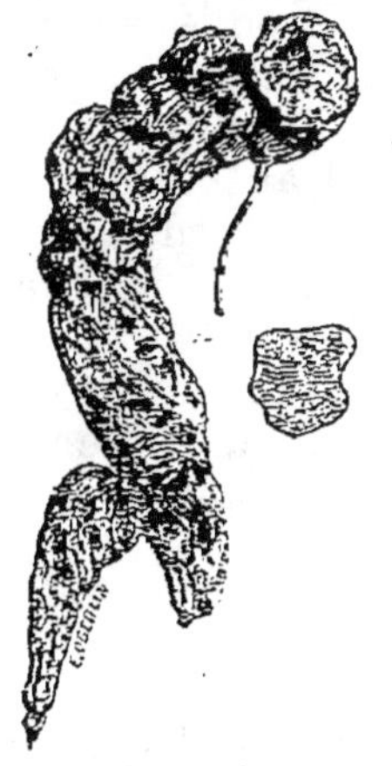

Fig. 145.
Rhizome de Tormentille.

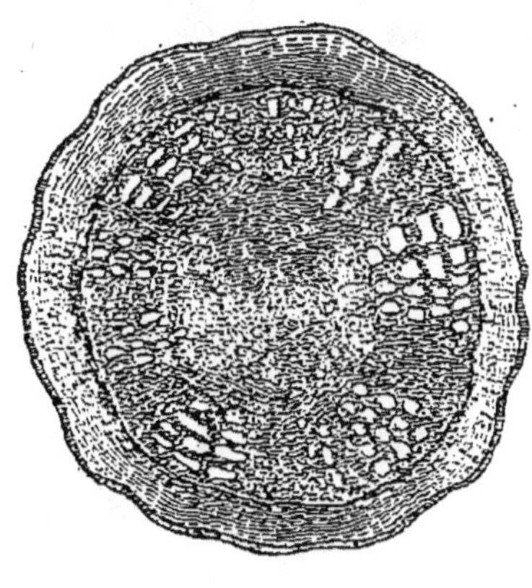

Fig. 146. — Rhizome de Tormentille.
Section transversale.

petites cicatrices caractéristiques, disposées en spirales, et produites par la section des racines adventives ; quelques cicatrices plus larges, à bords sinueux, à fond rouge sillonné de stries blanches, représentent la section des grosses ramifications du rhizome. La cassure est courte, granuleuse. Sur la section transversale (fig. 146) on distingue : au-dessous d'un suber peu épais, non écailleux, la zone corticale relativement peu développée, puis la *zone ligneuse représentée par de nombreuses ponctuations blanches plus ou moins petites, allongées radialement ou transversalement, assez régulièrement disposées en séries concentriques et parallèles et formant, dans leur ensemble, des groupes de faisceaux, très nettement séparés les uns des autres par des prolongements du parenchyme médullaire, qui a une teinte rouge-sang ou rouge-brique.*

Ce rhizome est inodore ; il a une saveur très astringente. Il contient de l'*acide ellagique* dû à l'altération du tanin, de l'*acide quinovique*, du *rouge quinovique*, un *tanin* particulier, une matière rouge dite *rouge de Tormentille*.

Il est employé comme astringent.

CERISES

Les CERISES utilisées en pharmacie sous le nom de GRIOTTES, sont les fruits du *Prunus Cerasus* L. (*Cerasus vulgaris* MILL.), dont la culture s'est propagée dans tous nos jardins. Elles sont employées pour la préparation du *suc* et du *sirop de cerises*. Leurs pédoncules désignés sous le nom de QUEUES DE CERISES, constituent un remède diurétique des plus populaires.

Sous le nom de GOMME DE CERISIER, on désigne une gomme que laissent exsuder les Cerisiers atteints d'une maladie appelée *gommose*. Cette gomme se présente en gros morceaux irrégulièrement arrondis, luisants, de couleur brune ou rougeâtre, translucides et parfois transparents. Mise dans l'eau, elle ne s'y dissout qu'en très faible quantité. La partie qui gonfle sans se dissoudre a été appelée *Cérasine*. La partie soluble de la gomme de cerisier a été longtemps considérée comme identique à l'*Arabine* ; Garros (1894) a démontré qu'elle en différait absolument et il lui a donné le nom de *Cérabine*. Dissoute dans très peu d'eau et traitée par l'acide sulfurique pur et concentré, l'arabine se change en une matière insoluble, susceptible de se dissoudre seulement à l'aide d'alcali ou par l'ébullition. Traitée de la même manière, la cérabine donne une matière sucrée. En outre, la cérabine ne donne aucun précipité avec le sous-acétate de plomb.

FEUILLES DE LAURIER-CERISE

Origine. — Les FEUILLES DE LAURIER-CERISE sont fournies par le *Prunus Lauro-Cerasus* L. (*Cerasus Lauro-Cerasus* LOIS.), qui croît dans les bois de la région Caucasique, en Arménie, dans le nord de l'Asie-Mineure, de la Perse, et qui est cultivé comme plante d'ornement dans beaucoup de nos jardins.

Description. — Ces feuilles (fig. 147) sont alternes, simples, courtement pétiolées, *coriaces*, *épaisses*, *luisantes*, ovales-oblongues, *acuminées au sommet*, à bords entiers ou pourvus de quelques dents très courtes, rapprochées dans la partie supérieure, assez espacées vers la base. Le limbe, qui est très variable dans ses dimensions, peut atteindre 20 centimètres de longueur et 7 centimètres de largeur dans sa partie moyenne ; il *est plus pâle sur la face inférieure que sur la face supérieure*. Le pétiole, qui n'a pas plus de 1 centimètre de longueur, donne naissance à une nervure médiane qui est très proéminente sur la face inférieure. De cette nervure se détachent, sous un angle à peu près droit, des nervures secondaires qui se rejoignent en courbes douces vers les bords de la feuille. La face inférieure de la feuille présente à la base des nervures secondaires, un petit nombre de dépressions glanduleuses, qui, au printemps, laissent exsuder une substance sucrée et brunissent rapidement sur la feuille détachée de l'arbre.

Fraîches et intactes, ces feuilles n'ont pas d'odeur, mais si on les

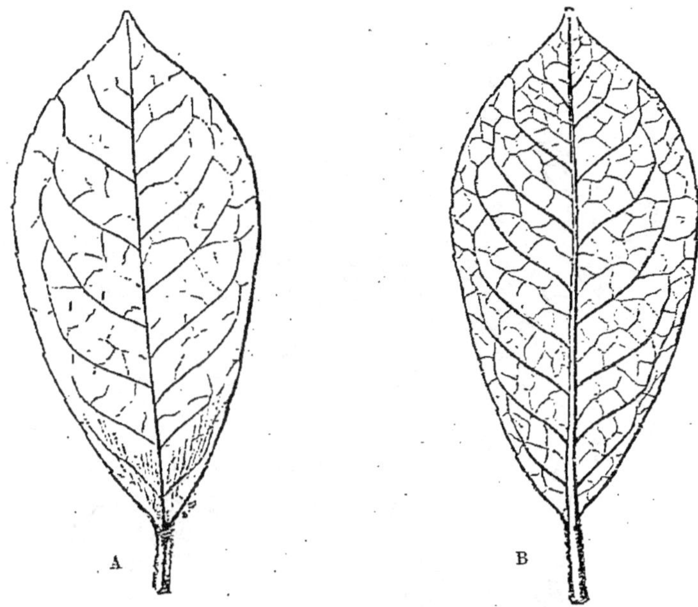

Fig. 147. — Feuilles de Laurier-Cerise.

froisse entre les doigts ou si on les pile dans un mortier, elles exhalent une odeur bien marquée; elles acquièrent, quand on les mâche, une saveur qui se rapproche de celle des amandes amères.

Structure microscopique (fig. 148). — Épiderme glabre à cuticule assez épaisse, lisse, garnie sur la face inférieure seule de stomates entourés par 4 ou 5 cellules sans direction déterminée. — Mésophylle hétérogène, asymétrique, contenant des cristaux *étoilés*. Nervure médiane *biconvexe*. Massif de collenchyme assez épais sous chaque proéminence. Le système libéro-ligneux, entouré par *un endoderme très apparent, parfois dédoublé*, est formé d'un cordon ligneux, arqué, *recouvert en haut par une moelle épaissie et en bas par un liber assez épais et un péricycle lignifié, divisé en îlots* par des prolongements des rayons médullaires.

Composition chimique. — Outre la chlorophylle, les principaux éléments constituants de la feuille de laurier-cerise sont : un ferment végétal appelé *synaptase* ou *émulsine* et un glucoside, appelé *amygdaline*, qui, par leur réaction réciproque, en présence de l'eau, produisent de l'*acide cyanhydrique* et *une huile essentielle*, auxquels la feuille doit ses propriétés physiologiques.

Localisation des principes actifs. — M. L. Guignard (*Journ. de Ph. et de Ch.*, 5e série, t. XXI, p. 233-289) a montré d'une façon précise, au moyen de réactifs spéciaux, que la *synaptase est localisée*

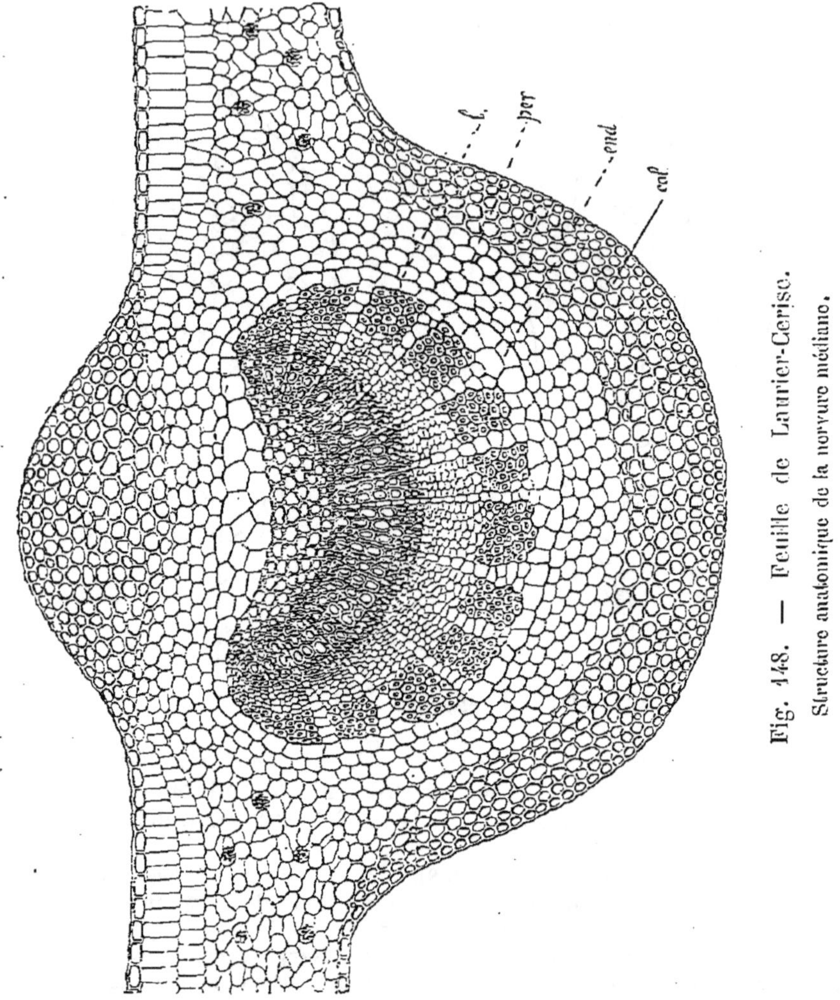

Fig. 148. — Feuille de Laurier-Cerise.
Structure anatomique de la nervure médiane.

exclusivement dans la gaine endodermique qui entoure le système libéro-ligneux, ainsi que dans les larges cellules qui séparent les îlots du péricycle, tandis que l'amygdaline est répartie en faible proportion dans les cellules qui constituent les parenchymes de la feuille.

La proportion de ces principes actifs est sujette à d'assez grandes variations. Soubeiran et Brœker (1867) ont pu constater que les feuilles recueillies pendant l'hiver et au début du printemps donnent une eau distillée moins riche en acide cyanhydrique que celle qui est obtenue avec les feuilles distillées en juillet et août.

Usages. — Les feuilles de Laurier-Cerise ne sont employées qu'à l'état frais pour la préparation de l'*eau distillée de Laurier-Cerise*, médicament assez actif, dont le titre en acide cyanhydrique qui, d'après la pharmacopée française, ne doit pas dépasser 50 centigrammes par litre, doit être sérieusement contrôlé au moyen du procédé Buignet. Ce procédé est le suivant :

On verse dans l'eau distillée de laurier-cerise, rendue ammoniacale, une solution titrée de sulfate de cuivre. L'acide cyanhydrique, d'abord combiné à l'ammoniaque, forme avec le cuivre un cyanure double de cuivre et d'ammonium qui est incolore. Dès que la totalité se trouve engagée dans cette combinaison, le plus léger excès de sulfate de cuivre renfermant de l'ammoniaque libre ajoutée à dessein à la liqueur, communique à celle-ci une teinte *bleue* manifeste, qui atteste la saturation. Un simple calcul permét de connaître la proportion d'acide cyanhydrique contenue dans l'eau et de la ramener au titre officinal.

La Commission du nouveau Codex a proposé de remplacer le procédé Buignet par le procédé Liebig, perfectionné par M. Denigès, et qui est basé sur l'emploi d'une solution $\frac{N}{10}$ d'azotate d'argent. On opère ainsi :

On verse 100 centimètres cubes d'eau distillée de laurier-cerise dans un verre à saturation de 250 centimètres cubes de capacité; on ajoute 10 gouttes de lessive de soude, 10 centimètres cubes d'ammoniaque et 10 gouttes d'une solution d'iodure de potassium à 20 p.100; puis au moyen d'une burette divisée en dixièmes de centimètre cube, on laisse couler goutte à goutte, et en agitant convenablement, la solution d'azotate d'argent jusqu'à ce qu'il se produise une opalescence persistante. On lit sur la burette le nombre de divisions de la solution argentique employées. Ce nombre, multiplié par 0,00054 donne la quantité d'acide cyanhydrique contenue dans 100 centimètres cubes d'eau de laurier-cerise.

Si l'on a recueilli par exemple : 1 500 grammes d'eau distillée de laurier-cerise renfermant 60 milligrammes d'acide cyanhydrique par 100 grammes, on devra faire avec cette eau $\frac{1\,500 \times 60}{50} = 1\,800$ grammes d'eau de laurier-cerise au titre normal.

AMANDES DOUCES

Origine. — Les Amandes douces sont fournies par l'Amandier (*Amygdalus communis*, var. *dulcis* L.), dont la culture s'est propagée dans toute la région méditerranéenne. Les Pouilles seules ont fourni, en 1899, 120 à 130 000 balles d'Amandes douces.

Description. — Les Amandes douces sont ovales ou oblongues (fig. 149), comprimées, élargies et renflées à la base, pointues au sommet; elles mesurent 2 à 3 centimètres de longueur, 15 millimètres de largeur et 7 à 8 millimètres d'épaisseur. Elles sont recouvertes par un spermoderme rugueux, d'une teinte brun cannelle. A un tiers environ de sa longueur, en dessous du sommet, on observe sur un des bords de ce spermoderme un large raphé qui part du hile, contourne la base arrondie et aboutit à la chalaze. De cette dernière, se détachent de nombreuses nervures ramifiées qui sillonnent le spermoderme, pour aboutir à son sommet, où se trouve le micropyle. Plongées dans l'eau bouillante pendant quelque temps, et pressées entre les doigts, ces graines se séparent très facilement de leur spermoderme, qui mettent à nu une amande blanche dépourvue d'albumen et composée de deux gros cotylédons plan-convexes, blancs, charnus et huileux. Entre ces deux cotylédons, on observe au sommet de la graine une tigelle et une gemmule peu développées et une radicule droite qui fait saillie au dehors. Ces graines ont une saveur douce ; triturées dans l'eau, elles donnent une émulsion laiteuse, d'un goût agréable.

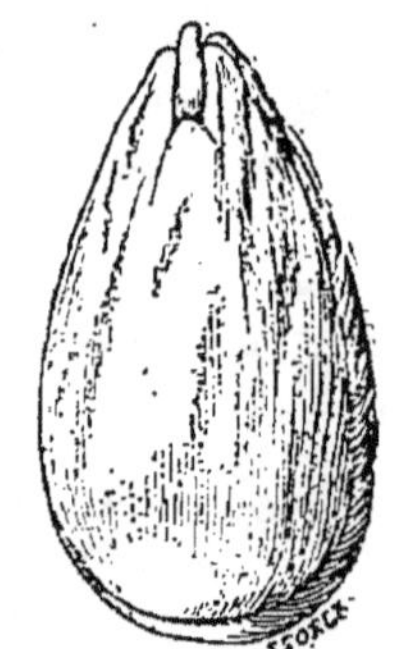

Fig. 149. Amande douce.

Structure microscopique (fig. 150). — Le spermoderme est constitué par trois téguments dont l'un, externe, est caractérisé par la forme des cellules qui le constituent. Ces cellules, très grosses, *munies de parois épaisses et ponctuées, sont disposées en forme de tonneau, d'œuf, de barillet.*

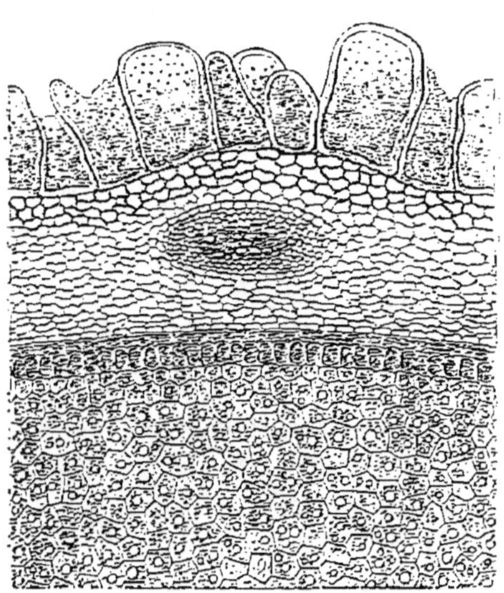

Fig. 150. — Amande douce. Structure anatomique.

La masse cotylédonnaire, protégée par l'*assise protéique* et formée de cellules polygonales contenant de l'aleurone et de l'huile fixe, est traversée par un grand nombre de faisceaux fibro-vasculaires, qui dans leur ensemble (fig. 151) forment une rangée plus ou moins sinueuse, localisée dans le voisinage de la face plane des cotylédons. Il existe aussi, principalement dans la région supérieure des cotylédons, d'autres faisceaux plus grêles, anastomosés avec les premiers et plus éloignés de la face plane. Chacun de ces faisceaux est constitué : par un petit groupe de cellules spiralées représentant le bois, localisées au sommet du faisceau, qui est dirigé vers la face interne du cotylédon ; — par un massif assez épais de petites cellules polygonales, situées en dehors, et représentant le liber ; — et, à la périphérie, par des cellules plus larges formant un péricycle mou. Chacun de ces faisceaux (fig. 152) est entouré par un endoderme très apparent, qui est formé d'une assise de larges cellules polygonales dont les parois ne sont pas plissées. Nous verrons plus loin le rôle physiologique que remplissent ces faisceaux dans les amandes amères.

Composition chimique. — Les Amandes douces contiennent de l'aleurone et 55 p. 100 d'une huile fixe qu'on extrait habituellement par expression au moyen de la presse hydraulique.

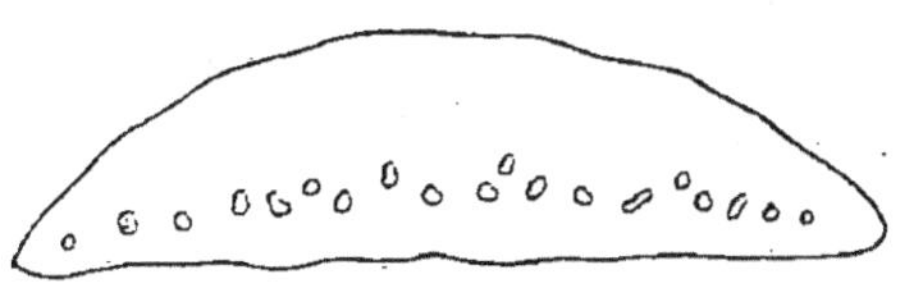

Fig. 151. — Section transversale d'un cotylédon d'amande douce.

Cette huile désignée et utilisée communément en pharmacie sous le nom d'HUILE D'AMANDES DOUCES, est très fluide, d'un jaune clair, transparente; elle a pour densité 0,92. Vers — 10°, elle commence à s'épaissir; à — 16° elle se trouble et à — 21° elle se prend en masse.

Récemment préparée, elle a une saveur douce et agréable, mais elle rancit facilement. Soluble dans 25 p. 100 d'alcool froid et dans 6 p. 100 d'alcool bouillant, cette huile est très soluble dans l'éther ordinaire et dans l'éther acétique; elle renferme 75 p. 100 d'oléine. Le réactif de Poutet et l'acide azotique ne colorent pas les couches huileuse et acide qui se produisent sous leur influence. Elle est communément remplacée par l'*huile d'amandes amères* qui partage ses propriétés, et elle est aussi fréquemment falsifiée par l'*huile d'abricots* qui se colore en rouge au contact de l'acide nitrique. Elle entre dans la préparation du *cérat*, du *cold cream* et de la *pommade rosat*.

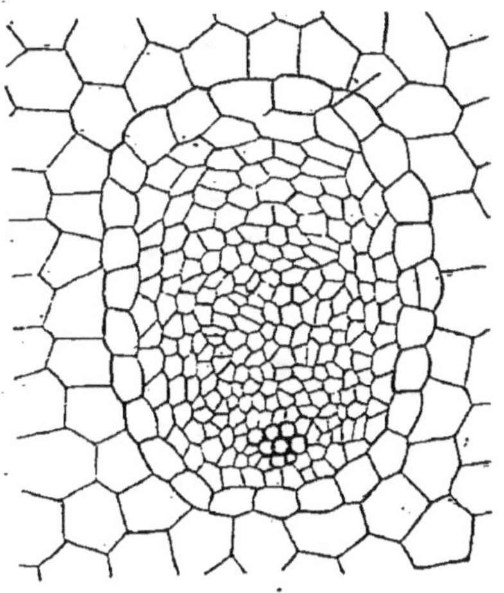

Fig. 152.
Faisceau fibro-vasculaire d'un cotylédon d'amande douce.

Usages. — Les Amandes douces sont utilisées en pharmacie pour la préparation du *looch blanc*.

AMANDES AMÈRES

Les AMANDES AMÈRES sont fournies par l'*A. communis* var. *amara* D. C., dont les caractères botaniques et la distribution géographique sont les mêmes que ceux de la variété *dulcis*.

Elles ne diffèrent des amandes douces que par leur dimension généralement plus petite, leur amertume très marquée et l'odeur d'acide cyanhydrique qu'elles exhalent quand on les mâche ou quand on les triture avec de l'eau.

Elles présentent les mêmes particularités anatomiques que l'espèce précédente, et, comme celle-ci, elles renferment de l'aleurone et 50 à 55 p. 100 d'huile; mais comme les feuilles de Laurier-cerise, elles renferment de la *synaptase* ou *émulsine* et de l'*amygdaline*, qui, par leur réaction réciproque, en présence de l'eau seulement, donnent de l'*acide cyanhydrique* et de l'*essence d'amandes amères*.

M. L. Guignard (*Journ. de Ph. et de Ch.*, 5e sér., t. XXI, p. 233-289) a déterminé la localisation de ces deux principes dans les amandes amères et il a établi que : *dans le cylindre cortical de la partie axile d'une amande amère, l'émulsine se trouve localisée dans le péricycle, et que dans les faisceaux si nombreux des cotylédons, il en est de même, avec cette différence qu'on en trouve aussi une faible quantité dans l'endoderme. Quant à l'amygdaline elle se trouve répartie dans la substance cotylédonnaire des amandes amères seules.*

Les Amandes amères sont employées pour préparer l'*eau distillée d'amandes amères*, qui dans plusieurs pharmacopées remplace l'eau de laurier-cerise, et pour préparer l'*essence d'amandes amères*, qui est devenue l'objet d'un commerce très important aussi bien dans la parfumerie que dans la distillerie. L'huile fixe qu'on en retire est communément substituée à l'huile d'amandes douces.

Essence d'Amandes amères. — Les amandes amères donnent de 0,5 à 0,7 p. 100 d'huile volatile. Au moment de sa distillation celle-ci est acccompagnée d'une certaine quantité d'acide cyanhydrique ; *aussi est-il prudent de ne la respirer qu'avec précaution et encore pendant peu de temps et sous un faible volume.* On peut la débarrasser de cet acide en l'agitant avec du sulfate ferreux et un lait de chaux, qui forme du cyanoferrure de calcium insoluble.

A l'état pur, cette huile essentielle est incolore ; sa densité est de 1,050 à 1,055 ; elle est neutre, mais s'acidifie au bout d'un certain temps ; elle est optiquement inactive et se dissout dans 300 parties d'eau ; elle se dissout en toutes proportions dans l'alcool à 90°. A la température ordinaire elle se dissout dans l'acide nitrique, sans produire de vapeurs nitreuses.

Elle est composée en grande partie d'*aldéhyde benzoïque* et d'un peu d'*acide cyanhydrique* et de *phényloxyacétonitrile* (*cyanhydride de la benzaldéhyde* ou *nitrile de l'acide amygdalique*).

La proportion d'acide cyanhydrique pouvant varier sensiblement dans cette essence avec son mode de préparation, *le dosage de cet acide s'impose* pour les essences destinées à la pharmacie ou à la préparation artificielle des kirschs, qui constitue son principal emploi.

Cette essence est très souvent falsifiée avec des essences étrangères. La présence de celles-ci peut être facilement révélée par le procédé suivant :

Dans une éprouvette d'environ 100 centimètres cubes, on mélange 5 grammes d'essence à examiner avec 45 grammes de solution de bisulfite de soude. Après avoir agité ce mélange fortement, on y ajoute environ 60 grammes d'eau et l'on porte le vase au bain-marie bouillant : la liqueur s'éclaircit aussitôt si l'essence est pure. Les essences étrangères se rassemblent à la surface de la dissolution et peuvent être isolées et examinées.

La présence à peu près constante de produits chlorés dans l'*aldéhyde benzoïque artificielle* que l'on utilise le plus souvent pour falsifier l'essence d'amandes amères, permettra de constater facilement cette fraude.

Pour rechercher la présence de la *nitrobenzine*, on opère ainsi : on dissout 1 centimètre cube d'essence dans 20 centimètres cubes d'alcool ; on ajoute de l'eau jusqu'à ce que le liquide commence à se troubler, puis de la limaille de zinc et de l'acide sulfurique dilué de façon à produire un dégagement d'hydrogène qui dure une ou deux heures. On évapore au tiers pour chasser l'alcool ; on étend à 50 centimètres cubes environ et on filtre. A 10 centimètres cubes du liquide obtenu, on ajoute une goutte de solution de bichromate de potasse au 1/10e et on chauffe quelques instants à l'ébullition. S'il se *produit une coloration rouge violacé*, l'essence d'amandes amères contient de la *nitrobenzine*.

Si la plus grande partie de l'huile d'amandes douces du commerce est fournie par les amandes amères, la plus forte proportion d'essence d'amandes amères est fournie par les semences d'Abricots qui viennent d'Asie-Mineure et donnent une proportion supérieure d'essence (0,60 à 1 p. 100). La récolte de ces semences dans la Syrie seule s'est élevée en 1899 à environ 5 000 balles.

Au contact de l'air cette essence se transforme rapidement en acide benzoïque : aussi est-il essentiel, quand on veut la conserver, de la tenir dans des flacons pleins ou de la mélanger avec 10 p. 100 d'alcool à 90°.

ÉCORCE DE PANAMA

Origine. — L'Écorce de Panama ou de Quillaja est fournie par le *Quillaja Smegmadermos* D. C. (*Smegmadermos emarginatus* Ruiz et Pavon) qui est assez communément répandu au Chili.

Description. — Cette écorce se présente en plaques de longueur et de largeur très variables, mesurant de 6 à 8 millimètres d'épaisseur. La surface extérieure est généralement dépourvue de son épiderme, dont il ne reste que les vestiges bruns assez épais et profondément crevassés, de telle sorte que l'écorce commerciale est à peu près réduite aux couches libériennes d'une teinte blanc très sale et maculée de larges taches brunes sur la surface extérieure. La face interne est très finement striée dans le sens longitudinal. La cassure est très fibreuse surtout dans les couches internes, qui laissent échapper, quand on les brise, une poussière cristalline très âcre et très irritante. La section transversale (fig. 153) présente une structure feuilletée, en même temps qu'elle est sillonnée de stries radiales qui, s'entre-croisant avec les stries concentriques, donnent à la section une apparence quadrillée.

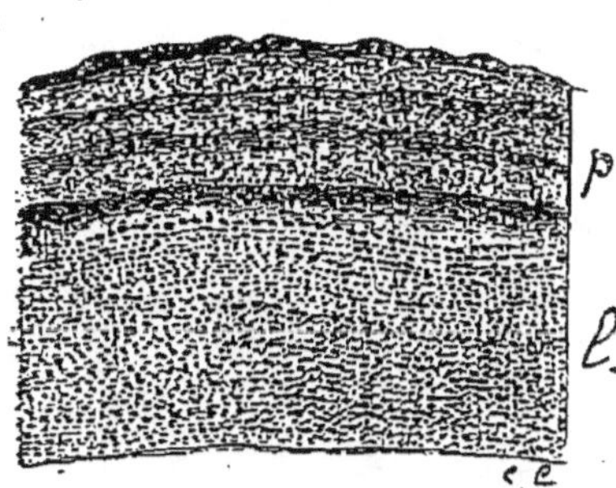

Fig. 153. — Écorce de Panama. Coupe transversale.

Cette écorce est inodore ; elle a une saveur qui, d'abord peu marquée, devient extrêmement âcre au bout de quelque temps.

Structure anatomique. — Le périderme, quand il existe, est formé de plaques assez épaisses, séparées par des assises de suber. Le liber, qui constitue à lui seul l'épaisseur des écorces commerciales, est caractérisé par la présence d'une multitude de faisceaux fibreux, *disposés dans leur ensemble en séries parallèles*, qui sont séparées par des bandes de parenchyme, dans lesquelles on observe de nombreux *cristaux prismatiques allongés*.

Composition chimique. — L'écorce de Panama renferme : deux glucosides, l'*acide quillajique* et la *Sapotoxine*, qui se dédouble en glucose et en *sapogénine ;* un hydrate de carbone amorphe et inerte, la *Lactonine*, et de la *Saponine*.

L'acide quillajique et la Sapotoxine sont toxiques. C'est à la Sapogénine que cette écorce doit ses propriétés émulsives.

Usages. — Cette écorce a été proposée comme succédané du Polygala de Virginie. Elle est employée surtout sous forme de *teinture alcoolique* pour émulsionner les substances résineuses telles que le goudron, les baumes de Copahu et de Tolu.

SAXIFRAGÉES

C'est une famille par enchainement ; les botanistes ne sont pas d'accord sur l'étendue à lui donner. On n'a pu jusqu'alors fournir un résumé de ses caractères morphologiques sans se heurter aussitôt à de nombreuses exceptions. Des 20 séries que Baillon y a distinguées, il n'y en a guère que trois qui intéressent la matière médicale : ce sont les *Hamamélidées*, les *Balsamifluées* et les *Ribésiacées*.

Les Balsamifluées seules sont pourvues d'un appareil sécréteur.

Dans la racine, cet appareil sécréteur est composé *de canaux oléifères pluricellulaires*, localisés dans le liber primaire, et de *simples cellules* disséminées dans les rayons du liber secondaire. Dans la tige, les *cellules sécrétrices* affectent la même localisation, mais les canaux sécréteurs ont une disposition toute différente ; ils sont passés du liber primaire à la périphérie de la moelle.

Dans la feuille, les canaux sécréteurs se trouvent *à la périphérie de la moelle, du système libéro-ligneux des nervures*.

HAMAMÉLIS DE VIRGINIE

Origine. — L'*Hamamelis Virginica* L., qui croît dans les forêts humides de l'Amérique du Nord, depuis le Mississipi jusqu'au Canada, fournit à la matière médicale ses feuilles et ses écorces.

Description. — Les *feuilles*, qui *ressemblent beaucoup à celles du noisetier*, sont courtement pétiolées, alternes, simples, obovales ou ovales, *asymétriques à la base*, penninervées, profondément dentées ; elles atteignent environ 8 centimètres de long et 4 à 5 centimètres de large; elles ont une teinte *vert mat, mais souvent rougeâtre, parfois rouge*. Les nervures principales et secondaires sont velues; ces feuilles ont une odeur et une saveur astringentes.

L'*écorce* se présente en fragments irréguliers, cintrés, épais de 1 à 2 millimètres. Le suber, quand il existe encore, est gris brun, verruqueux, maculé de taches blanches plus ou moins larges et de petites taches noires; quand il s'est détaché, la surface externe de l'écorce est *brun marron* ; plusieurs morceaux sont perforés de trous occasionnés par la section des rameaux. La face interne est lisse, ou finement striée, d'une teinte brun cannelle. La cassure est fibreuse dans les couches internes. La section transversale présente des ponctuations blanches très apparentes dans la région externe et un aspect radié dans les couches internes. La saveur est amère et astringente, assez désagréable; l'odeur est nulle.

Caractères anatomiques. — Au point de vue anatomique, la feuille est caractérisée : *par ses poils étoilés, par la présence de cristaux prismatiques et isolés, par la présence de cellules scléreuses dans le limbe et par la disposition tout à fait spéciale de son système libéro-ligneux, qui est formé d'un cordon ligneux circulaire surmonté par un autre petit cordon arqué*. Un péricycle fibreux entoure complètement l'ensemble de ces deux cordons.

L'Écorce est caractérisée : par *l'abondance des cristaux prismatiques et des massifs scléreux qui existent dans le parenchyme cortical et qui sont bordés de tubes cristalligènes* ; par *l'abondance des fibres libériennes réunies en faisceaux volumineux*.

Composition chimique. — Les feuilles et l'écorce d'Hamamélis renferment surtout du *tanin*. W. Cheney (1886) en a encore retiré du *sucre*, une *résine*, de la *cire* et du *mucilage* ; il n'a pu en extraire ni alcaloïde ni glucoside.

Usages. — Elles sont communément employées aux États-Unis pour la cure des varices et des hémorrhoïdes. On les administre sous forme d'extrait fluide à la dose de 3 à 4 grammes.

STYRAX LIQUIDE

Origine. — Cette drogue est fournie par le *Liquidambar orientale* Mill., qui croît sur une portion assez restreinte de l'Asie Mineure, en face de Rhodes.

Sécrétion. — Dans une communication récente, M. Moeller a prétendu que cette oléorésine n'est pas une sécrétion physiologique, mais un produit pathologique résultant de blessures faites à l'arbre.

Extraction. — Après avoir enlevé l'écorce extérieure de l'arbre qui se détache par plaques et qui n'est que peu ou point aromatique, les Turcomans râclent avec un couteau semi-circulaire, l'écorce interne qui a été mise à nu et la ramassent en quantités considérables. Ils la font bouillir dans l'eau et recueillent la résine qui monte à la surface; ils pressent ensuite l'écorce bouillie dans des sacs de crin et rassemblent le baume qui filtre à travers le tissu.

Les produits de ces deux opérations sont mélangés ensemble.

Un autre procédé consiste à mettre directement l'écorce râpée dans des sacs de crin et à la soumettre à la presse après avoir jeté pardessus de l'eau bouillante. On obtient ainsi directement la plus grande partie des produits oléo-résineux.

Description. — Le STYRAX LIQUIDE est un baume *opaque*, épais, visqueux, offrant la consistance du miel et une *couleur grisâtre* ou *gris brunâtre. Il se sépare généralement en deux couches bien distinctes : une couche inférieure grise assez dense et une couche supérieure plus fluide, d'une teinte foncée.* Il s'épaissit avec le temps, sans toutefois se montrer complètement solide ; sa surface s'infléchit alors légèrement sous la pression du doigt et garde l'empreinte de celui-ci ; il s'étire entre les doigts comme une pâte à la fois visqueuse et élastique ; sa couleur se fonce aussi à mesure qu'il vieillit. En examinant par transparence la masse qui remplit un bocal de verre, celle-ci se montre piquetée de taches noires, dues à des impuretés. Il a une odeur balsamique, analogue à celle du baume de Tolu, assez agréable et très persistante; une saveur faible et un peu âcre.

Composition chimique. — D'après M. Van Itallie (1901) le Styrax liquide renferme: de l'*acide Cinnamique libre*, de la *Vanilline*, *du Styrol*, de la *Styracine*, une résine appelée *Storésinol* en partie libre, en partie à l'état d'éther résultant de sa combinaison avec l'*acide Cinnamique*.

Usages. — Le Styrax, préconisé comme diurétique et antiblennorragique, est peu employé à l'extérieur. Il entre dans la préparation de l'*Onguent Styrax*, de l'*Emplâtre de Vigo* et du *Baume de Fioraventi*.

Falsifications. — Dans ces derniers temps, on a constaté la falsification assez fréquente du styrax liquide avec des quantités notables de *résines de conifères*. Pour déceler cette falsification, on utilise comme dissolvant l'éther de pétrole qui dissout complètement les résines de conifères et imparfaitement le styrax. On épuise à plusieurs reprises le baume suspect additionné de sable avec de l'éther de pétrole froid, qu'on distille ensuite. Si le styrax est pur, on obtient par évaporation *une masse liquide épaisse et aromatique ;* s'il est additionné d'une notable proportion de résine, *le résidu ne peut s'écouler du vase qui le contient et exhale une odeur de térébenthine.* Ces indications n'étant pas toujours suffisantes, on les complétera par la recherche et la comparaison des indices d'acide et de saponification. L'indice d'acide du styrax varie entre 40 et 55°. Son indice de saponification varie de 180 à 197°. Pour certains échantillons falsifiés avec de la résine on a trouvé un indice d'acide de 116 à 121 et un indice de saponification de 172-178.

Les autres espèces intéressantes du groupe des Balsamifluées sont :

Le *Liquidambar styraciflua* L.. bel arbre de l'Amérique du Nord qui croit depuis le continent de l'Illinois jusqu'au Mexique et au Guatemala. C'est lui qui fournit, par des incisions pratiquées à son tronc, le produit qu'on trouve dans les droguiers sous les noms de Storax Américain. et Baume Liquidambar *noir* ou *blanc*. D'après M. Van Itallie la composition de ces produits se rapproche beaucoup de celle du styrax liquide.

Le *L. Formosana* Hance, qui croit à Formose et dans le Sud de la Chine ; le *L. Altingiana* Bl., qu'on rencontre à Java et dans l'archipel indien. Ces deux arbres fournissent des baumes qui sont utilisés dans leur pays d'origine comme expectorants. C'est le dernier qui fournit le fameux *baume Rasamala* des Javanais.

Le groupe des Ribésiacées est représenté dans la matière médicale par le Ribes rubrum L., qu'on cultive dans tous les jardins pour la suavité de ses fruits qui servent à préparer le *suc*, le *sirop* et la *gelée de groseilles*.

La série des Saxifragées ne compte qu'un petit nombre de médicaments américains tels que les racines d'*Hydrangea arborescens* et d'*Heuchera americana*, qu'on utilise : la première contre la gravelle et les affections urinaires, et la seconde comme astringente.

La petite famille des Droséracées ne fournit à la matière médicale qu'une seule plante : c'est le *Drosera rotundifolia* L., connu sous les noms de *Rossolis*, *Rosée du soleil*, qui croit communément dans les tourbières et dans les bruyères humides de notre hémisphère boréal. Cette plante peut être considérée comme le type le plus parfait des plantes carnivores. Ses feuilles. au nombre de 6 à 10, toutes radicales, sont orbiculaires, disposées en rosettes étalées et supportées par un pétiole plus long que le limbe. Celui-ci, enroulé en crosse avant de se développer, est garni sur sa surface et sur ses bords de filaments glanduleux ou tentacules. Du centre de la rosette partent des hampes dressées, hautes de 10 à 20 centimètres, portant des fleurs blanchâtres. Cette plante expérimentée sans succès contre la pthisie. est fréquemment employée dans le traitement de la coqueluche en teinture, à la dose de dix à quarante gouttes dans les vingt-quatre heures.

La famille des Crassulacées n'est plus représentée dans la matière médicale que par quelques médicaments populaires tels que :

L'Orpin brulant (*Sedum âcre* L.) qui croit sur les vieux murs, dans les lieux arides et pierreux, et qu'on employait contre l'épilepsie ;

La Grande Joubarbe ou Artichaut sauvage (*Sempervirum tectorum* L.), si commune sur les toits de chaume, toujours utilisée dans les campagnes contre les cors et les verrues ;

Le Cotylet (*Cotyledon umbilicus* L.,) qui pousse sur les rochers et dont on employait les feuilles comme diurétiques et rafraîchissantes.

COMBRÉTACÉES

Le groupe des Combrétacées n'a guère pour nous qu'un intérêt historique et cependant il est représenté dans les colonies françaises et anglaises par des produits qui mériteraient d'être étudiés d'une façon approfondie. Telles sont les magnifiques gommes fournies dans les Indes anglaises par les *Anogeissus pendula* et *A. latifolia*. Tels sont encore : le *kinkeliba* fourni par le *Combretum Raimbaultii* Heck., qui croît sur la côte occidentale d'Afrique et dont les indigènes utilisent, avec persévérance, les feuilles contre les fièvres bilieuses hématuriques ; le *C. laccifera* qui est une des principales sources de la gomme laque qu'on récolte en Cochinchine.

Les *Terminalia*, si communs dans nos colonies du Sénégal et des Antilles, ne se recommandent pas seulement par les propriétés alimentaires de leurs graines et la richesse de leurs écorces en tanin : ils sécrètent aussi en abondance des gommes dont l'étude serait très intéressante aussi bien au point de vue de leur formation que de leurs qualités. C'est à diverses espèces du genre *Terminalia* qu'appartiennent les produits qui figurent dans tous les droguiers sous le nom de *Myrobalans Chébules, Myrobalans Bellérics* et *Myrobalans indiens*.

Du groupe des Rhizophorées nous ne mentionnerons que le Manglier noir (*Rhizophora Mangle* L.), qui croît dans toutes les régions tropicales et dont le tronc fournit un suc astringent connu sous le nom de Kino de la Colombie. La grande quantité de tanin contenue dans son écorce communique à celle-ci des propriétés astringentes utilisées dans les pays tropicaux pour le traitement des hémorrhagies, des angines et de la leucorrhée. A plusieurs reprises, cette écorce a été confondue avec celle de l'*Erythrophlœum Guineense*, qui est éminemment toxique. Une simple section transversale polie avec un verre permet d'apprécier les différences qui les distinguent.

MYRTACÉES

Plantes ligneuses à feuilles opposées entières, souvent persistantes, généralement marquées de ponctuations translucides, dépourvues de stipules. Calice gamosépale adhérent par sa base, avec l'ovaire, à limbe divisé en 4, 5 et 6 divisions, à préfloraison valvaire. Corolle comptant autant de pièces qu'il y en a au calice, Etamines libres, le plus souvent indéfinies. Ovaire pluriloculaire, à ovules nombreux, pendants, rarement uniloculaire. Fruit capsulaire ou charnu. Graine exalbuminée.

Les Myrtacées sont pourvues d'un appareil sécréteur qui est représenté par *des poches sécrétrices issues de la dissociation et non de la destruction des cellules qui les entourent.* Ces poches sont localisées dans la tige et la feuille à l'exclusion de la racine. On les observe dans le parenchyme cortical de la tige, dans la partie supérieure du parenchyme de la feuille et autour du système libéro-ligneux des nervures. — On n'en trouve pas dans la série des Punicées qui fournit l'*écorce de Grenadier*.

PIMENT DE LA JAMAIQUE

Le Piment de la Jamaïque est le fruit du *Pimenta officinalis* Lindl. (*Myrtus Pimenta* L.), petit arbre originaire des Indes occidentales.

où il est cultivé ainsi que dans les Indes orientales, à Cuba, à Haïti et à Saint-Domingue.

C'est une petite baie globuleuse (fig. 154) de 6 à 7 millimètres de diamètre, portant à son sommet les quatre lobes desséchés du calice qui font souvent défaut par suite du frottement des fruits l'un contre l'autre. La surface extérieure est d'un gris brun ou d'un brun rouge foncé, rugueuse. Le péricarpe est mince, fragile et forme généralement deux loges, parfois une seule. A l'intérieur de chaque loge, on trouve une graine d'un brun noir, ayant une face plane ou concave, appliquée contre la cloison, une face convexe et un bord circulaire échancré vers le haut. Cette graine contient sous un épisperme mince et brun, un embryon dépourvu d'albumen, violet foncé, enroulé en spirale.

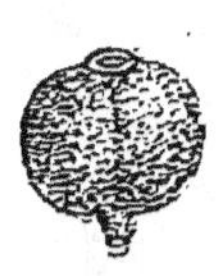

Fig. 154. — Piment de la Jamaïque.

Les fruits du piment de la Jamaïque renferment 3 à 4,5 p. 100 d'*huile volatile*, du *tanin* et une très faible quantité d'un *alcaloïde indéterminé*.

L'huile essentielle qui constitue le principe actif de cette drogue renferme de l'*eugénol* et un *sesquiterpène*. *Elle est localisée dans les grosses et nombreuses glandes pluricellulaires qui sont placées dans les couches extérieures du péricarpe et des cotylédons*.

Le piment de la Jamaïque est surtout utilisé comme condiment.

A plusieurs reprises on a tenté d'introduire dans la thérapeutique européenne les feuilles de Chéken, fournies par le *Myrtus Cheken* Spreng. (*Eugenia Cheken* Molin.), petit arbrisseau qui croît abondamment au Chili. Elles doivent leurs propriétés à une essence contenant du *cinéol* et du *pinène*.

Ces feuilles, qui sont inscrites dans la Pharmacopée des Etats-Unis, sont communément employées dans l'Amérique du Nord et au Chili comme toniques, expectorantes et diurétiques.

CLOUS DE GIROFLE

Origine. — Les Clous de Girofle sont les boutons séchés du Giroflier (*Eugenia caryophyllata* Thunb. (*Caryophyllus aromaticus* L.), plante originaire des Moluques et des Célèbes, cultivée depuis longtemps à Amboine, Sumatra, Malacca, Pénang, dans les îles Mascareignes, à Zanzibar, aux Antilles, à Madagascar et au Brésil. L'exploitation la plus importante a lieu dans les îles de Zanzibar et de Pemba qui contribuent pour 1/5e environ à la production totale des girofles récoltés sur le globe.

Description. — Les clous de girofle (fig. 155) se présentent sous forme d'une petite tige quadrangulaire, mesurant 12 millimètres de long sur 3 à 4 millimètres de large, obtuse et un peu rétrécie à la partie inférieure, surmontée à la partie supérieure de 4 lobes subovales, épais, légèrement divergents, concaves en dessus et entourant une petite masse globuleuse de 5 à 6 millimètres de diamètre. La tige quadrangulaire représente le tube du calice; les quatre lobes correspondent aux 4 sépales du même organe; ils ont une teinte d'un brun cannelle foncé et une surface profondément ridée ; leur tissu dense et charnu renferme une grande quantité d'huile essentielle que la pression de l'ongle laisse exsuder. La partie globuleuse, qui se détache assez facilement, montre 4 pétales étroitement imbriqués, plus pâles que le reste de la drogue, et marqués de ponctuations translucides ; ces pétales convexes, incurvés l'un vers l'autre, recouvrent de nombreuses étamines, recourbées en dedans, qui, ainsi que les pétales, sont insérées sur un disque à 4 faces, déprimé à son centre, d'où s'élève un style court et subulé. Une section longitudinale (fig. 156) pratiquée dans un clou de girofle permet d'observer, dans la partie supérieure du tube, deux petites cavités correspondant aux deux loges de l'ovaire et contenant un certain nombre d'ovules.

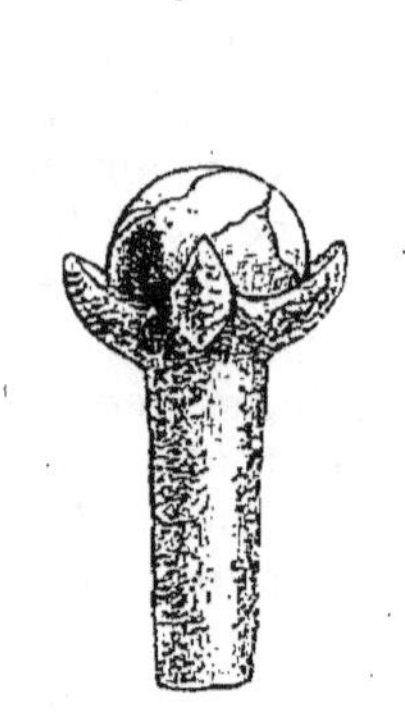

Fig. 155.
Clou de Girofle entier.

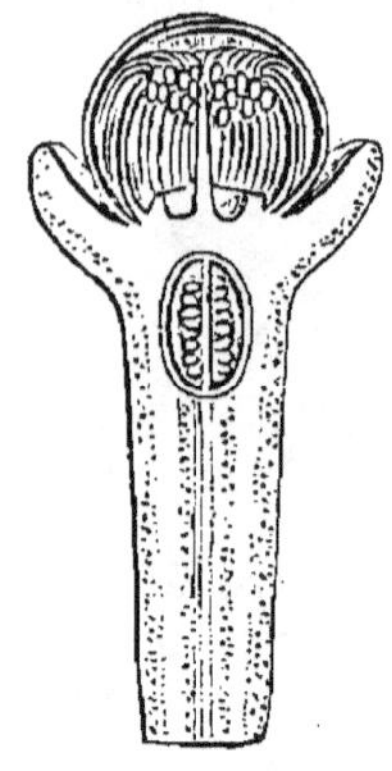

Fig. 156.
Clou de Girofle coupé en long.

Les Clous de Girofle ont une odeur aromatique et caractéristique et une saveur forte et piquante.

Structure microscopique (fig. 157). — La section transversale du tube calicinal faite en dessous des loges ovariennes présente : un épiderme garni de stomates, recouvert par une cuticule lisse; — un parenchyme très épais, divisé en trois zones bien distinctes : une zone extérieure dense, dans laquelle se trouve localisée l'huile essentielle qui communique ses propriétés à la drogue et qui est contenue dans une multitude de grosses poches sécrétrices ovales qui sont très rapprochées ; une zone moyenne (*pm*) formée de cellules collenchymateuses, contenant des cristaux étoilés d'oxalate de chaux et sillonnée par de nombreux faisceaux fibro-vasculaires arrondis; une zone interne (*pi*) formée d'un tissu mou, lacuneux, dont les cellules placées bout à bout circonscrivent de larges lacunes. Le centre du tube est occupé par un axe libéro-ligneux arrondi, protégé par un endoderme bien apparent et formé d'un grand nombre de petits faisceaux ligneux, bicollatéraux, qui sont recouverts intérieurement et extérieurement par un liber cristalligène et limités par quelques fibres péricycliques nacrées. Au centre de cet axe libéro-ligneux on observe une moelle renfermant des cristaux étoilés.

La section faite dans les sépales et les pétales des clous de girofle permet d'y constater la présence de nombreuses poches sécrétrices remplies d'huile essentielle.

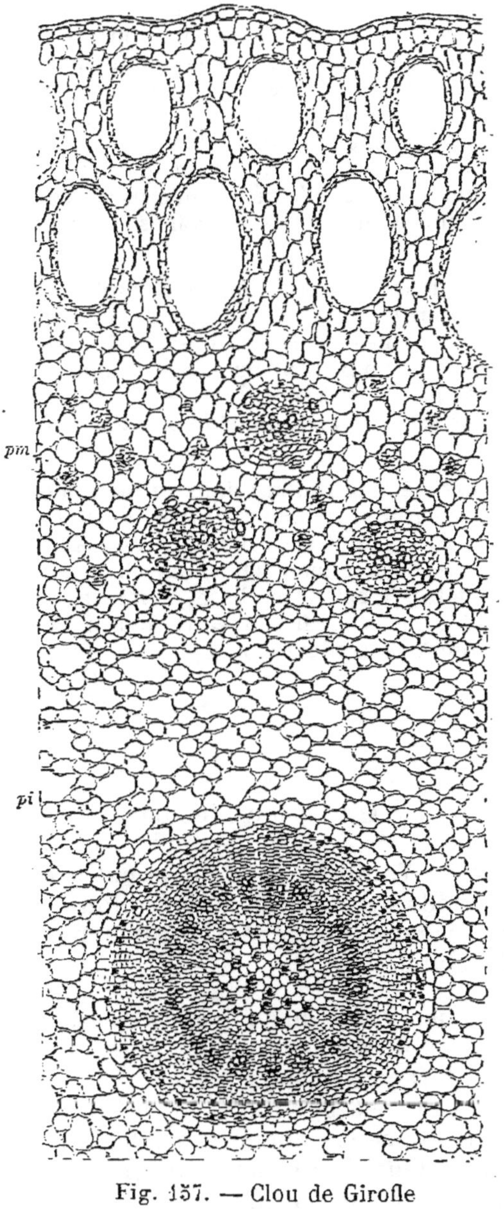

Fig. 157. — Clou de Girofle
Structure anatomique du tube calicinal.

Composition chimique. — Les clous de girofle renferment de la *gomme*, du *tanin* et une proportion d'*huile essentielle* qui peut s'élever à 16 ou 17 p. 100.

L'*huile essentielle de girofle*, qui constitue le principe actif de la drogue, est presque incolore ou légèrement jaunâtre, quand elle vient d'être distillée; mais elle fonce en couleur avec l'âge et réfracte fortement la lumière ; elle a une odeur piquante et épicée et une saveur brûlante. Sa densité, qui varie selon le procédé de distillation, oscille entre 1045 et 1070 ; elle dévie à gauche la lumière polarisée et donne une solution limpide avec 2 p. d'alcool à 70°.

Cette huile volatile est composée en grande partie (70 à 85 p. 100) d'*Eugénol*, d'*Acéteugénol*, d'*alcool méthylique*, de *Caryophyllène*, de *Furfurol* et d'un peu de *Vanilline*.

C'est l'*Eugénol* qui donne à l'huile essentielle son odeur particulière ; c'est le *Furfurol* qui contribue à lui donner la teinte foncée qu'elle prend avec le temps.

Usages. — Les Clous de Girofle sont surtout employés comme condiment et pour préparer l'huile essentielle de girofle. Ils entrent dans la préparation du *Laudanum de Sydenham*, de l'*Elixir de Garus* et des *élixirs dentifrices*. L'huile essentielle est utilisée comme odontalgique.

Falsifications. — Les principales falsifications qu'on fait subir aux clous de girofle consistent à leur substituer une marchandise de qualité inférieure qui a été épuisée par la distillation ou à les mélanger avec des débris de pédoncules.

Les clous de girofle de première qualité doivent être entiers, pleins et pourvus de leur tête globuleuse. Le tissu du tube calicinal doit être relativement tendre et doit, sous la pression de l'ongle, laisser suinter de fines gouttelettes d'huile volatile. S'ils sont maigres, légers et ridés, s'ils ne laissent pas suinter d'essence par la pression, ils constituent une marchandise inférieure qui doit avoir été en partie épuisée par la distillation. Les girofles sains étant assez riches en tanin, l'action des réactifs de ce principe sera moins sensible sur des clous épuisés. L'examen microscopique permettra aussi de s'assurer si les glandes oléifères sont pleines ou vides d'huile essentielle.

Les *pédoncules* qui supportaient les fleurs et les feuilles de girofle, et qui sont désignés sous le nom de *griffes de girofle* sont longs, ramifiés et garnis, de distance en distance, de petites cicatrices blanches, opposées ; leur teinte est plus pâle que celle des tubes calicinaux. Au point de vue anatomique, ils sont caractérisés par la *présence de cellules sclérenchymateuses à parois fort épaisses et canaliculées dans la moelle et le parenchyme cortical.*

Dans ces dernières années on a essayé d'introduire dans la thérapeutique pour le traitement du diabète, les fruits du Jambul (*Eugenia Jambolana* Lamk, — *Sizygium Jambolanum* D. C.), qui est originaire de l'Amérique tropicale. Ces fruits ont la forme et la dimension d'une olive, une coloration pourpre et un noyau verdâtre. L'épicarpe, lisse et mince, se détache facilement du mésocarpe qui a une couleur rougeâtre foncée. Les graines, quand elles sont fraîches, ont une couleur rosée et deviennent brunes par la dessiccation.

FEUILLES D'EUCALYPTUS

Origine. — Les Feuilles d'Eucalyptus sont fournies par l'*Eucalyptus globulus* Labill. (fig. 158), plante originaire des parties orientales de l'Australie et de la terre de Van Diemen, dont la culture, introduite dans les parties abritées de la France méridionale, s'est propagée en abondance en Algérie, au Sénégal, à Bourbon, au Cap, au Brésil et dans l'Indo-Chine.

Description. — Les feuilles d'Eucalyptus qu'on trouve dans la droguerie affectent deux formes différentes selon qu'elles proviennent de jeunes rameaux ou de rameaux âgés.

Dans le premier cas, elles sont opposées, sessiles, très largement ovales, subcordiformes, étroitement échancrées à la base, courtement acuminées au sommet; leurs bords sont entiers, réfléchis en dessous, de manière à former une bordure très étroite et saillante. Elles peuvent atteindre 8 à 15 centimètres de long sur 4 à 8 centimètres de large. Quand elles sont jeunes, elles sont d'un vert blanchâtre avec des teintes bleuâtres ; plus âgées elles sont d'un vert jaunâtre et coriaces. La nervure médiane assez proéminente sur la face inférieure donne naissance à des nervures secondaires qui, se détachant sous des angles variables, se dirigent jusqu'auprès du bord de la feuille, qu'elles longent sur un certain espace, pour se rejoindre les unes aux autres ; elles forment ainsi, parallèlement aux bords, une ligne ondulée. La face inférieure de ces feuilles a un aspect légèrement rugueux ou chagriné, qui est dû à la présence d'une multitude de grosses poches sécrétrices qui sont réparties dans toute l'épaisseur du limbe. Quand elles sont fraîches, ces feuilles sont recouvertes souvent par une exsudation pruineuse, blanche, qui est très apparente sur les plants vivants.

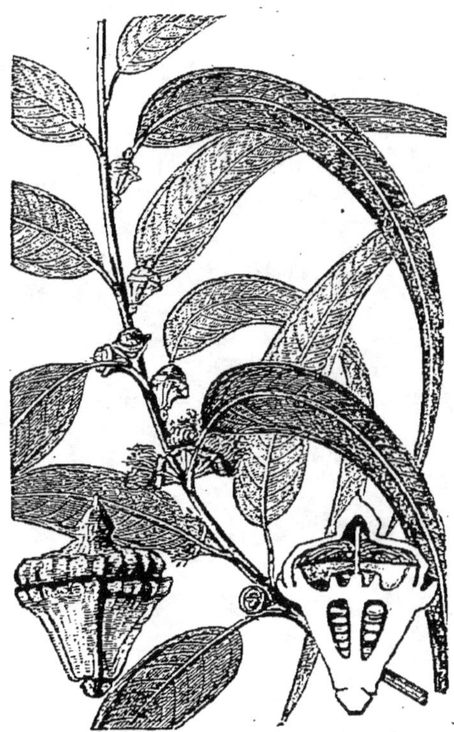

Fig. 158. — *Eucalyptus globulus*.
Rameau fleuri. Fleur entière et coupée verticalement.

Les feuilles des rameaux plus âgés sont alternes, longuement pétiolées, plus allongées et plus grêles ; elles mesurent en moyenne de 15 à 20 centimètres de longueur et 3 à 5 centimètres de largeur ; elles se terminent en pointe très aiguë et leur base oblique, elliptique ou arrondie, mais non échancrée, se compose de deux moitiés qui ne se raccordent nullement. La direction du limbe est courbe, ce qui lui donne souvent l'aspect d'une faux, et de ses deux moitiés inégales, la plus étroite est toujours à l'intérieur de la courbure. Le pétiole est assez long, aplati, fréquemment tordu sur lui-même. Ces feuilles sont coriaces, d'un vert jaunâtre sur les deux faces ; elles portent de nombreuses ponctuations produites par l'accumulation des glandes oléifères. Indépendamment de ces ponctuations, on observe fréquemment sur l'épiderme de ces feuilles des taches brunes, punctiformes, formant de petites verrues saillantes, subéreuses.

Les feuilles d'Eucalyptus possèdent une odeur forte et balsamique, qui s'exalte surtout quand on les froisse entre les doigts ; elles ont une saveur aromatique résineuse, un peu amère, chaude, à laquelle succède une sensation de fraîcheur prononcée et agréable.

Composition chimique. — Les feuilles d'*Eucalyptus globulus* contiennent de l'*huile essentielle*, des *acides tannique et gallique*, de l'*alcool cérylique*, de la *pyrocatéchine* et un acide cristallisable dans l'alcool.

L'huile essentielle qui constitue le principe de ces feuilles est

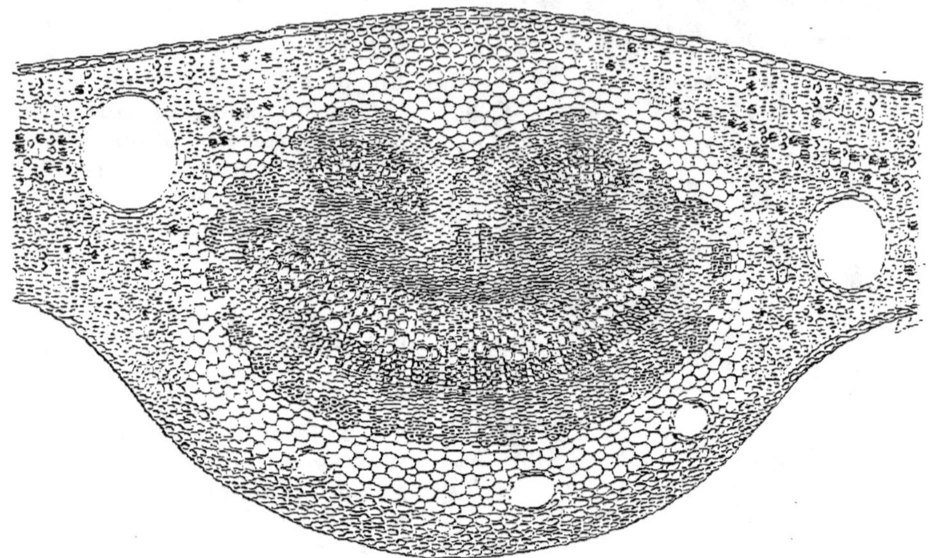

Fig. 159. — Feuille d'Eucalyptus.
Structure de la nervure médiane.

un liquide jaune clair, très fluide, et d'une saveur fraîche et aromatique ; quand elle est bien rectifiée, elle a une odeur agréable et fraîche de cinéol, mais l'essence brute excite souvent la toux et exhale une odeur désagréable, due à la présence d'aldéhydes valérique, butyrique et caproïque. Sa densité varie de 0,910 à 0,930; elle donne une solution limpide avec 3 parties d'alcool à 70°.

L'essence d'Eucalyptus est composée en grande partie d'*Eucalyptol* ou *Cinéol* et d'une faible proportion de *pinène*, de *camphène*, de *fénène*, d'*alcools éthylique* et *amylique*.

Sa valeur commerciale dépend de la quantité d'eucalyptol qu'elle renferme.

Usages. — Les feuilles d'Eucalyptus agissent à la fois par leur tanin et leur huile essentielle. Celle-ci partage les propriétés de l'essence de térébenthine et possède en plus des vertus antizymotiques et fébrifuges.

A l'extérieur, on utilise les feuilles d'Eucalyptus pour laver les plaies putrides, ou en injections contre la blennhorragie et la vaginite. A l'intérieur, on les emploie comme antispasmodiques dans l'hystérie, la dyspnée nerveuse, comme balsamiques dans les affections vénériennes et bronchiques et comme fébrifuge.

A l'extérieur, ces feuilles s'emploient en *infusion*, en *lotions* ou en *cigarettes ;* à l'intérieur, on les emploie en *poudre* à la dose de 4 à 16 grammes. Le plus souvent on emploie l'Eucalyptol en potions ou en capsules.

Les Eucalyptus sont très abondamment répandus dans l'Australie et principalement dans la province de Victoria et dans la Nouvelle-Galles du Sud. Il en existe un très grand nombre d'espèces qui sont exploitées soit pour l'extraction de leur huile essentielle, soit pour la qualité des sucs astringents ou *kinos* qu'elles fournissent.

La composition et l'odeur des essences d'Eucalyptus préparées en Australie diffèrent notablement avec leur origine. Si quelques-unes d'entre elles ont, comme celle d'*E. globulus*, une odeur franche de cinéol, il en est d'autres qui contiennent une proportion sensible de *citronellal*, qui leur communique une odeur de mélisse ou de citron très prononcée ; d'autres renferment du *citral*, d'autres ont une odeur de menthe très prononcée ou une odeur mixte de géranium, de cumin et de menthe. Ces essences n'ont qu'un intérêt secondaire pour nous qui ne consommons que les essences d'*E. globulus* distillées en Algérie ou dans le midi de la France.

Quant aux produits désignés sous le nom de *Kinos d'Australie*, ils sont principalement fournis par les *E. rostrata* SCHLECHT. *E. corymbosa* SM., *E. citriodora* HOOK., *E. resinifera* GM., *E. gigantea* HOOK., *E. viminalis* LABILL., et *E. leucoxylon* F. MULL.

Ces kinos sont parfois liquides, mais le plus souvent solides; les meilleures qualités se rapprochent beaucoup des kinos fournis par les *Pterocarpus ;* elles se présentent en larmes ou en masses d'un brun rougeâtre foncé, qui sont en lames minces transparentes, et d'un beau rouge grenat. Elles n'ont pas d'odeur marquée, possèdent une saveur astringente et colorent la salive en rouge.

On les trouve dans les troncs des arbres de toute taille, localisés dans des cavités aplaties du bois qui sont disposées en couches parallèles. Ils existent d'abord à l'état visqueux, puis ils s'épaississent et deviennent cassants. On peut les obtenir à l'état liquide en pratiquant des incisions sur la tige des Eucalyptus.

Ils sont plus ou moins solubles dans l'eau et l'alcool ; ils renferment de l'*acide kinotannique*, de la *catéchine* ou de la *pyrocatéchine*, et une *gomme* analogue à celle des acacias. Ils sont comme les kinos de l'Inde utilisés comme astringents.

ESSENCE DE CAJEPUT

L'Essence de Cajeput est obtenue par distillation des feuilles fraîches et des jeunes rameaux du *Melaleuca leucadendron* L. et d'une de ses variétés, le *M. minor* Smith, qui croissent en Indo-Chine, dans les îles de l'océan Indien, dans la partie septentrionale de l'Australie, le Queensland et la Nouvelle-Galles du Sud.

Cette essence qui est préparée d'une façon toute primitive, par les indigènes des îles Moluques, à Céram et à Bours, est l'objet d'un commerce très important dont l'entrepôt principal est à Macassar, dans les Celèbes. L'exportation de cette dernière ville s'est élevée en 1897 à 78 543 kilogrammes.

L'essence de Cajeput brute est un liquide vert ou vert-bleuâtre, dont la coloration est due à la présence du cuivre ; mais après rectification elle est incolore ou légèrement jaunâtre. Elle a l'odeur agréable du cinéol et une saveur aromatique un peu brûlante, suivie de fraîcheur. Sa densité est de 0,920 à 0,930 ; elle donne des solutions limpides avec 1 partie d'alcool à 80° et avec 3 à 5 parties d'alcool à 70°.

L'huile volatile de cajeput est composée principalement de *cinéol, de terpinéol solide ;* elle renferme en outre un peu de *pinène,* de *valéraldéhyde* et de *benzaldéhyde.*

La plus grande quantité de cette essence est consommée en Orient et dans les Indes Anglaises, où on l'utilise à l'intérieur comme stimulante, antispasmodique et diaphorétique, et à l'extérieur comme rubéfiante.

ÉCORCE DE GRENADIER

Origine. — L'Écorce de Grenadier est fournie par le *Punica Granatum L.*, qui croît naturellement dans les contrées chaudes de l'Europe, la Grèce, l'Italie, l'Espagne, la Provence, et surtout dans le nord de l'Afrique et la Perse.

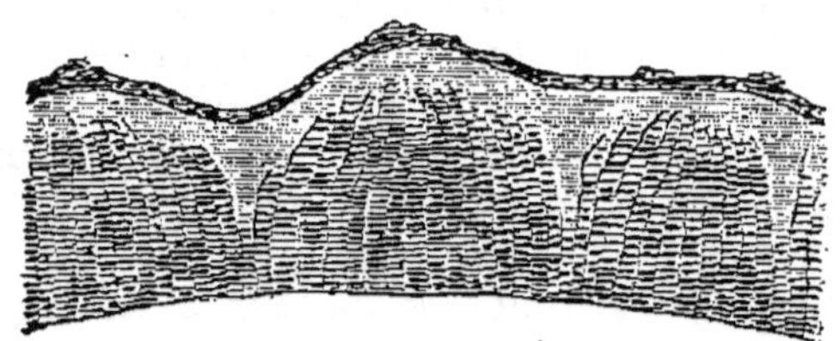

Fig. 160. — Écorce de racine de Grenadier. Coupe schématique.

Description. — Bien que l'écorce de racine soit considérée seule comme officinale par plusieurs pharmacopées, la drogue du commerce est constituée en majeure partie par les écorces de rameaux : ce qui d'ailleurs n'offre aucun inconvénient à cause de la proportion de principes actifs qui y est sensiblement la même.

Les écorces de rameaux se présentent en tuyaux plus ou moins réguliers ou en fragments cintrés, assez longs, et dont l'épaisseur varie de 0,50 à 3 millimètres. La surface extérieure varie très notablement, selon que les écorces proviennent de parties vigoureuses ou chétives du tronc, d'une grosse branche ou d'un rameau. Elle est recouverte par un suber *assez dur*, d'une teinte jaune verdâtre dans les écorces jeunes et gris verdâtre, gris jaunâtre ou brune dans les plus vieilles : ce suber, qui se détache facilement dans les minces écorces, est très adhérent dans les plus vieilles. Il est souvent garni de lenticelles rondes, qui dans les grosses écorces forment de longues stries assez saillantes ; il est parfois recouvert de petits lichens noirs, isolés, appartenant aux genres *Arthopyrenia* et *Anthonia*. La face interne est finement striée dans le sens longitudinal, d'une teinte jaune rarement homogène, plus souvent maculée de taches brunes mal délimitées. La cassure est nette, compacte. La section transversale, légèrement brune vers la périphérie, est d'un gris jaunâtre dans les couches internes ; celles-ci présentent aussi de fines stries concentriques et radiales, qu'on distingue plus nettement à la loupe et en humectant légèrement la section. L'odeur est à peu près nulle ; la saveur est astringente. Quand on les mâche, ces écorces croquent sous la dent et colorent la salive en jaune.

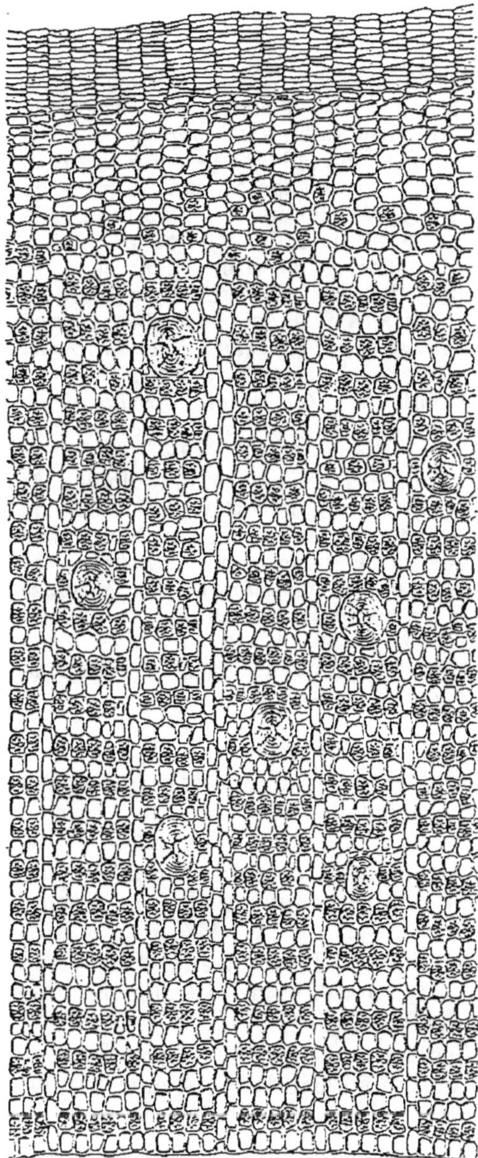

Fig. 161. — Ecorce de racine de Grenadier. Structure anatomique.

Les écorces de racines sont généralement en fragments *plus courts, plus minces, plus irréguliers*, fréquemment taillés en biseau et garnis sur leur face interne de lambeaux de bois qui y sont restés adhérents. Le suber est généralement mou et *fongueux* ;

en se détachant, il découvre le phelloderme qui, privé de chlorophylle, présente une teinte brun-jaunâtre. Il ne porte pas de vestiges de lichens et ne présente qu'un petit nombre de lenticelles ; il présente souvent des dépressions assez larges et assez profondes, en forme d'écailles.

Caractères anatomiques (fig. 161). — Le suber qui recouvre les écorces de la tige est formé de cellules dont la paroi interne est *épaissie notablement* et *ponctuée*. Vues de face, ces cellules sont polygonales et *ponctuées*. Les lenticelles qui sont très nombreuses sur ces écorces, sont formées de plusieurs couches de cellules aplaties séparées les unes des autres par le *Choriphelloïde*, qui est composé d'une multitude de cellules arrondies, munies de parois faiblement épaissies colorées en brun, ponctuées, et séparées par des méats plus ou moins larges. — Parenchyme cortical peu épais, contenant de l'amidon en petits grains simples. — Liber sillonné par d'étroits rayons médullaires, et *très nettement caractérisé par la forme, la disposition et le nombre des cristaux qui y sont contenus*. Ces cristaux sont *étoilés* ; ils sont extrêmement *abondants ; les cellules cristalligènes sont disposées très régulièrement en files parallèles, qui sont séparées l'une de l'autre par une ou deux rangées de cellules contenant de l'amidon*. Cette disposition conserve sa régularité dans les sections longitudinales de l'écorce. On remarque en outre dans le parenchyme cortical, mais surtout dans le liber des grosses écorces, de gros éléments scléreux, isolés, très irréguliers dans leurs formes, munis de parois généralement fort épaisses ; ces éléments scléreux sont des *fibres métamorphosées. On les retrouve constamment dans la poudre d'écorce de grenadier, ainsi que les cellules du Choriphelloïde.*

Toutes ces particularités anatomiques se retrouvent, avec une disposition à peu près identique, dans les écorces de racines.

Composition chimique. — Le principe actif de cette écorce a été isolé par Tanret (1878) qui en a retiré 4 alcaloïdes, qui sont : la *Pelletiérine*, l'*Isopelletiérine*, la *Pseudopelletiérine* et la *Methylpelletiérine*.

Deux de ces alcaloïdes sont seuls actifs ; ce sont la Pelletiérine et l'Isopelletiérine ; c'est leur mélange qui constitue la Pelletiérine du commerce.

La pelletiérine est un liquide altérable à l'air, assez soluble dans l'eau, soluble en toutes proportions dans l'alcool. Elle forme avec les différents acides des sels hygrométriques.

Une *solution sulfurique de pelletiérine, au contact d'un cristal de bichromate de potasse*, prend une couleur verte très intense et tout à fait caractéristique.

Dosage des alcaloïdes. — On traite 20 grammes d'écorce de grenadier par 100 centimètres cubes de chloroforme et 5 centimètres cubes d'ammoniaque. Après avoir agité de temps en temps pendant douze heures, on ajoute 20 centimètres cubes d'eau, pour rassembler la poudre. On décante alors 75 centimètres cubes de chloroforme correspondant à 15 centimètres cubes de poudre et on distille les 2/3 du chloroforme. Le résidu est introduit dans une boule à décantation et agité avec 10 centimètres cubes d'acide chlorhydrique décinormal. Au liquide acide recueilli, on ajoute 3 grammes d'hématoxyline à 1/100, et on titre l'excès d'acide avec la soude décinormale. 1 centimètre cube correspond à 0,01475 gramme d'alcaloïdes (Stœder).

La quantité d'alcaloïdes contenus dans des écorces de racines fraîchement récoltées varie entre 0,5 et 0,7 p. 100. L'écorce de la tige est un peu moins riche en alcaloïdes, mais la différence est peu sensible. Pour les écorces conservées en magasin quelque temps, la teneur en alcaloïdes s'abaisse entre 0,33 et 0,4 p. 100. La perte est surtout sensible avec l'écorce pulvérisée : elle peut s'élever à 0,19 p. 100 dans l'espace de deux mois.

Les *alcaloïdes actifs (Pelletiérine* et *Isopelletiérine) représentent d'une façon constante* 40 *à* 50 *p.* 100 *des alcaloïdes totaux.*

Localisation du principe actif. — La localisation des alcaloïdes dans cette écorce peut être mise en évidence au moyen du pyrochromate de potasse qui les colore en rouge, et de l'iodure double de bismuth et de potassium qui les colore en rouge brun. Au contact de ces réactifs on voit se colorer rapidement *les cellules amylacées de l'écorce primaire, des rayons médullaires et du parenchyme libérien,* à l'exclusion des cellules cristalligènes.

Usages. — L'Écorce de Grenadier est un excellent tænicide qui se prend en décoctions à la dose de 25 à 30 grammes, mais qui est malheureusement d'une ingestion très difficile. On préfère lui substituer la Pelletiérine que l'on doit administrer à l'état de *tannate mixte de Pelletiérine et d'Isopelletiérine* en poudre ou délayé dans un peu de liquide. La dose à administrer varie entre 20 et 40 centigrammes. C'est un médicament qui demande à être administré avec précaution.

Falsifications. — On substitue parfois à l'écorce de grenadier celles du *Buis* et de l'*Épine-vinette.*

L'*Écorce de Buis* est recouverte d'un *suber épais, gris blanchâtre, fongueux* et fendillé, peu adhérent aux couches sous-jacentes. Sa face interne est très lisse ; sa saveur est très amère. Au point de vue anatomique, elle se distingue de suite à la rareté, à la forme et à la disposition irrégulière de ses cristaux qui sont *prismatiques* et à l'absence de *fibres métamorphosées.*

L'*Écorce d'Épine-vinette* ne se distingue pas moins facilement à sa couleur jaune vif qui lui est communiquée par la Berbérine, dont on peut avoir la réaction caractéristique par l'eau chlorée.

LYTHRARIÉES

La petite famille des Lythrariées ne contient que deux plantes qui puissent nous intéresser :

La Salicaire (*Lythrum Salicaria* L.), qui croît communément sur le bord des rivières ou dans les endroits marécageux. Elle atteint 60 à 90 centimètres de hauteur; sa tige, dressée, quadrangulaire, ramifiée à sa partie supérieure, est garnie de feuilles opposées ou quelquefois ternées, sessiles, ovales-lancéolées, pubescentes en dessous. Les fleurs, hermaphrodites et d'une *belle couleur rouge*, sont disposées en cymes bipares à l'aisselle des feuilles ou des bractées et se réunissent en *longues grappes terminales*. Cette plante a été préconisée, dans ces dernières années, contre les inflammations chroniques des muqueuses gastriques, et en application contre les ulcères variqueux.

Le Henné (*Lawsonia inermis* L.), originaire d'Arabie, et qu'on cultive dans le nord et l'est de l'Afrique, en Perse et en Egypte.

Les feuilles, qui constituent la seule partie utile de cette plante, sont opposées, simples, entières; elles ont 2 à 3 centimètres de long et 1 centimètre de large; leurs bords sont entiers, révolutés. Ces feuilles ne se rencontrent guère qu'à l'état d'une poudre brun verdâtre uniforme, qui est employée, depuis un temps immémorial, en Égypte et en Arabie, dans le double but d'augmenter la beauté et d'assurer la santé. Les Arabes l'emploient comme tonique contre toutes les blessures.

Cette poudre se reconnaît aux crêtes saillantes qui existent sur le cuticule des nervures ; à l'abondance des cristaux étoilés d'oxalate de chaux, à la présence de nombreuses fibres lignifiées, et à l'orientation des faisceaux qui sont bicollatéraux.

ONAGRARIÉES

La famille des Onagrariées n'a d'autre intérêt pour nous que par la présence des *Epilobium*, dont deux espèces, l'*E. angustifolium* et l'*E. hirsutum* sont communément employées, en Russie, pour préparer les Thés de Kaporie, dont on a constaté parfois le mélange frauduleux avec les Thés de Chine.

La disposition toute différente de l'appareil stomatique, la forme des cellules épidermiques, la forme aiguillée et le groupement en forme de pinceau des cristaux, l'absence de cellules scléreuses, hérissées de tubercules coniques, la disposition bicollatérale des faisceaux libéro-ligneux, sont des caractères de premier ordre, pour constater cette substitution.

PAPAYACÉES

La petite famille des Papayacées que Baillon a rattachée à la famille des Bixacées, ne nous intéresse pas seulement par les vertus spéciales du Papayer, dont elle tire son nom, mais encore par la nature et la disposition de son appareil sécréteur.

Cet appareil, qui est localisé dans le bois, est représenté par des vaisseaux laticifères formés par la fusion d'un grand nombre des cellules du cambium et des rayons médullaires qui, s'anastomosant entre elles, produisent un réseau à mailles très inégales (fig. 162). Les cellules du cambium forment les troncs principaux qui suivent la direction des faisceaux vasculaires et qui sont reliés entre eux par des tubes de jonction produits par certaines cellules des rayons médullaires. Les troncs principaux sont assez larges et composés de plusieurs tubes dirigés parallèlement entre eux et réunis par copulation les uns aux autres sur un grand nombre de points latéraux ; les productions latérales qui relient les gros troncs les uns aux autres sont beaucoup plus étroites. *Ces vaisseaux laticifères, qui font partie du faisceau vasculaire et l'accompagnent dans toutes les parties de la plante, s'observent dans la couche génératrice entre les vaisseaux, au milieu du corps ligneux et à la périphérie de la moelle. Ils sont souvent appliqués contre les vaisseaux ou reliés à ceux-ci par de petites ramifications, et le latex qu'ils renferment se déverse dans les vaisseaux réticulés, rayés et ponctués.*

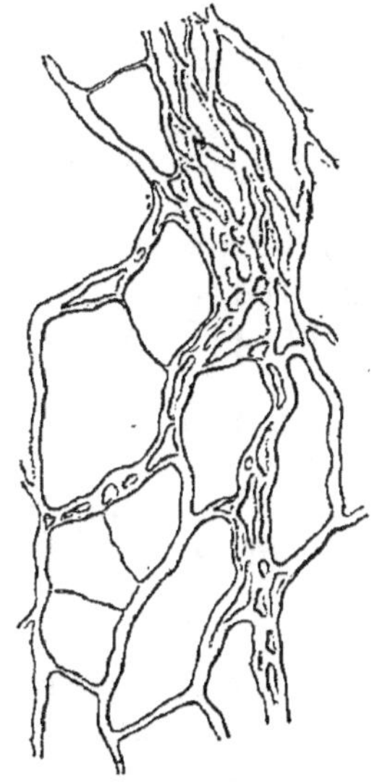

Fig. 162. — Vaisseau laticifère du fruit du Papayer.

M. Guignard (1894) a constaté que cet appareil sécréteur se trouve complété chez les Papayacées par l'existence de *cellules spéciales, nettement individualisées, dont les unes contiennent un ferment soluble possédant les propriétés de la myrosine, et les autres un glucoside analogue au myronate de potasse,* et dont la réaction réciproque produit une huile essentielle, quand on écrase un fragment de racine de Papayer. Ces principes qui n'ont rien de commun avec la *Carpaïne* et la *Papaïne* se retrouvent dans tous les organes végétaux du *Carica Papaya.*

PAPAYER

Le Papayer commun (*Carica Papaya* L.) est un arbre originaire des Moluques, qui s'est propagé dans l'Inde, aux Antilles et dans presque toute l'Amérique du Sud. Il a quelque ressemblance avec un palmier. Ses feuilles, grandes et analogues à celles du Figuier, sont divisées en 5, 7 ou 9 lobes sinueux. Le fruit, appelé *Papaye,* a la forme d'un petit potiron; il est ovoïde et marqué de 5 à 8 côtes; d'abord vert, il acquiert, en mûrissant, la couleur, l'odeur et la saveur de l'abricot. Il est creux et garni de graines nombreuses.

Ce qui nous intéresse dans cette plante, c'est le latex, qui est contenu dans tous ses organes. Il se retire par des incisions pratiquées dans le tronc et les fruits, qui peuvent en fournir 25 à 28 centimètres cubes en une heure. Ce suc est spontanément et rapidement coagulable et forme une masse blanche compacte, un caillot nageant dans une petite quantité de liquide.

Le principe actif de ce latex est la *Papaïne.* Pour l'obtenir, on traite par dix fois son volume d'alcool, la dissolution aqueuse du latex desséché. Le dépôt, repris par l'alcool concentré, est redissous dans l'eau, additionné de sous-acétate de plomb, qui précipite les matières albuminoïdes, sans précipiter la papaïne. On fait passer dans la liqueur filtrée un courant d'hydrogène sulfuré, qui la débarrasse du plomb : on la filtre de nouveau et on la mélange avec l'alcool, qui précipite la papaïne.

Séchée dans le vide, la papaïne est une susbtance amorphe, blanche, insipide et inodore ; elle se dissout entièrement dans l'eau.

Sa solution mousse par l'agitation et a une saveur faiblement astringente.

Elle possède la propriété de dissoudre de grandes quantités de fibrine et son action s'exerce en milieu neutre ou très légèrement alcalin ; mais elle est complètement annihilée en présence de 0,05 p. 100 d'acide chlorhydrique.

Le fruit du Papayer sert à préparer, au Brésil, un sirop très apprécié comme sédatif et expectorant. Dans tous les pays où croît cette plante, on utilise son latex comme anthelminthique ; mais son emploi ne serait pas toujours exempt d'inconvénients. Les graines sont aussi utilisées comme vermifuges.

En Europe, on utilise la papaïne comme digestive, à la dose de 10 à 40 centigrammes, sous forme de sirop, de vin, de dragées. On a proposé d'utiliser sa solution, dans le traitement du croup, pour dissoudre les fausses membranes.

CUCURBITACÉES

Plantes herbacées, souvent volubiles, couvertes de poils courts, très rudes, à vrillles solitaires. Feuilles alternes, sans stipules. Fleurs monoïques ou dioïques. Calice gamosépale, à cinq pièces imbriquées, soudées intimement avec la corolle pentamère, rotacée ou campanulée. Etamines au nombre de 3, dont 2 biloculaires, et l'autre uniloculaire, à anthères extrorses, linéaires, sinueuses. Ovaire infère à 3-5 carpelles, formant 6-10 loges et 3-5 placentas pseudo-pariétaux, à ovules nombreux, horizontaux, anatropes. Fruit charnu, ombiliqué au sommet. Graines nombreuses, aplaties, dont le spermoderme épais recouvre un embryon albuminé.

Fischer (1884) a constaté dans plusieurs plantes de la famille des Cucurbitacées l'existence de formations spéciales qu'il considère comme des tubes criblés, ayant cessé leur fonction spéciale et perdu leur caractère typique. Ces formations occupent principalement la *périphérie du liber, mais se rencontrent aussi dans le parenchyme cortical, le péricycle et le tissu fondamental*. M. Bræmer ne partage pas cette opinion ; il a établi que ces formations se rapprochent plutôt des laticifères du type *articulé*, et qu'elles sont le siège des principes actifs. Sur des coupes longitudinales, ces organes sécréteurs sont formés de tubes ou articles disposés en files rectilignes ou sinueuses, souvent ramifiées, qui se distinguent nettement des éléments voisins.

RACINE DE BRYONE

Origine. — La Racine de Bryone est fournie par le *Bryonia dioïca* Jacq., plante très répandue dans nos haies. Le *B. alba* L., qui croît dans les parties septentrionales et orientales de l'Europe, fournit aussi une partie de la Bryone des Pharmacies.

Description. — La racine de Bryone se présente en rouelles disciformes, provenant de racines fusiformes qui ont été coupées en tronçons horizontaux. Ces rouelles ont une largeur qui varie entre 2 et 6 centimètres et une épaisseur de 2 à 3 millimètres. La surface latérale est d'un gris jaunâtre, très rugueuse, marquée de sillons transversaux et de rides assez profondes ; elle est formée d'un suber qui se détache facilement et découvre le parenchyme cortical, qui est d'une teinte jaunâtre. Les faces horizontales (fig. 163), d'une couleur blanc jaunâtre, déprimées à leur centre, sont nettement caractérisées par la *présence de stries concentriques, rugueuses, saillantes, entrecoupées de stries radiales nombreuses et saillantes aussi ;* elles sont dures et très compactes. La zone corticale est très peu épaisse, relativement à la zone ligneuse. La cassure est courte, grenue, d'aspect farineux. Cette drogue est très sujette à être envahie par les vers, à cause de sa richesse en amidon; elle a une saveur très amère, âcre et désagréable.

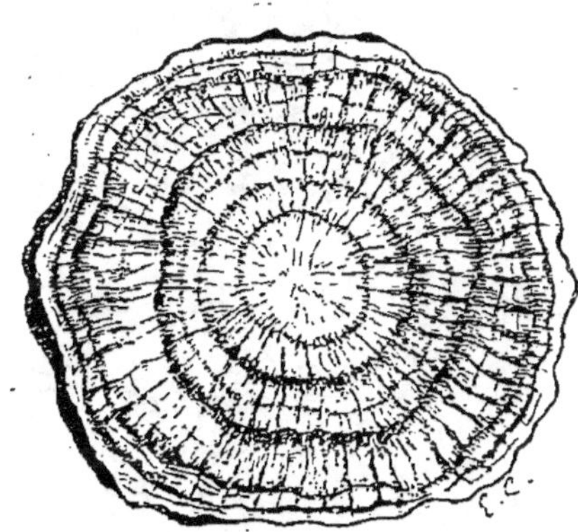

Fig. 163. — Racine de Bryone.
Section transversale.

Structure microscopique (fig. 164). — Le suber peu épais (*s*) recouvre un parenchyme cortical présentant des cellules scléreuses, munies de parois peu épaisses et réunies en petits groupes; le liber disposé en faisceaux cunéiformes bien distincts est formé de petites cellules renfermant des vaisseaux grillagés à section un peu plus large ; le bois est représenté par de nombreux faisceaux ligneux secondaires bicollatéraux, intercalés entre les faisceaux primaires qui sont plus petits : ces faisceaux sont disposés en files radiales, séparées par de larges bandes de parenchyme ligneux; ils sont formés de vaisseaux assez larges, entourés d'un massif plus ou moins épais de trachéides. Tous les tissus parenchymateux de cette racine sont remplis d'amidon, qui se présente en grains arrondis ou cyathiformes, parfois échancrés sur un de leurs bords; plusieurs d'entre eux provenant de dissociation de grains composés sont anguleux.

Immédiatement en dessous du suber, dans le parenchyme cortical et dans la partie extérieure du liber interne ou externe, on observe des petites cellules (*vl*) à contenu jaune, qui, sur une section transversale, ont un contour losangique ou anguleux. Sur une section longitudinale ces éléments se présentent comme des tubes allongés, cylindriques, souvent renflés à leurs deux pôles et superposés bout à bout, formant ainsi des files articulées, rectilignes, ou souvent ramifiées. *C'est dans ces idioplastes qu'est localisé le principe actif.*

Composition chimique. — La racine de Bryone renferme une grande quantité d'amidon, de la gomme, une huile, une résine (*Bryorésine*) et deux principes amers, la *Bryonine* et la *Bryonétine*. Ces deux derniers corps constituent les principes actifs de la drogue.

Usages. — La racine de Bryone est un purgatif drastique dont l'emploi n'est pas toujours inoffensif ; elle s'administre en infusion (4 à 5 grammes p. 1 000) ou en poudre, à la dose de 1 à 2 grammes ; on l'emploie aussi en teinture alcoolique dans l'atonie du tube digestif.

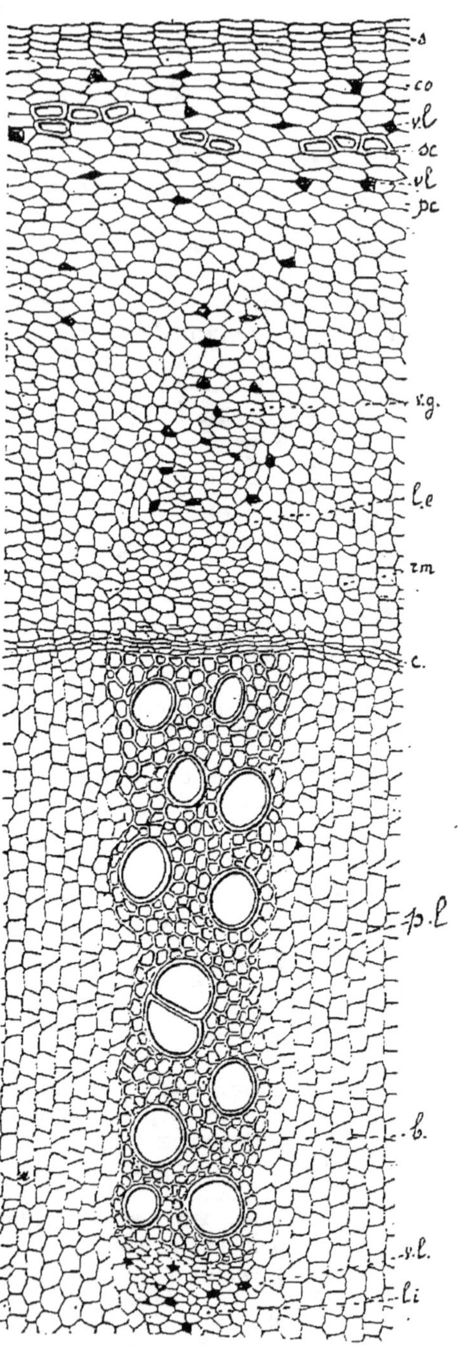

Fig. 164. — Racine de Bryone.
Section transversale.

SEMENCES DE COURGE

Les Semences de Courge ou de Citrouille sont fournies par les *Cucurbita Pepo* Duch. et *C. maxima* Duch., qui sont communément cultivées dans nos jardins potagers.

Lorsqu'elles sont entières, ces semences ont une teinte blanc sale ou jaunâtre ; elles sont ovales-oblongues, aplaties et mesurent 18 à 20 millimètres de longueur, 8 à 10 millimètres de largeur et 2 millimètres d'épaisseur; elles sont rétrécies à l'une de leurs extrémités, où l'on observe le hile et le micropyle. Les deux faces sont légèrement bombées, d'apparence par cheminée et lisse; elles sont recouvertes d'une pellicule mince qui se détache facilement et découvre un spermoderme assez dur et d'un blanc mat ; elles sont entourées par un bourrelet mesurant 1 à 2 millimètres de largeur. Souvent l'amande est séparée de son spermoderme épais et cartilagineux; elle constitue alors la *graine de courge mondée*. En cet état, elle est encore recouverte par un tégument très mince, d'un bleu verdâtre, assez adhérent, et composée de deux colytédons plan-convexes, blanchâtres, huileux, reliés à leur partie rétrécie par une radicule effilée. Cette graine a une saveur douce et huileuse.

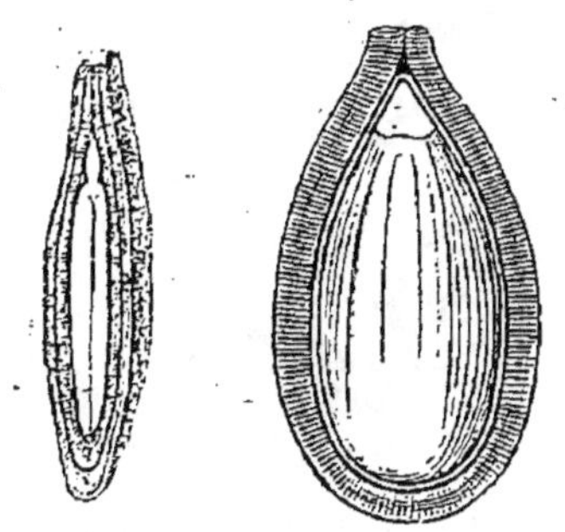

Fig. 165. — Semence de Courge.
Coupe longitudinale en deux sens opposés.

D'après Heckel, le principe actif de ces graines serait la *péporésine*, localisée dans la pellicule verdâtre des cotylédons. Outre ce principe, les graines renferment une grande proportion d'huile fixe et de l'aleurone.

Les semences de Courge sont communément employées comme vermifuges, sous forme de pulpe, ou sous forme d'émulsion, à la dose de 30 à 50 grammes.

COLOQUINTE

La Coloquinte est le fruit du *Citrullus Colocynthis* Schrad. (*Cucumis Colocynthis* L.), plante originaire du Levant, de la Barbarie, qu'on rencontre aussi dans toutes les parties arides et désertiques de l'Afrique et de l'Orient. Elle nous arrive ordinairement d'Espagne et des îles de la Grèce, à l'état sec et dépouillée de son épicarpe.

Sous cet état, elle a une forme arrondie, la grosseur d'une petite orange, une consistance spongieuse et légère et une couleur blanche, d'apparence satinée; sa surface, irrégulièrement tronquée, porte encore les traces du couteau employé pour la monder, et conserve de rares vestiges de l'épicarpe jaune. Elle est creusée à l'intérieur d'une cavité étroite, à trois branches rayonnantes, qui divisent le fruit en trois secteurs, réunis seulement par leur partie excentrique (fig. 166). Ce sont ces trois secteurs qui constituent la pulpe de coloquinte; chacun d'eux est formé de deux placentas hypertrophiés, sur lesquels sont attachées de nombreuses graines obovales, comprimées, à bords arrondis, mais non épaissis en bourrelets, à tégument lisse, d'un brun plus ou moins foncé. La pulpe de coloquinte est homogène, brillante comme la moelle de sureau ; elle a une saveur très amère qui ne se retrouve pas dans les graines.

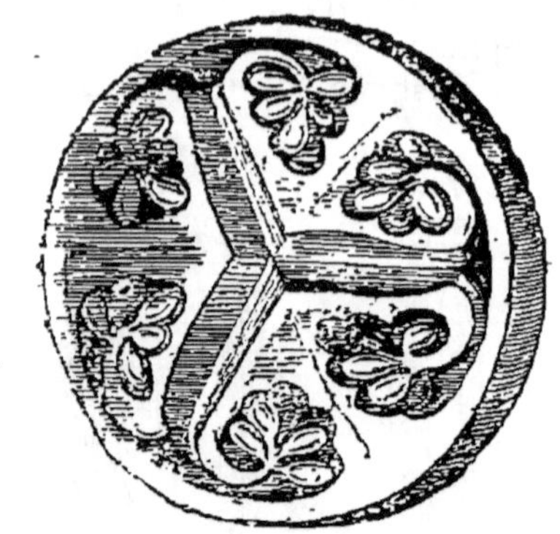

Fig. 166. — Fruit de Coloquinte. Section transversale.

La pulpe de Coloquinte renferme un glucoside appelé *Colocynthine*, de la *Colocyntitine* et de la *Citrulline*.

C'est un purgatif qu'il faut manier avec la plus grande prudence, car, à la dose de 6 à 10 grammes, il peut produire des accidents. On l'emploie sous forme d'extrait alcoolique, à la dose de 10 à 30 centigrammes, et sous forme de poudre, à la dose de 20 à 80 centigrammes; elle entre dans la préparation des *pilules de Coloquinte composées*.

Le suc du Concombre (*Cucumis sativus* L.) est utilisé en pharmacie pour préparer la fameuse *Pommade de concombres*.

Le suc desséché des fruits du Concombre sauvage (*Echallium Elaterium* A. Rich.) constitue l'*Elaterium officinal* ou *suc d'Elaterium* qui n'est plus guère employé qu'en Angleterre comme purgatif hydragogue.

Les Nhandirobes (*Fevillea*) sont des cucurbitacées américaines, dont les graines constituent des médicaments des plus populaires dans leur pays d'origine. On en distingue deux espèces principales :

Le *F. trilobata* L. (*F. Marcgravii* Guib.), qui croit dans l'Amérique du Sud. Les graines, qui y sont désignées sous les noms de *Fèves de Saint-Ignace,* sont aplaties et mesurent 5 à 6 centimètres de largeur sur 7 à 8 millimètres d'épaisseur dans leur partie centrale ; elles sont garnies sur leurs bords de crêtes assez saillantes qui leur donnent quelque ressemblance avec une roue dentée; elles sont recouvertes par un spermoderme brun rugueux, marqué de taches plus pâles et irrégulières et de petites cavités. On les emploie comme antirhumatismales.

Le *F. cordifolia* L., qui habite les Antilles, où ses graines désignées sous le nom de *Noix de serpent,* passent pour l'antidote certain des morsures de serpents venimeux et de l'empoisonnement par les fruits du Mancenillier.

Le *Luffa cylindrica* L. est une cucurbitacée qui croit en Arabie et en Égypte, où on utilise sa racine comme purgative et hydragogue. Le fruit renferme une grande quantité de mucilage qui pourrait être utilisé comme émollient, mais il se recommande par une particularité qui, peut-être, un jour, trouvera son application dans l'art chirurgical. Débarrassé de son épicarpe, coupé en deux parties et lavé jusqu'à ce qu'il soit complètement privé de son suc et de ses graines, ce fruit laisse un squelette de fibres ligneuses grossières assez rudes au toucher qu'on appelle *éponge végétale*. Au contact de l'eau froide ou chaude, cette trame fibreuse absorbe ce liquide, se ramollit et peut remplacer avantageusement l'éponge ordinaire, en ce sens qu'elle est *imputrescible*.

OMBELLIFÈRES

Plantes herbacées, parfois sous-frutescentes, très rarement arborescentes. Tige presque toujours sillonnée, à nœuds complets et bien marqués, pourvue d'une moelle volumineuse qui se déchire la plupart du temps. Feuilles rarement entières, souvent toutes radicales, en général divisées en un très grand nombre de segments et à pétioles engainants.. Fleurs hermaphrodites et régulières, ordinairement blanches, moins souvent jaunes, disposées en ombelle simple ou composée. — Calice à limbe très réduit, entier ou à peine denté, adhérent avec l'ovaire infère. Corolle composée de 5 pétales onguiculés, infléchis au sommet, 5 étamines. Ovaire à 2 loges, couronné par 2 styles libres et divergents, formant à leur base un renflement appelé *stylopode*. — Fruit sec, se divisant en deux méricarpes suspendus à un filet bipartite.

Dans l'étude des Ombellifères, nous grouperons et nous étudierons successivement les *feuilles*, les *racines*, les *fruits* et les *gommes-résines* fournis par cette famille à l'art de guérir.

I. — Feuilles d'Ombellifères

Épiderme formé de cellules sinueuses, *le plus souvent glabre*, *dépourvu de poils glanduleux*. — Stomates localisés généralement sur la face inférieure, entourés par trois cellules dont une est plus petite que les deux autres. — Mésophylle hétérogène, asymétrique, *dépourvu de glandes*. — Pas de cristaux sauf dans la *Sanicle*. — Collenchyme neural. — Appareil sécréteur représenté par un ou plusieurs canaux localisés dans le tissu fondamental.

CIGUËS

Pendant longtemps, on a désigné, en médecine, sous le nom de Ciguës, toutes les Ombellifères vénéneuses, dont on faisait des *Cicuta* dans les anciennes pharmacopées. Mais il n'y a aujourd'hui, chez nous, d'autre plante de ce genre que la *C. virosa*. La Grande Ciguë de nos pays est un *Conium*, la Petite Ciguë un *Æthusa*, et les principales Ciguës d'eau, autres que la *C. vireuse*, sont des *Œnanthe*.

La Ciguë officinale ou *Grande Ciguë* est fournie par le *Conium maculatum* L. (*Cicuta major* Lamk.), qui est très abondamment répandu en Europe, dans les décombres, les jardins mal tenus et au voisinage des habitations.

C'est une plante dicarpienne, haute de 1 à 2 mètres, à tige dressée, glabre, lisse, luisante ou glauque, fistuleuse, ramifiée supérieurement, *parsemée, dans sa partie inférieure surtout, de taches inégales, souvent arrondies, d'un pourpre vineux*. Ses feuilles alternes, ou les supérieures parfois subopposées, sont molles, glabres et luisantes ; les inférieures, pétiolées, très grandes et pouvant atteindre 20 centimètres de longueur sur autant de largeur,

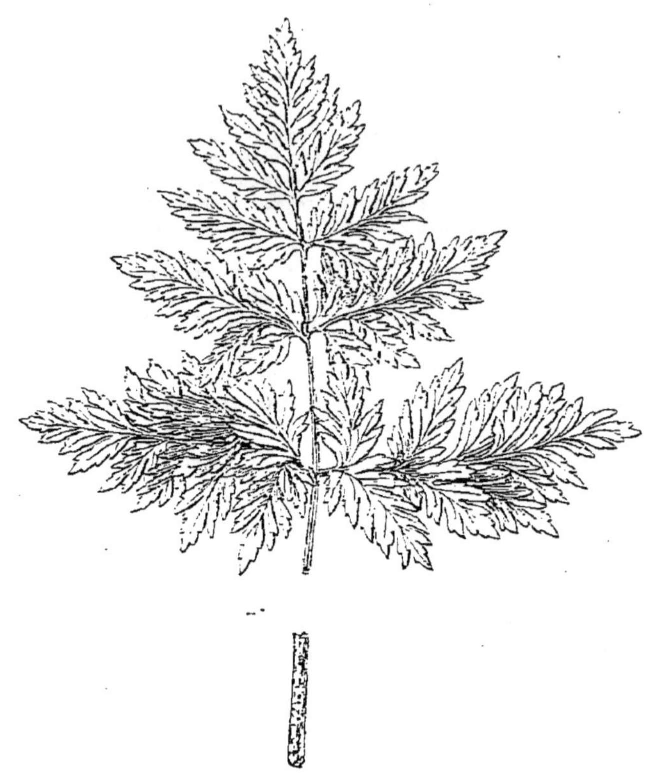

Fig. 167. — Feuille de Grande Ciguë.

ont un limbe à forme générale triangulaire (fig. 167), décomposé en segments ovales-oblongs, aigus, inégalement incisés-dentés. Les fleurs sont blanches et disposées en grandes ombelles composées, terminales, oppositifoliées ou axillaires, à 12-20 rayons, avec un involucre de 2 à 6 bractées courtes, triangulaires, rabattues, et un involucelle de 2 à 5 bractéoles. Le fruit est ovoïde, comprimé, à côtes ondulées et crénelées.

La Grande Ciguë doit être récoltée au moment de la floraison ; par la dessiccation, sa couleur s'altère rapidement et passe au *vert grisâtre*. Elle répand, quand on la froisse, une odeur vireuse et nauséeuse qu'on a comparée à celle de la souris.

Sa nervure médiane est *concave* en haut, convexe sur la face inférieure ; *elle ne contient qu'un canal sécréteur, placé au dos et tout contre l'arc libéro-ligneux*.

Elle contient de la *Cicutine* (de 0,02 à 0,05 p. 100), *qui a son siège principal dans les cellules épidermiques*, ainsi qu'on peut le constater en traitant des sections de feuilles par le sulfovanadate d'ammoniaque, qui donne à cette partie *une couleur brun verdâtre*, qui *passe successivement au vert, puis au bleu, puis au violet.*

Les feuilles de Grande Ciguë ont été préconisées contre les affections cancéreuses; elles servent à préparer une *poudre*, un *extrait*, une *teinture* et un *emplâtre*.

La Ciguë vireuse ou *Cicutaire aquatique* (*Cicuta virosa* K.), croît dans les endroits marécageux du nord et du centre de l'Europe, et dans l'Amérique du Nord. *Sa tige n'est pas tachetée. Ses feuilles sont 2-3 pinnatiséquées, à segments linéaires, lancéolées, rudes sur les bords*; elles sont molles et glabres, d'un vert sombre sur la face supérieure, et ont dans leur ensemble une forme ovoïde; elles possèdent une *odeur analogue à celle de l'Ache*, mais un peu plus piquante et nauséeuse; leur saveur se rapproche de celle du Persil. Le fruit est largement ovoïde, suborbiculaire, ou même *plus large que long*, garni de côtes primaires, *épaisses*, *obtuses* et blanchâtres. Les divers organes de cette plante renferment un suc jaunâtre, très vénéneux. Elle a été, dit-on, employée aux mêmes usages que la Grande Ciguë.

La Petite Ciguë ou *faux Persil* (*Æthusa Cynapium* L.) croît abondamment dans les terrains incultes et les décombres, dans toute l'Europe et l'Asie septentrionale. Sa tige est *verte ou teintée uniformément, en certains points, de pourpre foncé.* Les feuilles sont molles, d'un vert foncé, 2-3 pinnatiséquées, à segments découpés en lanières linéaires mucronées; les supérieures, à gaine bordée de blanc. Cette plante, qui a une *odeur vireuse et fétide*, serait, d'après Baillon, la plus vénéneuse des plantes confondues sous le nom de Ciguë; cette opinion ne concorde pas avec celle exprimée par Tanret, qui n'y a trouvé ni alcaloïde, ni glucoside, ni aucun autre corps possédant des propriétés toxiques. L'odeur est le seul caractère pratique à invoquer pour distinguer ces plantes, quand elles sont en fleurs seulement, du Persil et du Cerfeuil. Même dans l'obscurité, on ne pourra confondre le parfum aromatique du Cerfeuil ou du Persil avec la senteur fétide et nauséeuse de la Grande et de la Petite Ciguë.

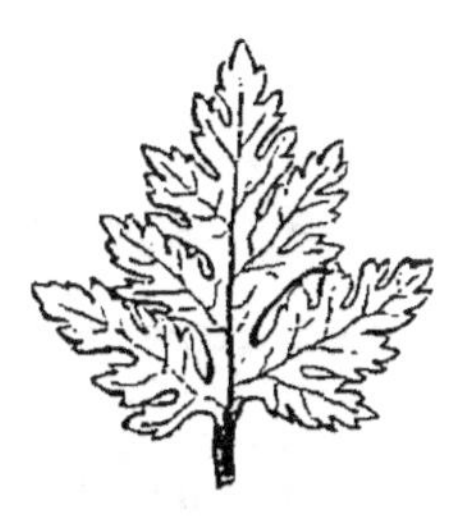

Fig. 168.
Feuille de Petite Ciguë.
Segment grossi.

Le Persil (*Carum Petroselinum* Benth. et Hook., — *Apium Petroselinum* L.), qu'on cultive dans tous nos jardins potagers, ne porte ni tache rouge ni macule sur sa tige. Ses feuilles radicales sont longuement pétiolées, d'un *vert foncé*, luisantes et fermes, généralement triangulaires, bipinnées, à *segments larges trilobés* et à lobes cunéiformes dentés. Il renferme un glucoside appelé *apiine*. On a prescrit son suc comme fébrifuge et pour combattre l'aménorrhée. On l'a parfois confondu avec les feuilles de l'*Œnanthe crocata* L., plante vénéneuse qui se reconnaît *à ses fleurs blanches légèrement rosées ; toutes les parties de cette plante renferment en outre un suc lactescent qui prend rapidement une teinte jaune.*

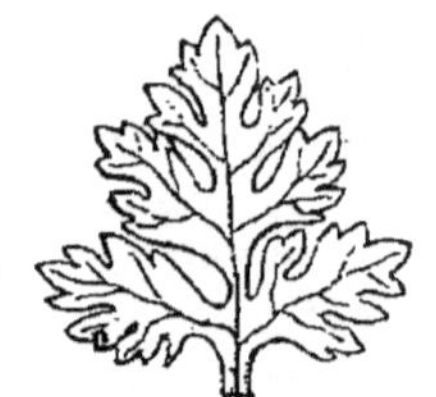
Fig. 169.
Feuille de Persil.
Segment grossi.

Le CERFEUIL de nos potagers est le *Chærophyllum Cerefolium* KRANTZ. Il a des feuilles deux ou trois fois ailées, molles, d'un vert tendre, qui exhalent un parfum aromatique et agréable. Il sert à aromatiser le bouillon aux herbes. Il faut éviter de le confondre avec le *C. sylvestre* L., plante suspecte et narcotique, si commune dans nos bois, où la plupart des animaux évitent d'y toucher.

La SANICLE (*Sanicula europæa* L.) est une plante qui croît dans la plus grande partie de l'Europe. Elle est caractérisée par sa tige *rougeâtre;* ses feuilles radicales sont *légèrement coriaces*, luisantes en dessus, *réniformes*, divisées en lobes cunéiformes à la base, trifides et incisées-dentées ; elles sont peu odorantes et ont une saveur amère, styptique. Vantée autrefois comme merveilleuse dans les contusions, elle n'est plus utilisée que pour la préparation du Thé suisse.

L'HYDROCOTYLE ASIATIQUE (*Hydrocotyle asiatica* L.), qui croît dans l'Asie tropicale, a des feuilles à limbe velu, arrondi, réniforme, crénelé. Elle figure dans la Pharmacopée anglo-indienne comme tonique, altérante et dépurative.

II. — RACINES D'OMBELLIFÈRES

La matière médicale utilisait autrefois passablement de ces racines, mais leur nombre tend de plus en plus à se restreindre.

Ces racines sont en général peu ligneuses, même dans leur partie centrale ; parfois elles offrent, dans le bois aussi bien que dans l'écorce, une consistance spongieuse due à la formation de vastes lacunes. Seule, la racine de *Fenouil* se distingue par la consistance et la structure de son bois. Elles ont toutes une odeur plus ou moins aromatique qui est très prononcée dans l'*Angélique* et le *Sumbul*.

Au point de vue anatomique, les racines officinales d'Ombellifères présentent les caractères suivants :

Le parenchyme cortical, *dépourvu de cellules scléreuses*, présente de nombreux *canaux sécréteurs, pluricellulaires, dépourvus de parois propres, arrondis sur une section transversale et qui, sur une section longitudinale, présentent la forme de longs tubes arrondis à leurs extrémités et tapissés par une rangée de cellules polygonales, colorées en brun.* Le liber secondaire, toujours *dépourvu de fibres mécaniques*, sauf dans le *Fenouil*, est divisé en faisceaux coniques, caractérisés par la présence de nombreux canaux sécréteurs, assez régulièrement disposés en couches concentriques et d'autant plus larges qu'ils sont plus rapprochés de la périphérie. Le bois secondaire est formé d'un parenchyme ligneux divisé en faisceaux coniques par de larges rayons médullaires partant du centre de la racine, qui est occupé par un groupe de vaisseaux représentant le bois primaire. Le parenchyme ligneux est sillonné d'un grand nombre de vaisseaux ; il ne contient pas de canaux sécréteurs. Cette structure se retrouve dans la plupart des racines officinales d'ombellifères ; il n'y a d'exception à faire que pour la racine de *Fenouil*, dont le bois est complètement lignifié, et pour les *grosses* racines de *Sumbul* dont la structure est devenue *anormale*. Il n'est pas question non plus ici de la racine de *Scorodosma fætidum* qui n'est pas utilisée en pharmacie, et qui est tout à fait anormale dans sa structure. Le seul rhizome employé, celui d'*Impératoire*, se distingue nettement par la présence d'une moelle contenant de gros canaux sécréteurs et par la structure ligneuse de son bois.

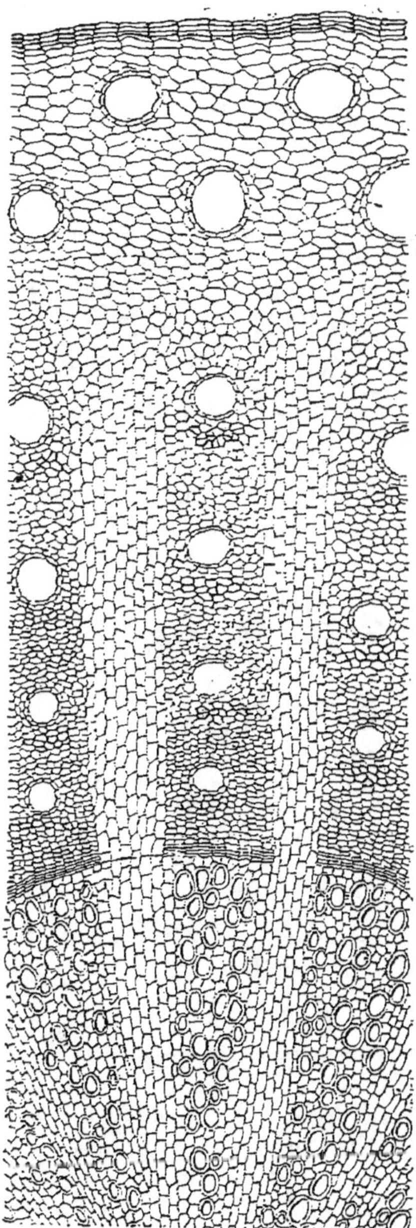

Fig. 170. — Racine d'Angélique.
Structure anatomique.

RACINE D'ANGÉLIQUE

Origine. — La Racine d'Angélique est fournie par l'*Archangelica officinalis* Hoff. (*Angelica Archangelica* L.), qui croît spontanément en Norvège, en Suisse, dans la Saxe, en Autriche, dans la Silésie, dans les Alpes, les Pyrénées. Cette plante est l'objet d'une culture spéciale dans les environs de Paris, de Niort et de Nantes, où l'on récolte spécialement les tiges destinées à être confites.

Description. — La racine, qui est ordinairement entière dans les droguiers et les pharmacies, est formée d'une *souche centrale de 5 à 6 centimètres de long sur 1 à 2 centimètres de large, couronnée à son sommet par la base des feuilles radicales, et marquée, près du collet, de stries annulaires* *très apparentes et assez rapprochées* (fig. 171). Cette souche, d'un brun terreux, *fortement plissée à sa surface*, donne naissance à de nombreuses ramifications latérales, de 1 à 3 millimètres de diamètre,

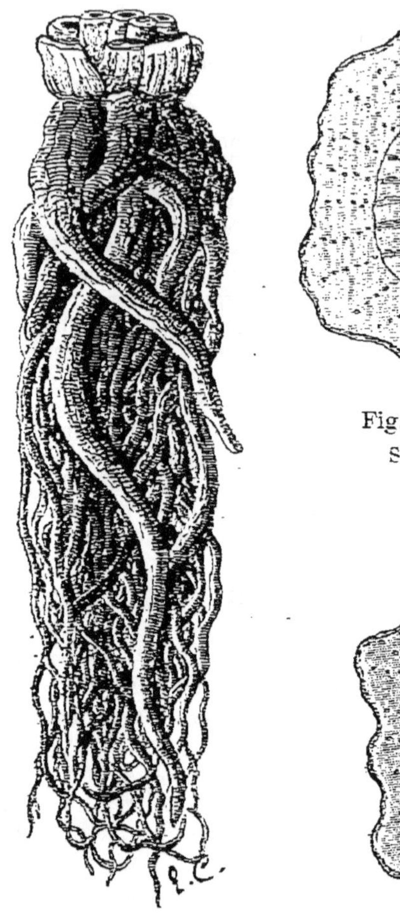

Fig. 171.
Racine d'Angélique.

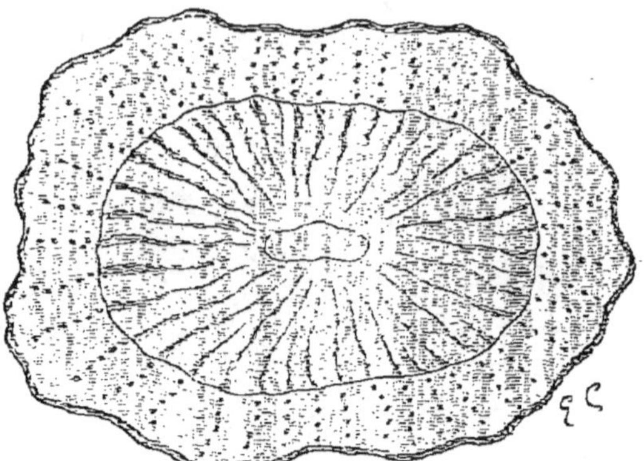

Fig. 172. — Racine d'Angélique.
Section transversale de la souche.

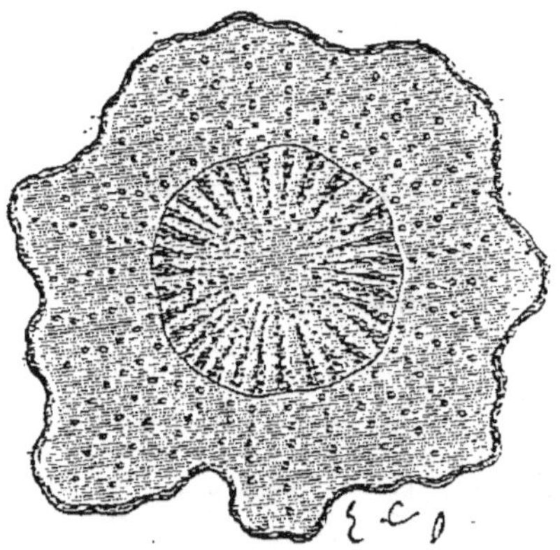

Fig. 173. — Racine d'Angélique.
Section transversale de la racine.

profondément ridées, plus ou moins longues, *et flexibles, souvent tressées ensemble et parfois repliées sur elles-mêmes*. La souche et les racines réunies peuvent atteindre 10 à 15 centimètres de longueur et 2 à 2 centimètres 1/2 de largeur.

La section transversale (fig. 172) présente un aspect un peu différent selon qu'on observe la souche ou les racines. La souche présente à son centre *une moelle bien apparente* qui est entourée par une zone ligneuse, épaisse, marquée de fines stries radiales ou légèrement sinueuses, assez espacées. L'écorce, un peu moins épaisse que le bois, est spongieuse, d'une teinte blanc sale, marquée de stries radiales plus ou moins droites et de *ponctuations brunes très apparentes*. Sur la section des racines (fig. 173) on n'observe pas de moelle; la zone ligneuse d'une teinte gris brun, d'aspect cireux, est peu développée, relativement à la zone corticale; les stries radiales qui la sillonnent sont plus apparentes, plus rapprochées, et cunéiformes. Ces stries se prolongent dans la région corticale, d'une façon toujours moins apparente, et sous la forme de ponctuations brunes assez nombreuses, qui se continuent jusque dans les couches les plus rapprochées du suber.

La racine d'Angélique a une odeur aromatique et musquée toute caractéristique et une saveur âcre et piquante. Celle qui est destinée aux usages de la pharmacie doit être récoltée après la première année de végétation et avant la chute des feuilles.

Structure microscopique (fig. 170). — La racine d'Angélique présente la structure typique des racines d'ombellifères : la souche principale ne diffère guère de la racine que par la présence d'une moelle centrale qui est peu développée et *dépourvue de canaux sécréteurs*.

Composition chimique. — La racine d'Angélique contient : *une huile essentielle* (0,35 à 1 p. 100), du tanin, du sucre, de l'*angélicine*, de l'*acide angélique*, de l'*acide valérianique*, de la *résorcine*, un principe amer et une faible proportion de gomme-résine.

L'huile essentielle qui en constitue un des principes les plus intéressants, quand elle est récente, est un liquide presque incolore, d'odeur balsamique agréable, qui au contact de l'air et de la lumière devient jaune, puis brune; elle a un arome poivré et très légèrement musqué, et une saveur aromatique. Sa densité varie entre 0,857 et 0,918.

Elle contient un terpène poivré appelé *Térébangèlène*, de l'*acide valérianique* et de l'*acide oxypentadécylique* et de l'*acide oxymyristique*.

Usages. — Cette racine est employée comme tonique, excitante et stomachique. Elle entre dans la préparation d'un grand nombre de liqueurs digestives. Dans la Suède, la Norvège et l'Islande, les parties vertes constituent un légume très estimé.

Substitutions. — Les herboristes substituent sans scrupule à cette racine celle de l'*A. sylvestris* L., ou *Angélique sauvage*, qui est bien moins aromatique, et caractérisée par son bois jaunâtre.

RACINE D'ACHE DES MARAIS

L'Ache des Marais (*Apium graveolens* L.) est une plante bisannuelle qui croît dans les marécages du midi et de l'ouest de la France.

La racine se présente dans les pharmacies en morceaux qui ont été souvent fendus longitudinalement. Elle est composée d'un pivot central mesurant 6 à 7 centimètres de longueur, 15 millimètres de largeur, émettant à son extrémité inférieure des racines de grosseur variable, tortueuses, souvent repliées sur elles-mêmes. Le pivot fréquemment tordu présente sur toute sa surface des impressions annulaires qui sont très rapprochées les unes des autres et très apparentes. Les racines présentent aussi quelques stries transversales et des rides longitudinales assez profondes. La surface extérieure de la drogue est d'une teinte gris brun. Le suber qui recouvre les racines est peu adhérent et se détache souvent par places. La section transversale offre une structure spongieuse : la zone corticale qui atteint et dépasse même parfois la moitié du rayon total présente dans la partie extérieure des lacunes visibles à l'œil nu et une teinte jaune fauve. A mesure qu'on se rapproche du cambium, le tissu de l'écorce devient plus dense et sa teinte plus foncée. Le bois, de couleur blanc jaunâtre, est strié radialement et présente de nombreuses perforations. Cette racine a une odeur assez aromatique et cependant elle ne donne pas d'huile essentielle à la distillation. Elle est employée comme diurétique et fait partie des *Cinq racines apéritives*.

RACINE DE PERSIL

Le PERSIL (*Apium petroselinum* L. — *Petroselinum sativum* HOFF.), outre ses feuilles et ses graines, fournit à la matière médicale ses racines qu'on récolte en automne et au printemps.

Les racines se présentent dans les Pharmacies en petits tronçons mesurant 1 à 2 centimètres de longueur et 5 à 10 millimètres de diamètre. Leur surface extérieure, de couleur jaunâtre, présente des sillons longitudinaux peu profonds et des protubérances annulaires plus ou moins saillantes. Parfois les racines ont été divisées longitudinalement, et sur les tronçons qui en résultent, la surface de section est légèrement bombée au niveau du cylindre central, tandis que les bords se sont enroulés et repliés en dedans, formant comme deux colonnettes latérales. La section transversale (fig. 174) présente : une écorce dont l'épaisseur atteint le tiers et parfois la moitié du rayon total, spongieuse, de couleur jaune, marbrée de brun, plus foncée et striée radialement dans le voisinage du cambium, et une zone ligneuse plus pâle, jaunâtre, sillonnée de larges stries radiales qui, partant du centre, vont en s'élargissant, se confondre avec l'écorce.

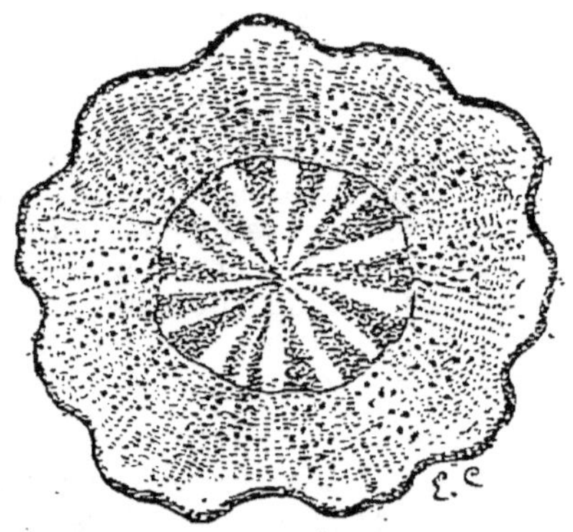

Fig. 174. — Racine de Persil.
Section transversale.

Cette racine a une odeur aromatique et une saveur qui rappelle celle de la carotte.

Au point de vue anatomique elle est caractérisée par l'exiguïté de ses canaux sécréteurs, qui sont plus petits et bien moins apparents que dans les autres racines d'ombellifères.

Elle est employée comme diurétique et entre à ce titre dans la préparation du *Sirop des cinq racines.*

RACINE DE FENOUIL

La Racine de Fenouil est fournie par le *Fœniculum dulce* D. C., qu'on cultive dans le midi de la France et en Italie.

Cette racine se présente dans les pharmacies en petits tronçons cylindriques mesurant 2 à 3 centimètres de longueur et 5 à 10 millimètres d'épaisseur. Quelques-uns, plus irréguliers et provenant de plus grosses racines qui ont été coupées longitudinalement et transversalement, sont plans d'un côté et convexes de l'autre, et présentent des cicatrices plus ou moins larges ou de courts vestiges de radicelles. La face extérieure est constituée par une écorce relativement peu épaisse, qui s'exfolie facilement et qui est recouverte d'un enduit grisâtre et pulvérulent; elle est marquée de stries longitudinales un peu sinueuses, plus rarement d'anneaux transversaux, rugueux et assez rapprochés. La cassure de cette racine est très fibreuse. Sur la section transversale (fig. 175) on distingue nettement: la zone corticale, marquée de stries radiales et de ponctuations localisées dans sa partie interne qui est d'une couleur brun jaunâtre; la zone ligneuse, blanche, très dure, très développée, striée radialement et entourant parfois une moelle peu épaisse et nacrée. L'odeur et la saveur de cette racine sèche sont à peu près nulles.

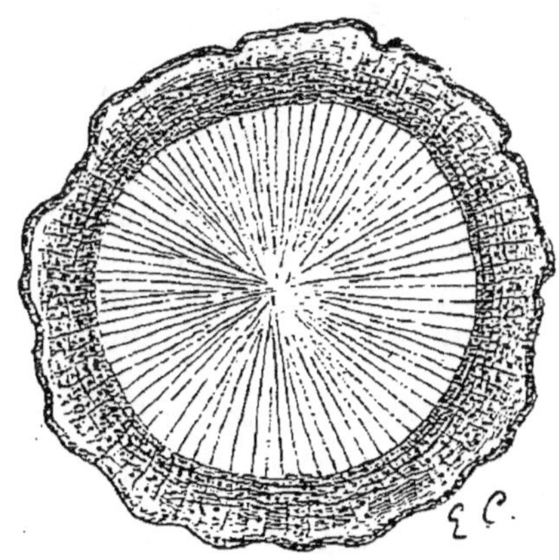

Fig. 175. — Racine de Fenouil. Section transversale.

Au point de vue anatomique cette racine se distingue nettement des racines précédentes par les particularités suivantes :

Le parenchyme cortical, peu riche en canaux sécréteurs, est nettement séparé du liber par l'endoderme; le liber renferme beaucoup de fibres lignifiées disposées en massifs assez épais, qui alternent parallèlement avec des bandes à peu près aussi larges d'un parenchyme renfermant des canaux sécréteurs; il est sillonné par des rayons médullaires bien apparents qui lui donnent une apparence quadrillée. Le bois complètement lignifié est traversé par des vaisseaux généralement groupés et sillonné par des rayons médullaires formés de deux à trois rangées de cellules à parois ponctuées.

La racine de Fenouil est employée comme diurétique et entre aussi dans la préparation du *sirop des cinq racines.*

RACINE DE THAPSIA

La Racine de Thapsia est fournie par le *Thapsia Gargarnica* L., qui croît spontanément dans la région méditerranéenne et surtout en Algérie où elle est très appréciée, sous le nom de *Bou-Néfa*, par les Arabes.

Cette racine se présente dans les collections sous des aspects assez différents : elle est tantôt munie, tantôt privée de sa couche ligneuse, en fragments très longs, garnis à leur partie supérieure d'un pinceau fibreux, ou en rouelles plus ou moins larges provenant de la section transversale des grosses racines. L'écorce qui constitue la partie active de la drogue est recouverte par un suber papyracé gris brunâtre, qui se détache par minces feuillets, et elle présente, en dessous du collet, de nombreuses stries annulaires. Les Arabes commencent la récolte du *Bou-Néfa* au mois de décembre, un mois après l'apparition des feuilles, et la continuent jusqu'en mars. Ils lavent les racines à l'eau courante et en détachent l'écorce au moyen d'une incision longitudinale. Cette opération doit être faite avec de grandes précautions. Les Kabyles, qui la font moins soigneusement que les Arabes, ont souvent, sur les bras et sur une partie du corps, des éruptions accompagnées de suppuration, qui leur donnent une forte fièvre.

La face interne de l'écorce est blanche, crayeuse, souvent maculée de taches d'un rouge brun et striée longitudinalement. La cassure est grenue, crayeuse, compacte.

Sur une section transversale de la racine, cette écorce a une épaisseur qui égale à peu près la moitié du rayon total, une couleur blanche ou jaune pâle, légèrement verdâtre; elle est marquée de stries concentriques, entre lesquelles on distingue à la loupe de fines ponctuations produites par la section des canaux sécréteurs, et présente dans sa partie interne de fines stries radiales. La zone ligneuse est dense, de couleur jaunâtre, finement striée dans le sens du rayon. Cette racine n'a pas d'odeur très marquée; elle a une saveur piquante et caustique.

La résine de Thapsia renferme de l'amidon, une *huile essentielle*, de la *gomme* et une *résine vésicante*.

La racine contient des *acides Isovalérianique*, *Caproïque*, *Caprylique* et *Angélique*, un acide bibasique, l'*acide Thapsique*, et une *substance neutre*, non vésicante.

L'écorce de racine de Thapsia est employée en Algérie, à l'intérieur, contre les maladies chroniques des poumons, et à l'extérieur, contre les rhumatismes, la goutte et la toux.

La résine de Thapsia constitue un excellent révulsif qui est très fréquemment employé sous forme d'emplâtre.

Le *T. villosa* L., connu sous le nom de *Faux Turbith*, est une espèce qui croît dans le midi de la France. On a proposé de substituer sa racine à celle de l'espèce *Garganica*, qui devient de plus en plus rare et qui cause un prurit très désagréable.

Parmi les autres racines d'ombellifères qui ont figuré dans notre pharmacopée, nous citerons :

La racine de BOUCAGE ou racine de SAXIFRAGE, fournie par le *Pimpinella magna* qu'on employait comme béchique et lithontriptique.

La racine de PANICAUT ou de CHARDON ROLAND, fournie par l'*Eryngium Campestre* DOD, qu'on utilisait comme diurétique.

La racine de MÉUM, fournie par le *Meum athamanticum* JACQ. qu'on récoltait en Suisse et qui était employée comme tonique et stimulante.

La racine de LIVÈCHE, fournie par le *Levisticum officinale* KOCH qu'on utilisait comme digestive et emménagogue.

La racine de SUMBUL, fournie par l'*Euryangium Sumbul* KAUFFM, qu'on récolte en Russie et dans l'est de la Sibérie. Elle est nettement caractérisée par son odeur musquée et sa structure anormale. En Angleterre et aux États-Unis, on l'utilise parfois comme aromatique, stimulante, balsamique, contre les crampes d'estomac, la dysménorrhée et le catarrhe pulmonaire.

RHIZOME D'IMPÉRATOIRE

Ce rhizome est fourni par l'*Imperatoria Ostruthium* L., qui croît dans les régions montagneuses de l'Auvergne et de la Savoie.

Il se présente en fragments coniques, légèrement aplatis, mesurant en moyenne 8 à 10 centimètres de longueur sur 12 à 15 millimètres d'épaisseur, et *couronnés à leur sommet par la base des tiges*. La surface extérieure, de couleur brun foncé, présente, vers l'extrémité supérieure, de nombreuses écailles foliacées, et dans le reste de son étendue, des stries annulaires et de nombreuses tubérosités qui représentent la base des stolons ou des racines adventives. Sur la section transversale (fig. 176) on distingue très nettement : une *écorce blanc jaunâtre ou un peu verdâtre, marquée de ponctuations très apparentes* et séparée, par une ligne peu apparente, de la zone ligneuse. Celle-ci est représentée par un certain nombre de *faisceaux cunéiformes, bien distincts*, s'enfonçant plus ou moins profondément dans une moelle très développée, *garnie de grosses*

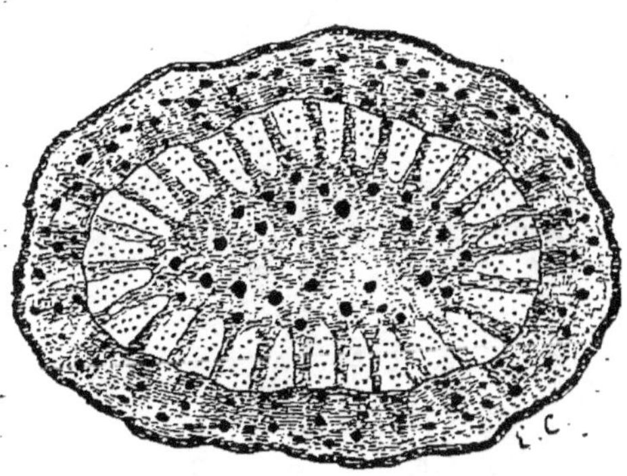

Fig. 176. — Rhizome d'Impératoire. Section transversale.

ponctuations qui correspondent à la section des canaux sécréteurs.

Cette drogue a une odeur aromatique qui rappelle celle de l'Angélique et une saveur aromatique âcre et piquante.

Au point de vue anatomique ce rhizome est caractérisé par *la présence de nombreux canaux sécréteurs dans le liber, dans la moelle, dans le parenchyme cortical.* Dans ces deux dernières zones, *ces canaux sont très larges.* Les faisceaux libéro-ligneux, très nettement séparés les uns des autres par de larges rayons médullaires, sont cunéiformes, composés de bandes étroites de parenchyme ligneux, alternant avec des massifs beaucoup plus développés d'un prosenchyme lignifié et sillonné par de nombreux vaisseaux groupés.

Ce rhizome renferme de l'huile essentielle (0,20 à 0,80 p. 100), de la *résine*, une substance amère cristallisable, l'*Impératorine*, douée d'une âcreté persistante.

A peu près abandonné chez nous, le rhizome d'Impératoire est communément employé en Allemagne comme excitant et carminatif.

III. — Fruits d'Ombellifères

Les fruits d'Ombellifères sont formés de deux *méricarpes* qui, d'abord intimement unis, se séparent très souvent l'un de l'autre ou restent, après

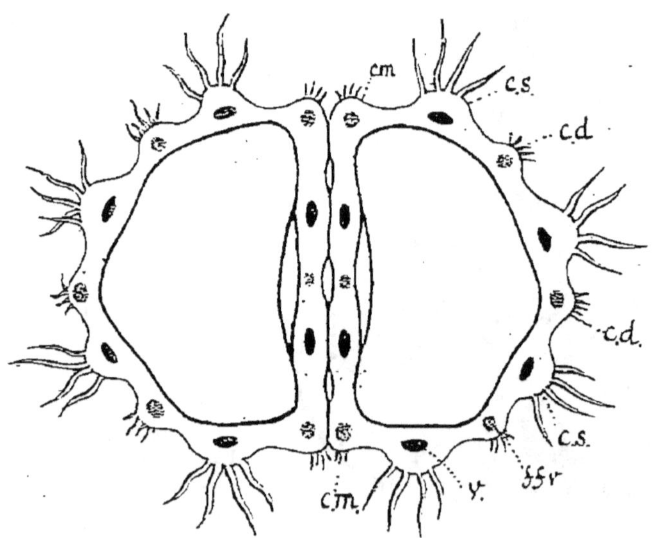

Fig. 177. — Fruit d'Ombellifère (*Cumin*).
Section transversale.

leur séparation, plus ou moins attachés au sommet de la *columelle*. Ils portent à leur sommet deux styles qui sont renflés à leur partie inférieure en stylopodes. Chaque méricarpe offre une face *dorsale* plus ou moins convexe et une *face commissurale* plane, concave ou ondulée. La face dorsale présente cinq côtes plus ou moins saillantes, appelées *côtes primaires.* De ces cinq côtes, deux sont généralement placées sur les bords du méricarpe; ce sont les *côtes marginales* (*cm*) (fig. 177); les autres, placées sur la partie convexe, sont appelées *côtes dorsales* (*cd*). Les côtes marginales sont généralement plus développées que les côtes dorsales et sont parfois allongées en ailes membraneuses. Toutes les côtes primaires sont sillonnées par un faisceau fibro-vasculaire (*ffv*) plus ou moins volumineux; elles sont séparées l'une de l'autre par des sillons appelés *vallécules* (*v*), au milieu desquelles peuvent apparaître d'autres côtes, que l'on appelle *côtes secondaires* (*cs*), qui ne contiennent pas de faisceaux fibro-vasculaires.

Dans le fond des vallécules on observe des lignes brunes correspondant à des canaux sécréteurs longitudinaux, appelés *bandelettes*, qui contiennent de l'oléo-résine et sont localisés dans le mésocarpe. La face commissurale présente aussi de ces bandelettes qui sont symétriquement placées de chaque côté du raphé. En dessous du péricarpe, on découvre la graine qui est constituée par un spermoderme peu épais, et par un albumen volumineux qui entoure un petit embryon.

Examiné au microscope, le fruit d'ombellifère présente en général la structure suivante :

L'*épicarpe* le plus souvent glabre, est parfois recouvert de poils très courts (*Anis*) ou très épais, pluricellulaires et plurisériés (*Cumin*); il est formé d'une rangée de cellules polygonales, recouvertes par une cuticule lisse ou striée et garni de stomates.

Le *mésocarpe* est formé d'un tissu de cellules, irrégulières dans leur forme, leur dimension et leur direction. Beaucoup de ces cellules sont très nettement caractérisées par les épaississements spiralés qui existent sur leurs parois (fig. 178); elles sont tantôt isolées, tantôt réunies en groupes assez volumineux (*Fenouil*) (fig. 178), tantôt en lames plus ou moins épaisses et continues. Ces cellules spiralées se groupent généralement autour des faisceaux fibro-vasculaires. Parfois le tissu du mésocarpe se lignifie dans une certaine étendue et forme autour du fruit une gaine à peu près continue (*Coriandre*), C'est dans le mésocarpe que sont localisés les *canaux sécréteurs* ou *bandelettes*. Ces canaux sont placés au-dessous des vallécules qui séparent les côtes. *Leur nombre est à peu près constant sur la face dorsale et s'élève à quatre; la face commissurale n'en présente généralement que deux, qui sont placés symétriquement de chaque côté du raphé.* Cette disposition est à peu près constante dans les fruits *officinaux* d'ombellifères; il n'y a d'exception à faire que pour les fruits d'*Anis* et d'*Angélique*, *où les canaux sécréteurs sont bien plus nombreux et très rapprochés*, pour les fruits de *Coriandre*, qui *à la maturité ne présentent plus que les deux canaux de la face commissurale*, et pour les fruits de *Grande Ciguë* qui, arrivés à maturité, *n'en contiennent plus du tout.*

Vus en section transversale ces canaux sont ronds, le plus souvent ovales, parfois coniques; ils sont toujours entourés par une rangée de cellules tabulaires, remplies d'une matière brune. Sur une section longitudinale ils sont très allongés et s'étendent de haut en bas du fruit; parfois cependant ils s'oblitèrent vers le sommet et la base et se terminent en pointe. Leur cavité longitudinale est *rarement continue, mais le plus souvent divisée par des cloisons transversales.* On distingue toujours très nettement, sur la coupe longitudinale de ces canaux, les cellules qui constituent leurs parois propres et qui sont polygonales et colorées.

Les bandelettes ne sont pas les seuls appareils sécréteurs du péricarpe; fréquemment, on observe des petits canaux sécréteurs au côté externe des faisceaux fibro-vasculaires qui traversent les côtes primaires. Ces petits canaux sont la continuation de ceux du pédoncule et de la tige.

L'endocarpe est formé d'une rangée de cellules qui se distinguent par

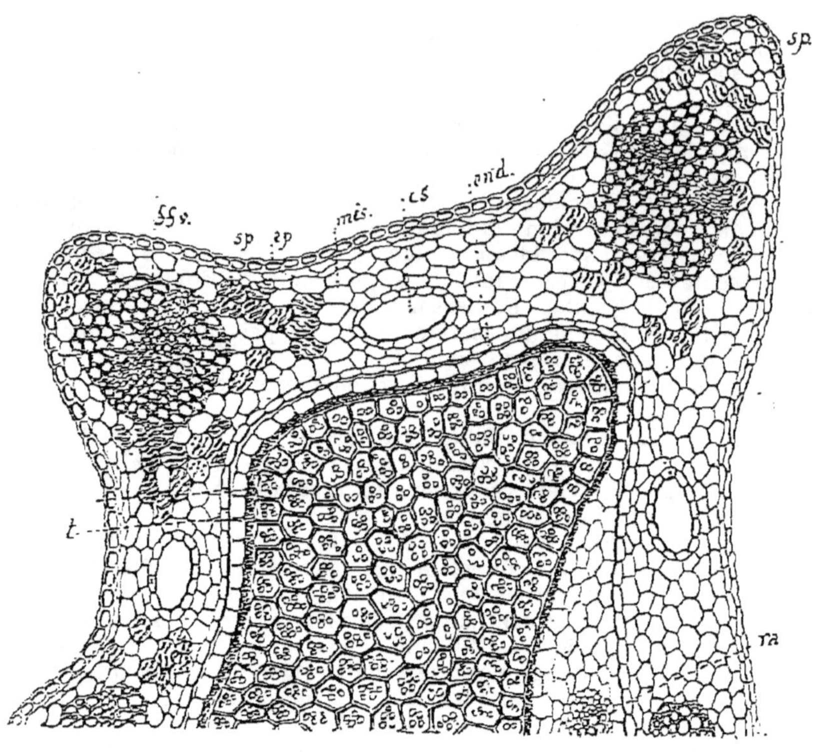

Fig. 178. — Fruit de Fenouil.

Structure microscopique.

cs, canal sécréteur. — *end*, endocarpe. — *ep*, épicarpe. — *ffv*, faisceau fibro-vasculaire. — *mès*, mésocarpe. — *sp*, cellules spiralées. — *t*, enveloppe de la graine. — *ra*, raphé.

la régularité qu'elles affectent dans leur direction et dans leur forme qui est généralement *allongée*.

Le spermoderme est le plus souvent constitué par deux couches de cellules intimement appliquées et dont l'une est plus ou moins colorée.

L'albumen très volumineux est constitué par un tissu de cellules munies de parois assez épaisses, renfermant de l'aleurone, de l'huile fixe qui sont accompagnées souvent de cristaux étoilés d'oxalate de chaux.

Nous noterons les particularités spéciales qui peuvent se présenter dans les fruits d'ombellifères à mesure que nous les décrirons.

FRUITS DE CUMIN

Les FRUITS DE CUMIN sont fournis par le *Cuminum Cyminum* L., plante annuelle originaire de la haute Egypte, qui est cultivée dans plusieurs parties de la région méditerranéenne, en Chine et aux États-Unis. Ses pays de production sont Malte, la Syrie, le Maroc et les Indes Orientales.

Les deux méricarpes qui restent réunis après la dessiccation forment un fruit de couleur jaune terne, allongé, fusiforme, un peu comprimé latéralement, atténué aux deux bouts, couronné par les 5 divisions du calice et par les deux styles recourbés en dehors. Sur chaque méricarpe, on distingue 5 côtes primaires et peu proéminentes, glabres ou plus souvent garnies de poils courts, et 5 côtes secondaires plus développées, plus saillantes et *couvertes de poils rudes ou aiguillons qui contribuent à donner au fruit l'aspect pubescent et hérissé qui le caractérise.* La section transversale (fig. 179), de forme presque orbiculaire, présente en dessous de chaque côte secondaire, un canal sécréteur très développé; chaque face commissurale présente deux de ces canaux placés symétriquement par rapport au carpophore. Ce fruit a une *odeur très forte et toute spéciale, rappelant celle de la punaise,* et une saveur aromatique très prononcée.

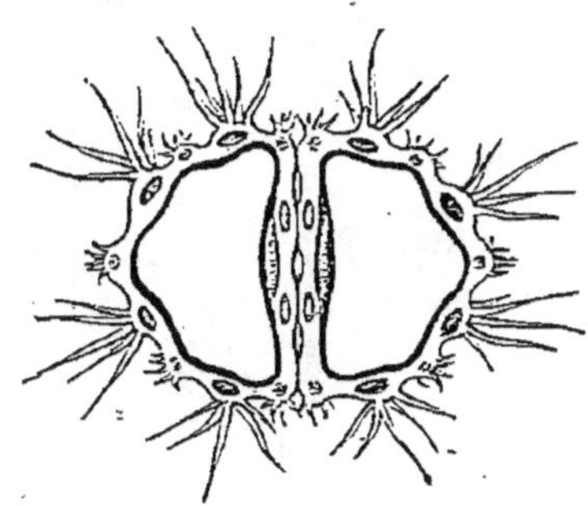

Fig. 179. — Fruit de Cumin. Section transversale.

Les fruits de Cumin renferment 13 p. 100 de *résine*, et 2,5 à 3,5 p. 100 d'*huile volatile*, de l'*huile fixe* et de l'*aleurone*.

L'huile essentielle d'abord incolore, jaunit avec le temps; elle a une odeur très forte et une densité de 0,91 à 0,93. L'élément principal de cette essence, celui auquel elle doit son arome et ses propriétés les plus saillantes, est le *Cuminol* ou *aldéhyde cuminique;* les éléments secondaires sont le *cymène* et un terpène.

Les fruits de Cumin sont employés comme carminatifs et pour la préparation de liqueurs digestives. En Allemagne et en Hollande ils entrent dans beaucoup d'aliments ; en Russie, ils servent à préparer le *Kummel.*

FRUITS DE CORIANDRE

Ces fruits sont fournis par le *Coriandrum sativum* L., qui croît à l'état de mauvaise herbe dans toutes les parties tempérées de l'Europe et de l'Asie, mais qui est cultivé spécialemant dans la Touraine, la Moravie, la Thuringe, la Russie, la Hollande et les Indes orientales.

Les FRUITS DE CORIANDRE (fig. 180) sont globuleux, lisses et verdâtres pendant la plus grande partie de leur développement : ils exhalent alors une odeur de punaise assez désagréable ; à la maturité, ils prennent une teinte brun clair, dégagent une odeur aromatique et présentent 10 côtes secondaires étroites, peu épaisses, mais assez proéminentes, et dans l'intervalle 10 côtes primaires, petites, plus ou moins flexueuses, et représentées souvent par une simple ondulation. Ils portent à leur sommet les dents réfléchies du calice et les deux branches du style filiforme. Une section transversale (fig. 181) pratiquée dans le fruit sec des pharmacies, est limitée extérieurement par une gaine scléreuse, très épaisse, légèrement ondulée, qui est partiellement recouverte par quelques vestiges des couches externes du péricarpe, et qui ne se prolonge pas sur les faces commissurales. La partie interne du péricarpe est peu développée sur la face externe ; elle ne présente de canaux sécréteurs que sur la face commissurale, où chaque méricarpe en contient deux symétriquement placés de chaque côté du raphé.

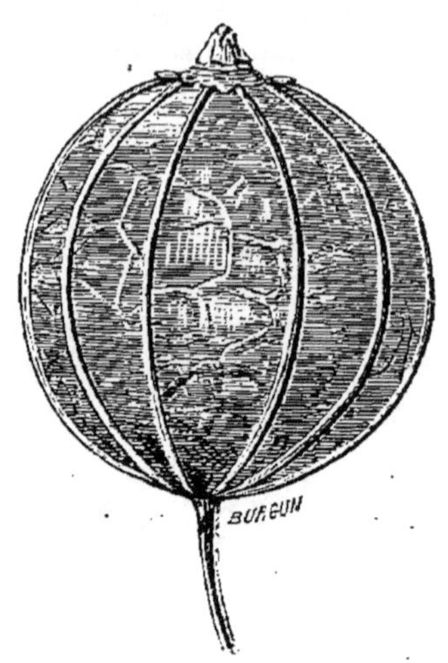

Fig. 180.
Fruit de Coriandre.
Fruit entier.

M. Perrot a étudié et décrit (*Bull. des Sc. pharmacol.*, nov. 1901, p. 385) les modifications que le fruit de Coriandre éprouve pendant son développement. Primitivement son appareil sécréteur est constitué : 1° par les deux canaux de la face commissurale ; 2° par 5 canaux caulinaires accompagnant les faisceaux vasculaires du carpelle ; 3° enfin par une série de poches sécrétrices parcourant le fruit longitudinalement et souvent coalescentes entre elles. Quand les fruits sont arrivés à maturité complète, la partie du péricarpe située en dehors de l'assise scléreuse est mortifiée et a à peu près complètement disparu, avec les poches sécrétrices qui y étaient localisées.

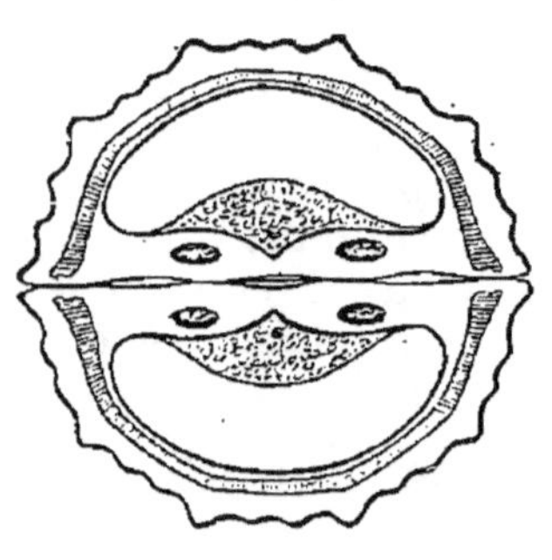

Fig. 181.
Fruit de Coriandre.
Section transversale.

Les fruits de Coriandre renferment 13 d'huile fixe et 0,80 à 1 p. 100 d'une huile essentielle constituée principalement par du *Coriandrol* ou *linalool droit*, accompagné de *pinène droit*. Le mélange de ces deux principes n'ayant pas d'odeur, le parfum de l'essence doit être attribué à un corps encore indéterminé.

On utilise ces fruits comme carminatifs et pour la préparation des liqueurs.

FRUITS D'ANGÉLIQUE

Le fruit d'Angélique (*Angelica Archangelica* L.), d'un blanc jaunâtre après la dessiccation, est oblong, formé de deux méricarpes elliptiques, *fortement comprimés par le dos* et munis chacun de 3 *côtes dorsales assez épaisses* et de 2 côtes marginales prolongées en ailes membraneuses. La section transversale de ce fruit a un contour ellipsoïde, rendu anguleux par les côtes ; *elle est surtout caractérisée par la présence d'un nombre très considérable de canaux sécréteurs localisés dans la partie interne du mésocarpe,* autour de la graine qui est creusée en forme de gouttière.

Ces fruits donnent de 1 à 1,2 p. 100 d'huile volatile à base de *phellandrène.* Ils sont employés surtout dans la préparation de liqueurs digestives.

FRUITS DE PHELLANDRIE

La Phellandrie ou Fenouil aquatique (*Œnanthe Phellandrium* Lamk.), croît dans les marécages de l'Europe, de l'Asie centrale et septentrionale ; elle est très commune dans les tourbières de la Picardie.

Les fruits sont oblongs, *luisants, glabres, de couleur brun-rougeâtre ;* ils sont atténués vers leur partie supérieure, couronnée

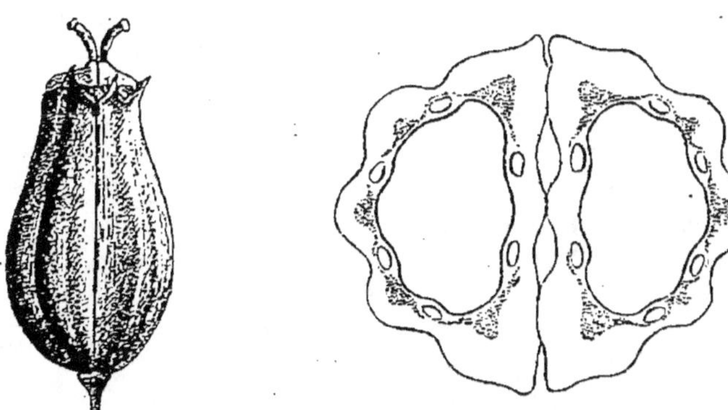

Fig. 182, 183. — Fruit de Phellandrie.
Aspect extérieur. Section transversale.

par les dents du calice qui sont petites, subulées, dressées ; ils ont 4 à 5 millimètres de longueur et 2,5 à 3 millimètres de largeur. Les méricarpes, en général adhérents l'un à l'autre, présentent chacun, sur leur face dorsale, des *côtes obtuses qui sont séparées par des vallécules assez étroites* (fig. 183). La section transversale est *orbiculaire ; les trois côtes dorsales sont arrondies, tandis que les deux côtes marginales sont triangulaires et plus développées.* Les canaux sécréteurs localisés dans le mésocarpe qui est *jaune* sont au nombre de 6, dont 4 sont placés dans les vallécules qui séparent les côtes et les 2 autres symétriquement placés de chaque côté du raphé. La graine est *noire*, de forme biconvexe. Ces fruits ont une saveur âcre et une odeur forte, aromatique, spéciale, désagréable, qui s'exalte par la pulvérisation.

Hétet a retiré de ces fruits un produit qu'il a appelé *Phellandrine*. C'est une substance oléagineuse, neutre, d'une odeur forte, nauséabonde, légèrement éthérée, que Frowfied considère comme de la *Conicine*. Outre ce principe, les fruits de Phellandrie renferment une huile essentielle contenant 80 p. 100 de *phellandrène*. Ces fruits ont été préconisés pour le traitement des affections catarrhales et pour diminuer la toux et l'expectoration des pthisiques. On les emploie en poudre, à la dose de 50 centigrammes à 1 gramme par jour. Cette forme est des plus défectueuses, car la Phellandrie est une plante active qui, perdant ses propriétés par la dessiccation, ne devrait être administrée que sous forme de teinture préparée avec les fruits non desséchés.

FRUITS DE CARVI

Le Carvi ou Cumin des Prés (*Carum Carvi* L.) est une plante bisannuelle qui croît dans les prairies et les terrains humides des régions tempérées de l'Europe. Les fruits sont principalement récoltés en Hollande, en Bavière, dans le Tyrol, la Prusse orientale, la Norvège et la France ; ils sont l'objet d'un commerce très important dans l'Allemagne, qui en 1896 en a importé 1 878 500 kilogrammes. La Hollande est le pays régulateur du marché du Carvi. Le rendement total de ce pays s'est élevé, en 1898, à 28 000 balles.

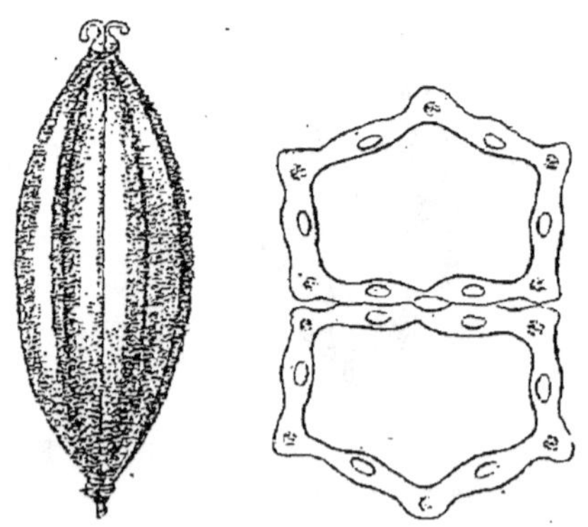

Fig. 184. — Fruit de Carvi.
Aspect extérieur. Section transversale.

Les fruits de Carvi (fig. 183) sont lisses, ovoïdes, comprimés latéralement, légèrement arqués, surmontés d'un stylopode conique et des deux branches réfléchies du style. Ils ont 5 millimètres de long et 1 millimètre de large ; leur aspect *est corné et translucide*. Les méricarpes, très souvent séparés l'un de l'autre, sont marqués de 5 côtes pâles, moins larges que les vallécules qui sont *d'un brun foncé et luisantes*. La section transversale (fig. 184) est à peu près pentagonale ; chaque méricarpe présente 6 canaux sécréteurs assez larges, triangulaires ; deux de ces canaux sont placés sur la face commissurale qui est plane et les autres sont placés dans les vallécules. On observe en outre au-dessus de chaque faisceau fibro-vasculaire un petit canal sécréteur caulinaire.

Les fruits de Carvi ont une odeur aromatique qui rappelle celle du Cumin et une saveur chaude, piquante, légèrement anisée.

Ils doivent leurs propriétés à une huile essentielle qui y existe en proportion variable entre 3,2 et 7 p. 100. Cette huile essentielle est composée de deux corps : l'un oxygéné, qui appelé d'abord *Carvol*, est plus généralement désigné sous le nom de *Carvone* qui exprime sa nature cétonique; c'est à lui que l'essence de Carvi doit son odeur ; l'autre corps constituant est un hydrocarbure appelé *Carvène*, qui est constitué par du *limonène droit*.

Le Carvi est employé en médecine comme stimulant et comme carminatif. Sa consommation comme condiment est extrêmement considérable dans l'Europe moyenne, où on le mélange au pain et aux mets les plus divers.

FRUITS D'ANETH

L'Aneth (*Anethum graveolens* L.) est une plante très commune dans le midi de l'Europe, l'Abyssinie, l'Egypte et la Perse. Les principaux pays producteurs de ses fruits sont la Roumanie, la Russie, l'Allemagne et les Indes Orientales.

Les fruits d'Aneth se présentent en méricarpes généralement séparés, brunâtres, mesurant 4 à 5 millimètres de long et 2 à 3 millimètres de large. Ces méricarpes sont ovales, *comprimés sur le dos*, lisses et arrondis aux deux extrémités ; ils présentent 3 côtes dorsales fines, carénées, aiguës, et 2 côtes marginales dilatées en aile mince jaunâtre. Les côtes sont d'une couleur plus claire que le reste du méricarpe. La section transversale (fig. 185) est elliptique, aplatie ; les méricarpes peu adhérents n'ont que quelques points de contact. Chacun de ces méricarpes présente 6 canaux sécréteurs, affectant la disposition la plus constante. Ces fruits ont une odeur forte rappelant celle du Cumin et une saveur très aromatique.

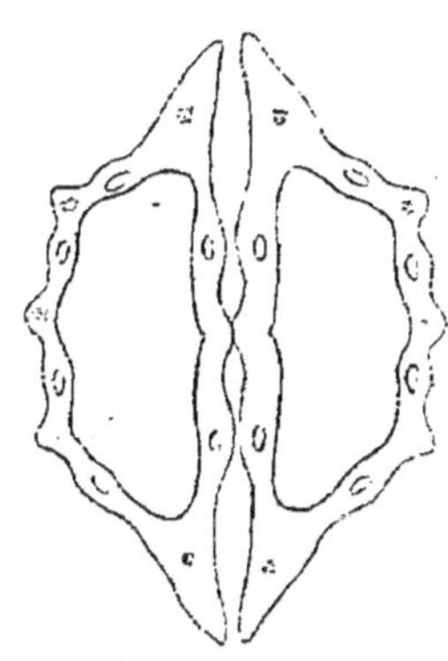

Fig. 185. — Fruit d'Aneth. Section transversale.

Ils renferment 4 à 5 p. 100 d'une huile essentielle, contenant du *carvone*, du *limonène droit* et un peu de *phellandrène*.

Ces fruits sont employés comme carminatifs, stimulants et aromatiques. Comme les fruits de Carvi, ils constituent après la distillation un aliment très apprécié pour la nourriture des bestiaux, en Allemagne.

FRUITS D'ANIS VERT

Origine. — L'Anis vert, Petit Anis ou Anis d'Europe (*Pimpinella Anisum* L.), est une plante herbacée annuelle, originaire de l'Afrique et de l'Asie Mineure, et qui est cultivée dans plusieurs parties de l'Europe. Les principaux pays producteurs d'Anis sont la Russie, le Levant, l'Espagne et la Bulgarie. Le produit total de la récolte d'anis en Russie, pour l'année 1899, peut être évalué à environ 300 wagons de 10 000 kilos.

Description. — Les fruits d'Anis vert sont ovoïdes ou pyriformes (fig. 186), élargis à la base, rétrécis au sommet, qui est couronné par un stylopode épais supportant deux styles réfléchis. Leur surface extérieure, de couleur vert-grisâtre, uniforme, est hérissée d'une multitude de poils courts et rudes. Les méricarpes généralement soudés, portent chacun 5 côtes filiformes, à peine saillantes et égales entre elles. La section transversale est orbiculaire (fig. 186) ; elle est caractérisée par la présence d'un nombre considérable de canaux sécréteurs qui sont disposés au nombre de 3 ou 4 dans chaque vallécule et tout autour de la graine qui est réniforme. Ces canaux sont irréguliers dans leurs dimensions. Les poils répartis sur toute la surface du fruit sont unicellulaires, coniques, tuberculeux. Ces fruits ont une saveur douce très aromatique et toute spéciale; leur saveur est chaude, aromatique et sucrée.

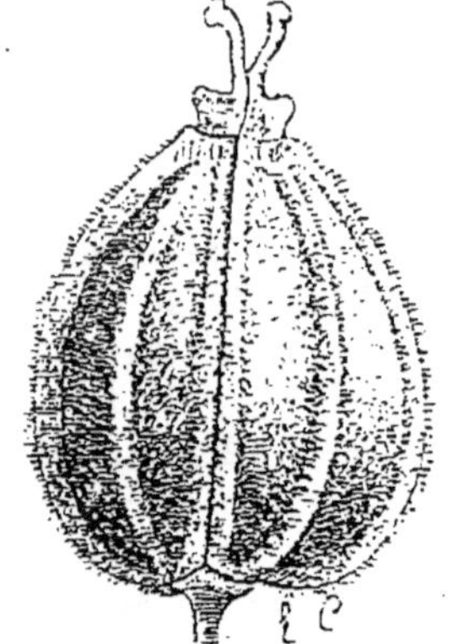

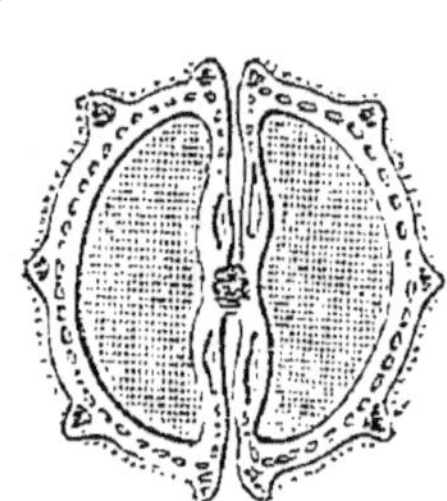

Fig. 186. — Fruit d'Anis vert.
Section transversale.

Composition chimique. — Les fruits d'Anis vert doivent leurs propriétés à l'huile essentielle qui y existe dans la proportion de 1,90 à 3,20 p. 100. Cette différence tient surtout aux impuretés contenues dans ces fruits dans la proportion de 30 p. 100.

L'Huile essentielle d'Anis vert constitue à la température ordinaire un liquide incolore, fortement réfringent, d'odeur sui generis, de saveur franche et très douce. Elle se solidifie, quand elle est exposée au froid, en une masse cristalline, très blanche, qui commence à fondre à 15° et qui, entre 19° et 20°, devient tout à fait liquide. Elle peut, dans certaines conditions, rester liquide bien au-dessous de son point de solidification, mais le moindre ébranlement, le contact d'un cristal d'anéthol ou d'une baguette de verre suffisent pour déterminer une cristallisation spontanée. Sa densité est de 0.980 à 0,990, à 15°; elle dévie à gauche le plan de polarisation. Il faut 1 1/2 à 5 volumes d'alcool à 90°, pour donner une solution complète. L'essence d'anis vert ne peut se distinguer de l'essence de badiane que par l'odeur et la saveur. Exposée pendant longtemps à l'air et à la lumière, l'essence d'anis concrète perd la faculté de se solidifier quand elle est redevenue liquide, par suite de la formation d'aldéhyde et d'acide anisiques.

L'essence d'Anis est composée principalement de deux corps isomères, l'*Anéthol* qui est solide à la température ordinaire, et le *métylchavicol* qui est liquide.

C'est à l'anéthol, qui forme les 80 à 90 centièmes de sa masse, que l'essence d'anis doit ses propriétés caractéristiques et sa valeur. Le méthylchavicol a aussi une odeur anisée, mais il est dépourvu de saveur douce. Outre ces principes, l'essence d'anis contient une petite quantité d'*acétaldéhyde*, *de produits sulfureux* et de *terpènes*.

Cette essence est communément falsifiée par l'addition *d'essences de térébenthine, de bois de cèdre, de copahu, de baume de Gurjun, d'alcool, de blanc de baleine, d'essence de fenouil, et d'huile fixe*. Toutes ces fraudes se reconnaissent par la détermination *des propriétés physiques* telles que le poids spécifique, le pouvoir rotatoire, la solubilité et le point de solidification. *Mais le meilleur critérium de la pureté de l'essence d'anis sera toujours son point de solidification, situé normalement entre* 15 et 19°, *mais qui, le plus souvent, atteint* 17°. Nous ajouterons aussi que *l'essence d'anis dextrogyre doit être rejetée dans tous les cas.*

Usages. — L'Anis vert est employé comme carminatif et comme condiment : il entre dans la préparation de l'*anisette* et des liqueurs dites d'*absinthe* et des élixirs dentrifices.

Epuisés par la distillation, puis séchés dans des appareils spéciaux, les fruits d'anis vert constituent, à cause de leur richesse en protéine et en corps gras, un fourrage substantiel pour les animaux.

Falsifications. — On prétend qu'en Russie et en Moravie, on fabrique uniquement, dans un but de falsification, des grains en terre qui, comme dimension et comme couleur, imitent parfaitement les fruits d'anis. Ces grains ne sont jamais vendus isolément, mais mélangés en proportion variable avec les fruits d'anis. Ces mélanges se reconnaissent facilement en mettant dans un verre à pied un échantillon du produit suspect avec du chloroforme ou une solution concentrée de sel marin ; les substances terreuses se déposent tandis que les fruits purs surnagent. La quantité de substances minérales étrangères peut être déterminée par l'incinération, en se basant sur cette donnée que les fruits d'anis ne laissent que de 7 à 10 p. 100 de cendres.

On a parfois substitué aux fruits d'anis vert, par mégarde probable ment, les fruits de la Grande Ciguë (*Conium maculatum* L.), qui ont sensiblement la même grosseur et une couleur gris verdâtre. Chaque méricarpe porte 5 côtes saillantes qui sont bien caractérisées par leurs crénelures et l'absence de poils. L'examen microscopique permet de contrôler cette substitution ; tandis que les fruits d'anis vert sont caractérisés par la présence d'une multitude de canaux sécréteurs, localisés autour de la graine, les fruits de Ciguë sont caractérisés par l'absence de ces canaux.

Récemment on a constaté, dans l'anis vert, la présence de fruits de Fenouil (*Fœniculum vulgare* GÆRTN.). Les dimensions plus longues de ces derniers, leur forme allongée, leur saveur âcre et fortement piquante et la disposition des canaux sécréteurs, réduits au nombre de 6, constituent des caractères certains pour constater cette substitution.

FRUITS DE FENOUIL

Description. — Les FRUITS DE FENOUIL des pharmacies sont fournis par deux formes du *Fœniculum capillaceum* GILIB. Les uns, communément employés en France sous le nom de FENOUIL DOUX, proviennent du *F. Dulce* D. C., qui est cultivé dans le midi de la France, près de Nîmes et en Italie. En Allemagne, on utilise surtout les fruits du FENOUIL VULGAIRE provenant du *F. vulgare* GÆRTN., qui est communément cultivé dans plusieurs régions de l'Europe centrale et notamment dans la Saxe, le Wurtemberg, la Franconie, la Moravie, la Galicie.

Les fruits de Fenouil offrent non seulement dans leur aspect, leur structure, leurs dimensions, leur couleur, mais encore dans leur composition, des différences assez notables, suivant le pays qui les a produits.

Description. — Le FENOUIL DOUX, appelé encore *Fenouil de Florence* (fig. 187), est oblong, *cylindrique* ou *linéaire*, parfois ovoïde, *droit ou légèrement arqué* et renflé à l'extrémité. Il varie notablement dans ses dimensions ; la plante qui le produit donne des fruits qui, d'année en année devenant plus petits, ne peuvent plus, au bout de 4 à 5 ans, être distingués des fruits de Fenouil sauvage ; il a 8 millimètres de long et 2 millimètres de large ; il est généralement pédonculé et couronné à son sommet par les 5 dents du calice et deux stylopodes. Les deux méricarpes ordinairement soudés sont *glabres ;* ils présentent 5 côtes saillantes obtusément carénées, dont les deux marginales sont un peu plus développées que les autres. Les vallécules qui séparent ces côtes sont assez étroites. Vu en masse, ce Fenouil a une coloration verdâtre pâle ; il a une odeur douce et suave, avec une saveur aromatique et en même temps sucrée.

Le FENOUIL VULGAIRE, appelé encore *Fenouil d'Allemagne, Fenouil de Saxe*, est *ovoïde-oblong*, un peu comprimé latéralement, légèrement surmonté d'un stylopode court et unique à la base ; il mesure de 4 à 25 millimètres de largeur ; il est glabre et a une teinte générale d'un brun foncé. Vu en masse, il offre une teinte *brun verdâtre* et possède une saveur fortement aromatique, légèrement sucrée, et exhale, quand on l'écrase, une odeur de fenouil très prononcée.

La section de ces fruits de Fenouil (fig. 188) est presque orbiculaire; nous avons vu plus haut (page 253) quelles sont les particularités qui la distinguent.

Composition chimique. — Les fruits de Fenouil renferment de 4 à 6 p. 100 d'*huile volatile*, 12 p. 100 d'*huile fixe*, de l'*aleurone* et un peu de *sucre*.

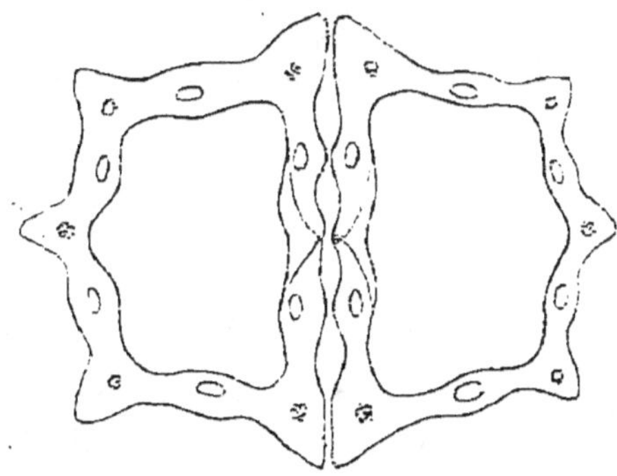

Fig. 187, 188. — Fruit de Fenouil.
Aspect extérieur. Section transversale.

L'huile essentielle qui constitue le principe le plus important des fruits de Fenouil varie notablement dans sa composition selon l'origine des produits.

L'essence de Fenouil vulgaire est constituée principalement par de l'*anéthol* (50 à 60 p. 100), qui lui donne son odeur caractéristique, et une cétone, désignée sous le nom de *Fénone*, qui lui donne sa saveur amère. Ces deux principes sont accompagnés de terpènes (*dipinène* et *dipentène*), d'*aldéhyde* et d'*acide anisique*.

L'essence de Fenouil doux *se distingue par sa richesse en anéthol et l'absence de la fénone.*

L'essence de Fenouil amer, qui croît à l'état sauvage dans le midi de la France, ne renferme que *des traces* d'anéthol.

Les terpènes les plus variés se rencontrent dans les diverses essences de fenouil : celle de Lützen, préparée avec le *F. vulgare*, contient du *pinène* et du *dipentène ;* celle de Fenouil amer renferme du *phellandrène ;* celle de Macédoine du *limonène*.

L'essence de Fenouil est soluble dans son volume d'alcool à 90° ; elle dévie à droite le plan de polarisation. Elle est employée souvent pour falsifier l'essence d'anis.

Usages. — Les fruits de Fenouil sont utilisés comme carminatifs.

Falsifications et substitutions. — On rencontre communément sur leur marché allemand des fruits de Fenouil. qui ont été exportés d'Asie centrale, après avoir été épuisés d'une partie de leur huile volatile par une distillation en présence de l'eau ou par une macération prolongée dans l'alcool. Les fruits ainsi épuisés ayant perdu une partie de leur couleur, on la leur rend au moyen d'un colorant artificiel (ocre jaune ou quercitron). La fraude peut être constatée en faisant tremper les fruits suspects dans de l'eau tiède qui dissout le colorant artificiel et qui reste incolore avec les fruits naturels. Le contact de la main un peu humide suffit aussi pour enlever la couleur des fruits épuisés et recolorés.

On substitue aussi communément aux fruits de Fenouil doux ceux du Fenouil amer ou sauvage qui croît en dehors de toute culture dans le midi de la France. Ces fruits ont de 4 à 5 millimètres de long et 1 millimètre environ de large : *ils ont des côtes peu proéminentes et sont, à la maturité, un peu écailleux au niveau des sillons et de la commissure; ils ont une saveur un peu amère.*

FRUITS DE PERSIL

Les Fruits du Persil (*Petroselinum sativum* Hoffm.) sont ovales, subdidymes, comprimés latéralement, *élargis à la base, amincis au sommet*, qui est couronné par les stylopodes et les deux styles réfléchis ; ils ont 2 à 3 millimètres de long ; leur largeur peut atteindre 2 millimètres dans un sens et moitié seulement dans le sens opposé. Les méricarpes ordinairement unis portent chacun 5 côtes filiformes égales dont la teinte claire se détache nettement sur le fond vert du fruit. La section transversale qui est pentagonale laisse voir 6 canaux sécréteurs affectant la disposition la plus fréquente dans les fruits d'ombellifères. Les fruits de Persil ont une odeur et une saveur spéciales et fortement aromatiques.

Les fruits de Persil renferment de 2 à 6 p. 100 d'une *huile volatile lévogyre*, d'une densité de 1,05 à 1,10 de l'huile fixe, de l'aleurone et un glucoside appelé *Apiine*.

Le principe essentiel de cette huile volatile est l'*Apiol*, dont la proportion est tellement grande dans l'essence allemande qu'elle est demi-solide à la température ordinaire, tandis que l'essence française en contient beaucoup moins.

L'apiol fond à 30° et bout à 294° à la pression ordinaire ; il contient un groupe allylique qui, par ébullition avec la potasse alcoolique, se transforme en groupe propénylique : le produit qui en résulte, l'*isoapiol*, fond à 55°-56° et bout à 304°. En présence de l'acide sulfurique, l'apiol prend une teinte bleue violacée. Outre l'apiol, l'essence de Persil contient du pinène.

Si, à une solution alcoolique étendue d'apiol, on ajoute d'abord de l'eau de chlore jusqu'à ce que le liquide se trouble, puis quelques gouttes d'ammoniaque, le mélange prend une magnifique coloration rouge-brique (Jorissen).

Les fruits de Persil sont employés comme carminatifs et diurétiques. A la dose de 30 à 40 centigrammes par jour, répétée pendant quatre à cinq jours, l'Apiol constitue un remède fréquemment employé pour régulariser la menstruation.

FRUITS DE GRANDE CIGUË

Description. — Les FRUITS DE GRANDE CIGUË (*Conium maculatum* L.) (fig. 189) sont ovoïdes, un peu comprimés latéralement, rétrécis au niveau de la commissure, atténués vers le sommet, qui est couronné par les stylopodes comprimés de haut en bas et par les styles légèrement infléchis. Leur surface extérieure offre une teinte gris verdâtre. Leurs méricarpes soudés présentent chacun

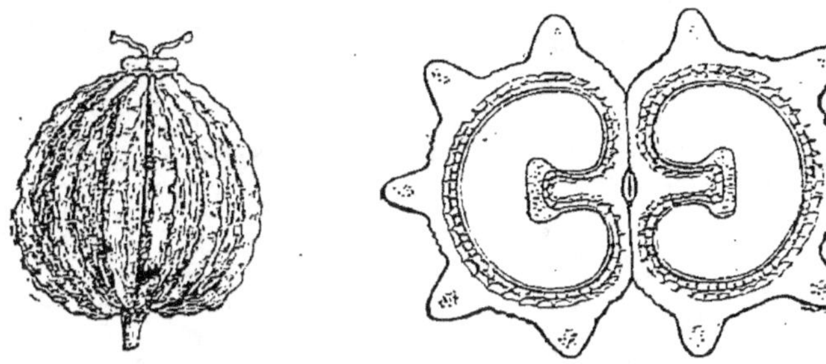

Fig. 189-190. — Fruit de la Grande Ciguë.
Aspect extérieur. Section transversale.

sur leur face dorsale 5 *côtes longitudinales, proéminentes, dont les bords portent des protubérances qui leur donnent un contour déchiqueté ou crénelé*. Les sillons glabres, mais *légèrement ridés dans le sens longitudinal, sont dépourvus de bandelettes*. La section transversale (fig. 190) est caractérisée *par la proéminence des côtes, l'aspect réniforme de la graine et l'absence des larges ponctuations, représentant les canaux sécréteurs, qu'on observe dans les autres fruits d'ombellifères*. Quand on les frotte entre les doigts, ces fruits *exhalent une odeur nauséeuse* qui, comme la plante entière, rappelle celle de la souris.

Structure microscopique (fig. 191). — Les particularités essentielles de ce fruit résident dans la structure de l'appareil sécréteur. Les canaux sécréteurs qui existaient primitivement dans le fruit jeune et vert, comme dans les autres fruits d'ombellifères, ont complètement disparu dans les fruits *mûrs* de la grande Ciguë. Le mésocarpe présente, dans ses couches les plus internes, deux assises de cellules tout à fait caractéristiques : la plus extérieure est formée d'une rangée de cellules allongées tangentiellement et munies de parois colorées et notablement épaissies sur leurs faces interne et latérales; l'assise interne représentant l'endocarpe est formée d'une rangée de cellules cubiques, allongées radialement, moins grandes que les cellules de l'assise extérieure et dont les parois colorées en brun, minces sur les faces latérales, sont renforcées notablement sur les faces interne et externe. *C'est dans ces cellules de l'endocarpe que se trouve principalement localisé le principe actif des fruits de Ciguë.*

Composition chimique. — Les fruits de ciguë renferment : une *huile essentielle* qui y existe en faible proportion ; 4 alcaloïdes qui sont : la *Conicine* ou *Cicutine*. la *Méthylonicine*, la *Conhydrine* et la *Pseudo-conhydrine*, puis un hydrocarbure appelé *conylène*. De tous ces principes, le plus intéressant est la *Conicine* ou *Cicutine*.

C'est un alcaloïde volatil, liquide, oléagineux, incolore, d'une odeur désagréable et pénétrante, de saveur âcre, bouillant à 169°.

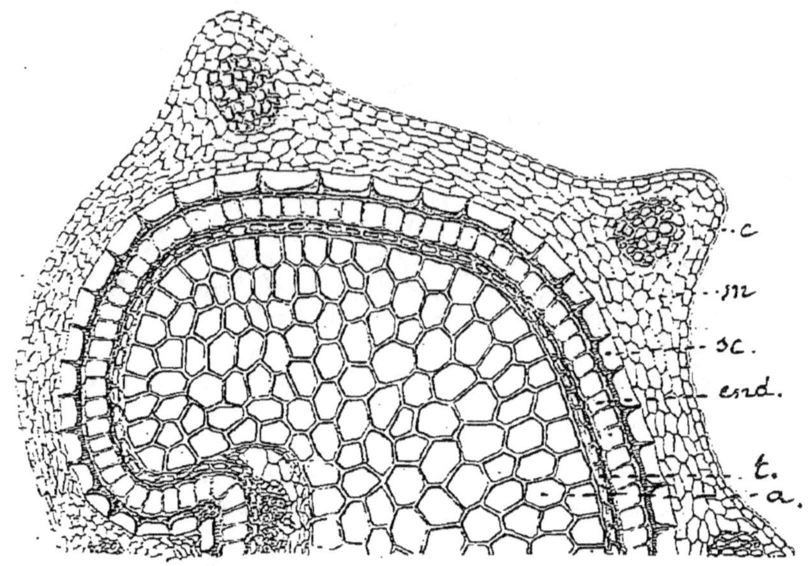

Fig. 191. — Fruit de Grande Ciguë.

Structure anatomique.

a, albumen. — *c*, épicarpe. — *end*, endocarpe. — *m*, mésocarpe. — *sc*, couche scléreuse. — *t*, tégument de la graine.

Elle répand à la température ordinaire des vapeurs qui, au contact d'une baguette imprégnée d'acide chlorhydrique, se condensent en fumées blanches et épaisses. Au contact de l'air, elle se résinifie et se colore en brun. Pure, elle ne donne aucune réaction colorée ; impure, elle donne avec l'acide chlorhydrique une belle coloration *bleu foncé*.

La Conicine peut exister dans les fruits de ciguë dans la proportion de 0,70 p. 100, tandis que les feuilles n'en renferment pas plus de 0,09 p. 100. Il est donc absolument nécessaire de spécifier, dans les prescriptions, quelle est la préparation de ciguë que l'on désire employer.

Usages. — La Ciguë a été préconisée dans le traitement de plusieurs maladies et notamment contre le cancer, la scrofule, les ulcères atoniques, les névralgies. On utilise les fruits sous forme d'*extrait alcoolique* (à la dose de 1 à 4 centigrammes). Souvent, on utilise à leur place le *bromhydrate de cicutine*, qui s'emploie sous forme de *solution* ou de *pilule*, à la dose de 1 à 10 centigrammes ou en injection hypodermique à la dose de 1 à 2 centigrammes.

Parmi les autres fruits d'ombellifères qu'on trouve dans les droguiers et qui ont été utilisés en pharmacie nous citerons :

Les fruits de DAUCUS DE CRÊTE (*Athamantha Cretensis L.*) qui se présentent généralement en petites ombellules et qui sont couverts de poils étalés ; on les employait comme diaphorétiques et stimulants.

Les fruits d'AJOWAN (*Carum Ajowan* BENTH et HOOK-*Ptychotis Ajowan D. C.*), plante cultivée dans les Indes, et qui croît aussi en Egypte, en Perse et dans l'Afghânistan. Ces fruits, qui sont d'un brun grisâtre, ressemblent à ceux du persil, mais ils s'en distinguent par leur surface rugueuse et leur odeur toute différente qui rappelle celle du Thym. Il sont fréquemment utilisés dans les Indes comme condiment. Tous ceux qui arrivent en Europe ne sont utilisés que pour l'extraction de leur huile essentielle, qui est une des principales sources de *Thymol*.

IV. — GOMMES RÉSINES D'OMBELLIFÈRES

La plus grande partie des plantes officinales de la famille des Ombellifères doivent leurs propriétés physiologiques à des huiles essentielles. Il y en a néanmoins quelques autres, dans lesquelles l'appareil sécréteur, tout en affectant la même localisation, sécrète des produits plus complexes, désignés sous le nom de *gommes-résines*. L'activité de cet appareil sécréteur est assez grande parfois dans ces espèces pour que le suc sécrété se répande à la surface des organes et s'y concrète en larmes plus ou moins grosses, ou exsude par la plus petite incision.

Ce groupe de substances comprend l'*Asa fœtida*, la *Gomme Ammoniaque*, le *Galbanum*, le *Sagapénum* et l'*Opopanax*, dont l'importance commerciale est toutefois bien différente.

Les plantes qui produisent ces oléorésines sont localisées dans une région assez limitée, qui comprend pour les unes, la région Aralo-Caspienne, pour les autres la Perse et la région de Cachemire.

Les gommes-résines sont formées par un mélange de gomme et de résine unies à une proportion plus ou moins considérable d'huile volatile, dont l'odeur, variable avec chacune d'elles, est toujours très marquée, et donne, avec leur couleur, qui est sensiblement constante, des caractères suffisants pour les distinguer facilement l'une de l'autre.

ASA FOETIDA

Origine. — L'ASA FŒTIDA est produit par plusieurs espèces d'Ombellifères se rattachant au genre *Ferula* et dont la plus importante, celle qui fournit la plus grande proportion de gomme-résine, a été parfaitement décrite par Kœmpfer sous le nom de *Ferula Asa fœtida Disgunensis*. C'est le *Scorodosma fœtidum* BUNGE (*F. Asa* *fœtida* L.) qui croit dans les terrains caillouteux situés entre le golfe Persique et la région Aralo-Caspienne, depuis le sud-ouest de la Perse jusque dans le Khoraçan. Parmi les autres plantes qui contribueraient à la production de cette gomme résine on a cité le *Narthex Asa fœtida* FALCONER et le *F. alliacea* BOISSIER ; mais le Dr Aitchinson qui a parcouru les régions où croît cette dernière plante, a pu s'assurer que les indigènes n'en retirent pas de gomme-résine, mais utilisent seulement ses feuilles et ses sommités fleuries en guise de légume.

Récolte. — L'asa fœtida s'obtient au moyen d'incisions pratiquées dans la racine de la plante[1]. Vers la mi-avril, au moment où ses feuilles commençant à pâlir vont bientôt se dessécher, les récolteurs découvrent le sommet de la racine avec un hoyau ; ils enlèvent les pétioles des feuilles, puis débarrassent le collet des fibres qui y sont attachées. La racine ainsi dénudée est entourée de terre, puis recouverte de feuilles d'herbe maintenues avec une pierre, pour la garantir des rayons solaires. Au bout de quarante jours, les ouvriers reviennent munis d'un couteau bien aiguisé pour inciser la racine, d'une spatule en fer pour enlever son suc, d'un vase et d'une corbeille où ils déposent et rassemblent la gomme-résine. Les racines, débarrassées de la terre qui les entourait, sont coupées transversalement à leur sommet ; deux jours après, on recueille le suc qui s'est écoulé de l'incision, puis on recouvre celle-ci avec de l'herbe pour la garantir du soleil. Après quarante-huit heures, on recueille le suc de nouveau : puis, après avoir écarté la terre, on enlève une mince tranche de la racine : cette opération est renouvelée une troisième fois. Le suc provenant de cette première récolte est assez fluide, peu estimé, fréquemment additionné de sable ou d'argile dans le but de lui donner une consistance solide. Les racines abandonnées pendant dix jours sont, au bout d'un certain temps, incisées à trois reprises ; le suc qu'on en retire alors est plus épais et bien plus apprécié. Après avoir recueilli le produit de la troisième incision, les ouvriers abandonnent une seconde fois les racines pendant trois jours seulement, puis ils les soumettent à un troisième traitement qui les prive à peu près complètement de leur gomme-résine.

La quantité de produit obtenue varie notablement avec la grosseur des racines. L'asa fœtida arrive actuellement de Perse en Europe ; soit par la mer Caspienne, d'Astrakan et de Nijni-Novgorod, soit par la voie de Bombay. Une petite quantité passe en Egypte par la mer Rouge.

Description. — L'Asa fœtida existe dans les drogueries sous deux formes distinctes : en *larmes* ou en *masses*.

L'ASA FOETIDA EN LARMES, qui est assez rare dans le commerce, se présente en larmes inégales, aplaties, arrondies ou ovales, et en grains irréguliers dont la grosseur varie depuis celle d'un pois jusqu'à celle d'une noix. *Extérieurement, il est jaunâtre ou rouge brun : il offre une cassure conchoïdale blanchâtre, translucide, brillante*

[1] Cette racine, restée inconnue pendant si longtemps, présente une structure tout à fait anormale qui a été étudiée et décrite simultanément par M. Hérail (*Traité de Pharmacol*, p. 785) et par M. Goris (*Journ. de Ph. et de Ch.*, 1901, t. XIII, p. 549).

en certains points, et qui, au bout de quelques heures, prend une *teinte rose pourpre*. Soumises à l'action de la chaleur, ces larmes se ramollissent, mais en se refroidissant, elles deviennent cassantes et se laissent facilement pulvériser.

L'ASA FOETIDA EN MASSES, qui se rencontre le plus habituellement dans le commerce, se présente en masses aussi irrégulières dans leur forme que dans leur dimension, *constituées par des larmes opaques, blanches ou jaunâtres, qui sont incrustées dans une substance brun rougeâtre*, d'une consistance plus ou moins solide. Il est mélangé de débris de tiges, de semences et de sable. Quand on brise un de ces blocs, la cassure prend au bout de quelque temps une teinte rouge caractéristique.

Indépendamment de ces deux sortes, on trouve dans le commerce de la droguerie une autre variété d'Asa fœtida désignée sous le nom d'*asa fœtida en sortes* ou *pierreux*. C'est une drogue très impure, d'un gris rougeâtre, qui offre à l'extérieur à peu près la même teinte qu'à l'intérieur et qui ne change pas sensiblement de couleur quand on l'expose à l'air. Ce produit assez lourd est formé de quelques larmes réunies par de la gomme-résine molle et contient beaucoup de graviers ; il fait effervescence avec les acides.

L'Asa fœtida a une odeur alliacée persistante, assez désagréable, qui l'a fait désigner sous le nom de *stercus diaboli ;* sa saveur est amère, âcre et alliacée.

Composition chimique. — Cette gomme-résine renferme 62 p. 100 de *résine*, 25 p. 100 de *gomme*, 6 à 7 p. 100 d'*huile essentielle*; 1,28 p. 100 d'*acide férulique* et 0,06 p. 100 de *vanilline*.

Traitée par l'éther, la résine d'Asa fœtida se divise en deux parties : l'une, insoluble dans l'éther, est de l'*Asarésitannol* libre ; l'autre, insoluble dans ce véhicule, est l'*éther férulique de l'Asarésitannol*.

L'huile essentielle est un mélange de deux terpènes, le *Férulène* et l'*Isoférulène*, avec un sesquiterpène et plusieurs disulfures.

Falsification et essai. — L'asa fœtida est fréquemment mélangé avec des *résines* inférieures, de la *gomme*, du *sable*, de l'*amidon*, du *gypse* et diverses impuretés. Pour constater la proportion de ces impuretés, on l'essaie de la manière suivante :

On épuise 10 grammes d'asa avec de l'alcool à 90° bouillant jusqu'à ce que quelques gouttes du liquide filtré, évaporées sur un verre de montre, ne laissent plus de résidu ; le résidu insoluble dans l'alcool, desséché à 100°, ne doit pas dépasser 5 grammes, ou 50 p. 100. Ce procédé est préférable à un dosage par évaporation des substances dissoutes par l'alcool car la proportion d'huile volatile contenue dans l'asa fœtida varie entre 3 1/2 et 7 p. 100.

Soumise à la calcination, cette gomme-résine ne doit pas donner plus de 10 p. 100 de cendres.

Usages. — L'asa fœtida est utilisé en médecine comme antispasmodique, antihystérique, emménagogue et vermifuge, et administré sous forme de *teinture alcoolique*. Les Hindous en font une grande consommation comme assaisonnement, en guise d'ail.

GOMME AMMONIAQUE

Origine. — La GOMME AMMONIAQUE est fournie par le *Dorema Ammoniacum* DON, plante toute différente des *Ferula*, qui croît abondamment dans les régions sablonneuses de la Perse australe et orientale. Le *D. Aucheri* BOISS., qui croît aussi en Perse, fournit également une très bonne gomme ammoniaque qui se trouve rarement dans le commerce.

Récolte. — Le suc gommo-résineux est tellement abondant dans les canaux sécréteurs de ces plantes, qu'il en exsude spontanément ou à la suite de la piqûre d'un insecte. Ce sont des scarabées qui en s'abattant en grand nombre sur elles, en percent la tige et déterminent l'exsudation du suc, dont les larmes se concrètent rapidement et restent adhérentes à la tige, ou se rassemblent en masses sur le sol.

D'après M. Borzczow, qui a parcouru les régions où l'on récolte ce produit, les jeunes racines de trois à quatre ans renferment aussi une grande quantité de gomme-résine qui, sous l'influence de la chaleur persistante du sol, s'écoule naturellement à travers les crevasses du collet et se répandent sur le sable environnant. En se solidifiant, ce suc forme des agglomérations de larmes plus ou moins volumineuses ou des masses d'un gris brun.

Cette drogue est expédiée en Europe du golfe Persique, par la voie de Bombay.

Description. — La Gomme ammoniaque se présente aussi sous deux formes distinctes : en *larmes* et en *masses*.

Les *larmes*, de grosseur variable, sont arrondies ou globuleuses, dures, d'un blanc laiteux, opalin à l'intérieur ; leur surface extérieure varie du jaune pâle crémeux au brun cannelle. Leur cassure cireuse, blanchâtre ou bleuâtre, luisante et d'apparence nacrée, jaunit avec le temps et sous l'influence de l'air et de la lumière : soumises à l'action d'une faible chaleur, elles se ramollissent. Triturées avec de l'eau, elles s'émulsionnent facilement.

La *gomme ammoniaque en masses* se présente en blocs considérables jaunâtres, parsemés de nombreuses larmes blanches et opaques, empâtées dans une masse grumeleuse jaunâtre, tantôt terne, tantôt d'apparence cristalline. Elle est souvent mélangée de débris végétaux et de sable.

Cette gomme-résine a une odeur particulière, caractéristique, non alliacée, qui s'exalte par la chaleur, et une saveur amère, âcre et nauséuse.

Composition chimique. — Elle renferme 69 p. 100 de *résine*,

22 p. 100 de *gomme*, 2 p. 100 d'*huile essentielle* et un peu d'*acide salicylique*.

La résine soluble dans l'éther est principalement constituée par l'*éther salicylique* de l'*ammorésitannol*, mélangé avec de petites quantités d'*éthers valérique* et *butyrique*.

La gomme se rapproche beaucoup de la gomme arabique et donne, par l'hydrolyse, du *galactose* et de l'*arabinose*.

Falsifications. Essai. — La gomme ammoniaque en larmes est très rarement falsifiée. Il n'en est pas toujours ainsi de la gomme en masses.

Traitée par l'alcool à 96° bouillant, elle ne doit pas laisser plus de 50 p. 100 de résidu. Soumise à l'incinération, elle ne doit pas donner plus de 10 p. 100 de cendres.

Si on fait bouillir pendant un quart d'heure avec 15 grammes d'acide chlorhydrique concentré 5 grammes de gomme ammoniaque pulvérisée, la liqueur filtrée à travers un double filtre préalablement mouillé et saturée avec de l'ammoniaque, ne présente pas de *fluorescence bleue*.

Usages. — Cette gomme-résine est employée comme expectorante et stimulante en émulsion ou en pilules, à la dose de 50 centigrammes à 2 grammes par jour. Elle entre dans la préparation d'un certain nombre de masses emplastiques.

GALBANUM

Origine. — Longtemps controversée, l'origine botanique du GALBANUM paraît devoir être rapportée aux *Ferula Galbaniflora* BOISSIER et BUHSE et *F. rubricaulis* BOISS., plantes qui croissent dans le nord et le sud de la Perse. Le *F. Schaïr* BORCZ., qui croît dans les déserts de Sir Daria, sur les confins de la Sibérie et du Turkestan, passe aussi pour fournir une certaine quantité de ce produit.

Extraction. — Le mode d'extraction du Galbanum parait différer suivant le lieu où croît la plante, suivant la variété de cette plante ou même selon la saison. D'après Buhse, cette gomme-résine s'écoule librement de la tige et de la partie inférieure des feuilles en larmes plus ou moins grosses qui s'épaississent à l'air. Selon d'autres voyageurs, on l'obtiendrait en pratiquant de larges incisions dans la partie inférieure de la tige, ou en éraflant la plante un peu au-dessus de la racine et, en plaçant une coquille de moule au-dessous de l'incision.

Le Galbanum arrive surtout dans le commerce par la voie de l'Angleterre ; il en vient aussi une certaine quantité par la voie de Nijni Novgorod et d'Astrakan.

Description. — Il se présente dans le commerce sous deux formes désignées sous les noms de *Galbanum sec* ou de *Galbanum mou*.

Le *Galbanum mou* ou *Galbanum du Levant* se présente tantôt en larmes irrégulièrement arrondies, peu ou point adhérentes, de la grosseur d'un pois ou d'une cerise. Ces larmes sont translucides, gluantes, mates ou vernissées, blanches, avec un reflet verdâtre, jaune ou rougeâtre; elles ont la consistance de la cire, une cassure luisante, jaunâtre ou blanchâtre, faiblement striée; elles se ramollissent facilement entre les doigts, mais deviennent dures et cassantes avec le temps et peuvent se réduire en poudre. Tantôt les larmes, en s'agglomérant, forment des masses irrégulières, verdâtres, jaunes ou plus ou moins brunes, dont le fond, toujours plus foncé que les larmes, prend, avec le temps, une teinte brune. Cette forme commerciale qui est la plus fréquente est souvent mélangée de débris de tiges, de pétioles et de fruits; elle a une consistance plus molle que celle des larmes. Ce galbanum a une odeur balsamique plus ou moins désagréable et une saveur âcre, résineuse et amère.

Le *Galbanum sec* ou *Galbanum de Perse* se présente aussi en larmes et en masses. La première forme est assez rare dans le commerce. La seconde est formée de larmes adhérentes qui se séparent facilement les unes des autres, et ne présentent pas l'aspect gluant et vernissé du Galbanum mou; ces larmes, jaunâtres extérieurement, sont blanchâtres et souvent opaques à l'intérieur; elles ont une cassure inégale. Cette sorte commerciale a une odeur désagréable qui rappelle un peu celle du Castoréum.

Composition chimique. — Le Galbanum contient 63,5 p. 100 de résine, 9,5 p. 100 d'huile essentielle et 27 p. 100 de gomme.

La résine est *l'éther résineux de l'ombelliférone*, résultant de la combinaison de l'*acide ombellique* avec le *Galbarésitannol*.

L'essence renferme du *d-pinène* et du *cadinène*.

Falsifications et Essai. — Le Galbanum est souvent mélangé avec des débris végétaux, des *résines inférieures* et du *sable*.

Comme les deux gommes-résines précédentes, il ne doit pas laisser plus de 50 p. 100 de résidu insoluble dans l'alcool à 96° bouillant et il ne doit pas donner plus de 10 p. 100 de cendres.

Si l'on fait bouillir pendant un quart d'heure 5 grammes de Galbanum pulvérisé avec 15 grammes d'acide chlorhydrique concentré; si on filtre la liqueur à travers un filtre double préalablement mouillé, cette liqueur saturée avec l'ammoniaque présentera la fluorescence bleue caractéristique de l'*ombelliférone*.

Usages. — Le Galbanum est surtout employé pour la préparation de l'*Emplâtre diachylon gommé* et du *Baume de Fioraventi*.

Le SAGAPENUM, dont l'origine botanique attribuée au *Ferula persica* WILLD., n'est pas encore bien déterminée aujourd'hui, ne se trouve plus guère que dans les collections, soit en larmes irrégulières, d'un brun jaunâtre, demi-translucides, soit en masses molles, poisseuses, brunâtres, demi-transparentes, dans lesquelles on ne trouve que peu de larmes isolées, à côté de nombreux débris végétaux. Cette gomme-résine a une odeur aromatique qui rappelle faiblement celle de l'asa fœtida et une saveur âcre et amère. Elle n'est plus usitée que pour la préparation de l'*emplâtre diachylon gommé*.

L'origine de l'Opopanax, qu'on a longtemps attribuée sans preuves suffisantes à l'*Opopanax Chironium* Koch, plante commune dans la région méditerranéenne et en Syrie, est encore incertaine aujourd'hui. On l'a rapportée dans ces dernières années au *Diplotœnia cachrydifolia* Boiss. et à une ombellifère du genre *Heracleum*. D'après M. Holmes, l'opopanax qui se trouve actuellement dans le commerce et qui fournit l'huile essentielle employée sous ce nom est la gomme-résine du *Commiphora Kafal* Engl. (*Balsamodendron Kafal* Kunth). Cette question n'a qu'un intérêt secondaire pour nous, car cette drogue a complètement disparu de la matière médicale et se trouve reléguée dans les collections sous les apparences les plus diverses.

ARALIACÉES

Les Araliacées constituent un petit groupe de plantes très voisines des Ombellifères et qui, comme ces dernières, sont pourvues d'un appareil sécréteur composé de *canaux sécréteurs pluri-cellulaires*, qui existent dans les feuilles, les racines et les tiges. Dans les feuilles, ces canaux sont localisés dans l'épaisseur ou dans le voisinage immédiat du péricycle; dans les tiges et les racines, ils sont localisés dans l'écorce et dans la moelle ; ils sont disposés en séries concentriques dans toute l'épaisseur du liber et on en trouve même dans les couches les plus extérieures du parenchyme cortical.

Ce petit groupe ne renferme qu'un petit nombre d'espèces officinales qui ne sont pas employées chez nous. Celles qui nous intéressent le plus sont :

Le Ginseng (*Panax quinquefolium* L.) qui croît dans l'Amérique septentrionale et dont les racines tantôt simples, plus souvent divisées en deux branches inégales, sont souvent mélangées avec le Polygala de Virginie. Cette racine ne doit pas être confondue avec le véritable Ginseng de Chine, que les Célestes achètent au poids de l'or, parce qu'ils la considèrent comme le tonique le plus puissant et l'aphrodisiaque le plus actif. On n'a pu, jusqu'à présent, en connaître l'origine botanique.

L'*Aralia nudicaulis* L. ou *Salsepareille de Virginie* qui croît aussi aux Etats-Unis, où on utilise sa racine comme stimulante, diaphorétique et altérante.

Le Lierre (*Hedera Helix* L.) qui tapisse nos murs et dont l'étude chimique a été refaite d'une façon magistrale par M. Houdas, qui en a retiré une série de glucosides bien nettement déterminés.

La petite famille des Cornées n'est guère représentée dans la matière médicale que par l'écorce de *Cornus florida* L. qui jouit d'une grande réputation aux États-Unis comme tonique et fébrifuge. On y utilise aussi au même titre les écorces des *C. circinata* LHÉR. et *C. sericea* L.

CAPRIFOLIACÉES

Plantes à tige ligneuse, parfois sarmenteuse et grimpante ; feuilles généralement opposées et dépourvues de stipules. Fleurs disposées en cyme ou réunies en une sorte de capitule. — Calice gamosépale à cinq divisions. — Corolle gamopétale, tubuleuse ou infundibuliforme ou rotacée, à cinq divisions et à préfloraison imbriquée. — Étamines au nombre de cinq. Ovaire offrant d'une à cinq loges, contenant chacune un ou plusieurs ovules. — Fruit charnu, à une ou plusieurs loges parfois osseuses. — Graines inverses à testa osseux ou crustacé, à embryon droit, enveloppé d'un albumen charnu.

L'appareil sécréteur est représenté dans les *Sambucus* par des *cellules tanifères*, qu'on rencontre dans l'écorce, souvent adossées à l'endoderme ou juxtaposées contre les cellules épaissies de la couche rhizogène, vis-à-vis des faisceaux libériens, et au pourtour de la moelle.

SUREAU

Le SUREAU NOIR ou SUREAU COMMUN (*Sambucus nigra* L.) est un arbre originaire de l'Europe méridionale et centrale, qui est communément répandu dans les haies et au voisinage des habitations.

L'inflorescence du sureau est formée de larges corymbes pouvant atteindre 15 centimètres de largeur, supportés par de gros pédoncules qui se divisent en cinq cymes plusieurs fois ramifiées. Les fleurs (fig. 192) très petites, blanches, régulières, hermaphrodites, sont formées : d'un calice réduit à 4 ou 5 languettes verdâtres, un peu aiguës ; d'une corolle gamopétale, rotacée, d'un blanc jaunâtre, à 5 lobes arrondis au sommet. L'androcée se compose de 5 étamines à filets longs, renflés à la base, à anthères jaunâtres, biloculaires et extrorses. L'ovaire, soudé avec le tube calicinal, est recouvert d'un disque plus ou moins épais, portant à son sommet trois lobes stigmatiques. Les fleurs épanouies sont souvent accompagnées de boutons encore fermés, globuleux, un peu acuminés au sommet.

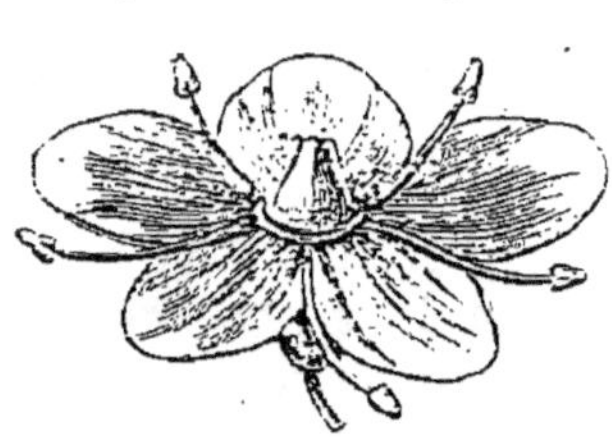

Fig. 192. — Sureau noir. Fleur.

Pour obtenir les fleurs isolées, on laisse les corymbes en tas pendant quelques heures ; les corolles se détachent facilement et on les sépare des pédoncules verts en secouant la masse à travers un tamis.

Ces fleurs exhalent à l'état frais une odeur très forte et très désagréable qui s'atténue beaucoup par la dessiccation : elles ont une saveur mucilagineuse. A l'état sec, elles ont une teinte jaunâtre qui est due aux nombreux grains de pollen qui se sont échappés des anthères. Cette teinte jaune devient rapidement noire quand les fleurs sont conservées dans un endroit humide.

Les fleurs de sureau renferment 0,32 p. 100 d'*huile essentielle butyreuse,* contenant un *terpène* et de la *paraffine ;* elles contiennent aussi une faible proportion d'acides volatils, une résine et un mucilage.

Elles sont employées en infusion comme sudorifiques, émollientes et résolutives.

Les *fruits du sureau* ont une saveur douceâtre et acidule qu'ils doivent à la présence d'une petite quantité de sucre et d'acide malique : ils sont employés dans le nord de l'Europe pour préparer une boisson alcoolique. Dans les environs de Reims on prépare avec ces baies un colorant qui est communément employé pour colorer les vins factices ou rehausser la teinte des vins d'Aramon.

L'*écorce interne,* qui est inodore, a une saveur douceâtre puis nauséeuse, qu'elle doit à la présence d'une résine molle, soluble dans l'alcool et l'éther : elle a été préconisée dans le traitement de l'ascite et de l'anasarque.

La *moelle,* blanche et très abondante, est utilisée dans tous les laboratoires de micrographie pour faciliter la section des organes de faible dimension.

Les *feuilles* ont été, à plusieurs reprises, employées pour falsifier le *Thé de Chine.*

Les fleurs du S. *Canadensis* L. qui croît dans toutes les parties des États-Unis, du Canada à la Caroline, remplacent dans la pharmacopée américaine celles de notre sureau noir et sont communément employées comme hydragogues.

ÉCORCE DE VIBURNUM PRUNIFOLIUM

Le *Viburnum prunifolium* est une plante américaine qui croît du Connecticut à la Floride et jusqu'au Mississipi : elle fournit à la matière médicale son écorce, qui est très appréciée aux États-Unis et qui a été introduite dans notre thérapeutique depuis quinze ou vingt ans.

Cette écorce est en menus fragments très irréguliers, plats ou légèrement cintrés, dont l'épaisseur ne dépasse guère 1 millimètre. La plupart des morceaux étant privés de leur couche subéreuse, la surface externe est constituée par le parenchyme cortical offrant une teinte rougeâtre qui n'est pas uniforme ; elle est ridée longitudinalement. Le suber, quand il existe, est brun, parfois crevassé. La face interne, d'une teinte semblable à celle de la face externe, ou un peu plus pâle, est à peu près lisse dans les petites écorces et fortement striée dans les plus grosses. La cassure est courte, grenue. La section transversale (fig. 193) montre une surface d'un brun jaunâtre, *marquée de fines stries radiales dans les couches internes* et *parsemée, dans presque toute son épaisseur, de grosses ponctuations blanches* représentant des groupes de cellules scléreuses. Cette écorce est inodore; elle a une saveur légèrement astringente et amère.

Anatomiquement elle est caractérisée par la *présence d'une multitude de cellules scléreuses réunies en groupes arrondis, plus ou moins volumineux*, et de *cristaux d'oxalate de chaux étoilés* : ces derniers se trouvent dans les rayons médullaires aussi bien que dans le parenchyme libérien qui est *complètement dépourvu de fibres lignifiées.*

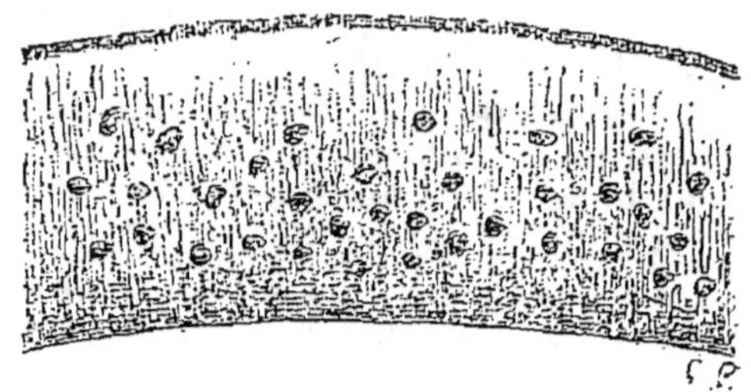

Fig. 193.
Ecorce de *Viburnum prunifolium.*
Coupe transversale.

Cette écorce renferme : une matière brune, résineuse, amère, une résine jaune verdâtre qui paraît être identique avec la *viburnine*, de l'acide valérianique et du tanin.

Elle est employée dans les accidents nerveux de la grossesse, surtout pour empêcher l'avortement et comme antidysménorrhéique. Elle s'administre généralement sous forme d'extrait fluide à la dose de 2 à 10 grammes par jour.

Aux États-Unis ou utilise comme émétique et purgative la racine de *Triosteum perfoliatum* L. A plusieurs reprises on a signalé la présence de cette racine dans le Polygala de Virginie.

RUBIACÉES

Plantes herbacées, arbustes et arbres d'une très grande hauteur, dont les tiges ou au moins les rameaux sont ordinairement tétragones. Feuilles opposées, simples ou entières, accompagnées de stipules caulinaires de formes variables qui se soudent plus ou moins complètement l'une à l'autre et qui, égalant parfois les feuilles, donnent à celles-ci une apparence verticillée. Fleurs axillaires ou terminales régulières et complètes. Calice adhérent par sa base avec l'ovaire infère, à limbe court, tronqué, divisé en 4 ou 6 lobes; corolle gamopétale, régulière, imbriquée ou tordue à 4 ou 6 divisions; androcée isostémoné et inséré sur la corolle; ovaire infère, à 2, 4 ou 5 loges contenant chacune un ou plusieurs ovules attachés à leur angle interne; le sommet de cet ovaire est couronné d'un disque épigyne et surmonté d'un style simple avec un stigmate qui compte autant de divisions qu'il y a de loges au pistil. Fruit capsulaire ou charnu, déhiscent ou indéhiscent; graines pourvues ou plus rarement dépourvues d'albumen.

QUINQUINAS

Origine. — Sous ce nom de Quinquinas on désigne un grand nombre d'écorces amères produites par diverses espèces du genre

Cinchona. Ce nom a été appliqué par extension à quelques espèces du genre *Remijia* qui, quoique appartenant à un genre différent, renferment de la *quinine* ou principe actif des quinquinas.

Les *Cinchona* sont tous originaires de l'Amérique du Sud, où leur aire géographique est parfaitement délimitée. On ne les trouve à l'état spontané que dans les parties des Andes qui s'étendent dans la Nouvelle-Grenade, par le 10° latitude nord, jusque dans la Bolivie vers le 19° latitude australe. Ils forment sur ces hauteurs une vaste courbe qui s'étend sur 800 lieues de longueur et 15 à 20 de largeur, et qui est quatre fois interrompue à des distances inégales, de façon à former trois bandes bien distinctes : la première comprend trois chaînes parallèles qui s'étendent depuis les limites de la Colombie et du Vénézuéla jusqu'à Popayan et Pitayo dans l'Équateur ; la seconde occupe presque toute la longueur de cette dernière République et embrasse la province de Loxa; la troisième s'étend du Pérou jusque dans la Bolivie. La zone des Quinquinas est aussi nettement limitée dans le sens vertical. Ces arbres ne croissent pas à toutes les altitudes et ne peuvent pas plus supporter les chaleurs tropicales de la plaine que le froid excessif des régions supérieures : ils se plaisent d'ordinaire à une élévation moyenne de 1600 à 2400 mètres; certaines espèces cependant ont pu végéter à la hauteur de 3270 mètres. Le climat de la région cinchonifère est des plus variables. Bien que les variations de température y soient peu considérables, un soleil ardent, des pluies torrentielles et d'épais brouillards s'y succèdent très rapidement.

Si la nature du sol n'exerce pas grande influence sur le développement de la plante et la composition de son écorce, il n'en est pas de même des agents climatériques et surtout de la culture, comme nous pourrons le constater plus loin.

Bien que son introduction dans la thérapeutique européenne soit relativement récente, puisqu'elle ne remonte qu'à l'année 1679, le Quinquina est, de toutes les drogues simples, celle qui a le plus attiré l'attention de tous ceux qui s'intéressent aux progrès de la science et au bonheur de l'humanité; aussi le nom de la France brille-t-il au premier rang dans l'histoire de ce médicament. Nous rappellerons que c'est un monarque français, Louis XIV, qui acheta le secret de son origine à un charlatan anglais appelé Talbot. C'est La Condamine qui, envoyé au Pérou pour y mesurer un arc du méridien, profita de son séjour pour visiter, pour décrire et reproduire, d'après nature, la plante qui avait produit la fameuse guérison de la comtesse El Chinchon. C'est Joseph de Jussieu qui explora les forêts de l'Equateur et du Pérou dans le but d'y recueillir et d'y étudier les diverses variétés des arbres à quinquina. Ce sont Pelletier et Caventou, qui ont isolé le principe actif du quinquina et ont fait généreusement connaître à tout le monde civilisé le secret de la découverte qui les a immortalisés. C'est Weddel qui, en même temps qu'un anglais, Howard, appliqua, pour la première fois, à l'étude et à la détermination des quinquinas l'emploi du microscope et contribua ainsi à établir le mode de détermination qui s'est imposé dans toutes les Universités. C'est encore sur la sollicitation de La Condamine, de Weddel et de l'Académie des sciences de Paris qui étaient justement préoccupés de voir les forêts de quinquina exploitées d'une façon aussi barbare, que le gouvernement français fit les premiers essais, restés infructueux, de culture des quinquinas : ce sont les plants de Cinchona recueillis par de Jussieu qui, cédés au gouvernement Hollandais, lui permirent de faire dans les Indes Néerlandaises les essais d'acclimatation qui ont été couronnés de si brillants résultats.

Le nombre des espèces de *Cinchona* est très considérable, mais comme cela arrive pour les genres très naturels, ces espèces passent de l'une à l'autre par des nuances souvent insensibles : en outre, des hybrides se forment entre les espèces et rendent leur distinction encore plus difficile.

Nous ne mentionnerons pas toutes les espèces, nous nous occuperons seulement d'une douzaine environ, qui produisent les écorces commerciales. Plusieurs de ces écorces sont exclusivement employées pour la fabrication du sulfate de quinine; celles qu'on admet pour l'usage pharmaceutique sont fournies par les plantes suivantes :

1° *Cinchona officinalis* L. (*C. Condaminea* WEDDEL) qui habite les Andes du Pérou et de l'Equateur. C'est la première espèce qui ait été connue en Europe : on lui rapporte plusieurs variétés telles que le *C. Uritusinga* How, le *C. officinalis Bonplandiana* How, le *C. officinalis Condaminea* How. (*C. Chahuarguera R.* et *P*). et le *C. crispa* TAF.

Ce sont ces variétés qui fournissent les écorces décrites dans les ouvrages et figurant dans les droguiers sous le nom de *Quinquinas Loxa*.

2° Le *C. succirubra* PAV., qui croît dans l'Équateur, sur les pentes orientales du Chimborazo, et qui fournit le *Quinquina rouge* des pharmacies.

3° Le *C. Calisaya* WEDD., qui habite les parties septentrionales de la Bolivie et la province de Carabaya, dans le Pérou : c'est lui qui donne les fameux *Quinquinas Calisaya*.

Il en existe plusieurs variétés, parmi lesquelles il faut citer spécialement le *C. Ledgeriana* et le *C. Boliviana* WEDD.

4° Le *C. micrantha* R. et P., qui croît dans les districts de Huanaco et de Carabaya, près de la Bolivie.

5° Le *C. nitida* R. et P., qui croît sur les hautes montagnes du Pérou, principalement à Cuchero et à Huanuco.

6° Le *C. Peruviana* How., qui habite les mêmes parages et qui, avec les deux espèces précédentes, constitue essentiellement les *Quinquinas Huanuco*.

7° Le *C. purpurea* R. et P., qui habite les forêts du Pérou et fournit une partie des *Quinquinas de Huamalies*.

8° Le *C. pubescens* VAHL non WEDDELL, qui est répandu dans les forêts de Jaen, de Loxa et de Guayaquil et qui, avec les *C. umbellulifera* PAV., *C. heterophylla* PAV. et *C. macrocalyx*, concourt à la production des *Quinquinas de Guayaquil*.

9° Le *C. lancifolia* MUT., qui croît dans la Colombie. C'est à cette espèce et à quelques-unes de ses variétés qu'il faut rapporter les écorces désignées dans le commerce sous les noms de *Quinquina jaune orangé de Mutis*, *Quinquina de la Colombie*, *Quinquina de Carthagène*, *Quinquina à quinidine*.

10° Le *C. Tucujensis* KARST. (*C. cordifolia* var. *B.* MUTIS), qui croît dans les mêmes parages et donne le *Quinquina de Maracaibo*.

11° Le *C. Pitayensis* WEDD. (*C. corymbosa* KARST.), espèce à nombreuses variétés qui habite le versant occidental des Andes de la Colombie, et spécialement les environs de Pitayo. C'est elle qui fournit les écorces dites *de Pitayo*.

La plupart de ces espèces ont été transportées dans les Indes où elles sont l'objet d'une culture spéciale. Avec quelques autres, telles que les *C. Pahudiana* HOW., *C. Hasskarliana*, *C. caloptera* et des hybrides résultant du croisement de plusieurs d'entre elles, elles concourent à la production des *Quinquinas cultivés* qui ont remplacé à peu près complètement les *Quinquinas américains* ou *sauvages*.

Récolte. — QUINQUINAS AMÉRICAINS. — En Amérique, les *Cinchona* se trouvant dispersés au milieu des forêts vierges et entourés d'une végétation touffue et de lianes qui dissimulent leurs troncs, on confie à des hommes spéciaux (*practicos* ou *cascarilleros*) le soin de les découvrir. Dans ce but, ils grimpent au sommet des arbres les plus élevés et cherchent à distinguer les sommités fleuries des *Cinchona* qui s'étalent en parasol au-dessus de la forêt. Si la vue ne suffit pas, ils s'aident de leur odorat qui leur permet de distinguer l'arome spécial que dégage l'arbre en fleurs. Descendus de leur poste d'observation, ils reconnaissent, dans les feuilles qui jonchent le sol, celles de l'arbre à quinquina et jugent sûrement de quel côté elles ont été apportées. Arrivés au pied de l'arbre, les cascarilleros construisent dans son voisinage des huttes et des hangars destinés à abriter leurs personnes et les écorces de quinquina qu'ils vont recueillir; munis d'une hache sur l'épaule et d'un long couteau passé à la ceinture, ils déchaussent la base de l'arbre à une profondeur de 40 à 60 centimètres, puis à coups de hache ils abattent celui-ci et le débarrassent des lianes qui l'entourent. Au moyen d'une petite massue, d'un maillet de bois, ou du dos de la hache, ils font tomber la partie périphérique de l'écorce du tronc jusqu'à ce que le derme reste à découvert ; puis, au moyen de leur long couteau, ils pratiquent des incisions longitudinales et transversales sur cette partie vive de l'écorce et la détachent par fragments réguliers. La même opération est répétée sur les jeunes branches et sur les rameaux, sauf que ceux-ci étant dépourvus de surface morte, sont récoltés sans avoir été râclés. Un arbre de 70 à 80 centimètres de diamètre sur une hauteur de tronc de 8 à 10 mètres peut fournir environ 100 à 110 kilogs d'écorce.

Les écorces provenant du tronc sont empilées par couches successives, placées en sens contraire, et mesurant 3 à 4 mètres de longueur sur 1 m. 50 à 2 mètres de hauteur. Pour empêcher ces écorces de se tordre ou de s'enrouler, on les charge de lourds morceaux de bois ou de pierres. Tous les jours ou tous les deux jours, on enlève cette surcharge pour permettre à l'air et au soleil de pénétrer dans les interstices des couches, puis on la rétablit de nouveau. On renouvelle cette opération jusqu'à ce que les écorces soient complètement desséchées. C'est ainsi qu'on obtient les *écorces plates* de Quinquina. L'écorce retirée des branches n'est soumise à aucun traitement ; on se contente de l'étaler sur terre où elle s'enroule, sous l'action du soleil, en petits tuyaux qui constituent les *Quinquinas roulés*.

Ces produits étant bien desséchés, on en forme des petits tas d'un poids égal, qu'on enveloppe d'une étoffe de laine grossière, puis on les expédie à dos d'homme, d'âne ou de mulet, dans les comptoirs voisins où ils sont remaniés et rassemblés en masses de 125 à 150 livres, qu'on introduit dans une enveloppe formée d'un cuir de bœuf frais ou ramolli dans l'eau, qu'on coud avec une lanière de même nature. C'est sous cette forme caractéristique de *suron* que le quinquina nous est pendant longtemps arrivé d'Amérique.

Les principaux centres de récolte des Quinquinas américains sont : Loxa dans l'Equateur, les environs du Chimborazo, Huanuco, Cuzco, Huamalies, dans le Pérou, qui expédient leurs produits par la voie de Callao ; la Bolivie qui expédie ses écorces par les ports d'Iquique, d'Arica, Antozagasta, et la Nouvelle-Grenade, qui envoie les siennes par Savanille, Santa-Martha et Puerto-Cabello.

Quinquinas cultivés. — L'exploitation et la récolte des quinquinas cultivés se font dans les Indes anglaises et hollandaises de façons toutes différentes. On y emploie trois méthodes distinctes :

La première, appelée *coupage* ou *abatage*, consiste à couper les arbres âgés de neuf à dix ans et à laisser une souche qui donne naissance à de nouvelles plantes. Tantôt on coupe toute la plantation ; tantôt on ne coupe qu'une partie des arbres et on en réserve pendant quelques années une autre partie pour protéger les jeunes rejetons. On obtient par ce procédé deux sortes d'écorces : celles du tronc et celles des branches. Cette méthode employée à Madras a été adoptée en Bolivie.

La deuxième méthode, appelée *arrachage*, consiste à déraciner complètement les plantations ; elle fournit trois sortes d'écorces : celles de la racine, du tronc et des branches. A Java on la préfère à toute autre.

La troisième méthode, qui consiste à conserver l'arbre vivant, peut être employée de deux façons différentes. La première, imaginée par Mac Ivor pour les plantations anglaises, consiste à enlever l'écorce par bandes régulières aussi longues que possible et à laisser adhérentes au tronc autant de bandes d'écorce ayant la même largeur que les intervalles dénudés. On recouvre ensuite avec des tresses de mousse toute la circonférence du tronc pour la protéger contre l'action de l'air et de la lumière. L'écorce ne tarde pas à se reformer dans les parties dénudées. Au bout de dix-huit mois, on enlève la mousse et on détache cette fois seulement les bandes d'écorce qui étaient restées intactes et on recommence le moussage. Dix-huit mois après, on peut détacher par bandes l'écorce qui s'est *renouvelée* sous la mousse et on continue ainsi l'opération. L'emploi de cette méthode exigeant une grande quantité de mousse, on utilise à son défaut, les herbes de certaines plantes (*Corypha*, *Andropogon*, *Imperata*, *Festuca*) ou des bandes d'alpaga recouvertes avec du fer blanc, ou des journaux. Cette méthode, employée généralement dans les Neilgheries, permet non seulement d'obtenir trois sortes d'écorces : l'*écorce naturelle*. l'*écorce moussée* et l'*écorce renouvelée* ; elle offre encore l'énorme avantage de fournir des écorces extrêmement riches en alcaloïdes.

A plusieurs reprises on a essayé d'adopter une modification du procédé Mac Ivor, proposée par Moens, et qui consiste à *râcler* ou à couper l'écorce des quinquinas jusqu'à une faible distance du cambium, de sorte que celui-ci reste couvert d'une mince couche primitive, composée surtout de tissu fibreux, qui remplace la mousse. Cette méthode, adoptée à peu près généralement à Ceylan, a été complètement abandonnée à Java, où elle avait donné des résultats peu satisfaisants.

Structure anatomique. — D'une façon générale, les écorces de quinquina présentent un ensemble de caractères communs qui permet de les distinguer immédiatement des autres écorces officinales. Elles sont composées de trois couches bien distinctes : une *couche subéreuse*, un *parenchyme cortical* et un *liber*. Dans les quinquinas américains ou sauvages, ces trois couches peuvent présenter des particularités qui, complétées par la comparaison de quelques caractères extérieurs, permettent de determiner l'origine botanique des principales espèces commerciales. Il n'en est pas de même des quinquinas de culture, qui présentent dans l'ensemble de leur structure une analogie tellement frappante, qu'il est impossible au pharmacologiste le plus expérimenté de se prononcer sur leur origine botanique.

Nous allons examiner successivement les particularités que peuvent présenter, dans les Quinquinas américains, les trois zones de l'écorce.

Le *suber*, qui dans quelques espèces enroulées est à peu près constamment recouvert de nombreux lichens foliacés, est constitué par une couche plus ou moins épaisse de cellules tabulaires, aplaties, allongées tangentiellement et régulièrement superposées en files radiales, qui peuvent être très longues (*C. Peruviana*, fig. 194). L'âge amène des modifications assez sensibles dans la disposition de cette couche. Le périderme n'est pas toujours réduit à la couche uniforme de suber qui entoure les parties vivantes de l'écorce : souvent il se produit dans le parenchyme sous-jacent des couches très denses de cellules subéreuses qui s'y enfoncent obliquement, isolent des plaques extérieures de la portion interne et vivante de l'écorce et amènent leur mortification. Ces plaques péridermiques où les sucs ne circulent plus, se détachent très facilement et ne sont que rarement conservées dans les écorces provenant des grosses branches et du tronc. Leur épaisseur est très variable et peut fournir de bons caractères pour la distinction des espèces commerciales. Tantôt ces plaques se réduisent à quelques couches subéreuses et il ne se fait qu'une mince exfoliation de la surface, le tissu superficiel restant ainsi cellulaire et subéreux (*Quinquina de la Nouvelle-Grenade*). D'autres fois les bandes isolantes pénètrent plus profondément jusque dans les couches du liber, et alors la structure de la face externe de l'écorce est parfois aussi fibreuse que la face interne : cette particularité s'observe dans le *Quinquina Calisaya plat* (fig. 199).

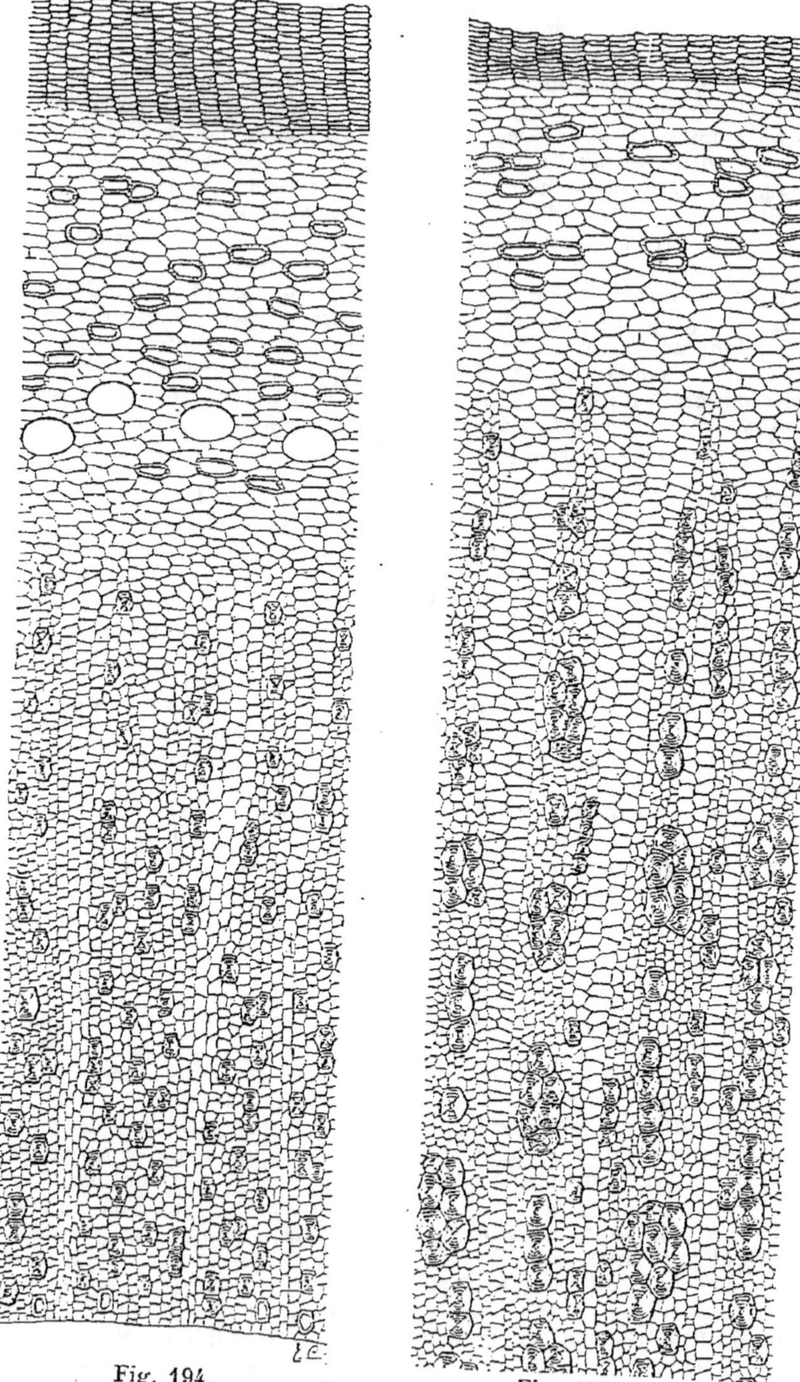

Fig. 194.
Cinchona Peruviana.

Fig. 195.
Cinchona macrocalyx.

Le *parenchyme cortical secondaire* est formé de cellules polygonales irrégulières, allongées dans la direction tangentielle et munies de parois colorées en brun. Dans beaucoup d'écorces de quinquina, le parenchyme reste homogène : dans d'autres, il est caractérisé par la présence de *cellules scléreuses, isolées ou groupées, allongées tangentiellement, munies de parois moyennement épaisses et d'une cavité assez large :* dans quelques espèces (*C. lancifolia*), le nombre de ces éléments est très considérable. Dans d'autres écorces (*C. uritusinga, C. Peruviana*) on observe en outre de grandes *cellules ovales ou arrondies* que l'on a prises pour des *glandes mucilagineuses*, des *glandes oléifères*, des *vaisseaux laticifères*, des *canaux gommo-résineux*, des *lacunes*. M. Tschirch y a constaté la présence de plasma, de gomme-résine soluble dans l'alcool, de tanin et parfois même d'amidon. La dénomination adoptée à l'égard de ces cellules par Moeller, qui les a appelées *tubes tanifères* (Gerbstoffschlaüche) est la plus rationnelle, ainsi que l'ont confirmé MM. Goris et Reimers (*Bull. des Sc. Pharm.*, août 1901). Ces observateurs ont constaté que ces cellules sont analogues aux cellules à tanin des *Sambucus* et que le tanin qui y est renfermé diffère chimiquement du tanin contenu dans la plupart des autres cellules de l'écorce. Ces éléments tanifères peuvent, dans certaines écorces, exister en même temps que les cellules scléreuses. Sous l'influence de la culture, *les cellules scléreuses et les tubes tanifères sont devenus très rares dans les écorces de Quinquinas* : ils ne peuvent plus fournir d'éléments précis de détermination, comme pour les quinquinas sauvages. — Le moussage pratiqué dans les Indes Anglaises a eu pour résultat anatomique de modifier profondément la structure du parenchyme cortical. *Dans les écorces qui se sont renouvelées sous la mousse, le parenchyme cortical a pris un très grand développement; il se différencie très nettement du suber, et au lieu d'être formé de cellules polygonales disposées irrégulièrement, il est constitué par des cellules isodiamétriques, disposées en longues files radiales : il ne présente ni cellules scléreuses, ni tubes tanifères*. Plusieurs cellules du parenchyme cortical renferment des cristaux d'oxalate de chaux affectant l'apparence de sable pulvérulent.

Le *liber secondaire* est généralement divisé en faisceaux cunéiformes droits ou légèrement sinueux, qui sont nettement séparés les uns des autres par des rayons médullaires assez étroits, qui conservent leur dimension primitive sur une assez grande étendue, puis s'élargissent brusquement en se rapprochant de la périphérie. Ces faisceaux sont composés d'un tissu de petites cellules polygonales dans lequel sont dispersées de *nombreuses fibres plus ou moins grosses, tantôt isolées* (*C. Peruviana*), *tantôt réunies en groupes assez irréguliers* (*C. macrocalyx*, fig. 195), tantôt disposées dans leur ensemble en longues files radiales (*C. Calisaya*). Les fibres du Quinquina sont tout à fait caractéristiques : elles ont une *section polygonale*, des *parois très épaisses*, un *lumen punctiforme d'où partent 4 ou 5 stries radiales*. Vues sur une section longitudinale, elles affectent des dimensions très variables.

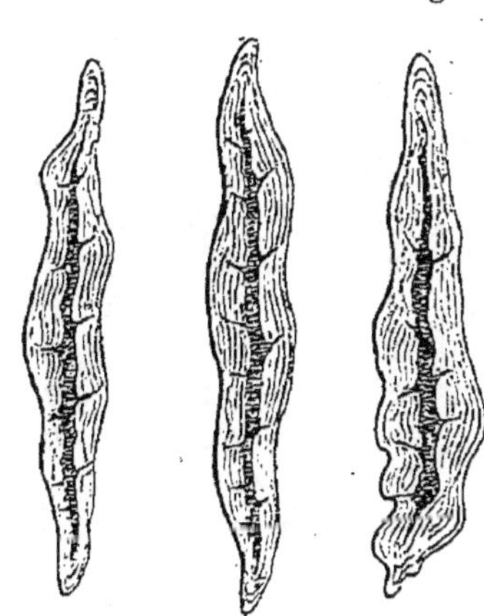

Fig. 196. — Fibres de Quinquina.

elles sont toujours *fusiformes* et présentent un contour lisse ou ondulé, ou sinueux (fig. 196). A côté de ces fibres fort épaisses on peut remarquer dans quelques écorces de Quinquina la présence d'éléments de même ordre, dont la section polygonale est plus étroite et les parois bien moins épaisses : ce sont des *fibres en voie de formation*. Les faisceaux du liber renferment aussi des cellules cristalligènes. Le moussage amène aussi des modifications dans la structure du liber : *il n'est plus disposé en faisceaux cunéiformes, il se sépare nettement du parenchyme cortical,* les rayons médullaires *conservent leur largeur sur toute leur étendue, les fibres deviennent extrêmement nombreuses* (fig. 201). Ces modifications apportées dans le parenchyme cortical et le liber permettent de distinguer les écorces naturelles de celles qui se sont renouvelées sous la mousse.

Composition chimique. — Les écorces de Quinquina renferment :

1° Plusieurs alcaloïdes qui sont : la *Quinine*, la *Quinidine*, la *Cinchonine*, la *Cinchonidine*, la *Dicinchonine*, la *Quinamine*, la *Conquinamine*, la *Paricine*, l'*Hydrocinchonine*, l'*Hydrocinchonidine*, l'*Hydroquinine*, l'*Hydroquinidine*, la *Diconquinine* ;

2° Un tanin soluble, l'acide *Quinotanique* et un dérivé insoluble de ce tanin qu'on a désigné sous le nom de *Rouge de Quinquina ;*

3° Un acide : l'acide *Quinique;*

4° Un corps analogue à la Cérine : la *Cinchorétine ;*

5° Des corps de nature alcoolique se rapprochant de la cholestérine : le *Cinchol*, le *Cupréol* et le *Québrachol ;*

6° Deux corps analogues aux glucosides : l'α *Quinovine* et la β *Quinovine;*

7° De la gomme et de l'amidon.

De ces divers principes, le plus intéressant est la *Quinine* qui, isolée en 1820 par Pelletier et Caventou, a pris depuis cette époque une importance énorme. C'est une base puissante, dérivant de la Quinoléine. Elle est blanche, amorphe, mais peut contracter avec l'eau des combinaisons cristallines. L'hydrate à 3 équivalents d'eau est cristallisé, incolore, soluble dans 2 024 parties d'eau à 15° et dans 700 parties d'eau à 100°. Elle se dissout dans 1 partie 133 d'alcool absolu et dans 22 parties 6 d'éther. Quoique très peu soluble dans l'eau, la Quinine a une saveur très amère : sa solution aqueuse a une *fluorescence* presque nulle, mais qui peut devenir très marquée, si on y ajoute une goutte d'acide sulfurique. Elle est diacide et exige pour se saturer deux molécules d'un acide monobasique ou une molécule d'un acide bibasique ; elle peut former deux ordres de sels : des *sels neutres* qui sont *acides* au tournesol et qui correspondent aux sels acides de l'ancienne pharmacopée, et des *sels basiques* qui sont neutres au tournesol, et peu solubles dans l'eau : ce sont les sels neutres de l'ancienne nomenclature.

Les principaux sels de Quinine employés en thérapeutique sont : les *sulfates*, *chlorhydrates*, *bromhydrates*, *lactates* neutres et basiques, les *salicylate, glycérophosphate* basiques, et le *chlorhydrosulfate de quinine*. Ce dernier sel est réservé pour les injections hypodermiques.

Au contact de l'eau chlorée et de quelques gouttes d'ammoniaque, les sels de quinine donnent une *liqueur d'un vert-émeraude* (BRANDES).

Avec le réactif de Frœhde, la quinine prend une *teinte verte* qui apparaît au bout d'une heure et persiste pendant vingt-quatre heures.

Le sulfate neutre de quinine en solution alcoolique, additionné à chaud d'un léger excès de teinture d'iode, laisse déposer par refroidissement des cristaux mordorés d'*iodosulfate de Quinine* ou d'*Hérapatite*.

La répartition des alcaloïdes du quinquina varie notablement dans les espèces commerciales. Les Quinquinas de Loxa et de Huanuco, qui tenaient le premier rang parmi les *Quinquinas gris*, renfermaient en moyenne 10 à 12 grammes de Cinchonine et 2 grammes de Quinine par kilogramme; elles étaient considérées comme d'excellents toniques; les quinquinas de Calisaya, classés en tête des *Quinquinas jaunes*, pouvaient fournir 30 à 32 grammes de sulfate de quinine et 6 à 8 grammes de sulfate de cinchonine par kilogramme. Le Quinquina de Maracaïbo renferme surtout de la Cinchonidine et le Quinquina Pitayo de la Quinidine.

La culture modifie profondément la composition chimique des Quinquinas et augmente très sensiblement leur richesse en alcaloïdes. Si dans certaines espèces cultivées, telles que le *C. Calisaya*, la proportion de quinine reste sensiblement la même, la somme totale des alcaloïdes est bien supérieure à celle des quinquinas américains, et peut atteindre parfois 70 p. 1000.

Le moussage augmente aussi considérablement la proportion d'alcaloïdes, ainsi que l'attestent les résultats suivants, obtenus par M. de Vrij avec des écorces fournies par un même pied de *C. succirubra*.

Ecorce naturelle. .	9,28 p. 100	d'alcaloïdes	dont	1,16	de quinine.
Ecorce moussée . .	10,27	»	»	1,36	»
Ecorce renouvelée.	11,10	»	»	4,60	»

De nombreuses expériences entreprises par D. Howard, il résulte : que les proportions relatives des divers alcaloïdes varient, pour les mêmes espèces, dans des limites très étendues, suivant les localités d'où elles proviennent, l'altitude, le climat et l'humidité de l'air. La somme totale des alcaloïdes est sujette à beaucoup moins de variations, comme si, au cours de la végétation, les produits se transformaient les uns dans les autres. La quinine et la cinchonidine diminuent des branches vers la racine ; la quinidine et la cinchonidine, au contraire, augmentent dans cette direction.

Dosage des alcaloïdes et de la quinine. — La Commission du nouveau Codex a adopté le mode opératoire suivant pour l'essai chimique des Quinquinas.

On prend 40 grammes de quinquina finement pulvérisé qu'on traite par 72 centimètres cubes d'ammoniaque à 22° B. et 168 grammes d'alcool à 90° dans un flacon de 1 500 centimètres cubes, en agitant de temps en temps pendant une heure. — On ajoute alors au mélange 760 centimètres cubes d'éther à 65°, on agite, on laisse macérer pendant douze heures en agitant de temps en temps. — On prélève 800 centimètres cubes de ce mélange limpide, on l'agite à plusieurs reprises dans une boule à décantation avec de l'acide sulfurique au 1/10e ; on décante l'acide et on renouvelle l'opération jusqu'à ce que l'acide ne se colore plus. On réunit tout l'acide décanté et on fait 200 centimètres cubes qu'on place dans un vase débouché, afin d'éliminer les petites traces d'éther qui auraient pu être entraînées.

Alors : 1° Pour doser les alcaloïdes totaux, on précipite 100 centimètres cubes de cette solution par de la soude étendue au 1/50e, on recueille le précipité sur un filtre taré, on le lave, on le sèche à 100°, on pèse et on multiplie par 6,25. *Le poids ainsi obtenu indiquera la quantité d'alcaloïdes totaux pour 100 parties de quinquina.*

2° Pour doser le sulfate de quinine, on opérera ainsi : les 100 centimètres cubes restants de la solution sulfurique seront alcalinisés dans une boule à décantation, par de l'ammoniaque, en ayant soin de verser peu à peu cette ammoniaque et en refroidissant même le mélange pour éviter toute élévation de température. — L'affusion terminée, on agitera le liquide et le précipité avec de l'éther, on décantera et on filtrera. On recommencera deux fois l'opération avec de plus petites quantités d'éther, puis on réunira toutes les liqueurs éthérées. — Dans une autre boule à décantation, on ajoutera à plusieurs reprises la solution éthérée avec de l'acide sulfurique étendu, on décantera, puis on filtrera. On évaporera le filtratum à la température la plus basse possible : on épuisera le résidu par de l'acide sulfurique au 1/10e, on neutralisera presque exactement *à chaud* par de l'ammoniaque au 1/5e, puis très exactement par de l'ammoniaque plus diluée et on laissera cristalliser par refroidissement. — Les cristaux recueillis sur un filtre seront lavés avec quelques gouttes d'eau distillée, puis desséchés à 100° et pesés. — Le poids ainsi obtenu multiplié par 6,25 donnera la quantité de sulfate anhydre contenu dans 100 grammes de quinquina. Et ce résultat multiplié par 0,1688 fournira un nombre qui ajouté au poids de sulfate de quinine anhydre représentera exactement la proportion de sulfate de quinine correspondant à 100 grammes de quinquina mis en expérience.

Siège des alcaloïdes. — La détermination exacte du siège des alcaloïdes dans les écorces de quinquina, après avoir donné lieu à des conclusions tout à fait contradictoires, n'a été établie d'une façon rigoureusement scientifique que dans ces dernières années par M. Lotsy, admirablement placé pour étudier et suivre le développement du principe actif de ces plantes.

Les recherches microchimiques de M. Lotsy [1], basées sur l'em-

[1] Les dernières recherches entreprises sur ce point par M. Carpentier et M. Lotsy ont été analysées par MM. Goris et Rœmers (*Recherches microscopiques sur les Quinquinas*. Bull. des Sc. Pharmacol., n° 8, août 1901).

ploi du réactif iodo-ioduré, établissent nettement que *l'alcaloïde existe dans toutes les cellules parenchymateuses de la plante, à l'état de dissolution dans la jeune feuille, et à l'état amorphe dans les cellules de l'écorce secondaire. Il avoisine les jeunes organes, sans toutefois se rencontrer dans les cellules en voie de division du point végétatif, dans celles du cambium ou de l'assise subéro-phellodermique.*

En ce qui concerne l'écorce, qui nous intéresse le plus spécialement, les expériences de M. Lotsy confirment celles de Broughton et de Moens, établissant que *les alcaloïdes se rencontrent en plus grande proportion dans les parties externes de l'écorce* (partie libérienne 5,95 p. 100 — parenchyme cortical, 7,98. Broughton). *L'épiderme, les cellules oxalifères, les glandes tanifères, l'endoderme, les fibres libériennes, les tubes criblés et leurs cellules annexes n'en renferment pas.*

L'alcaloïde, qui se forme dans la feuille, est ensuite transporté vers la tige et la racine, où il se dépose à l'état amorphe. Ainsi s'explique le fait connu depuis longtemps déjà, que l'écorce du quinquina contient plus d'alcaloïde dans le bas que dans le haut du tronc; les parties les plus hautes ne font que transmettre les alcaloïdes aux parties plus basses où ils s'accumulent.

I. — QUINQUINAS DE L'AMÉRIQUE DU SUD

Les résultats merveilleux qui ont couronné les efforts entrepris par les gouvernements anglais et hollandais, secondés par leurs savants les plus autorisés, pour acclimater les quinquinas dans leurs possessions des Indes ont complètement transformé le commerce des Quinquinas. Les précieuses écorces américaines dont les différentes variétés commerciales étaient toujours nettement caractérisées par quelques types bien définis, présentant une grande fixité dans leurs caractères extérieurs, leur structure anatomique et souvent même dans leur composition, ont dû, à cause de leur prix élevé, céder la place importante qu'elles occupaient dans les pharmacies aux écorces de quinquinas cultivés dans les Indes, que l'on peut se procurer à des conditions très avantageuses, mais qui présentent dans leur apparence extérieure et leur structure intime une analogie frappante, tandis qu'elles peuvent différer très notablement dans leur composition, au point que le pharmacien ne peut jamais se prononcer sur leur origine botanique et ne peut se renseigner sur leur valeur thérapeutique, qu'après avoir fait un dosage rigoureux des alcaloïdes. Néanmoins, nous ne pouvons nous dispenser de décrire sommairement ces principales variétés commerciales, parce qu'elles se rencontrent encore dans les collections et que certains pharmaciens n'ont pas, à juste titre, renoncé à leur emploi. En outre, l'examen de certaines écorces de quinquinas cultivés en Amé-

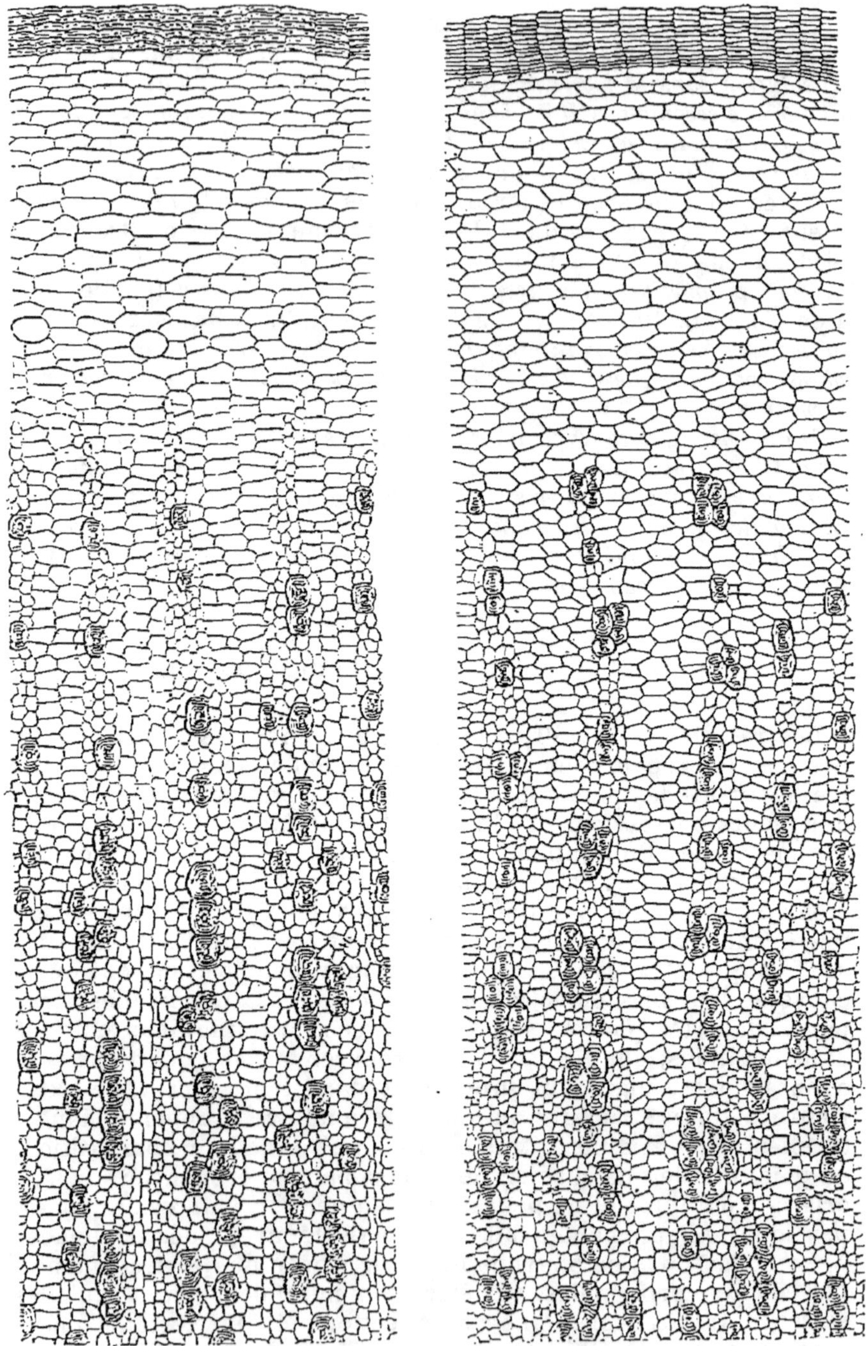

Fig. 197, 198. — Quinquinas de Loxa.

Cinchona Uritusinga. *Cinchona Chahuarguera.*

rique, nous a révélé que ces écorces, loin de subir les transformations éprouvées par les écorces d'origine indienne, avaient conservé les particularités qui les distinguent, quand elles sont recueillies sur des plantes croissant à l'état sauvage.

QUINQUINAS DE LOXA

Ces écorces, provenant de l'Équateur et du Pérou, sont fournies par les diverses variétés et quelques espèces voisines du *Cinchona officinalis* L. On admet généralement que les différentes formes qui fournissent cette espèce commerciale sont : le *C. officinalis uritusinga* How., le *C. officinalis Condaminea* How. (*C. Chahuarguera* R. et P.), le *C. crispa* Taf. et le *C. Palton* Pav.

Les écorces types du Quinquina de Loxa se reconnaissent aux caractères suivants : elles sont en *tuyaux généralement enroulés*, dont la grosseur varie depuis celle d'une plume d'oie jusqu'à celle du pouce. La surface extérieure est d'un gris foncé ou d'un *brun noirâtre*, marquée de taches d'un blanc grisâtre ; elle *est caractérisée par la présence très fréquente de lichens blancs, à thallus foliacé, et de filaments ramifiés d'Usnea barbata*. Cette surface *porte à peu près constamment des fissures transversales plus ou moins circulaires et assez régulièrement espacées*, qui lui donnent un aspect rugueux appréciable au toucher. La face interne est d'un brun rougeâtre ; la cassure est assez nette dans la partie extérieure et légèrement fibreuse dans la partie intérieure. Ces écorces ont une saveur astringente, légèrement amère, et *une odeur particulière assez agréable que n'exhalent pas les autres quinquinas* et qui est quelquefois altérée par une odeur de moisi.

Les espèces qui prédominent dans cette variété sont :

Le *C. uritusinga*, qui se distingue par l'absence de cellules scléreuses, la *présence de glandes tanifères* étroites, des fibres peu abondantes et en général isolées ;

Le *C. Chahuarguera*, qui n'a *ni cellules scléreuses, ni glandes tanifères*, et dont les fibres plus grosses sont souvent *groupées*.

Ces écorces fournissent un extrait *très aromatique* qui n'a rien de comparable avec les extraits fournis par les quinquinas américains. Elles contiennent surtout de la Cinchonine.

QUINQUINAS DE HUANUCO

Ces écorces, recueillies dans la province de Huanuco, puis embarquées à Callao, pour être expédiées en Europe, constituent une espèce commerciale *des mieux caractérisées ;* elles sont généralement fournies par trois espèces distinctes ; le *C. nitida*, le *C. micrantha* et le *C. Peruviana*. C'est la dernière espèce qui constitue la majeure partie et l'espèce type de cette variété.

Cette écorce qui se distingue par la constance de ses caractères, se présente en tuyaux *régulièrement cylindriques* pouvant mesurer 18 millimètres de largeur et 12 à 15 millimètres d'épaisseur. Les petites écorces sont recouvertes d'un périderme finement fendillé, d'un gris un peu *bleuâtre*, bien adhérent au parenchyme cortical ; les fissures transversales y sont assez rares et peu profondes. Les grosses écorces présentent une *teinte grise plus ou moins foncée ;* elles sont toujours *caractérisées par la présence de plaques blanches, à reflets bleuâtres*, qui sont réparties sur des portions plus ou moins larges de leur surface extérieure ; elles présentent des dépressions longitudinales qui sont plus ou moins nettement accusées. *Les fissures transversales qu'on y observe sont peu profondes, bien espacées* et embrassent souvent toute la largeur des tuyaux. Les écorces de *C. Peruviana* sont encore *caractérisées par l'aspect longitudinal de leurs bords qui sont taillés en biseau*. Le liber est épais, plus fibreux que dans les Quinquinas de Loxa.

Ces écorces ne présentent pas moins de fixité dans leurs caractères anatomiques (fig. 194) ; *le suber y est très épais ; le parenchyme cortical renferme constamment des cellules scléreuses en grand nombre et des glandes tanifères ; les faisceaux libériens ne sont pas nettement cunéiformes.*

Les écorces de *C. nitida* et de *C. micrantha* ont une apparence extérieure toute différente : les premières ont souvent un aspect lustré particulier, les secondes ont une teinte gris foncé et ne présentent pas de fissures transversales. *Elles ne présentent ni cellules scléreuses ni glandes tanifères ; les faisceaux libériens sont bien nettement accusés.*

QUINQUINAS DE GUAYAQUIL

Aucune variété commerciale n'est aussi complexe que celle-là. M. Vogl, qui a étudié les écorces vendues sous cette dénomination sur le marché de Vienne, y a constaté la présence des écorces de *C. uritusinga*, *C. Chahuarguera*, *C. umbellulifera*, *C. heterophylla*, *C. obtusifolia*, *C. lanceolata*, *C. macrocalyx*. M. Crécy, qui a examiné celles qui étaient vendues sur le marché de Paris, y a reconnu en outre les espèces *C. Humboldtiana*, *C. micrantha*, *C. pubescens*, *C. cordifolia*, *C. purpurea* et *C. officinalis*.

Tout pharmacien un peu observateur a pu se convaincre que les envois, non seulement ne se suivaient pas toujours, mais variaient encore avec chaque maison de droguerie. L'espèce que nous y avons rencontrée le plus souvent était assez homogène dans sa teinte, généralement grise et présentait les caractères du *C. macrocalyx*, qui est pourvu de cellules scléreuses et de fibres, réunies en groupes parfois assez volumineux.

QUINQUINAS DE LIMA

Tous les échantillons de Quinquinas de Lima, que nous avons eu l'occasion de prendre dans les maisons de droguerie, constituaient une sorte tout à fait inférieure, exclusivement composée de fragments menus de *C. lancifolia*, facilement reconnaissables aux caractères que nous décrirons plus loin.

QUINQUINAS CALISAYA

Le Quinquina Calisaya est fourni par le *C. Calisaya* Wedd., qui croît dans la province péruvienne de Carabaya, mais plus particulièrement dans les parties septentrionales de la Bolivie. De toutes les espèces américaines, c'est à juste titre une des plus estimées.

Elle se présente dans les droguiers sous la forme *enroulée* et sous la forme *plate*, mais dans les pharmacies on n'utilise que la seconde.

Le Calisaya plat se présente en morceaux de longueur et de largeur variables, d'une épaisseur de 6 à 8 millimètres. Ces écorces, *généralement assez denses*, portent sur leur surface extérieure de nombreux sillons lon-

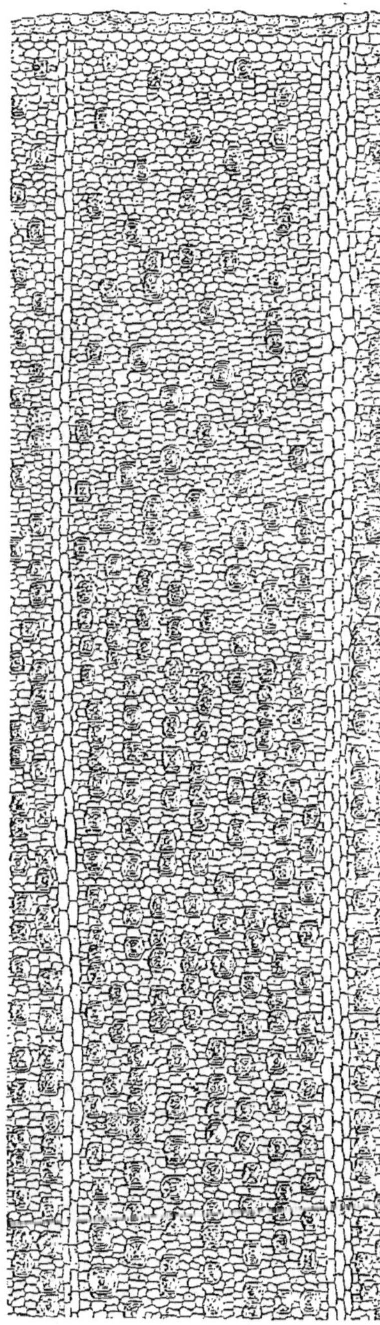

Fig. 199. — Quinquina Calisaya.
Écorce plate.

gitudinaux, qui ont quelque ressemblance avec l'empreinte laissée par les doigts sur une substance molle et qui, pour ce motif, ont été appelés *sillons digitaux*. Ces enfoncements sont séparés les uns des autres par des crêtes saillantes qui donnent à la surface extérieure du Calisaya plat l'aspect d'une écorce mondée au couteau. La surface extérieure offre *une apparence fibreuse*, surtout dans les sillons. Quelques écorces portent de rares vestiges du périderme. La teinte de ces écorces, qui est généralement brunâtre sur la surface externe, est d'un jaune fauve sur la face interne, qui est caractérisée par sa texture fibreuse très serrée. La cassure est très fibreuse ; les fibres qui font saillie sur les deux extrémités brisées sont très courtes, se détachent facilement, pénètrent sous la peau et y déterminent une démangeaison assez vive qui leur a fait donner le nom de *fibres prurientes*.

Le Calisaya plat du commerce étant généralement privé de son périderme et presque uniquement constitué par le liber, présente une structure toute différente de celle qui caractérise le Calisaya roulé. Sur une coupe transversale (fig. 199), on observe de dehors en dedans quelques rangées de cellules polyédriques représentant les couches les plus internes du parenchyme cortical : un liber très développé et caractérisé par la présence d'une multitude de fibres assez grosses, généralement isolées, mais presque contiguës et disposées, dans leur ensemble, en files radiales : les rayons médullaires sont peu nombreux, mais bien apparents : ils conservent leur largeur dans tout leur parcours, qui s'étend d'une face à l'autre de l'écorce ; ils ne divisent pas le liber en faisceaux cunéiformes.

C'est une excellente sorte commerciale qui fut adoptée comme officinale par le Codex français de 1864. Les bonnes sortes renferment de

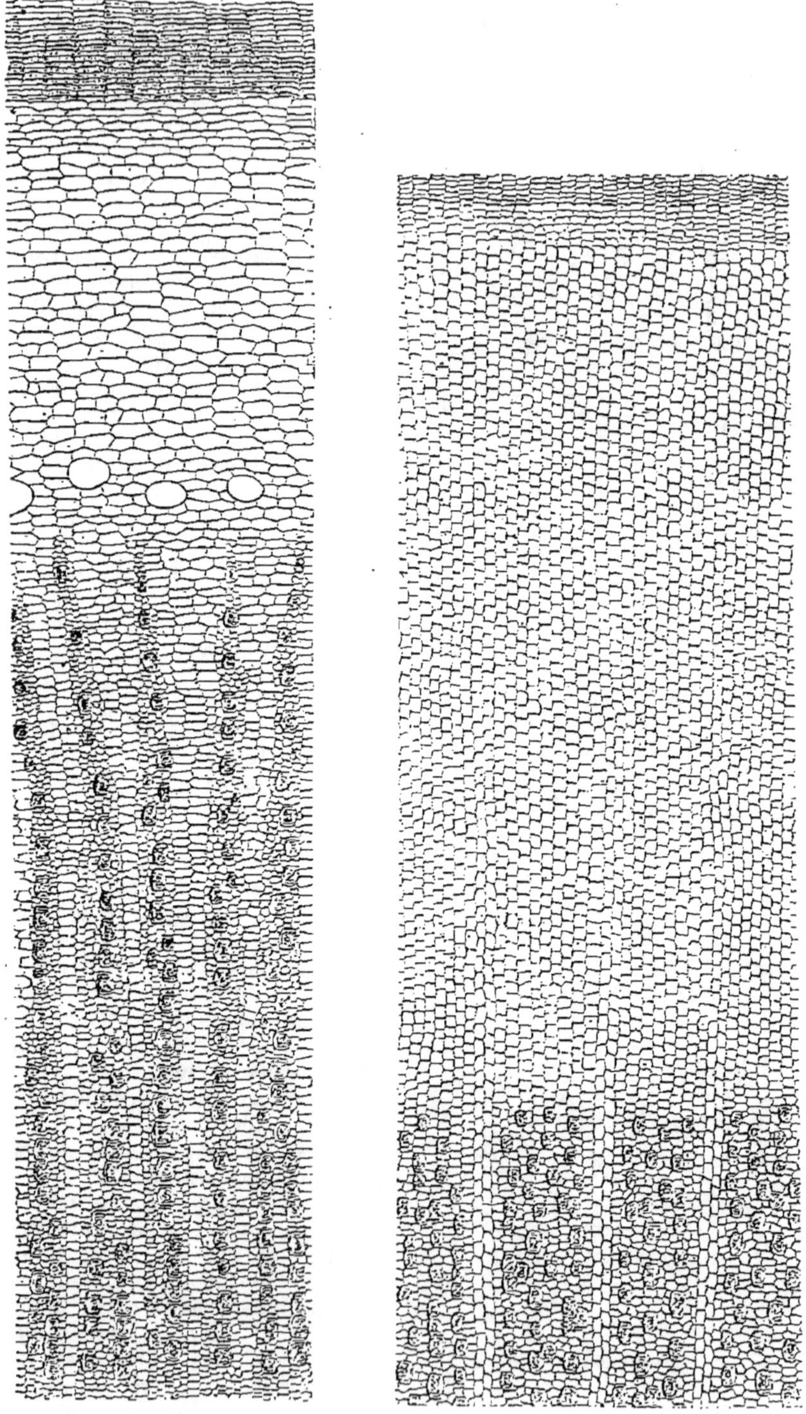

Fig. 200, 201. — Quinquina rouge (*Cinchona succirubra*).

Écorce naturelle. — Écorce renouvelée sous la mousse.

30 à 32 p, 1000 de sulfate de quinine et 6 à 8 grammes de sulfate de cinchonine.

QUINQUINA ROUGE

C'est l'écorce du *C. succirubra* Pav. qui se rencontre spécialement dans la province de Quito.

Le Quinquina rouge se présente sous différentes formes : tantôt on le rencontre en morceaux très irréguliers, complètement plats ou légèrement cintrés, de 5 à 6 millimètres d'épaisseur, tantôt il est en énormes morceaux épais de 15 à 18 millimètres, d'une *couleur brun rougeâtre à l'intérieur* et recouverts d'un épiderme gris rougeâtre, sillonné longitudinalement. *Les plus gros morceaux sont recouverts par un périderme brun très épais.* Un caractère assez général de cette variété commerciale consiste dans la présence de *verrues dures et ligneuses à la surface du périderme.* Cette écorce a une cassure très fibreuse dans ses couches internes qui laissent échapper une poussière fine de fibres prurientes. Elle possède une saveur à la fois amère et astringente.

Anatomiquement elle est caractérisée par *l'épaisseur de son suber, la présence de glandes tanifères et la disposition isolée de ses fibres qui sont assez nombreuses.*

La comparaison des figures 200 et 201 permet d'apprécier les modifications subies par les écorces qui ont été soumises à l'opération du moussage et qui sont renouvelées sous la mousse : ces modifications consistent *dans une multiplication des fibres et une différenciation et une démarcation très nettes du parenchyme cortical dont les éléments sont disposés en longues files radiales. Notons en outre la disparition des glandes tanifères.*

QUINQUINAS DE LA NOUVELLE-GRENADE

Sous le nom de Quinquinas de la Nouvelle-Grenade, on réunit trois types de quinquinas qui présentent dans leur apparence extérieure plusieurs caractères communs :

Ce sont des écorces roulées ou cintrées, ou plus généralement plates, dont *la face interne et subéreuse est recouverte çà et là de débris blanchâtres, de plaques péridermiques micacées : leur couleur varie du jaune orange au jaune brun plus ou moins foncé.* Ces trois types sont désignés sous les noms de *Quinquina lancifolia, Quinquina Maracaïbo* et *Quinquina Pitayo.*

Sous le nom de Quinquinas Lancifolia, on réunit les écorces désignées sous les noms de *Quinquina jaune orangé de Mutis, Quinquina de Colombie, Quinquina de Carthagène, Quinquina de Santa-Fé,* et qui sont fournies par le *C. lancifolia* Mutis et ses variétés ; on les récolte au sud-ouest de Bogota, sur le versant occidental de la Cordillère orientale.

Ces écorces ont une apparence très variable : on les trouve tantôt en tuyaux très longs de la grosseur du petit doigt ; d'autres, très larges, sont incurvées en forme de gouttière et mesurent 1 centimètre d'épaisseur : parfois les fragments sont très irréguliers. Leur couleur varie du jaune foncé jusqu'au jaune orange. Leur surface extérieure est *presque constamment recouverte de plaques blanches micacées, de dimension très variable et toujours nettement circonscrite ; elle est subéreuse et se laisse facilement pénétrer par l'ongle.* La surface interne est tantôt lisse ou finement striée, tantôt marquée de rides saillantes ou d'apparence fibreuse. Leur cassure

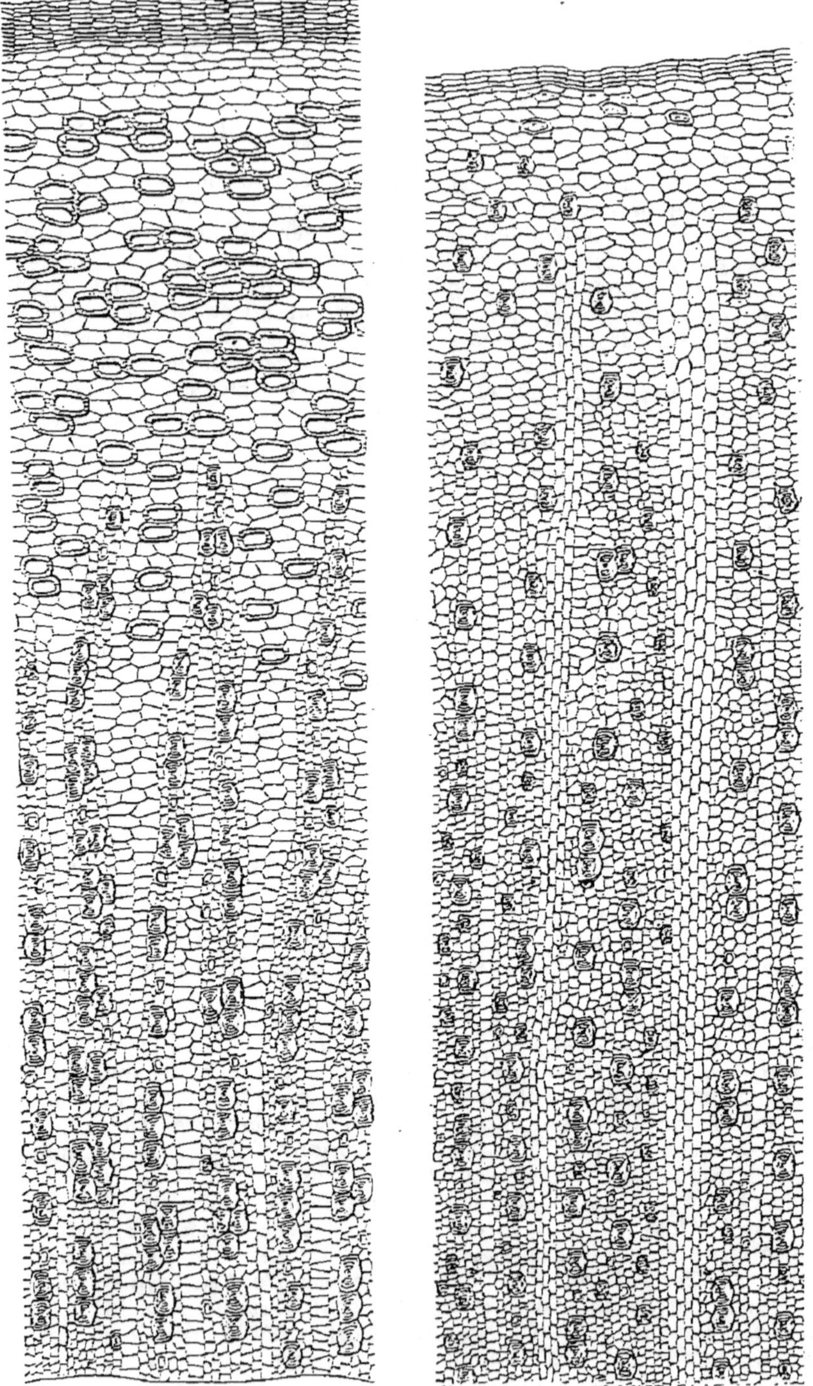

Fig. 202. 203. — Quinquinas de la Nouvelle-Grenade.

Cinchona lancifolia. *Cinchona Tucujensis.*

est très variable, tantôt analogue à celle du Calisaya et finement fibreuse (*Quinquina de Colombie*) ; tantôt cette cassure est rendue presque esquilleuse par l'agglomération et la longueur des fibres (*Quinquina de Carthagène*).

Les Quinquinas Lancifolia sont très nettement *caractérisés par l'abondance des cellules scléreuses réparties dans le parenchyme cortical et souvent même dans les rayons médullaires, par l'agglomération de leurs fibres libériennes, qui, dans quelques espèces, sont disposées en très longues séries radiales et par la présence de nombreuses cellules fibreuses dans le liber.*

Le Quinquina Maracaïbo, fourni par le *C. Tucujensis* Karst, a été pendant longtemps une espèce pharmaceutique courante, à cause de la ressemblance qu'il offre avec le Calisaya et de son prix peu élevé.

Il se présente en morceaux très irréguliers, aplatis, *plus ou moins tortueux, d'une couleur jaunâtre et comme terreuse. La surface extérieure présente toujours des rides longitudinales, bien apparentes, et des taches blanches micacées plus ou moins larges.* La face interne a une teinte généralement plus pâle ; *elle est striée obliquement*, grossièrement fibreuse : des fibres assez épaisses se détachent sur toute la surface interne, entraînant avec elles des portions plus ou moins considérables de la couche libérienne. Ces écorces ont une cassure peu fibreuse. Elles ont un goût âcre de fumée ou de suie qui est tout à fait caractéristique.

Au microscope, elles se rapprochent du Quinquina Calisaya par le *faible développement du parenchyme cortical et la présence de fibres jusque dans les couches les plus extérieures, par la longueur des rayons médullaires qui atteignent presque la périphérie de l'écorce* ; elles se distinguent toutefois du *Calisaya par la présence de cellules scléreuses dans le parenchyme cortical, et par la proportion moins grande de fibres.*

Ce sont des écorces inférieures qui ne contiennent pas plus de 2 à 3 grammes de sulfate de quinine par kilogramme.

Trop souvent on les a substituées au Quinquina Calisaya plat.

Les Quinquinas Pitayo, fournis par le *C. Pitayensis* Wedd et le *C. Pitayo* var. *Calisaya*, qui croissent dans la province de Cauca, sont des écorces très lourdes, dures et compactes, aussi variables dans leur couleur que dans leur dimension. Elles n'étaient guère utilisées que dans les fabriques de sulfate de quinine.

II. — QUINQUINAS DES INDES

Sous ce nom on désigne un grand nombre d'écorces de Quinquinas provenant des cultures aménagées dans les Indes anglaises et hollandaises.

L'histoire de ces écorces a fait l'objet de plusieurs mémoires très intéressants parmi lesquels nous citerons la thèse de MM. Rœmers, dans laquelle l'auteur reproduit toutes les phases des entreprises anglaises et hollandaises, et décrit toutes les variétés de quinquinas qui ont été recueillies aussi bien à Ceylan qu'à Java. Nous rappellerons seulement que c'est sur les instances réitérées de Weddel et de la Commission de l'Institut de France, que le gouvernement hollandais prit l'initiative d'introduire à

Java la culture des Quinquinas. C'est en 1852, sous le régime de Guillaume III, que le premier essai de culture fut entrepris avec un plant de *C. Calisaya* provenant de notre Muséum d'histoire naturelle. A la fin de l'année 1899, les plantations de Java comprenaient 4 274 000 plants de Quinquina.

Pendant que les Hollandais multipliaient leurs efforts pour assurer et développer l'acclimatation du Quinquina dans leurs possessions, les Anglais, encouragés par les merveilleux résultats obtenus à Java, ne restaient pas inactifs. En 1859, le gouvernement de la reine confia à Markham le soin d'organiser quatre expéditions destinées à recueillir en Amérique les graines et les plants des meilleures espèces de Quinquina afin de les transporter dans les Indes anglaises. En 1860, les plants et les graines furent envoyés dans les Neilgheries et à Derjceling, et les plantations confiées à l'habile direction de Mac Ivor ne tardèrent pas à produire les plus brillants résultats. Les espèces qui y furent principalement cultivées furent les *C. Ledgeriana*, *C. succirubra* et *C. officinalis*. Indépendamment des plantations gouvernementales, il y a dans les Indes anglaises beaucoup de plantations privées. Le Quinquina qui y est récolté sert surtout à préparer du sulfate de quinine.

L'histoire de la culture du Quinquina à Ceylan est des plus courtes, mais aussi des plus curieuses. Inaugurée en 1877, cette culture y prit un développement tellement prodigieux qu'après quelques années d'expérience, l'exportation de cette écorce dépassait 6 000 000 de kilogrammes, chiffre qui représente la moitié de la production universelle. Cette merveilleuse expansion eut pour résultat d'abaisser le prix du quinquina d'une façon tellement sensible, que les planteurs durent renoncer à une culture qui ne leur laissait plus de bénéfice. Cette culture a disparu à peu près complètement de Ceylan pour faire place à celle du Thé.

Pendant une quinzaine d'années les écorces de Quinquinas cultivés nous parvinrent régulièrement en tuyaux assez réguliers ou en fragments légèrement cintrés, présentant une apparence extérieure sinon constante, du moins assez belle. Cette particularité tenait surtout à ce qu'elles avaient été obtenues par des incisions pratiquées sur des arbres âgés de quinze à vingt ans. Mais à mesure que l'on appliqua aux Quinquinas cultivés les divers modes d'exploitation qui ont été décrits plus haut, à mesure que les hybrides se multiplièrent et que les arbres vieillirent, on vit apparaître sur le marché des écorces de plus en plus nombreuses et variables dans leur forme, leurs dimensions et leur coloration. Les mêmes espèces provenant du même pays ou de régions différentes présentent, d'une récolte à l'autre, d'année en année, de grandes différences dans leur apparence extérieure.

C'est ainsi que nous trouvons actuellement sur le marché les quinquinas cultivés représentés par des écorces disposées en longs tuyaux, très réguliers offrant une très belle apparence et des dimensions très variables, ou des écorces se présentant en minces débris, d'autres en plaques plus ou moins larges et régulières, recouvertes de toutes leurs couches et provenant d'écorces renouvelées sous la mousse, d'autres enfin se présentant en écailles très irrégulières ou en râclures provenant vraisemblablement des racines. A côté d'espèces inférieures se présentant sous l'aspect séduisant des plus belles écorces américaines, on trouve les plus belles et les plus estimées jadis, telles que le C. *Ledgeriana*, en petites paillettes ou râpures, qui sont réunies en un gros bloc, dont l'apparence n'a rien de commun avec celle des Quinquinas américains.

La comparaison des caractères extérieurs qui rendait possible, pour un pharmacien un peu exercé, la distinction des espèces commerciales de Quinquinas sauvages est inapplicable à la détermination des Quinquinas cultivés.

Au point de vue professionnel, nous dirons que si ces écorces doivent définitivement prendre place dans l'officine, il est rigoureusement nécessaire d'établir la proportion minima d'alcaloïdes qu'elles doivent contenir pour être propres aux usages médicaux. Cette proportion pourrait être fixée à 25 p. 1 000. Le pharmacien pourra facilement trouver dans les écorces de culture qui abondent sur les marchés, des écorces se rattachant aux bons types *C. officinalis*, *C. Calisaya*, *C. succirubra*, qui contiennent une proportion d'alcaloïdes constamment supérieure à ce chiffre de 25 p. 1 000. Mais nous ne saurions trop le répéter, *le pharmacien soucieux de ses devoirs professionnels ne doit actuellement acheter ou employer un quinquina, sans l'avoir soumis à un titrage alcaloïdique, qui peut seul, en l'absence de tout caractère extérieur et anatomique précis, le renseigner sur la valeur thérapeutique de ce quinquina.*

FAUX QUINQUINAS

Sous le nom de FAUX QUINQUINAS on distingue un certain nombre d'écorces qui ont été vendues comme *Quinquinas*, mais qui ne sont point produites par des espèces du genre *Cinchona*. Cette dénomination se trouve justifiée aussi bien par les caractères anatomiques que par les propriétés physiologiques et la composition chimique de ces écorces : elles présentent en effet une structure toute différente de celle qui caractérise les écorces de *Cinchona* et aucune d'entre elles ne renferme les alcaloïdes du Quinquina.

La plupart de ces écorces sont fournies par des plantes appartenant aux genres *Cascarilla*, *Ladenbergia*, *Exostemma*; les plus intéressantes d'entre elles sont :

L'Écorce de *Cascarilla magnifolia* WEDD. (*Cinchona magnifolia* R et P. — *Ladenbergia magnifolia* KLOTZCH). C'est le QUINQUINA ROUGE DE MUTIS, qu'on trouve dans beaucoup de collections et qui, longtemps donné comme *Quinquina rouge vrai*, se rapproche plus par sa structure d'un *Remijia* que d'un *Cinchona*.

L'Écorce de *Cascarilla macrocarpa* WEDD. (*Ladenbergia macrocarpa*

KLOTZCH). C'est le QUINQUINA BLANC DE MUTIS, qui ne contient aucun des alcaloïdes du Quinquina.

L'Écorce d'*Exostemma floribundum* ROEM. et SCHULT. (*Cinchona floribunda* SWARTZ.), ou QUINQUINA DE PITON, de SAINTE-LUCIE, de SAINT-DOMINGUE, qui croît dans les Antilles, à Saint-Domingue et à la Martinique.

L'Écorce d'*E. Caribœum* ROEM. et SCHULT., qui croît aussi aux Antilles, à la Jamaïque et à Cuba, et qui est désignée sous le nom de QUINQUINA DES ANTILLES ou QUINQUINA CARAÏBE. Comme la précédente, elle se distingue par une structure toute différente de celle des Quinquinas et possède une amertume désagréable, nauséeuse, qui provoque le vomissement.

L'Écorce de QUINQUINA BICOLORE, de TÉCAMEZ, de PITOYA, que l'on a rapportée au *Stenostomum acutatum* D. C., mais qui se rapproche beaucoup des *Remijia* par sa structure. Cette écorce, qui se présente en tubes droits, durs, compacts, d'un gris jaunâtre sur la surface externe, et d'un brun foncé ou noirâtre sur sa face interne, a une cassure très nette, une saveur amère, désagréable et nauséeuse. A plusieurs reprises on a signalé sa présence dans l'écorce d'Angusture vraie.

ÉCORCES DE REMIJIA

Le groupe des *Remijia*, qui pendant fort longtemps est resté obscur au milieu des Cinchonées, a pris dans ces dernières années une certaine importance, quand M. Triana a établi que c'est à des plantes de ce genre qu'il fallait rapporter les écorces désignées, à cause de leur couleur cuivrée, sous le nom de *Quinquinas Cuprea*, et surtout quand en 1870, M. Hesse signala dans ces écorces la présence de la quinine, que l'on croyait exclusivement localisée dans les Quinquinas. L'importance de ces écorces s'accrut encore lorsque M. Arnaud signala que l'un de leurs alcaloïdes, la *Cupréine*, pouvait se transformer en *quinine*.

Les *Remijia* appartiennent essentiellement à l'Amérique du Sud et à la partie de ce grand continent qui est située de chaque côté de l'Equateur entre le 20° de latitude sud et le 10° latitude nord, depuis la province de Minas Géraes jusqu'à la Nouvelle-Grenade. Ce sont eux qui fournissent la plupart des écorces désignées sous le nom de *Quinquinas brésiliens*. Tandis que les *Cinchona* sont des plantes essentiellement montagnardes qui ne peuvent vivre qu'à une altitude considérable, les *Remijia* peuvent se rencontrer dans des lieux qui n'ont pas plus de 200 mètres d'altitude au-dessus du niveau de la mer.

Deux espèces de ce genre, qui sont originaires de la Nouvelle-Grenade, intéressent spécialement la matière médicale : elles se distinguent nettement l'une de l'autre par leur habitat, leurs caractères anatomiques et leur composition chimique. Ce sont : le *Remijia pedunculata* TRIANA et le *R. Purdieana* TRIANA.

REMIJIA PEDUNCULATA

Origine. — Trouvé primitivement par MM. Triana et Karsten entre Susumuco et Vallavicencia, le R. *pedunculata* a été rencontré dans les vallées du Méta, du Guaviare, du Rio Negro, au sud de Bogota. C'est dans ces parages qu'on emploie les écorces connues sous le nom de QUINQUINAS CUPRÉA DU SUD ou des LLANOS. Celles qui sont recueillies dans les montagnes de la Paz, entre le fleuve Magdalena et la rivière Suarez, puis transportées à Bucaramanga, sont désignées sous les noms de QUINQUINAS CUPRÉA DU NORD ou de BUCARAMANGA.

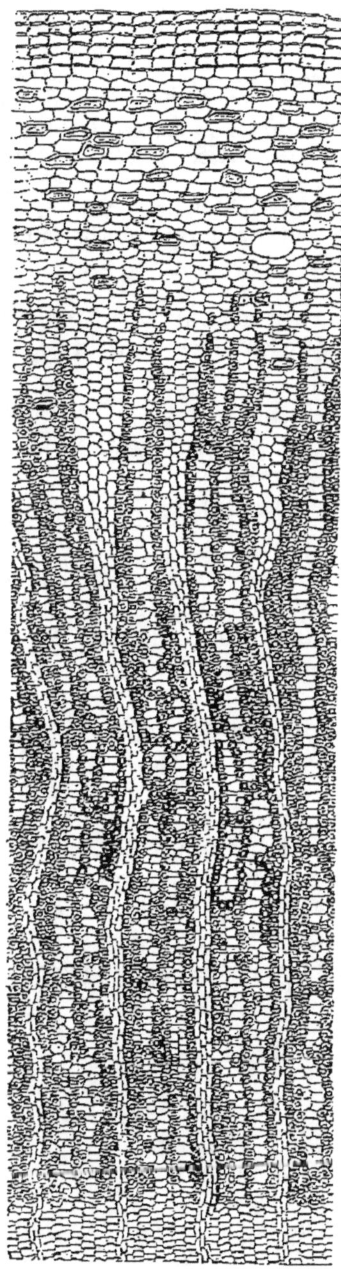

Fig. 204.
Écorce de *Remijia pedunculata*.

Description. — Ces quinquinas présentent dans leurs caractères extérieurs des différences qui doivent être attribuées à l'âge des écorces et à l'altitude des arbres sur lesquels celles-ci ont été recueillies. On les trouve fréquemment en morceaux de moyenne grandeur, aplatis ou légèrement cintrés et peu épais; leur surface extérieure souvent dépourvue de suber a une teinte caractéristique de cuivre non décapé. Le suber, grisâtre, quand il existe, est peu adhérent, et en se détachant, il découvre une surface d'apparence terne, métallique, cuivrée; la cassure est *assez nette*; la face interne d'un brun foncé ou d'un rouge assez clair est lisse. Ces écorces sont très dures et très compactes, d'une saveur franchement amère.

La variété connue sous le nom de *Quinquina Cupréa de Santander* a la même origine, mais provient d'arbres croissant à l'altitude de 1 200 à 1 600 mètres ; elle se présente en morceaux aplatis ou en tubes d'un demi-mètre de long, de 5 à 7 millimètres d'épaisseur, recouverts d'un suber fendillé longitudinalement et transversalement.

Structure anatomique (fig. 204). — Tous les *Quinquinas Cupréa*, quelle que soit leur origine géographique, présentent sensiblement la structure suivante :

Sous le suber, qui fait souvent défaut, on distingue : un parenchyme cortical peu épais, *caractérisé par la présence d'une multitude de cellules scléreuses et de quelques glandes tannifères arrondies* ; un liber très développé, constitué *dans sa partie interne par des petites cellules régulièrement disposées en files radiales* et dans le reste de son épaisseur *par des faisceaux fibro-libériens fort allongés, plus ou moins sinueux et très rapprochés les uns des autres*. Les fibres qui constituent ces faisceaux sont *plus petites* que celles des Quinquinas et *présentent toujours une cavité apparente*. Le liber est sillonné par des rayons médullaires qui, assez étroits dans la plus grande partie de leur parcours, s'élargissent brusquement en se rapprochant de la périphérie.

Composition chimique. — M. Arnaud, qui a analysé un grand nombre de ces écorces, a publié, entre autres, les résultats suivants :

	Bucaramanga	Llanos nord	Llanos sud
Quinine. . . .	0,99 à 1,80	0,39 à 0,78	0,48 à 1,35 p. 100
Quinidine . . .	0,36 à 0,57	0,35 à 0,75	0,48 à 0,49 —
Cinchonine . .	0,45 à 0,60	0,66 à 0,72	0,80 à 0,99 —

Comme on le voit par ces chiffres, toutes ces écorces contiennent de la *quinine*, de la *quinidine* et de la *cinchonine*, mais, comme M. Howard l'avait constaté, aucune d'elles ne renferme de la *cinchonidine*, qu'on trouve en notable proportion dans beaucoup de quinquinas vrais.

A côté de ces alcaloïdes, ces écorces renferment : un tanin particulier, colorant en vert les sels ferriques, environ 0,5 p. 100 d'acide caféique et une matière rouge foncée qui leur donne leur teinte foncée spéciale. Paul et Cownley en ont isolé un nouvel alcaloïde, la *Cupréine*, ayant un caractère phénolique. En comparant sa formule à celle de la quinine, ces deux corps paraissent avoir la même réaction que le phénol et son éther méthylique. La Cupréine étant un corps de fonction mixte, moitié base, moitié phénol, la quinine en serait l'éther méthylique. Cette prévision a été complètement confirmée par MM. Grimaux et Arnaud.

REMIJIA PURDIEANA

Cette espèce a été découverte par Purdie, dans la vallée de la Magdalena, près de Cauca, dans la province d'Antioquia. Pour la distinguer de l'espèce précédente, M. Arnaud l'a désignée sous le nom de QUINQUINA A CINCHONAMINE.

Le Quinquina à Cinchonamine se présente généralement en morceaux cintrés ou enroulés, recouverts d'un suber assez épais, irrégulier et comme verruqueux à la surface, d'une teinte gris-brun. Le suber est parfois entaillé, ou bien le périderme paraît avoir été râclé et le parenchyme cortical apparaît en cet endroit d'une façon manifeste. La face interne est striée longitudinalement : sa cassure est nette dans les couches extérieures, légèrement fibreuse dans les couches internes.

Anatomiquement elle se distingue de l'autre espèce par la rareté des cellules scléreuses. et l'absence des glandes tannifères dans le parenchyme cortical. par la structure et la disposition du liber qui est homogène dans toute son étendue. divisé en faisceaux cunéiformes, obliques, dans lesquels on n'aperçoit que *quelques fibres isolées.*

Les écorces de *C. Purdieana* ne contiennent pas trace de quinine, mais contiennent un alcaloïde particulier, isolé par M. Arnaud. qui l'a appelé *Cinchonamine*, et qui n'a pas de propriétés fébrifuges.

GAMBIR

Le Gambir est un extrait retiré des feuilles de l'*Uncaria Gambir* Roxb (*Nauclea Gambir* Hunter), arbuste originaire des nombreuses îles qui bordent l'extrémité orientale du détroit de Malacca : il est cultivé régulièrement à Singapour.

La préparation de cet extrait se fait surtout aux environs de Singapour, dans les îles de l'archipel Rhio-Lingga et spécialement dans l'île de Bintang. Quand les plantes ont atteint 8 à 9 pieds de hauteur, on en coupe les feuilles et les jeunes bourgeons qui poussent très rapidement et dont on peut faire 3 à 4 récoltes par an. On fait bouillir ces feuilles avec de l'eau, dans de grandes chaudières en fonte, pendant une heure. On les place ensuite dans un baquet incliné où on les presse. On reverse le liquide exprimé dans les chaudières, où on le fait évaporer jusqu'à consistance sirupeuse.

Arrivé à ce degré de concentration. le suc est versé dans des seaux et, quand il est suffisamment refroidi, un ouvrier prend deux de ces seaux devant lui et plonge, dans chacun d'eux. un bâton auquel il fait subir un va-et-vient de haut en bas dans un seau et de bas en haut dans l'autre. Le liquide s'épaissit autour du bâton, la portion épaisse est constamment agitée et peu à peu toute la masse est mise en mouvement et se prend graduellement en masse. Cette façon de traiter le liquide sirupeux facilite la cristallisation de la Catéchine, sous une forme plus concrète que celle qui se produirait en agissant d'une autre façon. Quand la masse est solidifiée à peu près, on la place dans des boîtes carrées peu profondes et on la coupe en cubes que l'on fait sécher à l'ombre.

Le Gambir se présente sous la forme de petits cubes assez réguliers, de 3 à 4 centimètres de côté, légers, compacts, rugueux à la surface et offrant la teinte brun foncé du fer anciennement rouillé. Intérieurement ces cubes ont une teinte rubigineuse plus claire ou d'un jaune cannelle ; leur masse est sèche et finement poreuse, friable. Les morceaux se laissent écraser facilement sous le doigt et donnent une poudre qui, examinée au microscope, paraît composée d'une masse de petits cristaux aciculaires. Leur odeur est à peu près nulle ; leur saveur est amère astringente et laisse dans la bouche un goût frais et sucré.

Le Gambir ne se présente pas toujours sous la forme de cubes.

Parfois il est en prismes allongés que Guibourt a comparés aux prismes de l'amidon en aiguilles et qu'il a appelés à cause de cela *Gambir en aiguilles*.

Le Gambir se dissout complètement dans l'eau chaude. Sa solution brunâtre abandonne par le refroidissement un dépôt assez abondant ; elle se colore en vert noirâtre par le sulfate de fer.

Comme le Cachou, le Gambir est constitué presque entièrement par de la *Catéchine* ou *acide Catéchique*. Il renferme aussi une matière colorante jaune identique à la *Quercétine* du Cachou.

Il est employé ordinairement comme astringent, mais il est surtout utilisé dans la tannerie et la teinture.

IPÉCACUANHAS

Sous les noms d'Ipécacuanhas ou d'Ipécas, on désigne un certain nombre de racines émétiques, qui sont fournies par des plantes de la famille des Rubiacées ; mais l'espèce qui est inscrite comme officinale dans la plupart des pharmacopées européennes est celle qui est désignée sous les noms d'*Ipécacuanha du Brésil* ou *Ipécacuanha annelé mineur*. On peut lui adjoindre comme s'en rapprochant autant par son apparence extérieure et sa structure anatomique que par ses propriétés vomitives, la sorte connue sous les noms d'*Ipécacuanha de Carthagène* ou *Ipécacuanha annelé majeur*. Quant aux autres sortes connues sous les noms d'*Ipécacuanhas striés* et d'*Ipécacuanha ondulé*, elles présentent dans leur aspect extérieur des particularités qui permettent de les distinguer facilement.

IPÉCACUANHAS ANNELÉS

Sous cette dénomination se confondent l'Ipécacuanha du Brésil et l'Ipécacuanha de Carthagène.

L'Ipécacuanha du Brésil ou Ipécacuanha annelé mineur qui constitue le véritable ipécacuanha officinal est fourni par le *Cephælis Ipecacuanha* A. Rich. (*Psychotria Ipecacuanha* Müll. — *Uragoga Ipecacuanha* H. Bn.), qui croît en abondance au Brésil et notamment dans les provinces du Para, de Pernambuco, de Bahia, de Minas Géraes, de Rio-de-Janeiro. Introduite en 1866 dans l'Inde anglaise, sur les pentes du Sikkim, la culture de cette plante habituée à vivre sous les tropiques n'y a pas donné les résultats satisfaisants qu'on avait espérés, mais actuellement elle y réussit assez bien pour contribuer en partie à l'approvisionnement du marché anglais.

Récolte. — La récolte de l'Ipécacuanha se fait au Brésil, pendant toute l'année, ou n'est guère interrompue que pendant la saison des pluies. Les individus chargés de cette récolte ou *poyeros*, arrivés au pied des buissons que forme la plante, à l'ombre de vieux arbres, prennent autant que possible d'une main, toutes les tiges d'un buisson et enfoncent obliquement dans le sol, au dessous d'elles, un bâton pointu, auquel ils impriment un mouvement de bascule, qui soulève ainsi toute la motte qui renferme les racines. Quand l'opérateur est habile, il peut ainsi enlever toutes les racines du buisson.

Les racines, séparées de la terre qui les entourait, sont placées dans un panier, puis exposées au soleil, pour les faire sécher rapidement. Quand le temps est favorable, elles peuvent se dessécher en deux ou trois jours, mais il faut toujours les abriter pendant la nuit, pour les garantir de la rosée. Quand elles sont bien sèches, on les met en morceaux et on les agite dans un crible pour les débarrasser du sable ou de la terre qui y sont adhérents, puis on les met en balles pour les expédier.

Description. — Cette sorte, la plus anciennement connue, se présente en cordons tortueux ou à peu près cylindriques, longs de 12 centimètres au plus, de la grosseur d'une plume ordinaire et sensiblement amincis à leur extrémité supérieure (fig. 205). La surface

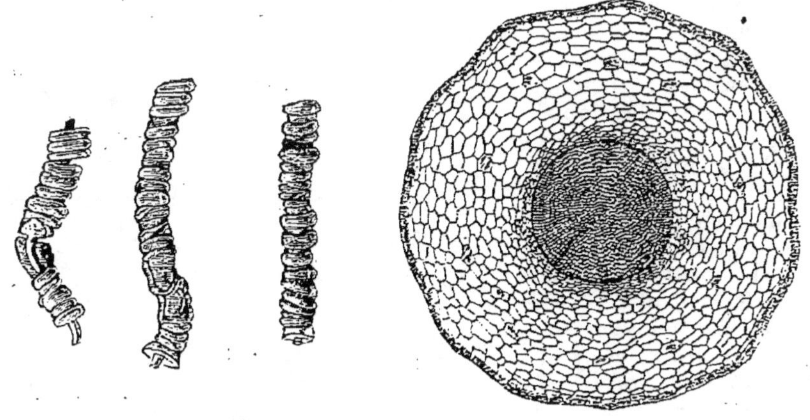

Fig. 205. Ipécacuanha annelé ordinaire.

Fig. 206. — Section transversale de l'Ipécacuanha annelé.

extérieure, d'une teinte gris noirâtre ou gris rougeâtre, présente *un nombre considérable d'épaississements transversaux formant généralement des anneaux complets ou des demi-cercles nettement saillants, et séparés les uns des autres par des étranglements plus ou moins profonds ;* elle est, en outre, sillonnée de petites stries longitudinales, parfois à peine visibles, qui se continuent sur les anneaux eux-mêmes et qui sont dues à la dessiccation des racines. La cassure est courte, compacte, presque résineuse, grisâtre et souvent d'aspect marbré. Sur la section transversale (fig. 206) on distingue : une écorce limitée par un liséré noir, dure, cornée et demi-transparente, dont l'épaisseur atteint les deux tiers du rayon total ; un méditullium ou axe ligneux blanc jaunâtre, peu épais, strié radialement, dépourvu de moelle et de pores vasculaires. La portion corticale se sépare assez facilement de l'axe ligneux et certains échantillons du commerce sont alors réduits à l'état de baguettes flexibles, enfilées dans une suite de cylindres bosselés de taille inégale et diversement écartés, ce qui leur donne une apparence tout à fait caractéristique.

Cette drogue a une odeur forte et nauséeuse, une saveur âcre et amère.

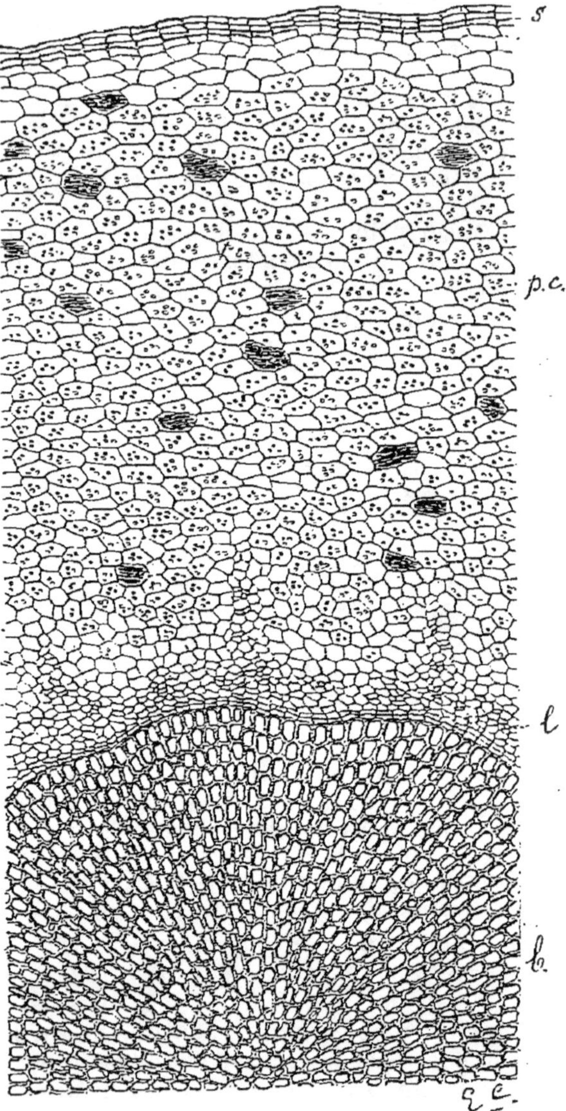

Fig. 207. — Ipécacuanha annelé. Structure anatomique.

Structure anatomique (fig. 207). — Examinée au microscope, cette variété présente la structure suivante. Sous le suber (*s*), formé de plusieurs rangées de cellules tabulaires colorées en brun, existe le phellogène représenté par une couche de cellules rectangulaires, incolores ; le parenchyme cortical, très développé, est formé de cellules polygonales allongées tangentiellement, qui deviennent de plus en plus petites à mesure qu'elles s'éloignent de la périphérie : ces cellules renferment de *l'amidon en petits grains simples et en grains composés de 3, 4 ou 5 granules, de dimension inégale : quelques cellules, plus grandes que les autres, renferment des cristaux d'oxalate de chaux, disposés en aiguilles agglomérées.* Le liber (*l*) est réduit à de faibles dimensions et composé de quelques faisceaux peu proéminents. La zone ligneuse est composée de *trachéides* et de *fibres ligneuses disposées en files radiales.* Les trachéides sont plus larges que les fibres ligneuses ; de plus, leurs parois présentent des ponctuations bien plus larges qui leur donnent une apparence bien distincte.

La connaissance de ces particularités est indispensable pour s'assurer de l'identité de la poudre d'ipécacuanha annelé (fig. 208).

L'Ipécacuanha de Carthagène, Ipécacuanha de la Nouvelle-Grenade, Ipécacuanha annelé majeur, est fourni, d'après M. H. Baillon, par une espèce très voisine, l'*Uragoga Granatensis* H. Bn., qui croît

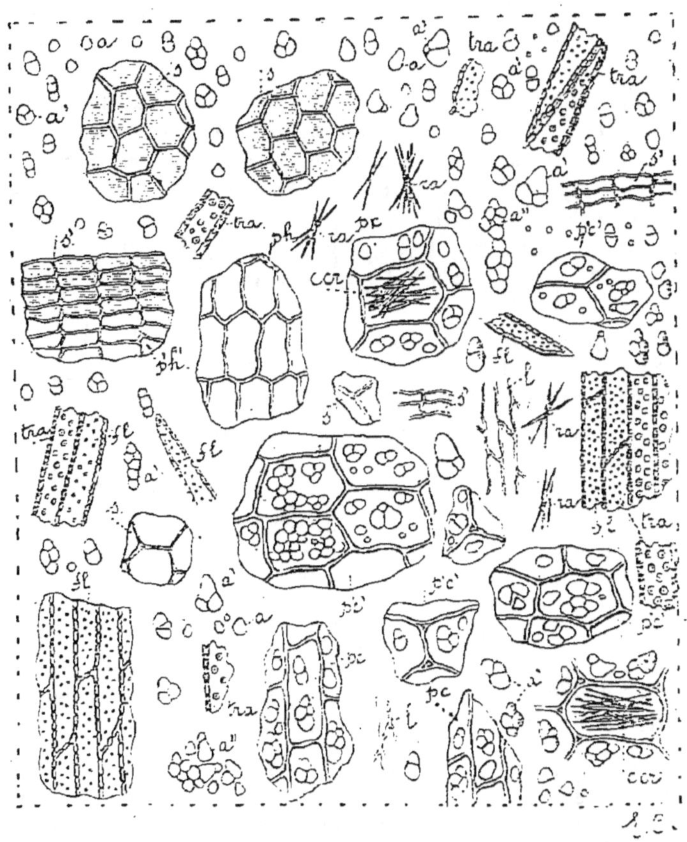

Fig. 208. — Poudre d'Ipécacuanha annelé.

a, a', amidon en grains simples et composés. — c cr, cellule cristalligène. — fl, fibre ligneuse. — l, liber. — *pc, p'c',* parenchyme cortical. — *ph, p'h',* phellogène vu de face et de profil. — *ra, raphides. — s. s', suber vu de face et de profil. — tra, trachéides.*

dans la Nouvelle-Grenade. Il est généralement plus gros que le précédent et ne mesure guère moins de 5 à 6 millimètres de diamètre; *il est moins tortueux, marqué d'anneaux plus réguliers, et bien moins saillants ; sa couleur est plus pâle et gris rougeâtre*. Brisé transversalement, il présente une écorce *cornée, un peu translucide*, qui, par rapport au bois, est plus développée que dans la sorte brésilienne. Il a une odeur forte et nauséeuse, moins pénétrante que celle de la sorte précédente. Il est fréquemment accompagné de débris de tige qui se distinguent par la rareté ou l'absence d'étranglements réguliers. La structure est la même que celle de l'Ipéca du Brésil.

Composition chimique. — L'Ipécacuanha renferme de l'amidon, de la cire, de la résine, de l'oxalate de chaux et trois alcaloïdes qui sont : l'*Émétine*, la *Céphéline* et la *Psychotrine*.

L'*Emétine* est incristallisable, mais produit des sels cristallisables et très solubles. Elle se dissout facilement dans l'éther, l'alcool et le chloroforme, très peu dans l'eau et dans l'éther de pétrole ; elle est insoluble dans les solutions d'alcali caustique.

La *Céphéline* est cristallisable, moins soluble dans l'éther que l'émétine, mais insoluble dans l'alcool et le chloroforme, beaucoup plus soluble que l'émétine dans l'éther de pétrole et très soluble dans les solutions d'alcali caustique.

La *Psychotrine* diffère des deux autres alcaloïdes par sa faible solubilité dans l'éther ; elle est soluble dans les liqueurs alcalines.

Si la proportion d'alcaloïdes contenus dans les deux espèces officinales est sensiblement la même (2,03 p. 100 Ipéca du Brésil et 2,20 p. 100 Ipéca de Carthagène), leur répartition varie notablement dans les deux espèces, comme on peut le voir par les chiffres suivants :

	Ipéca du Brésil.	Ipéca de la N^{lle} Grenade.
Émétine	72.14	40.5
Céphéline	25.87	56.8
Psychotrine	1.99	2.7

Siège des alcaloïdes. — Les alcaloïdes ou principes actifs de l'Ipécacuanha sont localisés exclusivement dans l'écorce et surtout *dans les couches les plus internes*, ainsi qu'on peut le constater en traitant les sections par l'*acide picrique* et le *bichromate de potasse*.

Essai des ipécas. — La Commission du nouveau Codex a proposé le mode opératoire suivant : peser 14 grammes de poudre d'ipéca, et les introduire dans un flacon de 200 centimètres cubes avec 90 grammes d'éther et 30 grammes de chloroforme. Au bout de cinq minutes, pendant lesquelles le tout a été agité à plusieurs reprises, ajouter 10 grammes d'ammoniaque à 10 p. 100, agiter encore fréquemment et vivement pendant une heure, puis ajouter 10 centimètres cubes d'eau, agiter de nouveau fortement pendant deux à trois minutes et laisser déposer. — Décanter 100 grammes de liquide clair, correspondant à 10 grammes d'ipéca ; introduire ce liquide dans un entonnoir à séparation avec 25 centimètres cubes d'acide chlorhydrique à 1 p. 100 ; agiter à trois ou quatre reprises et décanter ensuite l'acide. Répéter deux fois cette opération avec d'abord 15 centimètres cubes, puis 10 centimètres cubes du même acide et réunir toutes les solutions. Alcaliniser ces solutions aqueuses dans un entonnoir à séparation avec de l'ammoniaque, jusqu'à légère odeur ; agiter à deux reprises avec 50 grammes d'un mélange d'éther (2 p. 100) et de chloroforme (3 p. 100) ; filtrer la solution d'alcaloïde dans une capsule tarée, laver le filtre avec 10 grammes du mélange éthéro-chloroformique, joindre ce filtratum au premier, évaporer et peser. — La poudre d'Ipéca devra contenir au moins 2,50 p. 100 d'*Emétine*.

Usages. — De tous les vomitifs usités, c'est l'ipécacuanha qui possède les propriétés les plus constantes. Cette racine est aussi employée contre la dysenterie.

IPÉCACUANHAS STRIÉS

Le nom d'Ipécacuanha strié a été appliqué à deux racines vomitives présentant quelque vague ressemblance extérieure, mais offrant dans leur structure anatomique des particularités bien distinctes qui révèlent une origine toute différente. Ces deux

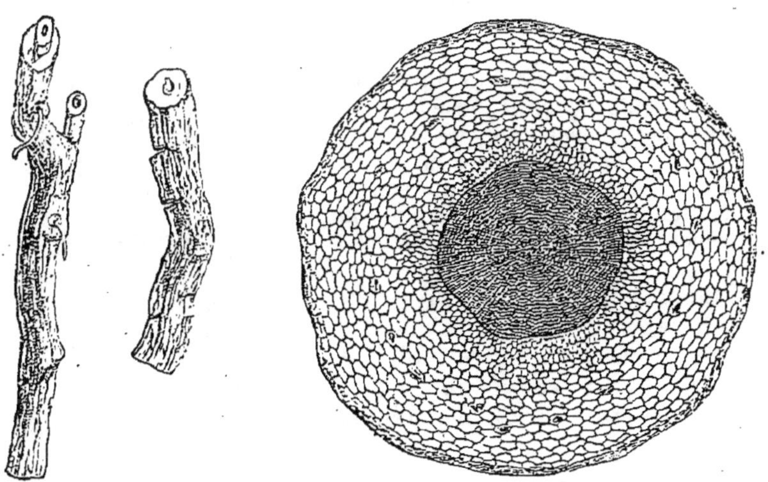

Fig. 209. Ipécacuanha strié majeur.

Fig. 210. — Section transversale de l'Ipécacuanha strié majeur.

racines sont l'Ipécacuanha strié majeur et l'Ipécacuanha strié mineur.

L'Ipécacuanha strié majeur, encore appelé Ipécacuanha violet, est fourni par le *Psychotria emetica* Mutis, qui croît dans la Nouvelle-Grenade.

Cette variété, plus grosse que l'autre, se présente en fragments mesurant 4 à 8 millimètres d'épaisseur, 5 à 10 centimètres de longueur, droits ou faiblement courbés; elle présente bien quelques fissures ou étranglements transversaux assez espacés, mais elle se distingue surtout par les *stries longitudinales qui la sillonnent*. La surface extérieure est grise ou brune, *un peu molle et se laisse rayer par l'ongle et se déprime sous la dent*. Dans quelques morceaux l'écorce peut s'isoler du bois en certaines places, et reproduire *la forme de chapelet* si commune dans l'*Ipécacuanha du Brésil*. Sa cassure est *courte, cireuse; elle ne bleuit pas au contact de la solution iodo-iodurée*. La section transversale (fig. 210) présente : — une écorce assez épaisse d'une *couleur violacée, parfois noirâtre*, rarement homogène, le plus souvent marbrée de taches irrégulières; — un méditullium ligneux, *jaunâtre*, très grêle relativement à l'écorce, strié radialement, *mais dépourvu de pores visibles à la loupe*. Cet Ipécacuanha a une odeur mixte qui rappelle celles de l'ipécacuanha brésilien et de la bardane : il a une saveur douceâtre.

Au point de vue anatomique, cette racine fournie par une espèce du même genre que les ipécas annelés, présente les mêmes particularités dans la disposition de son liber et de son cylindre ligneux : *elle n'en diffère que par l'absence complète d'amidon* (fig. 211).

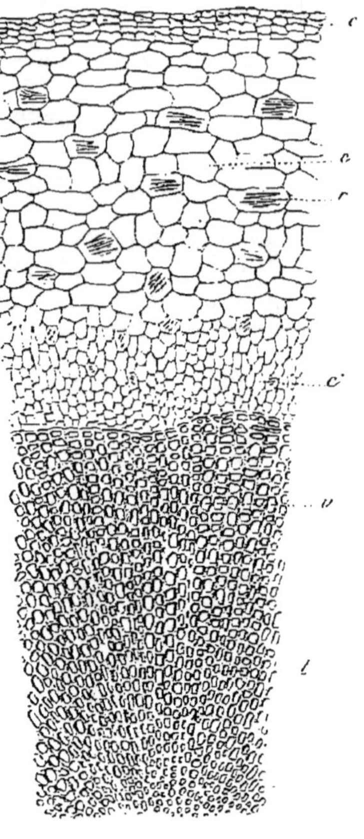

Fig. 211.
Ipécacuanha strié majeur.
Structure anatomique.

Elle possède aussi les propriétés vomitives de l'Ipécacuanha du Brésil, mais à un degré moindre : M. Atfield y a trouvé une proportion d'émétine, qui ne dépasse guère 2,75 p. 1000.

L'*Ipécacuanha strié mineur* ou *Ipécacuanha strié noir* ou *dur*, *Ipécacuanha des Mines d'or*, a une apparence extérieure tout autre. Sa structure anatomique qui est toute différente de celle qui caractérise les deux sortes précédentes, révèle une origine botanique toute différente, qui jusqu'alors est restée indéterminée. Bien que cette variété n'ait qu'un intérêt historique et ne se trouve pas dans le commerce, on ne peut guère se dispenser de la décrire.

Elle se présente en fragments généralement plus courts que la précédente (fig. 212), pouvant atteindre de 3 à 6 et quelquefois 10 millimètres d'épaisseur. La surface extérieure qui est tantôt brune, tantôt noirâtre, *offre des stries longitudinales fines et bien nettes* ; elle présente de place en place des *étranglements circulaires, profonds, moins subits* que ceux de l'I. strié majeur. Quelques morceaux paraissent formés de renflements piriformes placés bout à bout ; d'autres sont irrégulièrement cylindriques et profondément ridés. La cassure nette dans les couches corticales est légèrement fibreuse dans le méditullium ; les premières prennent au contact de la solution iodo-iodurée une teinte bleu foncé. La section transversale (fig. 213) présente une zone corticale, compacte, résistante, d'une *teinte grise, brune ou noirâtre*, et un méditullium jaune brun, *marqué de pores très visibles à la loupe*. Cette drogue a une odeur à peu près nulle et une saveur un peu âcre.

Au microscope, on observe un parenchyme cortical, renfermant de l'amidon et des *cristaux aiguillés*, qui se différencie très nettement du

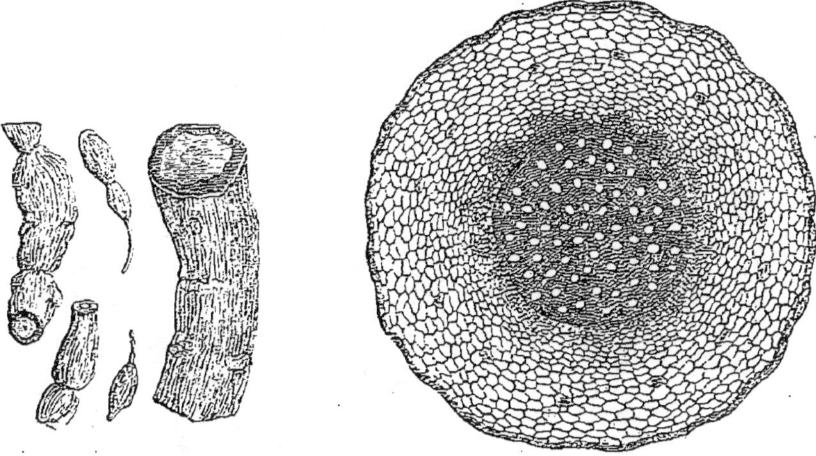

Fig. 212, 213. — Ipécacuanha strié mineur.
Aspect extérieur. Coupe transversale.

liber qui est plus développé, *plus apparent*, que dans les espèces précédentes et *formé de cellules à parois notablement épaissies*. Le méditullium diffère notablement aussi : il est exclusivement composé d'un tissu de fibres qui est sillonné radialement par d'étroits rayons médullaires et traversé dans le sens de sa longueur par de nombreux vaisseaux assez larges, et généralement isolés.

Cette drogue renferme environ 9 grammes d'émétine pour 1000.

IPÉCACUANHA ONDULÉ

L'Ipécacuanha ondulé est fourni par le *Richardsonia Brasiliensis* Gomez, qui croît aux environs de Rio-de-Janeiro.

Cette espèce offre à peu près la même épaisseur que l'Ipécacuanha du Brésil, mais elle s'en distingue très nettement dans son apparence extérieure et sa structure anatomique; sa surface extérieure, qui est d'un *gris blanchâtre*, *présente des dépressions ou fissures tantôt larges et très espacées, tantôt rapprochées les unes des autres, situées alternativement de chaque côté et auxquelles correspond sur la partie opposée une proéminence plus ou moins forte* (fig. 214) qui donne à la racine un aspect sinueux, noueux, ou ondulé. La cassure offre un *aspect blanc, mat et farineux;* au contact de la solution iodo-iodurée, la zone corticale bleuit très fortement. Sur la section transversale (fig. 215) on distingue une zone corticale d'un blanc mat, limitée extérieurement par un suber gris, et entourant une *zone ligneuse jaunâtre, criblée de pores visibles à l'œil nu.* Cette racine exhale une odeur de moisi, qui diffère sensiblement de l'odeur d'Ipécacuanha; elle a une saveur un peu douce et fade.

Examinée au microscope elle est caractérisée par la présence d'une quantité considérable d'amidon qui laisse à peine distinguer les parois des cellules qui le renferment, aussi bien dans le parenchyme cortical que dans le liber. La zone ligneuse est constituée par un tissu de fibres lignifiées qui est sillonné par une multitude de vaisseaux plus ou moins larges.

Cette drogue est de qualité tout à fait inférieure au point de vue de sa richesse en émétine et de ses propriétés physiologiques: elle est plu-

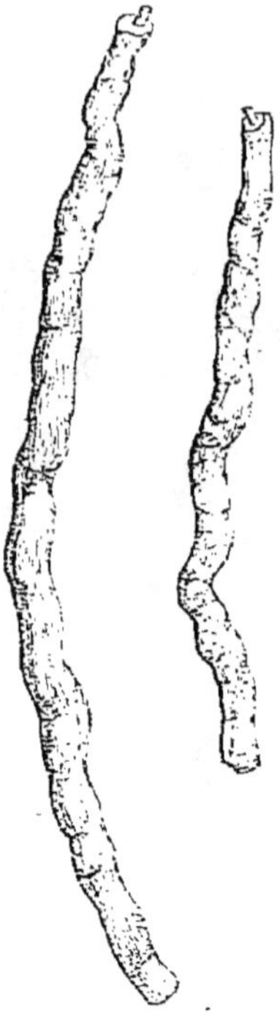

Fig. 214. Ipécacuanha ondulé.

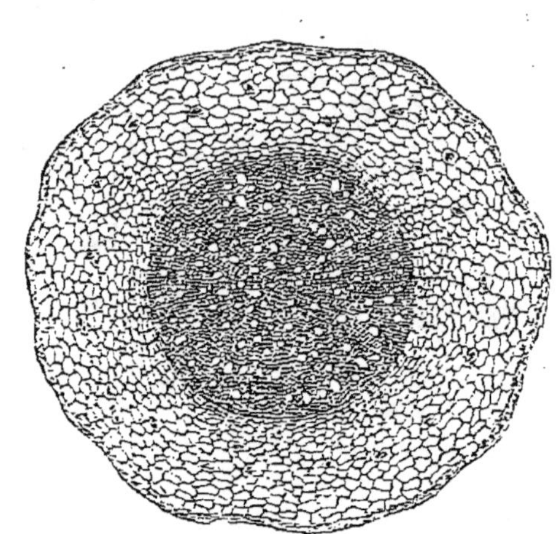

Fig. 215. — Section transversale de l'Ipécacuanha ondulé.

tôt une drogue de musée et apparaît rarement dans le commerce, d'où elle doit être rejetée d'ailleurs.

FAUX IPÉCACUANHAS

Par extension on a appliqué le nom d'Ipécacuanha à des racines vomitives produites par des espèces étrangères au groupe des Rubiacées, telles que les racines d'*Ionidium* qui appartiennent à la famille des Violariées, celles de l'*Asclepias Curassavica* L., ou *Ipéca de Curaçao*, fournies par la famille des Asclépiadées, celles de l'*Euphorbia Ipécacuanha* L., du groupe des Euphorbiacées, et celles de l'*Helonias dioïca* Pursh, fournies par la famille des Aroïdées. Ces diverses racines, que nous désignerons sous le nom de Faux Ipécacuanhas, se distinguent tellement des Ipécas vrais par leurs caractères extérieurs, qu'elles ne peuvent échapper à l'attention du pharmacien ou du droguiste un peu familiarisé avec sa profession. Elles n'en diffèrent pas moins par leur structure anatomique et l'absence complète d'émétine.

D'après Fluckiger et Hanbury, l'Ipécacuanha entier, importé du Brésil, est très rarement falsifié. Quoiqu'il puisse contenir une quantité exagérée de tiges ligneuses de la plante, il n'est pas frauduleusement mélangé avec d'autres racines, mais il arrive très souvent endommagé par l'eau de mer ou détérioré par l'humidité qu'il a subie pendant son transport vers la côte.

Il n'en est pas de même pour la poudre d'Ipécacuanha, qui, à cause de son prix assez élevé, peut exciter la cupidité des fraudeurs. La figure 220 permet de constater l'identité de cette poudre pure. *La présence des cristaux prismatiques ou étoilés, de vaisseaux ponctués, de fibres complètement lignifiées, ou de grains d'amidon affectant des formes différentes de celui qui existe dans l'Ipéca du Brésil, suffiront pour déceler l'introduction d'une poudre étrangère* dans la poudre d'Ipécacuanha officinal.

CAFÉ

Origine. — Le Café est la graine de plusieurs espèces du genre *Coffea*, dont la plus répandue est le *Coffea arabica* L., arbrisseau originaire du sud de l'Abyssinie et qui d'abord transplanté dans l'Arabie heureuse, a été propagé dans la plupart des pays chauds. Actuellement la culture du Café s'étend sur la plupart des régions tropicales de toutes les parties du monde : dans l'Asie méridionale, depuis le 10° latitude sud, jusqu'à 25° latitude nord, et dans l'Amérique depuis le 30° latitude sud jusqu'à 30° latitude nord. Les autres espèces qui concourent à la production du café sont : le *C. mauritiana* Lamk., qui est cultivé à la Réunion et fournit le *Café marron* ; le *C. Liberica* Hier., qui croît sur la côte de Libéria, depuis le Cap des Palmes jusqu'à Sierra Leone, et dont la culture a été introduite à Java, à Ceylan et au Brésil ; il produit un café très estimé, appelé *Café de Libéria*.

Cette espèce est particulièrement intéressante, en ce sens qu'elle résiste aux attaques de l'*Hemileia vastatrix*, le fléau qui a dévasté à plusieurs reprises les magnifiques plantations de Ceylan. Aussi sa culture est-elle propagée activement dans nos colonies.

Récolte. — Le fruit du Caféier est une baie bilobée, de la grosseur d'une petite cerise oblongue. La matière charnue qui constitue le péricarpe est mucilagineuse, et devient noirâtre par la dessiccation ; elle prend le nom de coque et renferme généralement deux enveloppes minces, semi-ovoïdes, accolées l'une à l'autre par le côté plat ; chacune de ces enveloppes appelées *parches* contient une semence dure, de consistance cornée, qui est la *fève de Café*. Celle-ci est elle-même entourée par une fine enveloppe presque impalpable, représentant l'*endocarpe* et qui est désignée sous le nom de *pellicule* ou *tégument argentin du Café*.

La récolte du Café s'opère de trois façons différentes :

Aux Antilles, en Egypte et en Arabie, on laisse sécher complètement la baie sur l'arbre : elle se détache ensuite naturellement de la branche et tombe à la moindre secousse. On la sépare de sa coque et de sa parche par écrasement dans un mortier, par un battage au fléau ou par le froissement dans la main.

D'autres fois les baies sont cueillies à la main quand elles sont mûres, mais non desséchées ; on les étend sur le sol, en couches de 10 à 15 centimètres d'épaisseur, qui sont exposées au soleil pendant trois ou quatre semaines, pendant lesquelles on les a souvent pelletées. Il suffit ensuite de triturer légèrement le fruit, pour en séparer complètement la graine.

Le troisième mode consiste à écraser, immédiatement après la cueillette, les fruits mûrs, mais non desséchés, entre deux cylindres dits *grageurs*; on les laisse ensuite macérer dans l'eau pendant quelques heures; la séparation de la pulpe et de la fève se fait par l'agitation rapide du mélange. Les fèves sont enfin séchées au soleil ou dans des séchoirs artificiels.

Description. — Le Café arrive en Europe sous trois états bien différents que l'on désigne sous les noms de : *Café en cerises, Café en parche, et Café décortiqué.*

Le Café en cerises n'est autre que le fruit sec du Caféier; il est assez rare dans le commerce. Le Café en parche est celui dont la partie brune ou coque est enlevée, et qui est réduit à ses seuls nucules. Le Café décortiqué est la graine privée de son enveloppe noire et de la membrane sèche qui formait le noyau. Si par suite du frottement que les grains exercent les uns contre les autres, ils sont privés du tégument argentin, le grain est dit *nu*. Si cette membrane a persisté, le grain est dit *pelliculé*.

L'albumen, qui donne au grain de café sa forme caractéristique, mesure environ 9 à 14 millimètres de largeur, il est ovale et un peu ovoïde (fig. 216), convexe sur la face dorsale, aplati ou légèrement concave sur la face ventrale ; cette dernière est marquée en son milieu d'un sillon longitudinal profond, fermé vers le haut, ouvert en bas. Ce sillon qui représente le hile, pénètre comme une crevasse contournée dans l'intérieur de l'amande et forme dans le centre de l'albumen une cavité étroite étendue parallèlement à la courbure de la face dorsale et qui est tapissée par le tégument argentin. A distance à peu près égale de ce sinus intérieur et des faces de la graine, on observe dans le tissu de l'albumen une courbe mince dont la teinte gris pâle tranche sur la couleur plus foncée de la masse. C'est dans cette courbe et vers la base de l'albumen que se trouve placé un petit embryon à radicule infère et à cotylédons marqués de nervures.

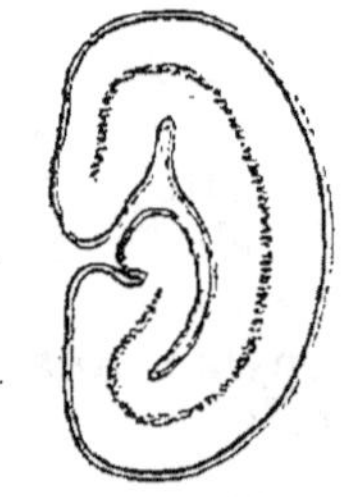

Fig. 216. Graine de Café. Coupe longitudinale.

Parfois il n'y a qu'une seule graine qui se développe dans le fruit; elle prend alors une forme arrondie et reste sensiblement moins grosse. Dans chaque variété naturelle de café, on trouve un nombre plus ou moins considérable de graines de cette forme, qu'on trie parfois pour les vendre sous le nom de *Café perlé*.

Le café vert a une odeur spéciale qui rappelle un peu celle du foin et une saveur à la fois douce et un peu âpre; il acquiert par la torréfaction un arome agréable et tout particulier.

Variétés commerciales. — Actuellement il existe sur le marché une quantité très considérable de variétés de café. Les commerçants n'ont pas de règle fixe pour distinguer ces variétés : ils choisissent pour les qualifier, tantôt le nom du port d'exportation (*C. Santos*), tantôt un nom de district (*C. Préanger*), tantôt celui de la nationalité politique (*C. Mexique, C. Costa Rica*); quelquefois ils ajoutent au nom de provenance celui du port de transit (*C. Moka d'Alexandrie*) ou bien encore un nom de convention (*C. Zanzibar*).

Il est impossible d'indiquer ici toutes les sortes commerciales qui sont importées en Europe et qui sont d'origine française, anglaise, danoise, hollandaise et espagnole. Leur nomenclature semblerait inutile et leur description serait à peu près impossible à faire d'une façon exacte et utile.

L'appréciation de la valeur commerciale des cafés repose sur les caractères tirés surtout de la *provenance*, de la *forme*, de la *grosseur*, de la *couleur*, de l'*odeur*, de la *saveur*, de l'*âge* et du plus ou moins de *régularité* des grains ainsi que de la présence ou de l'absence des corps étrangers.

Structure anatomique (fig. 217). — Nous ne décrirons ici que la structure de la graine, qui est l'organe intéressant pour nous.

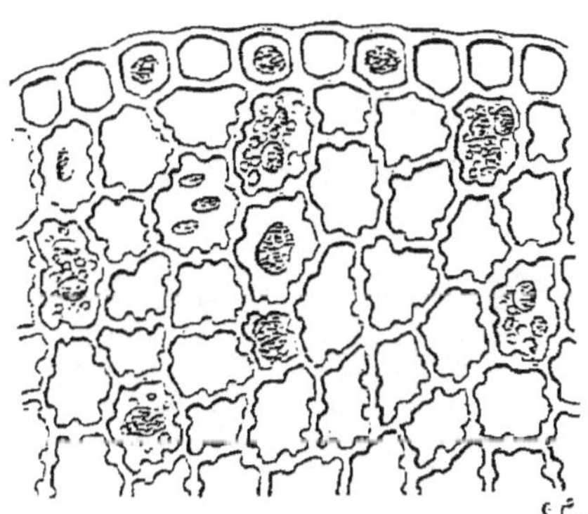

Fig. 217. — Albumen de Café.

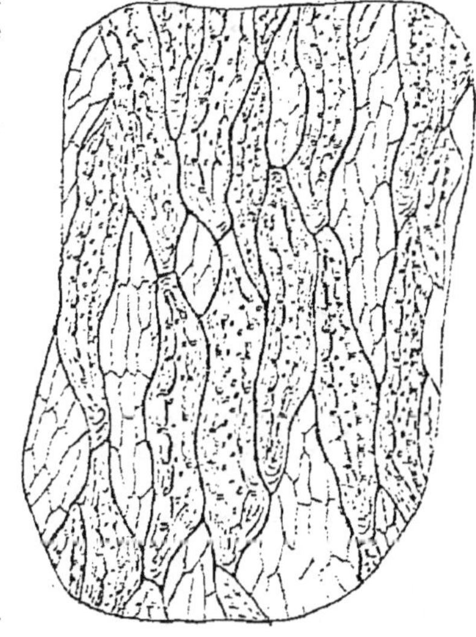

Fig. 218. — Tégument argentin du Café.

Examinée au microscope, la pellicule de la graine désignée sous le nom de *tégument argentin* du café, paraît composée d'une couche extérieure formée d'une seule rangée de cellules scléreuses et d'une couche intérieure composée de quatre ou cinq assises de petites cellules aplaties, à parois très minces. Vues de face (fig. 218) les cellules scléreuses ne paraissent pas former une enveloppe continue : elles affectent des dimensions et des formes variables, selon que le fragment examiné tapissait la partie convexe ou la fente de la graine ; dans le premier cas, elles sont généralement très longues, fusiformes ou pointues à l'une de leurs extrémités et élargies à l'autre ; elles sont assez rarement isolées, plus souvent réunies en groupes, dans lesquels elles affectent la même direction. Sur le tégument détaché de la fente de la graine, les cellules scléreuses sont généralement moins longues, bien plus irrégulières dans leur forme, leur direction et leur disposition. Ces cellules scléreuses qui constituent un élément très important dans la détermination du Café torréfié et moulu, ont des parois fort épaisses, jaunâtres, très réfringentes, marquées de ponctuations arrondies ou elliptiques ou de fentes disposées en forme de boutonnières. La couche intérieure du tégument argentin, vue de face, est formée de cellules polygonales, munies de parois très minces, incolores, et n'ayant pas de direction bien déterminée. Sur des débris de tégument retirés de la fente, on observe parfois de petites trachées provenant du faisceau fibro-vasculaire du raphé.

L'albumen qui constitue la plus grande partie de la graine est formé d'un tissu de nature cornée. Sur une section transversale (fig. 217) les cellules qui constituent la partie périphérique de l'albumen sont assez régulières, isodiamétriques, munies de parois à peu près lisses et assez épaisses ; les cellules sous-jacentes ont une forme plus irrégulière, des dimensions plus grandes ; leurs parois épaisses sont fortement bosselées, garnies de protubérances plus ou moins saillantes, qui, en se projetant sur le fond des cellules, lui donnent parfois une apparence réticulée ou apparaissent sous forme de ponctuations ovales ou arrondies.

Les cellules de l'albumen renferment une matière incolore, granuleuse, qui se dissout en partie dans l'eau, du tanin, de l'huile fixe et de la caféine. M. Tschirch y a constaté la présence de l'amidon dans les jeunes graines.

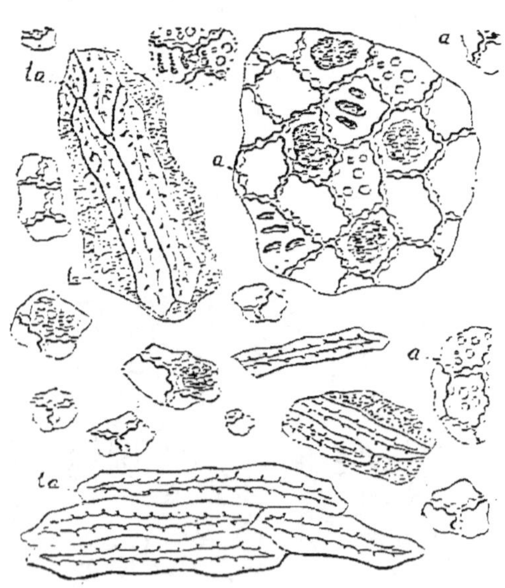

Fig. 219.
Éléments du café torréfié et moulu.

Avant de servir à préparer la liqueur agréable que l'on connaît, le café doit être torréfié et pulvérisé grossièrement.

Sous ce nouvel état il constitue une poudre grossière formée de grains très irréguliers dans leur forme et leur dimension, offrant une teinte brune plus ou moins foncée. Parmi ces grains qui ont tous conservé leur dureté et leur nature cornée, on aperçoit un nombre considérable de fragments très minces et brillants qui représentent les débris du tégument argentin.

La double opération que nous avons mentionnée n'altère en rien la forme ni la disposition relative des cellules. Les parois de celles-ci, qui dans le café vert sont brillantes et transparentes, sont devenues brunes dans le café torréfié, mais elles ont conservé leurs ponctuations caractéristiques. Il en est de même des éléments qui constituent le tégument argentin.

Composition chimique. — Le tableau suivant exprime la proportion des divers principes contenus dans les graines des cafés vert et torrifié.

	CAFÉ VERT		CAFÉ TORRÉFIÉ	
	Minimum	Maximum	Minimum	Maximum
Eau	8,0	12,0	0,4	4,0
Caféine	0,8	1,8	0,8	1,8
Matières grasses	11,4	14,2	10,5	16,5
Sucre réducteur	5,8	7,8	0,0	1,1
Cellulose	16,6	42,3	26,3	51,0
Azote total	1,1	2,2	1,3	2,7
Cendres	3,5	4,0	4,0	5,0

Dosage de la Caféine. — Le meilleur mode de dosage de la Caféine dans les substances qui contiennent ce principe est celui qui a été proposé par MM. Grandval et Lajoux et qui a été décrit dans tous ses détails, page 78. Cependant, comme le café torréfié peut céder au chloroforme, en même temps que la caféine, des huiles essentielles brunes, aromatiques, et des matières colorantes, brunes, solubles en grande partie dans l'eau et dans le chloroforme, on peut introduire dans le mode opératoire quelques modifications qui permettront d'obtenir la caféine bien cristallisée et à peu près incolore. On épuise la poudre de café torréfié par le chloroforme. On évapore et on reprend le résidu par l'eau acidulée et l'eau bouillante; la liqueur filtrée est fortement colorée en brun. On l'introduit dans une boule à décantation, on l'alcalinise légèrement avec de la soude et on l'agite avec du chloroforme que l'on décante après séparation; on reprend le *liquide* brun par une nouvelle quantité de chloroforme, puis par une troisième, s'il est nécessaire. Les solutions chloroformiques concentrées par distillation sont évaporées dans une capsule tarée. On obtient ainsi de la caféine à peu près pure.

Falsifications. — Aucune substance n'a été plus souvent ni plus diversement falsifiée. Quand ils sont verts et avariés par l'eau de mer, ou atteints par la moisissure, les cafés sont soumis à une série de manipulations destinées à leur donner une apparence saine et naturelle. Dans ce but, on les colore avec des colorants azoïques, dont il est facile de constater la présence en frottant entre les doigts quelques graines de café suspect que l'on a placées dans un linge préalablement mouillé. Si la teinte est naturelle, le linge conservera sa couleur ou ne retiendra que quelques parcelles jaunes provenant du tégument argentin. *Si la teinte est artificielle, la couleur se détachera facilement et se fixera sur le linge.*

Une falsification aussi simple que fréquente consiste à faire absorber au café une quantité anormale d'humidité. Aussitôt après la torréfaction, les cafés ne retiennent guère plus de 1 p. 100 d'eau ; mais l'expérience a démontré que les cafés torréfiés absorbaient l'humidité de l'air d'autant plus facilement que l'atmosphère est plus rapprochée du point de saturation. En les exposant dans une salle humide, on peut faire absorber aux cafés grillés 5 à 8 p. 100 d'eau. Mais les falsificateurs, en opérant le mouillage au moment de la torréfication et en versant de l'eau dans le grilloir, sont arrivés à faire absorber au café jusqu'à 20 p. 100 d'eau, dont on retarde considérablement l'évaporation en enrobant le café avec une faible quantité de corps gras ou de glycérine. Cette fraude peut être déterminée en prenant la densité du café suspect au moyen du volumé-nomètre, ou en dosant la quantité d'eau qui, normalement, ne doit pas dépasser 2 à 3 p. 100.

Très souvent les cafés torréfiés sont enrobés avec du sucre ou des mélasses ou avec des corps gras. Dans le premier cas, on pourra retrouver, à l'analyse, une petite quantité de saccharose qui n'existe pas dans le café naturel ; la proportion élevée des matières réductrices révélera encore ce genre d'enrobage. La présence du beurre, du saindoux et de la vaseline, souvent employés pour donner aux cafés avariés ou épuisés, l'aspect luisant des bonnes sortes, pourra être constatée au moyen de l'éther qui dissout ces produits gras.

A plusieurs reprises on a signalé sur le marché la présence de cafés faits de toutes pièces. Il existe même des maisons allemandes qui vendent des appareils destinés à préparer ces grains ainsi que les mélanges de poudres destinées à être agglomérées en forme de grains de café. Ce genre de fraude peut être révélé en faisant bouillir dans l'eau quelques-uns de ces grains suspects, qui ne tardent pas à se désagréger. L'examen microscopique des débris permettra de constater la nature de la poudre utilisée pour leur préparation.

Le plus souvent on mélange le café torréfié et pulvérisé avec de prétendus succédanés du café également pulvérisés. La forme pulvérulente étant très favorable à toute espèce de mélanges, on conçoit que ce genre de fraude soit des plus fréquents. Les principales substances qui ont été présentées dans le commerce comme succédanés du café sont tantôt préparées avec des racines (*Chicorée, Betteraves, Radis, Carottes, Souchet comestible*), tantôt avec des fruits (*Coques de café, Figues, Caroubes, Poires, Glands, Orge, Maïs*), tantôt avec des graines (*Pois chiche, Lupin, Soja, Casse occidentale, Arachides, Dattes, Pépins de raisins, Cynorrhodons*). De tous ces succédanés, le plus commun est la *Chicorée*, qui est devenue l'objet d'un commerce extrêmement important et dont l'usage est, dans certaines régions de France, aussi considérable que celui du café. Il est même admis dans ces régions que la chicorée est le complément indispensable du café. Profitant de cette appréciation, les marchands n'hésitent pas, la plupart du temps, à allonger, plus ou moins directement, avec de la chicorée, tout ce qu'ils vendent de café pulvérisé.

Un moyen très pratique et très rapide de constater cette altération est le suivant :

On prend une petite quantité (3 à 4 gr.) de café suspect ; on le fait bouillir avec de l'eau dans une capsule de porcelaine, pendant un quart d'heure ; on décante le liquide et on lave le marc avec de l'eau froide jusqu'à ce que celle-ci s'écoule tout à fait claire et incolore. On n'en laisse qu'une faible couche sur le marc ; si, avec la main, on imprime un mouvement giratoire à la capsule, on voit se séparer très distinctement les grains qui le constituent : à la partie supérieure de ce marc, et vers le milieu de la capsule, se rassemblent la plupart des grains décolorés, tandis que les grains les plus lourds restent dans le fond. Si, avec une aiguille ou un burin, on cherche à enlever les différents grains qui constituent le marc, on constate que ceux qui sont les plus colorés et les plus denses offrent une grande résistance et ne se laissent pas piquer ou pénétrer par l'aiguille, tandis que les grains décolorés se laissent entamer et dissocier avec la plus grande facilité. Si l'on examine un fragment de ces grains résistants sous le microscope, après l'avoir divisé avec un rasoir, on voit qu'il est constitué par des fragments de café. Si on place, d'autre part, un des fragments décolorés sur le porte-objet, et si on le recouvre avec une lame mince, il se laisse écraser très facilement. Examinés au microscope, les fragments de chicorée présentent deux aspects tout à fait distincts, selon qu'ils proviennent de la partie corticale ou de la partie ligneuse. Dans le premier cas, ils sont caractérisés par la *présence de cellules subéreuses et de vaisseaux laticifères tout à fait caractéristiques*. Dans le second cas, ils sont caractérisés par la présence de *nombreux vaisseaux et trachées, de calibre variable, ordinairement groupés* dans le parenchyme ligneux.

La plupart des succédanés du café, *sauf les substances de structure cornée*, partageant avec la chicorée pulvérisée, la propriété de se décolorer et de se ramollir par une ébullition prolongée dans l'eau, on pourra utiliser ce mode opératoire pour constater leur présence, à défaut de leur nature qui est souvent très délicate à déterminer.

Usages. — Le café vert a été préconisé contre la goutte et les rhumatismes, et dans les cas d'hypertrophie cardiaque; on l'a aussi vanté contre la coqueluche.

Quand il a été torréfié, il constitue une boisson digestive, excitante, des plus agréables, dont l'usage a fait le tour du monde. A doses modérées, il stimule la circulation et les fonctions cérébrales; à dose élevée, il détermine de la céphalalgie et des tremblements nerveux.

Son principe actif, la Caféine, est journellement employé comme diurétique, dans le traitement des affections cardiaques, en potion, à la dose de 50 centigrammes à 1 gr. 50, ou en injection hypodermique, à la dose de 25 à 60 centigrammes, associé au salicylate ou au benzoate de soude.

La feuille du Caféier, bien moins employée que la graine, ne compte guère que trois à quatre millions de consommateurs, proportion bien inférieure à celle des consommateurs de café. Elle contient cependant une quantité de Caféine (1,26 p. 100) qui est supérieure à celle des graines (1 p. 100). Son infusion a un arome agréable, qui tient le milieu entre celui du thé et celui du café, et qui rappelle celui de la noix de kola. On l'utilise souvent pour falsifier le thé.

Parmi les médicaments, un peu démodés aujourd'hui, que la matière médicale a empruntés à cette famille on peut citer :

La Racine de Caînça fournie par le *Chiococca anguifuga* L. qui croît au Brésil. Cette racine est facilement reconnaissable aux crêtes proéminentes et ondulées qui sillonnent parfois les fragments dans toute leur longueur et qui, sur la section transversale, se manifestent sous forme de nombreux faisceaux libéro-ligneux anormaux, blancs, qui se sont développés dans l'écorce qui est brun rougeâtre. Cette racine qui contient un glucoside cristallisé, la *Caïncine*, est communément employée au Brésil contre la morsure d'un serpent venimeux, le Cainana.

La Racine de Garance, fournie par le *Rubia tinctorum* L., plante originaire d'Orient et du Caucase, qui est cultivée abondamment dans diverses régions de l'Europe et notamment du côté d'Avignon et en Hollande. Cette racine, d'une saveur douceâtre, suivie d'un arrière-goût âcre, passait pour tonique, diurétique et emménagogue. Elle renferme plusieurs matières colorantes qui se dédoublent sous l'influence d'une matière azotée, en glucose et en principes colorants qui sont l'*alizarine*, la *purpurine* la *pseudopurpurine* et la *xanthopurpurine*. De ces divers principes, le plus intéressant est l'*alizarine* qui est appréciée à cause de la solidité de sa teinte que ne peuvent égaler les couleurs d'origine minérale. Cette racine, dont la culture a fait la fortune de plusieurs de nos régions méridionales, a perdu beaucoup de son importance depuis la découverte de l'alizarine artificielle.

Le Caille-lait (*Galium verum* L.), qui est abondamment répandu en Europe et qui a été vanté contre l'épilepsie, l'éclampsie et l'hystérie.

Le Grateron (*Galium Aparine* L.), qui paraît être rentré en faveur depuis quelque temps comme médicament diurétique.

L'Aspérule odorante ou Reine des bois (*Asperula odorata* L.), gracieuse petite plante qui croît abondamment dans tous les bois taillis, et qui, inodore, à l'état frais, acquiert par la dessiccation une odeur de mélilot ou de fève tonka. Elle est employée comme tonique, stimulante, diurétique, vulnéraire. Les Allemands et les Suisses en font une grande consommation pour préparer une boisson aromatique qu'ils apprécient particulièrement.

VALÉRIANÉES

Plantes herbacées, annuelles, à racine grêle et inodore, ou vivaces, à racine et à rhizôme ordinairement odorants. — Feuilles radicales fasciculées, les caulinaires opposées, à pétiole dilaté. — Fleurs complètes ou diclines par avortement, en cymes terminales. Calice adhérent, tantôt divisé en 3-4 dents ou réduit à une seule dent, tantôt composé de soies, qui, à la floraison, se déroulent en aigrette plumeuse. Corolle monopétale, tubuleuse, infundibuliforme, quelquefois éperonnée à la base, à 5 lobes, à préfloraison imbriquée. Étamines de 1, 3, 5. Ovaire à 3 loges, dont 2 ordinairement vides, l'autre contenant un seul ovule pendant. Fruit sec, indéhiscent, coriace ou membraneux, uniloculaire. Graine exalbuminée.

RHIZOME ET RACINE DE VALÉRIANE OFFICINALE

Origine. — La Valériane officinale (*Valeriana officinalis* L.), dont on utilise en pharmacie la souche garnie de ses racines, est très répandue dans toute l'Europe centrale et septentrionale, dans le nord de l'Asie jusqu'aux côtes de la Mandchourie; elle est l'objet d'une culture importante en Hollande, en Angleterre et aux environs de New-York.

Description. — Tel qu'on le rencontre dans les pharmacies, le rhizome

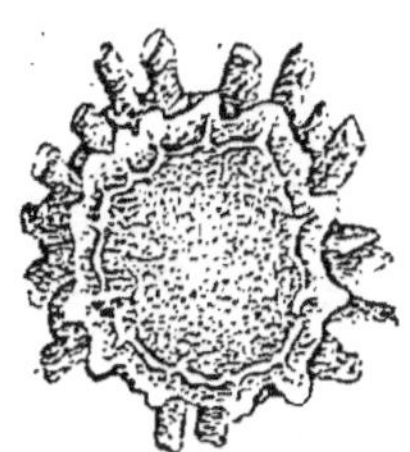

Fig. 220.
Rhizome de Valériane.
Section transversale.

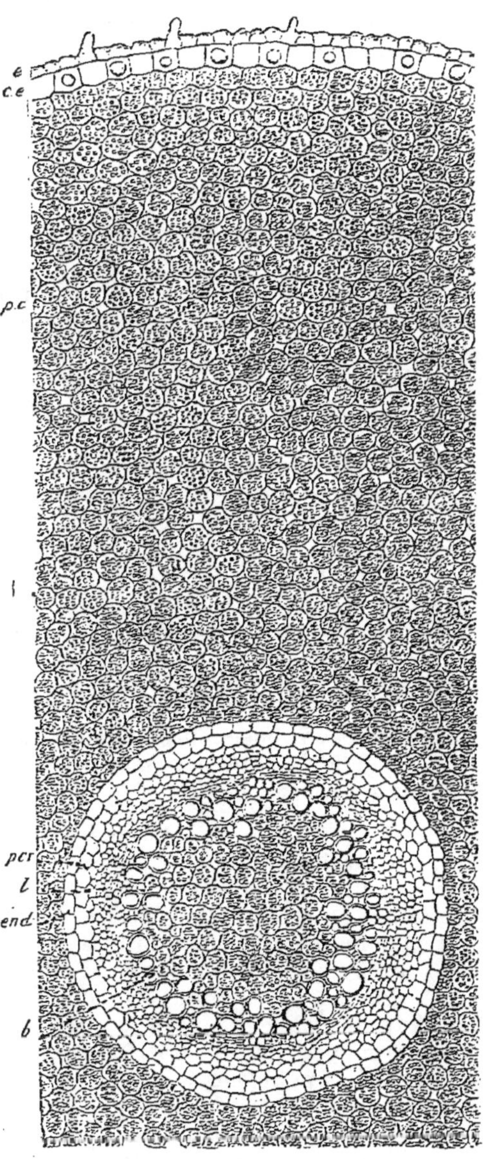

Fig. 221. — Racine de Valériane.
Structure anatomique.

de Valériane est entièrement recouvert par un assez grand nombre de racines, qui s'enroulent et s'enchevêtrent autour de lui, de façon à le masquer à peu près complètement. Ce rhizome est assez irrégulier dans sa forme, qui est souvent bosselée; il a 2 à 5 centimètres de longueur et 12 à 15 millimètres d'épaisseur; il a une teinte brun clair; il est terminé supérieurement par un tronçon de la tige fistuleuse, qui présente de courtes collerettes produites par les vestiges des feuilles radicales; de l'aisselle de ces feuilles partent des rameaux souterrains terminés par un bourgeon. Les nombreuses racines adventives qui se détachent de la surface du rhizome sont finement ramifiées et à peu près aussi grosses que les rameaux latéraux; elles ont une teinte brun foncé, 7 à 8 centimètres de longueur, 1 millimètre d'épaisseur; elles sont très cassantes et profondément ridées. La section horizontale du rhizome sec et récent (fig. 220) présente une surface d'un gris sale, d'apparence cornée, limitée par un contour bien irrégulier, sur laquelle on distingue avec peine, entre une écorce peu épaisse et une moelle très développée, une mince couche de bois. Les vieux rhizomes sont souvent creux dans leur partie centrale. La section transversale des racines est toute différente; elle présente une écorce blanche très épaisse, qui entoure une zone ligneuse réduite à de faibles dimensions.

Au moment où on l'arrache de terre, cette drogue n'est point aromatique, mais, par la dessiccation, elle acquiert une odeur caractéristique qui rappelle celles du camphre et de la térébenthine. Elle a une saveur douceâtre, un peu amère et en même temps aromatique.

Structure microscopique. — Rhizome. Sous une membrane épidermique, légèrement subérifiée, on observe le parenchyme cortical formé de cellules arrondies, gorgées d'amidon, se présentant en grains simples et en grains composés ; vient ensuite un endoderme très apparent formé d'une couche unique de cellules tangentielles contenant un peu d'huile essentielle. Le bois est formé d'un grand nombre de faisceaux libéroligneux nettement séparés par de larges rayons médullaires. Ces faisceaux sont composés d'un parenchyme ligneux, sillonné par des groupes de vaisseaux, et recouvert d'une épaisse couche d'un liber *collenchymateux* qui, lui-même, est recouvert par un péricycle peu épais et mou. La moelle, très développée, offre la même structure que l'écorce; *elle présente dans la partie centrale des massifs de cellules scléreuses dont les parois sont plus ou moins épaissies.*

Racine (fig. 221). — L'épiderme, formé d'une rangée de cellules cubiques, est garni de poils tecteurs unicellulaires coniques, ou cylindriques, parfois renflés en forme de massue. Sous cet épiderme on distingue un hypoderme composé d'une assise de larges cellules *contenant presque toutes une ou plusieurs gouttes d'huile essentielle :* l'écorce, gorgée d'amidon, est relativement très épaisse : elle est séparée du bois par l'endoderme. Le bois est formé de petits faisceaux très rapprochés, formant dans leur ensemble et autour d'une moelle peu épaisse un cercle ligneux qui est recouvert par un liber mou et une rangée de grandes cellules représentant le péricycle.

Composition chimique. — Le rhizome et la racine secs de valériane renferment de 0,50 à 2 p. 100 d'*huile essentielle*, de l'*acide valérianique*, de l'*acide malique*, une *résine* et du *sucre*.

L'huile essentielle, récemment préparée, est un liquide jaune verdâtre ou brunâtre, assez fluide, légèrement acide, d'odeur pénétrante, caractéristique, non désagréable. En vieillissant, cette essence s'épaissit, brunit, s'acidifie et par suite de la formation d'acide valérianique, acquiert une odeur désagréable. Sa densité est de 0,925 à 0,960. Outre l'acide valérianique elle donne du camphre par oxydation.

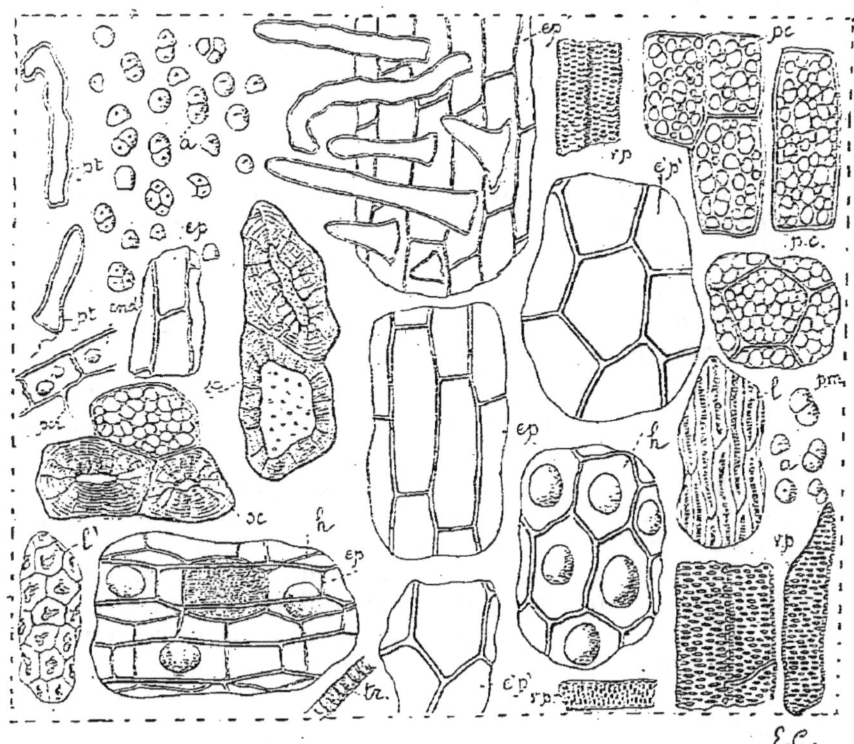

Fig. 222. — Poudre de Valériane

a, *amidon*. — *end*, endoderme. — *ep*, *épiderme de la racine* — *e'p'*, épiderme du rhizome. — *h*, *hypoderme rempli de gouttelettes d'huile volatile*. — *l*. liber vu en long. — *l'*, liber vu en travers. — *pc*, parenchyme cortical. — *pm*, parenchyme médullaire. — *pt*, *poils tecteurs*. — *sc*, *cellules sclércuses du rhizome*. — *tr*, trachées. — *vp*, vaisseaux ponctués.

Cette essence renferme un mélange de *l-camphène* et de *l-pinène*, du *terpinéol*, du *bornéol* à l'état d'éthers acétique, formique, butyrique et valérianique.

Localisation des principes actifs. — L'huile essentielle, qui constitue le principe réellement actif de la drogue, est *localisée spécialement dans les cellules hypodermiques de la racine et, en moindre quantité, dans l'endoderme des racines et du rhizome.*

Si on examine au microscope une coupe de rhizome ou de racine qui a séjourné dans la glycérine, on distingue dans les cellules de la moelle et de l'écorce, de petits cristaux. En chauffant dans l'eau une de ces coupes et en la laissant ensuite refroidir, on distingue plus nettement ces cristaux qui sont constitués par un *valérianate*.

Usages. Mode d'emploi. — La Valériane est stimulante, antispasmodique et diurétique. Son action semble porter directement sur les centres nerveux cérébro-spinaux. A forte dose, elle occasionne des vertiges, sans jamais produire d'accidents toxiques. On l'administre sous forme de *poudre* (1 à 20 grammes), d'*extrait hydro-alcoolique* (0,50 à 2 grammes), de *teinture alcoolique* et de *teinture éthérée* (2 à 5 grammes) et d'*alcoolature*. De toutes les formes pharmaceutiques, cette dernière est certainement la plus active et la meilleure.

Très fréquemment, on substitue à la valériane, le *valérianate d'ammoniaque* seul ou mélangé avec l'extrait de valériane, et le *valérianate de zinc*.

La GRANDE VALÉRIANE (*V. Phu* L.), qu'on cultive dans les jardins, partage les propriétés antispasmodiques de la Valériane officinale, à un moindre degré toutefois.

Sous le nom de NARDS, on a désigné un certain nombre de rhizomes et de racines de diverses Valérianées. Ces produits, qui jadis ont joui d'une grande réputation, ne se rencontrent plus que dans les collections; ils ont une odeur spéciale qui rappelle un peu celle de la Valériane, mais qui est plus agréable. Les principaux d'entre eux sont :

Le NARD CELTIQUE, qui est un mélange de *V. celtica* L. et de *V. saxatilis*; le *Nard Indien* ou NARD VRAI, qui est fourni par le *V. Jatamansi* JON (*Nardostachys Jatamansi* D. C.), qui croît dans les montagnes du Népaul.

Plusieurs autres espèces du genre *Valeriana* sont encore utilisées dans leurs pays d'origine; au même titre que la Valériane, telles sont : les *V. pyrenaica* L., *V. italica* Lam., *V. capensis* THUNB. et *V. Japonica* BL.

COMPOSÉES

Plantes herbacées ou plus rarement ligneuses, à feuilles alternes, rarement opposées ou verticillées, dépourvues de stipules. Fleurs hermaphrodites, polygames, généralement réunies en capitules hémisphériques globuleux ou *fleurs composées*. Chaque capitule se compose : 1° d'un *réceptacle commun* épais et charnu, concave ou convexe, qui représente le sommet élargi du pédoncule ; 2° d'un *involucre commun*, qui est formé d'écailles ou de bractées généralement nombreuses et imbriquées; 3° de *petites écailles* ou *poils* représentant également des bractées, qui sont insérées sur le réceptacle à la base de chaque fleur. Les fleurs qui constituent les capitules sont de deux sortes : les unes, qui ont une corolle gamopétale, régulière, infundibuliforme, à 5 divisions égales et à préfloraison valvaire, portent le nom de *fleurons ;* les autres, qui ont une corolle irrégulière, déjetée latéralement en forme de languette, sont appelées *demi-fleurons*. La corolle des fleurons, au lieu d'offrir 5 divisions égales, est parfois partagée en 5 lobes inégaux disposés en 2 lèvres (*Labiatiflores*). Quand les fleurs se composent uniquement de fleurons, les plantes sont appelées *Flosculeuses*, *Cynarocéphales* ou *Carduacées* ; quand les capitules ne contiennent que des demi-fleurons, elles sont dites *Semi-flosculeuses*, *Liguliflores* ou *Chicoracées*. Quand le centre des capitules est occupé par des fleurons et la circonférence par des demi-fleurons, les plantes sont appelées *Radiées* ou *Corymbifères*. Chaque fleur présente : un calice adhérent avec l'ovaire infère, une corolle gamopétale régulière ou irrégulière, 5 étamines à filets distincts, mais dont les anthères soudées forment un tube traversé par un style. Le fruit est un akène. Graine exalbuminée.

Appareil sécréteur. — L'appareil sécréteur des Composées affecte des formes différentes : il se compose, soit de *canaux sécréteurs*, soit de *cellules laticifères anastomosées en réseau*, soit de *longues cellules résinifères isolées*. Les Radiées et les Labiatiflores n'ont que des canaux sécré-

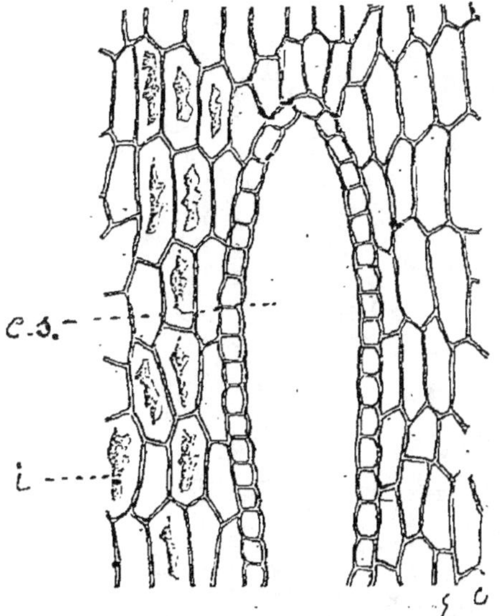

Fig. 223. — Canal sécréteur d'une Radiée vu en long.

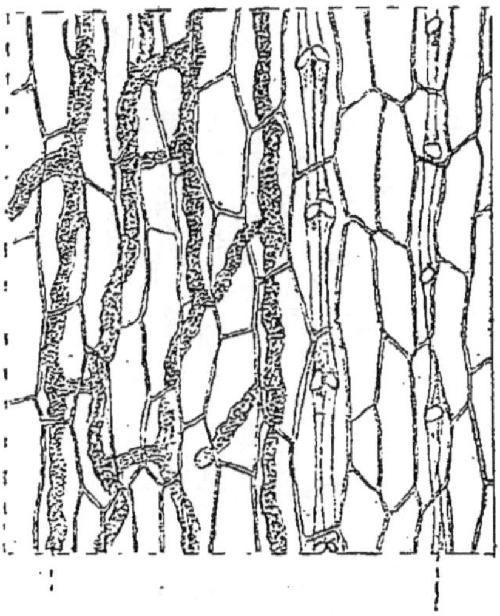

Fig. 224. — Vaisseaux laticifères d'une Chicoracée vus en long.

teurs ; les Liguliflores ou les Chicoracées n'ont que des réseaux laticifères ; la plupart des Tubuliflores ont à la fois des canaux sécréteurs et des cellules isolées, qui renferment un contenu résinifère et laiteux.

Dans la racine, à son état primaire, les canaux sécréteurs sont dépourvus de cellules spéciales. Les canaux sécréteurs qui se développent dans la feuille, la tige et les formations libéro-ligneuses secondaires, sont bordés d'un nombre variable de cellules sécrétrices.

Les vaisseaux laticifères des Chicoracées sont pourvus d'une membrane propre ; ils contiennent un suc laiteux blanc et sont anastomosés en réseau.

Les cellules résinifères ont aussi une membrane propre ; elles sont cylindroïdes, obtuses aux deux extrémités ou s'atténuent graduellement pour finir en pointe mousse ; elles ne s'anastomosent pas, comme les laticifères.

Dans les racines des Tubuliflores et des Radiées, à l'état primaire, les *canaux sécréteurs sont entaillés directement dans l'épaisseur de l'endoderme dédoublé* et groupés en arc vis-à-vis des faisceaux libériens du cylindre central ; *ceux qui se développent dans les formations libéro-ligneuses secondaires sont presque toujours localisés dans le liber secondaire ;* le bois secondaire en est dépourvu. Cependant on en rencontre

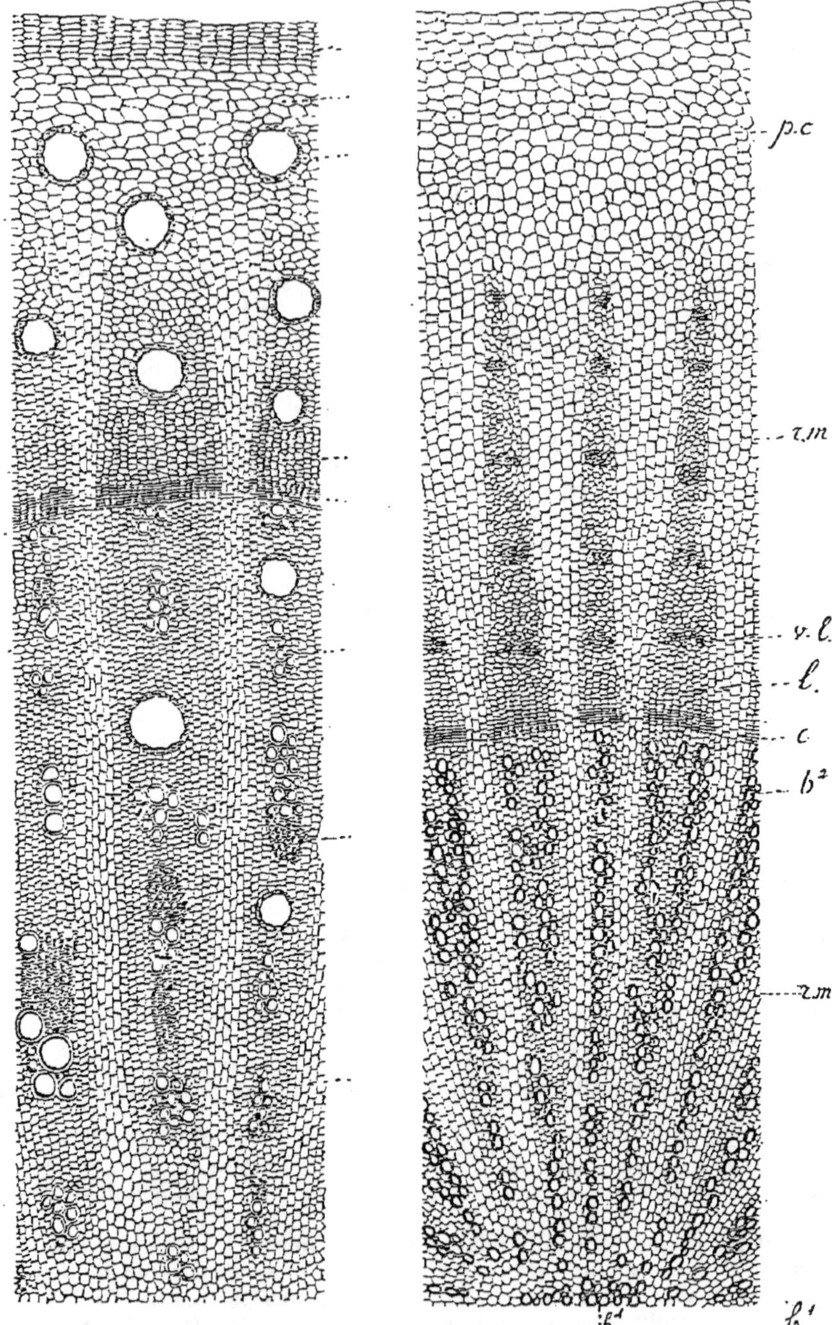

Fig. 225. — Racine d'Aunée.
Structure anatomique.

Fig. 226. — Racine de Chicorée.
Structure anatomique.

parfois, aussi bien dans le bois que dans le liber secondaire (*Carline, Pyrèthre, Aunée*, fig. 225). Le rhizome d'Aunée en présente même dans l'écorce et dans la moelle.

Les canaux sécréteurs des feuilles de Radiées et de Tubuliflores *sont toujours d'origine endodermique : ils sont localisés, parfois, dans l'épaisseur de l'endoderme dédoublé, le plus souvent un peu en dehors de l'assise à plissements (Arnica), parfois encore vers le bord interne, en dedans des plissements. Le péricyle et les faisceaux ligneux en sont toujours dépourvus.* Coupés transversalement, les canaux sécréteurs sont arrondis. Vus dans le sens de leur longueur, ils sont allongés parallèlement à l'axe de la racine ou des nervures ; ils sont toujours entourés d'une rangée de cellules sécrétrices, souvent colorées en brun (fig. 223).

Les vaisseaux laticifères de Chicoracées occupent une position différente selon qu'ils appartiennent à la feuille ou à la racine. Dans la racine, ils sont localisés dans le liber et répartis par groupes au milieu d'un tissu formé par des petites cellules à parois réfringentes, fortement allongées dans le sens de l'axe et par des vaisseaux grillagés. Dans leur ensemble ils sont disposés en séries parallèles (fig. 224). Dans les feuilles, les laticifères sont localisés dans chaque cordon libéro-ligneux, au-dessous des cellules de l'endoderme, en contact avec le péricycle ; ils s'y étendent suivant un arc plus ou moins développé ; ils occupent une situation identique dans la tige.

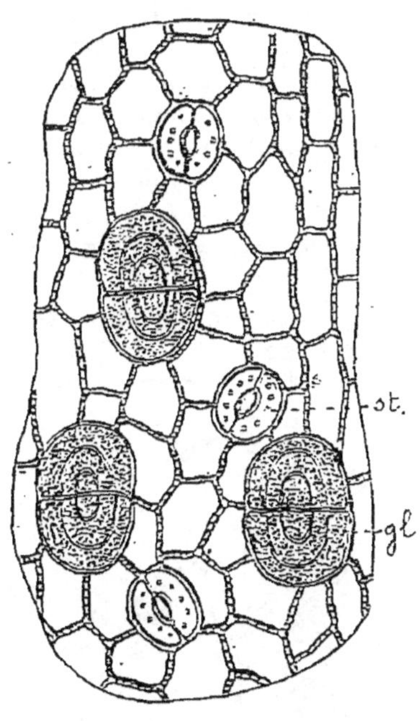

Fig. 227.
Épiderme d'une feuille d'Hélianthée.
(*Artemisia maritima.*)

gl, glandes oléifères vues de face.
st, stomates.

Les cellules résinifères isolées des Tubuliflores occupent la même situation que les laticifères des Chicoracées. Dans la feuille et la tige, elles sont placées sous l'endoderme, dans l'assise externe et parenchymateuse du péricycle ; elles manquent souvent dans la racine, mais quand elles se prolongent de la tige dans la racine, elles quittent le péricycle pour se placer dans le liber.

Dans les Synanthérées aromatiques qui constituent le groupe des Hélianthées, l'appareil sécréteur est complété par la présence sur la feuille et les organes de la fleur, d'une multitude de glandes externes qui affectent une disposition constante. Ces glandes, pluricellulaires, généralement sessiles et logées dans des dépressions épidermiques, sont formées d'une double série de cellules superposées qui sécrètent l'huile essentielle. Quand, sous l'influence de la végétation, les cellules sécrétrices sont gorgées d'essence, la cuticule qui recouvre la rangée supérieure de ces cellules se sépare de leur paroi externe et forme ainsi un réservoir dans lequel l'essence s'accumule. Vues de profil, ces glandes ont une forme globuleuse. Vues de face (fig. 227), elles se présentent sous forme d'une ellipse, dans laquelle on observe plusieurs lignes concentriques représentant la projection du réservoir et des cellules sécrétrices, dont on distingue nettement les parois transversales.

CHICORÉE AMÈRE

La Chicorée amère (*Cichorium intybus* L.) croît partout en Europe, sur le bord des chemins et dans les lieux incultes, où elle se fait remarquer par des tiges raides et dévariquées, et ses capitules d'une belle couleur bleue. On utilise en pharmacie ses racines et ses feuilles radicales, qu'on cueille avant le développement de la tige et à pleine maturité.

Les feuilles qu'on trouve dans les pharmacies proviennent de la base de la plante; elles sont généralement sessiles, engainantes, oblongues, et mesurent 15 à 20 centimètres de long sur 5 à 8 centimètres de large; elles sont atténuées à leur base, le long de la nervure médiane, de façon à simuler un pétiole ailé, et acuminées au sommet. *Le bord est profondément déchiqueté, pinnatiséqué, divisé en 6 ou 10 lobes inégaux, dentés eux-mêmes sur les bords. La nervure médiane est large, blanche,* saillante et pubescente en dessous; les nervures secondaires sont peu apparentes. Les deux faces sont également colorées en vert franc, la face inférieure est garnie, particulièrement sur la nervure médiane, de poils tecteurs, *pluricellulaires et plurisériés.*

Les feuilles caulinaires sont plus petites, embrassantes, lancéolées, entières ou un peu incisées à la base.

Les feuilles de chicorée ont une odeur faible, non caractéristique, et une amertume franche.

Elles contiennent un principe amer, du sucre, des sels et, entre autres, du nitrate de potasse.

Les racines de Chicorée se présentent dans les pharmacies et les drogueries sous forme de tronçons blancs qui ont été coupés longitudinalement et transversalement, mesurant environ 15 millimètres dans toutes leurs dimensions. Ces fragments sont tellement irréguliers qu'il est parfois difficile de les orienter. La partie extérieure de l'écorce, quand elle existe, est d'un gris pâle; les autres faces des fragments qui sont des sections longitudinales et transversales sont blanches, d'apparence granu-

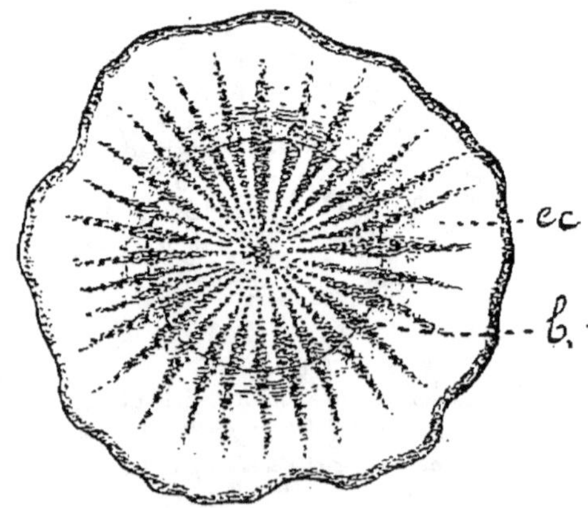

Fig. 228. — Section transversale d'une racine de Chicorée.

leuse; les premières sont excavées et diversement déformées; les autres présentent des côtes saillantes, radiales. La section transversale d'une de ces racines (fig. 228) montre une zone corticale (*ec*) très développée, marquée de stries radiales très apparentes, et un cercle ligneux (*b*) légèrement teinté de jaune, nettement sillonné par des rayons médullaires qui vont se perdre dans les couches extérieures de l'écorce. Cette racine a une saveur amère qui n'est pas désagréable.

Les racines de chicorée contiennent une forte proportion d'inuline, un principe amer, un mucilage, du sucre, du tanin.

Les feuilles et les racines de Chicorée sont employées comme toniques et dépuratives. Elles entrent dans la préparation du *sirop de rhubarbe composé.*

Les racines torréfiées sont communément employées pour préparer un succédané du café, que l'on introduit souvent dans cet aliment dans un but de spéculation frauduleuse. Cette falsification est des plus faciles à constater, en se basant sur la propriété que possède la chicorée torréfiée de se ramollir, de se décolorer dans l'eau et de présenter, dans les fragments du bois, de larges vaisseaux et bractées, et, dans ceux qui proviennent de la région corticale, des vaisseaux laticifères tout à fait caractéristiques.

LAITUES

Les Laitues (*Lactuca*) sont des herbes à suc ordinairement laiteux, habitant les régions tempérées des deux mondes, caractérisées par leurs capitules pauciflores, liguliflores, par leur involucre oblong ou cylindrique, formé de bractées plurisériées, imbriquées et d'autant plus courtes qu'elles sont plus extérieures; leurs fruits, comprimés, sont prolongés à leur sommet en un col filiforme terminé par une aigrette de poils lisses et rayonnants.

Les espèces les plus intéressantes sont : la Laitue vireuse (*L. virosa* L)., qui croît dans toute l'Europe occidentale ; le *L. scariola* L., plante très voisine de l'espèce précédente et qui se plaît dans les lieux incultes et pierreux; le *L. altissima* Bieb., cultivé aux environs de Clermont-Ferrand ; le *L. sativa* L., qui est abondamment cultivé dans les environs de Paris.

Toutes les parties vertes de ces plantes renferment un suc laiteux blanc, qui s'écoule quand on les coupe et qui prend, en se desséchant, une couleur brune. Ce suc, désigné sous le nom de *Lactucarium*, est recueilli, particulièrement entre Trèves et Coblentz, dans la Prusse rhénane. On l'extrait aussi en France, spécialement du *L. altissima*, aux environs de Clermont-Ferrand. A l'époque de la floraison, au mois de mai, on coupe la tige de la laitue à 30 centimètres environ de son sommet, et tous les jours qui suivent jusqu'au mois de septembre, on en coupe transversalement une nouvelle tranche. Le suc recueilli est déposé dans des vases hémisphériques, où il durcit, puis exposé au soleil pour achever sa dessiccation. Par sa couleur brune, sa saveur amère et son odeur narcotique, le Lactucarium a quelque ressemblance avec l'opium; aussi, l'a-t-on quelquefois désigné sous le nom d'*opium de la laitue*. Il renferme de la *mannite*, de l'*asparagine*, de la *lactucérine* ou *lactucone*, qui forme à peu près la moitié de son poids, de la *lactucine*, de l'*acide lactucique* et de la *lactucopicrine*. On l'emploie pour calmer la toux et diminuer l'irritation nerveuse. Ses propriétés hypnotiques sont très contestables.

Indépendamment du *Lactucarium*, on prépare, en évaporant le suc des tiges et des feuilles contusées de la Laitue, un extrait, désigné sous le nom de *Thrydace*, qui est employé comme pectoral. La laitue officinale soumise à la distillation, sert à préparer l'*eau distillée de laitue*.

Au groupe des Chicoracées, appartient encore le PISSENLIT (*Taraxacum officinale* VILL.), qui croît à l'état sauvage dans tous nos champs. Son amertume l'a rendu célèbre comme dépuratif, tonique, digestif, surtout en Angleterre, où il est communément employé. En France, on n'utilise que son extrait comme excipient de certains médicaments.

RACINE DE BARDANE

Origine. — La RACINE DE BARDANE est fournie par trois variétés du genre *Lappa* (*L. major* GOERTN., *L. minor* D. C. et *L. tomentosa* LAMK.), qui croissent dans toute l'Europe, dans le nord de l'Asie et de l'Amérique.

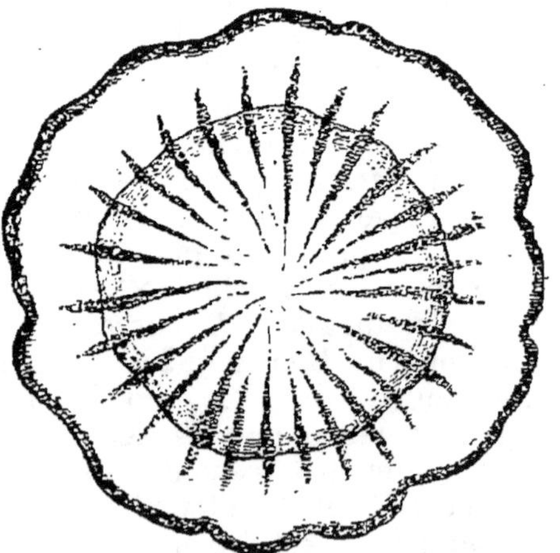

Fig. 229. — Racine de Bardane. Section transversale.

Description. — Dans les Pharmacies, elle se présente en tronçons arrondis mesurant de 2 à 3 centimètres de hauteur et 1 à 2 centimètres de diamètre, rétrécis en leur milieu, ou en fragments anguleux provenant de la section longitudinale des premiers. La face corticale est colorée en gris ou en brun clair : elle est rugueuse, chagrinée et sillonnée de plis longitudinaux; les surfaces de section ont une teinte gris jaunâtre : la cassure est lisse. La section transversale (fig. 229), limitée par un suber brun, présente une écorce dont l'épaisseur égale le quart du rayon total, de couleur blanche, séparée, par une ligne peu apparente, du bois qui est d'un blanc légèrement jaunâtre. Des stries radiales, plus ou moins longues, représentant les faisceaux libéro ligneux, sillonnent le bois et la partie interne de l'écorce. Sèche, la racine de bardane a une odeur peu marquée qui s'exalte notablement et devient désagréable quand la drogue est respirée en masse. Sa saveur est fade, un peu douceâtre et mucilagineuse.

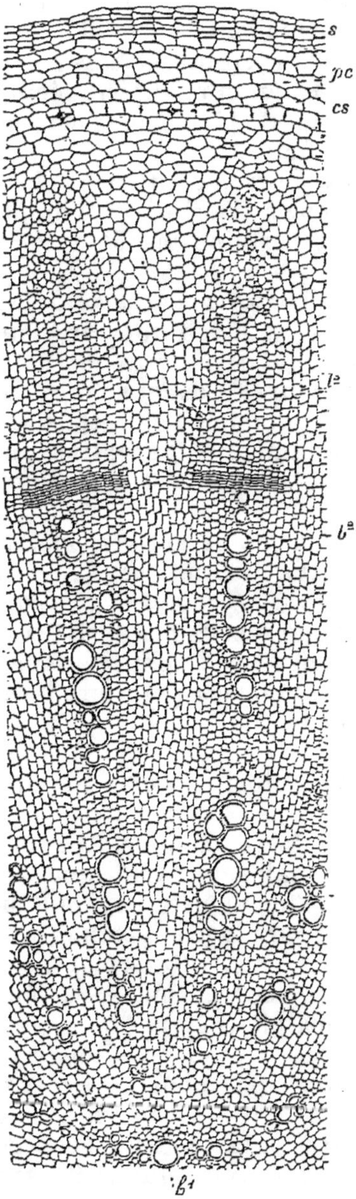

Fig. 230. — Racine de Bardane. Structure anatomique.

Structure microscopique (fig. 230). — Le suber, assez épais, recouvre un parenchyme cortical peu développé et séparé de l'écorce secondaire par un endoderme bien apparent, dans lequel sont *localisés de petits canaux sécréteurs entourés par 4 cellules résultant du dédoublement d'une cellule de cette enveloppe* ; le liber, dépourvu de fibres mécaniques, est disposé en faisceaux cunéiformes bien distincts ; le bois secondaire est divisé aussi en faisceaux très apparents formés d'un parenchyme ligneux, dans lequel les vaisseaux groupés sont disposés en files radiales ; ces faisceaux sont séparés les uns des autres par de larges rayons médullaires qui partent du centre de la racine, où l'on observe un groupe de vaisseaux représentant le bois primaire. Cette racine ne contient pas d'amidon ni de cristaux : tous ses tissus sont remplis d'inuline.

Composition chimique. — Cette racine contient un glucoside appelé *Lappine*, un peu d'huile fixe, de l'inuline, de la cire, du carbonate et du nitrate de potasse.

Usages. — Elle est employée comme sudorifique, et surtout comme dépurative.

La série des Carduées renferme plusieurs espèces qui méritent une mention spéciale. Telles sont :

La CARLINE (*Carlina acaulis* L.), qui croît sur les montagnes de l'Europe centrale, dans le Languedoc, la Provence et l'Auvergne. Ses racines, qu'on trouve dans toutes les drogueries, étaient employées comme stomachiques et stimulantes. Ses réceptacles charnus sont mangés comme ceux des artichauts.

Le CHARDON BÉNIT (*Cnicus benedictus* GOERTN.), qui est très abondamment répandu dans les champs de la région méditerranéenne et dont les feuilles, inscrites dans plusieurs pharmacopées, ont été préconisées comme toniques et fébrifuges.

Le CHARDON MARIE (*Silybum Marianum* GOERTN.), dont on a, dans ces dernières années, utilisé les graines en teinture alcoolique, pour le traitement des hémorroïdes et certains cas d'engorgement de l'utérus.

Le CARTHAME TINCTORIAL ou SAFRAN BATARD (*Carthamus tinctorius* L.), qui est cultivé en France, en Espagne, en Italie, en Hongrie, dans le sud de la Russie et en Asie. Ses fleurs, qui renferment deux principes colorants, et dont la teinte rappelle exactement celle du safran, sont fréquemment employées pour falsifier cette substance. Ses graines renferment une huile amère et purgative que les Indiens utilisent en frictions contre le rhumatisme et la paralysie.

Les CENTAURÉES, plantes très populaires dans nos régions, où elles sont utilisées à cause de leurs vertus toniques et amères. Les deux plus intéressantes sont: la JACÉE (*Centaurea Jacea* L.), qui est employée dans les campagnes, comme fébrifuge, et le BLUET (*C. Cyanus* L.), si commun dans nos moissons et dont les fleurs, d'une magnifique couleur bleue, sont employées pour préparer l'*eau distillée de Bluet*, utilisée en collyre.

La série des Vernoniées renferme aussi plusieurs plantes intéressantes ; telles sont :

Dans le groupe des Eupatoires, l'AYA PANA (*Eupatorium Aya pana* VENT.) ou *Thé de l'île Maurice*, plante originaire de l'Amérique tropicale, d'où sa culture a été introduite à l'île Maurice et à la Réunion, où les feuilles sont communément employées comme succédanées du Thé de Chine; l'EUPATOIRE CHANVRIN (*E. Cannabinum* L.), espèce très communément répandue chez nous et qui, jadis, fort réputée comme tonique, fébrifuge et alexipharmaque, n'est plus employée que dans quelques campagnes ; les GUACOS qui sont aussi des *Eupatorium* de la section *Mikania* et dont le suc est employé par les indigènes de l'Amérique centrale pour guérir la morsure des serpents venimeux. Celui qui paraît fournir l'espèce la plus active est le *Mikania Guaco* HUMB. et BONPL., qui croît dans le Vénézuéla, la Guyane, le Pérou, le San-Salvador et le Mexique. Cette drogue jouit, dans toute l'Amérique, d'une grande réputation comme alexipharmaque. A plusieurs reprises, on a tenté, sans succès, de l'introduire dans la thérapeutique européenne.

Dans le groupe des *Vernonia :* le BATIATOR ou *Batjitjor* (*V. nigritiana* OL. et HIRN), qu'on rencontre sur la côte occidentale d'Afrique et dans la vallée de Casamance. C'est une des drogues les plus appréciées des nègres de la Sénégambie, qui lui attribuent des propriétés fébrifuges et antidysentériques. Elle contient un glucoside, la *Vernonine,* qui possède des propriétés analogues à celles de la digitale ; — le *V. squarrosa* LOUR., plante de la Cochinchine, employée comme emménagogue ; — le *V. anthelmintica* W., plante indienne, dont les graines, connues sous le nom de *Calageri,* sont utilisées comme vermicides.

Les *Liatris* qui appartiennent aussi au groupe des Vernoniées sont des plantes de l'Amérique septentrionale. Les trois espèces les plus intéressantes sont : les *L. squarrosa* WILLD., *L. odoratissima* WILLD. et *L. spicata* WILLD. Leurs racines tubéreuses possèdent une odeur térébinthacée et sont employées aux Etats-Unis comme diurétiques et antiblennorragiques. Les feuilles vertes du *L. odoratissima* sont peu odorantes ; mais quand elles sont desséchées, elles deviennent très aromatiques et se couvrent d'un givre cristallin, analogue au givre de vanille. Actuellement elles arrivent en grande quantité au Havre et à Hambourg. Aussi riches en *Coumarine* que la fève Tonka, elles sont d'un prix bien moins élevé et plus faciles à traiter : aussi sont-elles devenues la source à peu près exclusive de la Coumarine préparée pour les besoins de la parfumerie.

RHIZOME ET RACINES D'AUNÉE

Origine. — L'AUNÉE (*Inula Helenium* L.) est une magnifique plante, à fleurs jaunes, qui croît dans toute l'Europe centrale et méridionale et s'étend à l'est jusqu'au nord de l'Inde et à la Sibérie ; elle habite les prairies humides et les lieux ombragés ; elle est l'objet d'une culture spéciale en Hollande, en Angleterre et en Suisse. On utilise pour les usages de la pharmacie la souche et les racines de plantes âgées de deux à trois ans.

Description. — La souche entière se compose d'un rhizome très court et très épais, mesurant 3 à 6 centimètres de largeur et donnant naissance à de nombreuses racines pouvant atteindre 10 à 20 centimètres de longueur et 6 à 15 millimètres de largeur. Elle est divisée ordinairement en rondelles de un demi à 1 centimètre d'épaisseur ; les racines sont coupées longitudinalement en tronçons de 2 à 4 centimètres de hauteur.

Les fragments de la souche sont diversement contournés par la dessiccation ; leur surface corticale est grisâtre ou d'un brun clair, rugueuse, irrégulièrement plissée et présente d'assez nombreux vestiges de bourgeons. Quelques-uns d'entre eux sont encore munis de la racine qui est restée soudée à son point d'attache et présentent la forme d'une raquette. Les surfaces de section transversale sont d'une teinte jaune brun, rugueuses, d'apparence cornée et d'une consistance très dure. Les racines ont une forme très variable, selon la façon dont elles ont été débitées ; leur surface corticale d'un gris clair, finement ridée, porte souvent la trace des racines secondaires ; la surface des sections longitudinales présente ordinairement une crête médiane bien prononcée. La cassure des rhizomes et des racines est lisse. Sur la section transversale des fragments de rhizome on ne distingue pas nettement la moelle ; celle des racines (fig. 231) présente : — une zone corticale assez épaisse, d'un gris plus foncé dans sa partie interne qui est striée radialement ; — une zone ligneuse d'un blanc sale, nettement séparée de l'écorce par un cambium bien apparent et présentant quelques stries radiales dues à la présence des faisceaux ligneux. En observant à la loupe cette section transversale on y découvre, aussi bien dans l'écorce que dans le bois, des ponctuations brunes représentant la section des canaux sécréteurs qui sont si abondants dans cette drogue.

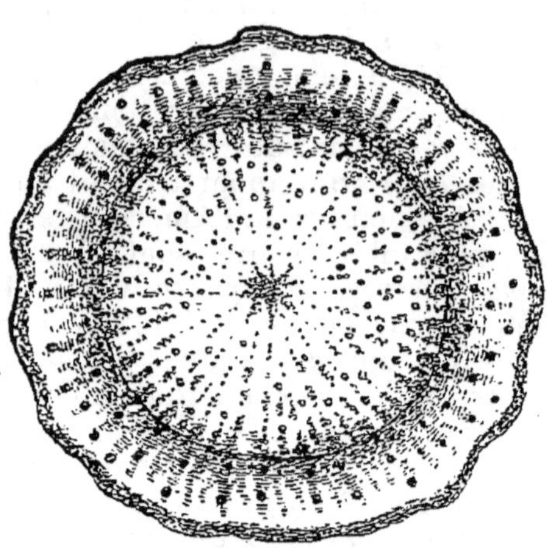

Fig. 231. — Racine d'Aunée.
Section transversale.

Friables et cornés quand ils sont bien secs, le rhizome et la racine d'Aunée se ramollissent à l'humidité ; ils ont une odeur balsamique qui rappelle celle de l'iris et du camphre et une saveur à la fois aromatique, âcre et amère.

Structure microscopique (fig. 225). — Le suber recouvre un parenchyme cortical peu développé, caractérisé par l'absence de cellules scléreuses et la présence de nombreux canaux sécréteurs ; le liber, dépourvu de fibres mécaniques, est divisé en faisceaux cunéiformes très apparents, contenant aussi des canaux sécréteurs ; le bois est aussi partagé en faisceaux composés d'un parenchyme sillonné par de nombreux vaisseaux groupés et disposés en files radiales. Quelques-uns des groupes vasculaires sont entourés par quelques fibres lignifiées. Les faisceaux du parenchyme ligneux renferment aussi des canaux sécréteurs ; ils sont nettement séparés les uns des autres par de larges rayons médullaires qui partent du centre de la racine, où l'on distingue les restes du bois primaire.

Composition chimique. — La racine d'Aunée renferme 40 p. 100 d'*Inuline* et donne à la distillation 1 à 2 p. 100 d'une *huile essen-*

tielle, composée presque essentiellement d'*alantolactone* avec de petites quantités d'acide *alantolique* ou d'*alantol* et du principe cristallisé qui a été désigné par Kallen sous le nom d'*Hélénine*.

L'*hélénine* du commerce, d'après Bredt et Posth, serait de l'alantolactone à peu près pure. Elle se présente en aiguilles prismatiques, incolores, fusibles à 76°, possédant une odeur et une saveur peu prononcées.

Usages. — La racine d'Aunée est employée comme stimulante et pour favoriser l'expectoration bronchique.

L'hélénine a été vantée dans ces derniers temps comme spécifique de la tuberculose.

FLEURS DE PIED-DE-CHAT

Les FLEURS DE PIED-DE-CHAT sont fournies par le *Gnaphalium dioicum* L. (*Antennaria dioica* GOERTN.), qu'on récolte en abondance sur nos montagnes.

Ces fleurs se présentent dans nos droguiers en capitules hémisphériques, réunis en grappe corymbiforme et dont la couleur varie avec le sexe des inflorescences. Cette coloration tient aux bractées extérieures de l'involucre, qui sont roses dans les capitules femelles et blanches dans les capitules mâles. Cet involucre est campanulé, formé de bractées inégales, dont les inférieures sont cotonneuses et les supérieures luisantes, scarieuses et glabres dans leur moitié supérieure. Les bractées blanches des capitules mâles sont plus obtuses et plus courtes que les fleurs ; les bractées roses des capitules femelles sont acuminées et souvent plus longues que les fleurs. Le réceptacle est nu ; les fleurs sont toutes tubuleuses. Les fleurs femelles ne présentent pas trace d'androcée ; l'ovaire existe dans les deux sexes : mais il avorte toujours dans les fleurs mâles ; il est surmonté d'une aigrette de poils blancs et brillants.

Les fleurs de Pied-de-chat ont une odeur douce et agréable qui est plus prononcée, toutefois, dans les capitules roses. Elles sont employées comme béchiques et émollientes et font partie des *fleurs pectorales*.

Parmi les espèces de la série des Astérées qui intéressent la pharmacie on peut citer :

Les *Grindelia robusta* NUTT. et *G. squarrosa* NUTT., plantes américaines qui croissent dans la Californie et dans le sud du Texas. Les sommités fleuries de ces plantes ont été expérimentées en France et paraissent avoir donné des résultats satisfaisants dans le traitement de la coqueluche et de l'emphysème pulmonaire.

La VERGE D'OR (*Solidago Virga aurea* L.), plante très commune dans nos bois et utilisée dans les campagnes comme astringente, diurétique et vulnéraire.

L'*Erigeron Canadense* L., qu'on rencontre dans le voisinage des habitations dans les terrains vagues, et qui est très appréciée en Amérique comme astringente, hémostatique et diurétique.

L'*Hysterionica Baylahuen* H. Bx., plante vivace du Chili, qui se distingue par l'exsudation résineuse, jaune et odorante qui recouvre tous ses organes et lui donne l'apparence d'une plante plongée dans une résine. On la vante pour le traitement des diarrhées, des phtisiques et des cachectiques et pour le pansement des ulcères.

RACINE DE PYRÈTHRE

La RACINE DE PYRÈTHRE D'AFRIQUE est fournie par l'*Anacyclus Pyrethrum* D. C., plante originaire d'Afrique et qui est très commune en Algérie.

Dans les pharmacies et les droguiers, elle se présente sous forme de fragments cylindriques ou filiformes mesurant 8 à 10 centimètres de longueur et 5 à 10 millimètres de diamètre à leur extrémité supérieure, renflés à leur extrémité supérieure en un bourrelet rugueux qui porte les cicatrices des feuilles, et qui est garni souvent, à son centre, d'une touffe de poils laineux, blancs et très fins provenant des bourgeons. La surface extérieure de cette racine est *brune, rugueuse, profondément sillonnée et garnie de petites radicules capilliformes*. Sa cassure est *nette* et *compacte*. La section transversale (fig. 232) présente une écorce brune dont l'épaisseur égale le tiers du rayon total, d'une teinte plus foncée dans les couches intérieures ; une zone ligneuse, jaune, présentant des stries radiales très apparentes et séparées de l'écorce par un cambium peu apparent. En examinant à la loupe cette section on y découvre, aussi bien dans le bois que dans l'écorce, un certain nombre de ponctuations brunes, correspondant à la section des canaux sécréteurs. Cette racine possède une faible odeur aromatique, *une saveur âcre, musquée, persistante, qui excite une abondante salivation*. Respirée en masse, elle doit, quand elle est récente, avoir une odeur irritante et désagréable.

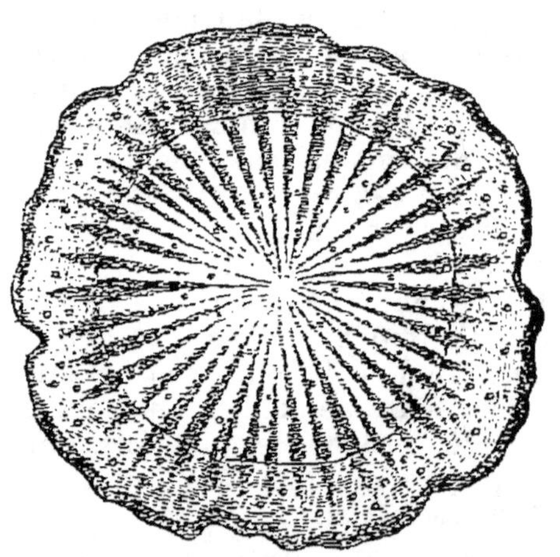

Fig. 232. — Racine de Pyrèthre. Section transversale.

Le principe actif de cette drogue est la *Pyréthrine* ou *acide pyréthrique*, matière oléo-résineuse, d'un brun foncé, molle, d'odeur désagréable, de saveur âcre et brûlante. Outre la Pyréthrine, cette racine contient une matière colorante jaune, du tanin, de la gomme, de l'inuline.

Elle est considérée comme un sialagogue des plus puissants; elle est employée surtout pour la préparation des élixirs dentifrices, comme stimulant extérieur dans les paralysies ou les rhumatismes, et surtout pour calmer les névralgies dentaires.

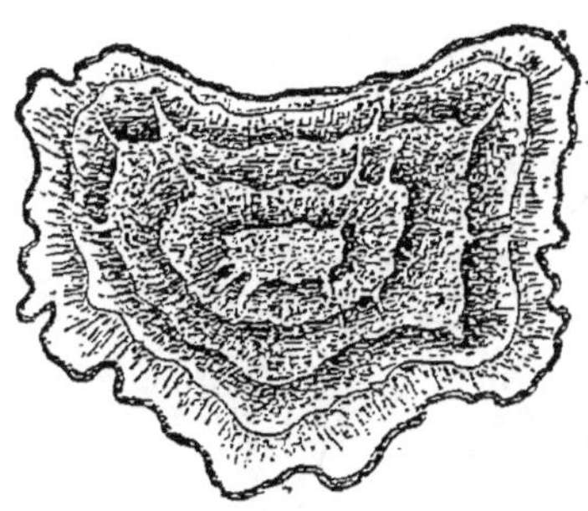

Fig. 233. — Racine de *Corrigiola telephiifolia*. Section transversale.

En Allemagne, en Russie et dans le Danemark, on substitue souvent au Pyrèthre de l'Afrique la racine de Pyrèthre d'Allemagne (*A. officinarum* Hayne), qui est surtout récolté dans la Saxe. A l'extérieur, elle se distingue du Pyrèthre d'Afrique par la présence, à son extrémité supérieure, d'une *épaisse touffe d'aiguilles jaunes, flexibles*, représentant les pédoncules des feuilles radicales. La section transversale est caractérisée par la *rareté des ponctuations brunes qui sont localisées seulement dans les couches extérieures de l'écorce*.

On lui substitue aussi fréquemment la racine du *Corrigiola telephiifolia*, plante de la famille des Paronychiées, qui croît en Algérie. La section transversale de cette racine (fig. 233) a un aspect tout différent de celle de la racine de Pyrèthre d'Afrique.

PYRÈTHRES INSECTICIDES

Il existe dans le commerce de la droguerie trois variétés principales de Pyrèthres insecticides, ainsi désignées à cause de leur usage spécial, ce sont :

1° Le Pyrèthre de Dalmatie qui est constitué par les fleurs du *Chrysanthemum cinerariæfolium* Bocc., plante originaire de la Dalmatie, du Monténégro et de l'Herzégovine. Il est en Dalmatie l'objet d'une culture très répandue et de soins qui nuisent parfois à son efficacité et diminuent ses propriétés toxiques.

2° Le Pyrèthre du Monténégro qui est fourni également par le *C. cinerariæfolium*, qui croît dans ce pays à l'état sauvage.

3° Le Pyrèthre du Caucase qui est fourni par le mélange des capitules épanouis de deux espèces asiatiques, les *C. roseum* Bieb. et *C. carneum* Bieb.

Le Pyrèthre de Dalmatie existe dans le commerce sous trois états qui constituent trois variétés bien distinctes désignées sous les noms de *fleurs non épanouies*, *fleurs demi-épanouies* et *fleurs épanouies* et dont le fruit est très différent.

La variété à *fleurs non épanouies* a une assez belle apparence extérieure : elle est formée de capitules dont le diamètre varie de 3 à 7 millimètres, qui sont généralement munis d'un pédoncule strié et très court. Les bractées, d'un jaune verdâtre, sont

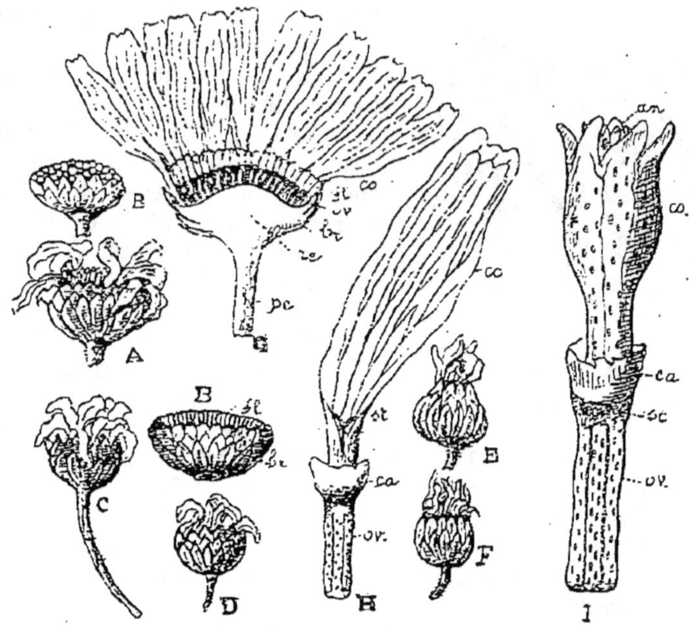

Fig. 234. — *Chrysanthemum cinerariæfolium.*

A, B, B', C, D. Pyrèthres de Dalmatie. — E, F. Pyrèthres du Monténégro. — G. Coupe longitudinale d'un capitule entier. — A. Demi-fleuron (*co*, corolle ; *st*, style ; *ca*, calice ; *ov*, ovaire).— I. Fleuron (*co*, corolle ; *an*, anthère ; *ca*, calice ; *sc*, disque scléreux ; *ov*, ovaire).

intimement serrées les unes contre les autres ; leur bord ne se distingue guère que par une teinte un peu plus pâle de celle de la partie proéminente. La corolle des demi-fleurons est presque toujours entière et formée de pétales chiffonnés d'un blanc grisâtre, qui se sont recroquevillés au-dessus des fleurons qui sont complètement dissimulés.

La variété *demi-épanouie* a une apparence toute différente : les capitules, supportés par de longs pédoncules, sont bien plus larges que dans la variété précédente et munis de bractées d'une teinte gris jaunâtre. Si la plupart des capitules sont encore pourvus de la corolle des demi-fleurons, celle-ci est plus ou moins complète ; aussi distingue-t-on nettement les fleurons.

Dans la variété à *fleurs épanouies*, les capitules mesurent de 9 à 11 millimètres de longueur ; les capitules provenant de fleurs complètement écloses sont rarement complets ; les uns sont dépourvus de la corolle des demi-fleurons; d'autres ont conservé leurs fleurons à peu près intacts, mais dans beaucoup d'autres, les corolles des fleurons sont séparées des ovaires qui restent seuls sur le réceptacle. Dans quelques capitules enfin, le réceptacle est complètement nu et il ne reste plus que les écailles des bractées, qui sont nettement distinctes; aussi cette variété renferme-t-elle beaucoup de fragments ténus, représentant les corolles et les ovaires des fleurons et des demi-fleurons.

Le Pyrèthre du Monténégro ressemble beaucoup au Pyrèthre de Dalmatie. Il est constitué d'ailleurs par les mêmes fleurs qui ont été récoltées à l'état sauvage. Il ne se compose généralement que de *fleurs en boutons* ou *demi-épanouies;* il est plus riche en principes actifs que l'espèce de Dalmatie.

Le Pyrèthre du Caucase a une apparence extérieure toute différente de celle qui caractérise les deux variétés précédentes; dans son ensemble, il a une *teinte brune,* ou *brun verdâtre,* ou *brun rougeâtre,* qui permet de suite de le reconnaître. Il est constitué par un mélange de fleurs présentant tous les degrés d'épanouissement, ce qui indique que sa récolte n'est pas faite méthodiquement comme en Dalmatie. La corolle des demi-fleurons a perdu sa couleur rose pour prendre une teinte gris-brun ou lie de vin; dans quelques fleurs elle a une teinte d'un rouge assez vif qui n'est toutefois pas uniforme. Beaucoup de capitules sont pourvus d'un pédoncule brun, parfois assez long, recourbé en différents sens, fortement strié. Les bractées extérieures qui dans le *C. cinerariæfolium* ont une teinte jaune verdâtre et sont parfois peu distinctes, ont généralement, dans l'espèce du Caucase, une *teinte verdâtre* parfois d'un *vert assez vif;* leur bord scarieux a une *teinte brune très prononcée et tout à fait caractéristique*. L'ovaire des fleurons reste toujours *très adhérent* à la corolle, aussi ne trouve-t-on pas dans l'espèce du Caucase, comme dans le Pyrèthre de Dalmatie, des capitules qui sont garnis de tous les ovaires à l'exclusion des corolles.

Le principe actif de ces fleurs est représenté par une *huile essentielle* et une *oléo-résine*.

La première est renfermée dans des glandes pluricellulaires qui sont localisées sur la surface externe des bractées, des corolles, mais surtout très confluentes sur la partie inférieure et étranglée de ces dernières, et à la surface des ovaires.

L'oléo-résine est renfermée dans des tubes sécréteurs qui sont localisés dans tous les organes, et qui affectent des dimensions variables selon les organes.

Eu égard à la place prépondérante qu'ils occupent dans les capitules, à la quantité considérable de glandes réparties à leur surface, à la multiplicité et à la largeur des tubes sécréteurs qui les sillonnent, les *ovaires peuvent être considérés comme étant le siège essentiel du principe actif des Pyrèthres insecticides.*

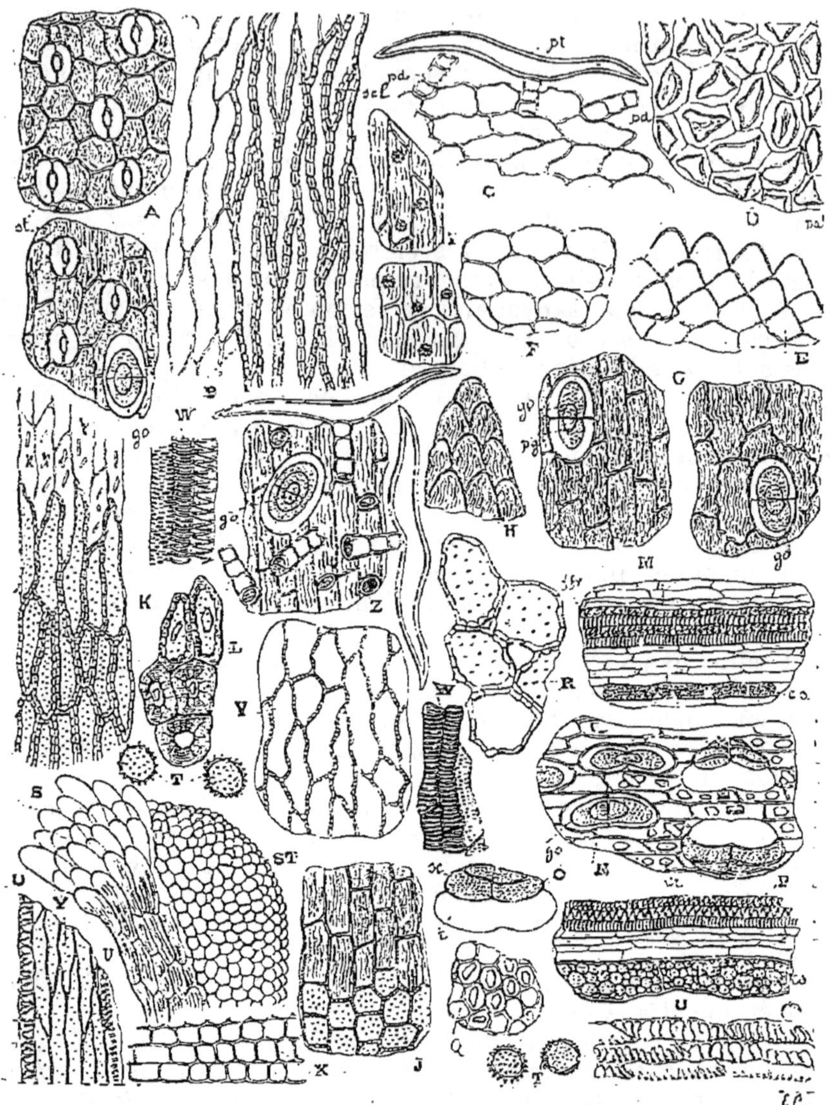

Fig. 235. — Éléments anatomiques de la Poudre insecticide.

A, Epiderme extérieur des bractées. — B. Tissu d'une bractée. — C. Bord d'une bractée. — E. Epiderme supérieur de la corolle d'un demi-fleuron. — E. Le même vu de profil et à son sommet. — F. Epiderme inférieur. — H. Epiderme d'un demi-fleuron pris au sommet. — I. Epiderme de la partie tubulaire. — J. Epiderme de la base sclérifiée d'un fleuron ou d'un demi-fleuron. — K. Calice d'un fleuron. — L. Cellules du disque scléreux. — M. Parenchyme d'un fleuron. — N. Epiderme de l'ovaire (partie intercostale). — O. Glande oléifère vue de profil. — P. Parenchyme des parois de l'ovaire. — Q. Le même à sa base. — R. Tissu du réceptacle. — S. Sommet du style papilleux. — ST. Stigmate écailleux. — T. Grains de pollen. — U. Débris des loges de l'anthère. — V. Sommet d'une anthère. — W. Vaisseaux spiro-annelés du pédoncule. — X. Filet. — Y. Connectif. — Z. Epiderme du pédoncule.

Ces fleurs servent à préparer les Poudres insecticides dont l'action parasiticide s'explique très bien par la grande quantité d'huile essentielle et d'oléo-résine qu'elles contiennent.

FLEURS DE TUSSILAGE

Les fleurs de Tussilage ou Pas-d'Ane sont fournies par le *Tussilago farfara* L., qui est très abondant dans les terrains argileux de nos régions.

Ces fleurs jaunes, qui bordent nos chemins dès le début du printemps, avant l'apparition des feuilles, et qui, à cause de cette particularité, sont désignées sous le nom de *filius ante patrem*, sont disposées en capitules, à l'extrémité de hampes écailleuses et cotonneuses; elles sont accompagnées d'un involucre tubuleux, renflé à sa base et légèrement étranglé à son sommet, formé de deux rangées de bractées lancéolées, glabres au dehors, scarieuses sur leur bord, garnies intérieurement d'un duvet abondant. Les fleurs sont toutes d'un jaune doré ; les fleurs femelles qui occupent la circonférence et sont disposées sur plusieurs rangs, sont ligulées et en forme de languettes très étroites, étalées; celles du centre sont hermaphrodites, tubuleuses, de moitié plus courtes que les languettes. Les akènes sont cylindriques et couronnés par une aigrette de poils à peine ciliés. Ces fleurs ont une odeur agréable, qui rappelle celle de la cire jaune et une saveur mucilagineuse et faiblement amère.

Elles sont employées comme béchiques et calmantes ; elles font partie des *espèces pectorales* de notre Codex.

FEUILLES DE GRANDE ABSINTHE

Origine. — La Grande Absinthe (*Artemisia Absinthium* L., — *Absinthium officinale* Lamk) habite la plus grande partie de l'Europe, sauf la presqu'île Scandinave, le nord de l'Afrique, l'Asie occidentale et l'Amérique du Nord; elle croît dans les lieux incultes, sur les rochers, assez souvent près des bords de la mer. On la récolte à l'époque de la floraison et l'on n'emploie guère que ses feuilles et ses sommités fleuries.

Description. — Les tiges, hautes de 30-90 centimètres, sont herbacées, très ramifiées, anguleuses, d'un gris blanchâtre, striées longitudinalement. Les feuilles alternes, qui dans leur ensemble sont ovales-arrondies, ont un pétiole d'autant plus long qu'elles sont plus inférieures, et ce pétiole n'est pas auriculé. Les feuilles inférieures sont tripinnatiséquées, à divisions entières ou incisées, à lobes oblongs-linéaires, obtus au sommet ; elles ont une teinte gris blanchâtre sur leur face inférieure et gris verdâtre sur leur face supérieure; elles sont onctueuses au toucher et couvertes d'une pubescence très fine. L'inflorescence (fig. 236) est une grande grappe feuillée, ramifiée, pyramidale, de capitules disposés en grappes secondaires unilatérales, arquées, avec des pédicelles courts et penchés, et des bractées entières ou trifides.

Les sommités d'absinthe ont une odeur spéciale très prononcée et une saveur fortement amère et aromatique.

Structure microscopique (fig. 237). — Au point de vue anatomique, la feuille d'Absinthe est caractérisée par l'existence sur les deux faces de *poils tecteurs disposés en forme de navette et de glandes oléifères pluricellulaires*, affectant la disposition commune à tant de plantes de cette famille. C'est la confluence des poils tecteurs qui rend ces feuilles onctueuses au toucher. C'est à l'essence contenue dans les glandes oléifères qu'elles doivent l'arome qu'elles exhalent quand on les froisse.

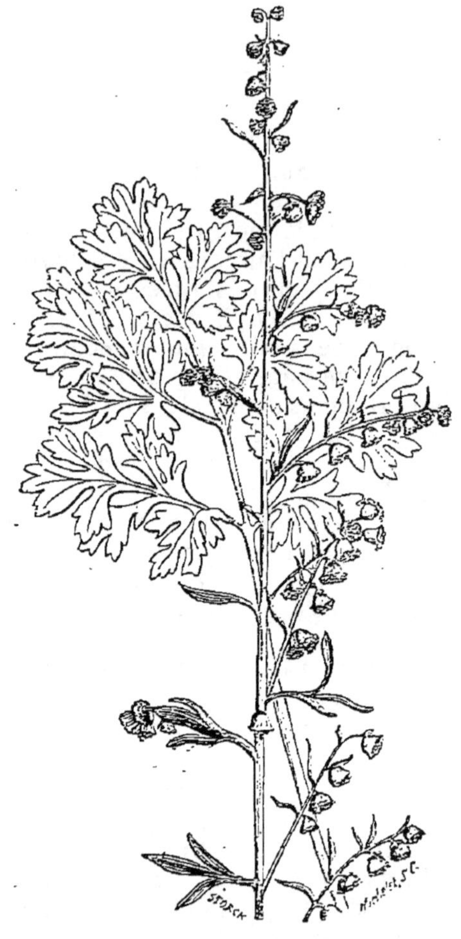

Fig. 236. — *Artemisia Absinthium.*
Sommité fleurie.

Composition chimique. — Les sommités d'Absinthe renferment de l'*huile essentielle*, un *principe amer* cristallisé, l'*anabsinthine*, un autre principe également cristallisé, d'une teinte *jaune paille* et dépourvu d'amertume.

L'anabsinthine cristallise en longues aiguilles blanches, prismatiques, inodores, extrêmement amères, légèrement solubles dans l'eau, plus solubles dans l'alcool, la benzine, le chloroforme et surtout dans l'acétone. Elle donne avec l'acide sulfurique concentré une belle couleur violet rouge, qui passe au bleu, et avec l'acide chlorhydrique une coloration brune.

L'essence d'absinthe, qui existe dans la plante dans la proportion de 1/2 p. 100, est un liquide un peu épais, d'un vert foncé, parfois aussi bleu, qui possède l'odeur caractéristique de la plante et une amertume piquante et persistante. Sa densité est de 0,925 à 0,955 ; elle se dissout dans 2-4 parties d'alcool à 80°.

Elle est composée de *Thuyone*, *d'alcool thuylique* libre ou à l'état d'éthers acétique, isovalérianique et palmitique, de *phellandrène*, de *cadinène* et d'une huile bleue dont la composition n'est pas définitivement établie.

Elle est falsifiée surtout avec l'essence de térébenthine ; mais, comme elle ne contient pas de terpène, la fraude est facile à constater en distillant environ 10 p. 100 de cette essence ; la portion distillée doit donner une solution limpide avec 2 parties d'alcool à 80°.

Usages. — La grande Absinthe est un stomachique et un stimulant diffusible. A faible dose elle favorise la sécrétion du suc gastrique et peut être considérée comme eupeptique et

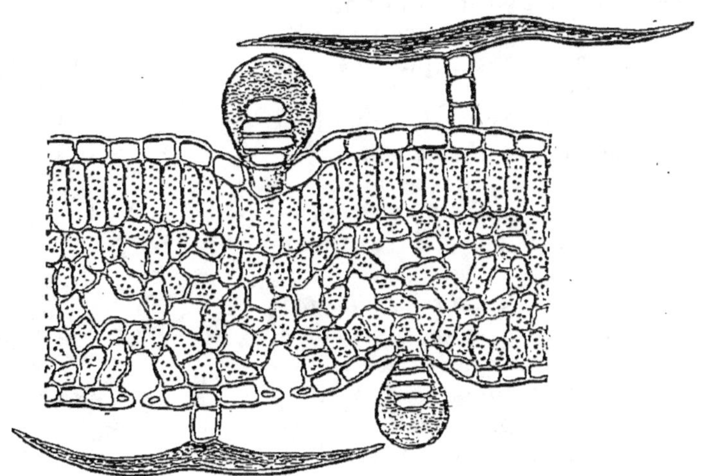

Fig. 237. — Feuille de grande Absinthe.
Section du limbe.

apéritive. A forte dose elle détermine de la stupeur et des convulsions tétaniques. On l'emploie fréquemment comme vermifuge et surtout comme emménagogue, parfois même comme abortive, bien que ces dernières propriétés soient très contestables.

On l'administre généralement sous forme de tisane (10 p. 1000), de vin ou de bière (30 p. 1000), ou d'extrait à la dose de 2 à 4 gr.

L'industrie en utilise une assez grande quantité pour la préparation de la *liqueur d'absinthe*.

L'ABSINTHE PONTIQUE (*A. pontica* L.), qui croît en Italie, en Grèce et en Roumanie, se distingue de la grande absinthe par ses feuilles à segments très menus et qui sont blancs et cotonneux sur la face inférieure seulement; elle est utilisée aussi pour la préparation de la liqueur d'absinthe.

L'ABSINTHE MARITIME (*A. maritima* L.) qui croît sur les plages de l'Océan Atlantique, depuis l'Espagne jusqu'en Angleterre, est caractérisée par le duvet blanc tomenteux qui recouvre sa tige et les deux faces de ses feuilles, qui sont bipinnatiséquées et divisées en lanières linéaires obtuses. Elle est surtout employée en lavement, pour tuer les oxyures.

ARMOISE COMMUNE

L'Armoise commune (*Artemisia vulgaris* L.) est une plante très répandue dans les lieux incultes de l'Europe, de la Sibérie et de toute la région méditerranéenne. Elle fournit à la matière médicale ses sommités fleuries et son rhizome. Les premières, qui sont recueillies avant l'épanouissement des capitules, sont seules communément employées aujourd'hui.

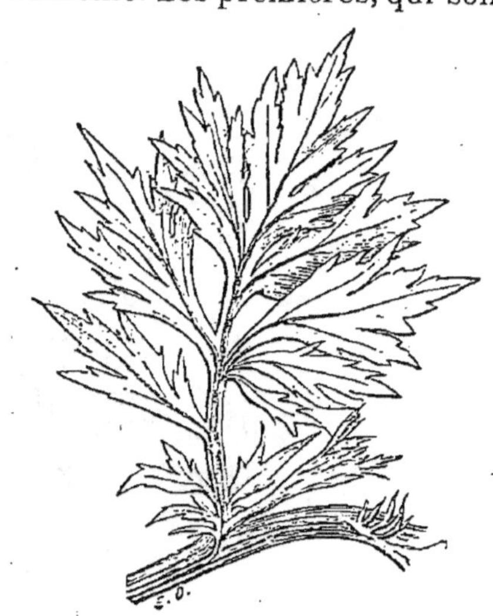

Fig. 238. — Feuille d'Armoise.

A l'état frais ou sec, les feuilles d'Armoise se *distinguent facilement, par la différence de coloration qu'elles présentent sur leurs deux faces ; la face supérieure* glabre *étant d'un vert foncé, presque noir, tandis que la face inférieure est grise ou blanchâtre, couverte d'un épais duvet.* Ces feuilles attachées à des tiges rougeâtres, sont sessiles, auriculées à la base (sauf les feuilles radicales), ovales-aiguës dans leur forme générale, atténuées fortement à la base; elles sont pinnatipartites et découpées en 5-9 lobes aigus, incisés plus ou moins profondément et munis de dents nombreuses, pointues, parfois récurvées sur leurs bords.

Ces feuilles possèdent une odeur aromatique, moins prononcée que celle de l'absinthe; elles ont une saveur aromatique et faiblement amère.

Elles présentent les mêmes particularités anatomiques que la feuille d'absinthe, dont elles ne diffèrent que par l'absence de poils sur l'épiderme supérieur.

Elles contiennent du tanin, une huile volatile assez odorante, et un principe azoté mal défini.

Ces feuilles constituent un médicament des plus populaires, communément employé comme emménagogue.

Parmi les autres espèces intéressantes du genre *Artemisia* on peut encore citer : l'Aurone des champs (*A. campestris* L.), qui croît communément dans les champs sablonneux, et que l'on substitue parfois à la grande absinthe, dont elle partage les propriétés, à un plus faible degré toutefois.

L'Aurone mâle (*A. abrotanum* L.), qu'on cultive dans beaucoup de jardins, à cause de l'élégance de son feuillage, qui est très aromatique; il est employé en tisane comme sudorifique et anthelminthique.

Les Génipis, dont deux variétés, le Génipi vrai (*A. glacialis* L.), et le Génipi blanc (*A. mutellina* L.), sont employées dans les régions alpines où on les récolte, pour préparer des liqueurs hygiéniques.

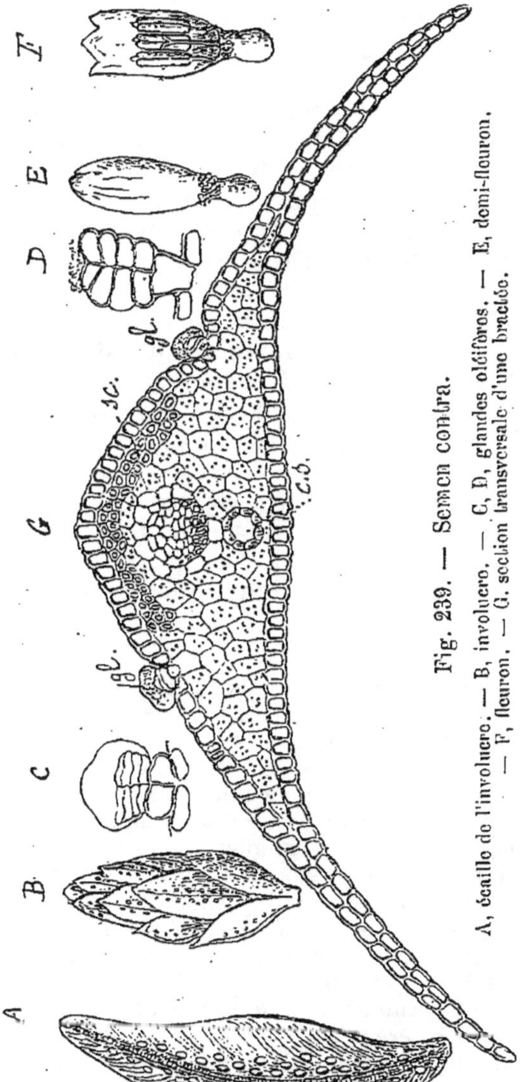

Fig. 239. — Semen contra.
A, écaille de l'involucre. — B, involucre. — C, D, glandes oléifères. — E, demi-fleuron. — F, fleuron. — G, section transversale d'une bractée.

SEMEN CONTRA

Le Semen contra, qui, comme son nom l'indique, a été pendant longtemps considéré à tort comme une graine, est constitué par les capitules peu développés de certains *Artemisia*, qui sont utilisés depuis les temps les plus reculés comme vermifuges, et qui paraissent se rapporter à l'*A. maritima* L., et à quelques-unes de ses variétés.

Dans les droguiers on en distingue trois sortes qui sont connues sous les noms de *Semen contra d'Alep* ou *du Levant*, *Semen contra de Russie* ou *de Sarepta* et *Semen contra de Barbarie*. Dans les pharmacies on ne rencontre guère que la première sorte.

Origine. — L'origine du *Semen contra d'Alep, du Levant ou d'Alexandrie*, longtemps controversée, est attribuée aujourd'hui à l'*Artemisia maritima* L., var. *pauciflora* Led. (*A. maritima* L., var.

Stechmanniana Bess. — *A. pauciflora* Weber), qui couvre d'immenses espaces dans le sud de la Russie, les régions voisines de la mer Caspienne et surtout dans le Turkestan.

Description. — Cette sorte, qui est la plus estimée, se présente en petits capitules non épanouis et intacts, mélangés avec une proportion variable de débris de feuilles et de pédoncules; elle est assez pesante, et a été débarrassée, par le tamisage, des déchets et du sable qu'elle contenait.

Les capitules ovoïdes, fermés, allongés, mesurent 3 millimètres de long sur 1 millimètre de large; à l'état frais, ils ont une teinte jaune verdâtre qui, avec le temps, devient brune. L'involucre est formé d'une douzaine de bractées contiguës, dont les inférieures, plus petites et éloignées, sont oviformes, tandis que les supérieures et internes sont allongées, fortement carénées sur le dos. Les deux bords sont incolores, membraneux et scarieux, marqués de stries fines et tout à fait glabres, tandis que la partie médiane est renflée, d'une couleur verdâtre, garnie d'une multitude de glandes oléifères et d'un léger duvet aranéeux. L'involucre emprisonne trois à cinq fleurs insérées sur le réceptacle nu : chacune d'elles possède une corolle rétrécie à la base, divisée au sommet en cinq dents courtes et triangulaires.

Les débris des pédoncules sont très effilés, rigides, cannelés, et présentent çà et là des renflements correspondant aux points d'insertion des capitules sessiles.

Cette drogue exhale une odeur forte, aromatique, agréable, et une saveur amère et camphrée.

Structure anatomique. — Chacune des écailles de l'involucre est recouverte par un épiderme dont les éléments sont nettement différenciés selon qu'on les observe sur les bords ou sur la partie renflée de la feuille. Sur les bords scarieux et incolores des écailles, les cellules épidermiques sont très allongées, dirigées obliquement, munies de parois minces. Sur les parties proéminentes qui recouvrent toute la partie verte, les cellules épidermiques sont polygonales, munies de parois épaisses et ponctuées. L'épiderme extérieur muni de stomates est garni d'une multitude de glandes oléifères pluricellulaires, et de poils lanugineux très longs; il est renforcé dans la partie la plus proéminente, par une ou deux assises de cellules scléreuses (*sc*). Dans l'axe de chaque bractée existe un faisceau fibro-vasculaire arrondi, entouré par un endoderme bien apparent et accompagné sur sa face interne d'un canal sécréteur (*cs*).

En examinant les petites fleurs insérées sur le réceptacle nu, on constate que la portion rétrécie de leur corolle est recouverte d'une multitude de glandes oléifères semblables à celles des bractées, et qui y sont encore plus confluentes.

C'est dans les glandes oléifères de la corolle, dans celles qui recouvrent la face dorsale des bractées, et dans le canal sécréteur qui borde le système libéro-ligneux que se trouvent localisés les principes actifs du Semen contra.

Composition chimique. — Le Semen contra renferme 2 à 3 p. 100 d'huile essentielle, à base de *cinéol*, un principe cristallisé, la *Santonine*, une résine amère et plusieurs acides gras volatils.

La santonine, qui constitue le principe le plus important du Semen contra, se présente sous forme de cristaux prismatiques blancs, d'un aspect nacré, inodores; elle se colore en jaune sous l'influence des rayons solaires. Les alcalis fixes et caustiques la dissolvent et forment avec elle des sels cristallisables. Elle a la curieuse propriété de faire voir les objets en jaune et comme estompés, quand elle a été absorbée à dose un peu élevée.

Dosage de la Santonine. — On épuise pendant douze à dix-huit heures avec de l'éther, dans l'appareil de Soxhlet, 10 grammes de Semen contra pulvérisé, mélangé avec un peu d'amiante légère. On distille pour retirer l'éther. Il reste de 1,50 à 2 grammes d'extrait vert foncé et résineux. On le met dans un ballon, on ajoute une solution de 5 grammes d'hydrate de baryte cristallisé dans 100 centimètres cubes d'eau, ou mieux encore un lait de chaux, qui précipite une partie de la résine; on relie à un réfrigérant à reflux et on fait bouillir pendant quinze à trente minutes. Après refroidissement et sans filtration préalable, on fait passer dans la liqueur un courant d'acide carbonique jusqu'à ce qu'elle rougisse le tournesol. Cette liqueur est alors filtrée, à la trompe de préférence, pour séparer le carbonate de baryte formé. On lave le filtre à deux reprises avec 20 centimètres cubes d'eau. La liqueur jaune pâle ainsi obtenue est évaporée au bain-marie à 20 centimètres cubes environ. On y ajoute 10 centimètres cubes d'acide chlorhydrique à 12,50 p. 100 et on expose de nouveau à la température du bain-marie pendant deux heures. Au bout de ce délai, après refroidissement, on introduit la liqueur acide dans une ampoule à décantation. Les cristaux de Santonine restés dans la capsule sont dissous dans 20 centimètres cubes de chloroforme. On verse cette solution dans l'ampoule et on agite bien. Après séparation, on filtre la solution chloroformique à travers un filtre imbibé de chloroforme, puis on lave la capsule, l'ampoule et le filtre, à deux reprises, avec 20 centimètres cubes de chloroforme chaque fois. Le chloroforme est distillé et le résidu soumis à l'ébullition pendant dix minutes avec 50 centimètres cubes d'alcool à 15 p. 100 dans un ballon muni d'un réfrigérant à reflux. On filtre à chaud dans une petite capsule tarée, on lave deux fois le récipient et le filtre avec 10 centimètres cubes d'alcool bouillant à 15 p. 100. La capsule, recouverte d'un verre de montre, est alors abandonnée vingt-quatre heures dans un endroit frais. Après ce délai, on pèse la capsule et son contenu; on filtre sur un filtre taré de 9 centimètres de diamètre, puis on lave la capsule et le filtre avec 10 centimètres cubes d'alcool à 15 p. 100. Le filtre est ensuite desséché dans la capsule et pesé.

La proportion de Santonine contenue dans le Semen contra oscille entre 1,211 et 3,159 p. 100.

Usages. Mode d'emploi. — Le Semen contra, pris à doses faibles, est un stimulant analogue à l'armoise; à doses plus élevées il agit comme vermifuge; à fortes doses il agit comme un poison nerveux. Son essence prise à part est douée de propriétés convulsivantes. On l'utilisait autrefois communément à la dose de

2 à 4 grammes, comme vermifuge, mais on lui substitue le plus généralement la santonine qui est d'une administration plus facile en pastilles ou en dragées contenant 2 à 5 centigrammes.

Le SEMEN CONTRA DE RUSSIE ou de SAREPTA est récolté dans les steppes des bords du Volga, aux environs de Saratow et de Sarepta. Son origine botanique est rapportée à l'*A. monogyna* WALD et KIT (*A. fragrans* WILLD). Il est composé de capitules fermés et allongés, ou plus souvent déjà ouverts et urcéolés. Ces capitules sont *bruns*, recouverts d'un léger duvet blanc, visible à la loupe. Les fleurs épanouies ont une belle teinte rouge.

Le SEMEN CONTRA DE BARBARIE, rapporté à l'*A. Herba alba* Asso, est constitué par un mélange de couleur à la fois brune et blanc grisâtre, dont les éléments sont rendus adhérents les uns aux autres, par leur revêtement pileux. Il se compose de capitules arrondis ou ovoïdes, attachés plusieurs ensemble aux fragments des petits rameaux; il renferme beaucoup de débris de pédoncules, de sommités rabougries présentant 3 ou 4 capitules accolés. Il est surtout caractérisé par l'abondance du duvet cotonneux qui le recouvre. D'après M. Battandier, il ne renferme pas de santonine.

FLEURS D'ARNICA

L'ARNICA (*Arnica montana* L.), (fig. 240), croît dans les prairies humides des régions septentrionales et centrales de l'hémisphère nord, jusqu'en Russie et en Sibérie; on le rencontre jusqu'à la limite des neiges; il est très commun dans les Vosges.

Les FLEURS D'ARNICA se présentent en capitules d'un jaune orange, solitaires au sommet de la tige ou des branches. L'involucre campanulé est formé de 20 à 24 bractées lancéolées-aiguës, imbriquées et disposées sur deux rangs; ces bractées, scarieuses sur leurs bords, sont couvertes sur leur face dorsale de poils souvent couronnés par une glande stipitée. Le réceptacle nu porte sur sa circonférence une vingtaine de fleurs ligulées et sur son disque un nombre considérable de fleurs tubuleuses. Les fleurs ligulées n'ont pas d'étamines développées; leur limbe est oblong et étalé, entier ou bi-tridenté; les fleurs tubuleuses sont beaucoup plus courtes et hermaphrodites; leur calice est couronné par une aigrette blanchâtre, formée d'une seule rangée de poils longs, blancs, brillants, très fins, barbelés, qui donnent aux capitules d'Arnica leur apparence spéciale.

Les fleurs d'Arnica sèches ont une odeur douce, agréable et une saveur fortement aromatique et amère. Elles sont sujettes à noircir, quand elles sont exposées à l'humidité; elles dégagent de l'ammoniaque et exhalent une odeur de tabac. C'est cette particularité qui fait quelquefois désigner l'Arnica sous le nom de *Tabac des Vosges*.

Les fleurs d'Arnica renferment un principe particulier, l'*Arnicine*, qui est cristallisée, d'un beau jaune d'or, de saveur âcre et amère, et peu soluble dans l'eau. Outre cette substance qui est considérée comme leur principe actif, elles contiennent une huile volatile jaune, plusieurs résines, du tanin, une matière grasse et un carbure d'hydrogène.

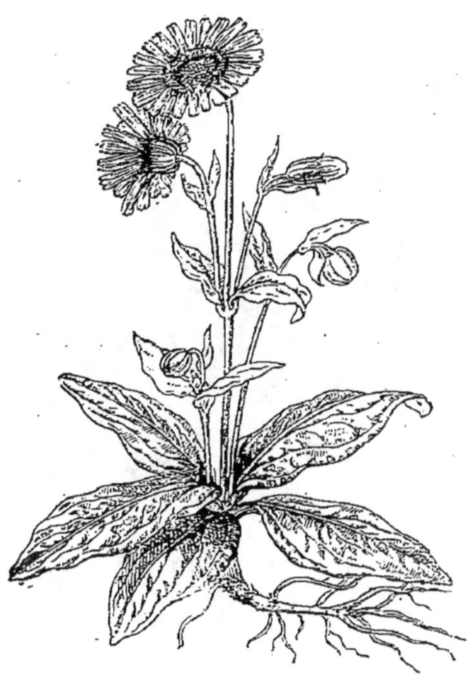

Fig. 240. — *Arnica montana.*

L'Arnica est un stimulant fort énergique du système nerveux et c'est à ce titre qu'on l'emploie à l'intérieur comme vulnéraire pour atténuer l'ébranlement nerveux causé par les coups et blessures. On l'administre par gouttes sous forme d'*alcoolature* ou de *teinture alcoolique*, C'est un médicament qui demande à être manié avec prudence, car même à dose peu élevée, il produit des nausées, des vomissements et des hémorrhagies.

On substitue parfois aux fleurs d'Arnica celles du *Calendula officinalis* L., et de l'*Anthemis tinctoria* L., qui se distinguent facilement par l'absence d'aigrettes.

FLEURS DE CAMOMILLE ROMAINE

La Camomille romaine, encore appelée *Camomille vraie* ou *noble*, est fournie par l'*Anthemis nobilis* L. (fig. 241), plante commune dans les moissons, surtout dans le centre et l'ouest de la France, en Angleterre, dans la région méditerranéenne, à Madère et aux Açores. On la cultive pour les usages de la pharmacie dans toute l'Europe centrale. Sous l'influence de cette culture, les fleurs jaunes du centre se transforment en fleurs blanches et ligulées, semblables à celles du pourtour, mais plus petites.

Elle se présente dans les pharmacies en capitules circulaires, aplatis, mesurant 1 à 1 centimètre et demi de largeur, d'une teinte blanc jaunâtre. Le réceptacle porte, en dessous des fleurs, des paillettes lancéolées, obtuses, scarieuses sur les bords et souvent déchiquetées au sommet. L'involucre est formé de folioles velues, inégales, dont les intérieures sont largement scarieuses sur les bords et au sommet. Les fleurs de la circonférence et la plupart de celles du disque sont *ligulées*, d'un blanc jaunâtre ou légèrement roussâtre, réfléchies, lancéolées et obtuses au sommet. Au centre se trouvent quelques fleurs tubuleuses à peine apparentes, qui sont hermaphrodites et avortent constamment. Chaque fleur ligulée ou femelle possède un ovaire oblong jaunâtre, à 3 côtes, qui est coiffé par la partie tubuleuse de la corolle.

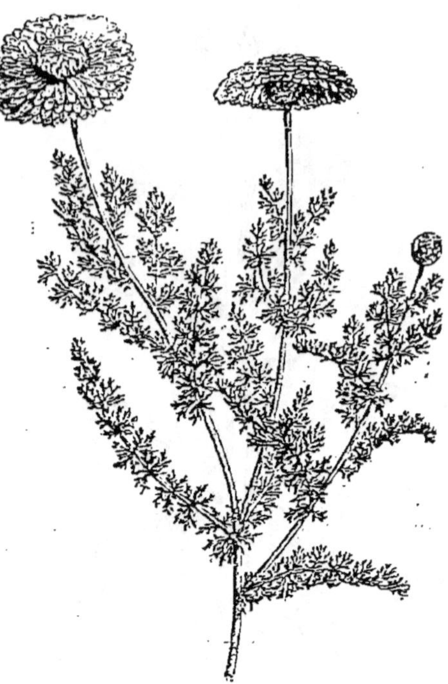

Fig. 241. — *Anthemis nobilis.*

Les capitules destinés aux usages de la pharmacie doivent être desséchés très promptement, si l'on veut leur conserver leur couleur blanche. Ils possèdent une odeur aromatique qui a quelque analogie avec celle du Sassafras ; ils ont une saveur légèrement amère.

Les fleurs de Camomille renferment de 0,60 à 0,80 p. 100 d'huile essentielle, une résine et un principe amer.

L'huile essentielle de Camomille est préparée avec les fleurs impropres aux usages de la pharmacie et plus souvent avec des Camomilles qui viennent de Hongrie. A la température ordinaire, elle constitue un liquide assez épais, d'une teinte *bleu foncé*, qui devient d'abord verte et finalement brune sous l'influence de l'air et de la lumière : elle a une odeur forte tout à fait caractéristique, une saveur amère et aromatique. Par le refroidissement elle devient butyreuse et à 0° elle se concrète en une masse assez solide. Par suite de sa richesse en paraffine, elle ne donne que des mélanges troubles avec l'alcool à 90°.

La Camomille romaine est un médicament des plus populaires : elle a des propriétés stimulantes et antispasmodiques qu'elle doit à la présence de son huile essentielle. Celle-ci sert à préparer l'*huile de Camomille camphrée* qui est souvent employée en frictions.

On substitue parfois à la Camomille romaine les fleurs de *Chrysanthemum Parthenium* Pers. et du *Matricaria Parthenium* Desf., qui s'en distinguent par leurs capitules beaucoup plus petits et globuleux, par leur odeur forte, pénétrante et désagréable, par les ligules de la circonférence non réfléchies, enfin par la transformation de tous les fleurons du centre qui deviennent blanchâtres, très grands et très longs. En outre le *M. Parthenium* a un réceptacle nu, sans paillettes.

La Camomille commune ou Camomille des Allemands est fournie par le *Matricaria Chamomilla* L., qui est très commune dans les moissons de toute l'Europe. Ses capitules sont facilement reconnaissables à la présence de nombreuses fleurs jaunes et tubuleuses au centre de l'inflorescence, les fleurs ligulées et blanches, au nombre de 15 à 20, n'occupant qu'une rangée sur le bord. En outre, ils sont plus petits et coniques dans leur forme générale ; leur plateau est dépourvu de paillettes ; les fruits sont tétragones. Cette Camomille a une odeur moins vive et une saveur moins amère. Elle est communément employée en Allemagne comme tonique et antispasmodique.

MILLEFEUILLE

La Millefeuille ou *Herbe aux coupures, aux charpentiers,* est l'*Achillea millefolium* L., qui croît communément sur les bords des chemins, des fossés et sur les pelouses de nos contrées. Elle fournit à la matière médicale ses sommités fleuries.

C'est une plante herbacée, vivace. De sa souche souterraine s'élèvent des rameaux aériens, portant des feuilles alternes, étroites, dont le limbe velu est divisé en un grand nombre de pinnules très profondes, aiguës et dentelées sur les bords : c'est cette extrême division qui a valu à cette plante son nom de *Millefeuille*. Les fleurs blanches ou roses qui paraissent de juin à août sont disposées en capitules serrés. Les bractées de l'involucre sont étroitement imbriquées. Les fleurs du centre sont femelles et régulières ; celles de la circonférence, en plus petit nombre, sont irrégulières et ligulées.

Les sommités de Millefeuille ont une odeur aromatique et une saveur amère et légèrement astringente.

Elles contiennent une huile essentielle, à base de *cinéol*, et un glucoside, l'*Achilléine*, qui est très amer.

Cette plante, jadis très employée, a bien perdu de son immense réputation comme hémostatique, tonique et vulnéraire. On l'emploie encore contre l'incontinence d'urine des enfants, et comme emménagogue

SANTOLINE

La Santoline ou Aurône femelle (*Santolina Chamæcyparissus* L.) croît dans la région méditerranéenne et sur les côtes occidentales de la France. On lui a parfois donné le nom de *petit cyprès* à cause de la disposition de son feuillage élégant.

La tige de cette plante, qui mesure 30 à 60 centimètres de hauteur, est rameuse, pubescente. Elle porte des feuilles alternes, sessiles, linéaires, allongées, *rassemblées par paquets, cotonneuses*, à bords munis de petites dentelures, disposées sur quatre rangs. Les fleurs, d'un beau jaune de soufre, qui apparaissent en juillet ou août, sont disposées en gros capitules terminaux, solitaires sur de longs pédoncules, dont l'ensemble forme des corymbes. L'involucre est hémisphérique et pubescent. Les fleurs du centre sont hermaphrodites ; celles de la circonférence sont femelles.

Cette plante renferme de l'huile volatile, de l'huile fixe, de la résine, du tanin, et un alcaloïde amer.

Elle est employée comme antispasmodique, emménagogue et surtout comme vermifuge, notamment contre les oxyures.

SÉNEÇONS

Les SÉNEÇONS (*Senecio*) se distinguent par leur involucre cylindrique, à divisions sphacélées au sommet, revêtu à la base d'écailles lâches et irrégulièrement placées. Les espèces qui intéressent la matière médicale sont :

Le SÉNEÇON COMMUN (*S. vulgaris* L.), qui est répandu dans toutes nos cultures. Sa racine, qui renferme deux alcaloïdes, la *Sénécine* et la *Sénécionine*, a été introduite dans la thérapeutique dans ces dernières années. On l'administre sous forme d'extrait fluide, à la dose de 2 à 4 grammes par jour. C'est un excellent emménagogue, qui possède la propriété de calmer les douleurs qui précèdent, accompagnent ou suivent les menstrues.

Le S. *Jacobea* L., qui est utilisé dans les campagnes comme apéritif, résolutif et vulnéraire.

Le *S. Ambavilla* LAMK., espèce de l'île de France, où elle est employée contre la syphilis, sous le nom d'*Ambavilla*.

Le groupe des Hélianthées renferme encore plusieurs plantes qui intéressent la pharmacie. Telles sont :

Le CRESSON DU PARA (*Spilanthus oleracea* JACQ.), plante originaire du Pérou et du Brésil, fréquemment cultivée, dont les fleurs possèdent une saveur piquante, sialagogue et antiscorbutique, entrent dans la préparation de plusieurs élixirs dentifrices et remplacent avantageusement le Cochléaria, dans les régions où celui-ci fait défaut.

Le *Parthenium hysterophorus* L., plante communément employée dans les Antilles comme fébrifuge et dans le traitement de l'herpès.

Le *Madia sativa* MOL., ou Madi du Chili, dont les semences contiennent une huile qui, au Chili, remplace l'huile d'olive.

Le *Siegesbeckia orientalis* L. (*Guérit vite, Herbe divine*), qui croît communément à Bourbon et à Maurice, à Tahiti, où il jouit d'une très grande réputation contre les maladies syphilitiques, la goutte, la scrofule et l'aménorrhée.

Le *Calendula officinalis* L., ou *Souci officinal*, qu'on cultive dans tous nos jardins pour l'éclat de ses belles fleurs jaunes, dont l'emploi semble être réservé pour la falsification du safran. La présence des longs poils tecteurs pluricellulaires et plurisériés, qui existent à la base de la corolle des fleurs ligulées du Souci, fournit un moyen sûr de constater cette falsification.

La série des Ambrosiées fournit aussi à la matière médicale quelques plantes qui ont joui d'une certaine réputation. La plus intéressante d'entre elles est le *Xanthium spinosum* L., plante originaire des régions tempérées et chaudes des deux mondes, et caractérisée par ses épines trifides. De temps à autre on la voit reparaître comme un spécifique de la rage, mais elle ne justifie en rien ces propriétés.

LOBÉLIACÉES

La petite famille des Lobéliacées n'est représentée dans la matière médicale que par quelques espèces du genre *Lobelia*, dont les plus intéressantes sont :

La Lobélie enflée (*Lobelia inflata* L.), qui est très commune dans le nord de l'Amérique, depuis le Canada jusqu'au Mississipi. Sa tige dressée, rameuse, velue, porte des feuilles alternes, épaisses, sessiles, ovales, lancéolées, aiguës, crénelées sur les bords, dentées. Ces feuilles, qui mesurent de 3 à 7 centimètres de longueur, sont couvertes de poils, surtout sur leur face inférieure. A l'aisselle des feuilles supérieures, on observe des fleurs courtement pédonculées, composées : d'un calice un peu enflé, à 5 lobes linéaires ; d'une corolle irrégulièrement bilobée, d'un bleu pâle avec une tache jaune sur la lèvre inférieure, et de 5 étamines soudées sur toute leur longueur.

Cette drogue arrive dans le commerce sous forme de paquets carrés enveloppés de papier et formés de tiges comprimées en fragments serrés les uns contre les autres et à feuilles plus ou moins brisées. Elle a une odeur herbacée et une saveur âcre et brûlante qui rappelle celle du Tabac. Elle renferme de la *Lobéline*, de l'*Inflatine* et une huile volatile.

Elle a des propriétés physiologiques analogues à celles du Tabac et s'emploie en teinture à la dose de 2 grammes, dans le traitement de l'asthme et de la dyspepsie.

Le *L. syphilitica* L., qui croît aussi dans l'Amérique du Nord, où l'on utilise sa racine comme antisyphilitique, sous le nom de *mercure végétal*.

Le *L. urens* L., qui croît en France, où elle n'est pas employée, sauf par les charlatans, qui la préconisent contre les fièvres paludéennes.

ÉRICACÉES

Arbustes et arbrisseaux, à feuilles simples, alternes, rarement opposées, très petites ou en forme d'écailles imbriquées. — Inflorescence très variable. — Calice gamosépale, tantôt libre, tantôt adhérent avec l'ovaire infère, à cinq divisions. — Corolle monopétale ou polypétale, généralement diplostémone. — Étamines hypogynes ou rarement insérées à la base des pétales. — Anthères biloculaires, s'ouvrant par deux pores terminaux ou latéraux. — Ovaire pluriloculaire et pluriovulé. — Ovules anatropes. Fruit sec ou charnu. — Embryon dicotylédoné, dans l'axe de l'albumen.

FEUILLES DE BUSSEROLE

Origine. — Les feuilles de Busserole sont fournies par l'*Arctostaphylos Uva-Ursi* Spreng., espèce très répandue dans l'hémisphère boréal des deux mondes et qui croît d'ordinaire sur les montagnes et les collines pierreuses.

Description. — Ces feuilles, qui mesurent 1 à 2 centimètres de longueur sur un demi à 1 centimètre de largeur, sont *coriaces, courtement pétiolées, obovales* ou *spatulées*, glabres, sauf dans leur jeune âge, à bords entiers légèrement réfléchis en dessous, d'un

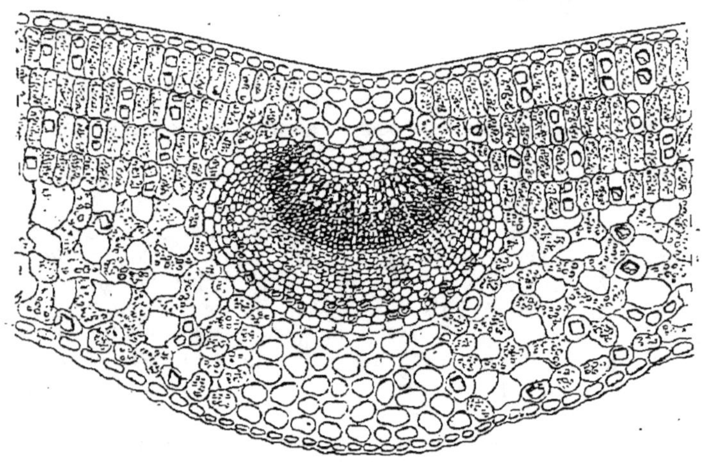

Fig. 242. — Feuille de Busserole.
Structure de la nervure médiane.

vert foncé et luisant en dessus, plus pâle sur la face inférieure.

La nervure médiane qui est assez proéminente sur la face inférieure donne naissance à des nervures secondaires qui se rejoignent en boucles près des bords de la feuille et forment en se divisant un fin réseau qui donne à la surface de la feuille un aspect *chagriné*. A l'état sec, ces feuilles sont inodores et possèdent une saveur un peu acerbe et une amertume peu marquée.

Structure anatomique (fig. 242). — Épiderme à cuticule lisse, épaisse, garni sur les feuilles jeunes, de *poils tecteurs unicellulaires coniques* et de *poils glanduleux pluricellulaires*, divisés par des cloisons verticales et transversales. *Stomates très gros* sur la face inférieure seulement. Mésophylle hétérogène, asymétrique, *très riche en cristaux prismatiques*, formé dans sa partie supérieure de 3 à 4 assises de cellules en palissade et dans sa partie inférieure de cellules rameuses. Nervure médiane plan-convexe. Le système libéro-ligneux, protégé en haut et en bas par un amas de collenchyme, est représenté par un cordon ligneux, arqué, recouvert en bas par un liber *cristalligène*, assez épais, limité par quelques *fibres péricycliques lignifiées*.

Composition chimique. — Les feuilles de Busserole renferment du *tanin*, de l'*acide gallique*, de l'*Ursone* et trois glucosides, l'*Ericoline*, l'*Arbutine* et la *Méthylarbutine*.

Usages. — Cette feuille possède des propriétés astringentes et toniques qu'elle doit à la présence du tanin et de l'acide gallique. C'est à l'*Arbutine* qu'il faut rapporter l'action qu'elle exerce dans le traitement du catarrhe de la vessie, de la cystite et de l'incontinence d'urine. Elle s'administre en infusion à la dose de 35 à 40 grammes par jour dans un litre d'eau ou en poudre à la dose de 2 à 4 grammes.

L'*Arbutine* s'administre à la dose de 50 centigrammes à 2 grammes par jour.

Falsifications. — On lui substitue souvent les feuilles de *Buis* et celles de *Vaccinium Vitis idæa* L.

Les premières sont caractérisées par la présence de nombreux *poils tecteurs unicellulaires, coniques, très courts* sur la nervure principale ; — par la forme des cristaux qui sont *étoilés* ; — par la disposition du système libéro-ligneux qui est recouvert en *haut et en bas* par un péricycle *continu et assez développé*.

Les secondes se distinguent à leur couleur d'un *vert brunâtre* ou *rougeâtre* et à leur consistance *moins coriace*. Leurs bords, fortement repliés en dessous, sont parfois *dentés* ; et elles ne sont pas *chagrinées* sur leurs faces. Au point de vue anatomique, elles se distinguent par l'*absence de cristaux* et l'existence de fibres épaisses et lignifiées sur les *deux faces* du cordon libéro-ligneux.

FEUILLES DE GAULTHÉRIE

Les FEUILLES DE GAULTHÉRIE COUCHÉE ou de WINTER-GREEN (*Gaultheria procumbens* L.), sont récoltées sur un petit arbuste qui croît dans les bois montueux et sablonneux de l'Amérique du Nord, depuis la Nouvelle-Bretagne jusqu'au Minnesota et au Sud jusqu'à l'Alabama et la Géorgie.

Ces feuilles sont constamment pétiolées, *légèrement coriaces*, elliptiques, lancéolées ou obovales, atténuées à la base, aiguës ou obtuses au sommet, entièrement glabres. Pâles sur leur face supérieure, vertes ou *purpurines* sur leur face inférieure, elles présentent sur leurs bords quelques dents en forme de scie, *pourvues d'une soie*. Quand elles sont sèches, ces feuilles ont une teinte vert brun ou même tout à fait rougeâtre et répandent une odeur qui rappelle un peu celle de la vanille ou de certains baumes, et qui se perçoit mieux en froissant les feuilles fraîches entre les doigts. Elles ont une saveur un peu astringente aromatique, dont l'arrière-goût rappelle un peu celle de la cire d'abeille.

Les feuilles de Gaulthérie renferment de la résine, du tanin, de l'*arbutine*, de l'*éricoline* et de l'*huile essentielle.*

Cette essence n'est pas localisée dans un appareil sécréteur spécial; elle est contenue principalement dans les cellules en palissade qui constituent l'assise supérieure du mésophylle.

Cette essence, quand elle est livrée par les petits producteurs, est fortement colorée par les ustensiles en fer dont ils se sont servis, mais, après rectification, elle constitue un liquide incolore, jaune ou rougeâtre, possédant une odeur aromatique forte et caractéristique, bien différente de celle du *Betula alba* qu'on lui substitue communément. Sa densité est de 1,180 à 1,187 ; elle bout entre 218 et 221°. Elle est légèrement lévogyre. Elle donne à 20° une solution limpide avec 6 parties d'alcool à 70°, ce qui permet, avec sa densité, d'y constater la présence si fréquente d'*essence de pétrole.*

Elle est constituée essentiellement par du *salicylate de méthyle* mélangé avec une très faible quantité de *paraffine* et de *cétone.*

Les feuilles de Winter-green sont employées comme astringentes, stimulantes et antidiarrhéiques ; elles faisaient partie de toutes les panacées américaines vendues au commencement du siècle dernier.

L'essence est employée dans le traitement du rhumatisme articulaire. La parfumerie en consomme une quantité notable.

Parmi les Éricacées d'importance secondaire, nous citerons :

L'Airelle Myrtille (*Vaccinium Myrtillus* L.), qui croît communément sur toutes les montagnes de l'Europe, et dont les baies, légèrement sucrées et agréables au goût, sont utilisées comme rafraîchissantes. A l'état sec, elles sont l'objet d'un commerce considérable et servent à rehausser la teinte des vins trop pâles en couleur ou pour la préparation des vins factices.

Le *V. arctostaphylos* L., qui est très communément employé en Russie pour préparer un succédané du Thé de Chine, que l'on vend sous le nom de *Thé du Caucase.*

Le Lédon des marais (*Ledum palustre* L.), arbuste toujours vert, qui croît dans le nord de l'Europe, de l'Asie et de l'Amérique, et dont les feuilles très riches en tanin et en huile essentielle, ont été utilisées dans le traitement des maladies exanthémateuses, de la coqueluche et de la dysenterie.

L'*Andromeda Japonica* Thunb., espèce nartico-âcre de la Chine et du Japon, où elle est employée pour guérir la gale et comme antidote du *Fugu.*

Les *Rhododendrons*, plantes des régions montagneuses, dont quelques-unes, telles que les *R. chrysanthum* et *R. maximum*, ont été utilisées comme antigoutteuses. Le miel récolté par les abeilles sur ces plantes, qui contiennent souvent des principes narcotico-âcres, a des propriétés délétères qui, mentionnées pour la première fois par Xénophon, à propos de la retraite des Dix mille, pour les espèces du Pont-Euxin, ont été confirmées par Michaux pour quelques espèces américaines.

Le groupe des Pyrolacées, qu'on a rattaché à la famille des Ericacées, fournit à la matière médicale quelques espèces intéressantes, telles que :

La Pyrole ombellée (*Chimaphylla umbellata* Nutt.), qui croît dans l'Amérique du Nord, en Russie, en Sibérie, en Suisse et dans le Dauphiné. C'est une plante très populaire en Amérique, où elle est désignée sous le nom de *Pipsissewa* ou *herbe à pisser ;* ses feuilles y sont communément employées contre la scrofule, les hydropysies et les incontinences d'urine.

La Grande Pyrole (*P. rotundifolia* L.), espèce indigène, qui entre dans la préparation des *Thés Suisses* et qui est employée dans nos campagnes comme astringente et vulnéraire.

PLOMBAGINÉES

Ce sont des plantes de port varié et d'inflorescences diverses, caractérisées par leurs fleurs pentamères, à étamines opposées aux pétales, par leur ovaire uni-ovulé, surmonté de 5 styles, par leur fruit qui est un akène et par les *poils glanduleux entourés d'une sécrétion calcaire*, qui sont localisés sur les deux faces de leurs feuilles.

Cette famille ne renferme qu'un très petit nombre d'espèces utiles, telles que :

La Dentelaire (*Plumbago europæa* L.), dont la racine, renfermant une substance grasse, qui donne une couleur plombée aux doigts et au papier, était employée autrefois contre les maux de dents, les maladies cutanées et les ulcères cancéreux. Abandonnée par les médecins, cette racine n'est plus employée que par les mendiants qui s'en servent pour se faire des plaies superficielles et exciter la pitié publique, Ces propriétés irritantes se retrouvent dans les *P. rosea* et *Zeylanica*, plantes indigènes de l'Inde. La seconde de ces espèces est employée par les médecins anglais comme sudorifique.

PRIMULACÉES

Les Primulacées sont des plantes qui se distinguent plus par leur beauté que par leur utilité. Elles se trouvent cependant représentées dans les droguiers par :

Les fleurs de Primevère (*Primula officinalis* Jacq.), si communes dans nos prairies et employées dans les campagnes comme calmantes et antispasmodiques.

Les rhizomes de Cyclame ou Pain de Pourceau (*Cyclamen europæum* L.), auxquels on attribuait des propriétés purgatives, vermifuges et emménagogues.

MYRSINÉES

Les Myrsinées ne diffèrent guère des Primulacées que par leur tige ligneuse et leur fruit charnu. Elles présentent quelques particularités anatomiques qui méritent d'être signalées ; elles ont un *appareil sécréteur*, représenté par des poches sécrétrices pluricellulaires qui sont localisées dans le *pétiole* et la *feuille*. Dans le pétiole ces poches, parfois fusiformes, sont disposées en arc autour du faisceau libéro-ligneux ; dans la feuille elles sont arrondies et dispersées dans le mésophylle et autour du système libéro-ligneux de la nervure. Cet appareil sécréteur est complété par des poils glanduleux de forme très variable.

Les espèces utiles de cette famille sont :

L'*Embelia Ribes* Burm., dont les fruits jouissent dans l'Inde d'une grande réputation comme anthelminthiques, carminatifs et toniques. La ressemblance qu'ils présentent avec le poivre noir les a fait souvent utiliser pour falsifier ce condiment.

Le *Mœsa picta* Hocht., dont le fruit est employé dans l'Abyssinie comme ténifuge, sous le nom de *Saoria*.

SAPOTÉES

Herbes ou arbustes exotiques. Feuilles alternes, entières, persistantes, coriaces, souvent d'un vert émeraude et parfois garnies sur leur face inférieure d'un duvet brillant. Fleurs hermaphrodites et axillaires, parfois isolées, souvent réunies en inflorescences très variées. Calice gamosépale, à 4, 6 ou 8 sépales soudés, persistant. Corolle gamopétale et régulière. Étamines disposées sur 2 verticilles : les unes fertiles, les autres stériles et pétaloïdes, parfois toutes fertiles. Fruit charnu à une ou plusieurs loges renfermant une seule graine, qui est parfois remarquable par sa grosseur et l'éclat de sa surface, et qui présente un hile latéral souvent très grand. Embryon dressé et entouré par un albumen charnu qui manque rarement.

L'appareil sécréteur des Sapotacées est *constitué par des laticifères consistant en cellules closes qui ne diffèrent souvent des cellules environnantes que par leur contenu. D'autres fois, ces cellules sont plus allongées, étranglées en leur milieu et superposées en files qui courent dans le parenchyme fondamental ou suivent les faisceaux des nervures dans le limbe de la feuille.* Les cloisons qui séparent ces cellules superposées sont entières, parfois minces, souvent assez épaisses.

GUTTA PERCHA

Origine. — La Gutta percha est une substance analogue au caoutchouc, qui est fournie par des plantes de la famille des Sapotées, appartenant aux genres *Payena* et *Palaquium*. Celle qui fournit la plus grande partie de ce produit est le *Palaquium Gutta* (*Isonandra Gutta* Hook., — *Dichopsis Gutta* Benth.), qui constitue de véritables forêts dans plusieurs îles de l'archipel malais. Les autres espèces qui contribuent à la production de cette substance sont : les *Palaquium oblongifolium*, *Borneense*, *Treubbii*, *Malaccense*, *formosum* et les *Payena Leerii*, *polyandra* et *acuminata*.

Si les produits fournis par ces plantes possèdent un ensemble de caractères communs, ils n'offrent pas l'homogénéité qu'on rencontrait dans la Gutta percha provenant du *P. Gutta ;* ils diffèrent au contraire suffisamment entre eux pour être appliqués à des usages différents.

Extraction. — Les Malais exploitent de préférence pour cette récolte les arbres de trente ans, dont le tronc mesure environ 90 centimètres à sa base. Quand l'arbre est abattu et couché à terre, ils en détachent les branches et pratiquent ensuite dans l'écorce, en partant du haut du tronc et dans une direction oblique, des incisions parallèles entre lesquelles ils enlèvent un lambeau d'écorce. Le latex s'échappe des vaisseaux laticifères qui ont été tranchés et se rassemble dans les cavités ainsi pratiquées, où on le recueille après qu'il a été coagulé. On le plonge un peu plus tard dans l'eau bouillante, on le malaxe, on le bat avec des maillets de bois, puis on le réunit en pains plus ou moins façonnés qui sont livrés aux négociants chinois. Traité de cette façon, un arbre de trente ans ne fournit, dans les meilleures conditions, qu'un rendement maximum de 265 grammes de gutta. Dans les divers congrès tenus par les électriciens, on exprimait constamment la crainte de voir disparaître rapidement, en raison de son mode barbare d'exploitation, la source d'un produit aussi précieux et indispensable pour les industries électriques.

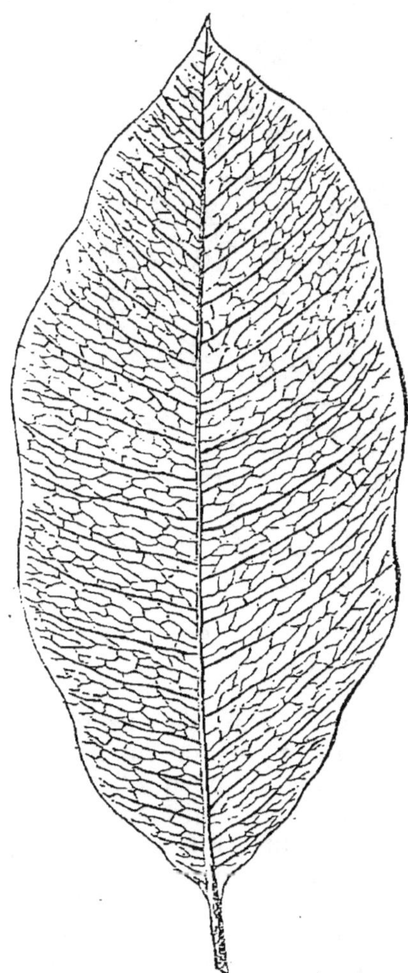

Fig. 243. — Feuille d'*Isonandra Gutta*.

C'est alors que M. Jungfleisch, après une série d'expériences entreprises avec des feuilles de gutta percha sèches, imagina un mode d'exploitation qui dissipa ces craintes et réunit le double avantage de *conserver les arbres et d'obtenir un rendement plus avantageux*.

En épuisant au moyen du toluène, des échantillons de *Palaquium* (vieux bois, bourgeons secs, feuilles sèches et fraiches), M. Jungfleisch a pu en retirer 9 p. 100 de gutta percha : il a pu, en outre, constater que le produit recueilli par dissolution est infiniment plus pur que celui qui est obtenu par le procédé ordinaire. Dans ces conditions, et en se basant sur ce fait qu'un arbre de trente ans peut donner en moyenne 11 kilos de feuilles sèches, on retirerait par les dissolvants 1100 grammes de gutta percha pure. En appliquant donc aux feuilles sèches le traitement par les dissolvants, on arriverait à quadrupler la quantité de gutta recueillie et à cet avantage considérable s'ajouterait celui de conserver l'arbre vivant qui, chaque année, pourrait fournir une nouvelle récolte. En exploitant de cette façon les rejetons vigoureux qui couvrent les immenses forêts exploitées par les Malais, on pourrait répondre aux besoins toujours croissants des industries qui utilisent ce produit.

La figure 244 donne une idée de la localisation et de l'abondance de la gutta percha qui existe dans les feuilles de *Palaquium*. Outre le toluène, on peut utiliser comme dissolvant, pour le traitement de ces feuilles, le sulfure de carbone, le tétrachlorure de carbone, l'éther de pétrole bouillant, la benzoline bouillante qui abandonnent la gutta percha par évaporation ou simple refroidissement.

Caractères. — La Gutta percha arrive dans le commerce sous forme de pains arrondis ou de blocs considérables du poids de 10 à 20 kilogrammes. Elle est fort impure et contient de nombreux débris végétaux et minéraux qui ont été introduits accidentelle-

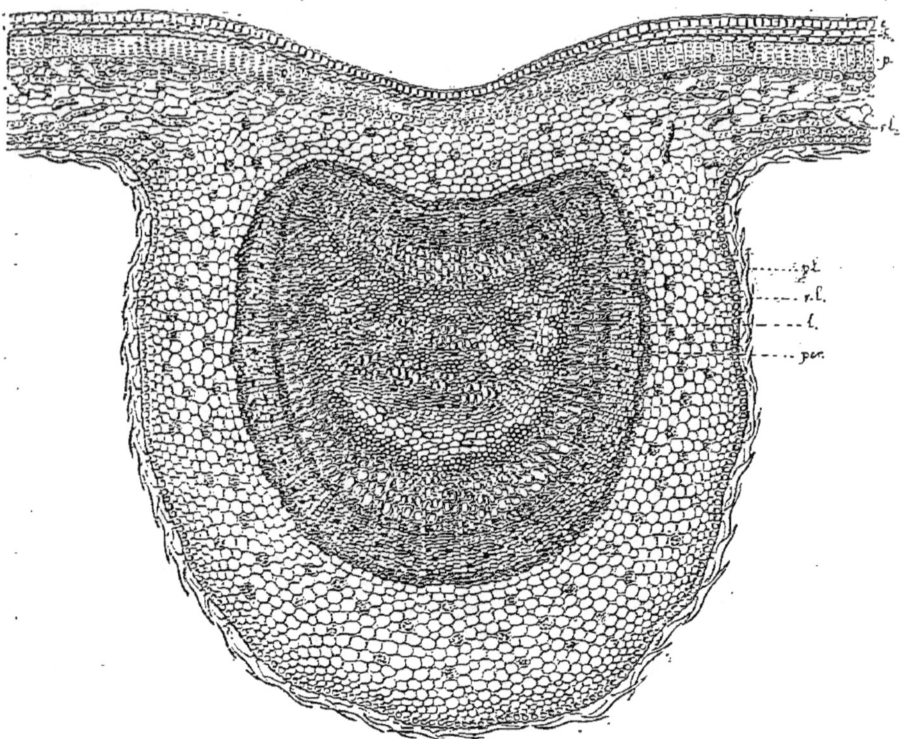

Fig. 244. — Feuille d'*Isonandra Gutta*.
Structure de la nervure médiane.

ment au moment de la récolte ou dans une intention frauduleuse par les intermédiaires chinois. Sa couleur plus ou moins foncée varie avec son degré de pureté. Quand elle est pure, elle est d'un blanc grisâtre ; ordinairement elle offre une teinte jaune un peu rougeâtre ou quelquefois légèrement brune. Elle a une structure tantôt homogène, tantôt poreuse ; le plus souvent feuilletée. Sa densité varie entre 0,96 et 0,97. A la température ordinaire, elle offre la consistance du bois ; en couches peu épaisses, elle peut se plier comme le cuir ; elle est bien moins extensible que le caoutchouc ; elle se ramollit entre 45 et 60° et se laisse tirer en fils. A 100° elle peut être pétrie et revêtir les formes les plus diverses qu'elle conserve en se refroidissant ; elle fond à 120°, conduit très mal la chaleur et l'électricité, et sous ce dernier rapport constitue un isolant des plus précieux. Quand elle est pure, elle est insipide et inodore. Elle est insoluble dans l'eau, peu soluble dans l'alcool et dans l'éther, complètement soluble dans l'essence de térébenthine, la benzine et le chloroforme.

Purification. — Pour rendre la Gutta percha propre aux usages industriels et pharmaceutiques, on la découpe en morceaux minces, qu'on lave plusieurs fois dans de l'eau au fond de laquelle tombent les impuretés. On la triture ensuite au moyen de cylindres dentelés qui la réduisent en bouillie, sous un courant d'eau. On la ramollit dans de l'eau chaude et on la passe au laminoir, de manière à en former des plaques qu'on dessèche à 110 ou 115°, pour en chasser l'eau contenue dans les pores.

Composition chimique. — La Gutta percha purifiée par dissolution dans le sulfure de carbone renferme trois principes immédiats qui sont :

La *Gutta percha* qui y intervient pour 78 à 82 p. 100; c'est une substance blanche, opaque, insoluble dans l'alcool ; la *fluavile* résine jaune, cassante, fusible à 50°, soluble à froid dans l'éther, le chloroforme et la benzine, soluble dans l'alcool bouillant qui la laisse déposer par refroidissement en cristaux mamelonnés ; l'*albane*, résine blanche cristallisable, fusible à 160°.

Usages. — La Gutta percha, en feuilles minces, a été employée pour recouvrir la peau et favoriser la cure des affections prurigineuses ; on l'utilise souvent pour les pansements. Dissoute dans le chloroforme et étendue avec un pinceau sur les engelures, elle en calme rapidement les démangeaisons. De ses usages industriels, qui sont des plus variés, le plus important consiste dans l'isolement parfait des fils télégraphiques et téléphoniques sous-marins.

Le *Mimusops Balata* Gœrtn. (*Sapota Mulleri* Bl.), qui croît au Vénézuéla, au Para, dans les Guyanes et les Antilles, renferme aussi un latex qui, coagulé au moyen de l'alcool, donne une sorte de gutta, d'abord gélatineuse, puis ferme et très pure. Obtenue par évaporation et desséchée, cette substance a une couleur rougeâtre qui rappelle un peu celle de certains cuirs. Elle se dissout dans la benzine, le sulfure de carbone et le chloroforme. Par l'ensemble de ses propriétés, cette substance tient le milieu entre le caoutchouc et la gutta. Elle s'électrise facilement et peut servir d'isolateur. On l'utilise dans l'industrie pour la fabrication des instruments de chirurgie.

Parmi les espèces utiles de cette famille nous citerons :

Le *Butyrospermum Parkii* Kotsch. (*Bassia Parkii* Don.), qui croît dans l'Afrique équatoriale et principalement dans le Fouta-Djallon. Les graines de cet arbre exprimées et traitées par l'eau bouillante donnent un corps gras, connu sous le nom de *Beurre de Galam*, qui est très apprécié par les Nègres, au même titre que le beurre de vache.

Le *Bassia longifolia* WILLD., qui habite l'Inde et plus particulièrement Madras, Ceylan et la Côte de Malabar. C'est de ses graines que l'on retire l'HUILE D'ILLIPÉ qui est utilisée par les indigènes pauvres comme aliment, et en onctions sur la peau pour éviter un excès de transpiration.

Le *B. latifolia* ROXB., autre espèce indienne qui fournit l'HUILE DE MAHWA qui est employée comme la précédente.

Le *B. butyracea* ROXB., qui fournit l'huile de GHEE ou GHI, exclusivement réservée aux usages culinaires dans l'Inde.

L'*Argania Sideroxylon* SCHOMB., ou *Argan*, qui habite le Maroc méridional et dont les graines fournissent l'HUILE D'ARGAN qui a une saveur de noisette et constitue l'objet d'un important commerce au Maroc.

Le *Chrysophyllum glycyphlæum* CASER., qui croît au Brésil et dont l'écorce figure dans les anciennes Pharmacopées sous le nom d'ECORCE DE MONÉSIA, comme médicament tonique et astringent.

Le *C. Caimito* L. ou *Caïmitier*, qui croît aux Antilles où l'on utilise son fruit comme matière sucrée et rafraîchissante et son écorce comme tonique et excitante.

L'*Achras Sapota* L. ou *Sapotillier*, qui habite l'Amérique tropicale et qui est assez abondamment cultivé en Algérie. Ses fruits, connus sous le nom de NÈFLES D'AMÉRIQUE, sont astringents quand ils sont verts, et ont, quand ils sont mûrs, une chair succulente et sucrée qui est très appréciée par les Nègres des Antilles. En Algérie on utilise l'écorce de cet arbre comme fébrifuge.

STYRACÉES

Les Styracées sont des végétaux odorants qui croissent dans l'Asie et l'Amérique tropicales. Elles doivent leurs propriétés à une résine aromatique unie à une huile volatile et à l'acide benzoïque : ces produits sont localisés dans des *glandes lysigènes* qui sont répandues dans toute l'épaisseur de l'écorce.

Cette famille n'est représentée dans la matière médicale que par deux produits, qui sont le BENJOIN et le STORAX.

BENJOIN

Origine.— Le BENJOIN est fourni par le *Styrax Benzoin* DRYANDER, qui croît dans l'Indo-Chine, le Siam, la Cochinchine et à Sumatra.

Production. — Le Benjoin se recueille dans le nord et dans l'est de Sumatra, dans le district de Balta, et, dans le sud, à Palembang, en pratiquant des incisions dans le tronc d'arbres âgés de six à huit ans. De ces incisions s'écoule un suc résineux, épais et blanchâtre, qui durcit rapidement à l'air et qu'on enlève au moyen d'un couteau. Chaque arbre peut donner 3 livres de résine par an, pendant dix à douze ans ; celle qu'on en retire pendant les trois premières années est de qualité supérieure, très riche en larmes blanches, et constitue le *Benjoin amygdaloïde ;* celle qu'on recueille pendant les années suivantes est plus brune et moins estimée ; enfin il existe une troisième qualité de benjoin qui, recueillie en fendant l'arbre et en râclant le bois, renferme beaucoup d'impuretés. Le produit de ces récoltes est envoyé dans les ports de Sumatra en larges pains dans des paillassons. On les brise et on les fait ramollir, soit au soleil, soit avec de l'eau bouillante, puis on les emballe dans des caisses carrées.

A Siam, le mode de récolte est quelque peu différent : on incise seulement la partie superficielle de l'écorce ; la résine qui s'écoule s'accumule et durcit entre le bois et l'écorce qu'on enlève ensuite.

Description. — Il existe dans le commerce deux sortes de benjoin : le *Benjoin de Siam* et le *Benjoin de Sumatra* qui varient notablement dans leur apparence et leur degré de pureté.

Le Benjoin de Siam se présente tantôt en larmes aplaties, de 2 et demi à 5 centimètres de longueur, d'un *jaune brun à la surface*, opaques, d'un *blanc laiteux à l'intérieur* et étroitement agglutinées : en cet état il constitue une sorte très estimée qui est connue sous le nom de *Benjoin en larmes*. Plus fréquemment, il est formé d'une masse compacte, de couleur grise ou brune, dans laquelle on distingue de nombreuses larmes jaune rougeâtre à la surface, d'un blanc opalin à l'intérieur, grosses comme une amande, et qui sont empâtées dans une résine translucide brune : c'est le *Benjoin amygdaloïde*. Souvent aussi il se présente en gros blocs, portant sur leur surface extérieure l'impression des nattes qui les entouraient et qui sont formés d'une masse brune ou jaune rougeâtre, poreuse, dans laquelle on ne distingue que très peu de petites larmes résineuses, blanches. Cette variété, qui a une apparence granitée, est désignée sous les noms de *Benjoin commun, Benjoin en masses* ou *en sortes ;* elle est toujours accompagnée de nombreux débris végétaux et d'impuretés. Le Benjoin de Siam est très cassant ; sa cassure, qui est cireuse dans les larmes, est vitreuse dans la gangue qui les entoure ; il se ramollit facilement dans la bouche. Il exhale une odeur très aromatique, qui rappelant celle de la vanille, lui a valu le nom de *Benjoin à odeur de vanille*. Il a une saveur faible. A cause de son prix assez élevé il est rarement employé dans les pharmacies.

Le Benjoin de Sumatra se présente en blocs cubiques formés d'une masse d'un brun chocolat pâle et mat, dans laquelle se trouvent englobées des larmes résineuses, de dimensions très variables, d'un jaune pâle à l'extérieur, blanches à l'intérieur et d'autant plus petites qu'elles sont plus éloignées de la périphérie des blocs. Cette sorte correspondant à la variété amygdaloïde ne contient généralement pas de débris végétaux : elle constitue l'espèce qu'on trouve le plus souvent dans les pharmacies; mais dans le commerce, on rencontre fréquemment des Benjoins de Sumatra en masses irrégulières constituées par une pâte de couleur gris rougeâtre, contenant très peu de larmes distinctes et beaucoup de débris végétaux. Cette sorte impure dite *Benjoin commun*, sert à préparer l'acide benzoïque.

Le Benjoin de Sumatra est bien moins aromatique que le Benjoin de Siam : son odeur rappelle plutôt celle du Baume du Pérou. Mâché pendant quelque temps, il laisse dans l'arrière-gorge une âcreté appréciable.

Le Benjoin fond à la chaleur et dégage des vapeurs irritantes d'acide benzoïque. Il est soluble dans l'alcool et dans l'éther.

Composition chimique. — Le benjoin de Sumatra renferme : 13 à 18 p. 100 d'*acide benzoïque libre*, 70 à 80 p. 100 de *Résine* constituée en majeure partie par les *Ethers cinnamiques du Sumarésinol et du Benzorésinol*, un peu de *Styrol*, moins de 1 p. 100 de vanilline et très peu d'huile essentielle.

Dans le Benjoin de Siam, l'*acide benzoïque* se trouve en majeure partie à l'état d'*éther du Benzorésinol et du Résinotannol*. La *Vanilline* y existe dans la proportion de 1,5 p. 100.

Falsifications. — La falsification la plus commune qu'on fait subir au benjoin consiste à le priver de tout ou partie de son acide benzoïque, soit par le lavage à l'eau bouillante, soit par ébullition avec un lait de chaux.

Ainsi épuisé, ce benjoin a perdu une partie de son odeur et de sa saveur. Si on y dose l'acide benzoïque au moyen d'un lait de chaux bouillant, et si l'on précipite la liqueur par un acide, comme dans la préparation de l'acide benzoïque du Codex, la proportion du précipité lavé et séché sera nulle ou très faible.

Usages. — Le Benjoin est prescrit dans les catarrhes chroniques, en pilules ou en émulsions. Sa poudre a été employée avec succès en insufflations nasales contre la coqueluche.

En pharmacie on l'utilise pour la préparation de l'*axonge benzoïnée*, de la *teinture alcoolique de benjoin*, du *baume de Commandeur*, des *clous fumants* et des *trochisques antiasthmatiques*.

Le Storax ou Styrax solide qu'on trouve encore dans les droguiers est fourni par le *Styrax officinale* L., ou *Aliboufier* qui croît dans le midi de la France, en Italie et en Orient, mais qui ne donne d'exsudation balsamique que dans l'Asie Mineure ou dans la partie orientale de la région méditerranéenne. Il ne doit pas être confondu avec le *Styrax liquide* qui est fourni par le *Liquidambar orientale*, plante de la famille des Balsamifluées.

OLÉACÉES

Arbustes, arbrisseaux ou grands arbres, à feuilles opposées, rarement alternes, simples ou pinnées. Fleurs hermaphrodites, sauf dans les *Fraxinus*, où elles sont polygames. Calice gamosépale, turbiné dans sa partie inférieure, 4-5 denté. Corolle gamopétale, souvent tubuleuse et régulière, infundibuliforme, à 4-5 lobes ; à préfloraison valvaire, très rarement nulle. 2 étamines. Ovaire à deux loges contenant chacune 1 ou 2 ovules. Le fruit est très variable : drupacé, bacciforme, capsulaire ou samaroïde. Graine albuminée.

MANNE

Origine. — La Manne est produite par le *Fraxinus Ornus* L., qui croît spontanément dans l'Asie Mineure, dans l'Europe austro-orientale. L'une de ses variétés, le *F. Ornus* var. *rotundifolia* est cultivée spécialement dans la Calabre et en Sicile où se font exclusivement aujourd'hui la récolte et le commerce de la Manne.

Production. — Les principaux centres de production de la Manne en Sicile sont les régions voisines de Capaci, de Carini, de Cinisi, de Favarota et de Géraci, aux environs de Palerme. On exploite de préférence les arbres âgés de huit ans, qui peuvent fournir de la manne pendant dix à douze années.

La Manne s'obtient au moyen d'incisions pratiquées dans l'écorce, à 4 ou 5 centimètres l'une de l'autre. La première incision se fait au bas du tronc, à l'époque de la floraison, en juillet ou août ; la seconde se fait le jour suivant, immédiatement au-dessus de la première, et chaque jour on pratique une nouvelle incision, pendant toute la saison chaude. L'année suivante, on recommence une série d'incisions verticales sur une autre partie intacte du tronc, et ainsi de suite, jusqu'à ce qu'il ait été incisé sur tout son pourtour. On place dans ces incisions des fétus de paille ou des petites baguettes sur lesquels se concrète une Manne de qualité tout à fait supérieure, qui arrive assez rarement dans le commerce. La belle sorte commerciale que l'on trouve dans la droguerie semble s'être durcie sur la tige. Quant à celle qui découle des incisions inférieures, et qui est recueillie sur des tiges d'*Opuntia* ou sur des tuiles, elle se distingue par son apparence moins cristalline, gommeuse ou gélatineuse. Une fois recueillie, et avant de l'emballer, la Manne est exposée sur des planches où elle sèche et se durcit.

Description. — On distingue dans le commerce deux sortes de Manne, qui sont connues sous les noms de *Manne en larmes* et de *Manne en sortes*.

La Manne en larmes se présente en stalactites produites par l'exsudation graduelle du suc qui se dépose en couches successives et superposées. Ces stalactites, de forme triangulaire, généralement incurvées sur une de leurs faces, peuvent atteindre 15 à 20 centimètres de long sur 2 centimètres de large; elles ont une apparence poreuse, cristalline, une teinte jaune brunâtre, pâle dans les couches internes, et d'un blanc pur vers la périphérie. Cette sorte est d'autant plus estimée qu'elle est moins colorée et moins onctueuse; elle croque sous la dent et fond dans la bouche; elle a une saveur agréable et sucrée analogue à celle du miel et qui est suivie d'un peu d'amertume et d'âcreté; son odeur rappelle aussi celle du miel.

La Manne en sortes est celle qui, ayant été recueillie pendant les mois moins chauds et pluvieux de septembre et d'octobre, n'a pu se dessécher aussi vite et aussi complètement. Elle s'écoule le long de l'arbre où elle se salit; elle contient encore beaucoup de petites larmes, mélangées de parties molles, noirâtres, agglutinées, désignées sous le nom de *marrons*.

Dans le commerce, on distingue deux variétés de mannes en sortes; l'une, appelée *Manne de Sicile* ou *Manne Géracy*, ne contient que très peu de belles larmes et se présente en masses jaunâtres, dans lesquelles on distingue des fragments plus clairs et cristallins; l'autre, appelée *Manne de Calabre* ou *Manne capacy*, a une plus belle apparence, quand elle est récente; elle contient plus de larmes véritables, mais sa masse générale est hygroscopique et de teinte foncée; elle fermente facilement et se transforme en une matière molle, grasse au toucher et d'un arrière-goût âcre; c'est la *Manne grasse* des droguistes.

Composition chimique. — La Manne renferme 70 à 80 p. 100 de *mannite*, 16 p. 100 d'un *sucre* qui réduit la liqueur de Fehling, de la *dextrine*, un peu de *résine* et parfois de la *fraxine*.

La mannite cristallise en prismes ou en tables incolores, inodores, d'une saveur un peu sucrée, douce et agréable. Peu soluble dans l'alcool absolu, insoluble dans l'éther, elle se dissout dans 5 p. 100 d'eau à 15°; elle fond à 166° et bout à 200°, se colore et se transforme en *mannitane*.

Usages. — La manne est employée comme purgative dans la médecine infantile; on l'administre à la dose de 15 à 30 grammes pour les enfants, dans de l'eau ou dans du lait. Pour les adultes, on porte la dose de 50 à 60 grammes, que l'on associe souvent au séné. C'est ainsi qu'elle entre dans la préparation de la *Médecine noire* du Codex.

La mannite est quelquefois utilisée sans grande efficacité, soit pure, soit sous forme de pastilles.

Substitutions. — On substitue parfois à la Manne en larmes une Manne qui rappelle celle-ci par son apparence extérieure, et qui est obtenue en traitant d'une façon spéciale les Mannes en sortes. Cette Manne artificielle, qui a d'ailleurs un très bel aspect, se distingue de suite par ses dimensions considérables, l'uniformité de sa coloration, l'absence de débris végétaux et de cristaux de mannite, qu'on distingue généralement sur la cassure de la Manne en larmes; elle n'a pas non plus l'odeur particulière ni la saveur amère qui caractérisent cette dernière. Soumise à l'ébullition avec 4 parties d'alcool à 80°, elle donne un résidu visqueux qui ressemble au miel, tandis que la Manne naturelle laisse dans ces conditions une substance dure insoluble.

Par analogie, on a appliqué le nom de MANNES à un certain nombre d'exsudations sucrées qui peuvent se produire sur les feuilles ou sur l'écorce de plusieurs plantes appartenant à des familles différentes ; telles sont :

1° Les *Mannes de Perse*, si appréciées des indigènes, et qui se divisent en *mannes purgatives* et en *mannes pectorales*. A la première catégorie, appartiennent la *manne Alhagi* ou *terengebine* et la *manne chir-Khecte*. La première, fournie par l'*Alhagi maurorum*, plante de la famille des Légumineuses, est un des principaux laxatifs de la matière médicale persane; la deuxième, fournie par le *Cotoneaster nummularia* et l'*Atraphaxis spinosa*, constitue la base essentielle de toutes les boissons administrées dans les maladies fébriles.

La seconde catégorie comprend les exsudations sucrées produites par le *Quercus vallonea*, par le *Tamarix mannifera*, par le *Salix fragilis* et par l'*Apocynum syriacum*.

2° La *Manne de Briançon*, recueillie dans les montagnes du Dauphiné, sur les feuilles de MÉLÈZE (*Larix europæa*). Elle contient un sucre appelé *Mélézitose* ;

3° La *Manne du Liban*, recueillie sur le CÈDRE DU LIBAN ;

4° La *Manne des Hébreux* ou du *Sinaï*, produite sur les feuilles du *Tamarix gallica* var. *mannifera* ;

5° La *Manne du Caucase*, recueillie dans la Mésopotamie, sur diverses espèces de *Quercus* ;

6° La *Manne d'Australie*, produite par la piqûre d'un insecte sur les *Eucalyptus dumosa*, *mannifera* et *resinifera*.

Parmi les Oléacées d'importance secondaire, je mentionnerai :

Le FRÊNE COMMUN ou *Quinquina d'Europe* (*Fraxinus excelsior* L., qui croît dans les endroits humides de l'Europe et de l'Asie septentrionale. L'usage de son écorce, qui était utilisée comme fébrifuge, a été abandonné depuis la découverte du Quinquina, mais on utilise encore fréquemment ses feuilles, en infusion, dans le traitement de la goutte et, parfois aussi, pour falsifier le thé de Chine.

Le *Jasminum Sambac* AIT., dont les Chinois utilisent les feuilles et les fleurs pour aromatiser le Thé.

HUILE D'OLIVE

Origine. — L'HUILE D'OLIVE est fournie par l'*Olea europea* L., arbre toujours vert, originaire de la Palestine et de l'Asie Mineure, dont la culture s'est propagée dans toute la région méditerranéenne.

Production et Extraction. — On distingue plusieurs variétés d'Olivier, qui se propagent par la greffe ou au moyen de rejets. Le fruit, appelé *Olive*, est une drupe ovale, plus ou moins allongée ou subglobuleuse, longue de 1 à 3 centimètres, d'une couleur vert sombre ou pourpre foncé, dont l'épicarpe lisse entoure un mésocarpe charnu, huileux, qui recouvre un noyau osseux très dur, fusiforme, renfermant une graine huileuse.

Les olives mêmes, cueillies sur l'arbre ou ramassées sur le sol, sont réduites au moyen de meules verticales en une pulpe que l'on enferme dans des sacs en gros tissu, qui sont empilés les uns sur les autres. Ces sacs, soumis à une pression modérée, laissent couler une huile qui a une couleur plus ou moins verdâtre ou jaunâtre, suivant que les fruits sont plus ou moins mûrs. Cette huile, désignée sous le nom d'*huile vierge*, a une odeur agréable et une saveur douce. Cette huile, qui se fige facilement au froid, est celle qui est la plus appréciée.

Après avoir été arrosés avec de l'eau bouillante, les sacs contenant la pulpe sont soumis à une pression plus forte : l'huile et l'eau qui s'échappent sont reçues dans de grands réservoirs. La matière grasse qui surnage, recueillie avec de grandes cuillers, constitue l'*huile d'olive ordinaire* ou *de deuxième pression* : elle est jaune, un peu moins solidifiable que la précédente ; elle est toujours douce au goût et réservée pour les usages de la table.

Après l'extraction des huiles comestibles, on retire encore des tourteaux, des grignons et des parties aqueuses, par des traitements appropriés et terminés par un traitement au sulfure de carbone, des huiles industrielles qu'on appelle *huiles de recense* ou *huile d'enfer*, du nom des ateliers et des réservoirs où les résidus ont séjourné.

La saveur de l'huile d'olive varie notablement selon la façon dont elle a été obtenue et selon la durée du temps qui s'est écoulé entre la mise en tas des olives et leur expression. Dans certaines régions, en Espagne notamment, on n'exprime les olives que quand elles ont commencé à fermenter. L'huile ainsi obtenue et dite *huile fermentée*, a une saveur forte et un goût de fruit qui, quand il est modéré, est assez apprécié dans les pays méridionaux.

Caractères. — Quand elle est récente, l'huile d'olive est d'un jaune verdâtre, mais, avec le temps, elle perd sa teinte verte et devient d'un beau jaune doré. Sa densité à 15^c est de 0,9160 à 0,9177. Son point de congélation est de — 2 à + 6°. Sa déviation à l'oléo-réfractomètre est de +1 à + 2°. Son indice de saponification est de 191 à 196. Son indice d'iode est de 81,6 à 84,8.

Toujours liquide en été, elle commence à se figer vers 10° et à 0°, le tiers de sa masse se solidifie et prend un aspect grenu. Elle n'est pas siccative à l'air; elle est très peu soluble dans l'alcool, beaucoup plus soluble dans l'éther. Au contact de l'acide sulfurique, elle prend une teinte jaune prononcée, qui devient progressivement verdâtre. L'acide nitrique lui donne une coloration qui varie du blanc verdâtre au vert foncé. Au contact de la solution mercurique, elle se solidifie et prend une teinte paille plus ou moins verdâtre.

Composition. — L'huile d'olive renferme 73 p. 100 d'*oléine;* le reste est constitué par de la *palmitine* et par une petite quantité d'*arachidine* et de *cholestérine*.

Falsifications. — Les huiles qui servent le plus souvent à falsifier l'huile d'olive sont : les huiles de *sésame*, d'*arachide* et de *coton*. On y ajoute aussi, mais moins fréquemment, l'*huile d'œillette*. Les falsifications par les *huiles de noix, de faîne* et de *graines de Crucifères*, sont plus rares. La substitution de ces dernières à l'huile d'olive serait fort avantageuse, mais leur saveur, surtout quand elles vieillissent, en révèle trop facilement la présence.

Pour constater ces falsifications, on cherchera la densité et la déviation à l'oléo-réfractomètre. Si les résultats ne s'écartent pas sensiblement de ceux qui correspondent à l'huile d'olive, on sera certain de l'absence des huiles végétales étrangères, excepté, toutefois, l'huile d'arachides, qu'on peut lui ajouter en assez grande proportion sans modifier d'une façon appréciable le poids spécifique et l'indice de réfraction; mais il sera facile de s'assurer par une recherche directe de la présence ou de l'absence de cette huile.

Pour constater la présence de l'huile d'arachide, on peut employer les procédés de Cloez, de Renard, ou la méthode de Blarez, qui repose sur la propriété qu'ont les savons potassiques faits avec de l'huile d'arachide, d'être très peu solubles dans l'alcool fort et froid, quand celui-ci renferme un excès de potasse.

On verse dans un tube à essai, de 15 à 18 centimètres de longueur, 1 centimètre cube d'huile à essayer et on y ajoute 15 centimètres cubes d'alcool pur à 90°, renfermant de 4 à 5 p. 100 de potasse pure. On bouche le tube à essai avec un bouchon, auquel on adapte un réfrigérant ascendant. On chauffe modérément le tube par la partie inférieure et, quand l'ébullition a commencé, on l'entretient tout doucement pendant vingt minutes encore : l'huile se saponifie très rapidement. On enlève alors le réfrigérant, on bouche le tube à essai contenant la solution alcoolique chaude de savon potassique, et on l'abandonne à elle-même dans un endroit frais. — Avec l'huile d'arachides pure, au bout de peu de temps, tout le contenu est pris en masse assez consistante pour qu'au bout de vingt-quatre heures on puisse retourner le tube sans que rien ne s'écoule. Avec l'huile d'olive pure, le résultat est tout différent : après vingt-quatre, quarante-huit et même soixante-douze heures, le contenu du tube reste tout à fait limpide ; on n'observe pas de flocons cristallisés nageant dans la masse ou sur les parois du tube. Quand on opère sur un mélange d'huile d'arachide et d'olives, il y a toujours un dépôt floconneux au milieu duquel on distingue, à la loupe, des cristaux nets d'*arachidate de potasse*. Par ce procédé, on peut déceler jusqu'à 5 p. 100 d'huile d'arachide, mais, dans ce cas, il faut prendre 1 centimètre cube et demi d'huile au lieu d'un.

L'addition de l'huile de coton peut être révélée par le procédé suivant, proposé par M. Halphen. Des volumes égaux d'huile suspecte, d'alcool amylique et de sulfure de carbone, contenant 1 p. 100 de soufre, sont introduits dans un tube à essai que l'on plonge jusqu'à la moitié de sa hauteur dans un bain d'eau salée bouillante. Si, au bout de dix à quinze minutes, il n'y a pas changement de coloration, on ajoute un autre centimètre cube de sulfure de carbone, et si, au bout de cinq à dix minutes, la réaction est encore négative, on ajoute une troisième quantité de réactif. Si, après cette troisième opération, on n'obtient pas de coloration *rouge ou jaune*, on peut en conclure que l'huile d'olive est pure et qu'elle n'a pas été additionnée d'huile de coton en quantité appréciable.

Usages. — L'huile d'olive est le véhicule des huiles médicinales inscrites dans la pharmacopée française. Elle entre dans la préparation du *liniment oléo-calcaire* et de l'*onguent citrin*. Elle constitue l'huile alimentaire par excellence. L'industrie en consomme des quantités considérables pour là préparation des savons et le graissage des machines.

Les GRIGNONS OU NOYAUX D'OLIVES pulvérisés, ont constitué pendant un certain temps un produit commercial dont l'usage fut très répandu pour falsifier le poivre en poudre.

Les FEUILLES D'OLIVIER, caractérisées par les poils en écusson disséminés sur leurs épidermes et par la présence de nombreuses cellules scléreuses dans l'épaisseur de leur mésophylle, ont été parfois employées pour falsifier le *Thé de Chine*.

Les Chinois utilisent aussi souvent, pour parfumer leur Thé, les feuilles de l'*Olea fragrans* L.

A plusieurs reprises on a constaté aussi, dans le Thé de Chine, la présence des feuilles de PHYLAREA (*Phyllyrea angustifolia*), qui sont caractérisées par la présence de glandes en écusson sur leur épiderme et par la présence dans leur mésophylle de *cellules scléreuses* qui ne sont pas, toutefois, hérissées de tubercules, comme celles qui existent dans le Thé.

Tout récemment, M. Battandier a signalé une production abondante de manne chez les oliviers d'Algérie.

APOCYNÉES

Plantes herbacées, arbustes parfois volubiles, ou arbres assez élevés, en général lactescents. Feuilles presque toujours opposées, dépourvues de stipules. Fleurs solitaires ou diversement groupées. Calice à 5 sépales libres ou soudés. Corolle gamopétale régulière, presque toujours tordue et garnie, près de sa gorge, d'appendices ou de poils. Anthères biloculaires, à pollen pulvérulent. L'ovaire affecte trois formes différentes; tantôt ses deux carpelles, indépendants dans la partie inférieure, ne s'unissent que dans la partie inférieure ou stylaire; tantôt ils s'unissent inférieurement et constituent un ovaire à deux loges séparées par une cloison qui porte le placenta; tantôt enfin les deux carpelles, unis seulement par les bords de la partie ovarienne, constituent un ovaire uniloculaire, à deux placentas pariétaux. Le fruit est un follicule simple ou double, plus rarement charnu et indéhiscent. Graines nues ou garnies d'une aigrette soyeuse, parfois très élégante (*Strophanthus*).

Les Apocynées sont pourvues d'un appareil sécréteur représenté *par des vaisseaux laticifères non articulés*. Dans la feuille, *ces vaisseaux appartiennent au parenchyme fondamental et sont généralement localisés dans le voisinage des faisceaux qui sont toujours bicollatéraux*, et *parfois ils sont dispersés dans le parenchyme du pétiole*.

Dans les tiges et les racines, *ces vaisseaux occupent le parenchyme cortical et surtout la région libérienne*.

SEMENCES DE STROPHANTHUS

Origine. — Les GRAINES DE STROPHANTHUS sont fournies par plusieurs espèces du genre *Strophanthus*, lianes de la zone intertropicale, qui croissent sur la côte occidentale, dans la région centrale et même sur la côte orientale d'Afrique, aux Indes, à Ceylan, à Soerbaya, à Malacca, à Travancore et à Java. Des vingt-deux espèces connues jusqu'à ce jour, il n'y en a que deux qui sont reconnues comme officinales dans plusieurs pharmacopées européennes. Ce sont : le *S. hispidus* P. DE C., qui croît sur la côte occidentale d'Afrique, depuis le Cayor (Sénégal) jusqu'à la rivière Cameroun, et le *S. Kombe* OLIV., qui habite la région des grands lacs, entre autres le Victoria-Nyanza, et la vallée du Shiré jusqu'à la côte du Mozambique.

L'espèce inscrite dans la pharmacopée française est le *S. Kombé*.

Description. — Les *Semences de Strophanthus hispidus* sont récoltées dans le Sierra-Leone et la région du Niger. Elles ne mesurent guère plus de 10 à 17 millimètres de longueur, 2 à 3 millimètres de largeur et 1 millimètre d'épaisseur. Elles sont fusiformes, aplaties d'avant en arrière, courtement atténuées à la base et longuement à leur partie supérieure, qui porte une aigrette de 9 à 10 centimètres de longueur. Cette aigrette se compose d'une hampe grêle, jaune, un peu tordue à la base, lisse dans toute sa partie inférieure et garnie, dans sa région supérieure, d'une multitude de poils très fins, blancs, brillants, argentés.

Leur couleur est *brune, jaune doré* par places, avec un reflet un peu chatoyant ; leur surface est couverte de poils très courts, très fins, peu rapprochés et dirigés de bas en haut. La face antérieure est faiblement bombée, parfois plane ou même un peu déprimée sur la ligne médiane. Une crête jaune se détachant brusquement à 3 millimètres du sommet, gagne la hampe de la crête sur laquelle elle se perd peu à peu. La face postérieure est nettement bombée et présente souvent, vers l'extrémité supérieure de l'embryon, une dépression plus ou moins accentuée. Ces semences ont une odeur peu prononcée et une saveur qui, d'abord douce et analogue à celle de la noisette, devient bientôt extrêmement amère.

Les semences de *Strophanthus Kombé* (fig. 245) sont généralement plus grosses que les précédentes et mesurent 11 à 22 centimètres de longueur, 2 1/2 à 5 millimètres de largeur et 1/2 à 2 millimètres d'épaisseur. Leur surface extérieure, d'une *teinte vert pâle*, est parfois *verdâtre*, *blanchâtre* ou *brunâtre*, avec toutes les nuances intermédiaires; elle est couverte de poils serrés, blanchâtres, plus ou moins chatoyants.

Le frottement réciproque des graines entraîne souvent la chute des poils et la couleur de la graine devient plus foncée. Les bords sont souvent sinueux et une des faces est plane, quelquefois même excavée. L'extrémité inférieure est très souvent obtuse et tronquée; l'extrémité supérieure porte une aigrette très belle et longue, dont la hampe est plus longue que la houppe, qui est garnie de poils soyeux, plus fermes et plus ascendants que dans le *S. hispidus*. Au râclage, ces semences exhalent une odeur spéciale, bien accentuée, leur saveur est extrêmement amère.

Tandis que les graines de *S. hispidus* offrent *une assez grande*

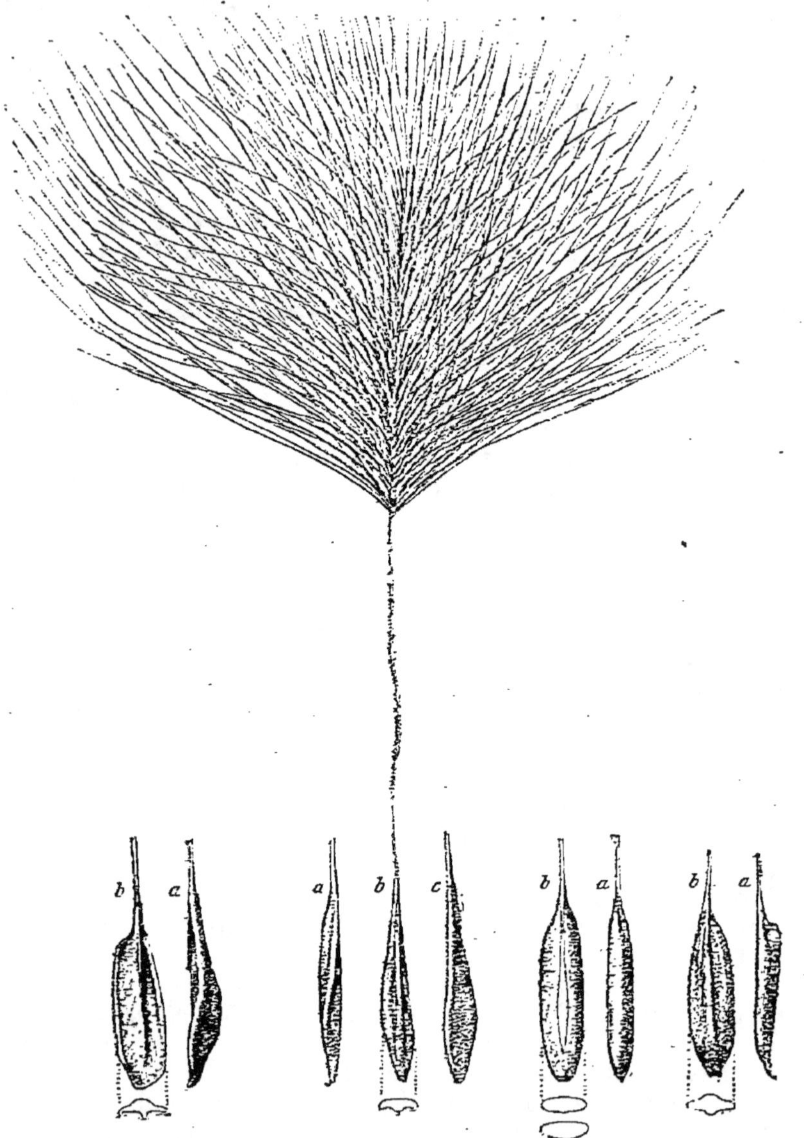

Fig. 245. — Graines de Strophanthus Kombé (Blondel).

uniformité, celles du *S. Kombé varient considérablement dans leurs caractères extérieurs.*

Cette extrême variété, qui avait frappé M. Blondel, a été confirmée à plusieurs reprises par M. Holmes et par M. Perrédès, qui ont établi que les graines existant sur le marché anglais, sous le nom de *Strophanthus Kombé*, sont fournies par plusieurs espèces parmi lesquelles ils ont reconnu le *S. Kombé* Oliv., le *S. Emini* Asc., le *S. Courmontii* Sag, et deux variétés de cette dernière espèce, désignées sous les noms de *fallax* et *Kicksii*. En présence de ces faits, on peut s'étonner que la commission chargée de rédiger le supplément de la pharmacopée française ait jugé à propos d'adopter le *S. Kombé* comme espèce officinale.

Structure microscopique. — Examinée au microscope, la graine de *S. hispidus* présente les caractères suivants :

Le spermoderme comprend : un tégument externe formé de cellules dont les parois interne et externe sont minces, tandis que les parois latérales sont renforcées, surtout dans leur partie médiane. Les épaississements accolés de deux cellules voisines figurent assez exactement une lentille biconvexe, bien nette, jaunâtre, avec une ligne verticale de séparation. Sur la paroi externe de ces cellules, qui est ondulée, s'insèrent des poils de la graine qui sont courts, unicellulaires, et très ténus. Ce tégument recouvre une enveloppe parenchymateuse, sillonnée par quelques laticifères, formée de cellules irrégulières, allongées tangentiellement, à parois très minces, colorées en brun. L'albumen est formé de cellules polygonales, irrégulières, munies de parois assez épaisses et contenant de l'huile fixe et une substance albuminoïde. Plusieurs assises de cellules, fortement aplaties et munies de parois minces, séparent l'albumen de l'embryon, qui est formé de cellules polygonales, régulières, contenant les mêmes principes que l'albumen.

Les figures 246 à 248 représentent la structure des trois variétés de S. Kombé signalées par M. Blondel.

Composition chimique. — Les semences de Strophanthus Kombé renferment un glucoside appelé *Strophanthine* qui constitue leur principe actif, deux alcaloïdes, la *Choline* et la *Trigonelline*, et une forte proportion d'huile (38 p. 100).

La Strophanthine retirée du *S. Kombé* se présente en aiguilles incolores, solubles dans 43 parties d'eau froide, dans 13 parties d'alcool froid et très solubles dans la glycérine. Elle fond à 172°,5, elle a pour formule $C^{40}H^{66}O^{19}$. Sa solution aqueuse est légèrement acide. Elle est hydrolisée facilement par l'acide chlorhydrique à 1/2 p. 100 et donne du glucose et de la *Strophanthidine*.

Traitée par l'acide sulfurique à 10 p. 100, elle donne une solution incolore, qui, chauffée entre 43° et 49°, devient *verte*, puis *bleu violet*, et après deux heures d'un noir violacé.

Au contact du réactif de Frœhde, elle prend une coloration *verte*, *orange*, puis *rouge*, qui, à chaud, vire au brun foncé, puis au vert.

Les recherches chimiques entreprises dans ces derniers temps sur les semences de Strophanthus officinales, ont établi que le glucoside qui constitue le principe actif du *S. hispidus*, possède une composition, des propriétés chimiques et physiologiques différentes de celles qui caractérisent le glucoside du *S. Kombé*. Pour le distinguer de la *Strophanthine*, on l'a appelé *Pseudostrophanthine;* on lui attribue pour formule $C^{40}H^{60}O^{16}$. Pour l'hydroliser, il faut de l'acide chlorhydrique à 2,40 p. 100 et une ébullition pro-

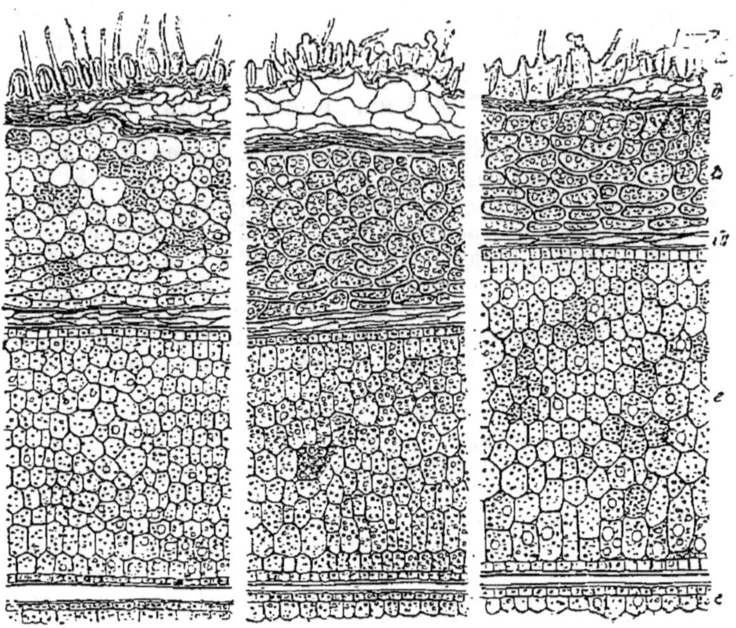

Fig. 246-248. — Coupe transversale de Strophanthus Kombé (BLONDEL).
Variété *a*. Variété *b*. Variété *γ*.

longée. D'après Hüber, de Zurich, la ψ *Strophanthine* en injection sous-cutanée est près de deux fois plus active que la *Strophanthine* du Kombé.

Le glucoside retiré du *S. glaber* est de l'*Ouabaïne*. Les semences de plusieurs espèces ne contiennent pas de trace de glucoside.

Localisation du principe actif. — L'emploi des réactifs microchimiques que j'ai indiqués plus haut, permet de constater que les glucosides qui constituent les principes actifs de ces graines, sont localisés dans l'albumen et les cotylédons à l'exclusion du spermoderme.

Usages. — Les semences de Strophanthus sont employées comme diurétiques; elles donnent d'excellents résultats dans le traitement des affections cardiaques; leur action est plus durable et plus rapide que celle de la digitale. Toutefois l'inconstance des effets observés et qui tient certainement à l'extrême variabilité des graines employées, a ralenti l'engouement qu'elles avaient suscité dès leur introduction dans la thérapeutique. Leur posologie étant extrêmement difficile à fixer, les médecins hésitent aujourd'hui à s'en servir.

Elles s'emploient sous forme de *teinture alcoolique* à la dose de 1 à 6 gouttes, ou d'extrait alcoolique (1 à 2 milligrammes).

On utilise aussi souvent la *Strophanthine* en granules, à la dose de 1/20 ou 1/10 de milligramme.

Substitution. — Outre les graines de divers autres *Strophanthus* on substitue parfois aux semences de *S. hispidus* et *Kombé*, les graines de *Kicksia africana* Benth. et de *Beaumontia grandiflora* Wall. MM. Tschirch et Œsterle (*Anat. Atlas*, t. LXXVIII, p. 335) ont exposé les particularités anatomiques de ces graines, qui ne présentent pas les réactions microchimiques des semences de Strophanthus officinales.

ÉCORCE DE QUÉBRACHO BLANC

Origine. — L'Écorce de Québracho blanc est fournie par l*Aspidosperma Quebracho* Schl., qui croît dans la République Argentine.

Description. — Elle se présente en gros fragments aplatis ou très légèrement incurvés, mesurant de 1,5 à 3 centimètres d'épaisseur. Sa surface extérieure est d'un gris brun, profondément *crevassée* dans le sens longitudinal et dans le sens transversal : elle est recouverte assez irrégulièrement de *taches blanches* qui pénètrent jusqu'au fond des fentes. La face interne est striée longitudinalement ; elle offre une teinte rougeâtre ou rosée et présente souvent de nombreuses taches noires ou grises; la section transversale (fig. 249) montre deux couches bien distinctes : une couche extérieure ou péridermique brune, *marquée de quelques ponctuations blanches et une couche interne ou libérienne, d'un blanc rosé, striée radialement et caractérisée par la présence d'une multitude de grosses ponctuations blanches très rapprochées les unes des autres et assez régulièrement disposées en files radiales.* L'odeur de cette écorce est nulle; sa saveur est amère et astringente.

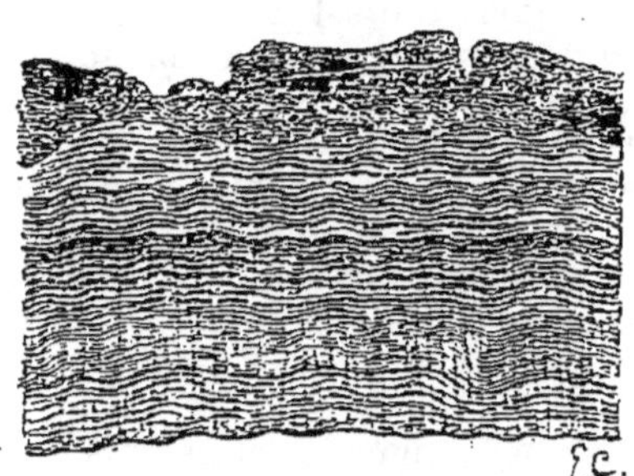

Fig. 249.
Écorce de Québracho blanc.
Section transversale.

Structure anatomique. — Cette écorce est nettement caractérisée : par la *présence de vaisseaux laticifères* dispersés dans toute son épaisseur ; par la présence de gros amas de *cellules scléreuses*, et par la *disposition des fibres*. Celles-ci sont tantôt *assez petites et groupées, parfois très grosses et* *généralement isolees ou incrustées dans les amas scléreux. Celles qui sont isolées sont toujours entourées d'une gaine cristalligène tout à fait caractéristique et composée d'une foule de petits cristaux prismatiques.*

Composition chimique. — Cette écorce renferme plusieurs alcaloïdes qui sont : l'*Aspidospermine*, l'*Aspidospermatine*, l'*Aspidosamine*, l'*Hypoquébrachine*, la *Québrachine* et la *Québrachamine*; deux principes sucrés, la *Québrachite* et l'*Inosite lévogyre*.

Usages. — Cette substance est employée au Chili et dans la République Argentine comme antipériodique. En France, on a proposé de l'employer contre l'asthme et les dyspnées cardiaques, à la dose de 30 centigrammes d'extrait, ou de 50 centigrammes à 4 grammes de teinture.

Substitutions. — On lui a parfois substitué l'ÉCORCE DE QUÉBRACHO ROUGE ou QUÉBRACHO COLORADO dont nous avons donné plus haut les caractères (p. 145).

CAOUTCHOUCS D'AFRIQUE

La plupart des CAOUTCHOUCS AFRICAINS sont fournis par des Apocynées, du groupe des Carissées. De ces sortes assez nombreuses, nous ne mentionnerons que celles qui sont fournies par les colonies françaises, et notamment :

Le CAOUTCHOUC DU SÉNÉGAL ou de CASAMANCE, qui est fourni par les *Landolphia Heudelotii* et *L. Senegalensis*, qui croissent dans la Sénégambie. Il se présente quelquefois sous l'aspect de masses plus ou moins volumineuses, arrondies en forme de boules ou aplaties en lames irrégulières de 1 à 3 centimètres d'épaisseur; d'autres fois il arrive sous forme de boules obtenues en roulant sur lui-même le Caoutchouc préalablement coagulé et tiré en filaments par le procédé qu'emploient les femmes de nos contrées pour dévider le fil. Intérieurement ce caoutchouc est blanc ou légèrement teinté en rose ; il est plus ou moins chargé d'eau, de fragments ligneux et de matières terreuses.

Le CAOUTCHOUC DE SIERRA-LEONE qui affecte les mêmes formes que le précédent, dont il ne se distingue que par sa couleur blanche ou grisardoise et l'aspect poisseux qu'il prend quand on l'expose pendant plusieurs jours à une température de 30°. Cette espèce est rapportée avec quelque doute au *Landolphia Owariensis*.

Le CAOUTCHOUC DU GABON qui se présente sous deux aspects différents : tantôt en masses volumineuses, blanches à la coupe, d'odeur nauséabonde sans grande consistance, et qui tendent à prendre la forme des vases qui le contiennent ; tantôt en morceaux dont la grosseur varie depuis celle du pouce jusqu'à celle du petit doigt, pressés et collés les uns contre les autres. La première de ces variétés est fournie par un *Landolphia* qui croît sur la côte de Guinée ; l'origine de la seconde est inconnue.

Le CAOUTCHOUC DE MADAGASCAR qui est fourni par les *L. Kicksii* et *L. Petersiana*, *L. gummifera* et *L. Comorensis*. Ce caoutchouc se présente sous des aspects très variés, qui sont toujours le résultat de la coagulation du latex en masses plus ou moins volumineuses. La grosseur de ces masses, rarement inférieure à celle du poing, dépasse fréquemment celle d'une tête humaine ; elles sont parfois aplaties par une action mécanique exercée sur elles peu de temps après leur coagulation. L'eau contenue dans ce caoutchouc renferme toujours une certaine quantité d'acide citrique ou d'acide sulfurique dont la présence indique que la coagulation a été opérée ou facilitée par l'addition de jus de citron ou de l'huile de vitriol.

Le Caoutchouc de Mozambique fourni par les *L. Kicksii* et *L. Petersiana.*

Le Caoutchouc de Loanda en boules (Têtes de nègres d'Afrique) fournies par le *L. florida.*

CAOUTCHOUC DE BORNÉO

Sous ce nom on distingue des Caoutchoucs qui ne sont pas seulement récoltés à Bornéo, mais dans toute la Malaisie. Les principaux centres d'exploitation de ces produits sont Saravak, Sambas, Pontianak sur la côte sud-ouest de l'île de Bornéo, Labuan, Banjermassin, Paser sur la côte orientale.

Ces Caoutchoucs renferment tous une certaine quantité d'eau qui est contenue dans des poches plus ou moins volumineuses et rapprochées les unes des autres. Ils contiennent aussi des fragments d'écorces et proviennent de la coagulation spontanée de quantités plus ou moins considérables de latex. L'eau qu'ils contiennent est chargée de principes azotés en voie de fermentation et renferme souvent du tanin qui a dû retarder la fermentation de ces matières azotées.

Les Apocynées qui concourent à la production de ces Caoutchoucs sont :

L'*Urceola elastica* Roxb. qui croît dans toute la Malaisie ; le *Willughbeia firma* Bl. qui croît à Sumatra, ainsi que le *Dyera costulata* Hook. Ceux de ces Caoutchoucs qui contiennent du tanin sont plus appréciés que les autres ; ils sont fournis par le *Calotropis gigantea* qui appartient au groupe des Asclépiadées.

C'est encore une Apocynée, l'*Hancornia speciosa* Gom., qui fournit les Caoutchoucs de *Pernambuco*, de *Maranham* et de *Bahia*.

ÉCORCES D'ALSTONIA

Le genre *Alstonia* fournit à la matière médicale plusieurs espèces intéressantes dont les écorces ont fixé l'attention des pharmacologistes dans ces derniers temps. Ce sont :

L'*Alstonia scolaris* R. Br (*Echites scolaris* L.), originaire de l'Inde et qui est très répandu dans l'Archipel malais et dans l'Australie tropicale. Son écorce, communément désignée sous le nom d'Écorce de Dita, est vendue dans tous les bazars indiens sous les noms de *Pali-Mara*, *Zutiana*, *Chatin* et *Satwin ;* elle a été analysée par Hesse qui en a retiré trois alcaloïdes : la *Ditamine*, l'*Echitamine* et l'*Echitinine*. Elle est nettement caractérisée par la présence dans son liber d'une multitude *de cellules scléreuses, de dimensions très variables, qui sont munies de parois moyennement épaisses et ponctuées : ces cellules sont généralement réunies en groupes plus ou moins volumineux*. Cette écorce qui renferme aussi *des vaisseaux laticifères et des cristaux prismatiques* est employée dans l'Inde comme anthelminthique et fébrifuge, à la dose de 20 à 30 centigrammes sous forme de poudre.

L'*A. spectabilis* R. Br. (*Blaberopus venenatus, D. C.*), qui est originaire de Java, de Bornéo et des Moluques. Son écorce, connue sous le nom d'*Écorce de Poelé*, renferme aussi de la *Ditamine ;* elle est communément employée dans l'Inde et le sud de l'Amérique contre la dysenterie, la diarrhée et la malaria.

L' *A. constricta* F. V. M., qui est originaire de l'Australie, où son écorce désignée sous les noms de *Bitter-bark*, *Fever-bark*, *Queensland fever-bark*, constitue un remède des plus populaires contre la malaria. Cette écorce renferme quatre alcaloïdes, l'*Alstonine*, l'*Alstonidine*, la *Porphyrine*, la *Porphyrosine*.

L'Écorce de Pao-Pereira est fournie par le *Geissospermum Vellosii* Fr. All. (*G. læve* H. Bn.), qui croît au Brésil, dans les provinces de Bahia, de Minas et de Spiritu Santo. Elle se distingue très nettement par sa *structure feuilletée, sa couleur jaune et sa cassure extrêmement fibreuse*, due à la présence d'une *multitude de fibres très résistantes, disposées en amas qui sont très régulièrement disposés en couches parallèles*. Cette écorce, qui renferme deux alcaloïdes, la *Geissospermine* et la *Péreirine*, est communément employée au Brésil comme tonique et fébrifuge à la dose de 30 grammes pour 500 grammes d'eau.

Parmi les plantes intéressantes de la famille des Apocynées, qui méritent d'être mentionnées, nous relevons comme espèces indigènes :

Le Laurier rose (*Nerium Oleander* L.), qui croît spontanément en Algérie, en Italie, en Corse, en France, aux environs de Toulon et d'Hyères, et qu'on cultive dans tous les jardins pour la beauté de ses fleurs et de son feuillage. Les feuilles contiennent de la *Nériine*, principe analogue à la digitaléine, et de l'*Oléandrine* substance éminemment toxique, analogue à la Curarine ; elles possèdent des propriétés cardiaques qui les rapprochent des *Strophanthus*.

La Grande Pervenche (*Vinca major* L.) et la Petite Pervenche (*V. minor* L.), si communes dans nos bois et dont les feuilles sont communément employées dans les campagnes comme antilaiteuses.

Parmi les espèces exotiques :

L'*Holarrhena antidysenterica* R. Br., qui croît dans l'Inde, au Népaul, dans les Neilghéries, et au Malabar, et dont les graines et l'écorce connues sous le nom d'*Écorce de Conessie*, sont communément employées dans l'Inde comme antidysentériques. Elles contiennent un alcaloïde, la *Wrightine*.

L'*Apocynum Cannabinum* L., qui croît dans l'Amérique du Nord, où son rhizome, qui contient deux principes appartenant au groupe de la digitaline, l'*Apocynine* et l'*Apocynéine*, est fréquemment employé, comme eméto-cathartique et diurétique, dans l'hydropisie cardiaque et l'anasarque.

Le *Cerbera venenifera* Steud. (*Tanguinia venenifera* Poir.). C'est le *Tan-*

guin de Madagascar dont les Madécasses et les Hovas utilisent l'amande comme poison d'épreuve, à cause de ses propriétés toxiques, qui sont dues à la présence d'un poison très actif, la *Tanguine* ou *Tanghinine*, qui se rapproche de la Strophanthine.

Le *C. Thevetia* L., espèce originaire de l'Amérique tropicale, dont les graines renferment également deux alcaloïdes, la *Thévétine* et la *Thévérésine*, poisons du cœur fort énergiques.

Les *Acokanthera Schimperi, A. Ouabaio* Pois. et *A. Deflersii* Schw., auxquels on rapporte l'origine de l'Ouabaio, avec lequel les Somalis de la côte orientale d'Afrique empoisonnent leurs flèches.

Le *Guachamaca toxifera* Gros., qui croît au Vénézuéla et dont l'écorce renferme un poison dont les effets sont analogues à ceux du Curare.

ASCLÉPIADÉES

Plantes herbacées ou ligneuses, souvent volubiles, à feuilles opposées, parfois verticillées ou alternes. Fleurs généralement disposées en cymes souvent corymbiformes ou ombelliformes, ou en sertules indéfinis. Corolle gamopétale, régulière, de forme variée, garnie près de sa gorge de 5 appendices pétaloïdes ou de poils. 5 étamines à filets soudés. Anthères biloculaires contenant deux masses de pollen solide, qui se réunissent deux par deux, au moyen d'un petit caudicule, à 5 petits corps glandulaires placés autour du stigmate. Gynécée à deux ovaires distincts, pluriovulés. Les fruits sont des follicules. Les graines ordinairement garnies d'une aigrette de poils soyeux, contiennent un embryon homotrope entouré par un albumen charnu.

Les Asclépiadées sont pourvues d'un appareil sécréteur composé de *vaisseaux laticifères inarticulés, affectant la même forme et la même localisation que dans les Apocynées.*

ÉCORCE DE CONDURANGO

Origine. — L'Écorce de Condurango est fournie par le *Gonolobus Condurango* Triana, qui croît dans l'Équateur, les Cordillères des Andes, le Vénézuéla et la Colombie.

Description. — Cette écorce se présente généralement en fragments très irréguliers, parfois aplatis, le plus souvent cintrés ou enroulés, de 2 à 6 millimètres d'épaisseur. La plupart des écorces sont complètement privées de parties ligneuses; d'autres ont conservé adhérente une couche de bois plus ou moins épaisse. La surface extérieure est d'un gris foncé, parfois assez rugueuse. La face interne est d'un gris plus pâle, peu ou pas striée. La section transversale est finement striée dans le sens radial et maculée de ponctuations blanches très apparentes. La cassure est généralement assez nette. Cette écorce a une odeur mixte de cascarille et de poivre et une saveur amère.

Structure microscopique.— Cette écorce est nettement caractérisée par *l'abondance des cristaux prismatiques qui sont localisés dans le voisinage du suber*, par *les laticifères* qui existent dans toute son épaisseur. *Le* *liber, limité extérieurement par quelques amas de fibres péricycliques groupées et d'apparence nacrée* est constitué par un tissu très dense, sillonné par d'étroits rayons médullaires, très riche en cristaux *étoilés* d'oxalate de chaux ; il est, en outre, caractérisé par la *présence d'une grande quantité de cellules scléreuses munies de parois plus ou moins épaisses et réunies en groupes parfois très volumineux.*

Composition chimique. — Cette écorce renferme trois glucosides, *les Condurangines a, b, c,* du tanin et une résine.

Usages. — A plusieurs reprises cette écorce a reparu dans la thérapeutique européenne comme spécifique des affections cancéreuses. On l'utilise encore comme tonique sous forme de poudre, à la dose de 1 à 4 grammes, ou en teinture à la dose de 1 à 2 grammes.

Sous le nom d'Écorces de Mudar, on désigne deux écorces fournies par les racines du *Calotropis gigantea* R. Br. et du *C. procera* R. Br.

La première de ces espèces habite les parties basses du Bengale, du sud de l'Inde, de Ceylan et des Moluques ; la seconde croît dans l'Inde, la Perse, l'Égypte et l'Afrique. Ces écorces, dont la composition n'est pas encore bien déterminée, jouissent, dans l'Inde, d'une grande réputation comme toniques, diaphorétiques et antisyphilitiques. Le *Calotropis gigantea*, comme nous l'avons vu plus haut, concourt à la production des meilleurs Caoutchoucs de Bornéo.

Dans l'Inde on utilise encore, comme toniques, diurétiques et altérants, la racine et le rhizome d'*Hemidesmus Indicus* R. Br. qui est très répandu dans toute la péninsule indienne.

Le *Tylophora asthmatica* Wight et Arm. est une autre espèce asiatique qui fournit à la matière médicale anglo-indienne ses racines et ses feuilles. Les racines, connues sous le nom d'*Ipécacuanha de l'Inde*, contiennent un glucoside cristallisé, la *Tylophorine*, qui leur communique des propriétés émétiques ; les feuilles sont employées aussi comme expectorantes et vomitives.

Les autres espèces qui intéressent la matière médicale sont :

Le Rhizome d'Asclépiade qui est fourni par l'*Asclepias vincetoxicum* L., qui croît dans les régions montagneuses découvertes des Vosges, du Jura, de l'Auvergne et des Pyrénées. Tanret a retiré de ce rhizome un glucoside, la *Vincétoxine*, qui, par ses propriétés chimiques, se rapproche de la *Convallamarine* et de la *Digitaline*. Cette drogue, employée autrefois contre les hydropisies, les affections cutanées, n'est plus guère utilisée que pour la préparation du *Vin diurétique de la Charité*. A plusieurs reprises on a constaté sa présence dans le Polygala de Virginie.

Une simple section pratiquée dans le rhizome et la racine avec un couteau ou un rasoir, permet de constater la substitution. Le rhizome d'Asclépiade a toujours une section arrondie et présente toujours une moelle bien apparente entourée par un cercle ligneux ininterrompu. La racine se distingue de suite en imbibant la section avec une goutte de solution d'iode iodurée qui bleuit la section de la racine d'Asclépiade et teint en jaune la section de racine de Polygala.

Le *Solenostemma Argel* Hayne, herbe vivace de l'Orient dont les feuilles chagrinées ne servent qu'à allonger le séné d'Alexandrie ; cette pratique, au dire des tribus arabes, n'aurait pas de caractère frauduleux, mais serait seulement inspirée par l'intention de rendre le séné plus actif.

STRYCHNÉES

Plantes herbacées, arbres ou arbustes, tous exotiques, souvent grimpants. Feuilles entières, opposées, dépourvues de stipules, présentant outre la nervure médiane, 4 grandes nervures principales, qui se détachent par paires de celle-ci, un peu au-dessus les unes des autres. Fleurs généralement blanches et régulières. Calice à 4-5 sépales unis par la base. Corolle gamopétale, généralement régulière, à 4-5 pétales, 4 à 5 étamines. Ovaire à 2 loges complètes ou incomplètes pluriovulées. Fruit tantôt sec et capsulaire, tantôt charnu et drupacé et logeant dans sa pulpe une ou plusieurs graines à albumen charnu et corné.

NOIX VOMIQUE

Origine. — La Noix vomique est la graine du *Strychnos Nux-vomica L.*, qui croît communément dans l'Asie tropicale, dans l'Inde, sur les côtes de Coromandel, à Ceylan, à Java.

Description. — Cette graine est aplatie, irrégulièrement orbiculaire, en *forme de disque*, mesurant 1/2 centimètre d'épaisseur et 15 à 20 millimètres de largeur, à *bords légérement renflés et obtus* (fig. 250). La face dorsale est plane ou un peu concave ; la face ventrale est légèrement convexe : toutes les deux ont une *teinte gris clair* ou *blanchâtre*, un *aspect luisant et satiné*, un toucher assez doux qu'elles doivent à la présence d'un duvet soyeux très serré, formé de longs poils déprimés, qui semblant rayonner autour d'un point central marqué sur chacune des faces, s'inclinent et se dirigent vers les bords de la graine, où ils se rejoignent et s'entre-croisent avec ceux de la face opposée. Au centre de la partie convexe, on observe un *petit bourrelet déprimé à son centre*, et représentant le hile, d'où part un raphé légèrement proéminent qui aboutit à une protubérance placée sur un point de la circonférence et qui correspond à la chalaze. La face ventrale présente à son centre une légère dépression au niveau du hile. Si on ouvre parallèlement aux faces une semence de noix vomique (fig. 251), après l'avoir ramollie dans l'eau bouillante, on découvre un albumen corné blanc, qui paraît formé de deux disques soudés sur leurs bords et séparés en leur milieu par une cavité disciforme assez large. Sur le bord d'un de ces disques et au point correspondant à la protubérance signalée plus haut, on aperçoit un embryon très marqué

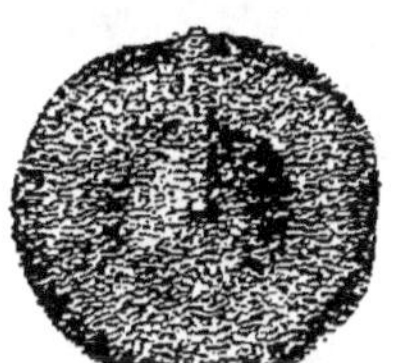
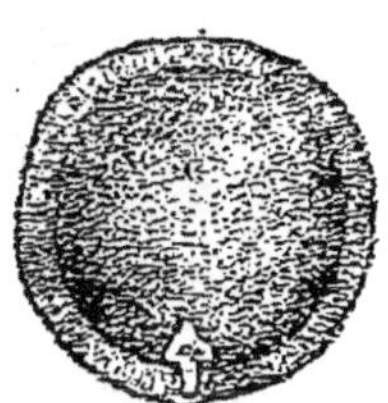

Fig. 250, 251. — Noix vomique.
Graine entière. Graine coupée transversalement.

et formé d'une radicule *claviforme* et de deux cotylédons cordiformes. La noix vomique n'a pas d'odeur, mais elle possède une saveur extrêmement amère.

Structure anatomique (fig. 252). — Le spermoderme de la noix vomique se compose de deux couches distinctes. La couche *externe* ou *poilue* se compose de cellules coudées et renflées à leur base qui est garnie de fentes obliques. Au niveau de la coudure ces cellules sclérifiées se subdivisent en une multitude de cellules tubulaires, juxtaposées, entrelacées en différents sens, qui se replient et forment ainsi un poil très long, légèrement conique, d'une apparence toute spéciale, analogue au manche tressé d'un fouet. Le tégument interne est formé de plusieurs assises de cellules brunes fortement aplaties, dont il est impossible d'apercevoir les parois. L'albumen, de nature cornée, est formé de cellules qui sont de plus en plus petites et dont les parois s'épaississent à mesure qu'on s'éloigne de la périphérie. Ces cellules renferment dans leur cavité un protoplasma huileux, de l'aleurone et les principes actifs de la graine.

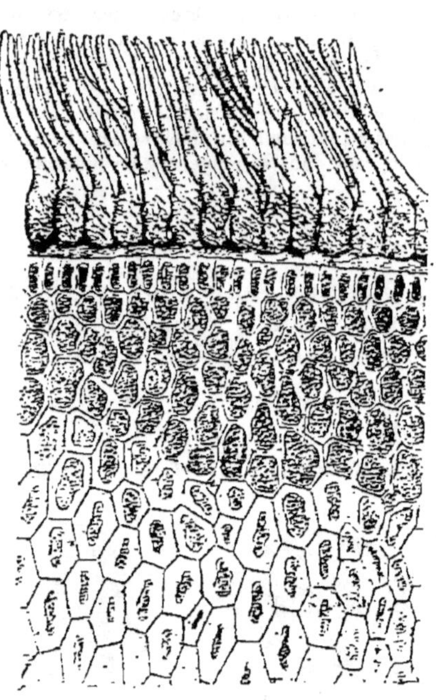

Fig. 252. — Noix vomique. Section transversale.

Composition chimique. — La noix vomique renferme : deux alcaloïdes, la *Strychnine* et la *Brucine*, combinés avec l'acide *igasurique*, qui serait identique avec l'acide cafétannique, un glucoside, la *Loganine*, et des sucres réducteurs (*mannose* 11,02 p. 100 et *galactose* 38,45 p. 100).

Elle présente les réactions microchimiques suivantes :

Au contact de l'*oxyde de cérium* dissous dans l'acide sulfurique concentré, la Strychnine prend une couleur *bleu-violet*, puis *rouge jaunâtre*.

Avec l'*acide sulfurique* et le *pyrochromate de potasse*, elle prend une couleur *bleu-violet*, qui passe successivement du *violet* au *rouge sang*.

Avec le *sulfuvanadate d'ammoniaque*, elle prend une couleur d'un *violet foncé*, qui devient *rouge-violet*, puis orange.

La *Strychnine*, découverte en 1818 par Pelletier et Caventou, cristallise en octaèdres, incolores, inodores, solubles dans 6 700 parties d'eau froide et dans 2 500 parties d'eau bouillante ; elle se dissout bien dans l'alcool et le chloroforme, et très bien dans la benzine, l'alcool amylique et l'éther. Sa saveur est tellement amère qu'elle peut être perçue dans une solution aqueuse aux 600 millièmes.

La *Brucine* également découverte par Pelletier et Caventou, cris-

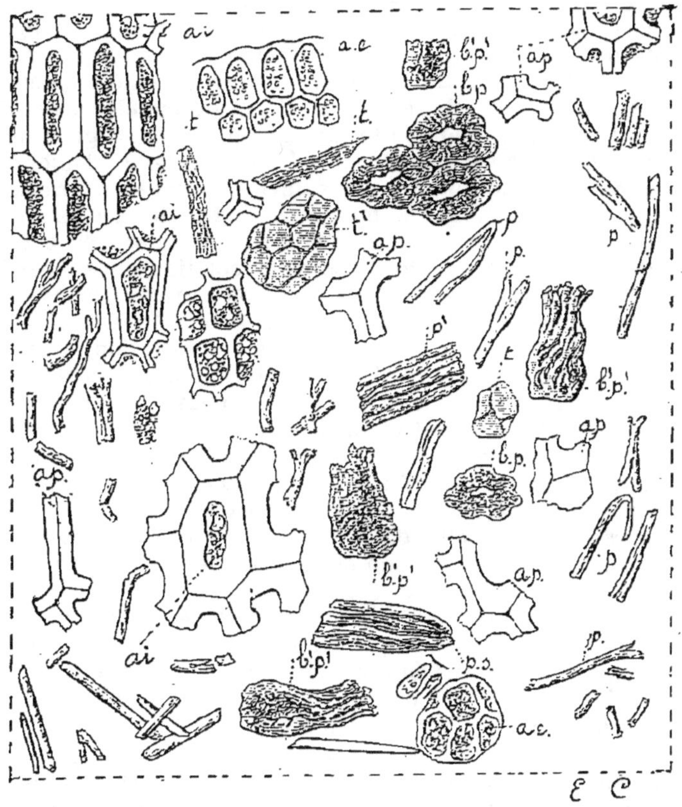

Fig. 253. — Poudre de Noix vomique.

ae, partie extérieure de l'albumen. — *ai, partie interne de l'albumen.* — *ap, parois des cellules de l'albumen.* — *bp. partie inférieure des poils coupée transversalement.* — *b'p', la même vue de face.* — *p', débris de poils.* — *t*, tégument de la graine vu de profil. — *t'*, le même vu de face.

tallise en prismes rhomboïdaux obliques, souvent assez gros, transparents et incolores, solubles dans 900 parties d'eau froide et dans l'alcool, insolubles dans l'éther ; sa saveur est bien moins amère que celle de la strychnine. Au contact de l'acide *azotique concentré*, elle prend une teinte *rouge de sang*, qui devient *violette* par l'addition d'un peu de protochlorure d'étain.

Localisation des alcaloïdes. — En traitant successivement par les réactifs sus-indiqués, des sections de noix vomique dégraissées au moyen de l'éther de pétrole, on peut observer la présence et la localisation de la *strychnine* et de la *brucine*. On constate ainsi que ces deux principes se *trouvent mélangés dans toutes les cellules de l'endosperme*, avec le plasma huileux et l'aleurone qui remplissent ces cellules.

Dosage des alcaloïdes. — A 10 grammes de poudre de Noix vomique ou de Fève de Saint-Ignace, on ajoute 60 grammes d'éther et 40 grammes de chloroforme ; puis 10 grammes d'ammoniaque à 10 p. 100. On agite fréquemment pendant une demi-heure. La solution éthéro-chloroformique évaporée est traitée au bain-marie par de l'eau acidulée avec de l'acide sulfurique (10 grammes acide sulfurique à 5 p. 100 et 40 grammes d'eau), pendant une demi-heure. Le liquide filtré est agité d'abord avec le mélange éthéro-chloroformique, qui enlève les matières grasses et résineuses, puis après addition d'ammoniaque, agité de nouveau à plusieurs reprises avec un nouveau mélange d'éther et de chloroforme qui dissout les alcaloïdes mis en liberté. On verse cette solution dans un ballon d'Erlenmeyer taré et on fait évaporer. Les alcaloïdes restent sous forme d'un vernis presque incolore. Ce vernis perdant difficilement ses dernières traces de chloroforme, on ajoute à la fin de l'évaporation, à deux ou trois reprises des petites quantités d'alcool absolu, qu'on fait ensuite évaporer au bain-marie. En opérant ainsi, le résidu passe à l'état cristallin. On chauffe jusqu'à poids constant et on pèse.

Soumise à ce traitement, la poudre de Noix vomique, débarrassée de son spermoderme, a laissé 2.70 à 2,85 p. 100 d'alcaloïdes et la graine entière en a donné 2,64 à 2,68 p. 100. (Sandor).

Pour séparer la Strychnine de la Brucine, Sandor a imaginé un procédé qui repose sur la destruction de la Brucine par le permanganate de potasse.

On chauffe 20 centigrammes du mélange alcaloïdique avec une petite quantité d'acide sulfurique à 10 p. 100, suffisante pour le dissoudre entièrement. On place dans l'eau froide et l'on voit bientôt les sulfates se séparer sous forme de bouillie. On ajoute alors goutte à goutte une solution récemment préparée avec 2 grammes de permanganate de potasse dans 100 grammes d'acide sulfurique à 10 p. 100, jusqu'à ce que la décoloration soit à peu près complète, ou jusqu'à ce que, par l'addition d'une trace de brucine, se produise de nouveau une coloration jaune. On verse alors le mélange dans un flacon de 150 centimètres cubes ; on l'alcalinise avec de l'ammoniaque, puis on ajoute un mélange de 30 grammes d'éther et de 20 grammes de chloroforme et on agite pendant dix minutes. On laisse reposer, on filtre le liquide éthéro-chloroformique ; on évapore et on pèse le résidu qui est de la Strychnine pure.

La proportion de Strychnine, par rapport au poids total des deux alcaloïdes, varie dans la Noix vomique, de 43,9 à 45,6 p. 100, et dans la Fève de Saint-Ignace de 60,7 à 62,8.

Dans la Noix vomique, ces chiffres correspondent à un mélange à poids moléculaires égaux de Strychnine et de Brucine. Dans la Fève de Saint-Ignace, ils correspondent à 2 molécules de Brucine. Il est donc vraisemblable que dans ces semences les deux alcaloïdes existent toujours dans un rapport constant et simple. (Sandor).

Usages. — La Noix vomique agit comme stimulant de la contractilité, comme apéritive et comme antialcoolique. Elle est employée dans les paralysies motrices, les paraplégies, la paralysie diphtéritique et l'incontinence nocturne. Elle est très appréciée dans le traitement des affections des voies digestives. Elle s'administre sous forme de *poudre* à la dose de 5 à 20 centigrammes en vingt-quatre heures, de *teinture* (1 à 2 grammes), d'*extrait alcoolique* (2 à 5 centigrammes). On utilise aussi fréquemment à sa place, la *Strychnine pure* ou à *l'état de sulfate* ou *d'azotate*, sous forme de granules à 1 milligramme.

L'Écorce du *Vomiquier*, encore désignée sous le nom d'*Angusture fausse*, n'est pas utilisée en pharmacie. Elle n'a d'intérêt pour nous qu'à cause des accidents qui ont été provoqués par sa substitution à l'écorce d'*Angusture vraie;* ce qui doit rendre les pharmaciens assez circonspects à l'endroit de cette dernière drogue qui est fréquemment falsifiée. Nous avons exposé plus haut (page 112) les particularités extérieures et anatomiques qui permettent de distinguer ces deux écorces.

FÈVE DE SAINT-IGNACE

Origine. — La Fève de Saint-Ignace est fournie par le *Strychnos Ignatii* Bergius (*Ignatia amara* L.), qui est originaire des îles Philippines, d'où il a été transporté en Cochinchine et dans les Indes Orientales.

Description. — Cette graine ovoïde, arrondie ou irrégulièrement déformée par pression réciproque (fig. 254) mesure 2 à 3 centimètres de long et 15 à 20 millimètres de large. A l'état frais, elle est couverte d'une fine pubescence grise, dont il ne reste que des *vestiges écailleux blanchâtres*, sur la semence desséchée, qui offre une surface *gris foncé* ou *brun mat*, *d'aspect granuleux* ou finement chagriné. A l'une de ses extrémités elle présente un hile bien apparent. L'albumen est *très dur, corné, d'une teinte brune; il se gonfle et se ramollit dans l'eau bouillante* et exhale en même temps une odeur terreuse et désagréable. L'embryon contenu dans une cavité, aplatie, creusée dans l'albumen, a une *forme allongée* (fig. 255); il est formé d'une radicule cylindrique assez longue, et de deux cotylédons foliacés, ovales ou lancéolés, digitininervés à la base.

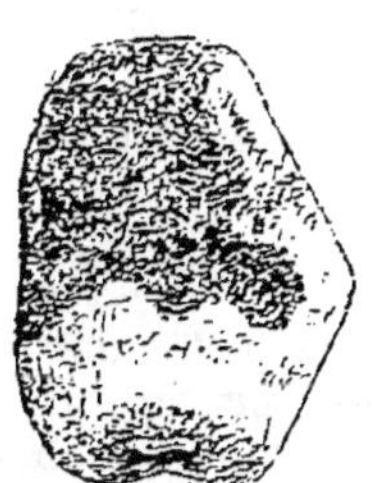
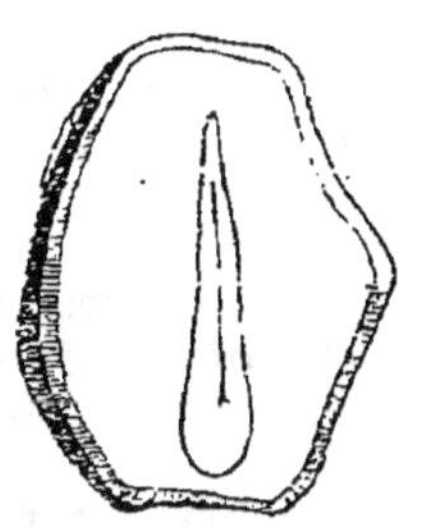

Fig. 254, 255. — Fève de Saint-Ignace.

Graine entière. Coupée en long.

La fève de Saint-Ignace a une saveur extrêmement amère et des propriétés toxiques plus intenses que celles de la Noix vomique.

Structure anatomique. — Les poils qui recouvrent cette graine, analogues, dans leur partie cylindrique, à ceux de la noix vomique, s'en distinguent nettement vers la base qui, au lieu d'être *sclérifiée* et renflée en forme d'ampoule, est profondément *laciniée*. Ce caractère qui se traduit par l'*absence des cellules scléreuses* dans la poudre de fève de Saint-Ignace, suffirait à lui seul pour distinguer cette poudre de celle de la noix vomique. L'albumen est recouvert par une rangée de cellules prismatiques brunes, dont la paroi extérieure est notablement renforcée. Il est formé de cellules irrégulièrement polygonales, dont les parois assez épaisses entourent une cavité, de forme irrégulière, contenant du protoplasma huileux, de l'aleurone, et les principes actifs de la graine. L'aspect de ces cellules varie notablement selon qu'on les observe avant ou après leur immersion dans l'eau bouillante et leur traitement par la teinture d'iode.

Composition chimique. — La fève de Saint-Ignace renferme : des *sucres réducteurs* (27,05 p. 100 de *mannose* et 31,05 de *galactose*), de la *Strychnine* (2 p. 100) et de la *Brucine* (1,20 p. 100) combinées avec l'acide igasurique. *La quantité de strychnine étant plus élevée dans cette graine que dans la noix vomique, il faudra éviter de susbtituer l'une à l'autre dans les préparations pharmaceutiques.*

Localisation des principes actifs. — L'emploi des réactifs microchimiques qui caractérisent la Strychnine et la Brucine permettra de constater que ces alcaloïdes sont répartis dans toutes les cellules de l'albumen.

Le dosage de ces alcaloïdes se fera comme pour la noix vomique.

Usages. — La fève de Saint-Ignace s'emploie généralement sous forme de *poudre* ou de *teinture*, à doses plus faibles que les mêmes préparations à base de noix vomique. Elle entre dans la préparation des *Gouttes amères de Baumé*. Dans l'industrie, elle sert surtout à préparer la Strychnine.

Sous le nom de GRAINES DE TITTAN COTTE on désigne celles du *Strychnos potatorum* L., qui croît dans l'Inde et qui présentent cette particularité curieuse pour une semence de Strychnée, de ne renfermer aucune substance toxique. A cause de leur richesse en mucilage, ces graines, moins aplaties que celles de la Noix vomique, plus petites, et d'une couleur jaune-paille, sont employées par les indigènes pour clarifier l'eau, impure et saumâtre, destinée à les désaltérer; c'est de là qu'elles tirent leur nom particulier de *Strychnos des buveurs*.

Sous le non d'ÉCORCE DE HOANG-NAN, on désigne une écorce qui, à plusieurs reprises, a été préconisée par les missionnaires du Tonkin comme un spécifique de la rage. Cette drogue, qui ne justifie en rien cette réputation, est fournie par le *S. Gautheriana* PIERRE, qui croît dans la province de Than-Hoa. Elle se rapproche beaucoup, dans son apparence extérieure, de l'écorce de fausse Augusture et se trouve souvent, comme cette dernière, *recouverte de verrues, d'une teinte ocreuse*. Au point de vue anatomique, elle présente, comme cette dernière, un *anneau scléreux continu* et une *multitude de cristaux prismatiques, mais elle s'en distingue par la rareté des éléments scléreux dans les faisceaux fibro libériens.*

L'Upas tieute constitue avec l'*Upas-antiar* (*Antiaris toxicaria* Lesch) l'un des deux poisons dont les Javanais se servent habituellement pour empoisonner leurs flèches. Il est fourni par une liane, le *S. Tieute* Lesch, qui croît sur les montagnes de l'île de Blambangang.

CURARE

Sous le nom de Curare, on désigne le poison dont les indigènes de l'Amérique du Sud se servent habituellement pour empoisonner leurs flèches.

Description. — Cette substance se présente généralement sous forme d'un extrait solide, noirâtre, à cassure résineuse brillante, d'odeur empyreumatique, de saveur très amère. Elle arrive soit dans des gourdes, soit dans des vases d'argile, dans lesquels on l'a introduite à l'état liquide. Elle se dissout incomplètement dans l'eau, à laquelle elle donne une couleur rouge et une réaction acide; soluble dans l'alcool, elle est insoluble dans l'éther. Elle possède des propriétés tétanisantes.

La base du Curare consiste essentiellement dans un extrait préparé avec la tige ou la racine de divers *Strychnos*, dont l'espèce varie d'une région à l'autre, et auxquels on ajoute différentes autres plantes douées de propriétés toxiques.

On connaît actuellement quatre variétés de Curare qui sont préparées dans des régions bien délimitées, qui ont été explorées dans ces dernières années par plusieurs voyageurs français. Les renseignements et les échantillons botaniques recueillis par ces voyageurs ont permis d'éclairer l'origine botanique de ces produits intéressants. Ces quatre variétés de Curare sont : le *Curare du Haut Amazone*, le *Curare de l'Orénoque*, le *Curare de la Guyane française* et le *Curare de la Guyane anglaise*.

Le Curare du Haut Amazone ou Curare en pots se prépare dans une vaste région qui est arrosée par le Solimoens, le Javari, l'Içа et le Yapoura. Les tribus qui le préparent et qui habitent principalement la rive septentrionale du fleuve sont les *Yamcos*, les *Orjones*, les *Yaguos*, les *Ticunas* et les *Indiens Pébas*. La base de ce Curare est une liane connue sous le nom de *Ramon* et qui, retrouvée par Crevaux, a été rapportée au *Strychnos Castelnœana* Weed. Parmi les échantillons recueillis par Crevaux et signalés par lui comme base de ce curare, se trouvent : l'*Aristolochia deltoidea*, l'*A. raja*, le *Dieffenbachia Seguine* et le *Petiveria alliacea ;* le *Cocculus toxicoferus* est considéré aussi comme un des éléments de ce curare.

Le Curare de l'Orénoque comprend deux produits distincts: l'un appelé *Curare faible*, qui sert pour la chasse et qui est préparé avec le S. *Gubleri* G. Planch; l'autre appelé *Curare fort*, qui est beaucoup plus actif et qui est préparé avec une espèce très voisine du S. *toxifera*.

Le Curare de la Guyane française, connu sous les noms de *Curare en tuyaux de bambou, Tubocurare, Paracurare*, est préparé par les Indiens *Trios* et *Roucouyennes*, qui habitent la partie supérieure du Parou. Crevaux, qui a plusieurs fois assisté à la préparation de ce Curare, a pu aussi se procurer la plante qui le produit: c'est l'*Ourari* ou *Strychnos Crevauxii* G. Planch (S. *Crevauxiana* H. Bn.).

Le Curare de la Guyane anglaise ou Curare en calebasses, est préparé par les Macusis, dans une région arrosée par l'Essequibo et le Ripurini, avec le S. *toxifera* et le S. *cogens* auxquels on associe diverses plantes indéterminées, appelées *Volkarimo, Tavaremu, Maramu*.

Composition chimique. — Les Curares renferment deux sortes d'alcaloïdes: les *Curines* amorphes ou cristallisées qui ne possèdent qu'à un très faible degré l'action curarisante, et les *Curarines*, amorphes, possédant cette action à un degré très élevé, mais toutefois variable selon l'origine des Curares.

Le Curare en tuyaux contient de 9 à 11,8 p. 100 de *Tubocurarine*, de la *Tubocurine* et de la *Quercite*. Sa dose mortelle pour un chien varie entre 0 gr. 006 et 0 gr. 012 par kilogramme du poids de l'animal. Le Curare en calebasses contient une *Curarine* et un autre alcaloïde soluble dans l'éther. La dose mortelle pour un chien varie entre 0 gr. 015 et 0 gr. 030 par kilogramme du poids de l'animal. Le *Curare en pots* ou *Protocurare* renferme trois bases: la *Protocurarine*, qui est très toxique, la *Protocurine*, d'une faible action curarisante, et la *Protocuridine* qui est inactive.

Usages. — Le Curare n'a pas d'applications thérapeutiques; il agit spécialement sur la terminaison des nerfs moteurs sans atteindre les troncs nerveux ni les nerfs sensitifs. Il a été expérimenté sans succès contre le tétanos, l'épilepsie, la chorée, la rage et les empoisonnements par la strychnine. C'est plutôt un agent physiologique précieux qu'un remède utile.

RACINE DE GELSÉMIUM

Origine. — La racine de Gelsémium est fournie par le *Gelsemium sempervirens* Ait., qui croît dans la Virginie, la Caroline, la Géorgie, la Floride et au Mexique.

Description. — Le Gelsémium des pharmacies est un mélange de rhizomes et de racines, dans lequel on trouve fréquemment des portions de tige. La racine est en fragments droits ou tortueux mesurant 1 à 2 centimètres de diamètre. Les plus gros sont rarement ramifiés et présentent sur leur pourtour des radicelles filiformes jaunâtres, très résistantes ou des cicatrices résultant de leur section. La surface extérieure est très rugueuse, crevassée, marquée de sillons longitudinaux, irréguliers et peu profonds ; elle est d'une teinte jaune grisâtre plus ou moins foncée. La section transversale (fig. 256) présente une écorce *très mince, brune* ou jaune brunâtre, fortement adhérente au cylindre ligneux, qui présente de fines stries concentriques assez rapprochées et de nombreux rayons médullaires, qui se détachent nettement sur le fond jaune brun du bois et s'élargissent sensiblement en se rapprochant de la périphérie. Les rhizomes sont en général un peu plus gros que les racines, moins rugueux, colorés extérieurement en brun jaunâtre clair, garnis de ramifications assez grosses, et de racines adventives grêles, longues et souples. Leur section transversale se distingue de celle des racines par la présence d'une moelle peu volumineuse, mais toujours visible à l'œil. Les portions de tige se distinguent à la présence d'une cavité centrale résultant de la disparition de la moelle, à leur coloration pourpre et à l'existence de fibres très résistantes dans l'écorce.

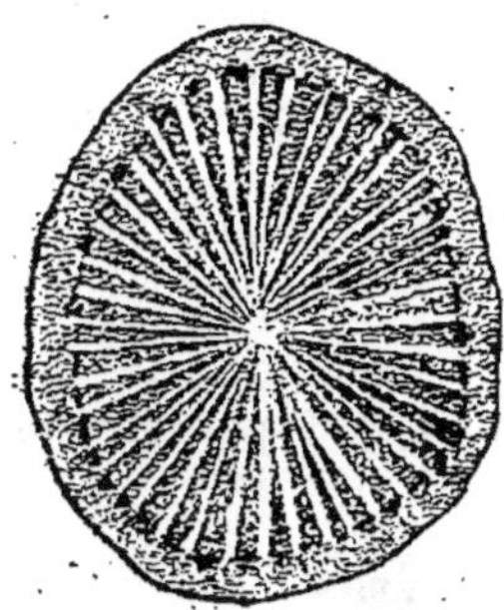

Fig. 256.
Racine de Gelsémium.
Section transversale.

La racine de Gelsemium dépourvue d'odeur, a une amertume assez marquée.

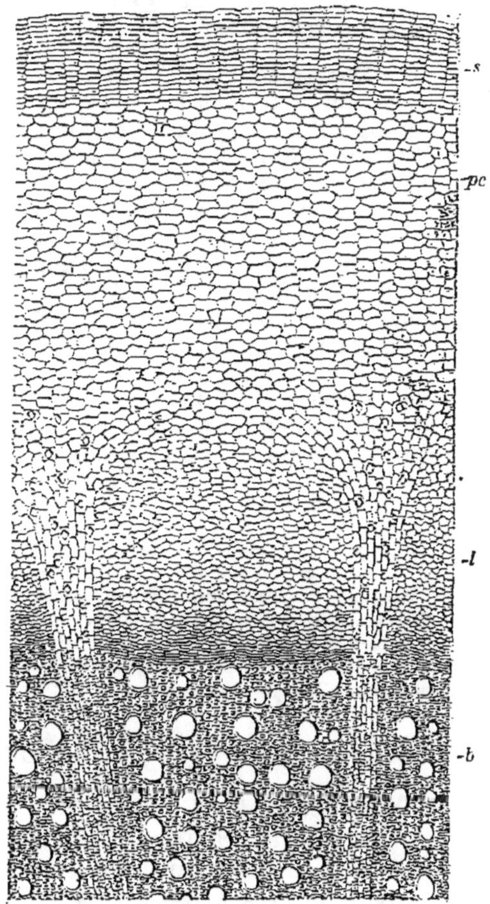

Fig. 257. — Racine de Gelsémium.
Structure anatomique.

Structure microscopique (fig. 257). — Sous un suber très épais, on observe un parenchyme cortical très développé, puis un liber très dense, *depourvu de fibres mécaniques*, divisé en larges faisceaux par des rayons médullaires, très riches en *cristaux prismatiques*. Le bois est constitué par un tissu fibreux, composé de fibres lignifiées et sillonné par de nombreux vaisseaux : il est divisé en faisceaux cunéiformes par des rayons médullaires assez larges, formés de cellules munies de parois *ponctuées*. La présence d'une moelle centrale permettra de distinguer la racine du rhizome.

Composition chimique. — Cette drogue renferme de 0,15 à 0,20 p. 100 d'un alcaloïde, la *Gelsémine*, 0,30 à 0,35 p. 100 d'*acide gelsémique* identique à l'esculine, et 2 à 4 p. 100 de résine.

Usages. — Elle a été employée contre les fièvres intermittentes et surtout contre les névralgies faciales, sous forme de *teinture* à la dose de 60 centigrammes ou d'*extrait fluide* à la dose de 12 centigrammes.

La Spigélie de Maryland (*Spigelia Marylandica* L.), est une plante herbacée qui croît dans les forêts de l'Amérique du Nord, et surtout dans la Caroline et le Maryland. Le rhizome que l'on a employé en pharmacie offre une certaine ressemblance avec la Serpentaire de Virginie ; il s'en distingue toutefois par l'absence de toute odeur, par sa saveur acide, légèrement amère. Il s'en distingue anatomiquement par la disposition du cylindre ligneux qui est radiée dans le rhizome et quadrangulaire dans la racine d'Aristoloche, tandis qu'elle est arrondie dans la racine de Spigélie. Cette drogue s'emploie en Amérique comme vermifuge, mais elle doit être administrée avec prudence, à cause de ses propriétés toxiques.

La Spigélie anthelminthique (*S. anthelmia* L.), ou *herbe à la Brinvilliers*, est une plante qui croît au Brésil, dans la Guyane et les Antilles. Cette plante desséchée a une odeur forte, non aromatique, une saveur amère et âcre. Le Codex recommande de l'employer fleurie et entière. Elle est utilisée aux Antilles et au Brésil comme vermifuge.

GENTIANÉES

Plantes herbacées, rarement frutescentes, à feuilles entières, glabres, opposées, rarement alternes. Fleurs régulières, terminales ou axillaires, généralement pentamères et disposées en cymes ou en grappes. Androcée isostémone à deux carpelles cohérents en un ovaire uniloculaire, à placentas pariétaux, garnis de nombreux ovules. Capsule septicide. Graines pourvues d'un albumen copieux.

RACINE DE GENTIANE

Origine. — La Gentiane des pharmacies est constituée par le rhizome et les racines du *Gentiana lutea* L., belle plante vivace qui croît sur nos montages, dans la Côte-d'Or, les Vosges, le Jura, l'Auvergne, les Alpes et les Pyrénées.

Description. — La souche de la Gentiane atteint à sa base une ou deux fois la grosseur du pouce. Au-dessus du collet, on distingue la base des rameaux aériens qui sont plus ou moins nombreux suivant l'âge de la plante. Les rameaux de l'année courante sont indiqués, soit par une section nette, soit par une cassure ; ceux des années précédentes sont signalés par des cicatrices déprimées en forme de fossettes cratériformes. La partie supérieure ou rhizomateuse de la souche se continue directement avec la racine : celle-ci se bifurque plus ou moins rapidement et donne des ramifications qui coupées en fragments de 5 à 10 centimètres de longueur, constituent la drogue que l'on trouve le plus souvent dans les pharmacies.

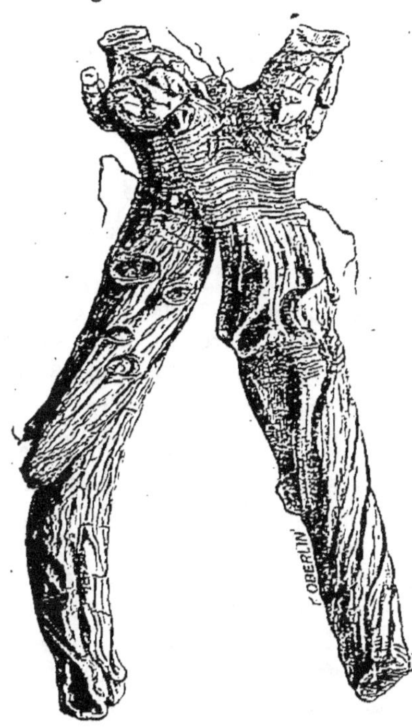

Fig. 258. — Racine de Gentiane.

Ces fragments sont à peu près cylindriques, souvent arqués ou tordus ; leur surface extérieure d'un brun rougeâtre, est marquée de rides longitudinales assez profondes, qui sont souvent enroulées en spirales. Ces rides sont entrecoupées par des sillons annulaires qui sont très nombreux et très rapprochés dans le voisinage du collet. De place en place, on distingue, sur la surface extérieure des racines, des petites cicatrices ovales laissées par la section des ramifications secondaires. La cassure de cette racine est courte. La section transversale (fig. 259) de couleur brun-orange, présente une zone corticale nettement séparée par un cambium bien apparent, de la zone ligneuse qui est poreuse, d'une teinte brun jaunâtre, et marquée de fines stries radiales, formées par les faisceaux fibro-vasculaires.

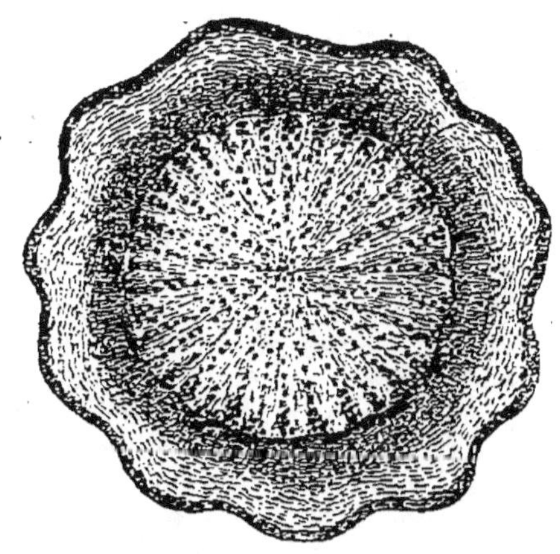

Fig. 259. — Racine de Gentiane. Section transversale.

La racine de Gentiane a une odeur assez vive, un peu nauséeuse, qui rappelle celle du miel ou de certains pains d'épices. La saveur faible au début, même un peu sucrée, devient graduellement, au bout de quelques secondes, d'une amertume insupportable, presque nauséeuse, mais peu tenace. Quand elle vient d'être desséchée, cette racine est cassante, mais avec le temps, elle devient flexible et présente une texture spongieuse.

Structure microscopique. — Le suber assez épais recouvre un massi de cellules collenchymateuses, qui se confond bientôt avec le parenchyme cortical, dont les cellules contiennent de très petits cristaux. Le liber, dépourvu de fibres mécaniques, est constitué par un tissu dense de petites cellules régulièrement superposées. Le bois est divisé par d'assez larges rayons médullaires, en faisceaux cunéiformes composés d'un parenchyme ligneux, qui est sillonné par de nombreux vaisseaux isolés ou groupés. La partie centrale des racines est occupée par un groupe de vaisseaux représentant le bois primaire ; l'axe des rhizomes est constitué par une moelle assez développée.

Composition chimique. — La racine de Gentiane renferme : 1° un glucoside (*Gentiopicrine*), qui cristallise en aiguilles incolores, solubles dans l'eau et l'alcool, insolubles dans l'éther, et qui avec les acides étendus donne du glucose et de la *Gentiogénine* ; 2° une substance colorante (*Gentisine* ou *Acide gentianique*) ; 3° un sucre (*Gentianose*), qui est très voisin du sucre de canne ; 4° une huile essentielle et une huile fixe.

L'étude chimique de ces produits divers a été faite d'une façon magistrale par M. Bourquelot (*Journal de Ph. et de Chimie*, 1898. T. VII, p. 289-473).

Usages. — La racine de Gentiane est un excellent amer, qui est communément employé pour stimuler les fonctions digestives. Employée fraîche et à doses élevées, elle détermine une sorte d'ivresse narcotique et provoque des vomissements. On l'emploie sous forme de *poudre*, de *vin*, d'*extrait aqueux*, de *sirop* et de *teinture simple* ou *composée* ; elle entre dans une foule de préparations toniques.

Substitutions. — On a souvent substitué aux racines de *G. lutea* celles des *G. punctata*, *G. pannonnica*, *G. purpurea*, *G. acaulis*. Ces racines qui possèdent, à un degré inférieur toutefois, les propriétés physiologiques de la Gentiane, ont généralement un diamètre plus étroit ; leur structure se rapproche beaucoup de celle de la racine de *G. lutea*. Ces substitutions n'ont pas grand inconvénient, mais il faut s'assurer si la racine de gentiane ne contient pas de *rhizome d'Ellébore blanc* qui, croissant dans les mêmes régions qu'elle, y a parfois été mélangé plutôt accidentellement que dans un but de spéculation frauduleuse. La simple comparaison des sections transversales des deux drogues permettrait de reconnaître cette substitution qui n'est pas inoffensive.

PETITE CENTAURÉE

La Petite Centaurée est fournie par l'*Erythræa Centaurium* Pers., qui est très abondant dans les parties sèches de la région méditerranéenne, de l'Europe centrale et qui se retrouve en Perse, au Canada, aux Etats-Unis. La matière médicale utilise les sommités fleuries de cette plante qui se récoltent en juillet et en avril.

C'est une petite plante herbacée, bisannuelle, haute de 20 à 30 centimètres. La tige quadrangulaire, rameuse, dichotome au sommet, porte à sa base une rosette de feuilles obovales, courtement pétiolées, et plus haut, à des intervalles de 2 à 3 centimètres, des feuilles opposées, sessiles, glabres, oblongues ou linéaires-aiguës, dont le *limbe entier présente de* 3 *à* 5 *nervures longitudinales.* Chaque rameau se termine par une espèce de *corymbe dense, formé de cymes très rapprochées, placées à l'aisselle des feuilles et composées de fleurs courtement pédicellées.* Les fleurs, hermaphrodites et régulières. conservent ordinairement dans les pharmacies, *leur belle couleur rosée,* qui devient d'*un jane-orange,* quand elles ont été imparfaitement desséchées. Leur réceptacle est concave. Le calice qui est gamosépale, tubuleux, à 5 divisions inégales, entoure la corolle infundibuliforme d'un *beau rose,* à tube deux fois aussi long que le calice, à 5 lobes lancéolés. Les étamines, au nombre de 5, ont des anthères qui se contournent en spirale après la déhiscence. Toutes les parties de la plante ont une amertume bien prononcée ; les sommités fleuries ont une odeur assez agréable qui s'atténue beaucoup par la dessiccation.

La Petite Centaurée renferme une résine mal déterminée, la *Centaurirésine,* un principe cristallisé, l'*Erythro-centaurine,* un principe amer mal défini, du sucre et de la gomme.

Elle constitue un excellent médicament tonique et le plus amer de nos fébrifuges indigènes. On l'emploie en infusion à la dose de 15 à 30 grammes par litre d'eau.

FEUILLES DE MÉNYANTHE

Les feuilles de Ményanthe ou de Trèfle d'eau sont fournies par le *Menyanthes trifoliata* L., qui croît dans presque toute l'Europe, l'Asie centrale, l'Amérique boréale, où il se plaît dans les endroits marécageux.

C'est une plante vivace, dont les tiges et les branches rampent en partie dans la vase, où elles se fixent au moyen de racines adventives. La feuille entière, supportée par un *pétiole charnu, très engainant*, est composée de *trois folioles, sensiblement égales, obovales, faiblement acuminées, entières ou lâchement crénelées sur leurs bords, glabres, penninerves, et d'un beau vert.* Les folioles mesurent en moyenne 5 à 6 centimètres de long sur 2 à 3 centimètres de large. Elle sont inodores et ont une saveur très amère. Dans les pharmacies, ces feuilles sont le plus souvent privées de leur pétiole ; les folioles se présentent isolées ou réunies par 2 ou 3, chiffonnées, colorées en vert glauque sur leurs deux faces.

Les feuilles de Ményanthe renferment un glucoside cristallisé, la *Ményanthine* qui au contact de l'acide sulfurique dilué, donne du glucose et du *Ményanthol*, corps huileux volatil, possédant une odeur d'amandes amères.

Elles sont employées comme amères, toniques, antirhumatismales et fébrifuges. Elles entrent dans la préparation du *sirop* et du *vin antiscorbutiques*. Parfois on les utilise dans la fabrication de la bière.

Parmi les Gentianées d'un intérêt secondaire, on peut citer :

Le CANCHALAGUA (*Erythræa Chilensis* PERS.), plante originaire du Pérou et du Chili, où on l'utilise comme tonique, fébrifuge et emménagogue.

Le CHIRAYTA (*Ophelia Chirayta* GRISEB.), plante d'origine indienne, qui contient de l'*acide ophélique* et de la *Chiratine*, et qui jouit dans l'Inde d'une grande réputation comme tonique, anthelminthique et fébrifuge.

Le *Frasera Walteri* MICHX (*F. Carolinensis* WALT.), très répandu à l'ouest et au sud des Etats-Unis, où il est employé sous le nom d'*American Columbo*, comme succédané du Colombo africain. Il s'en distingue nettement par l'absence de stries radiées et de lignes concentriques de couleur jaune pur, sans teinte verdâtre.

BORRAGINÉES

Herbes ou arbustes, ordinairement hérissés de poils rudes, à feuilles isolées, simples et sans stipules, à limbe entier, rarement lobé. Fleurs hermaphrodites, régulières, le plus souvent disposées en grappes scorpioïdes. Calice gamosépale ; corolle gamopétale, en général régulière et pourvue de 5 appendices à la gorge. Etamines isostémones. Ovaire à style gynobasique, formé de deux carpelles bilobés. Fruit sec consistant en un tétrakène charnu ou drupacé, renfermant dans chacune de ses 4 loges, une graine sans albumen ou à albumen peu développé.

BOURRACHE

La BOURRACHE (*Borrago officinalis* L.) est une plante d'origine orientale, naturalisée dans toute l'Europe, où elle croît sur le bord des chemins et dans les endroits incultes. La matière médicale utilise ses feuilles et ses fleurs.

La tige rameuse de cette plante (fig. 260) haute de 20 à 40 centimètres est arrondie, sillonnée, creuse et couverte ainsi que toute la plante de *longs poils rudes*. Les feuilles sont alternes, les inférieures pétiolées, les supérieures sessiles et embrassantes ; elles sont elliptiques, longues de 15 à 20 centimètres, larges de 5 à 10 centimètres, *fortement ridées*. Leur limbe est presque entier sur le bord, d'un vert foncé sur la face supérieure, d'un vert plus clair sur la face inférieure. Leur nervation est *pennée*, mais leur caractère le plus saillant consiste dans la présence sur leurs deux faces, de poils rudes qui donnent au toucher une sensation spéciale. *Ces poils unicellulaires, coniques, sont plus ou moins longs et très effilés : ils sont munis de parois peu épaisses et ponctuées.* Indépendamment de ces poils tecteurs, les feuilles de Bourrache portent sur leurs deux faces de *petits poils glanduleux, formés d'une glande unicellulaire supportée par un court pédicelle.*

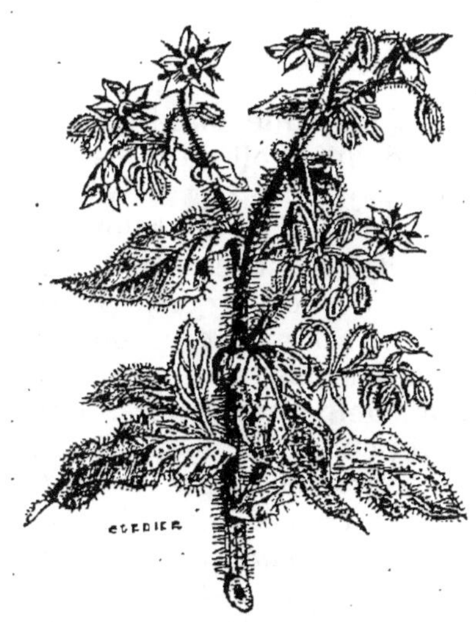

Fig. 260. — *Borrago officinalis.*

Les Fleurs qui naissent au sommet de la tige et des branches sont supportées par de longs pédoncules penchés du même côté et forment dans leur ensemble une panicule très lâche ; d'abord *purpurines*, elles prennent une *belle couleur bleue ;* elles sont régulières, hermaphrodites, à réceptacle concave. La corolle est gamopétale, rotacée, à 5 divisions ovales, acuminées, munies à la gorge de 5 appendices charnus, dressés, aplatis, creusés d'une cavité glanduleuse et velue qui communique au dehors de la corolle par une fente. Les 5 étamines insérées au-dessous de la gorge de la corolle sont exsertes, formées d'une anthère allongée, apiculée, biloculaire, et d'un filet très court, épais, garni sur le dos d'un appendice dressé, plein et conique. Le gynécée est formé d'un ovaire libre, à 2 loges dédoublées en 2 logettes uniovulées. Les caractères les plus nets de ces fleurs, quand elles sont desséchées sont : la *pubescence* qui couvre leur pédicelle et leur calice toujours vert, la *couleur bleue* de leur corolle, et l'espèce de *cône central* formé par les 5 languettes des étamines.

A l'état frais, la Bourrache a une odeur légèrement vireuse et une saveur fade. Elle contient du *mucilage*, de la *résine*, des *sels alcalins* et surtout du *nitrate de potasse.*

Les fleurs sont surtout employées comme pectorales et sudorifiques. On utilise les feuilles comme émollientes.

On substitue quelquefois aux fleurs de Bourrache celles de la Buglosse (*Anchusa officinalis* L.), et celles de la Vipérine (*Echium vulgare* L.). Les premières qui ont des propriétés à peu près semblables, s'en distinguent aisément à leur corolle *non rotacée*, formée d'un tube droit bien développé, terminé par un limbe oblique, à 5 divisions et *fermé à la gorge par 5 écailles.* Les fleurs de la Vipérine sont irrégulières, infundibuliformes, tubuleuses, assez fortement courbées, *sans appendices à la gorge.*

FEUILLES DE PULMONAIRE

La Pulmonaire (*Pulmonaria officinalis* L.) est une plante bisannuelle de l'Europe centrale et méridionale, qui croît dans les bois et les lieux ombragés et se cultive dans les jardins.

Les feuilles radicales, qu'on utilise en pharmacie, sont longuement pétiolées, ovales, cordiformes : elles mesurent de 4 à 15 centimètres de longueur et 2 à 10 centimètres de largeur. Leurs bords sont *entiers*, et le sommet arrondi. Les deux faces colorées en vert franc, plus pâle en-dessus qu'en-dessous, sont généralement *maculées de taches blanches*, qu'on a comparées à celles d'un poumon malade et qui s'effacent souvent pendant la dessiccation. Chacune de ces faces est hérissée de *poils tecteurs, blancs, brillants, courts*. Ces poils sont *unicellulaires, coniques*, très effilés : ils sont accompagnés de *poils glanduleux*, formés d'une *glande unicellulaire, ovale, qui est supportée par un pédicelle très long, pluricellulaire.*

Les feuilles caulinaires sont plus longues et étroitement lancéolées, fortement atténuées à la base, munies d'un pétiole très court.

Les feuilles de Pulmonaire sont à peu près insipides et inodores. Elles contiennent du mucilage, un peu de tanin et du nitrate de potasse. Elles sont employées comme pectorales.

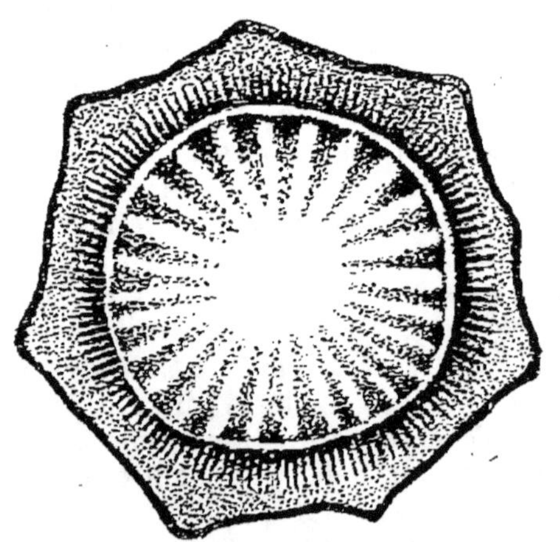

Fig. 261.
Rhizome de Grande Consoude.
Section transversale.

RACINE DE GRANDE CONSOUDE

Cette racine est fournie par le *Symphytum officinale* L., qu'on rencontre en abondance dans les prairies humides et sur le bord des ruisseaux.

La partie souterraine de la Grande Consoude est un rhizome épais, pouvant atteindre la grosseur du bras, portant des branches souterraines épaisses et trapues, et des racines adventives, qui à la fin de la saison, ont acquis la grosseur du doigt. Ce sont généralement les racines qui constituent la drogue qu'on rencontre en pharmacie et qui ont été

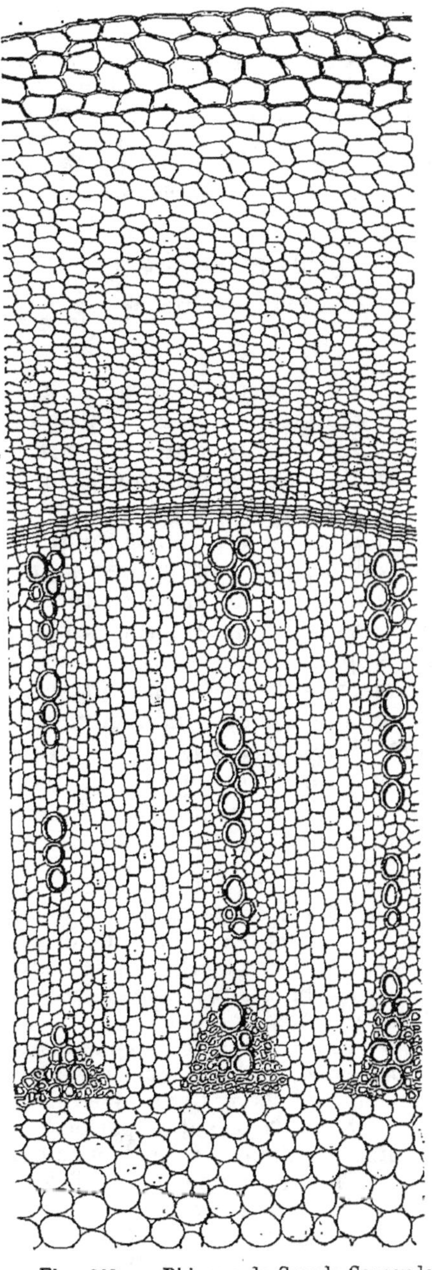

Fig. 262. — Rhizome de Grande Consoude. Structure anatomique.

divisées en petits fragments cylindriques ou aplatis, plus ou moins longs et mesurant de 7 à 15 millimètres de diamètre. Leur surface extérieure est *gris noirâtre* ou *tout à fait noire*, sillonnée de stries longitudinales assez profondes ; les surfaces des sections ont une teinte *blanchâtre* et une *apparence cireuse*. La section transversale présente une zone corticale, limitée extérieurement par un suber noir, et intérieurement par une ligne circulaire grise représentant le cambium ; la partie interne de cette zone, correspondant au liber, est un peu plus foncée que la partie périphérique, et finement striée dans le sens radial. En dessous du cambium se trouve la zone ligneuse qui est plus pâle en couleur, sillonnée de stries radiales qui sont plus ou moins longues selon qu'on observe des fragments de rhizome ou de racines. Dans ces derniers, les stries pénètrent jusqu'au centre de la drogue ; dans les fragments de rhizome, elles s'arrêtent à peu près toutes au même niveau et circonscrivent un cercle assez régulier d'une teinte plus pâle encore, limitant la moelle. Cette drogue a une *saveur mucilagineuse*, faiblement astringente et une odeur peu prononcée.

La zone corticale, limitée extérieurement par un suber très coloré, ne contient ni cellules scléreuses, ni fibres mécaniques, ni cristaux. Le suber, représenté par 4 ou 5 assises de cellules fortement colorées, entoure le parenchyme cortical peu épais et qui se confond insensiblement avec le liber plus dense, formé d'éléments de plus en plus petits et régulièrement superposés. Le bois, dans la racine, est divisé par de larges rayons médullaires, en faisceaux cunéiformes qui pénètrent jusqu'au centre et qui sont formés d'un parenchyme traversé par des vaisseaux groupés. Dans les fragments de rhizome. les faisceaux ligneux sont moins longs et limités intérieurement par un massif fibro-ligneux, représentant le bois primaire. Cette drogue ne contient pas trace d'amidon.

La racine de Consoude renferme un principe mucilagineux et un peu d'acide gallique.

Elle est employée généralement en macération ou sous forme de sirop, comme astringente.

La Racine de Cynoglosse est fournie par le *Cynoglossum officinale* L., plante répandue dans la plus grande partie de l'Europe, où elle croît dans les endroits stériles. Assez rare dans les pharmacies, cette drogue se rencontre plutôt dans les droguiers sous deux formes : tantôt privée de son axe ligneux et réduite simplement à son écorce qui s'est enroulée sur ses deux bords longitudinaux, tantôt en petits tronçons découpés, irrégulièrement cylindriques, comprenant une écorce d'un blanc grisâtre recouverte par un suber gris-brun et entourant un axe ligneux strié radialement, relativement peu développé. Cette drogue attire fortement l'humidité et doit être conservée dans un endroit sec ; elle a une odeur légèrement vireuse et une saveur fade et mucilagineuse. Elle contient un alcaloïde, la *cynoglosséine*, et un autre produit, la *cynoglossidine*. Elle a des propriétés physiologiques très incertaines aussi et elle est à peu près inusitée ; elle n'est guère utilisée que pour la préparation des *pilules de cynoglosse*.

La racine d'Orcanette, fournie par l'*Alkanna tinctoria* Tausch, plante de la région méditerranéenne, n'a pas d'application thérapeutique : elle ne se recommande guère que par l'accumulation, dans son écorce feuilletée, d'une grande quantité de matière colorante, qui donne à celle-ci une teinte d'un violet noirâtre et qu'on utilise dans les laboratoires comme réactif colorant, ou en pharmacie pour colorer les pommades.

Ces propriétés tinctoriales sont partagées par plusieurs autres plantes de la famille des Borraginées, telles que l'*Onosma echioides* L., qui croît dans le midi de la France, et le *Lithospermum tinctorium* Vahl. Les graines d'une autre espèce de ce genre, le *Lithospermum officinale* L., ont été parfois employées sous le nom de *Grémil*, comme lithontriptiques. La présence des feuilles a plusieurs fois été signalée dans le Thé de Chine, dont elles se distinguent facilement par la *forme toute spéciale de leurs poils coniques, perlés, fortement élargis à leur base qui est incrustée de sels calcaires*.

Je mentionnerai encore comme espèces intéressantes de cette famille :

La Buglosse (*Anchusa Italica* Retz.), dont les fleurs sont parfois utilisées comme sudorifiques et pectorales, et l'*A. officinalis* L., espèce du nord de la France, qui a été vantée contre la rage.

La Vipérine (*Echium vulgare* L.), qu'on a vainement employée contre la morsure des serpents et qui est simplement émolliente.

Le *Cordia Myxa* L., plante originaire de l'Inde, dont les fruits désignés sous le nom de *Sébestes*, ont été employés comme pectoraux.

CONVOLVULACÉES

Plantes herbacées, ou sous-frutescentes, souvent volubiles et grimpantes, à feuilles alternes, simples et sans stipules, cordiformes, entières ou palmatilobées, à racines souvent renflées en tubercules. Fleurs régulières, hermaphrodites, pentamères, rarement tétramères, à sépales libres, rarement concrescents ; corolle gamopétale, infundibuliforme, plissée et tordue dans le bouton. Ovaire simple et libre porté sur un disque hypogyne, ayant 2 à 4 loges dont chacune contient 1 ou 2 ovules ascendants et anatropes. Le fruit est une capsule le plus souvent septifrage et loculicide s'ouvrant en 4 valves. Graine fréquemment triangulaire, à testa dur et noirâtre ; embryon à cotylédons plans et chiffonnés, roulé sur lui-même et disposé au milieu d'un albumen charnu.

L'appareil sécréteur des Convolvulacées est constitué par de *grosses cellules* qui, sur une section transversale, *sont arrondies ou ovales, généralement isolées*. Sur une section longitudinale, ces cellules sont à peu près *quadrilatérales, un peu plus larges que longues, superposées en assez grand nombre, et sont toujours nettement séparées par leurs parois propres, sans que jamais celles-ci se résorbent, de façon à former un canal sécréteur*. Ces cellules sont *localisées spécialement dans le liber ; le parenchyme cortical des tiges et des rhizomes en renferme aussi quelques-unes ; elles sont très confluentes dans le cylindre ligneux des racines ou des tiges qui ont été le siège de formations anormales* (*Scammonée, Jalap*). On en rencontre même dans les cotylédons des graines. Elles renferment une matière résineuse qui se présente tantôt sous forme liquide, tantôt sous l'aspect d'une matière granuleuse brune, et qui constitue le principe actif des Convolvulacées.

JALAP OFFICINAL

Origine. — Le Jalap officinal ou Jalap tubéreux est fourni par l'*Ipomæa purga* Wender. (*Exogonium purga* Hayne), plante vivace qui croît sur les pentes orientales et dans les endroits à sol humide et fertiles des Andes mexicaines, aux environs de Xalapa et de Chiconquiaco.

Cette plante est cultivée dans plusieurs de nos jardins botaniques ; elle a même fourni au Jardin botanique de la Faculté de médecine de Paris des racines aussi efficaces que celles qui avaient été récoltées en Amérique.

Récolte. — La récolte du Jalap commence sitôt après la saison des pluies, c'est-à-dire au mois de mai. Les racines sont mondées sur place de la petite tige qui les accompagne, puis portées dans les habitations. A ce moment, elles sont brunes à l'extérieur, jaunâtres en dedans et remplies d'un suc lactescent, qui activerait leur altération, si on ne s'empressait de les dessécher rapidement, en les exposant soit au soleil, soit à la chaleur d'un foyer quelconque.

Pour les sécher au soleil, on les étale sur des claies où on les retourne fréquemment. La dessiccation exige quinze ou trente jours, suivant que le temps est plus ou moins favorable, et, au bout de ce temps, les racines ont à l'intérieur une teinte peu foncée. A ce mode de dessiccation qui est le meilleur, mais un peu long, les Indiens préfèrent l'action plus rapide du feu. A cet effet, les claies contenant les racines sont élevées de 2 à 3 pieds au-dessus du sol et soumises à l'action d'un foyer entretenu avec du bois vert. Par ce moyen, les racines sont plutôt fumées que séchées.

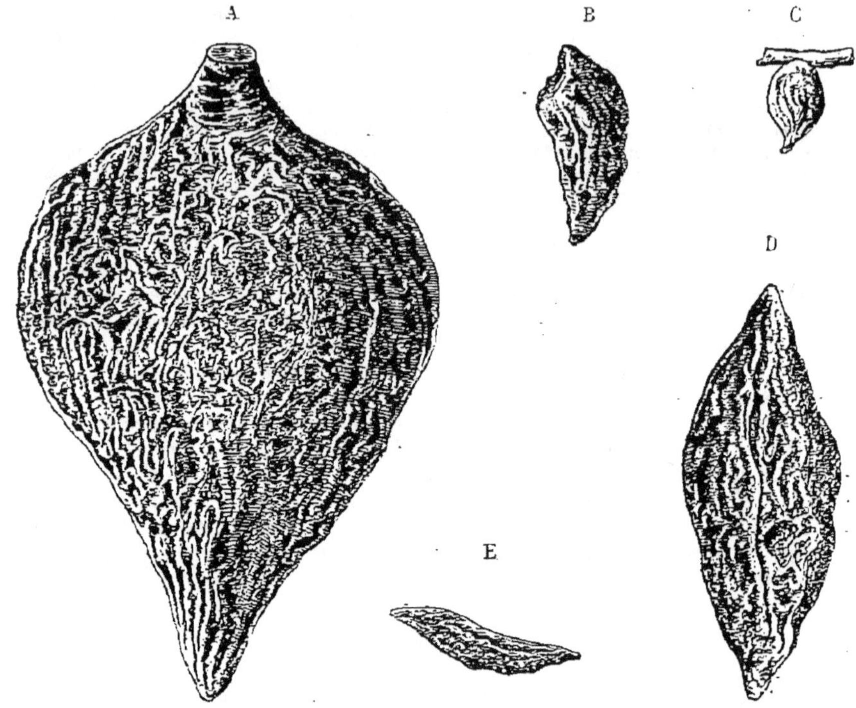

Fig. 263. — Tubercules de Jalap officinal.

Malgré les précautions prises pour modérer l'action de ce foyer, on trouve fréquemment des racines qui présentent à la surface des plaques noirâtres formées par la résine qui a exsudé au travers de leurs tissus sous l'influence de la chaleur. Ainsi desséchées, les racines de Jalap ont une couleur plus foncée que celles qui ont été soumises aux rayons solaires, et elles ont conservé une odeur de fumée caractéristique. Plusieurs de ces racines, parmi les plus grosses, présentent souvent des cicatrices assez profondes, résultant d'incisions transversales ou longitudinales qui y ont été faites en vue d'accélérer leur dessiccation.

Description. — Le Jalap des pharmacies est constitué par un mélange de tubercules de grosseur variable (fig. 263), représentant différents organes de la plante et qui, ayant à remplir le même rôle de réservoir alimentaire, ont acquis une configuration extérieure qui est tellement semblable, qu'il est difficile de les distinguer par un simple examen superficiel.

En général, il est formé de racines ovoïdes ou arrondies, un peu allongées, très souvent entières, parfois coupées par quart ou par moitié, ou simplement marquées d'incisions profondes; ces racines ont le plus souvent la forme d'un navet allongé en poire à sa partie supérieure (fig. 263, A); la plupart des racines sont simples; quelques-unes, parmi les plus grosses, portent des tubercules plus petits, diversement contournés. Leur volume est très variable; les plus grosses ne dépassent guère le poids de 500 grammes. Les marchands de la Vera-Cruz estiment particulièrement celles qui n'ont pas plus de 3 à 4 centimètres de diamètre. La surface extérieure de ces racines, grosses ou petites, présente, dans tous les sens, des rides qui sont parfois profondes, mais le plus souvent assez fines pour que l'épiderme paraisse simplement *chagriné, c'est même là un caractère assez constant dans le Jalap tubéreux.* Leur pesanteur et leur densité varient avec leur richesse en résine. Quand celle-ci est assez abondante, il suffit d'un coup sec donné à la racine avec un instrument tranchant pour produire une section lisse non fibreuse, sur laquelle on distingue *de nombreux points brillants, représentant autant de cellules résineuses.*

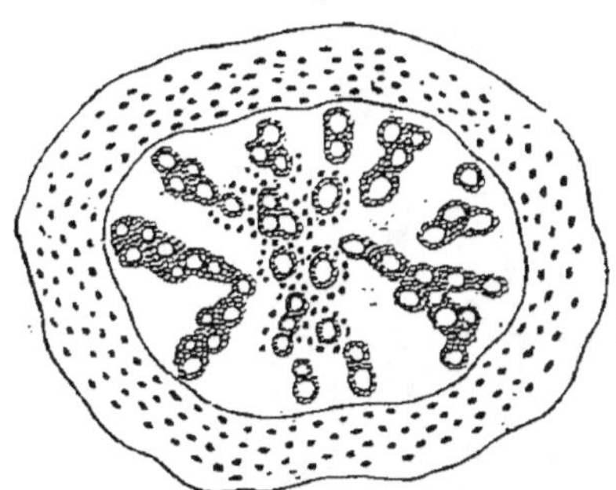

Fig. 264. — Structure du Jalap à une faible distance de son extrémité inférieure.

En polissant avec un morceau de verre la section transversale pratiquée dans la partie renflée d'une racine de Jalap, on obtient une surface d'un gris brun, sur laquelle on distingue, en dessous d'une ligne noire représentant le suber, une *écorce un peu épaisse, finement striée dans le sens radial* et *laissant voir à la loupe une multitude de petits points brillants.* Une ligne noirâtre, représentant le cambium, sépare cette écorce mince de la zone ligneuse, qui est extrêmement développée et qui est caractérisée *par la présence de marbrures*

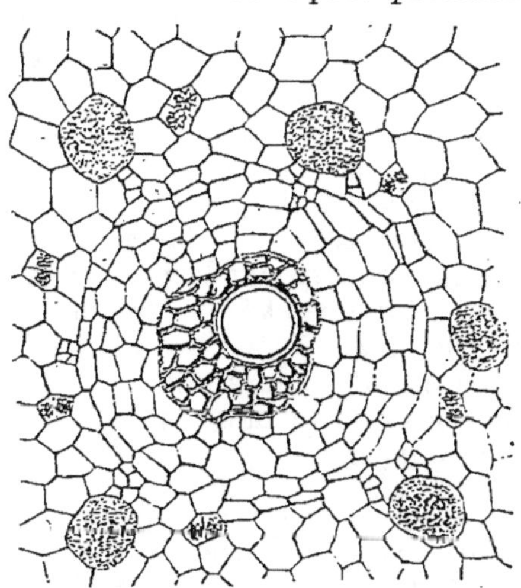

Fig. 265. — Massif ligneux de Jalap isolé par une zone cambiale secondaire.

s'irradiant en différents sens et qui lui donnent un aspect tout à fait anormal. Cette structure persiste dans toute la partie renflée de la racine, puis elle se simplifie peu à peu, à mesure qu'on se rapproche de l'une ou de l'autre extrémité de la racine où elle est redevenue *normale et nettement radiée.* Cette zone ligneuse présente

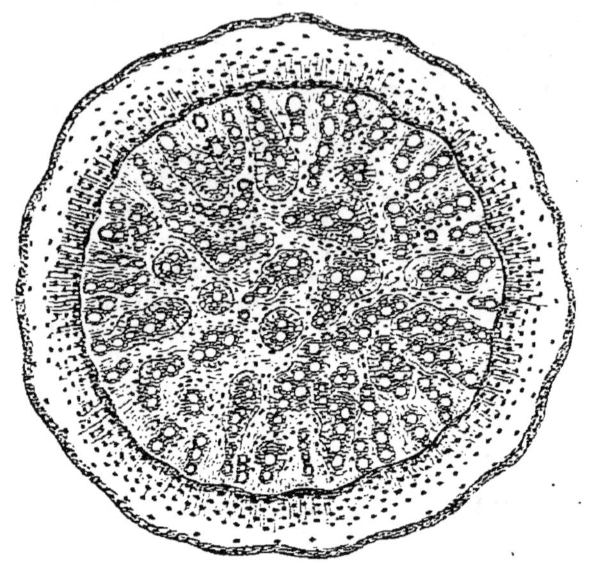

Fig. 266. — Structure du Jalap à sa partie la plus renflée. Coupe schématique.

aussi, dans sa partie renflée, beaucoup de points brillants, qu'on ne voit plus vers ses extrémités.

Le Jalap tubéreux a, surtout quand on le respire en masse, une odeur très prononcée, qui devient même nauséeuse et qui s'exalte encore par la pulvérisation et la chaleur. Il a une saveur d'abord douce et fade, qui est bientôt suivie d'une âcreté vive et persistante.

Sa richesse en amidon l'expose à être envahi par des insectes dont les plus communs sont le *Cryphalus Jalapæ* et le *Trogosita Mauritanica.*

Structure microscopique. — Examinée au microscope, la section transversale, pratiquée à la base d'un tubercule de jalap, présente une structure normale et la disposition suivante :

Le suber recouvre un parenchyme cortical assez développé, caractérisé par la présence de *cellules scléreuses*, de *cellules cristalligènes* et de *glandes résineuses ;* les cellules scléreuses, en général isolées, ont des parois *moyennement épaisses et ponctuées ;* les cellules cristalligènes renferment *un ou plusieurs cristaux étoilés d'oxalate de chaux ;* les glandes résineuses sont *assez grosses, arrondies, unicellulaires et remplies de résine jaunâtre.* Le liber, qui se confond insensiblement avec le parenchyme cortical, est plus dense, formé de cellules plus petites, plus régulières, et nettement caractérisé par sa richesse en *glandes résineuses.* La zone ligneuse, séparée de l'écorce par le cambium, est constituée à son centre par le bois primaire, représenté par quatre lames ligneuses, convergentes, et, dans le reste de son épaisseur, par le bois secondaire qui se présente sous forme de faisceaux plus ou moins nombreux, dont quelques-uns se rejoignent à la périphérie du bois primaire. Ces faisceaux, formés de gros vaisseaux entourés de fibres lignifiées, sont séparés les uns des autres par de larges rayons parenchymateux, très riches en cristaux étoilés, mais dépourvus de glandes résineuses. A mesure que l'on s'éloigne de cette extrémité inférieure de la racine et qu'on remonte progressivement vers la partie la plus renflée, on peut suivre le développement de la tubérisation qui donne à la racine sa structure anormale. *Peu à peu les quatre lames ligneuses primaires perdent leur disposition symétrique au centre de l'organe ; elles se séparent et sont entraînées à la suite d'un lobe de bois secondaire. Les faisceaux secondaires se dissocient à leur tour et sont séparés par l'interposition de bandes de parenchyme qui modifient profondément la*

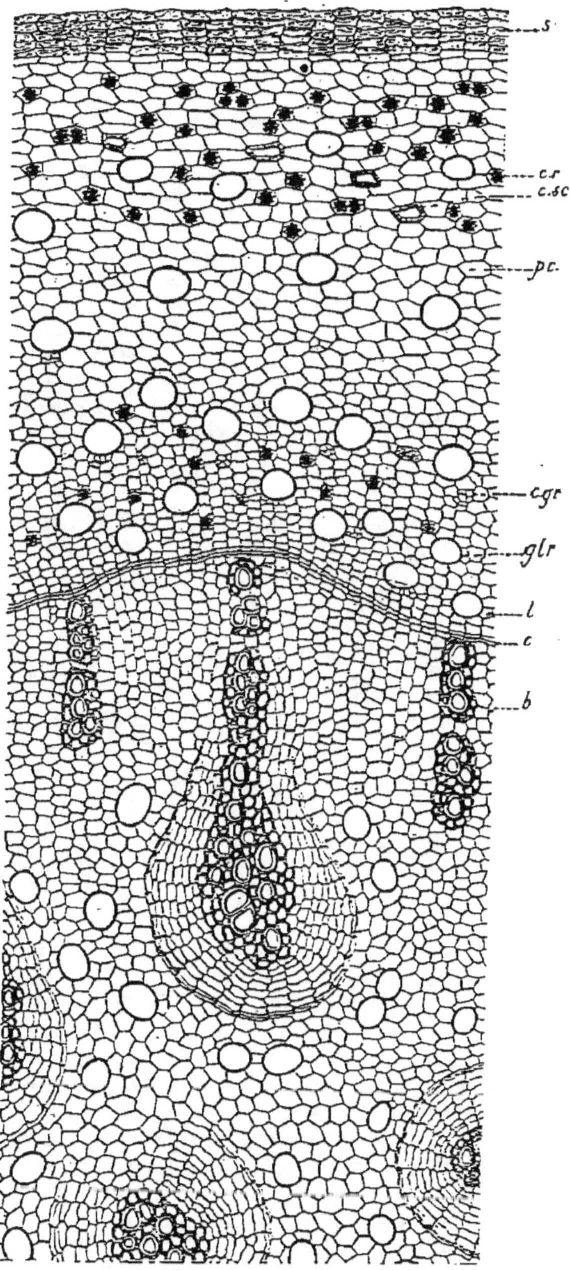

Fig. 267. — Structure anatomique du Jalap officinal.

Section transversale.

s, suber. — *pc.* parenchyme cortical. — *scl.* cellules scléreuses. — *cr.* cristaux. — *glr.* glandes résineuses. — *l.* liber. — *vgr*, vaisseaux grillagés. — *c*, cambium. — *b*, bois.

structure primitive. Des cloisonnements successifs s'opèrent dans les bandes de parenchyme, autour des massifs ligneux, parallèlement à leur surface, et constituent autour de chaque lobe de bois isolé une véritable zone génératrice, qui produit intérieurement un parenchyme disposé souvent en files radiales et extérieurement un liber qui, comme le liber externe, est caractérisé par la présence de nombreuses glandes résineuses.

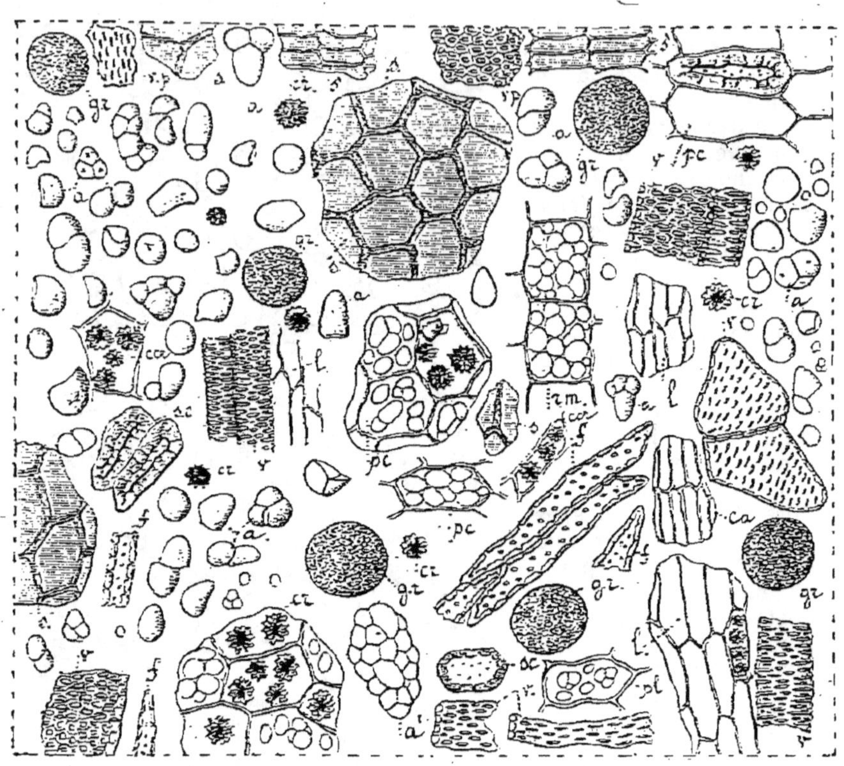

Fig 268. — Éléments de la poudre de Jalap.

a, a'. amidon. — *ca*. cambium. — *ccr*, *cellules cristalligènes*. — *cr*, *cristaux étoilés*. — *f*, fibres ligneuses. — *gr*, *cellules résineuses*. — *l*, liber. — *pc*, parenchyme cortical. — *pl*, parenchyme libérien. — *rm*, rayons médullaires. — *s*, suber vu de face. — *s'*, suber vu de profil. — *sc*, cellules scléreuses. — *v*, *vp*, vaisseaux ponctués.

Ce sont ces faisceaux libéro-ligneux tertiaires qui, en s'accentuant et en se multipliant à mesure qu'on se rapproche de la partie la plus renflée, donnent à la section transversale son aspect marbré caractéristique.

Etant donné qu'à chaque formation de liber correspond une production de glandes résineuses, on conçoit que celles-ci seront d'autant plus nombreuses dans le liber secondaire, qu'on se rapprochera de la partie la plus renflée du tubercule. La quantité de résine augmente donc dans le Jalap avec le développement du liber et avec la multiplication des faisceaux libéro-ligneux tertiaires : elle atteint son maximum dans la partie la plus renflée du tubercule.

A son extrémité supérieure, le tubercule type de Jalap présente la structure d'une tige. La partie corticale ne présente pas de particularité distincte : la zone ligneuse est représentée par un massif de bois secondaire, entourant un anneau de bois primaire, qui est séparé de la moelle par une couche plus ou moins épaisse de liber périmédullaire.

Les petits tubercules qui, dans les caisses d'origine, accompagnent les gros tubercules de Jalap, présentent à leurs deux extrémités la même disposition que la partie inférieure d'un tubercule type : ils doivent donc être considérés comme des racines tubérisées.

Toutes les parties parenchymateuses de la racine de Jalap renferment de l'amidon en grains simples, arrondis, et en grains composés dont les granules dissociés affectent des formes très différentes.

Composition chimique. — La racine de Jalap renferme de l'*amidon*, de l'*oxalate de chaux*, de la *gomme*, une *matière huileuse odorante* et environ 12 p. 100 de *résine*.

Cette résine, qui est l'élément actif du Jalap, est constituée presque entièrement par un glucoside, la *Convolvuline*, qui, au contact de l'acide sulfurique, prend une teinte rouge, puis rouge brun. Traité par l'hydrate de baryte, le glucoside se dédouble en acide *convolvulinique* et en éther *méthyléthylacétique*.

La teneur en résine des tubercules de Jalap est des plus variables. Tandis que le Codex français de 1884 exige 15 à 18 p. 100 de résine, l'Italie et les Etats-Unis se contentent de 12 p. 100, l'Angleterre de 9 à 11 et l'Autriche de 10 p. 100 seulement. Quant à la Pharmacopée allemande, après avoir demandé un titre de 10 p. 100 dans ses deux premières éditions, elle abaissait ce dernier à 7 dans la troisième, mais la quatrième l'a finalement relevé à 9 p. 100.

Dosage de la résine du Jalap. — 5 grammes de poudre de Jalap sont d'abord additionnés d'environ leur volume d'alcool à 96°, soit à peu près quatre fois leur poids, puis introduits dans l'extracteur de Soxhlet. Dans le ballon de l'appareil, on verse 60 grammes d'alcool à 96° et on chauffe au bain-marie pendant quelques heures. Deux heures suffisent pour avoir un épuisement complet.

La liqueur alcoolique est filtrée; l'extracteur et le filtre sont lavés à l'alcool et les solutions alcooliques évaporées à siccité. Le résidu résineux est mis à digérer à trois reprises avec de l'eau distillée bouillante, en remuant chaque fois. En général, la troisième eau de lavage reste incolore. La résine est ensuite desséchée à l'étuve à 100° jusqu'à poids constant.

En traitant ainsi un mélange à parties égales de tubercules ronds et de tubercules allongés d'un poids total de 1 kilogramme, M. Weigel en a retiré 104 grammes de résine, en opérant sur la poudre fine et 103 gr. 60 en opérant avec de la poudre grossière (Weigel).

Usages. — Le Jalap est employé principalement comme purgatif, en *poudre*, à la dose de 2 à 4 grammes, et sous forme de *teinture composée*, qui est connue sous le nom d'*Eau-de-vie allemande*.

Substitutions. — On substitue parfois au Jalap officinal les racines de Jalap fusiforme (*Ipomæa Orizabensis* Led.), qui croît à Orizaba. Cette drogue se présente en morceaux très irréguliers, rectangulaires, ou en tronçons plus ou moins longs ou encore en rouelles provenant de sections longitudinales ou transversales faites dans une racine très grosse et fusiforme. Parfois elle ressemble davantage au véritable Jalap ; ses racines sont entières, de petite taille, non sphériques, fusiformes. Les fragments qui affectent la forme de rouelles ou de disques, présentent, sur leurs faces aplaties, des sillons circulaires, concentriques, alternant avec des protubérances fibreuses. Cette drogue a toujours une teinte plus claire que celle du Jalap. La surface extérieure, au lieu d'être chagrinée comme celle du Jalap officinal, présente des sillons longitudinaux assez profonds, d'où partent souvent des radicules grêles, et une teinte gris brun ou gris noirâtre. Quoique moins lourde d'ordinaire que le Jalap, la drogue d'Orizaba offre parfois une structure compacte et cornée. *Elle se distingue facilement du Jalap officinal, sur une section transversale* (fig. 269), *par son aspect radié et par ses faisceaux ligneux, nombreux et épais, qui font saillie à la surface de sa cassure.*

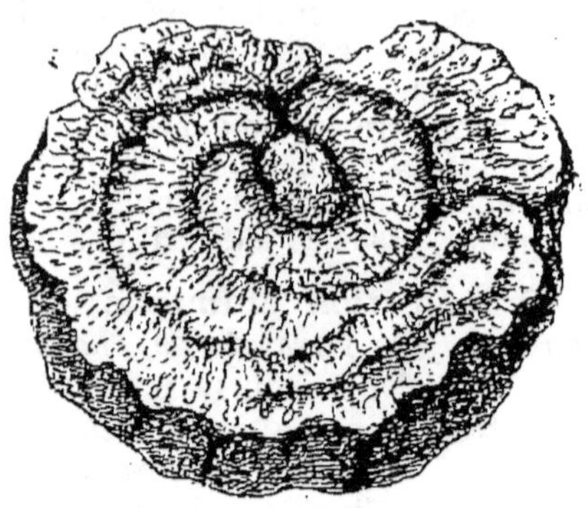

Fig. 269. — Coupe transversale de Jalap fusiforme.

Au point de vue anatomique, elle présente des particularités qui la distinguent du Jalap officinal. La zone corticale ne diffère pas sensiblement, mais la zone ligneuse est nettement caractérisée *par la structure de ses gros faisceaux fibro-vasculaires allongés, qui sont entourés par une couche épaisse de fibres mécaniques.* Ces faisceaux, groupés vers la partie extérieure du tubercule, se disposent en séries concentriques qui sont sillonnées par de larges rayons médullaires plus ou moins réguliers. Cette disposition donne à la section du Jalap fusiforme un aspect plus régulier que celui du tubercule d'*Exogonium Purga*.

Le Jalap de Tampico renferme une résine qui a été désignée sous le nom de *Jalapine.* A l'état pur, cette résine est incolore, amorphe, transparente. *Elle se dissout complètement dans l'éther.*

Plusieurs chimistes l'identifient à tort avec la scammonine. Sous l'influence des acides minéraux étendus, elle donne du *glucose* et de l'*acide jalapinolique*, acide isomère de l'acide *hexadécanolique.*

Le Jalap de Tampico, qu'on substitue aussi au Jalap officinal, est produit par l'*Ipomæa simulans* Hanb., qui croît au Mexique, dans les environs de San-Luiz de la Paz. Il offre beaucoup de ressemblance avec le Jalap véritable ; mais ses racines sont généralement plus petites, plus allongées, *digitiformes.*

Les tubercules sont tantôt isolés, tantôt réunis deux à deux ou trois à trois ; la surface extérieure, qui n'a pas l'aspect chagriné du Jalap vrai, présente des rides longitudinales profondes et irrégulières, d'une teinte noire, et une teinte fauve clair sur ses parties proéminentes. Cette drogue est *caractérisée par sa légèreté* et les vides qui se présentent souvent dans ses couches extérieures ; sa cassure est cornée, non fibreuse, *blanche dans sa partie centrale*, grise ou gris brun vers la périphérie. Ce Jalap présente, dans sa structure anatomique, une grande ressemblance avec le Jalap tubéreux. Il ne contient guère plus de 4 à 5 p. 100 d'une résine complètement soluble dans l'éther, qui a été appelée *Tampicine*. Extérieurement il offre la plus grande ressemblance avec le *Bish* des Indiens, qui était doué de propriétés toxiques. Cette particularité intéressante doit éveiller l'attention des pharmaciens sur une substitution possible.

Falsifications. — La falsification la plus commune du Jalap consiste à l'épuiser plus ou moins complètement, pour lui enlever une partie de sa résine. Ce traitement est même devenu une habitude chez les Mexicains qui se croient autorisés à l'opérer, par les divergences qui existent dans les diverses pharmacopées au sujet de la proportion de résine que l'on doit retirer de la drogue officinale. Tandis que la pharmacopée française fixe cette proportion à 15 p. 100, la pharmacopée allemande la limite à 10 p. 100. Aussi n'y a-t-il pas lieu de s'étonner des différences que l'on constate, sous ce rapport, entre les jalaps qui arrivent actuellement dans le commerce et ceux que le Mexique nous envoyait autrefois et qui renfermaient jusqu'à 17 et 18 p. 100 de résine. Certains commerçants américains profitant, outre mesure, de ce malentendu, reçoivent du Jalap au titre de 16 à 17 p. 100 et ils le font sortir au titre de 7,5 p. 100.

Souvent aussi on a substitué au Jalap officinal certaines racines qui présentent avec lui quelque ressemblance extérieure et qui sont fournies par les plantes auxquelles on avait d'abord rapporté son origine botanique. Telles sont les racines de *Bryone* et celles de *Mirabilis Jalapa*. La disposition toute particulière qu'affecte la section transversale de ces racines, quand on l'a polie avec un morceau de verre, permet de constater rapidement la substitution de ces racines quand elles sont en gros fragments. L'*absence de cellules résineuses*, la différence *que l'on observe dans la forme et les dimensions de leurs grains d'amidon* permettent de caractériser ces racines quand elles sont réduites en poudre.

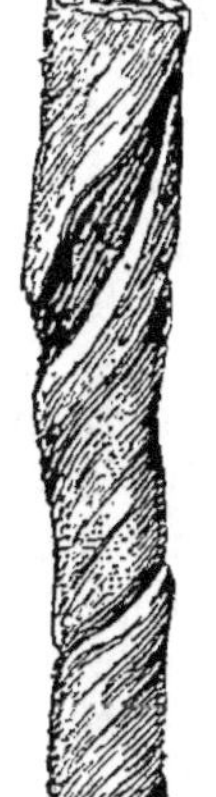

Fig. 270. Racine de Turbith.

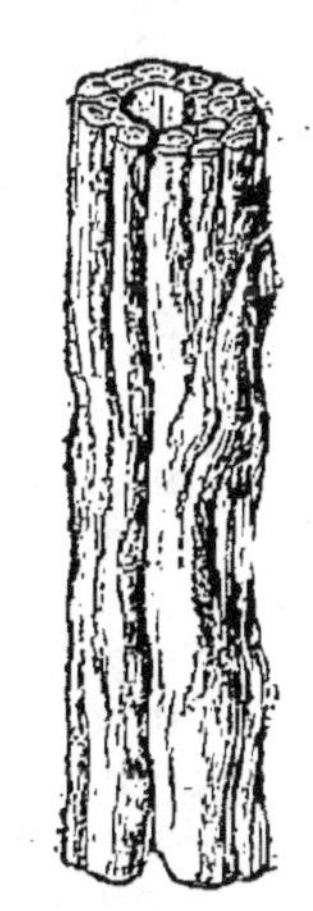

Fig. 271. Ecorce de racine de Turbith.

TURBITH

Origine. — Le TURBITH des pharmacies est constitué par le rhizome et les racines de l'*Ipomæa Turpethum* R. BR., plante originaire de Ceylan, qui croît abondamment dans l'Inde et dans plusieurs îles de la côte malaisienne.

Description. — Cette drogue se présente en fragments de longueur variable, mesurant de 1 à 3 centimètres de diamètre, quelquefois droits, le *plus souvent tordus sur eux-mêmes* (fig. 270). Plusieurs de ces fragments ont été privés de leur zone ligneuse et se trouvent réduits à l'état de simples écorces épaisses qui sont enroulées sur elles-mêmes (fig. 271). La surface extérieure est d'un *gris cendré* et *rougeâtre*, marquée de sillons longitudinaux assez profonds. Sur une section transversale, l'écorce a une couleur d'un blanc sale et laisse apparaître des granulations résineuses, quand la section est un peu ancienne. Ces granulations constituent à peu près le seul caractère distinctif des jeunes écorces dont l'épaisseur ne dépasse pas le quart ou la moitié du rayon total, mais sur les plus gros morceaux mesurant 2 ou 3 centimètres de largeur, l'écorce, bien plus épaisse, est caractérisée par la présence de *faisceaux libéro-ligneux anormaux*. Ces faisceaux se distinguent aisément *par leur teinte blanc grisâtre* et *par le nombre considérable de pores qui criblent leur surface*, comme celle de la zone ligneuse centrale. Celle-ci présente une disposition différente selon qu'on l'observe dans les racines et dans les rhizomes. Dans ces derniers (fig. 272), le bois constitue, autour d'une moelle bien apparente, un cylindre assez épais, qui n'est entrecoupé que par deux larges rayons médullaires cunéiformes, qui ne pénètrent pas au delà du bois primaire. Dans les racines, au contraire (fig. 273), qui sont privées de moelle, la zone ligneuse est représentée par cinq faisceaux bien nettement séparés par des rayons médullaires, qui ne s'enfoncent pas jusqu'au centre de la drogue.

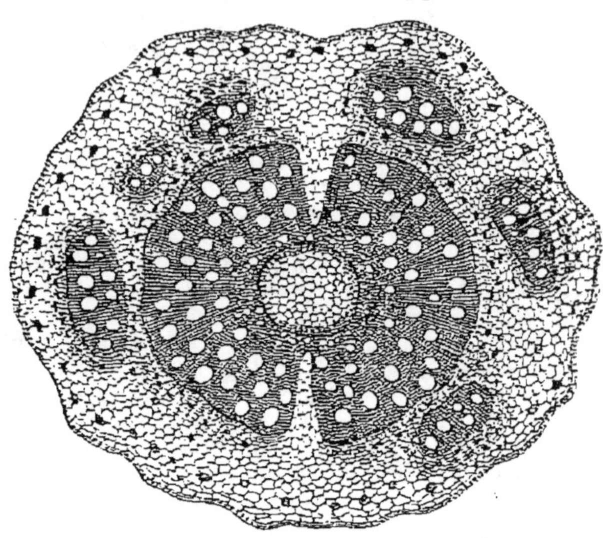

Fig. 272. — Rhizome de Turbith.
Section transversale.

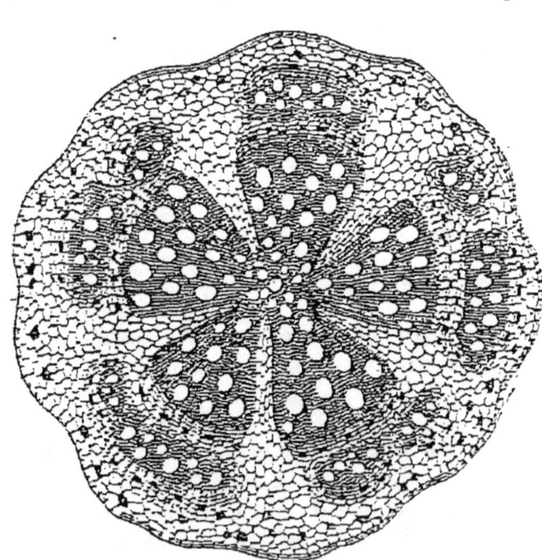

Fig. 273. — Racine de Turbith.
Section transversale.

Le Turbith des pharmacies est constitué généralement par 63 p. 100 de rhizomes, 22 p. 100 de racines et 15 p. 100 de tiges.

Cette drogue n'a pas d'odeur bien marquée, mais elle a une saveur fade, puis âcre et nauséeuse.

Structure microscopique. — Le rhizome et la racine de Turbith présentent, parfois, la structure normale des Dicotylédones, qui sont pourvues de liber périmédullaire ; mais le plus souvent ils présentent dans leur région corticale, des faisceaux anormaux d'une origine différente de celle des faisceaux observés dans le Jalap et la Scammonée.

Dans le rhizome normal, le suber recouvre un parenchyme cortical contenant de nombreuses cellules cristalligènes à *cristaux étoilés* et quelques *grosses glandes résineuses arrondies;* le liber, limité extérieurement par quelques fibres péricycliques et sillonné par d'étroits rayons médullaires secondaires, est caractérisé par la présence d'une multitude de *glandes résineuses;* le cylindre ligneux est divisé en 2 faisceaux volumineux, représentant le bois secondaire, qui sont constitués par un tissu formé de fibres épaisses, et traversé par de très gros vaisseaux ponctués et généralement isolés. A l'intérieur de ce cylindre ligneux se trouve le bois primaire qui forme un anneau continu de vaisseaux spiralés, bordé intérieurement par une faible couche de liber périmédullaire. Les rayons médullaires primaires qui séparent le cylindre ligneux partent du bois primaire et vont, en s'élargissant brusquement, se confondre avec le parenchyme cortical.

La racine normale ne se distingue du rhizome que par l'absence de moelle dont la place est occupée par le bois primaire, par la division du cylindre ligneux en 5 faisceaux bien distincts et l'absence de fibres péricycliques.

Les faisceaux anormaux qui se développent dans l'écorce de la racine et du rhizome de turbith ont une *origine péricyclique. Une rangée de cellules du péricycle devient génératrice et engendre une écorce secondaire volumineuse, au milieu de laquelle se développe un méristème tertiaire, produisant des faisceaux libéro-ligneux.* Plusieurs zones de ces faisceaux peuvent se développer ainsi de dedans en dehors.

Composition chimique. — Le Turbith végétal renferme 6 à 8 p. 100 de résine, soluble dans l'éther, et environ 2 p. 100 d'un glucoside, appelé *Turpéthine*. Ce glucoside insoluble dans l'éther et la benzine, se dissout facilement dans l'alcool et l'acide acétique. Au contact des alcalis, il donne l'*acide turpéthique*. Sous l'influence des acides étendus, il donne de l'*acide isobutyrique*, du *Turpéthol* et du glucose.

Usages. — Le Turbith est un purgatif drastique, comme le Jalap. On l'administre rarement seul; il entre dans la préparation de la *Teinture de Jalap composée* ou *Eau-de-vie allemande*.

RACINE DE SCAMMONÉE

Origine. — La Racine de Scammonée est fournie par le *Convolvulus Scammonia* L., qu'on rencontre depuis la Crimée et la Turquie jusque dans la Syrie et la Mésopotamie, dans diverses îles de l'archipel grec et jusque dans la Crète. En présence des fraudes aussi nombreuses que variées que l'on fait subir dans son pays à la résine de Scammonée, les droguistes européens ont été amenés à préparer directement ce produit par le traitement de la racine sèche. Aussi, la racine de Scammonée, qui ne se trouvait guère que comme objet de curiosité dans les droguiers, est-elle devenue l'objet d'un commerce très important et se rencontre-t-elle dans toutes les drogueries.

Description. — Cette racine se présente en fragments très volumineux, pouvant atteindre 60 à 80 centimètres de longueur

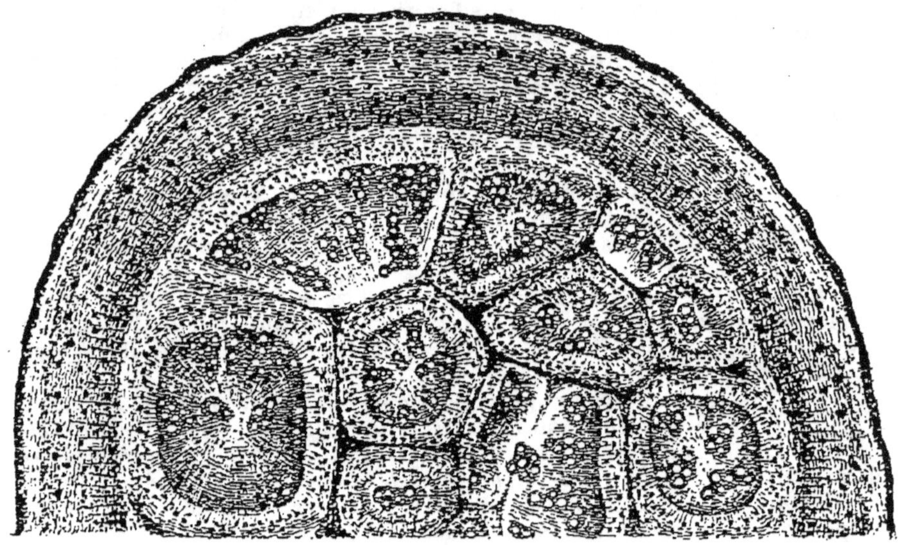

Fig. 274. — Racine de Scammonée arrivée à son développement complet. Section transversale.

et 10 centimètres de diamètre, munis de ramifications latérales et *fréquemment tordus sur eux-mêmes*. La surface extérieure est rugueuse, profondément ridée, d'un brun grisâtre; la cassure est fibreuse, d'un brun pâle. Sur la section transversale de cette racine, bien polie avec un verre, on distingue une écorce d'épaisseur moyenne, *striée radialement, assez riche en points brillants et résineux*, et séparée par un cambium bien apparent, d'un cylindre ligneux, caractérisé par la présence d'une multitude de petits faisceaux aussi irréguliers dans leur forme que dans leur groupement. Ces faisceaux donnent à la section transversale de cette racine l'aspect d'une véritable marqueterie dans laquelle toutes les pièces sont dissemblables (fig. 274). Chacun d'eux est entouré d'une *auréole plus pâle, dans laquelle on observe des points résineux brillants*, et séparé des faisceaux voisins par des bandes plus ou moins épaisses, d'un tissu plus foncé. Cette racine a une saveur faible et une odeur qui se rapproche de celle du Jalap.

Structure anatomique. — A son état primaire (fig. 275), et tout à fait à son extrémité, cette racine présente bien la structure d'une racine de Dycotylédone, mais à mesure qu'elle se développe, elle subit, dans son cylindre ligneux, des transformations tout à fait anormales qui ont la même origine

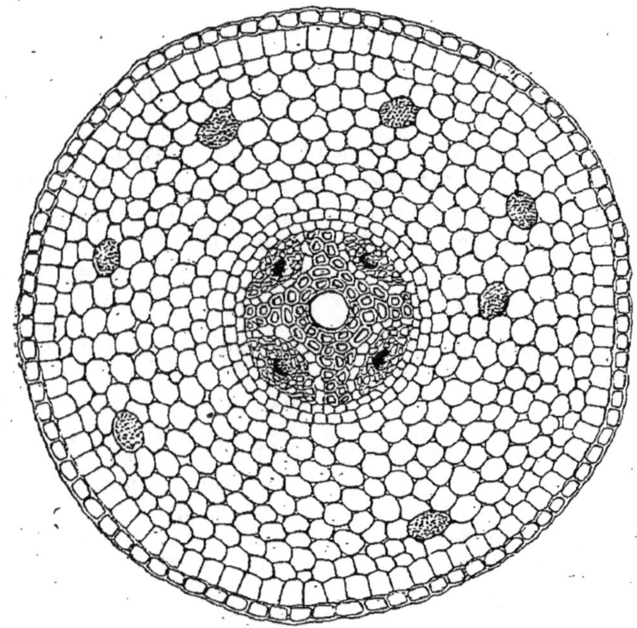

Fig. 275. — Racine de Scammonée à l'état primaire.

que celles qui se produisent dans la racine de Jalap. *Cette structure anormale repose sur la production et sur la multiplication des faisceaux libéro-ligneux extraordinaires qui prennent naissance dans le bois secondaire, par apparition d'un cambium libéro-ligneux, se formant autour de chaque masse de vaisseaux, par suite du cloisonnement du parenchyme ligneux avoisinant.*

Composition chimique. — La racine de Scammonée renferme de la *gomme*, de l'*amidon* et une *résine*, appelée *Scammonine*. Cette résine, soluble dans l'alcool, l'éther, l'acide acétique, l'alcool méthylique, est insoluble dans l'eau et l'éther de pétrole; elle se *colore en rouge au contact de l'acide sulfurique;* elle fond à 124°.

Sous l'influence des alcalis, elle s'hydrate et se transforme en *acide scammonique*. Au contact des acides minéraux étendus, elle se décompose en *scammonol*, *acide valérianique* et *mannose*. Elle existe dans la racine dans la proportion de 5 à 6 p. 100.

Localisation du principe actif. — La résine constitue le principe actif de la racine et de la gomme-résine de Scammonée. *Elle est localisée dans les grosses glandes résineuses qui sont accumulées dans le liber, qui entoure le cylindre ligneux, et dans la partie libérienne de tous les faisceaux anormaux qui se sont développés dans ce cylindre.*

Usages. — La racine de Scammonée ne s'emploie que pour la préparation de la résine de la Scammonée.

SCAMMONÉE

La Scammonée est le suc gommo-résineux qui s'écoule de la racine du *C. Scammonia* L.

C'est surtout dans l'Asie Mineure que l'on récolte cette substance. Ses principaux centres de production sont : la vallée du Mandereh, au sud de Smyrne, et les districts de Kirkagah et Demirjick, au nord de cette ville. On en récolte aussi dans les environs d'Alep, en Syrie, dans les vallées voisines du lac de Tibériade et du mont Carmel.

Récolte. — Avant de procéder à la récolte, au printemps, on commence par dégager les racines des broussailles et des pierres qui les entourent, puis on creuse le sol autour d'elles, à une profondeur de 10 à 12 centimètres, pour en découvrir la partie supérieure. On pratique dans ces racines des incisions obliques à 3 ou 5 centimètres de leur sommet et on place, au-dessous de l'extrémité inférieure des incisions, des coquilles de moule qui reçoivent le suc laiteux et qu'on enlève le soir. Le produit ainsi recueilli est très pur et constitue la *Scammonée de première goutte* qui arrive rarement dans le commerce; il est conservé en grande partie par les paysans qui l'utilisent pour leurs besoins personnels.

On râcle ensuite les racines pour en détacher les larmes de résine qui s'y sont desséchées et on réunit ces gouttes avec le contenu des coquilles dans un vase de cuivre ou dans un sac de cuir. Au moyen d'un couteau, on en fait une masse homogène qu'on fait sécher. On obtient ainsi une sorte de Scammonée qui est de très bonne qualité et qui se rapproche beaucoup de celle qui s'est desséchée dans les coquilles. Plus souvent, les Bédouins laissent accumuler leurs récoltes journalières, et quand ils en ont recueilli une masse de 5 à 1 000 grammes, ils la font ramollir au soleil, puis la pétrissent en y ajoutant un peu d'eau pour en faire une pâte qu'ils font sécher. Par cette longue exposition à l'air et par suite de l'humidité qu'elle contient, cette masse subit une fermentation, acquiert une odeur caséeuse, une couleur foncée et une porosité qu'on n'observe pas dans la Scammonée en coquilles.

Une grande partie de la Scammonée livrée au commerce est recueillie en Asie Mineure, non plus par incision, mais par expression des racines incisées et broyées, et constitue la *Scammonée de deuxième goutte*. Le suc ainsi obtenu est mis en pains irréguliers, et comme il résulte d'une pression exagérée, il renferme souvent beaucoup de débris végétaux.

Description. — La diversité des procédés utilisés pour récolter cette gomme-résine suffit pour expliquer la différence que les

Scammonées du commerce présentent dans leur apparence extérieure aussi bien que dans leur composition. Dans le commerce français, on s'est habitué à désigner les sortes les plus estimées et les plus pures sous le nom de *Scammonée d'Alep*, et on réserve le nom de *Scammonée de Smyrne* aux qualités les plus inférieures.

La Scammonée d'Alep, de première qualité, est *légère, poreuse* et *très friable* : elle se présente en fragments peu volumineux et de forme irrégulière, *qui sont recouverts d'une poussière blanchâtre* ; sa cassure est *noirâtre, brillante* et *caverneuse*. Imbibée de salive, elle blanchit immédiatement. Son goût et son odeur rappellent exactement ceux du beurre cuit et de la brioche; elle est dépourvue d'amertume et l'âcreté qu'elle laisse dans la bouche quand on l'y garde pendant quelque temps, est due à un principe soluble dans l'eau ; sa poudre est grise et plus odorante que la drogue entière. Introduite dans la flamme d'une bougie, elle brûle en se boursouflant, puis s'éteint aussitôt qu'on l'en éloigne.

Cette scammonée est assez rare dans le commerce. Celle que l'on y trouve le plus souvent est d'un gris opaque plus ou moins foncé, rougeâtre et transparente quand on l'examine en lames minces. Elle se présente en pains pesants qui présentent sur leur surface extérieure l'empreinte de la toile qui les enveloppait ; elle a aussi une odeur de brioche bien marquée, mais elle blanchit peu quand on l'humecte ; elle a dû être évaporée au feu, car elle n'est point caverneuse ; elle continue à brûler quand on l'éloigne de la bougie qui l'a enflammée.

La Scammonée de Smyrne se présente en gros morceaux lourds, de couleur foncée, souvent presque noirs, très peu friables et ne donnant avec l'eau qu'un mélange poisseux et non l'émulsion blanchâtre qu'on obtient avec les Scammonées d'Alep. La plupart des variétés vendues sous ce nom sont généralement impures et mélangées, surtout avec de l'amidon, dont la présence se révèle au contact de la teinture d'iode. Ce nom de Scammonée de Smyrne ne révèle donc point la véritable localité qui la produit, car on récolte fréquemment aux environs de Smyrne une excellente Scammonée en coquilles qui se distingue par sa friabilité, l'aspect gris et brillant de sa cassure.

Composition chimique. — La Scammonée est formée d'un mélange de *gomme*, d'*extractif* et de matières insolubles avec une *résine* qui constitue son principe actif et dont la proportion est fort variable. D'après le Codex, la Scammonée doit renfermer de 75 à 80 p. 100 de cette résine.

La résine de Scammonée est un glucoside désigné sous le nom de *Scammonine*, que l'on peut préparer par le procédé suivant, dû à Keller.

On fait macérer 5 kilogrammes de racine de Scammonée grossièrement pulvérisée dans 25 litres d'alcool à 90°, à une température modérée pendant trois jours. On répète trois fois cette opération ; on réunit les liquides alcooliques et on les distille. Cela fait, on ajoute de l'eau au liquide restant pour précipiter le glucoside qu'on lave avec de l'eau bouillante jusqu'à ce que les eaux de lavage soient sans action sur le tournesol. Pour purifier le produit, on le redissout dans l'alcool ; on ajoute de l'eau à la solution jusqu'à ce que celle-ci commence à se troubler, puis on fait digérer sur du noir animal jusqu'à décoloration. On filtre, on précipite par l'eau et on lave de nouveau avec de l'eau bouillante comme précédemment. La Scammonine n'est pas encore suffisamment pure ; on la dessèche, on la pulvérise et on la lave avec de l'éther de pétrole qui dissout les traces de matières grasses qu'elle a entraînées.

Ainsi obtenue, la Scammonine est un corps amorphe, incolore, quand il est vu en petites masses ; elle donne une poudre blanche qui jaunit quand on l'a chauffée à 100°. Elle brûle sans laisser de résidu ; elle est soluble dans l'alcool, l'éther, le chloroforme, le benzol ; elle est insoluble dans l'eau et dans l'éther de pétrole ; elle se colore en rouge avec l'acide sulfurique et fond à 124°.

Sous l'influence des alcalis, elle s'hydrate et se transforme en *acide Scammonique*. Oxydée avec du permanganate de potasse en solution aqueuse à 4 p. 100, elle donne de l'*acide Valérianique*, de l'*acide Scammonolique* et de l'*acide Oxalique*.

Sous l'influence des acides étendus, la Scammonine se dédouble en donnant du *Scammonol*, de l'*acide Valérianique* et du sucre.

Essai de la Scammonée. — La Commission du nouveau Codex a proposé le mode opératoire suivant pour l'essai de la Scammonée.

Après avoir fait un échantillon moyen, pulvériser finement la substance et peser 5 grammes du produit ; opérer l'épuisement sur deux filtres tarés, à l'aide d'alcool à 90° bouillant et s'arrêter lorsque l'alcool qui s'écoulera ne fournira ni louche ni précipité par l'addition d'une grande quantité d'eau. Dessécher alors les filtres à l'étuve et peser. La différence entre la deuxième et la première pesée indiquera la proportion de matières insolubles dans l'alcool bouillant, et par suite, en retranchant de 5, la quantité de résine renfermée dans 5 grammes de scammonée,

Une bonne scammonée doit fournir 75 à 80 p. 100 de résine.

Falsifications. — Les Scammonées d'Alep et de Smyrne sont fréquemment falsifiées par addition de *farine*, de *cendres*, de *carbonate de chaux*, de *sable*, de *charbon*, de *galène* ; aussi faut-il rejeter celle qui se présente en morceaux denses et non friables ; celle qui, délayée dans l'eau bouillante, se prend en gelée par le refroidissement ; celle qui laisse dégager de l'acide carbonique au contact d'un acide, enfin celle qui ne donne pas une émulsion laiteuse de couleur verdâtre.

Souvent aussi on la falsifie avec la *résine de gaïac*, la *colophane* et la *poix résine*.

La solution alcoolique d'une Scammonée falsifiée par la *résine de gaïac* prendra une *teinte bleue* par addition d'eau oxygénée ou d'une solution de perchlorure de fer à 5 p. 100, et une *teinte verte* par addition d'hypochlorite de soude.

La *Colophane* et la *poix résine* seront révélées au moyen de l'essence de térébenthine, qui dissout ces deux résines à l'exclusion de la Scammonée. En brûlant une petite quantité de résine sur une lame de platine, on percevra aussi, dans le cas de mélange, une odeur de térébenthine.

L'incinération de la Scammonée permettra aussi d'acquérir l'importance de la falsification au moyen du sable.

La *galène* se retrouve en traitant les cendres de la Scammonée par l'acide nitrique et en cherchant le plomb dans la solution par les réactifs ordinaires de ce métal.

Usages. — La Scammonée est employée comme purgative à la dose de 1 gramme à 1 gr. 50. On préfère généralement employer la résine de Scammonée, qui s'administre à la dose de 75 centigrammes à 1 gramme dans du lait ou sous forme de biscuit.

FÉCULE DE PATATE

La Fécule de Patate, encore désignée dans le commerce sous le nom d'Arrow-root du Brésil, est retirée des tubercules du *Batatas edulis* Choisy. (*Ipomæa Batatas* Lamk.), plante originaire de l'Amérique du Sud.

Cette fécule qui, dans la plante fraîche, se trouve généralement en grains agglomérés, se présente le plus souvent dans le commerce en grains *isolés* (fig. 276) ; on y trouve cependant des grains composés que la pulvérisation et le lavage n'ont pas désagrégés. Ces grains ont des dimensions fort inégales : les gros ont en moyenne 25 à 35 μ et peuvent atteindre jusqu'à 55 μ ; les petits mesurent 15 à 22 μ. Leur forme est aussi très variable : à côté d'un petit nombre de grains simples arrondis, on en trouve d'autres qui sont coniques, et qui affectent la forme d'un pain de sucre coupé plus ou moins obliquement ; d'autres ont une forme de chaudron ou de calotte qui les rapproche de la fécule de manioc ; beaucoup d'entre eux sont polyédriques, d'autres sont arrondis à leur sommet et anguleux à la base. Sur la plupart des grains, on observe un hile parfois étoilé, parfois fendillé, qui est généralement excentrique. En soumettant ces grains à l'action d'une solution d'acide chromique à 1/50, on distingue sur leur surface des stries parallèles.

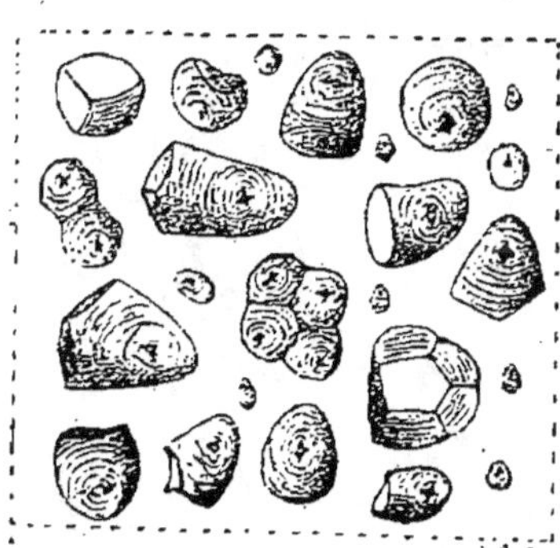

Fig. 276. — Fécule de Patate.

Parmi les autres Convolvulacées exotiques qui sont utilisées en pharmacie, nous citerons :

L'*Ipomæa pandurata* MEYER, plante d'origine américaine, qui a été transportée en Cochinchine. C'est la rhubarbe sauvage des Indiens de l'Union. Cette racine, inscrite dans la pharmacopée américaine, renferme un glucoside, l'*Ipomæine*, qui diffère des autres glucosides de Convolvulacées. Elle est communément employée aux Etats-Unis comme un des meilleurs remèdes contre la gravelle.

Le *Pharbitis Nil* CHOISY, plante très commune dans les montagnes de l'Inde, et dont les graines, désignées sous le nom de GRAINES DE KALADANA, partagent à la dose de 2 à 3 grammes les propriétés purgatives du Jalap.

SOLANÉES

Plantes herbacées ou ligneuses, à feuilles alternes, simples, à limbe entier ou diversement découpé ; tiges et feuilles *pourvues de liber interne*. Fleurs hermaphrodites, en général régulières et pentamères, solitaires ou en cymes. Calice gamosépale, persistant. Corolle gamopétale, parfois faiblement ou fortement zygomorphe. Androcée à 5 étamines épisépales, concrescentes avec la corolle, quelquefois inégales. Anthères à déhiscence longitudinale, tantôt poricide. Pistil composé de 2 carpelles obliques, clos et concrescent en un ovaire biloculaire ou quadriloculaire par formation de fausses cloisons. Le fruit est très variable (*baie, capsule, pyxide*) ; graine albuminée, à embryon droit ou courbé.

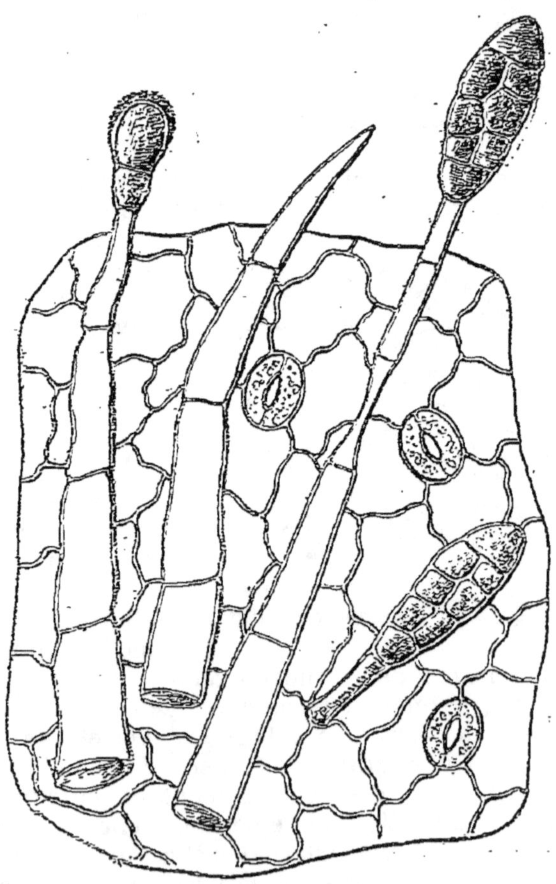

Fig. 278. — Feuille de Jusquiame.
Epiderme inférieur.

Les feuilles d'un grand nombre de plantes de la famille des Solanées sécrètent un principe particulier, auquel elles doivent l'odeur vireuse qu'elles exhalent, quand elles subissent le moindre frottement ou quand on les froisse entre les doigts. Ce principe est contenu dans des poils glanduleux qui sont localisés sur les deux faces de l'épiderme et sur les nervures et qui affectent les formes les plus diverses.

Les glandes sont tantôt *unicellulaires*, tantôt *plu-*

ricellulaires. Dans l'*Atropa Belladona,* l'*Hyoscyamus niger*, le *Nicotiana Tabacum.* on observe toujours plusieurs sortes de glandes : les unes, très petites, sont formées d'une seule cellule ovale ou arrondie ; les autres, beaucoup plus grosses, sont composées de plusieurs cellules superposées ou séparées par des cloisons verticales et horizontales. Quant à leur forme, les glandes pluricellulaires diffèrent sensiblement. Dans le *Datura Stramonium.* elles ont l'aspect d'un cône tronqué à grande base supérieure. Dans l'*Hyoscyamus niger* et le *Nicotiana Tabacum* elles sont oblongues, ovoïdes, ou disposées en forme de thyrse (fig. 278).

Le pédicelle qui supporte les glandes est tantôt unicellulaire (*Solanum nigrum, Datura Stramonium*) ; d'autres fois la glande uni ou pluricellulaire couronne un long poil pluricellulaire et unisérié (fig. 278).

TIGES DE DOUCE-AMÈRE

Origine. — La Douce-amère ou Morelle grimpante (*Solanum dulcamara* L.) est une plante qui habite les endroits ombragés, les haies et les bords des ruisseaux de presque toute l'Europe, de l'Asie Mineure, du nord de l'Afrique. La matière médicale utilise seulement ses tiges qui doivent être recueillies à la fin de l'année ou au printemps et âgées d'une année au moins.

Description. — Dans les pharmacies, cette drogue se présente en petits tronçons cylindriques, parfois anguleux, mesurant 2 à 4 centimètres de longueur et 4 à 10 millimètres de diamètre. Leur surface extérieure, marquée de stries longitudinales peu profondes, est constituée par un suber luisant, verruqueux, dont la teinte est d'un jaune brun ou d'un jaune verdâtre, selon l'âge de la tige. Ce suber mince s'exfolie assez facilement et met à nu le parenchyme cortical qui a une teinte vert brunâtre. Les tiges de douce-amère sont plus ou moins flexibles suivant leur âge. La section transversale (fig. 279) présente une zone corticale verdâtre dans sa partie périphérique, et nettement séparée de la zone ligneuse qui a une teinte blanche et une structure radiée; elle présente, dans les tiges âgées, des stries concentriques bien apparentes et correspondant aux couches ligneuses annuelles. La plupart de ces tiges sont creuses ou munies d'une moelle blanchâtre.

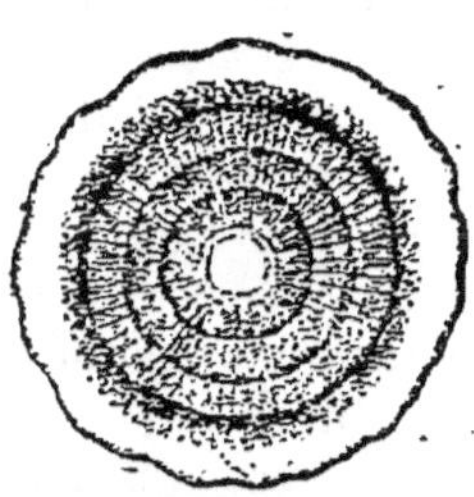

Fig. 279.
Tige de Douce-Amère.
Section tranversale.

A l'état frais, les tiges de Douce-amère ont une odeur désagréable qui disparaît en grande partie par la dessiccation ; elles ont une saveur particulière, d'abord amère, puis douceâtre.

Structure microscopique. — Une couche épaisse de suber recouvre le parenchyme cortical dépourvu d'éléments scléreux ; le liber, limité extérieurement par quelques *fibres péricycliques* isolées ou accouplées, est sillonné par d'étroits rayons médullaires; il contient de nombreuses cellules cristalligènes, à *cristaux pulvérulents*. Le bois, formé de fibres lignifiées, est traversé par de nombreux vaisseaux isolés ou groupés et sillonné par d'étroits rayons médullaires; il est recouvert intérieurement par un anneau peu épais de liber périmédullaire, limité intérieurement par quelques fibres péricycliques.

Composition chimique.— Les tiges de Douce-amère renferment deux glucosides, la *Solanine* et la *Dulcamarine*, et un principe appelé *Picroglucine*, qui leur communique leur saveur spéciale.

Usages. — Elles sont employées en infusion, comme dépuratives, et servent à préparer l'extrait de Douce-amère.

Substitutions. — Fréquemment, la Douce-amère est accompagnée de tiges de *Houblon* et de *Lonicera periclymenum*, qui croissent dans les mêmes parages. La première se distingue à sa forme quadrangulaire, et toutes les deux se reconnaissent aux cicatrices laissées par leurs feuilles, qui sont opposées et non alternes.

MORELLE NOIRE

C'est le *Solanum nigrum* L., qui croît partout en Europe, dans les terrains cultivés ou abandonnés et sur le bord des fossés.

C'est une plante annuelle, haute de 20 à 30 centimètres, dont la tige dressée; à branches souvent pubescentes, porte des feuilles *ovales acuminées, sinuées, dentées* ou *anguleuses, d'un vert sombre*. Ses rameaux sont pourvus de lignes saillantes, et ses fleurs sont disposées en cymes corymbiformes, à pédoncules courts, entraînés, réfléchis. La corolle est rotacée et *blanche*; le fruit est une *baie globuleuse, verte*, puis *noire*, grosse comme un pois.

La Morelle fraîche a une odeur vireuse, qui s'atténue beaucoup par la dessiccation; sa saveur est âcre et désagréable.

On utilise en pharmacie ses feuilles, que l'on trouve souvent accompagnées de fleurs.

Ces feuilles, qui contiennent de la *Solanine*, sont employées assez fréquemment dans les campagnes sous forme de décoction, en lotions et injections vaginales. Elles entrent dans la préparation du *Baume tranquille* et de l'*Onguent populéum*.

FÉCULE DE POMMES DE TERRE

La FÉCULE DE POMMES DE TERRE est préparée avec les tubercules du *Solanum tuberosum* L., plante originaire de l'Amérique du Nord, dont la culture s'est propagée dans tous les Etats de l'Europe.

Pour extraire cette fécule, il suffit de râper les pommes de terre dans des vases pleins d'eau, puis de jeter la masse sur des tamis qui retiennent les impuretés et les débris de cellules. On laisse déposer la fécule, on la lave, puis on la fait sécher.

Cette fécule se présente en morceaux d'un blanc mat, qui se désagrègent facilement, ou sous la forme d'une poudre très fine, d'un éclat vitré et d'un blanc moins pur que celui de l'amidon de blé.

Elle se compose de grains isolés tout à fait caractéristiques, en partie visibles à l'œil nu et d'une grosseur très variable (fig. 280).

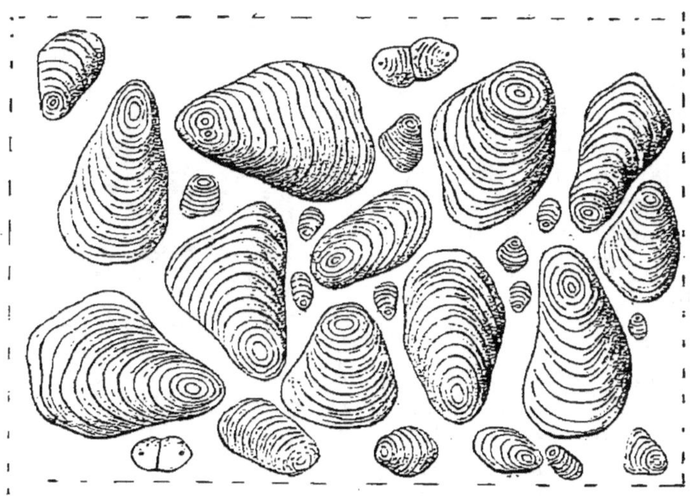

Fig. 280. — Fécule de Pommes de terre.

A côté de quelques grains très petits qui n'ont que quelques dixièmes de millimètre de diamètre, on y observe un très grand nombre de grains qui ont de 70 à 100 μ de diamètre et une longueur plus considérable. Les grains les mieux développés, et qui représentent le type habituel de cette fécule, sont *ovales*, *aplatis*, *ovoïdes*, *ellipsoïdaux* ou *conchoïdes*. Ils présentent un hile généralement *excentrique*, situé vers leur extrémité amincie, et on y distingue avec une netteté peu ordinaire un grand nombre de couches concentriques. A côté de ces grains typiques, on en observe quelques-uns plus petits, de forme arrondie ou en forme de tiare, arrondis d'un côté et aplatis de l'autre, généralement isolés, parfois soudés au nombre de 2 ou 3, et présentant des stries moins apparentes.

La longueur des grains les plus gros varie entre 75 et 110 μ : celle des grains moyens varie de 45 à 65 μ et celle des petits grains varie de 15 à 25 μ.

Quand la fécule est cuite dans l'eau chaude, les couches qui la constituent se désagrègent et le hile s'élargit considérablement ;

elle forme alors une matière gélatiniforme, translucide, une sorte d'empois qui est moins consistant que celui que l'on obtient avec l'amidon du blé.

PIMENTS DES JARDINS

Origine. — Les Piments des Jardins sont fournis par plusieurs plantes du genre *Capsicum*, qui comprend plus de 60 espèces, croissant naturellement dans l'Inde et l'Amérique tropicale, mais qui sont cultivées dans toutes les régions du globe.

Les deux espèces dont les fruits sont le plus communément répandus dans le commerce de la droguerie sont : le *C. annuum* L. (*C. longum* D. C.), originaire de l'Amérique du Sud, cultivé dans tous les jardins de l'Europe, et le *C. fastigiatum* Bl. (*C. frutescens* L.), cultivé abondamment dans l'Inde, à Java et dans l'Amérique intertropicale.

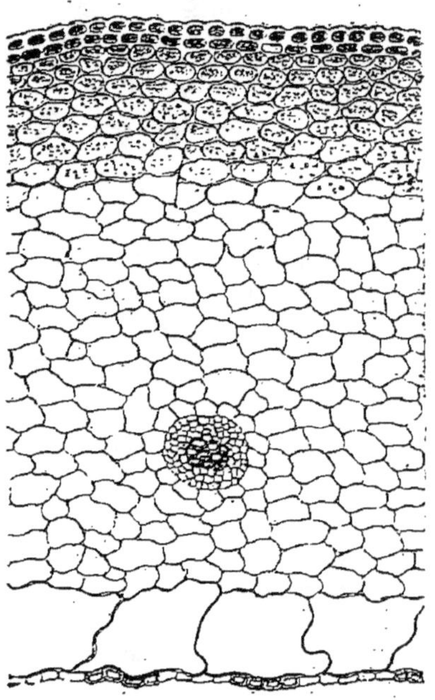

Fig. 281. — Piment des jardins. Structure du fruit.

Description. — Le fruit du *C. annuum* L., vulgairement appelé *Poivre de Guinée, Corail des Jardins*, varie beaucoup dans sa taille et dans sa forme : il est cylindrique, globuleux, obtus ; sa longueur oscille entre 5 et 7 centimètres, mais elle peut atteindre 10 centimètres. Sa couleur est jaune, rouge ou blanche dans les formes cultivées. Le péricarpe est lisse, ferme, coriace, de consistance sèche : il présente 2 loges renfermant un grand nombre de graines jaunâtres, réniformes, ou irrégulièrement arrondies, de 5 millimètres de longueur, comprimées, chagrinées à la surface. Ces graines sont insérées sur la mince cloison qui sépare les deux loges. Le péricarpe est souvent accompagné d'un calice cupuliforme, divisé en 5 dents, supporté par un pédoncule grêle et droit, plus ou moins long. Ce fruit a une odeur faible ; la saveur des graines est piquante, âcre et caustique.

Le fruit du *C. fastigiatum*, ou *Piment de Cayenne*, appelé encore *Piment enragé*, à cause de son extrême âcreté, est plus petit, il mesure 2 à 3 centimètres de longueur et 4 millimètres de diamètre : il est atténué en une pointe conique et un peu contracté vers la base, quelquefois privé de son calice. Le péricarpe brillant, coloré en rouge orange, est un peu aplati, ridé par la dessiccation, assez cassant. Les graines sont un peu moins larges que celles du *C. annuum*.

Structure anatomique (fig. 281-282). — L'épicarpe, formé de cellules à parois épaisses, recouvre une couche de collenchyme, qui se confond peu à peu avec le mésocarpe, dont les cellules sont remplies de chromatophores rouges, d'huile et d'amidon ; l'endocarpe est formé de cellules scléreuses à parois ponctuées. Vues de face, ces cellules sont nettement caractérisées par leur forme et leurs parois ponctuées ; elles ne forment pas un tissu continu, mais des massifs séparés par des îlots de cellules parenchymateuses, sur lesquelles s'insèrent les piliers qui séparent l'endocarpe du mésocarpe. La graine est nettement caractérisée par les cellules qui constituent la couche externe de son spermoderme. Ces cellules scléreuses ont des formes très variables, et sont très épaissies sur les parois latérales et interne. Vues de face, elles sont marquées de sinuosités profondes.

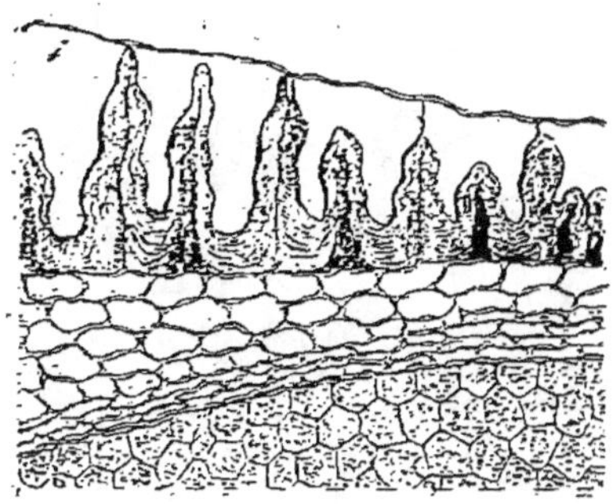

Fig. 282. — Piment des jardins. Structure de la graine.

Le calice, qui accompagne presque toujours ces fruits, est caractérisé par les poils glanduleux qui sont localisés sur son épiderme.

Composition chimique. — Les fruits de Piment doivent leurs propriétés physiologiques à un *liquide oléo-résineux* et à une substance grasse qui a reçu le nom de *Capsicine, Capsicol, Capsaïcine, Capsacutine*.

Localisation du principe actif. — Ce principe actif est localisé *dans l'épiderme qui recouvre le tégument externe de la graine, et dans l'épiderme des placentas*. La cuticule se soulève dans ces parties et c'est entre cette cuticule et la lamelle cellulaire amyloïde qu'a lieu la sécrétion de la Capsicine, qui se présente sous forme de globules. Sa présence peut être mise en évidence au moyen de l'orcanette acétique, de l'acide osmique ou du réactif coloré désigné sous le nom de Soudan III. On peut d'ailleurs s'en convaincre facilement en mâchant comparativement les divers organes qui constituent ce fruit : la différence de saveur permettra de contrôler les résultats fournis par les réactifs microchimiques.

Usages. — Le Piment est surtout employé dans les pays chauds comme condiment et pour régulariser les fonctions digestives. En médecine, on l'utilise en *poudre* ou sous forme d'*extrait*

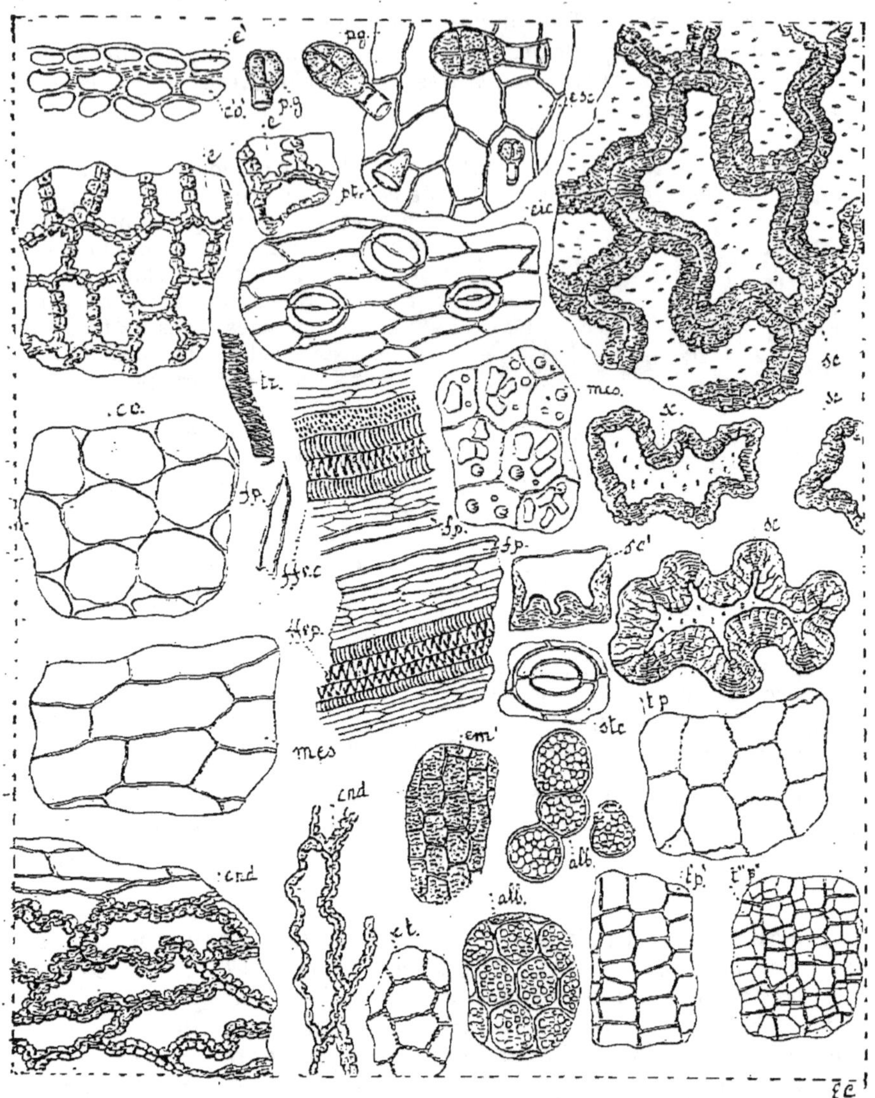

Fig. 283. — Éléments de la poudre de Piment des Jardins.

alb, albumen. — *co. collenchyme du péricarpe.* — *e*, *e'*, *épicarpe vu de face et de profil.* — *eic*, *épiderme inférieur du calice.* — *em*, débris de l'embryon. — *end*, *endocarpe.* — *esc*, épiderme supérieur du calice. — *et*, *épiderme du trophosperme.* — *ffvp*, faisceau fibro-vasculaire du péricarpe. — *fp*, fibre péricyclique. — *mes*, *mésocarpe.* — *sc*, *s'c'*, cellules scléreuses de l'épisperme vues de face et de profil. — *sto*, stomates. — *tp*, *t'p'*, *t''p''*, téguments du périsperme.

à l'intérieur contre les hémorrhoïdes et à l'extérieur comme rubéfiant.

Sous le nom de Baies d'Alkékenge, la matière médicale utilise les fruits du *Physalis Alkekengi* L., qui croît spontanément dans le midi et l'ouest de la France.

Ces baies, qui ont la grosseur et la forme d'une cerise, sont *ridées*, d'une couleur *rouge minium* et contiennent, sous un péricarpe assez lâche, deux loges portant sur des placentas axiles de nombreuses semences, petites, ovoïdes, aplaties, de couleur blanchâtre. Elles sont supportées par un pédoncule épaissi et coloré à son sommet. Dans le commerce, elles sont presque toujours enveloppées par leur calice réticulé, veiné, qui forme autour d'elles une grosse ampoule vésiculeuse, grise. Ces baies, qui ont à la fois une saveur douceâtre et amère, ne sont utilisées, en pharmacie, que pour la préparation du *sirop de chicorée composé*.

BELLADONE

La Belladone (*Atropa Belladona* L.), croît spontanément dans le sud et le centre de l'Europe, l'Asie moyenne et occidentale ; elle se plaît dans les clairières des bois et au milieu des décombres. On la cultive en grand, en Angleterre, pour les besoins de la pharmacie qui utilise ses feuilles et ses racines.

FEUILLES

Les Feuilles de Belladone doivent être recueillies avant la floraison. Ces feuilles mesurent en moyenne 6 à 20 centimètres de longueur et 5 à 8 centimètres de large au niveau du tiers inférieur. Elles sont entières, pétiolées, molles, herbacées ; leur limbe ovale-aigu ou acuminé, atténué inférieurement des deux côtés sur le sommet du pétiole, est penninerve. De la nervure médiane, qui est assez large et aplatie à sa base, partent des nervures secondaires obliques, légèrement arquées et finement pubescentes, reliées entre elles par des veines anastomosées en réseau irrégulier. A l'état frais, elles exhalent, quand on les froisse, *une odeur âcre et désagréable*, qui s'atténue considérablement ou disparaît par la dessiccation. A l'état sec, elles sont minces et *friables*, d'une teinte vert brunâtre sur leur face supérieure et d'une teinte grisâtre sur leur face inférieure. Leur saveur est amère et désagréable.

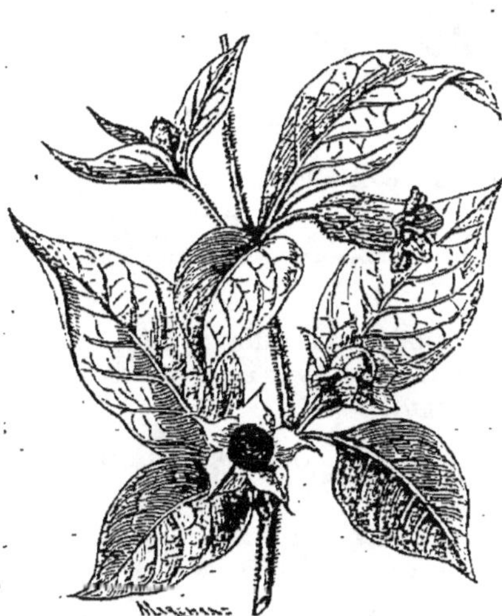

Fig. 454. — *Atropa Belladona.*

Caractères anatomiques. — Cellules épidermiques *sinueuses*, recouvertes par une cuticule *striée*. Épiderme garni sur ses deux faces de *stomates*, de *poils tecteurs* et de *poils glanduleux*. Les poils tecteurs sont

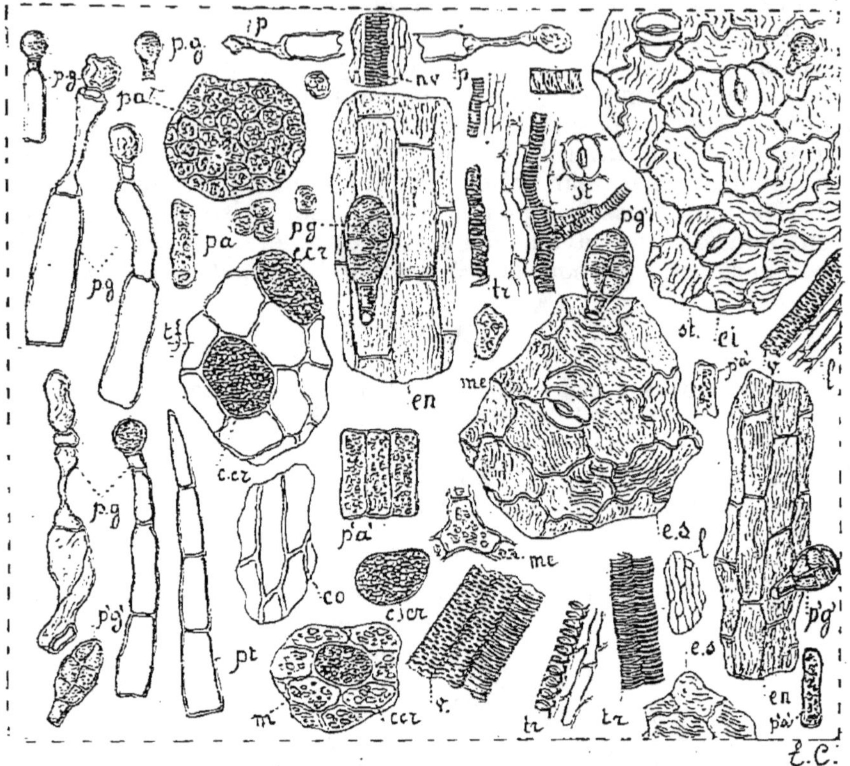

Fig. 285. — Poudre de Feuilles de Belladone.

ccr, *cellules cristalligènes*. — *co*, collenchyme. — *ei*, *épiderme inférieur*. — *en*, *épiderme neural*. — *es*, *épiderme supérieur*. — *m*, *me*, cellules du mésophylle. — *pa*. *p' a'*, cellules en palissade vues de face et de profil. — *pg*, *poils glanduleux*. — *pt*, *poils tecteurs*. — *tf*, tissu fondamental. — *tr*, trachées. — *v*, vaisseaux.

coniques, *pluricellulaires*, *ponctués ;* les poils glanduleux sont *petits et formés d'une glande arrondie et unicellulaire*, ou *gros et composés d'une glande ovale pluricellulaire*. *Cristaux pulvérulents*.

Composition chimique. — Les feuilles de Belladone contiennent de l'*Atropine*, de l'*Hyoscamine* et une substance fluorescente, l'*acide Chrysatropique*, qui semble être un dérivé du *Naphtalène*.

Falsifications. — Dans ces temps derniers, on a substitué aux feuilles de belladone celles du *Phytolacca decandra* L., et du *Scopolia Carniolica* Jacq.

Les feuilles de *Phytolacca* ont 20 centimètres de long, sont ovales, lancéolées, pétiolées, *glabres*. Les cellules épidermiques, qui sont ondulées ou sinueuses dans l'*Atropa belladona*, sont polygonales et limitées par des parois rectilignes dans le *Phytolacca ;* la différence essentielle consiste dans la forme des cristaux qui sont pulvérulents dans la belladone et disposés en forme de raphides agglomérés dans le *Phytolacca.*

La feuille de *Scopolia Carniolica* est pourvue de stomates sur la face inférieure seulement ; elle est *dépourvue de poils*, mais quelques-unes des cellules épidermiques portent de petites saillies ou papilles à membrane épaissie. L'oxalate de chaux y existant aussi à l'état pulvérulent, comme dans la feuille de belladone, il en résulte que, si la détermination de cette substitution est encore possible dans les feuilles entières, elle est plus difficile quand elles sont pulvérisées.

RACINES

Description. — La RACINE DE BELLADONE doit être recueillie au moment de la floraison, ou aussitôt après.

Cette drogue est représentée dans les pharmacies par des fragments très variables dans leur apparence extérieure, qui *n'ont rien de typique* et proviennent de la souche et des racines. Ces fragments sont parfois longs et ramifiés, parfois ils sont débités en petits tronçons cylindriques ou anguleux de

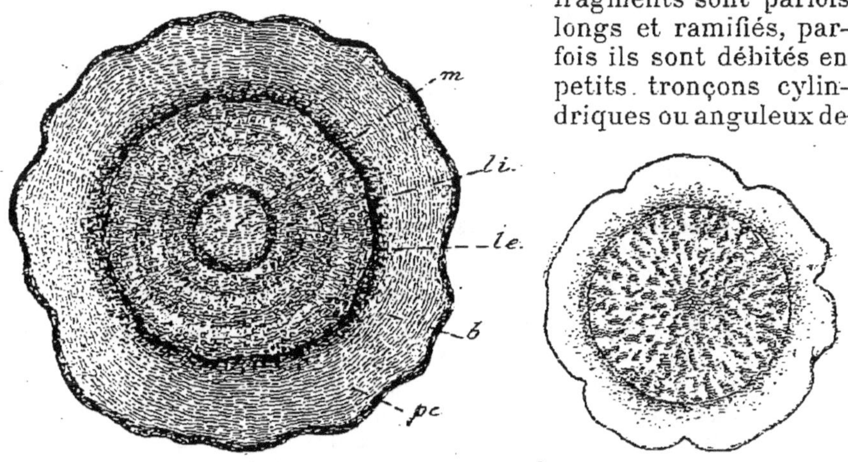

Fig. 286-287. — Belladone.

Section transversale d'un rhizome. Section transversale d'une racine.

15 millimètres de hauteur, provenant de sections longitudinales de la souche et des racines.

La souche, accompagnée de ses racines, peut atteindre 2 à 4 centimètres de diamètre et 10 à 20 centimètres de longueur ; les ramifications qui naissent presque à sa base ont un diamètre qui varie entre 3 et 8 millimètres. La surface extérieure est constituée par un suber rugueux d'un brun pâle, parfois jaunâtre, marquée de stries ou de côtes longitudinales plus ou moins saillantes, de quelques rides transversales et de cicatrices plus ou moins larges laissées par la section des racines. La cassure varie notablement selon l'âge et la nature des fragments examinés. La section transversale offre des caractères plus nets. Sur les fragments qui proviennent de la souche cette section présente (fig. 286) : une écorce plus ou moins épaisse et grisâtre, marbrée de brun, dont l'épaisseur atteint le tiers ou le cinquième du rayon total ; une zone ligneuse blanche, *striée radialement* et disposée en couches concentriques autour d'une moelle bien apparente, d'une teinte grise. La section transversale des racines (fig. 287) est toute différente : l'écorce grise entoure une zone ligneuse dépourvue de moelle et dans laquelle on n'observe plus ni couches concentriques, ni stries radiales, mais simplement des marbrures représentant les faisceaux fibro-vasculaires disséminés dans toute l'épaisseur du bois.

Quand on casse les fragments de rhizome ou de racine de belladone, il s'en échappe une poussière fine d'amidon et de cristaux pulvérulents d'oxalate de chaux.

La racine de belladone exhale une odeur terreuse qui a quelque analogie avec celle de la racine de réglisse ; elle a une saveur douceâtre, faiblement mucilagineuse.

Structure anatomique. — Rhizome. — Le suber recouvre le parenchyme cortical assez développé, dont les cellules contiennent de l'amidon en grains simples ou un *sable cristallin noirâtre ;* le liber, strié radialement, n'offre pas de fibres lignifiées ; la zone ligneuse, disposée en anneau autour de la moelle, est constituée par un parenchyme incomplètement lignifié, représentant le bois secondaire, qui est traversé par de nombreux vaisseaux groupés et sillonné par d'étroits rayons médullaires. Cet anneau ligneux est recouvert intérieurement par un liber périmédullaire qui entoure une moelle peu épaisse contenant de l'amidon et des cristaux pulvérulents.

Racine. — La racine se distingue nettement par l'absence de moelle et par la structure du bois qui, au lieu d'être disposé en couches concentriques, est représenté par de nombreux faisceaux fibro-vasculaires, bien distincts, disséminés dans le parenchyme ligneux, qui est sillonné par des rayons médullaires plus larges. Le centre des racines est occupé par un groupe de vaisseaux spiralés représentant le bois primaire.

Composition chimique. — Les racines de belladone renferment de l'*Atropine* et de l'*Hyoscyamine*. Hubschmann (1858) prétend en avoir retiré un alcaloïde incristallisable, la *Belladonine*, et une matière colorante rouge, l'*Atrosine*.

C'est surtout avec les feuilles de Belladone qu'on prépare l'Atropine.

L'Atropine se présente sous forme d'aiguilles soyeuses, de saveur âcre et amère, solubles dans 500 parties d'eau froide, 60 parties d'alcool, 5 parties d'éther et dans 3 parties de chloroforme. Elle répand, quand on la brûle, une odeur de *fleur d'oranger*, de *fleur d'ulmaire* ou d'*aubépine*.

Réaction de l'atropine. — Si on dissout 1 milligramme d'atropine dans 1 centimètre cube d'alcool et si on ajoute 1 centimètre cube d'une solution au 1/10 de bichlorure de mercure, on obtient un *précipité jaune* d'oxychlorure de mercure qui, au bout d'une heure ou deux, est *devenu rouge*.

Si on ajoute à des cristaux d'atropine 10 fois leur volume d'acide azotique concentré, si on chauffe le mélange à l'ébullition pendant quelques instants, puis à une douce chaleur, jusqu'à ce que

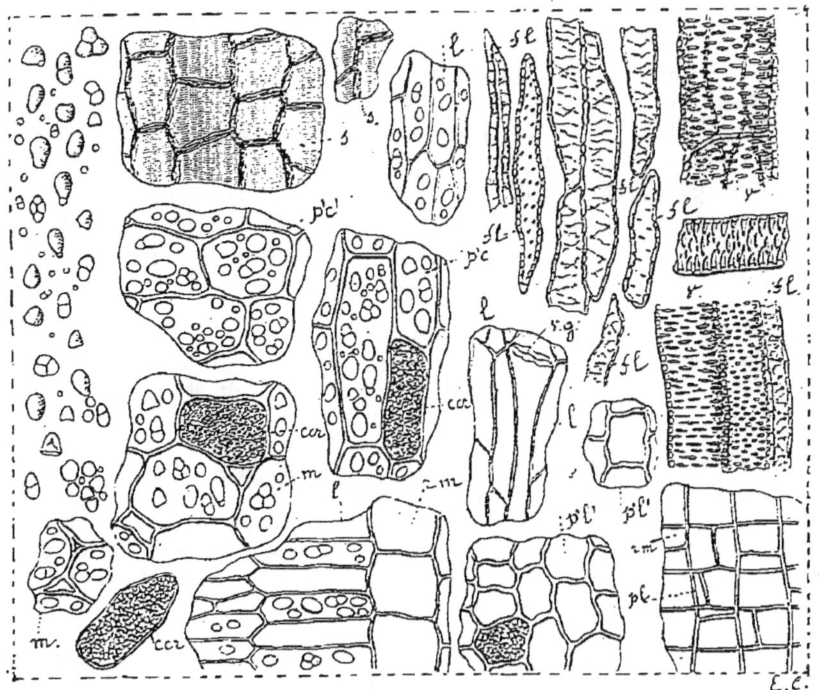

Fig. 288. — Poudre de racine de Belladone.

a, amidon. — *ccr, cellule cristalligène.* — *fl, fibre ligneuse.* — *l.* liber vu en long. — *m*, moelle. — *pc, parenchyme cortical en long.* — *p'c', le même en travers.* — *pl, p'l'*, parenchyme libérien. — *rm*, rayons médullaires. — *vp*, vaisseaux ponctués. — *vg*, vaisseaux grillagés.

l'acide libre soit entièrement dissipé, on obtient un produit qui, après refroidissement, prend une *teinte violette* passant graduellement au *rouge vineux*, puis au *rouge sale*, quand on le touche avec quelques gouttes de solution alcoolique de potasse caustique.

L'Atropine et l'Hyoscyamine sont, de tous les alcaloïdes des Solanées, les seuls qui possèdent des propriétés chimiques, physiques et physiologiques *constantes*, et qui soient bien nettement définis.

Ces deux produits isomères présentent entre eux une si grande analogie que Regnauld, se basant sur ce qui avait été fait pour la *quinidine*, isomère de la *quinine*, et pour la *cinchonidine*, isomère de la *cinchonine*, avait proposé de substituer au nom d'Hyoscyamine celui d'Atropidine qui faisait mieux ressortir les liens de parenté qui existent entre les deux alcaloïdes. Cette affinité est tellement étroite que l'*Atropine* et l'*Atropidine* traitées par l'acide sulfurique donnent toutes deux le *même sulfate;* fait d'autant plus important au point de vue pratique qu'il permet de comparer toutes les médications réalisées avec le sulfate d'atropine, quelle que soit son origine, et qu'il n'occasionne jamais les irrégularités, les effets inconstants ou les accidents résultant de l'emploi des autres alcaloïdes des Solanées.

Chauffée avec de l'acide chlorhydrique concentré ou avec de l'eau de baryte, l'Atropine s'hydrate et se dédouble en *acide tropique* et en une base nouvelle, la *Tropine*.

Cette propriété a conduit Ladenburg à considérer l'Atropine, au point de vue chimique, comme le type d'une classe importante de composés, à fonction chimique bien définie, qu'il a désignés sous le nom de *Tropines*.

Dosage des alcaloïdes dans la belladone. — On introduit dans un appareil à déplacement, 20 grammes de feuilles ou de racines de belladone, finement pulvérisés, et on les traite par 60 centimètres cubes d'un mélange à parties égales d'alcool absolu et de chloroforme. La liqueur est agitée à deux reprises différentes avec, chaque fois, 25 centimètres cubes d'eau légèrement acidulée. Le chloroforme, tenant en solution les matières colorantes, se sépare de la liqueur alcoolique acide qui a dissout les alcaloïdes. Cette liqueur, agitée de nouveau avec du chloroforme qui en sépare toutes les matières étrangères, est décantée avec soin, puis alcalinisée avec de l'ammoniaque et agitée à deux reprises, et chaque fois avec 25 centimètres cubes de chloroforme qui dissout les alcaloïdes. La solution chloroformique est agitée avec de l'eau qui la débarrasse de l'ammoniaque qu'elle retenait, puis elle est soumise à l'évaporation. Le résidu de l'évaporation, séché à 100° et pesé, permettra d'apprécier la proportion d'alcaloïdes contenus dans les 20 grammes de belladone.

Les recherches de Lefort et Gerrard ont établi que la proportion d'alcaloïdes n'est pas la même dans les racines et les feuilles de belladone, et que cette proportion varie encore selon que les organes sont plus ou moins âgés et proviennent de plantes sauvages ou de plantes cultivées, ainsi que le démontre le tableau suivant :

AGE DE LA PLANTE	BELLADONE CULTIVÉE		BELLADONE SAUVAGE	
	Racines	Feuilles	Racines	Feuilles
2 ans	2.60	4,31	2.07	3,20
3 ans	3.81	4,07	3.70	4,57
4 ans	4,10	5,10	3,13	4,91

Il suit de là que les feuilles doivent avoir la préférence sur les racines pour la préparation des produits galéniques et de l'atropine.

Localisation du principe actif. — En utilisant les réactifs les plus sensibles (*l'iodure de potassium ioduré, l'acide phosphomolyb-*

dique) sur les coupes de feuilles et de racines fraîches de Belladone on a pu constater que, dans les racines jeunes, les tiges et le pétiole, *l'Atropine se rencontre dans l'épiderme et les premières assises sous-épidermiques, dans les cellules parenchymateuses qui entourent le liber externe et le liber interne.* A mesure que les tiges et les racines deviennent *plus âgées, l'alcaloïde disparaît des portions centrales, pour se localiser vers la périphérie de l'écorce. Dans la feuille, l'Atropine se trouve disséminée dans toutes les cellules, mais en plus forte proportion toutefois dans les cellules de l'épiderme supérieur.*

Usages. — La Belladone est employée comme *analgésique,* comme *mydriatique,* comme *modérateur de l'excitabilité des fibres lisses,* des *sécrétions.*

Les feuilles de Belladone, à l'état frais, sont employées pour la préparation du *Baume tranquille,* de l'*onguent populeum,* de l'*extrait aqueux de belladone.* A l'état sec, elles servent à préparer : la *poudre de feuilles qui doit toujours être récente,* et s'administrer à la dose de 5 à 20 centigrammes en paquets ou en pilules, la *teinture alcoolique* (5 à 30 gouttes), l'*extrait alcoolique* (1 à 10 centigrammes), les *poudres* et *cigarettes antiasthmatiques.*

Les racines sont employées en *poudre* (4 à 20 centigrammes) et sous forme d'*extrait alcoolique* (2 à 10 centigrammes).

L'extrait de belladone est communément employé pour la préparation des *emplâtres de belladone* dont l'usage est si répandu en Amérique.

Pour la thérapeutique oculaire, on emploie le plus souvent le *sulfate d'atropine,* en solution à la dose de 2 à 5 centigrammes dans 10 grammes d'eau distillée additionnée de quelques gouttes d'eau de laurier-cerise.

On utilise aussi ce sel pour modérer les sueurs nocturnes, en injections hypodermiques (1/4 de milligramme), ou en granules (1/2 à 1 milligramme).

A la série des Atropées se rattache la MANDRAGORE (*Mandragora officinarum* L.), plante très commune sur les rivages de la Sicile, de l'Espagne, et dont la racine, autrefois très employée, est aujourd'hui abandonnée.

JUSQUIAME

Origine. — La JUSQUIAME OFFICINALE (*Hyoscyamus niger* L.), (fig. 289), est une plante très commune dans toute l'Europe, sauf dans sa partie la plus septentrionale. Elle abonde aussi dans la région méditerranéenne et en Orient. Elle est, en Angleterre et en Allemagne, l'objet d'une culture importante, qui s'est propagée en Amérique.

La matière médicale utilise spécialement ses feuilles et ses graines.

Description. — A l'état frais, les feuilles de Jusquiame sont *molles, visqueuses, d'un vert glauque et couvertes de poils blancs et mous.* Celles de la base, qui disparaissent de bonne heure, sont pétiolées ; celles de la tige sont amplexicaules et mesurent de 15 à 20 centimètres de longueur et 6 à 7 centimètres de largeur. Le limbe, largement sessile, *est ovale-triangulaire, à grandes divisions triangulaires inégales, molles et plus ou moins ondulées.* La nervure médiane est fortement élargie à la base ; les nervures secondaires, peu nombreuses, inégalement espacées, sont, comme elle, *pâles, blanchâtres, très proéminentes sur la face inférieure,* irrégulièrement ramifiées quelquefois dès leur base. Pressées entre les doigts, ces feuilles exhalent une odeur très vireuse, qui s'atténue beaucoup par la dessiccation. A l'état sec, elles ont une teinte *vert grisâtre sur leurs deux faces,* et sont fortement ridées et chiffonnées ; elles se reconnaissent toujours à la présence du duvet qui les recouvre et à la forme aplatie de la nervure médiane. Les feuilles de Jusquiame recueillies en Angleterre sont généralement accompagnées de fleurs, qui ont conservé leur teinte jaune et leurs élégantes stries pourprées. Celles qui sont récoltées en France sont fréquemment accompagnées de fruits qui se présentent sous forme de capsules dures, résistantes, biloculaires, fermées par un couvercle elliptique qui se détache à la maturité.

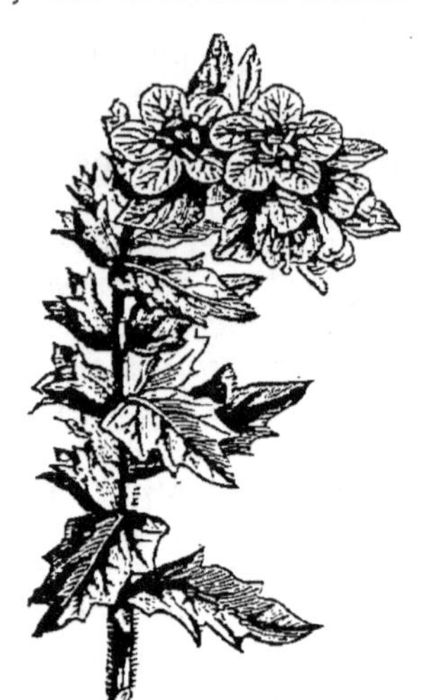

Fig. 289. — Jusquiame.

Ces feuilles ont une odeur vireuse, désagréable et une saveur fade, âcre et amère.

Caractères anatomiques. — Épiderme recouvert par une cuticule *lisse. Poils tecteurs pluricellulaires, coniques. Poils glanduleux parfois très longs et terminés par une petite glande bicellulaire qui laisse exsuder une matière visqueuse, ou par une grosse glande pluricellulaire elliptique ; parfois très courts et composés d'un pédicule court soutenant une grosse glande en forme de massue.* Cristaux *prismatiques* (fig. 290).

Composition chimique. — Les feuilles de Jusquiame contiennent de l'*Hyoscyamine* ou *Atropidine,* alcaloïde isomérique de l'Atropine, de l'*Hyoscine,* et une petite quantité de *nitrate de potasse.*

L'*Hyoscyamine* se présente en aiguilles soyeuses, légères. Au contact de l'acide chlorhydrique concentré, elle se dédouble en *acide tropique* et en *tropine.* Sous l'action des alcalis et des carbonates alcalins, elle se transforme en atropine.

Comme pour la belladone, la proportion d'alcaloïde varie notablement, suivant l'époque à laquelle les feuilles sont récoltées. Très riches avant la floraison, les feuilles de Jusquiame s'appauvrissent en alcaloïdes au moment de la fructification et au profit

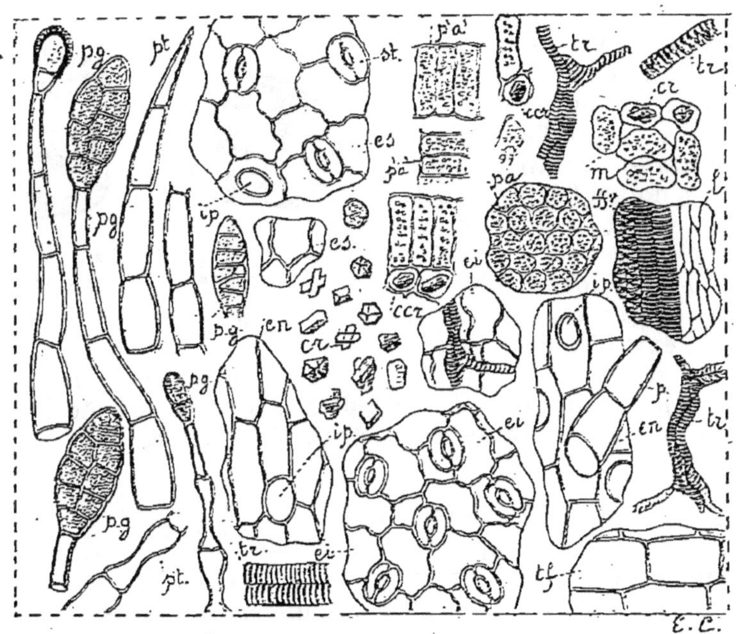

Fig. 290. — Poudre de feuilles de Jusquiame.

ccr, *cellules cristalligènes*. — *cr*, *cristaux*. — *ei*, épiderme inférieur. — *en*, épiderme neural. — *es*, épiderme supérieur. — *ffr*. faisceau fibro-vasculaire des nervures. — *ip*, insertion des poils. — *l*, liber. — *m*, *mésophylle*. — *pa*, *p'a'*, cellules en palissade vues de face et de profil. — *pg*, *poils glanduleux*. — *pt*, *poils tecteurs*. — *tf*, tissu fondamental. — *tr*, trachées.

des graines. Les époques sont donc tout indiquées pour récolter les deux organes.

La proportion d'alcaloïdes contenue dans les feuilles varie entre 0,132 et 0,270 p. 100.

Usages. — Les feuilles de Jusquiame possèdent des propriétés physiologiques analogues à celles de la Belladone ; elles sont toutefois moins actives. On les utilise surtout comme sédatif du système névro-musculaire, dans le tétanos, l'épilepsie, l'hystérie, contre les névralgies.

A l'état frais, elles servent à préparer le *baume tranquille*, l'*onguent populéum*, un *extrait aqueux* et une *alcoolature*.

A l'état sec, elles servent à préparer la *poudre*, la *teinture*, l'*extrait alcoolique*, des *poudres* et des *cigarettes antiasthmatiques*.

Les SEMENCES DE JUSQUIAME (fig. 291), qui mesurent environ de 1 à 1,5 millimètre de longueur, sont sensiblement *ovoïdes* ou *réniformes*, un *peu aplaties*, *rugueuses* ou *chagrinées* à leur surface qui est d'*un gris jaune brunâtre* ou d'*un gris cendré*. Un spermoderme peu épais recouvre l'albumen qui entoure un embryon recourbé en forme de 9. Ces graines ont une saveur huileuse, désagréable et amère.

Ces graines contiennent de 0,110 à 0,144 p. 100 d'alcaloïdes et une certaine quantité d'huile fixe; elles doivent être récoltées au moment de leur maturité.

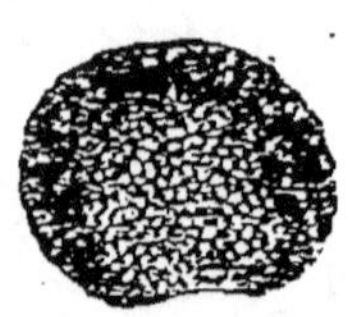
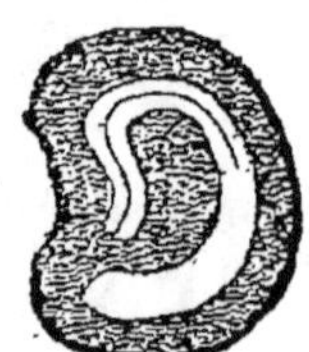

Fig. 291, 292.
Semence de Jusquiame.
Entière. Coupe longitudinale.

Elles sont moins employées que les feuilles et servent à préparer l'extrait alcoolique de semences, qui entre dans la préparation des *pilules de Méglin* et de *Cynoglosse*, ou qui, à la dose de 2 à 3 centigrammes, sert à tempérer l'action irritante des purgatifs drastiques.

FEUILLES DE STRAMOINE

Origine. — Les FEUILLES DE STRAMOINE sont fournies par le *Datura Stramonium* L. (fig. 293) qui croît communément en France et dans toutes les parties du monde, surtout dans les lieux incultes.

Description. — Ces feuilles, qui mesurent en moyenne de 12 à 15 centimètres de longueur sur 7 à 8 centimètres de largeur, sont longuement pétiolées. Leur limbe sinueux-denté est ovale-aigu, inégalement arrondi ou subaigu à sa base, qui est insymétrique, aigu ou courtement acuminé au sommet, de même que les lobes marginaux qui sont inégalement incisés-dentés. Il est d'un vert sombre en dessus, et plus pâle et terne en dessous, velu dans le jeune âge, et glabre à la maturité. La nervation est pennée ; les nervures secondaires qui se détachent de la nervure médiane sous un angle aigu, se dirigent vers les dentelures du bord ; elles sont alternes, concaves en dessus, saillantes en dessous.

A l'état frais, ces feuilles sont fermes et succulentes et exhalent, quand on les froisse entre les doigts, une odeur fétide, désagréable, qui s'atténue par la dessiccation ; elles ont une saveur amère, âcre et désagréable.

Les feuilles de Stramoine sont fréquemment accompagnées de quelques fruits, très nettement caractérisés par les grosses épines mousses qui hérissent la partie extérieure des cloisons.

Caractères anatomiques. — Épiderme recouvert par une cuticule *lisse*. Poils tecteurs très longs, à parois tuberculeuses et peu épaisses. Poils glanduleux *courts* et formés d'une *grosse glande pluricellulaire* en forme de *cône tronqué*. *Cristaux étoilés.*

Composition chimique. — On a retiré des feuilles de Stramoine un alcaloïde appelé *Daturine* qui, d'après Ladenburg, ne serait qu'un mélange d'Atropine et d'Hyoscyamine.

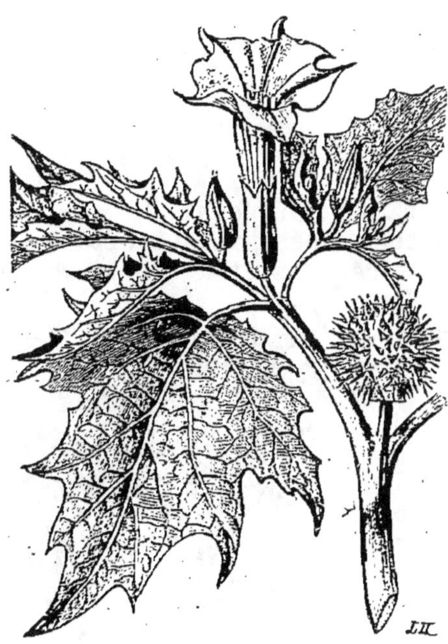

Fig. 293. — *Datura Stramonium.*

Usages. — Ces feuilles sont employées aux mêmes usages que les feuilles de Jusquiame et de Belladone, mais surtout comme antiasthmatiques.

Substitutions. — A plusieurs reprises, on leur a substitué les feuilles de Morelle (*Solanum nigrum*) et celles du *Chenopodium hybridum*. Tout récemment, on a signalé leur falsification par les feuilles de *Carthamus helenoïdes* et de *Xanthium strumarium*.

Pour constater ces falsifications, il suffit de faire ramollir quelques feuilles dans de l'eau tiède et de les étaler sur une feuille de verre pour bien apprécier leur forme. En cas de doute, on pourra recourir à l'examen microscopique qui révélera :

L'*absence de cristaux étoilés* dans les feuilles de *Solanum nigrum ;*

La présence de *poils tout à fait caractéristiques* dans le *Chenopodium hybridum ;*

La présence de *stries très apparentes, et de glandes tout à fait caractéristiques*, sur l'épiderme des feuilles de *Carthamus helenoïdes* et la présence simultanée de *canaux sécréteurs dans les nervures ;*

La présence de *poils cystolitiques* et des *glandes caractéristiques des Synanthéries* sur l'épiderme des feuilles de *Xanthium strumarium*.

Les Semences de Stramoine qui se trouvent dans tous les droguiers, ont en moyenne 3 millimètres de longueur ; elles sont *réniformes*, *aplaties* sur une de leurs faces, et recouvertes par un spermoderme *noir*, *réticulé* ou *chagriné*. Cette enveloppe recouvre un albumen blanc huileux, dans lequel se trouve un embryon recourbé. Ces graines qui ont une saveur huileuse, âcre et nauséuse, renferment environ 1 p. 100 d'alcaloïdes, tandis que les feuilles n'en contiennent que 0,20 à 0,30 p. 100; aussi les préfère-t-on pour préparer l'*extrait* et la *teinture alcooliques*.

Au genre *Datura* se rattachent :

Les *D. alba* et *D. fastuosa* L., espèces remarquables par leurs dimensions, et qui sont employées par les Indiens comme sédatives ;

Le *D. Métel* L., dont les graines sont utilisées aussi dans l'Inde comme narcotique;

Le *D. Tatula* L., qui est employé au Pérou contre les maladies de peau et l'asthme.

FEUILLES DE TABAC.

Origine. — Le TABAC ou la NICOTIANE (*Nicotiana Tabacum* L.), (fig. 294), est une plante originaire d'Amérique, qui a été acclimatée en Europe où elle est, dans certains États, l'objet d'une culture spéciale et réglementée. La matière médicale utilise ses feuilles pour quelques préparations.

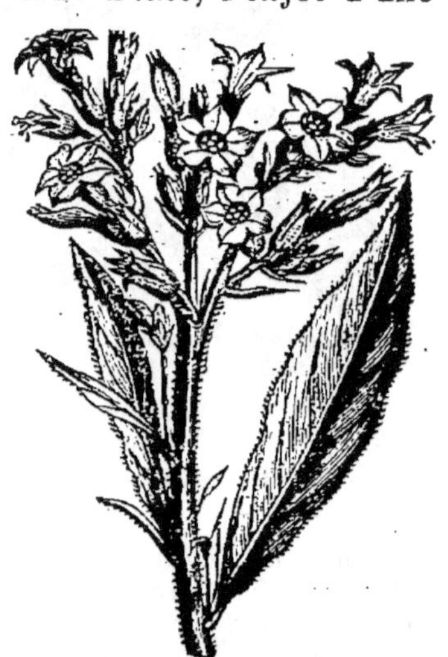

Fig. 294
Nicotiana tabacum.

Description. — Les feuilles fraîches de la Nicotiane sont ovales aiguës, ou lancéolées, et mesurent de 40 à 60 centimètres de longueur sur 25 à 50 centimètres de largeur; celles qui proviennent de la base de la plante sont parfois légèrement atténuées à leur naissance; tandis que celles du sommet sont franchement sessiles et souvent même amplexicaules. Le limbe est entier et porte sur ses deux faces, mais surtout sur la face inférieure, de nombreux poils glanduleux, qui le rendent visqueux au toucher. La nervure médiane, fortement élargie à sa base, donne naissance à des nervures secondaires velues, qui, se détachant sous un angle aigu, se dirigent vers le bord où elles se recourbent en arc vers le sommet de la feuille. Par la dessiccation ces feuilles perdent leur couleur verte et prennent une teinte jaune brun; en même temps elles perdent une partie de leur odeur nauséeuse; elles ont une saveur amère et âcre.

Caractères anatomiques. — Épiderme recouvert par une cuticule *striée*, garni sur ses deux faces de *poils tecteurs coniques*, pluricellulaires, et de *poils glanduleux généralement très longs, couronnés par une glande sécrétrice qui varie beaucoup dans sa forme et ses dimensions*. Cette glande est tantôt petite et unicellulaire, tantôt allongée et formée de 3 cellules superposées, tantôt très grosse, ovoïde et formée de plusieurs assises de cellules superposées et juxtaposées.. —. Les cristaux sont *pulvérulents*.

Composition chimique. — Les feuilles de Nicotiane renferment : un alcaloïde liquide, la *Nicotine*, de l'acide *nicotianique* qui est un produit d'oxydation de la *Nicotine*, de la *Nicotianine* ou camphre de tabac, un sucre réducteur, un acide se rapprochant de l'*acide Cafétannique* et appelé *acide tabaco-tannique*, des sels de potasse.

La Nicotine est un liquide huileux, incolore, lévogyre, d'une densité de 1,027, bouillant à 250°, et ne cristallisant pas même à 10°. Elle a une réaction alcaline énergique, une odeur désagréable, une saveur brûlante. Au contact de l'air et de la lumière, elle prend une coloration brune. Elle se dissout dans l'eau, mais se sépare quand on ajoute de la potasse cautique. La plupart de ses sels ne cristallisent que difficilement. Elle existe dans le tabac dans des proportions très différentes, qui oscillent entre 0,6 et 8 p. 100.

Pictet et Rotschy (1901) ont retiré du tabac de Kentucky trois nouveaux alcaloïdes : la *Nicotéine*, la *Nicotelline* et la *Nicoténine*.

Dosage de la nicotine. — Pour doser la nicotine dans le tabac, on épuise par de l'éther, pendant quatre à cinq heures, 10 grammes de tabac finement pulvérisé et alcalinisé avec de l'ammoniaque. L'éther, chargé de nicotine et d'ammoniaque, est distillé au bain-marie jusqu'à ce que toute l'ammoniaque soit chassée et que le produit distillé ne présente plus de réaction alcaline. Le résidu, dont le volume est d'environ 10 centimètres cubes, est transvasé dans une capsule et le ballon est rincé à deux reprises avec de l'éther qu'on ajoute au résidu. On laisse évaporer le tout à l'air libre et on obtient un résidu formé de nicotine, de résine et de corps gras, dans lequel on dose volumétriquement la nicotine au moyen d'une solution décinormale d'acide sulfurique.

Usages. — Les feuilles de Tabac sont peu employées en médecine. A l'extérieur, elles sont utilisées contre le lumbago, les névralgies, en frictions ou en fermentations; leur infusion est considérée comme un bon parasiticide. A l'intérieur les feuilles de tabac ont été parfois utilisées (à la dose de 4 grammes pour 250) en lavements dans certains cas d'iléus ou d'étranglement intestinal.

En Pharmacie on ne les utilise guère que pour la préparation du baume tranquille.

Substitutions. — On substitue parfois au *N. Tabacum* les feuilles de *N. rustica* L., qui est aussi d'origine américaine, mais qui se distingue facilement par ses fleurs d'un *jaune verdâtre*, ses feuilles ovales *pétiolées*, *presque charnues*, d'une teinte *vert clair*, et ses capsules *arrondies*. C'est cette espèce qui fournit le *Tabac turc*.

Parmi les espèces du même genre, on peut citer : le *N. persica* Lindl., qui fournit le tabac de Shiraz. les *N. quadrivalvis* Pursh., *N. multivalvis* Lindl. et *N. repanda* Willd. Cette dernière espèce est l'objet d'une culture spéciale à la Havane, où elle est employée à la confection des cigares les plus estimés.

A la série des Nicotianées se rattache le Pichi ou Pitchi (*Fabiana imbricata* R. et P.), qui croît au Chili, au Pérou, et dans la République Argentine. Cette plante ressemble par son port à certaines bruyères ou à une plante de la famille des conifères. La drogue commerciale se compose de tiges, de branches et de ramuscules feuillés. Les branches les plus grosses ont 1 à 2 centimètres de diamètre : elles sont recouvertes par une écorce tantôt lisse, d'un gris cendré, tantôt un peu ridée longitudinalement ou marquée de protubérances tuberculeuses. Cette écorce est peu épaisse, relativement au bois qui est strié radialement et d'une teinte blanc jaunâtre. On a attribué les propriétés physiologiques de cette drogue à un alcaloïde, *la Fabianine*, ou à un glucoside fluorescent, analogue à l'esculine. A plusieurs reprises, on a tenté d'introduire le Pichi dans la thérapeutique européenne, pour le traitement des inflammations catarrhales des voies urinaires.

La série des Salpiglossées n'est représentée dans la matière médicale que par le *Duboisia myoporoïdes*, plante qui croît dans l'Australie et la Nouvelle-Calédonie. Les feuilles de cette plante renferment un alcaloïde, la *Duboisine*, qui aurait sur l'atropine l'avantage de dilater plus rapidement la pupille et de ne pas irriter la conjonctive.

Une autre espèce du même genre mérite d'être mentionnée : c'est le Pituri (*D. Hopwodii* F. Muel.), qui est originaire de la Nouvelle-Galles du Sud et de l'Australie. Les indigènes de ces régions mâchent et fument les feuilles de cette plante, non seulement pour se procurer une sorte d'ivresse, mais pour se donner une grande résistance musculaire au moment des marches ou des combats.

SCROPHULARINÉES

Plantes ordinairement herbacées. Feuilles le plus souvent alternes, sans stipules. Fleurs hermaphrodites et irrégulières, souvent disposées en grappes. Calice gamosépale à 5 divisions inégales. Corolle gamopétale, souvent bilabiée à 4 étamines didynames, à filets connés avec le tube de la corolle, à anthères biloculaires, introrses, s'ouvrant par deux fentes longitudinales. Ovaire supère, biloculaire, à placentas axiles et saillants. Ovules anatropes nombreux. Fruit capsulaire, septicide ou loculicide. Graine albuminée.

FEUILLES DE DIGITALE

Origine. — Les feuilles de Digitale sont fournies par le *Digitalis purpurea* L., plante bisannuelle ou vivace, qui croît dans les terrains siliceux de presque toute l'Europe, sauf dans le Jura et les Alpes. Ces feuilles doivent être recueillies pendant la deuxième période de végétation de la plante, au moment où elle va fleurir. On apprécie particulièrement en France, celle qui a été récoltée dans les Vosges.

Description. — Les feuilles inférieures, rassemblées en rosettes, sont ovales, *brusquement atténuées à leur base, de façon à simuler un pétiole, ailé sur les bords ;* elles mesurent 20 à 40 centimètres de longueur sur 6 à 10 de largeur (fig. 295). Les feuilles caulinaires sont alternes, de plus en plus petites ovales ou ovales-oblongues, subaiguës à leur base, d'abord munies d'un pétiole court ailé, puis sessiles au sommet de la tige. Leur limbe est grossièrement crénelé ou crénelé-denté et quelquefois faiblement ondulé; la face supérieure est verte dans les feuilles adultes, plus pâle dans les petites, *bombée et proéminente entre les nervures qui sont marquées en creux*, presque glabres ou recouvertes d'une pubescence molle; *la face inférieure, beaucoup plus pâle et très pubescente, est parcourue par un réseau de nervures très proéminentes et blanchâtres.*

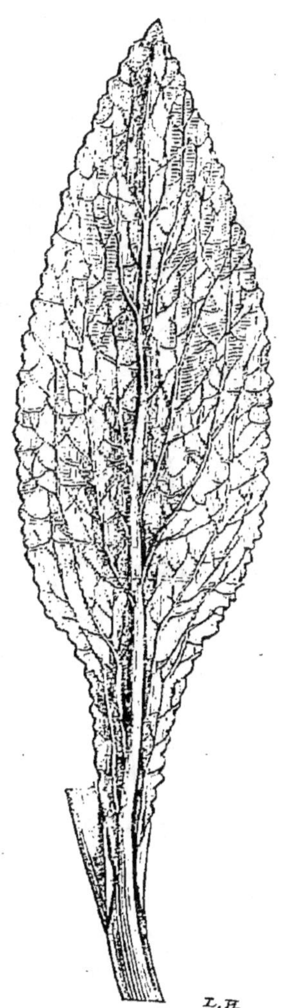

Fig. 295. — Feuille de digitale pourprée.

Les feuilles de Digitale ont une *saveur amère, très âcre*, qui peut les faire reconnaître ; leur odeur, quand elles sont fraîches, est désagréablement herbacée; sèches, elles ont un parfum assez agréable, qui rappelle un peu celui du Thé.

Structure microscopique (fig. 296). — Epiderme lisse, garni sur ses deux faces de stomates, de poils tecteurs et de poils glanduleux. Les poils tecteurs sont longs, coniques, unisériés, composés de 3 à 5 cellules munies de parois minces et légèrement tuberculeuses. Les poils glanduleux affectent plusieurs formes : ils sont tantôt formés d'une glande ovale bicellulaire supportée par un pédicelle très court, tantôt constitués par une glande unicellulaire supportée par un pédicelle long, pluricellulaire et unisérié. Mésophylle hétérogène asymétrique, *dépourvu de cristaux.* Nervure médiane biconvexe, garnie aussi de poils tecteurs et capités. Système libéroligneux représenté par 1 ou 3 cordons libéroligneux arqués, recouverts par un liber et un péricycle mous.

Composition chimique. — L'étude chimique de la Digitale a suscité un grand nombre de travaux très intéressants. Parmi les chimistes qui ont attaché leur nom à l'étude de cette question, que l'on ne peut encore considérer comme complètement résolue, il faut citer : Walz, Kossmann, Homolle et Quévenne, Nativelle, Fluckiger, Schmiedeberg, Houdas, Adrian et Kiliani. L'ensemble de ces travaux établit nettement les points suivants :

Les feuilles de Digitale renferment trois glucosides, la *Digitaléine* ou *Digitonine*, la *Digitaline* et la *Digitoxine* qui agissent sur le cœur d'une façon analogue à la Digitale.

La *Digitaléine*, qui est soluble dans l'eau, sous l'influence des agents d'hydratation, se dédouble en *Digitogénine* et en deux molécules de sucre (*dextrose et galactose*). Elle constitue la majeure

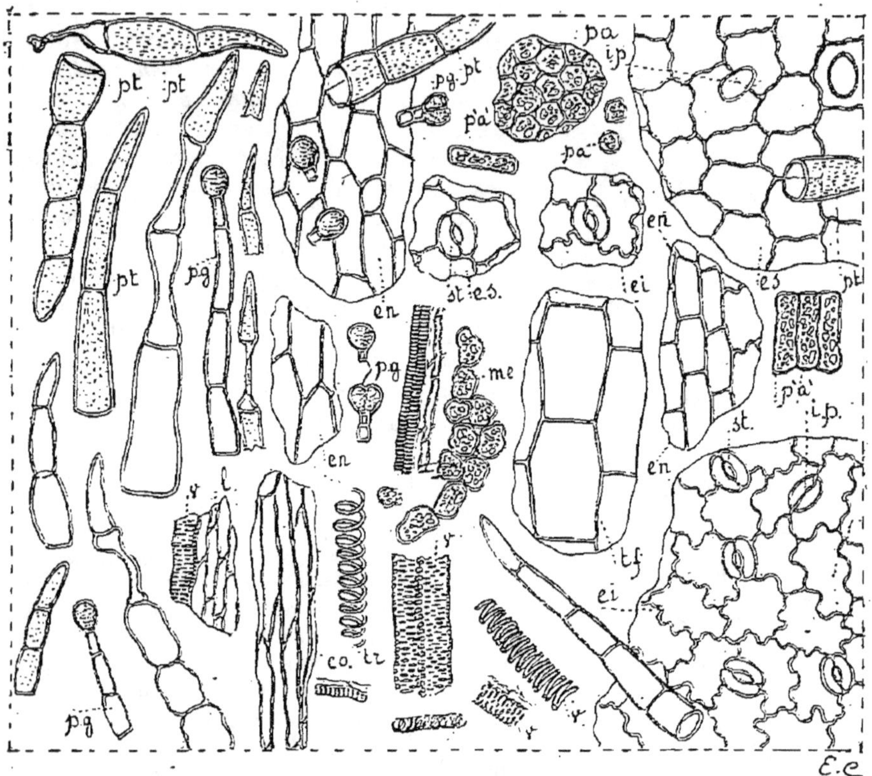

Fig. 296, — Poudre de feuilles de Digitale.

co, collenchyme. — *ei*, *épiderme inférieur*. — *en*, *épiderme neural*. — *es*, *épiderme supérieur*. — *ip*, *point d'insertion des poils*. — *l*, liber. — *me*, mésophylle. — *pa*, *p' a'*, cellules en palissade vues de face et de profil. — *pg*, *poils glanduleux*. — *pt*, *poils tecteurs*. — *tf*, tissu fondamental. — *tr*, trachées. — *v*, vaisseaux.

partie de la Digitaline allemande (*Digitalinum verum* de la Pharmacopée allemande), qui est soluble dans l'eau.

La *Digitaline*, qui est légèrement soluble dans l'eau bouillante, se dédouble en *Digitaligénine* et en deux molécules de sucre (*dextrose et digitalose*). Elle constitue la partie principale de la Digitaline d'Homolle et Quévenne.

La *Digitoxine* qui est insoluble dans l'eau et soluble dans le chloroforme, se dédouble en *Digitoxygénine* et en *Digitoxose*. Elle forme la presque totalité de la Digitaline cristallisée de Nativelle.

De ces trois poisons du cœur, la *Digitoxine* présente une activité six à dix fois plus forte que les autres.

Outre ces glucosides, on a retiré des feuilles de Digitale et des Digitalines du commerce plusieurs produits de dédoublement, tels que la *Toxirésine*, dérivée de la Digitoxine, et la *Digitalirésine*, provenant de la digitaline. Ces produits n'agissent pas sur le cœur, mais produisent des convulsions cloniques et toniques. La Digitale renferme encore une matière colorante, la *Digitoflavone*, phénol triatomique, à rapprocher des corps de la série de la Quercétine.

La Pharmacopée française mentionne deux sortes de Digitaline: la *Digitaline amorphe* et la *Digitaline cristallisée;* ce sont les seules que la médecine devrait prescrire à l'exclusion de tous les produits étrangers, qui sont inconstants aussi bien dans leurs propriétés chimiques que dans leur valeur thérapeutique.

Ces deux digitalines ont comme caractère distinctif, *leur solubilité dans le chloroforme.*

La Digitaline amorphe est une *poudre blanc jaunâtre, très peu soluble dans l'eau, soluble dans le chloroforme et l'alcool, insoluble dans l'éther.*

La Digitale cristallisée est une *poudre cristallisée blanche*, présentant les mêmes caractères de solubilité.

Une trace de Digitaline cristallisée, additionnée d'acide sulfurique au cinquième, puis d'une goutte de perchlorure de fer, donne une coloration d'un *bleu verdâtre*, persistant pendant plusieurs heures.

La Digitaline amorphe et la Digitaline cristallisée se colorent en *vert émeraude* au contact de l'acide chlorhydrique et en *brun rouge* avec l'acide sulfurique.

Dosage de la Digitaline. — 20 grammes de poudre de Digitale sèche sont additionnés de 200 centimètres cubes d'eau ; le mélange est chauffé deux heures au bain-marie, en agitant fréquemment. Après refroidissement, on complète 220 centimètres cubes ; on laisse reposer et on prélève 150 centimètres cubes de liquide, correspondant à 15 grammes de poudre. La liqueur est traitée dans une boule à décantation par 75 centimètres cubes de chloroforme et 5 centimètres cubes d'ammoniaque ; on agite de temps en temps, et après douze heures de repos, on prélève 60 centimètres cubes de chloroforme correspondant à 12 grammes de poudre ; on filtre, on évapore jusqu'à ce que le résidu soit de 2 centimètres cubes environ ; après refroidissement on ajoute 10 centimètres cubes d'éther ; on filtre, si cela est nécessaire et on ajoute 50 centimètres cubes d'éther de pétrole. Au bout de vingt-quatre heures de repos, la digitaline est séparée ; on enlève alors le liquide surnageant et on lave le résidu avec 5 centimètres d'éther de pétrole. Le résidu est finalement desséché une demi-heure à 100° et pesé ; il doit être de 0,0375 à 0,0525 grammes. Une trace de glucoside, dissous dans l'acide acétique additionné d'une petite proportion de perchlorure de fer, doit donner une belle coloration bleue quand on verse la dissolution au-dessus d'une couche d'acide sulfurique. (STŒDER.)

La poudre de digitale doit contenir de 0,25 à 0,35 p. 100 de digitoxine, ou de digitaline cristallisée.

Le climat, la nature du terrain, l'état sauvage et la culture, et les variations atmosphériques, peuvent modifier considérablement l'activité vitale de la Digitale et la proportion de ses principes actifs. C'est ce qui explique les différences extrêmes que l'on relève dans la posologie de ce médicament dans les différents pays d'Europe.

Usages. Mode d'emploi. — Les Feuilles de Digitale agissent sur le système névro-musculaire et excitent la contractibilité des fibres lisses. A faible dose, elles augmentent l'énergie des battements du cœur et ralentissent ses contractions. Elles constituent un des meilleurs médicaments cardiaques; elles possèdent en outre des propriétés diurétiques que ne partage pas la Digitaline.

On les emploie le plus souvent sous forme de *poudre*, qu'on administre en *infusion* et non en *décoction*, à la dose de 10 à 50 centigrammes, de *teintures alcoolique et éthérée* (x à xxx gouttes), d'*extrait aqueux* et *alcoolique* (10 à 15 centigrammes), de *sirop* (20 à 30 grammes). Elles entrent dans la préparation des *vins diurétiques de l'Hôtel-Dieu* et de la *Charité*.

On utilise aussi souvent les Digitalines amorphe et cristallisée, en granules de 1/4, 1/2 et 1 milligramme. Cette dernière dose peut s'administrer en une fois, *mais à condition de ne pas la renouveler.*

Les doses de 1/10 à 1/4 de milligramme ne doivent être données que pendant quatre à cinq jours au maximum, pour n'être reprises, s'il y a lieu, qu'après dix à vingt jours.

La Digitaline est un médicament d'un maniement assez difficile. Le médecin qui la prescrit doit n'employer que des préparations très rigoureusement dosées et ne pas oublier que ce glucoside, d'une élimination très lente, donne lieu à des phénomènes d'accumulation qui obligent à renoncer à son emploi.

On a cru pendant longtemps, et beaucoup de médecins croient encore que la *Digitaline amorphe* est un produit brut, souillé de matières colorantes, la *Digitaline cristallisée* représentant le glucoside à l'état de pureté parfaite et étant par conséquent beaucoup plus active. Cette croyance contre laquelle les pharmaciens ne sauraient trop réagir, a entraîné dans la posologie des deux médicaments, des différences qui se trouvent reproduites dans certains formulaires.

M. Adrian a parfaitement établi que pour la *Digitaline* notamment, les formes amorphe et cristallisée ne constituent que deux variétés d'un même produit, pouvant passer de l'une à l'autre, sous l'action de certains agents (air, lumière, humidité, etc.), présentant exactement les mêmes propriétés chimiques et la même valeur thérapeutique, à condition toutefois qu'elles aient été préparées avec tous les soins désirables.

Autant que possible le pharmacien, pour ses approvisionnements, devra demander de la *Digitale des Vosges.*

Substitutions. — Parmi les feuilles qui présentent quelque ressemblance extérieure avec la feuille de Digitale et qui peuvent lui être substituées, il faut citer celles de *D. grandiflora* L., *D. ambigua* Murr., et *D. lutea* L., des *Verbascum nigrum* L., *V. phlomoïdes* L., *V. Lychnites* L., *V. Thapsus* L., *V. Thapsiforme* L., de *Conyza squarrosa* L., de *Symphytum officinale* L., et de *Piper angustifolium* R. et P. MM. Tschirch et Œsterle (*An. Atlas*, p. 320) ont constaté que toutes ces feuilles présentent, dans la disposition de leurs nervures terminales, des particularités qui permettent de les distinguer de la feuille de Digitale. La forme des poils qui recouvrent toutes ces feuilles fournit aussi d'excellents caractères pour les distinguer des feuilles de Digitale.

FLEURS DE BOUILLON-BLANC

Le Bouillon-blanc (*Verbascum Thapsus* L.), est une plante très répandue dans toute l'Europe, où elle croît dans les taillis et les endroits incultes.

C'est une plante bisannuelle, dont la tige simple, cotonneuse, assez élevée, porte des feuilles épaisses, légèrement crénelées, alternes et rassemblées à la base en rosettes serrées. Les fleurs jaunes sont disposées en épi serré et très allongé.

Les Fleurs destinées à l'usage de la pharmacie sont débarrassées de leur calice et réduites à la corolle qui porte les étamines. Cette corolle, d'un beau jaune d'or, est gamopétale, presque rotacée; elle a environ 30 à 35 millimètres de diamètre; elle est divisée en cinq lobes arrondis, un peu inégaux. Près de la gorge de cette corolle, sont insérées cinq étamines inégales, dont les trois supérieures, plus longues, ont des filets recouverts d'un duvet laineux blanchâtre, tandis que les deux inférieures ont leurs filets glabres. Les anthères sont brunes et insérées obliquement sur les filets.

Ces fleurs sont très altérables et doivent être séchées très rapidement, à un soleil ardent, et conservées à l'abri de l'humidité. Leur odeur est assez agréable et rappelle celle du miel, quand elles sont bien séchées, mais elle devient désagréable quand elles ont noirci sous l'influence de l'humidité. Leur saveur est douceâtre et mucilagineuse.

Elles contiennent une *matière grasse*, des *acides malique* et *phosphorique*, de la *gomme*, un *principe colorant jaune*, des sels de potasse et de chaux.

Ces fleurs sont communément employées comme pectorales.

On leur substitue souvent les fleurs de *V. Thapsiforme* Schrad, et celles de *V. Phlomoïdes* L. Les premières sont plus larges, mesurent 3 à 4 centimètres de diamètre, et ont des anthères plus longues dans les étamines inférieures; la corolle des secondes atteint généralement 4 centimètres de diamètre.

Les corolles du *V. Lychnitis* L. et du *V. nigrum* L. sont beaucoup plus petites; les étamines sont couvertes d'un duvet blanc dans la première de ces espèces et violet dans la seconde.

Parmi les autres plantes intéressantes de la famille des Scrophularinées, on peut citer comme espèces indigènes :

La SCROPHULAIRE NOUEUSE (*Scrophularia nodosa* L.), qui croit dans les endroits humides de presque toute l'Europe et qui a joui, autrefois, pour le traitement des affections scrofuleuses, d'une grande réputation, sous le nom d'*herbe aux écrouelles*. Son usage est, aujourd'hui, à peu près abandonné.

La GRATIOLE (*Gratiola officinalis* L.), plante vivace de nos marais et qui se montre aussi dans l'Amérique du Nord. Cette plante, douée d'une saveur amère et âcre, possède des propriétés émétocathartiques et drastiques très prononcées. A haute dose, elle peut être toxique. On l'employait dans la classe pauvre comme succédané des purgatifs drastiques.

La VÉRONIQUE OFFICINALE (*Veronica officinalis* L.), plante vivace, abondamment répandue dans les bois et les prés de l'Europe méridionale, qu'on emploie encore dans les campagnes sous les noms de *Thé d'Europe*, et *Thé des ladres* comme stomachique et digestive. C'est probablement cet usage qui a déterminé les falsificateurs de Thé à l'introduire frauduleusement dans le *Thé chinois*.

La *Veronica beccabunga* L., très commune dans les terrains marécageux et que l'on employait comme antiscorbutique et diurétique en guise de cresson.

Parmi les espèces exotiques nous mentionnerons :

Le *Leptandra Virginica* NUTT., plante qui habite la partie orientale des États-Unis. Le rhizome de cette plante, communément employé aux États-Uunis, renferme de l'huile volatile, du tanin, de la gomme, une résine et un glucoside appelé *Leptandrine*. Sous le nom de *Leptandrin*, il existe dans le commerce de la droguerie un produit qui s'obtient en précipitant par de l'eau, la teinture alcoolique concentrée du rhizome et en desséchant au bain-marie le produit précipité. Quand il est trituré, ce produit se présente sous l'aspect d'une poudre sèche, résineuse, d'un brun foncé, d'odeur désagréable et de saveur amère. En Amérique, on l'utilise, comme le rhizome, contre la constipation chronique et quelquefois comme tonique associé à la quinine.

Le *Franciscea uniflora* POHL, plante qui croit au Brésil et dont la racine, connue sous les noms de MANACA ou de *Mercure végétal*, est communément employée dans l'Amérique du Sud comme antisyphilitique. Aux États-Unis, on l'apprécie beaucoup pour le traitement du rhumatisme.

Le *Vandellia diffusa* L. ou HERBE DU PARAGUAY, qui est fort estimé dans notre colonie de la Guyane comme antibilieux, émétique et fébrifuge.

BIGNONIACÉES

Arbres ou arbustes parfois sarmenteux à tiges fréquemment anormales. Feuilles généralement opposées ou ternées, le plus souvent composées, sans stipules. Fleurs de Scrophularinées. Fruit capsulaire, souvent siliquiforme, à graines ailées, sans albumen.

Cette famille ne fournit aucune drogue à notre matière médicale; elle compte cependant plusieurs espèces intéressantes, telles que :

Le *Jacaranda procera* SPRENGEL (*Bignonia Copaia* AUBL.). qui croît au Brésil, dans les provinces de Rio-de-Janeiro et de Minas Geraes. Ses feuilles sont employées comme succédané de la Salsepareille dans les affections syphilitiques.

Le *J. lancifoliata,* qu'on a préconisé récemment comme un antiblennorhagique supérieur au copahu et au poivre cubèbe.

Le *Bignonia Chica* H. BN., plante sarmenteuse, qui croît au Brésil, et dont les feuilles fournissent une matière colorante employée par les indigènes du bord de l'Orénoque pour se peindre la figure et tout le corps.

Le *Sesamum indicum,* D. C., plante originaire de l'Inde et du Japon, dont la culture a été propagée dans tous les pays chauds, à cause de la qualité et de la quantité d'huile fixe que l'on peut extraire de ses semences. La plante est regardée comme emménagogue par les Persans qui utilisent aussi les graines comme émollientes, toniques et galactogogues.

ACANTHACÉES

La famille des ACANTHACÉES se trouve représentée dans la Pharmacopée anglo-indienne par quelques substances assez intéressantes, telles que :

L'*Andrographis paniculata* NÉES, qui croît dans l'Inde, à Ceylan, en Cochinchine. Cette plante jouit, au Bengale, d'une grande réputation sous le nom de *Mahatita* (Roi des Amers). Elle y est préconisée comme tonique, amère et fébrifuge dans la débilité générale et dans la convalesence qui suit les fièvres et la dysenterie.

L'*Adhatoda vasica* NÉES ou *Noyer des Indes*, très commun dans la péninsule indienne, où il est employé comme expectorant et antispasmodique. Au Bengale, on utilise ses feuilles comme celles du Datura dans le traitement de l'asthme.

L'*Hygrophyla spinosa* AND., vanté à Ceylan comme diurétique.

Le *Rhinacanthus communis* NÉES, qui croît dans l'Inde et en Chine, où il constitue un remède populaire contre l'impétigo.

Le *Gendarussa vulgaris* NÉES, qui croît dans tout l'archipel Malais, où l'on utilise les feuilles comme antirhumatismales, et l'écorce, comme vomitive.

Les feuilles de toutes ces plantes qui contiennent des *cystolithes* caractéristiques, sont couvertes de *glandes pluricellulaires*, qui, avec la disposition toute particulière des stomates, permettent de déterminer leur origine botanique.

GLOBULARIÉES

De cette petite famille, qui habite principalement le bassin de la Méditerranée, nous ne citerons que le *Globularia Alypum* L., connu chez nous sous le nom de *Séné de Provence*, et qui croît dans les parties méridionales de la France, en Espagne et en Italie.

Les feuilles, qui sont la seule partie utilisée, sont alternes, simples, entières ou munies d'une ou de deux dents à leur sommet, agrégées à la base des rameaux et pétiolées; les supérieures sont plus petites que les autres, *spatulées*, marcescentes; elles mesurent en moyenne 12 à 13 centimètres de longueur et 2 millimètres de largeur; elles sont faiblement coriaces. Elles sont caractérisées par l'*abondance des cristaux prismatiques contenus dans leurs cellules épidermiques et par la présence, sur l'épiderme, de poils glanduleux bicellulaires, sessiles, qui sont recouverts d'une sécrétion calcaire*. Ces particularités sont intéressantes à retenir, car souvent ces feuilles ont été introduites frauduleusement dans le Séné.

Elles contiennent un glucoside, la *Globularine*, une résine particulière, *Globularétine*, un principe volatil, de l'acide cinnamique, du cinnamate de potasse, du tanin et de la mannite.

Elles s'emploient à la dose de 20 à 30 grammes, comme purgatives, et ont l'avantage de ne déterminer ni nausées ni irritation stomacale.

LABIÉES

Plantes herbacées ou arbustes à tige quadrangulaire. Feuilles simples, opposées, sans stipules. Fleurs hermaphrodites et irrégulières, disposées en cymes axillaires contractées. Calice gamosépale bilabié, à 5 dents aiguës et inégales. Corolle irrégulière à 5 pièces inégales, le plus souvent bilabiée. 4 étamines didynames, quelquefois réduites à 2. Ovaire libre composé de 2 carpelles, dédoublés chacun par une fausse cloison en 2 logettes renfermant chacune un ovule ascendant. Style gynobasique. Fruit multiple et sec formé de 4 akènes. Graine à embryon dressé recouvert par un albumen charnu très mince qui fait souvent complètement défaut.

L'appareil sécréteur des Labiées est représenté par des *glandes externes* qui affectent des formes, grosseurs et dispositions différentes (fig. 298). Les unes sont *petites*, *unicellulaires* ou *bicellulaires* et supportées par un pédicelle dont la longueur varie selon les espèces ; les autres, *plus grosses*, *quadri* ou *octocellulaires*, sont généralement *sessiles* et *logées dans des dépressions épidermiques;* elles sont aussi divisées par des cloisons verticales. Vues de face (fig. 300), elles sont disposées en forme de *rosette* ou de *disque arrondi*. Le produit de leur sécrétion est une huile volatile qui se loge sous la cuticule qui s'est séparée de la paroi supérieure des cellules sécrétrices et forme ainsi un réservoir hémisphérique dans lequel l'essence s'accumule, tantôt en une seule masse liquide, parfois mêlée de cristaux, tantôt sous forme de gouttelettes très petites.

La plupart des feuilles de Labiées présentent simultanément des petites et des grosses glandes ; ces dernières sont, suivant les espèces, constamment *quadri* ou *octocellulaires*.

MENTHES

Les MENTHES (*Mentha*), nettement caractérisées par leur odeur toute particulière et leur saveur chaude et piquante, sont originaires des régions tempérées des deux mondes et manquent dans l'Amérique tropicale. Ce sont des herbes, ordinairement vivaces, à tiges dressées ou couchées, à feuilles opposées, à fleurs disposées dans l'aisselle des feuilles en cymes contractées à pédicelles courts, ou bien groupées au sommet des branches, en épis simples ou rameux, cylindriques ou subglobuleux de glomérules. Elles ont des fleurs hermaphrodites et peu irrégulières. Elles ont un calice tubuleux ou campanulé, 10-nervé, à cinq divisions aiguës, presque égales ou groupées en deux lèvres. La corolle est tubuleuse, avec un limbe plus ou moins campanulé, à quatre divisions imbriquées, dont la postérieure, qui dans le bouton enveloppe les latérales, est entière ou émarginée. Les étamines, au nombre de quatre, sont presque égales, formées d'un filet exsert et d'une anthère introrse biloculaire.

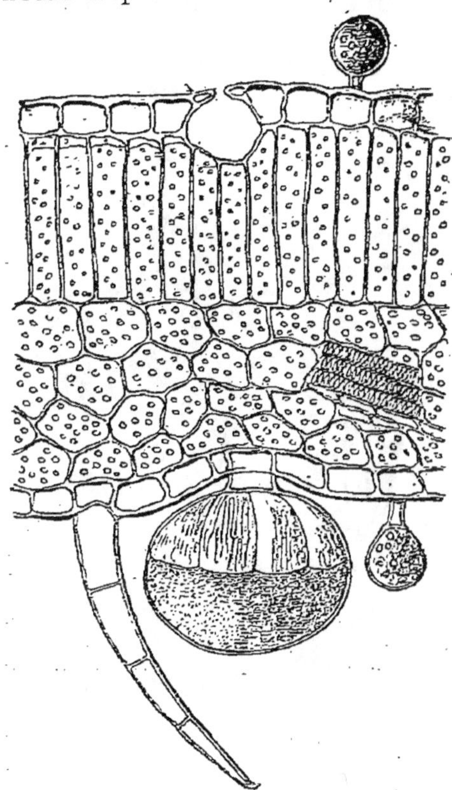

Fig. 298. — Menthe poivrée.
Section transversale du limbe.

Les espèces les plus importantes, au point de vue médical, sont :

1° La Menthe poivrée (*Mentha piperita* Sm. nec L. — *M. officinalis* Hull.), espèce vivace, à souche pourvue de longs stolons, qui ne se trouve peut-être nulle part à l'état sauvage et qui est l'objet d'une culture très importante en Angleterre, notamment près du bourg de Mitcham, dans le comté de Surrey. On la cultive aussi à Wisbech, dans le Cambridgshire, à Market Deeping, dans le Lincolnshire et à Nitchin, dans le Hertfordshire. Le centre des cultures françaises est à Grasse et dans la région avoisinante.

La tige de cette plante qui est droite, quadrangulaire, rameuse, verte ou *rougeâtre*, porte des feuilles vertes, pétiolées, ovales, lancéolées, dentées, mesurant 5 à 8 centimètres de long sur 3 centimètres de large. Les fleurs, disposées en faux verticilles de glomérules, forment à l'extrémité de la tige et des rameaux des épis courts, obtus, interrompus à la base. La corolle, d'un *pourpre violacé*, est deux fois aussi longue que le calice, glabre en dedans et au dehors; les étamines sont plus courtes que la corolle et *incluses*. Cette plante a une odeur très fine et très pénétrante et une saveur piquante, âcre et aromatique, qui laisse dans la bouche une impression de fraîcheur agréable.

La menthe poivrée se distingue de la plupart des autres menthes par la *présence, dans ses grosses glandes, de cristaux de menthol colorés en jaune*, qu'on peut retrouver dans les feuilles desséchées, même depuis longtemps.

Outre son huile essentielle, qui est d'une odeur très suave, elle contient un *principe amer*, de la *résine*, du *tanin*.

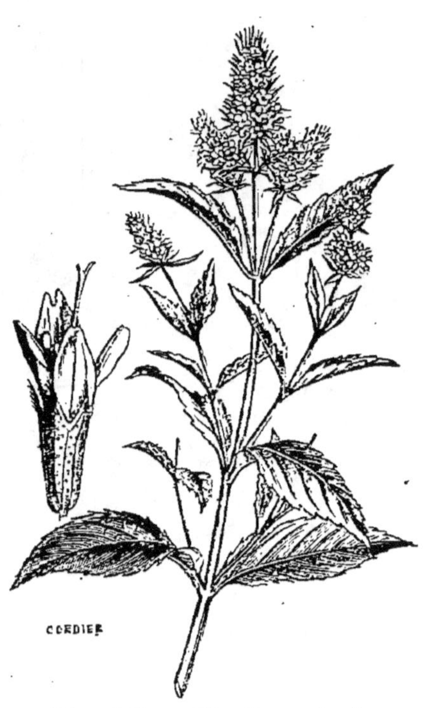

Fig. 299. — Menthe poivrée.

2° La Menthe verte (*M. viridis* L. — *M. spicata* Cr.) ou *Menthe des jardins*, qui a aussi des branches souterraines en forme de stolons et des branches aériennes, à tige carrée, garnie de feuilles oblongues lancéolées, sessiles, dont les inférieures, seulement à peine pétiolées, sont arrondies à la base. Sa corolle est nue. Ses étamines sont *exsertes*. Cette plante, considérée comme une variété cultivée, à feuilles glabres, du *M. sylvestris*, est parfois substituée à la Menthe poivrée; mais elle donne une essence moins aromatique. Elle est l'objet d'une très grande culture en Amérique, dans les états de New-York et du Michigan. C'est elle qui fournit l'*essence de menthe américaine*; elle est aussi cultivée en Angleterre.

3° La Menthe cultivée (*M. sativa* L.), qu'on rencontre sur le bord des ruisseaux, est caractérisée par ses feuilles d'un vert gai, ovales, elliptiques, serrées, plus ou moins velues, pétiolées, et des feuilles florales, toutes pétiolées, plus longues que les glomérules de fleurs qui occupent leur aisselle et qui sont lâches et plumeux avant leur anthèse. Cette plante est considérée comme une variété du *M. arvensis* L., qui fournit la plus grande partie de l'*essence de menthe du Japon et de Chine*.

Ces plantes possèdent des propriétés aromatiques et stimulantes qui se retrouvent, à des degrés divers, dans les *M. crispa* L., *M. aquatica* L., *M. citrata* Ehr., et *M. rotundifolia* L., qui croissent dans nos campagnes.

4° La Menthe Pouliot (*M. Pulegium* L.) est une petite espèce à branches aériennes, inférieurement couchées et radicantes, à petites feuilles elliptiques, obtuses, finement dentelées, à glomérules assez gros de fleurs axillaires. Cette plante, communément répandue dans les prés humides, a joui d'une grande réputation comme aromatique, amère, tonique, digestive, emménagogue et antispasmodique.

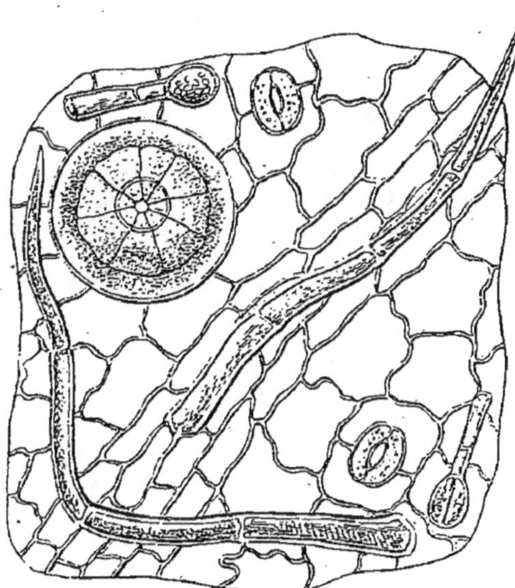

Fig. 300. — Feuille de Menthe poivrée. Epiderme inférieur.

ESSENCES DE MENTHE

Origines et variétés. — Il existe dans le commerce plusieurs variétés d'essence de menthe qui sont généralement désignées sous des noms qui rappellent leur pays d'origine. Ce sont : l'*essence de menthe anglaise*, l'*essence de menthe d'Amérique*, l'*essence de menthe du Japon* et l'*essence de menthe française*.

Ces essences étant préparées avec des plantes n'appartenant pas à la même espèce botanique et qui croissent sous les climats les plus différents, présentent de grandes divergences dans leur composition et leurs propriétés. L'odeur et la saveur sont les caractères invoqués dans la pratique pour déterminer leur valeur et leur origine, car les recherches physico-chimiques ne peuvent donner de résultats certains quand ces essences ont été mélangées.

La plus appréciée est l'ESSENCE DE MENTHE ANGLAISE ou ESSENCE DE MENTHE MITCHAM, fournie par deux variétés de menthe poivrée (la *menthe noire* et la *menthe blanche*) qui sont l'objet d'une culture très minutieuse dans les comtés de Surrey, d'Hertfordshire et de Lincolnshire, dans le voisinage de Mitcham, Waddon, Hitchin et Market-Deepping, dont la production annuelle est évaluée à environ 20 000 livres d'huile esentielle.

L'ESSENCE DE MENTHE AMÉRICAINE, souvent désignée sous le nom d'*essence de menthe Hotchkiss*, est préparée dans les Etats de New-York, du Michigan et d'Indiana. La production du Michigan dépasse 4 ou 5 fois celle de l'Etat de New-York ; mais son essence est inférieure en qualité. La production totale de l'Amérique s'élève annuellement à 251 000 livres. Les espèces qui fournissent cette essence sont les *Mentha arvensis* et *M. Canadensis* var. *glabrata*.

C'est le *M. arvensis* var. *piperascens* qui fournit l'*essence de menthe du Japon* dont la production, qui s'est élevée en 1896 à 135 936 kilogrammes, atteint, en moyenne, 70 000 kilogrammes.

La production de l'ESSENCE DE MENTHE FRANÇAISE, dont la fabrication est localisée à Grasse et dans les environs, ne dépasse guère 3 000 kilogrammes. L'espèce qui la fournit est le *M. piperita*.

Caractères. — L'essence de menthe est incolore, jaune ou jaune verdâtre ; elle possède une odeur agréable et une saveur fraîche très persistante. Très fluide, quand elle est récente, elle s'épaissit et fonce de nuance avec le temps. Son poids spécifique varie de 0,895 à 0,930 ; la plus légère de toutes est l'essence du Japon, quand elle a été privée de menthol. Le pouvoir rotatoire est, jusqu'à un certain point, caractéristique pour quelques-unes des essences commerciales ; il est de — 6° pour l'essence française, — 34° pour l'essence anglaise, de — 25 à — 30° pour l'essence américaine, et de — 42° pour l'essence du Japon.

L'essence de menthe anglaise à la température de 20° se dissout dans 3,5 vol. d'alcool à 70° ; par addition subséquente d'alcool la solution reste ordinairement limpide, mais elle accuse souvent aussi un trouble opalin, toutefois sans séparation globulaire lorsque l'essence est pure ; l'essence d'Amérique de l'État de New-York ne se dissout pas dans l'alcool à 70°.

Composition chimique. — Toutes les essences de menthe renferment du *menthol*, dont la plus grande partie se trouve à l'état libre, et une faible proportion sous forme d'éther acétique ou valérianique, et de la *menthone ;* mais l'essence américaine, dont on a isolé 17 principes immédiats bien caractérisés, se distingue nettement des autres par sa composition complexe.

Les diverses essences de menthe diffèrent notablement au point de vue de leur teneur en menthol. Ce principe est tellement abondant dans l'essence japonaise normale que, même à la température ordinaire, elle forme une masse cristalline imprégnée d'huile volatile. L'essence américaine se concrète entièrement par le froid, tandis que l'essence de menthe anglaise ne donne de dépôt cristallisé qu'à la longue et après un séjour prolongé dans un mélange réfrigérant. La quantité de menthol cristallisable ne détermine pas la qualité de ces produits.

Le *menthol* est un alcool secondaire correspondant à l'hexahydrocymène. Sa principale source industrielle est l'essence de menthe japonaise. Il se présente en cristaux aiguillés blancs qui se subliment à la température ordinaire comme le camphre ; il exhale l'odeur de l'essence de menthe, et possède une saveur fraîche. Il fond à 42° et bout à 211°.

La *Menthone* est une Cétone.

Essai. — En introduisant dans un tube à essai 5 gouttes d'essence de menthe anglaise ou américaine et 1 centimètre cube d'acide acétique cristallisable, le mélange prend, au bout de quelques heures, une teinte bleue dont l'intensité augmente insensiblement pour atteindre son maximum au bout de vingt-quatre heures. A ce moment l'essence américaine présente, par transparence, une coloration bleue intense, et à la lumière réfléchie, une superbe fluorescence à reflets cuivrés. Dans les mêmes conditions, l'essence anglaise se colore en bleu clair avec légère fluorescence rougeâtre, tandis que l'essence du Japon reste incolore. Il faut, pour cette dernière, l'intervention de la chaleur, et la masse obtenue n'est pas d'un bleu pur, mais tourne un peu au violet. L'accès de l'air est aussi nécessaire pour obtenir cette teinte, car si l'on ferme le tube, le mélange reste incolore, même au bout de plusieurs jours.

Falsifications. — Les falsifications qu'on fait le plus souvent subir à l'essence de menthe consistent dans l'addition d'*alcool*, d'*huiles fixes*, d'*essence de térébenthine* ou dans la privation de tout ou partie du *menthol* qu'elle contient.

La détermination des constantes physiques permettra de constater ces additions frauduleuses. La détermination du point de solidification de l'essence de menthe fixé par la Pharmacopée des États-Unis, de — 8° à — 20°, permettra de constater la soustraction du menthol.

Usages. — L'essence de menthe est fréquemment employée en pharmacie pour la préparation des Elixirs dentifrices, et pour aromatiser des pastilles ou certaines préparations désagréables.

SAUGES

Les Sauges (*Salvia*) sont caractérisées : par leur calice campanulé, irrégulier, bilabié; leur corolle tubulée, à limbe bilabié, à lèvre supérieure dressée, ou recourbée en faucille; leurs étamines, composées d'un filet court, portent un long connectif transversal, terminé d'un côté par une loge fertile, et de l'autre par une loge avortée.

Les espèces les plus intéressantes de ce genre sont :

La Sauge officinale (*S. officinalis* K.), plante méditerranéenne, cultivée dans beaucoup de nos jardins.

C'est une plante haute de 30 à 80 centimètres, dont la tige frutescente se divise dès sa base en rameaux nombreux et dressés, quadrangulaires, velus, qui sont garnis de feuilles opposées, dont les inférieures sont pétiolées, oblongues, lancéolées, parfois auriculées à la base, tandis que les supérieures sont sessiles, plus ou moins aiguës, acuminées; ces feuilles sont toutes denticulées sur leurs bords, *rugueuses, pubescentes sur leurs deux faces qui ont une teinte vert blanchâtre*. Les fleurs sont disposées en verticilles peu garnis, formant dans leur ensemble un épi interrompu; la corolle est *bleue* ou plus rarement *rose* ou *blanche*.

On utilise ses feuilles et ses sommités fleuries, qui ont une odeur balsamique et une saveur aromatique, amère, légèrement âcre.

Les feuilles de Sauge contiennent de l'*huile essentielle*, un principe amer et de l'acide gallique.

L'*Essence de Sauge* est préparée principalement avec la sauge sauvage de Dalmatie, dont le rendement est d'environ 1,3 à 2,5 p. 100. C'est un liquide jaune ou jaune verdâtre, dont l'odeur rappelle à la fois celles de la tanaisie et du camphre. Sa densité est de 0,915 à 0.925 grammes. Elle se dissout dans 2 parties et plus d'alcool à 80°. Ses éléments constituants sont le *pinène*, le *cinéol*, la *thuyone* et le *bornéol*.

La Sauge, qui jouissait autrefois d'une grande réputation, est bien déchue du rang qu'elle occupait dans la thérapeutique; on ne l'emploie plus guère que comme stimulante et tonique; elle entre dans la préparation du *vin aromatique*.

La SAUGE SCLARÉE ou ORVALE (*S. sclarea* L.), qui croît dans toute l'Europe méridionale et en Orient, dans les terrains rocailleux et au pied des vieux murs. Ses fleurs, d'un blanc pâle, rarement blanches, sont groupées à l'aisselle de grosses bractées cordiformes roses ou blanches. Ses feuilles sont très grandes; on l'utilise dans les campagnes comme résolutive et antispasmodique.

La SAUGE DES PRÉS (*S. pratensis* L.), qui est très aromatique et pourrait remplacer la Sauge officinale.

Le *S. columbaria* BENTH., plante américaine qui fournit les *semences de Chia*, employées par les Aztèques et les Mexicains comme mucilagineuses.

ROMARIN

Le ROMARIN (*Rosmarinus officinalis* L.) est une plante de la région méditerranéenne qui croît aussi dans les Canaries et à Madère et qui se cultive dans nos jardins.

Sa tige, haute de 1 à 2 mètres, à rameaux tétragones opposés, est garnie de feuilles nombreuses opposées, *étroites, linéaires, coriaces, à bords fortement réfléchis;* sa face supérieure est d'un *vert sombre et glabre*, tandis que la face inférieure, munie d'une côte saillante sur sa partie médiane, est *chargée de poils étoilés qui lui donnent une teinte blanche et un aspect tomenteux*. Les fleurs sont disposées en grappes courtes à l'aisselle des bractées et forment dans leur ensemble une inflorescence spiciforme (fig. 301). La corolle est blanche ou d'un bleu pâle, maculée intérieurement de taches irrégulières et petites, d'une belle teinte violette; elle est tubuleuse inférieurement et son limbe est partagé en deux lèvres dont la supérieure est courbe, bifide, émarginée et dressée, tandis que l'inférieure est trilobée. Des 4 étamines, les 2 latérales sont réduites à un crochet stérile. Cette plante possède une odeur et une saveur fortement aromatiques.

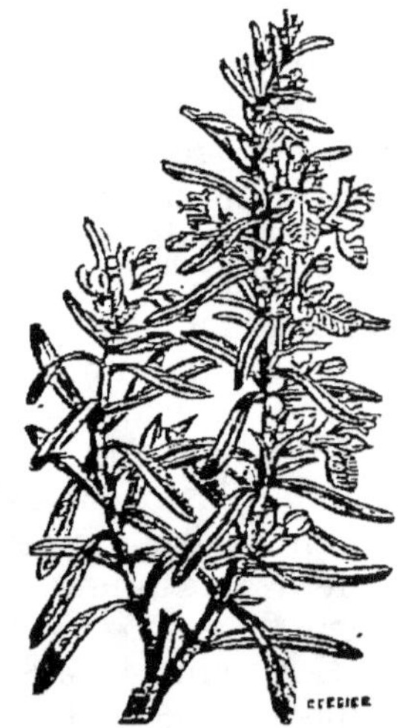
Fig. 301. — Romarin.

Elle renferme du *tanin*, un *principe amer* et de l'*huile essentielle*. La distillation de l'essence de romarin est centralisée en France dans les départements du Gard, de l'Hérault, de la Drôme, des Basses-Alpes et des Alpes-Maritimes et s'opère au moyen d'appareils mobiles; on en prépare aussi une très grande quantité dans les îles de Lissa, Lesina et Solta, en face des côtes de Dalmatie.

L'essence de Romarin est un liquide incolore, d'une odeur pénétrante, camphrée et d'une saveur aromatique, fraîche et amère. Sa densité varie entre 0,900 et 0,920 grammes ; elle dévie à droite le plan de polarisation. Une partie d'essence donne une solution limpide avec 1/2 partie d'alcool à 90° et exige quelquefois 2 parties de ce dissolvant ; elle donne avec 9-10 parties d'alcool à 80° une solution limpide. Ses principes constituants sont le *pinène*, le *camphène*, le *cinéol*, le *camphre* et le *bornéol*.

Le Romarin est employé comme stimulant excitant et emménagogue. Il entre dans la préparation de l'alcoolat de mélisse composé, de l'alcoolat vulnéraire, du vin aromatique. L'huile essentielle entre dans la préparation du *baume opodeldoch* et de l'*eau de Cologne*.

Le groupe des Monardées est représenté encore dans la matière médicale par quelques espèces du genre *Monarda* qui sont d'un usage très fréquent dans l'Amérique du Nord ; telles sont : les *M. coccinea* et *M. fistulosa* qui sont vantés comme fébrifuges et toniques : le *M. punctata* qui, sous le nom de *Horse-mint*, se prescrit en infusion dans la goutte, le rhumatisme, le choléra infantile.

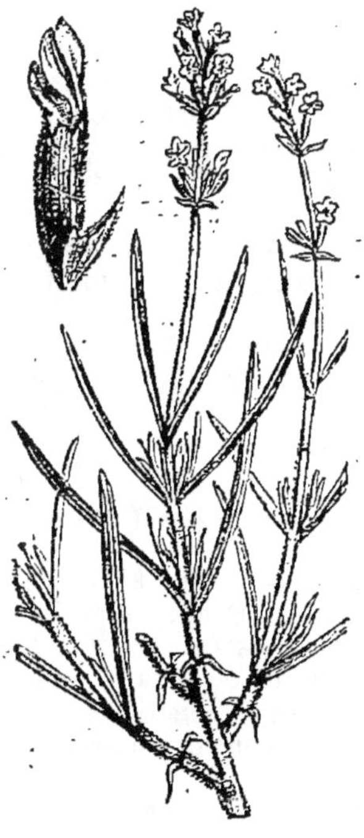

Fig. 302. *Lavandula officinalis.*

LAVANDES

Les LAVANDES (*Lavandula*) sont des plantes caractérisées : par leur calice tubuleux à 5 petites dents, dont la postérieure est plus longue, plus large et recouvrante ; par leur tube corollin, muni d'un anneau de poils ; leurs cymules axillaires, ordinairement triflores.

Les espèces officinales de ce genre sont :

La LAVANDE VRAIE OU FEMELLE (*Lavandula vera* D. C.). — *L. officinalis* CHAIX (fig. 302), qui croît sur les collines élevées du midi de la France, de l'Espagne, de l'Italie, et en général de la région méditerranéenne. On la cultive dans plusieurs pays pour l'usage médical de ses fleurs.

Les fleurs, disposées en glomérules opposés, formant par leur réunion une sorte d'épi composé, sont de la taille d'un grain de blé et irrégulières. Leur calice tubuleux, parcouru par 13 plis longitudinaux, est pubescent, bleuâtre au dehors, jaune glabre et luisant en dedans ; ses bords sont presque entiers ou découpés de 5 dents, dont quatre sont très courtes, tandis que la postérieure est de beaucoup plus développée et forme un petit lobe distinct. La corolle bilabiée, bleue, est deux fois plus grande que le calice et pubescente au dehors ; sa lèvre postérieure est formée de 2 lobes arrondis assez grands et la lèvre inférieure formée de 3 lobes plus petits. L'androcée est didyname. Ces fleurs ont une odeur forte spéciale, une saveur chaude et amère.

Les feuilles de Lavande qu'on vend parfois séparément en pharmacie sont oblongues, linéaires ou lancéolées, révolutées sur leurs bords, recouvertes dans leur jeune âge, d'un duvet blanc, *formé de poils étoilés.*

Les fleurs de Lavande doivent leurs propriétés à l'huile essentielle qu'elles renferment dans des *grosses glandes octocellulaires* et des petites glandes *unicellulaires*, qui sont localisées sur les deux épidermes du calice.

La préparation de l'Essence de Lavande est centralisée en France dans les départements des Basses-Alpes, des Alpes-Maritimes, de l'Hérault, de la Drôme, du Gard et de Vaucluse. Comme les fleurs de lavande ne supportent pas le transport, on est forcé de les distiller aussi près que possible des lieux de récolte, dans des appareils mobiles, qu'on transporte à dos de mulet, successivement, depuis les régions les plus basses jusqu'à l'altitude de 1 500 mètres. La culture de ces fleurs a pris un certain développement en Angleterre, dans le comté de Surrey, à Mitcham ainsi qu'à Canterbury, à Hitchin et à Market-Depping ; mais la France occupe toujours le premier rang pour la production de cette essence.

L'Essence de Lavande est un liquide jaunâtre ou jaune verdâtre, ayant une odeur agréable et une saveur fortement aromatique et légèrement amère. Sa densité est de 0,885 à 0,895. *Elle donne une solution limpide avec 3 parties et plus d'alcool à 70°.*

Le principe constituant fondamental de cette essence est l'*acétate de linalyle*, qui est accompagné d'une faible quantité d'*éthers butyrique et valérianique de Linalool*, d'un peu de *Géraniol.*

La valeur des essences de lavande dépend de leur richesse en acétate de linalyle : les plus estimées, celles qui proviennent des plus hautes régions des Alpes méridionales françaises, et qui possèdent le parfum le plus fin et le plus intense, renferment 36 p. 100 et plus d'acétate de linalyle ; les essences de 30 p. 100 à 36 p. 100 sont moins appréciées et constituent une qualité inférieure ; les essences à moins de 30 p. 100 sont ordinairement falsifiées.

On falsifie souvent cette essence en l'additionnant d'alcool, d'essence de térébenthine, d'huiles grasses, d'essence d'aspic.

Quel que soit le mode de falsification employé, il abaissera toujours la teneur de l'essence en éther : par conséquent, il faudra recourir à la saponification pour apprécier l'importance de la fraude.

La détermination des constantes physiques devra compléter cette opération. La richesse de l'essence d'aspic en *Cinéol* fournira un moyen de constater l'introduction de cette dernière essence dans l'essence de lavande, qui ne renferme que de très faibles proportions de cet alcool.

L'essence de lavande est employée pour la préparation de l'*alcoolat de lavande* et du *baume opodeldoch.*

La Lavande *spic* ou Lavande male (*Lavandula spica* Chaix) est plus méridionale et plus délicate que la Lavande vraie, et ne se cultive pas comme elle, en pleine terre, dans nos jardins. Elle a des feuilles plus grandes et les bractées de son inflorescence sont bien plus larges, membraneuses, brunes, non accompagnées de bractéoles. Elle partage les propriétés de la lavande femelle ; elle a une odeur forte et agréable qu'elle doit à son huile essentielle, qui est toutefois moins aromatique et rappelle un peu celle du romarin et de l'essence de térébenthine. Cette essence dextrogyre a une composition bien différente de celle de l'essence de Lavande vraie; elle renferme du *camphre*, du *bornéol*, du *l-linalool* et du *cinéol*. Elle est fréquemment employée dans la médecine vétérinaire.

Le *L. Stœchas* L., est une espèce de la région méditerranéenne, qui se retrouve dans les îles occidentales du Nord de l'Afrique. Son inflorescence en forme d'épi terminal, ovoïde-oblong, est formée de glomérules pressées entre leurs bractées rhomboïdales, d'une teinte purpurine ; l'ensemble est surmonté de quelques grandes bractées stériles, d'un bleu violet. La corolle est petite et d'un pourpre noirâtre. Ces fleurs exhalent une odeur forte, très agréable, plus fine que celle des autres Lavandes. Elles sont employées comme pectorales.

A la série des Ocimées se rattachent les Basilics (*Ocimum*), dont plusieurs espèces habitant les pays chauds sont communément employées comme stimulantes et digestives. Telles sont : les *O. Basilicum*, *gratissimum*, *sanctum* et *minimum*.

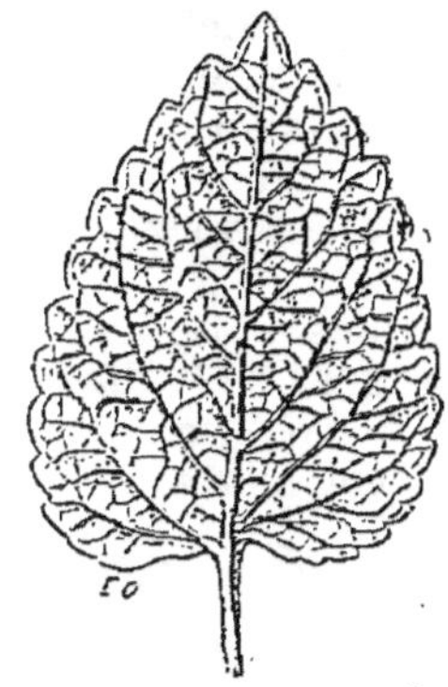

Fig. 303.
Feuille de Mélisse.

MÉLISSE

La Mélisse officinale ou citronnée (*Melissa officinalis* L.) est une plante méridionale qu'on cultive dans beaucoup de jardins.

C'est une herbe vivace dont les rameaux aériens, herbacés, hauts de 30 à 80 centimètres, sont garnis de feuilles opposées, pétiolées, ovales, cordiformes, grossièrement dentées en scie, rugueuses et pubescentes. Ces feuilles, d'un vert clair sur leur face supérieure, plus pâles en dessous, sont ciliées sur leurs bords. Les fleurs, qui ont une teinte blanche ou légèrement rosée, sont disposées en cymes axillaires, contractées, stipulées et unilatérales. Le calice pubescent est tubuleux, bilabié, à lèvre supérieure tridentée et à lèvre inférieure bifide; il est parcouru par cinq côtes saillantes. La corolle, d'abord jaunâtre, puis blanche ou faiblement rosée, a un tube légèrement recourbé et un limbe bilabié. La lèvre supérieure est dressée, bifide; l'inférieure est partagée en trois lobes obtus, dont un médian plus long.

Les feuilles, qu'on utilise en pharmacie, ont une odeur agréable qui rappelle celle du citron; elles doivent être récoltées avant l'épanouissement des fleurs; elles doivent être desséchées rapidement et conservées à l'abri de l'humidité.

Les feuilles de Mélisse doivent leurs propriétés à l'huile essentielle qu'elles renferment dans des glandes octo et unicellulaires, localisées sur les deux faces de l'épiderme.

L'huile essentielle n'existe dans les feuilles de mélisse que dans la proportion de 0,02 p. 100. Aussi l'essence de mélisse du commerce n'est-elle pas le produit résultant de la distillation de la mélisse seulement; elle est le plus souvent le résultat de la distillation de feuilles de mélisse additionnées d'essence de citron, ou simplement de l'essence de citronnelle plus ou moins allongée.

Les feuilles de mélisse sont communément employées comme stomachiques et antispasmodiques. Elles servent à préparer l'*alcoolat de mélisse composé* et l'*alcoolat vulnéraire*.

Le *M. Calamintha* L. est une espèce de nos bois montagneux qu'on employait comme sudorifique, vulnéraire et emménagogue.

Au groupe des Saturéiées se rattachent :

Le *Satureia hortensis* L., espèce méditerranéenne, cultivée dans nos jardins, qui, employée parfois comme stomachique et digestive, est plus souvent utilisée comme condiment.

Le *Pogostemon Patchouly* Pellet, plante d'origine indienne, à laquelle les Chinois, les Arabes et les Japonais attribuent des propriétés vermifuges et qui n'est employée, en Europe, que dans la parfumerie.

Le *Collinsonia Canadensis* L., plante qui croît dans les États-Unis, où sa racine, inscrite dans la pharmacopée américaine sous le nom de *Gravel root*, jouit d'une grande réputation dans le traitement de la gravelle et de l'hydropisie.

Le *Lycopus Virginicus* Michx, également originaire des États-Unis, où on lui attribue des propriétés cardiaques analogues à celles de la digitale.

L'*Hedeoma pugeloïdes* Pers., petite plante commune dans l'Amérique et au Mexique, où son huile volatile est employée pour corriger la saveur des médicaments nauséeux.

THYMS

Les Thyms (*Thymus*) ont un calice bilabié, marqué de 10 à 13 nervures, dont la lèvre postérieure est étalée ou dressée et tridentée ; la corolle également bilabiée a une lèvre postérieure bilobée, entière ou émarginée, et une lèvre antérieure étalée et trilobée ; les étamines sont didynames et divergentes. Ce sont des plantes en général humbles et frutescentes à petites feuilles entières. La matière médicale en utilise deux espèces qui sont le *Thym* et le *Serpolet*.

Le Thym commun (*Thymus vulgaris* L.) (fig. 304) croît dans les lieux secs de la région méditerranéenne. C'est une petite plante, haute de 10 à 20 centimètres, dont les rameaux serrés, dressés, non radicants et velus, portent des petites feuilles lancéolées ou linéaires, obtuses, d'une teinte grise sur leur face supérieure et à bords réfléchis en dessous. Les petites fleurs, blanches ou plus souvent rosées, sont disposées en faux capitules ovoïdes ou globuleux.

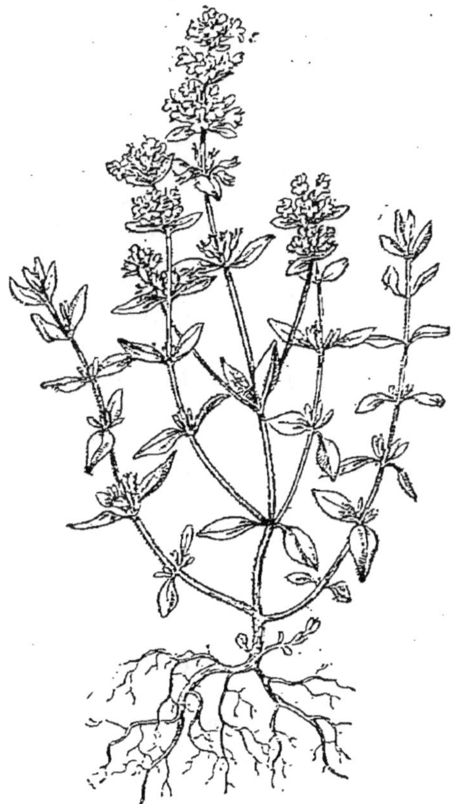

Fig. 304. — *Thymus vulgaris*

Cette plante exhale, quand on la froisse, une odeur très vive ; elle possède une saveur aromatique très prononcée.

Les sommités du Thym contiennent du tanin, un principe amer et de l'huile essentielle (0,60 p. 100).

L'Essence de Thym est un liquide d'un *rouge brun*, d'une odeur forte et agréable, qui rappelle celle de la plante, d'une saveur piquante très persistante. Sa densité varie entre 0,905 à 0,915. Elle donne une solution limpide avec une demi-partie d'alcool à 90°, et avec 1 ou 2 parties d'alcool à 80°; elle exige 15 à 30 parties d'alcool à 70° pour fournir le même résultat. L'essence de Thym rectifiée reprend rapidement la couleur foncée de l'essence brute. L'*essence de Thym blanche*, qu'on vend dans le Midi de la France, est obtenue en distillant l'essence de Thym brute plusieurs fois avec de l'essence de Térébenthine.

Elle est composée essentiellement de *Thymol* ou de *Carvacrol*, associé avec du *thymène*, du *cymène* et du *l-pinène*. La valeur commerciale de cette essence dépend de la quantité de Thymol qu'elle renferme.

Le Thym n'est guère employé que comme condiment, tandis que son huile essentielle est d'un usage fort répandu en médecine ; elle possède des propriétés diaphorétiques et diurétiques qu'on utilise dans le traitement du rhumatisme articulaire et des névralgies. Elle entre dans la préparation de l'*alcoolat de mélisse composé* de l'*alcoolat vulnéraire* et du *baume opodeldoch*.

Le Serpolet ou Thym sauvage (*T. serpillum* L.) est une espèce très commune en Europe, où elle croît dans les lieux secs et stériles.

C'est une plante vivace, à tiges et rameaux diffus, étalés ; ses feuilles sont *planes*, entières, vertes sur les deux faces, plus grandes que celles du Thym ; ses corolles sont purpurines, roses ou blanches.

Le Serpolet, à l'état sec, fournit par la distillation, 0,15 à 0,60 p. 100 d'huile volatile incolore ou d'un jaune d'or, renfermant du *cymène*, du *thymol* et du *Carvacrol*.

Il est surtout usité comme assaisonnement.

HYSOPE

L'Hysope (*Hyssopus officinalis* L.) croît dans la région méditerranéenne et l'Asie moyenne ; elle se rencontre dans le Tessin, le Sud de la Russie et de la Sibérie et se cultive dans nos jardins.

Sa tige, haute de 30 à 40 centimètres, porte des feuilles nombreuses, opposées, oblongues-lancéolées, et des fleurs disposées en glomérules axillaires, rejetés d'un même côté de l'axe. Le calice est tubuleux, à 5 dents inégales ; la corolle est bleue ou quelquefois rose ou blanche, bilabiée. Les étamines au nombre de 4 sont didynames. Cette plante a une odeur aromatique et camphrée et une saveur amère. On utilise ses feuilles et ses sommités fleuries comme stimulantes.

ORIGANS

Les Origans (*Origanum*) ne se distinguent guère des Thyms que par la forme de leurs inflorescences. Leurs glomérules sont groupés en faux verticilles biflores ou plus rarement 6-10 flores, et disposés en petits épis oblongs ou cylindriques, munis de bractées. Ces bractées sont tantôt herbacées, orbiculaires ou ovales-lancéolées, aussi longues que les calices, tantôt grandes, colorées et cachant complètement les calices. Les espèces qui ont été le plus vantées comme médicaments sont :

L'Origan vulgaire (*Origanum vulgare*, L.), plante communément répandue dans les bois secs et montueux de toute l'Europe. Ses fleurs disposées au sommet des tiges en épis courts, rapprochés en corymbe, sont purpurines ; les bractées sont ovales, d'un rouge violet, un peu plus longues que les calices. Ses sommités fleuries sont employées comme excitantes.

La Marjolaine (*O. Majorana* L.), plante cultivée dans nos jardins, à feuilles pétiolées, blanchâtres, très odorantes, à fleurs très petites, roses ou blanches, disposées en épis très courts, réunis 3 à 3. Elle fournit 0,50 p. 100 d'une huile essentielle très aromatique à base de *terpène* et de *terpinéol*. Elle est employée en infusion comme stimulante.

ORTIE BLANCHE

Les fleurs d'Ortie blanche sont fournies par le *Lamium album* L., plante très commune en Europe, où elle croît le long des chemins et des haies.

Ces fleurs se présentent dans le commerce, tantôt en glomérules ou cymes contractées, comprenant 8 à 10 fleurs presque sessiles groupées sur un très petit espace, différemment développées suivant le rang qu'elles occupent dans la cyme, et accompagnées chacune d'une très petite bractée brune, grêle et aiguë. Plus souvent elles se présentent en fleurs isolées, bien épanouies et débarrassées de leur calice tubuleux, velu, coloré en brun à sa base, et terminé par 5 dents très grêles. La corolle, d'un blanc éclatant à l'état frais et légèrement jaunâtre après dessiccation, est tubuleuse, bilabiée. Son tube courbé et resserré un peu au-dessus de la base, puis renflé vers la gorge, est muni à l'intérieur d'un anneau de poils disposé obliquement. La lèvre supérieure est très velue, voûtée, doublement carénée sur la face dorsale ; la lèvre inférieure est à 3 lobes dont deux latéraux très courts et pourvus d'une dent aiguë et un médian très élargi et échancré à l'extrémité. Les étamines sont didynames.

Ces fleurs exhalent quand elles sont fraîches, une odeur douce qui se rapproche de celle du miel, et qui s'atténue par la dessiccation ; elles ont une saveur mucilagineuse.

Elles renferment des acides *gallique* et *tannique*, des matières azotées et du *nitrate de potasse* ; elles sont employées comme astringentes pour combattre la leucorrhée.

Au groupe des Bétonicées se rattachent également :

La Bétoine (*Betonica officinalis* L.), qui est très répandue en Europe, où elle croît dans les prés et les lieux ombragés ; elle n'est plus employée que dans les campagnes comme stimulante et sudorifique.

Le Marrube blanc (*Marrubium vulgare* L.), mauvaise herbe vivace de nos campagnes, qui a joui jadis d'une grande réputation comme stimulante emménagogue et fébrifuge, et qui est encore employée en Angleterre comme anticatarrhale.

Du groupe des Népétées, nous ne citerons que :

La Cataire ou *Herbe aux Chats* (*Nepeta Cataria* L.), plante très commune en Europe et en Asie, dont les sommités fleuries étaient employées comme antispasmodiques et emménagogues. En Russie, on mâche quelques-unes de ses feuilles pour calmer les névralgies dentaires.

La Mélisse de Moldavie (*Dracocephalum moldavicum* L.), plante très aromatique, qui est cultivée dans nos jardins et qui partage les propriétés de la Mélisse officinale.

Le Lierre terrestre (*Glechoma hederacea* L.), si commun dans nos bois et sur nos pelouses, qui est communément employé comme béchique et antiscorbutique.

La série des Ajugées n'est plus représentée dans la matière médicale que par quelques espèces du genre *Teucrium*, telles que :

Le Petit-Chêne (*Teucrium Chamædrys* L.), qui croît dans l'Europe centrale et méridionale, où l'on emploie ses sommités fleuries comme toniques, stimulantes et digestives.

Le Scordium (*T. Scordium* L.), qui croît dans les prés humides et marécageux de toute l'Europe. Elle n'est guère utilisée que pour la préparation du *Diascordium*.

Le Pouliot de montagne (*T. montanum* L.), employé dans les campagnes comme stimulant et diaphorétique.

VERBÉNACÉES

Les Verbénacées constituent un groupe de plantes se rapprochant beaucoup des Labiées; elles n'en diffèrent que par la cohérence des parties de l'ovaire, la non-gynobasie du style qui s'insère au sommet de celui-ci, leur fruit baccien et la disposition de leurs feuilles qui ne sont pas *constamment* opposées.

VERVEINE OFFICINALE

La Verveine officinale (*Verbena officinalis*) est une plante très répandue dans les champs, le long des chemins et des fossés. Elle se trouve représentée dans les droguiers, *tantôt par la plante entière, tantôt par les sommités fleuries, tantôt par les feuilles sèches.*

La tige quadrangulaire et rude sur les angles, à rameaux divariqués, porte des feuilles également rudes, opposées, sessiles, mais fortement atténuées à la base, un pétiole ailé. Le limbe est oblong dans sa forme générale, profondément pinnatifide, à lobes dentés ou crénelés. Les nervures sont très nettement accusées sur la face inférieure, qui est rugueuse au toucher. Les fleurs, groupées en épis grêles, sont très petites et d'un rouge pâle ou d'un bleu lilas. La corolle est bilabiée, à 5 divisions ; les étamines sont tétradynames.

Cette plante a une saveur un peu âpre et amère et une odeur aromatique qui est due à la présence de l'huile essentielle qu'elle renferme dans des glandes octocellulaires sessiles et dans des petites glandes unicellulaires pédicellées.

Cette plante, qui a joui autrefois d'une grande réputation sous le nom d'*herbe sacrée*, n'est plus employée maintenant que dans les campagnes comme vulnéraire.

La Verveine odorante qui est fournie par le *V. triphylla* Lhér. (*Lippia citriodora* Kth.) est un arbrisseau originaire du Chili, qu'on cultive dans beaucoup de jardins de la région méditerranéenne. Ses feuilles très aromatiques exhalent quand on les froisse une odeur très agréable qui rappelle celle du citron; elles sont employées comme stomachiques et antispasmodiques.

Le *Vitex Agnus Castus* L., dont les fruits noirs ont été employés comme anti-aphrodisiaques.

PLANTAGINÉES

La famille des PLANTAGINÉES n'est plus guère représentée dans notre matière médicale que par les *semences de Psyllium.*

Les SEMENCES DE PSYLLIUM sont fournies par le *Plantago Psyllium* L., plante du Sud de l'Europe et du Nord de l'Afrique.

Ces semences sont *toutes petites*, d'un *brun-noirâtre*, *lisses* et *luisantes*, oblongues, *convexes* sur leur face dorsale, et *creusées en nacelle* sur la face interne. Sur la coupe longitudinale, on observe au-dessous des téguments un albumen entourant un long embryon assez rapproché de la face dorsale. Sur la coupe transversale on distingue nettement les deux cotylédons qui sont perpendiculaires à la cavité de la graine. Ces graines ont une saveur mucilagineuse, qui est due à la présence d'*un mucilage localisé dans le tégument externe du spermoderme*. Le pigment qui donne à ces graines leur couleur est localisé dans le tégument interne. Ces graines sont assez souvent employées comme émollientes au même titre que la graine de lin.

C'est aussi dans le même but que l'on utilise les GRAINES D'ISPAGHULA qui sont formées par le *P. Ispaghula* ROXB., qui croît dans l'Egypte, en Arabie et dans le Nord-Ouest de l'Inde. Ces graines ressemblent beaucoup aux graines de Psyllium et ne s'en distinguent guère que par leur teinte *rose clair*. On les trouve dans tous les bazars de Perse et de l'Inde, où elles sont très appréciées à cause de leurs vertus émollientes.

Les graines des *P. Cynops* et *P. arenaria* partagent les mêmes propriétés.

Nous mentionnerons encore les feuilles de *Plantain* (*Plantago major* L.), si communes sur le bord des chemins, qu'on n'utilise plus guère que pour préparer une eau distillée qu'on emploie dans les opthalmies légères.

NYCTAGINÉES

Cette famille ne compte qu'un très petit nombre d'espèces intéressant la matière médicale. Ce sont notamment :

Le *Mirabilis Jalapa* L. (ou *Belle de nuit*), dont la racine a été confondue longtemps avec celle du vrai Jalap, dont elle se distingue nettement par sa *disposition en couches concentriques et l'absence de glandes résineuses*. Cette racine, qui possède une odeur faible et nauséeuse et un arrière-goût âcre, a été quelquefois employée contre l'hydropisie.

Les *Boerharia hirsuta* et *B. procumbens*, qui sont utilisés, le premier au Brésil, contre l'ictère, et le second dans l'Inde, comme fébrifuge et altérant.

Le *Petiveria alliacea* L., ou *Guinée*, ou *Pipi*, qui croît dans l'Amérique tropicale. Toutes les parties de cette plante possèdent une âcreté très marquée et entrent dans la préparation du Curare de l'Amazone. Aux

Antilles, cette plante est utilisée communément comme diurétique, antispasmodique et emménagogue.

CHÉNOPODÉES

Plantes herbacées, rarement ligneuses, à feuilles alternes ou rarement opposées, sans stipules. Fleurs régulières, souvent dimorphes, parfois diclines, solitaires ou diversement agglomérées en cymes, grappes ou épis. Calice gamosépale persistant à 3-4, 5 lobes plus ou moins profonds. Etamines 1 à 5, subpérygines ou hypogynes. Ovaire libre, uniloculaire, à un seul ovule, tantôt sessile au fond de la loge, tantôt fixé latéralement ou pendant à un court funicule. Style rarement simple, à 2, 3, 4 divisions terminées par un stigmate. Akène ou baie. Graine dressée à albumen farineux, parfois nul.

Plusieurs plantes de cette famille sont pourvues d'un appareil sécréteur représenté par des *poils glanduleux* affectant des formes et des dispositions différentes. Ces poils sont formés tantôt d'une grosse glande sessile, en forme d'*outre*, qui se serait affaissée sur le limbe de façon que son point d'insertion paraît tout à fait excentrique; tantôt ils sont constitués par une grosse glande disposée en forme de gobelet, qui est supportée par un pédicelle long et grêle, recourbé et formé de plusieurs cellules superposées. C'est dans ces glandes qu'est sécrétée l'huile essentielle qui communique à quelques-unes de ces plantes leur odeur vireuse.

CHÉNOPODES

Les Chénopodes (*Chenopodium*) sont des herbes à feuilles alternes sans stipules, à petites fleurs disposées en glomérules qui occupent l'aisselle des feuilles ou plus souvent celle des bractées qui les remplacent dans la partie supérieure des rameaux.

Les espèces qui intéressent la matière médicale sont :

Le *C. ambrosioides* L., *Thé du Mexique* ou *Ambroisie du Mexique*, qui habite toutes les régions tempérées du nouveau monde. La tige de cette plante haute de 40 à 60 centimètres, ramifiée et *cannelée*, est chargée de feuilles alternes, constamment pétiolées, oblongues, atténuées *à la base*, *aiguës au sommet*, d'une *couleur vert clair*. Le limbe qui mesure 4 à 5 centimètres de longueur sur 1,25 à 2 centimètres de largeur, présente des *dents profondes*, *inégales*, qui manquent souvent sur les feuilles étroites du sommet de la tige ; *il est chargé de poils tecteurs tout à fait caractéristiques*, qui sont surtout apparents sur les nervures, et de poils *glanduleux*, *brillants*, *jaunes*, non moins curieux. De l'aisselle des feuilles partent des rameaux plus longs qu'elles, qui portent des fleurs polygames très petites, groupées en glomérules dont le centre est occupé par une fleur mâle ou hermaphrodite et la périphérie par des fleurs femelles. Cette plante a une *odeur très forte et agréable, un peu camphrée* et une saveur âcre et aromatique. Elle donne à la distillation une essence qui rappelle un peu celle de la menthe poivrée. Elle est employée en infusion théiforme comme tonique et stomachique. Au Brésil on utilise ses sommités fleuries comme vermifuges.

Le *C. anthelminticum* L. ou *Ansérine vermifuge*, plante originaire d'Amérique et qui n'est qu'une simple variété de la précédente, dont elle se distingue *par ses inflorescences feuillées* et ses *fleurs d'un jaune verdâtre*. Toute la plante présente une odeur très forte, très prononcée surtout dans les fleurs, et qui déplaît à beaucoup de personnes. Les fruits qui sont inscrits dans la pharmacopée américaine sont de petits akènes *verdâtres* ou *brunâtres*, *globuleux*, déprimés, et enveloppés par le calice persistant. Ces fruits ont une saveur aromatique âcre et une odeur camphrée ou térébinthacée : ils sont utilisés comme anthelminthiques.

Le *C. Botrys* L., ou *Botrys*, plante de la région méditerranéenne, qui se distingue par ses *feuilles oblongues, pétiolées, profondément sinuées, et ses inflorescences axillaires, courtes, très nombreuses, non feuillées*. Ces feuilles aromatiques s'emploient en infusion comme pectorales.

Le *C. Vulvaria* L. ou *Vulvaire*, espèce très commune le long de nos murs et dans les terrains incultes, dont les feuilles, rhomboïdales-ovoïdes, *blanchâtres*, ont, comme toute la plante, *une odeur spéciale de poisson pourri*, qui est due à la présence de propylamine. C'est probablement à cause de cette odeur, que cette plante a été vantée comme antispasmodique et anti-hystérique.

Le C. *Quinoa* W., espèce du Chili, qui croît en abondance dans nos champs. Les graines sont d'un usage très fréquent au Pérou et au Chili, comme émétiques et antipériodiques.

La Camphrée de Montpellier (*Camphorosma monspeliaca* L.), qui croît dans la région méditerranéenne et dont les sommités fleuries étaient fréquemment employées comme diurétiques et sudorifiques. Les autres plantes de cette famille intéressent plutôt l'industrie et quelques-unes d'entre elles ont acquis sous ce rapport une importance extrêmement considérable. Il suffira de citer :

La Betterave (*Beta vulgaris* L.), qui est devenue dans toute l'Europe l'objet d'une culture immense et d'une énorme exploitation depuis que Marcgraw a montré qu'on pouvait retirer de son pivot un sucre identique au sucre de canne.

La Soude épineuse (*Salsola Kali* L.), qui croît sur les bords de la Méditerranée et de la Manche et dont les feuilles si riches en alcali furent pendant longtemps à Narbonne, à Aigues-Mortes et à Alicante, l'objet d'une exploitation commerciale qui a bien perdu de son importance, depuis qu'on a adopté le procédé Leblanc pour la préparation du carbonate de soude.

POLYGONÉES

Plantes herbacées, sous-frutescentes. Feuilles alternes, à pétiole dilaté et amplexicaule, à stipules interpétiolaires, soudés en *ochréa*. Fleurs hermaphrodites ou unisexuées, régulières, disposées en épis, en grappes composées, ou en panicules. Calice de 4 à 6 sépales libres ou soudés à la base. Étamines de 4 à 9, périgynes libres, disposées sur 2 rangs. Ovaire uniloculaire libre, à placenta basilaire, portant un ovule unique. Akène triangulaire, parfois recouvert par le calice persistant. Graine albuminée.

RHUBARBES

Origine. — De toutes les plantes officinales, il n'en est pas une qui ait une histoire aussi intéressante que celle de la Rhubarbe chinoise et qui ait joué un rôle aussi important dans les rapports commerciaux établis entre l'Europe et l'Asie. Bien qu'elle soit employée en médecine depuis les temps les plus reculés, on n'a pu jusqu'à présent, malgré les plus pressantes sollicitations, malgré les offres les plus séduisantes, et malgré les recherches entreprises par les explorateurs, arracher à la Chine le secret absolu de son origine. Ce n'est que d'hier que l'on a pu expliquer les particularités si curieuses qu'elle présente dans sa structure.

Les documents renfermés dans les ouvrages chinois, les renseignements réunis dans le livre de Marco Polo et dans le *Puntsau* ou herbier chinois, nous ont bien appris que la Rhubarbe croît dans les diverses parties de l'Ouest et du Sud-Ouest de la Chine, dans les provinces de Kansuh, de Shansi et du Thibet. Nous savons qu'elle arrivait en Europe par deux routes : la première qui traverse les steppes de l'Asie centrale en passant par Yarkand, Kashgar, le Turkestan et la mer Caspienne jusqu'en Russie ; la seconde qui passe par l'Indus, le golfe Persique, jusqu'à la mer Rouge ou Alexandrie, ou encore à travers la Perse jusqu'à la Syrie et l'Asie Mineure. C'est à ces routes diverses que la Rhubarbe chinoise emprunta ses dénominations de Rhubarbe de *Russie*, de *Turquie* et de *Perse*.

Depuis 1728 jusque vers le milieu de ce siècle, le commerce de la Rhubarbe consommée en Europe fut monopolisé par la Russie qui établit à Kiachta un entrepôt, où la vérification de cette drogue était placée sous le contrôle d'agents spéciaux, qui la foraient assez profondément dans le but de s'assurer de ses qualités. Cette drogue qui avait une belle apparence arrivait dans le commerce sous le nom de *Rhubarbe de Moscovie*. Depuis quarante ans, ce contrôle est aboli et une grande partie de la Rhubarbe est expédiée directement des ports chinois en Europe, où elle arrive sous le nom de Rhubarbe de Chine.

Toutes les graines que l'on a pu se procurer par l'intermédiaire des marchands buchares, comme provenant de la plante-mère de la Rhubarbe chinoise, ont donné des plantes souvent différentes se rapprochant par leur port et leur inflorescence et la forme de leurs feuilles des *Rheum compactum, undulatum, palmatum, Rhaponticum*, dont les rhizomes présentent tous une structure radiée identique, qui est bien différente de celle de la Rhubarbe chinoise. Une seule espèce introduite en Europe par M. Dabry, consul de France au Thibet, et cultivée par Baillon dans le Jardin botanique de la Faculté de médecine, différait notablement des *Rheum* connus, aussi bien par sa forme palmée et la teinte de ses feuilles que par la structure de ses rhizomes, qui se rapproche exactement de celle des Rhubarbes chinoises. Cette dernière particularité qui est des plus importantes, complétée par cette indication inscrite dans le *Puntsau*, que la plante qui fournit la bonne Rhubarbe de Chine est *palmée comme les feuilles du Ricin*, permet d'affirmer qu'une partie du mystère qui entourait cette origine est dévoilée aujourd'hui et que l'on peut considérer le *Rheum officinale* H. Bn., sinon comme source exclusive de la Rhubarbe chinoise, du moins comme une des plantes qui concourent à la production de cette drogue.

Quelques raisons qu'on ne peut développer ici nous portent à croire que cette drogue est fournie par d'autres espèces de *Rheum* et entre autres par les *R. palmatum* var. *Tanguticum* Maxim. et par le *R. Collinianum* H. Bn.

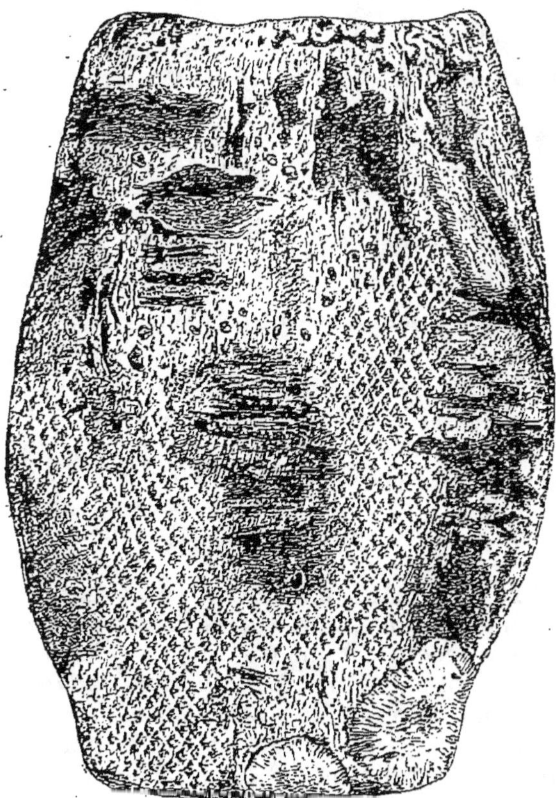

Fig. 305.
Face convexe d'une Rhubarbe de Chine.

Il existe dans le commerce de la droguerie de nombreuses variétés de Rhubarbe qu'on peut diviser en trois catégories : les *Rhubarbes chinoises*, les *Rhubarbes anglaises* et les *Rhubarbes de France* ou d'*Autriche*.

RHUBARBES DE CHINE

Sous le nom de Rhubarbe de Chine, nous comprendrons les Rhubarbes qui sont inscrites dans les droguiers sous les noms de *Rhubarbe de Moscovie*, *Rhubarbe de Perse* ou de *Turquie* et *Rhubarbe de Canton*. Tous ces produits sont récoltés en Chine et n'empruntent leur dénomination qu'à la voie qu'ils ont suivie pour arriver en Europe.

Cette Rhubarbe qui est *constituée essentiellement par le rhizome* et non par *les racines de la plante*, se présente sous des apparences assez diverses; tantôt en fragments légèrement arrondis ou cylindro-coniques (*Rhubarbes rondes*) provenant de la partie inférieure du rhizome, mesurant 5 à 8 centimètres de longueur et 5 à 7 centimètres de largeur ; le plus souvent en morceaux plan-convexes (*Rhubarbes plates*), et pouvant atteindre 12 à 15 centimètres de longueur et 7 à 8 centimètres de largeur et 3 à 4 centimètres d'épaisseur. Ces derniers morceaux proviennent de la partie supérieure ou renflée du rhizome qui a été coupée longitudinalement. La surface extérieure des rhubarbes rondes et la face convexe des rhubarbes plates (fig. 305) sont caractérisées par la *présence*

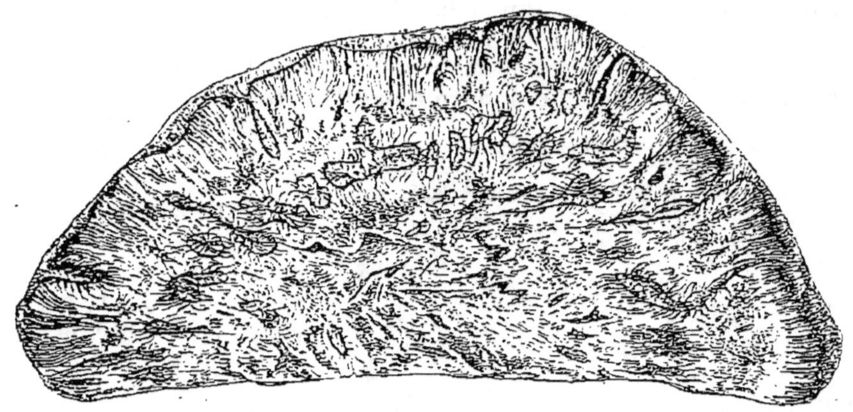

Fig. 306. — Section transversale d'une Rhubarbe de Chine plate.

d'un réseau blanc à mailles losangiques qui se détache parfois très nettement sur le fond jaune d'or de la drogue ; elle porte en outre des cicatrices plus ou moins larges provenant de la section des racines. Dans les belles sortes commerciales, qui ont été mondées d'une partie de leur écorce, on n'observe qu'assez rarement des vestiges du suber, tandis que les sortes inférieures en portent quelquefois des plaques irrrégulières, assez larges, qui se distinguent par leur couleur brun noirâtre. La section transversale de ces rhubarbes (fig. 306) bien polie avec un verre, présente *une zone corticale* striée radialement, réduite à une très faible épaisseur par suite de l'émondage de la drogue ; — une *ligne noirâtre ondulée* ou *sinueuse* représentant le cambium et une *zone ligneuse*, relativement peu développée, à fond blanc, mesurant en moyenne un centimètre d'épaisseur, très régulièrement sillonnée par des stries radiales jaunes parallèles, limitée intérieurement par une série de petits systèmes étoilés, parfois contigus, parfois plus ou moins distants, mais formant toujours dans leur ensemble un *cercle* assez régulier dans les Rhubarbes rondes et un *demi-cercle* dans les Rhubarbes plates. Toute la partie située à l'intérieur de cette zone étoilée représente la *moelle*, qui varie beaucoup dans son apparence. Elle offre tantôt une teinte homogène, d'un jaune pâle, et un aspect pulvérulent ; plus souvent, elle est marbrée de veines grises et sillonnée de fines stries jaunes qui s'irradient et s'entrecroisent en différents sens ; souvent aussi elle est envahie par des systèmes étoilés plus ou moins bien délimités, et plus ou moins nombreux, dont les branches se prolongent en stries très fines ou se relient à celles des étoiles voisines.

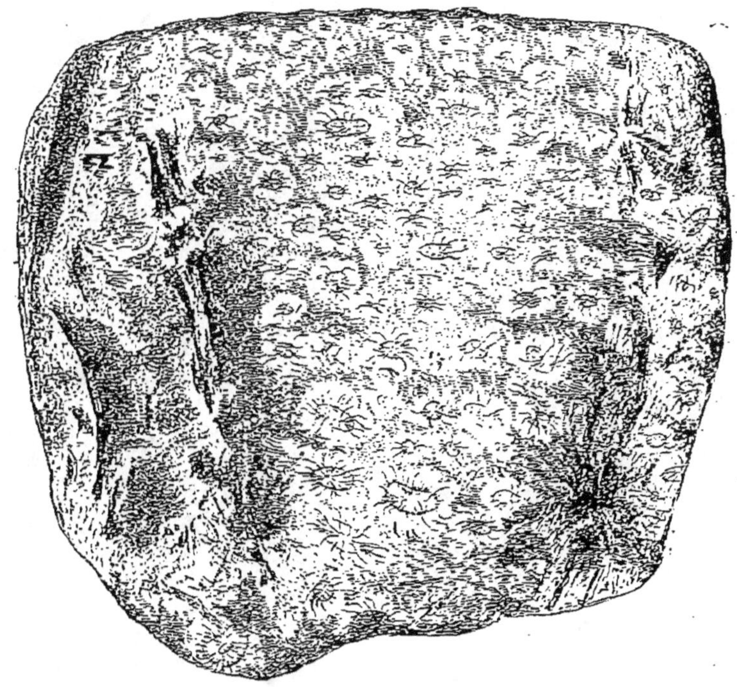

Fig. 307. — Face plane d'une Rhubarbe de Chine.

La face plane des rhubarbes plates (fig. 307) est toute différente de la face convexe ; elle est généralement incurvée en forme de gouttière et offre toujours une teinte plus pâle, quelquefois blanc-jaunâtre ; elle ne *présente pas de réseau à mailles losangiques* ; on y distingue à peu près constamment des systèmes étoilés, qui sont parfois très nombreux, disposés en files parallèles, régulièrement superposées. Elle est sillonnée longitudinalement par deux grandes bandes brunes, situées à une faible distance des bords et qui sont déterminées par la projection longitudinale du cercle de systèmes étoilés.

La Rhubarbe de Chine a une odeur spéciale et une saveur âcre et amère ; elle croque sous la dent et colore fortement la salive en jaune.

Structure microscopique. — La partie périphérique limitée intérieurement par la ligne noire ondulée représente les couches internes de l'écorce ; la ligne noire présente la structure du cambium ; la zone blanche sillonnée de stries régulièrement parallèles et représentant la partie ligneuse, est formée d'un parenchyme amylacé très riche en gros cristaux étoilés d'oxalate de chaux et sillonné par de nombreux vaisseaux groupés. Les stries jaunes représentent les rayons médullaires formés de trois à

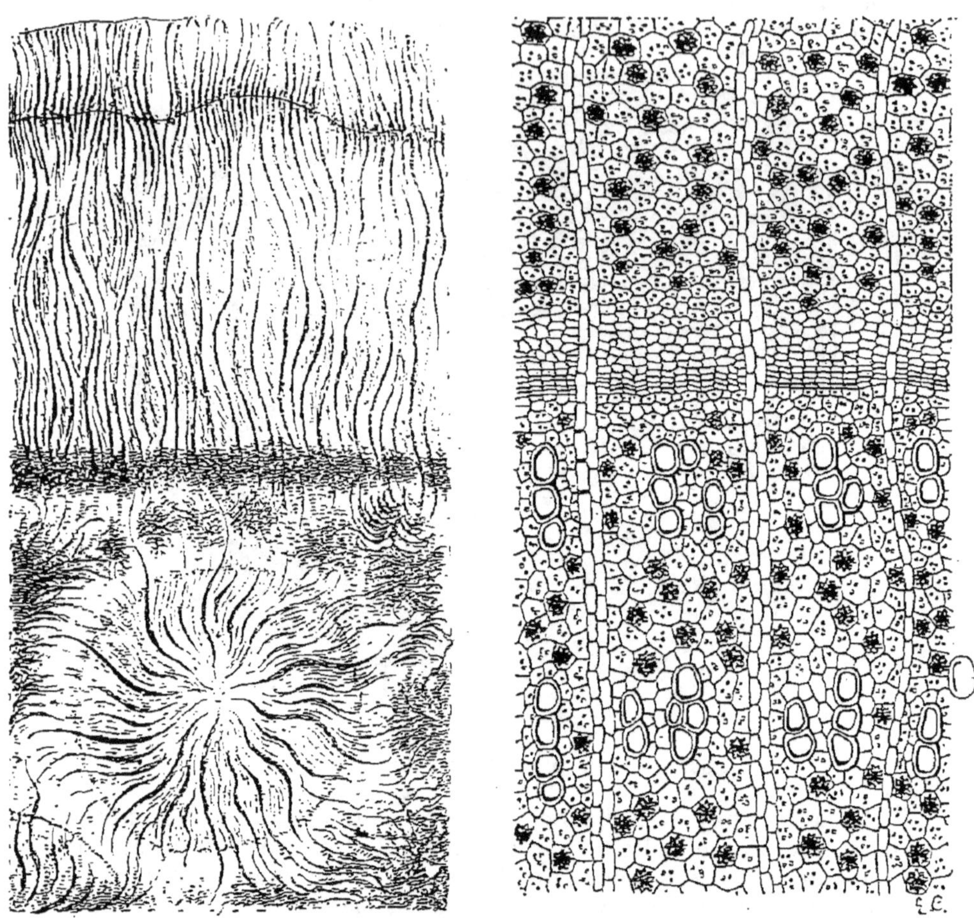

Fig. 308-308 *bis*. — Rhubarbe de Chine.
Section transversale.

Etoile notablement grossie. Structure anatomique.

quatre rangées de cellules fortement colorées par leur contenu. Les systèmes étoilés sont autant de *faisceaux anormaux* caractérisés par leur orientation inverse des autres. Vu au microscope, chacun de ces faisceaux présente à son centre un puissant massif de liber entouré par un cambium, à la face extérieure duquel s'appuient de nombreux faisceaux ligneux. Ces faisceaux sont séparés par de larges rayons médullaires jaunes qui partent du centre de l'étoile, traversent le cambium, séparent le bois et s'irradient en différents sens, tantôt rejoignent les branches des étoiles voisines, tantôt se prolongent dans la moelle. La moelle est constituée par un tissu de cellules polygonales contenant ou de l'amidon ou de gros cristaux agglomérés d'oxalate de chaux; elle est sillonnée dans tous les

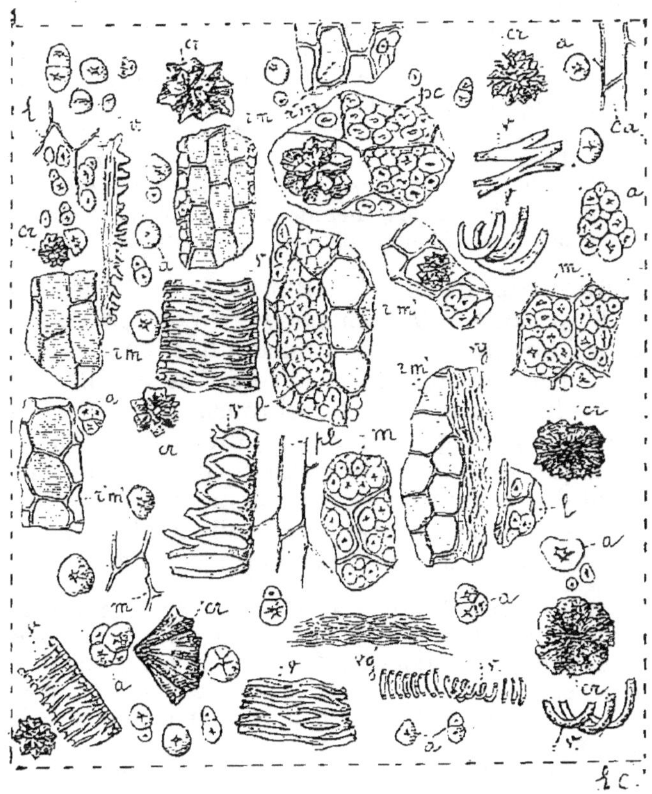

Fig. 309 — Poudre de Rhubarbe de Chine.

a, amidon. — *ca*, cambium. — *cr*, *cristaux d'oxalate de chaux*. — *l*, cellules du liber. — *m*, cellules de la moelle. — *pc*, parenchyme cortical. — *rm*, *rayons médullaires en section transversale*. — *r'm'*, *rayons medullaires en section tangentielle*. — *v*, *vaisseaux rayés*. — *vg*, *vaisseaux grillagés*.

sens par une multitude de rayons médullaires facilement reconnaissables à leur teinte jaunâtre. Souvent on y observe des systèmes étoilés.

Le mode de formation des étoiles ou faisceaux anormaux qu'on observe dans les rhizomes de quelques espèces de *Rheum* est resté longtemps inexpliqué et a été diversement interprété. M. Dutailly (1879) pense que ces étoiles sont le résultat d'une sorte d'invagination du liber externe dans la moelle, à travers l'anneau ligneux. M. de Lanessan (1885) voit dans ces formations quelque chose d'analogue aux traces foliaires qu'on rencontre dans la moelle du *Phytolacca dioïca*. Tout récemment (1899) et simultanément, M. Perdrigeat, à Bordeaux, et M. Berthier, à Paris, ont établi nettement que cette formation se fait aux dépens d'éléments procambiaux internes, absolument comme dans le cas du liber anormal des Gentianées. Asclépiadées, Convolvulacées, etc. *C'est toujours une différenciation sur place de cellules de parenchyme déjà existantes, qui produit un petit amas libérien autour duquel apparaît ultérieurement un cambium dont la division donnera naissance à des tissus secondaires : libérien vers le centre et ligneux vers l'extérieur, ainsi qu'aux rayons médullaires secondaires.*

Dans les rhizomes et les racines de quelques espèces de *Rheum*, on a constaté que la partie périphérique qui entoure le cambium et qui représente le liber, est le *siège d'une formation de gomme qui est sécrétée par des canaux lysigènes*. Ces canaux sécréteurs de mucilage ne sont pas spécialement localisés dans cette partie périphérique : *on les retrouve aussi dans le liber des étoiles*. Cette formation *ne paraît pas être constante* dans toutes les espèces de *Rheum* ; néanmoins on l'observe presque toujours dans les Rhubarbes de Shensi et dans la véritable Rhubarbe anglaise.

Composition chimique. — La Rhubarbe de Chine appartient à la catégorie des *produits anthracéniques ;* elle contient de l'*acide Chrysophanique*, de l'*Émodine*, un tanin particulier, l'*acide rhéotannique*, et plusieurs glucosides, dont les uns sont très solubles dans l'eau et les autres plus difficilement solubles. Hydrolisés au moyen de l'acide chlorhydrique, tous ces glucosides donnent de l'acide chrysophanique, de l'Émodine et un corps analogue à la *Rhamnétine*. Ce sont des produits de dédoublement, qui, réunis aux oxyméthylanthraquinones existant naturellement dans la Rhubarbe, constituent les principes actifs de cette drogue.

Localisation des principes actifs. — L'acide chrysophanique, au contact de l'acide sulfurique concentré, se colore en rouge-rose ; sous l'action de la potasse, il prend une coloration pourpre intense.

L'Emodine, en présence de l'acide sulfurique concentré, prend une teinte jaune safran, et au contact du carbonate d'ammoniaque, elle prend une coloration rouge.

L'emploi successif de ces réactifs microchimiques sur des préparations de Rhubarbe de Chine permet de constater : 1° *que l'acide chrysophanique et l'Emodine se rencontrent dans les mêmes cellules ;* 2° *que ces principes sont localisés principalement dans les rayons médullaires qui sillonnent la partie ligneuse des Rhubarbes, ainsi que dans ceux des étoiles*. Quelques cellules appartenant au liber secondaire, au parenchyme ligneux, et même à l'écorce secondaire, peuvent présenter la réaction de ces deux corps, mais ces cellules sont généralement isolées et en nombre restreint.

Usages. — La Rhubarbe est un laxatif doux, purgeant sans coliques et dont l'effet est peu durable. Elle exerce en même temps une action tonique et astringente, due vraisemblablement à l'*acide rhéotannique* et qui se manifeste quand l'effet purgatif est épuisé. Comme purgative, on l'administre à la dose de 0,50 à 4 grammes ; comme tonique et eupeptique, à la dose de 25 à 30 centigrammes. On l'emploie sous forme de *poudre*, d'*infusion*, de *teinture*, de *vin*. Dans les pharmacies allemandes et anglaises, elle se vend en petits cubes que l'on mâche comme la racine de réglisse. Elle entre dans la préparation du *sirop de chicorée composé*, de l'*Electuaire catholicon*, des *pilules ante-cibum*, de l'*Elixir de longue vie*.

Substitutions et falsifications. — Quand la rhubarbe est entière, on substitue aux espèces les plus estimées des qualités inférieures. C'est ainsi qu'à la place de *Rhubarbe de Moscovie*, on vend fréquemment des rhubarbes de Chine, de moins grande valeur. La Rhubarbe dite de Moscovie, toutoujours cotée plus cher que les autres, se reconnait facilement aux formes anguleuses qu'elle a prises sous l'influence de l'émondage profond qu'on lui a fait subir au moyen du couteau ; elle est toujours percée d'un trou très large, pratiqué en vue de constater son apparence intérieure et sa dessiccation parfaite : elle ne porte jamais trace de suber. Sur sa face extérieure qui est très propre, on distingue presque toujours très nettement le réseau losangique et même des étoiles, si le rhizome a été entamé profondément.

Les Rhubarbes de second choix, dont la surface extérieure fibreuse ne laisse pas voir nettement le réseau losangique sont communément additionnées de Rhubarbes françaises et anglaises, qu'on reconnait facilement en les sciant et en polissant avec un verre la section transversale, qui offre toujours des caractères spéciaux.

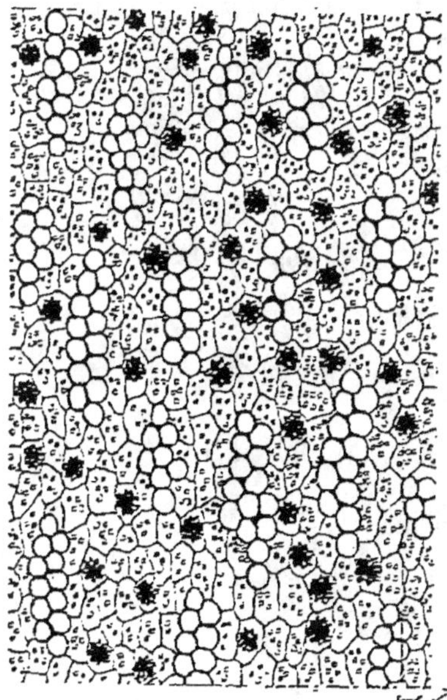

Fig. 310. — Rhubarbe chinoise.
Coupe tangentielle vers la périphérie.

C'est le plus souvent quand elle est pulvérisée que la Rhubarbe de Chine est falsifiée par addition de *poudre de Rhubarbes européennes* ou de *poudre de Curcuma*. S'il est assez difficile, parfois même impossible, de se prononcer sûrement sur le premier mélange, il n'en est pas de même pour le second.

Quand la Rhubarbe est vendue sous forme de petits cubes, il est facile de constater son identité en examinant au microscope une section tangentielle, qui permettra d'apprécier la disposition des rayons médullaires. Dans la rhubarbe de Chine (fig. 310), ces rayons sont toujours représentés par des *séries de cellules rondes, colorées en jaune, superposées sur 7 à 8 rangs et juxtaposées sur 2 ou 3 rangs*. Nous avons pu nous convaincre que cette forme pharmaceutique est éminemment propre à la substitution des Rhubarbes européennes aux Rhubarbes chinoises.

Pour constater la présence du Curcuma, on épuise la poudre de rhubarbe par l'alcool fort et on filtre ensuite le liquide ; on lui ajoute une solution concentrée de borax, puis un léger excès d'acide chlorhydrique ; la teinture prend alors une nuance rouge brun, s'il y a du curcuma ; elle devient d'un jaune clair avec la rhubarbe pure. On peut encore au moyen du microscope constater l'existence de cette fraude, en se basant sur l'état d'empois sous lequel l'amidon se trouve dans les *cellules du Curcuma*.

RHUBARBE ANGLAISE

Origine. — Jusqu'en 1890, la Rhubarbe Anglaise provenait exclusivement des grandes cultures entreprises sous la direction de M. Rufus Usher, à Bodicott et dans les environs de Banbury.

On n'a jamais su exactement quelle était la nature de l'espèce cultivée, bien qu'on l'ait rapportée à l'espèce *R. Rhaponticum*, sans preuve bien certaine; toujours est-il que cette drogue assez constante dans ses

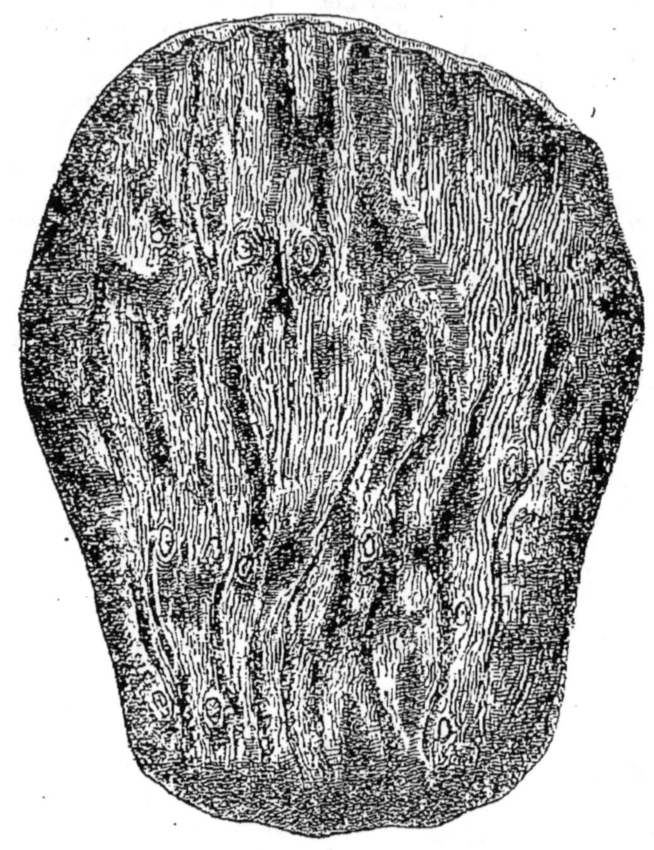

Fig. 311. — Rhubarbe d'Angleterre.

Face convexe.

formes et son apparence extérieure, qui est très belle, est toute différente, dans ses caractères extérieurs et anatomiques, des rhizomes de *R. Rhaponticum* recueillis en France et en Autriche. Elle est toujours cultivée en Angleterre, mais à côté d'elle on a introduit la culture du *R. officinale* qui a donné d'excellents résultats, de sorte qu'actuellement on récolte en Angleterre deux Rhubarbes d'origine et de qualité toutes différentes : la vraie *Rhubarbe anglaise* et le rhizome acclimaté du *R. officinale*. Le dernier étant bien connu, nous ne nous occuperons que de la première.

Description. — La Rhubarbe anglaise ne se rencontre guère qu'en morceaux plan-convexes, provenant de la section longitudinale du rhizome. Ces morceaux ont généralement 10 centimètres de long et

7 à 8 centimètres de large ; quelques-uns peuvent atteindre 18 à 20 centimètres de long et 6 centimètres d'épaisseur. La face convexe (fig. 311) plus

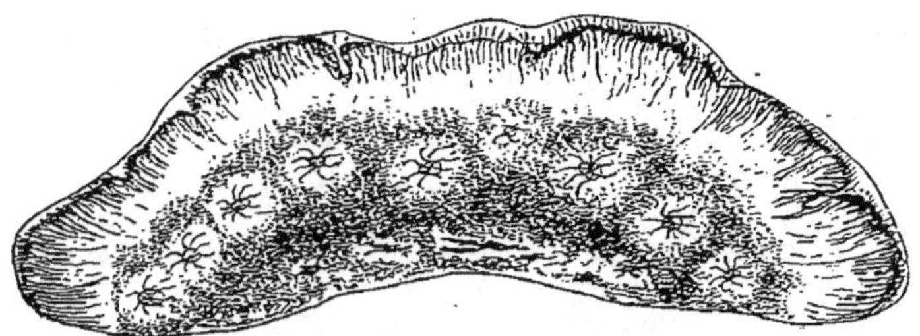

Fig. 312. — Rhubarbe anglaise.
Section transversale.

ou moins profondément sillonnée, ne *présente jamais de réseau losangique ;* elle est nettement caractérisée *par la présence de longues lignes jaunes, parallèles, se détachant sur un fond blanc* et contournant de petites nodosités ou cicatrices rondes, correspondant à la section des racines. Ces lignes jaunes sont parfois assez larges. La face plane a une *teinte rose œillet tout à fait caractéristique* et un aspect pulvérulent ; très *rarement* elle présente quelques systèmes étoilés. Sur la section transversale polie avec un verre (fig. 312), on distingue très nettement, comme dans la Rhubarbe chinoise : *une zone corticale* très peu épaisse, striée radialement, d'un millimètre d'épaisseur ; *une ligne noirâtre*, ondulée, représentant le cambium ; *l'anneau ligneux*, blanchâtre, strié régulièrement par des lignes jaunes parallèles ; cet anneau est limité intérieurement par *5 ou 6 étoiles très nettement séparées* les unes des autres ; enfin la zone médullaire qui est pulvérulente, d'une teinte rose œillet et ne présente pas les stries et marbrures qu'on observe dans la Rhubarbe chinoise.

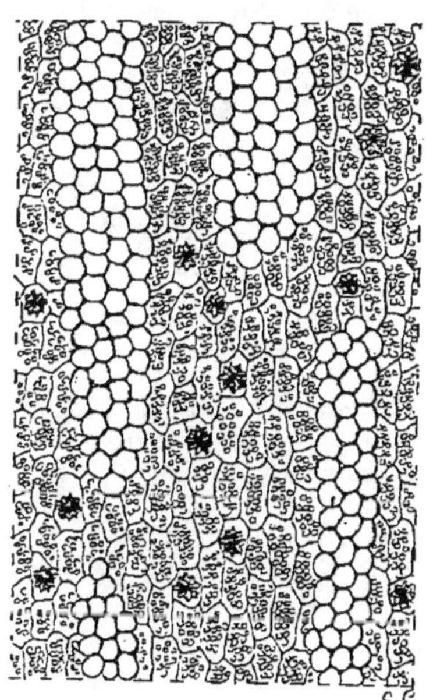

Fig. 313. — Rhubarbe d'Angleterre.
Coupe tangentielle.

Structure microscopique. — L'écorce, le cambium, le bois de ce rhizome présentent la même disposition que dans la Rhubarbe de Chine ; le parenchyme renferme toutefois plus d'amidon et beaucoup moins d'oxalate de chaux ; en outre, les rayons médullaires sont très larges et composés de 5-6 à 7 rangées de cellules. Les systèmes étoilés ont la même disposition et la même origine, seulement ils sont bien plus rares. La moelle a une structure sensiblement homogène.

Si l'on fait une section tangentielle de cette rhubarbe dans sa partie périphérique (fig. 313), *on constate que les longues stries parallèles de la face externe, qui représentent la projection des rayons médullaires, sont formées de cellules jaunes superposées sur 50 à 200 rangs et juxtaposées sur 5 à 6 rangs;* cette disposition toute différente des rayons médullaires permet de distinguer la Rhubarbe anglaise des autres rhubarbes.

Composition chimique. — La Rhubarbe anglaise renferme incontestablement la plupart des principes contenus dans la Rhubarbe chinoise; mais, malgré tout ce qui a été dit des essais faits dans les hôpitaux de Londres, sur son action physiologique, elle est en tous points bien inférieure, comme action thérapeutique, à la Rhubarbe de Chine.

Les Rhizomes de *R. officinale*, provenant des cultures anglaises, présentent exactement les caractères extérieurs des Rhubarbes chinoises.

RHUBARBES DE FRANCE ET D'AUTRICHE

Origine. — Les premières Rhubarbes de France provenaient de rhizomes obtenus avec les graines vendues par les marchands buchares comme étant celles de la vraie Rhubarbe chinoise : ces graines n'ont

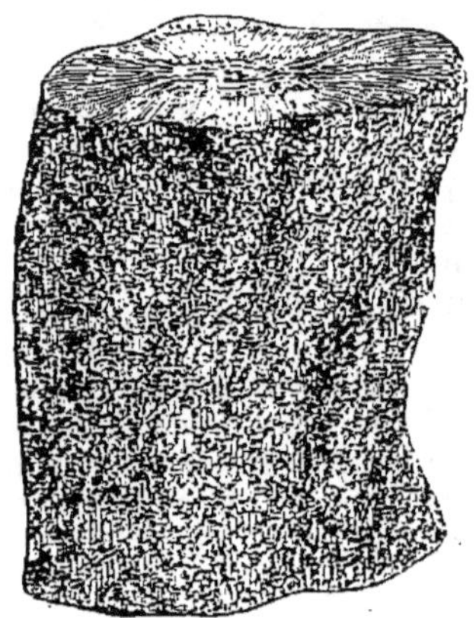

Fig. 314. — Rhubarbe de France. Aspect extérieur.

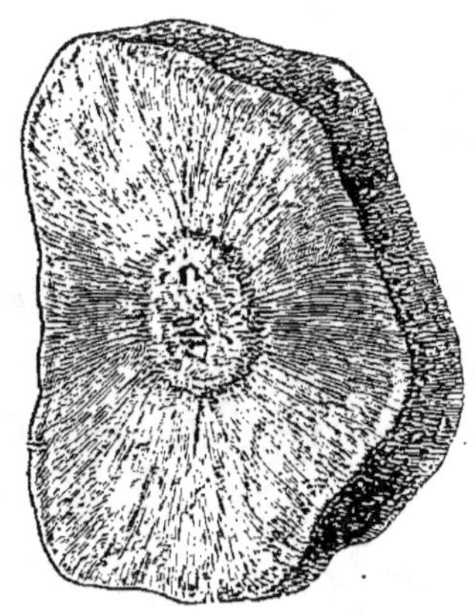

Fig. 315. — Rhubarbe de France. Section transversale.

jamais pu fournir que des plantes se rapportant aux espèces *Rh. undulatum, compactum, palmatum* et *Rhaponticum*. Celles que l'on trouve actuellement dans le commerce proviennent des mêmes plantes qui sont cultivées un peu partout.

Les Rhubarbes d'Autriche sont recueillies principalement dans les environs d'Austerlitz et Auspitz en Moravie, et de Frauenkirchen en Hongrie. Elles sont fournies par les *R. rhaponticum* et *R. Emodi*.

Description. — Les Rhubarbes d'Autriche et de France présentent la plus grande analogie dans leurs caractères extérieurs et anatomiques.

Elles se présentent tantôt en fragments irréguliers assez gros, noueux ou tuberculeux, provenant du rhizome, tantôt en fragments cylindriques plus ou moins gros provenant des racines. La surface extérieure présente bien la même teinte que celle des rhubarbes de Chine ; mais *elle n'offre jamais de réseau losangique*, et, au lieu de présenter des grandes lignes jaunes parallèles comme dans la Rhubarbe anglaise, elle paraît simplement *ponctuée*. La section transversale des rhizomes et des racines (fig. 315) présente la structure normale et *radiée* des dicotylédones ; seulement dans les rhizomes on constate la présence d'une moelle qui n'existe pas dans les racines, dont les stries jaunes vont du centre à la périphérie. *Elles ne présentent qu'exceptionnellement les systèmes étoilés ou les faisceaux anormaux qui existent constamment dans les Rhubarbes chinoise et anglaise.* Ces rhubarbes colorent la salive en jaune, croquent sous la dent et ont une saveur âcre et amère.

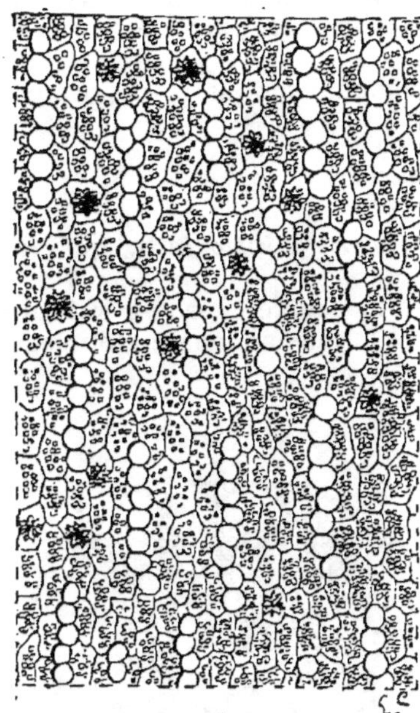

Fig. 316. — Rhubarbe de France. Coupe tangentielle.

Structure microscopique. — Les Rhubarbes d'Autriche et de France sont extrêmement riches en amidon : elles contiennent peu d'oxalate de chaux. Les rayons médullaires qui les sillonnent dans presque toute leur largeur sont *très étroits* et formés d'une seule rangée de cellules jaunes.

Si l'on examine une section tangentielle de ces Rhubarbes (fig. 316), *on constate que les petites ponctuations représentant les rayons médullaires se présentent sous la forme de 5-6 à 7 cellules superposées.*

Ces rhubarbes, quoique présentant quelques-uns des principes immédiats de la Rhubarbe de Chine, sont notablement inférieures comme efficacité à cette dernière : on ne les emploie guère que dans la médecine vétérinaire.

RACINE DE PATIENCE

La Racine de Patience est fournie par le *Rumex obtusifolius* L., qui croît en Europe et dans l'Asie septentrionale.

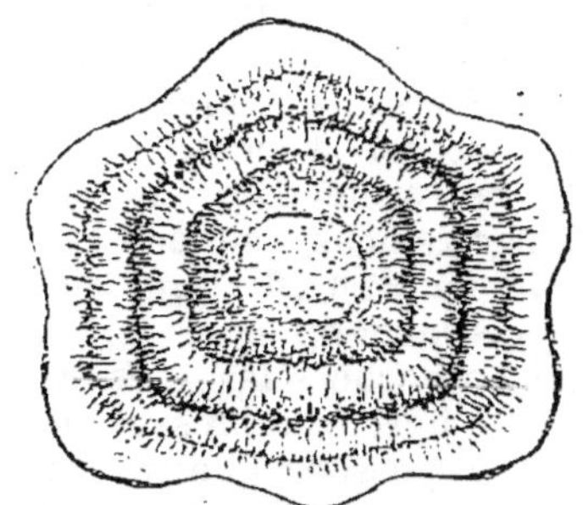

Fig. 317. — Racine de Patience. Section transversale.

Cette racine se présente en fragments gros comme le doigt, qui, primitivement longs de 10 à 15 centimètres, ont été débités en tronçons de 1 à 2 centimètres de hauteur. La surface extérieure est d'un gris noirâtre, ridée par la dessiccation et *marquée de stries annulaires très apparentes*. La section transversale a une structure radiée (fig. 317) et une teinte brun rougeâtre plus foncée dans les couches extérieures. L'écorce, dont l'épaisseur atteint le cinquième du rayon total, est plus foncée que le bois. Outre les stries radiales qui le sillonnent jusqu'à une certaine profondeur, le bois présente 2 ou 3 stries concentriques correspondant aux faisceaux fibro-vasculaires. A sa partie centrale, il a une teinte un peu plus pâle. Cette racine a une odeur bien prononcée et une saveur âpre et amère.

Elle contient du tanin, une résine, une substance qui, primitivement désignée sous les noms de *Lapathine* et *Rumicine*, ne paraît être que de l'*acide chrysophanique*.

Elle est encore employée communément comme tonique et dépurative.

RHIZOME DE BISTORTE

Le Rhizome de Bistorte est fourni par le *Polygonum Bistorta* L., qui croît dans les prairies humides.

Ce rhizome (fig. 318), bien reconnaissable à la double courbure qui lui a valu ce nom, est très ramassé sur lui-même et forme une masse globuleuse

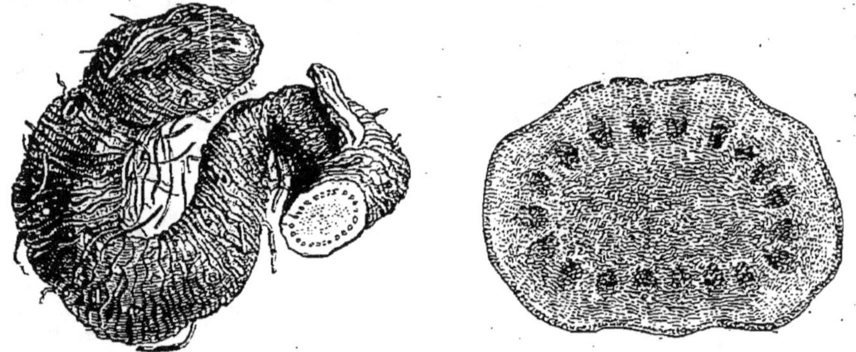

Fig. 318 et 319. — Rhizome de Bistorte.

Aspect extérieur. Section transversale.

aplatie. Sa grosseur varie depuis celle du petit doigt jusqu'à celle du pouce. Sa surface extérieure est d'un brun foncé, sillonnée de côtes annulaires, transversales, très étroites, plus ou moins espacées, très visibles au niveau des courbures ; elle présente en outre de nombreuses racines grêles, dont il ne reste que la cicatrice sur les parties convexes. A l'une de ses extrémités, ce rhizome présente quelques écailles foliacées provenant de la base des rameaux aériens et quelques petits bourgeons. La section transversale (fig. 319) offre une teinte rouge cannelle et présente, à quelque distance de la périphérie, un grand nombre de ponctuations blanchâtres assez rapprochées les unes des autres, disposées dans leur ensemble en forme d'ellipse et représentant les faisceaux libéro-ligneux. Ce rhizome est inodore et possède une saveur astringente.

Il contient une résine, de l'amidon, du tanin et de l'acide gallique.

Il est employé comme astringent et tonique.

SARRASIN

Le Sarrasin ou Blé noir est le fruit du *Polygonum Fagopyrum* L. Sa culture est très répandue dans la Russie et l'Amérique du Nord. On en récolte aussi en Allemagne et en France.

Malgré son origine toute différente, on le classe généralement parmi les céréales.

Il a une couleur brune et affecte la forme d'une pyramide triangulaire, à crêtes assez vives ; il porte à sa base les restes du calice. Quand il est destiné aux usages alimentaires, on le prive de son enveloppe extérieure qui est assez épaisse.

Sa farine, qui est l'objet d'un commerce assez important, peut être caractérisée par la forme et la dimension des grains d'amidon qui la constituent. Cet amidon (fig. 320) se présente en grains simples et en grains agglomérés. Les grains simples ont des angles nombreux et émoussés ou parfois assez aigus. Leur diamètre, qui peut atteindre 10 à 12 μ, est en moyenne de 4 à 6 μ. Ces grains simples ont un hile apparent, arrondi ; ils ont une tendance à se grouper et à former des grains agglomérés. La présence constante du hile sur chacun des petits grains permet de les distinguer de ceux du riz et de l'avoine. L'amidon de Sarrasin présente toujours un certain nombre de grains *anormaux*, plus volumineux que les autres, et qui se distinguent nettement par leur forme bosselée, tortueuse, qui leur donne quelque ressemblance avec un sablier.

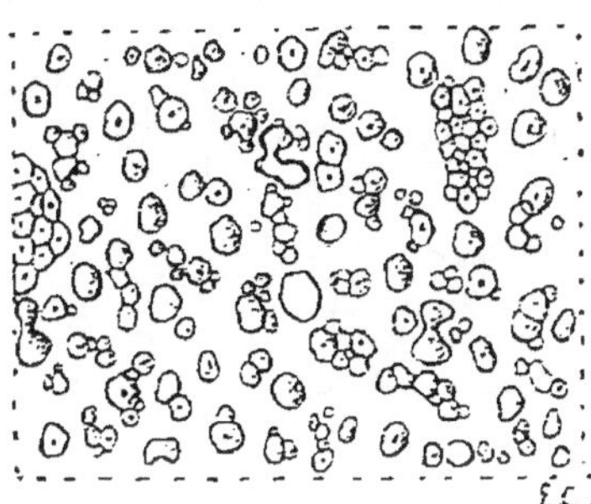

Fig. 320. — Amidon de Sarrasin.

Le Sarrasin n'est pas employé en pharmacie, mais il constitue un aliment précieux pour les classes peu privilégiées. La ressemblance que son amidon possède avec celui du poivre a fait souvent employer la farine de sarrasin pour falsifier ce condiment.

Parmi les plantes intéressantes de la famille des Polygonées, il faut citer : les *Coccoloba* dont une espèce, le *C. uvifera L.*, sert à préparer un des Kinos du commerce. On utilise aussi comme astringents en Amérique, les feuilles, le bois et l'écorce des *C. diversifolia* et *C. punctata*.

ARISTOLOCHIÉES

Les genres qui nous intéressent spécialement dans cette famille sont les Cabarets (*Asarum*) et les Aristoloches (*Aristolochia*).

Les Cabarets sont de petites herbes odorantes, à rhizomes rampants, à feuilles aériennes pétiolées, réniformes ou cordées, à petites fleurs terminales, solitaires, pédonculées, brunâtres. L'espèce la plus connue est l'*Asarum europæum L.*, ou *Oreille d'homme*, petite espèce européenne, qui croît dans les lieux ombragés des Alpes, du Jura et du midi de la France. Elle fournit à la matière médicale sa souche grisâtre, garnie d'écailles foliaires et de racines adventives, ténues, à odeur et saveur poivrées, dues à une essence qu'accompagnent une huile âcre et une matière soluble amère et nauséeuse. Elle était autrefois employée comme purgative et vomitive, mais elle a perdu beaucoup de son importance depuis qu'on fait usage de l'ipécacuanha. Actuellement on ne l'emploie plus guère qu'à l'état de poudre sternutatoire.

Les ARISTOLOCHES sont des plantes herbacées ou frutescentes souvent sarmenteuses, volubiles, à feuilles alternes, entières ou lobées. Il en existe un très grand nombre qui sont, pour ainsi dire, localisées dans l'Amérique tropicale. Ce sont des plantes assez actives qui ne sont guère employées que dans leur pays d'origine.

La SERPENTAIRE DE VIRGINIE (*A. serpentaria* L.) est la seule espèce inscrite dans notre pharmacopée. C'est une plante vivace qui croît

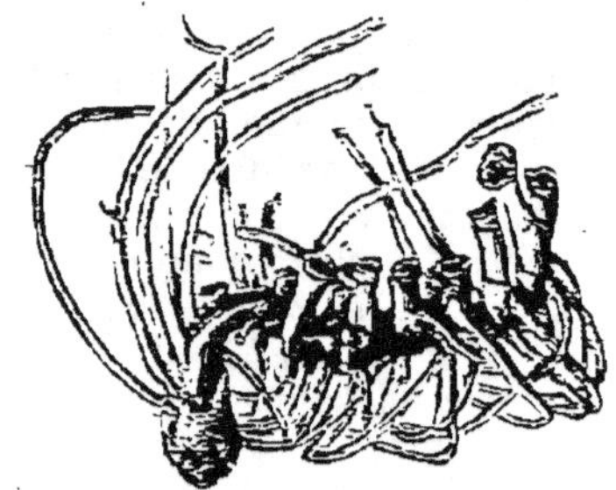

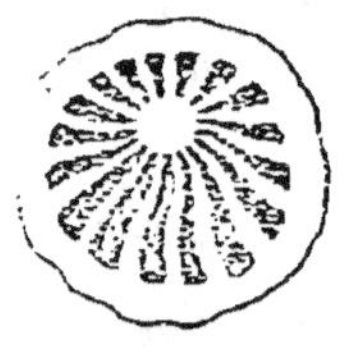

Fig. 321. Fig. 322.
Rhizome de Serpentaire de Virginie.
Aspect extérieur. Section transversale.

aux États-Unis, depuis le Missouri et l'Indiana jusqu'à la Floride et la Virginie.

La Serpentaire de Virginie est constituée par un rhizome court contourné (fig. 321), mesurant 2 à 3 centimètres de longueur et 3 millimètres d'épaisseur, portant sur sa face supérieure la trace d'anciennes tiges assez courtes, et sur sa face inférieure, un très grand nombre de racines. Ces dernières sont généralement très grêles, cylindriques, fragiles, parfois emmêlées et pelotonnées autour de la souche et sont garnies, dans leur moitié inférieure, d'un chevelu fin assez abondant. Chaque souche garnie de ses racines forme un petit paquet allongé et effilé, souvent fixé à une portion de tige herbacée, encore munie de feuilles et de fleurs. Sur la section transversale du rhizome (fig. 322) on distingue : une zone corticale peu épaisse, une zone ligneuse représentée par de nombreux faisceaux coniques, de longueur inégale, droits ou flexueux, dont le sommet aboutit à la périphérie d'une *moelle excentrique*. La section transversale des racines, toute différente, présente une écorce assez épaisse, entourant un cylindre ligneux assez petit, au centre duquel le bois forme un massif lignifié, de forme quadrangulaire. Dans son ensemble, cette drogue a une couleur brun foncé ; elle possède une saveur caractéristique, un peu piquante et amère, qui rappelle celles du camphre, de la térébenthine et une odeur de valériane qui n'est pas désagréable.

La serpentaire de Virginie contient 0,50 p. 100 d'huile essentielle et à peu près autant de résine, du tanin et un principe amer.

Préconisée autrefois contre la dyspepsie et la fièvre intermittente, cette drogue n'est plus guère employée que comme diaphorétique, en poudre, à la dose de 50 centigrammes à 2 grammes.

Elle ne nous intéresse guère que parce qu'on la substitue assez fréquemment au rhizome d'*Hydrastis canadensis*.

Les autres espèces les plus intéressantes de ce genre sont: l'*A. Clematitis* L. qui croît communément en France dans les haies et les buissons. La souche de cette plante passe pour être stimulante et emménagogue ; ses fruits sont vantés en Russie comme fébrifuges. En Angleterre, elle est employée contre la goutte et le rhumatisme. Ses feuilles constituent en France un remède des plus populaires, utilisé pour le pansement des plaies de mauvaise nature. C'est une plante toxique, dont il faut se méfier, car elle agit sur le système nerveux comme stupéfiante.

Les *A. Cymbifera* Mart. et Zuc., *A. brasiliensis* Mart., *A. macroura* Mart., sont très appréciés au Brésil, sous le nom de *Milhommens* comme plantes alexitères.

Quant aux rhizomes d'*A. longa* et *A. rotunda* L. qui ont été utilisés autrefois comme antigoutteux et stimulants, ils ont disparu complètement de la thérapeutique et sont relégués dans les collections comme types d'*Aristolochiées tuberculeuses*.

PIPÉRITÉES

Plantes herbacées ou frutescentes, sarmenteuses, à tige grêle, noueuse. Feuilles alternes, opposées ou verticillées, souvent embrassantes à leur base. Fleurs hermaphrodites et nues, quelquefois unisexuées par avortement, disposées en chatons grêles cylindriques, quelquefois groupées en ombelles ou en grappes. Etamines au nombre de 2 à 6, à disposition variable selon les genres. Anthères introrses, biloculaires. Ovaire sessile, uniloculaire et uniovulé. Fruit en général bacciforme, aromatique. Graine contenant un petit embryon droit, entouré par un petit albumen et un périsperme amylacé qui est très développé.

L'appareil sécréteur des Pipéritées est représenté par de *grosses glandes ovales, unicellulaires*, qui existent dans tous leurs organes. Dans les feuilles, ces glandes sont localisées *dans la partie supérieure du limbe, dans la partie libérienne des faisceaux libéro-ligneux et dans le tissu qui entoure ces faisceaux*. Dans les fruits, elles existent *aussi bien dans le péricarpe que dans la graine*. Dans les racines, elles sont localisées *dans le parenchyme cortical, la moelle et les larges rayons médullaires* qui séparent les faisceaux libéro-ligneux.

POIVRE NOIR

Origine. — Le POIVRE NOIR est le fruit du *Piper nigrum* L., plante originaire des Indes Orientales, où elle croît spontanément et dont la culture a été propagée dans les contrées les plus chaudes du globe et surtout à Java, Bornéo, Sumatra, Malacca, Ceylan, Singapore et Siam.

Description. — Le Poivre noir est une baie monosperme, globuleuse, de 5 millimètres de diamètre, fortement ridée à sa surface, qui a une couleur gris noirâtre ou brune. Il porte à sa partie inférieure le reste très court d'un petit pédicelle et à son sommet la trace du style et des stigmates. Le péricarpe est mince, brun et entièrement soudé avec la graine, qui est enveloppée d'un tégument rouge brun.

En examinant avec une forte loupe la section longitudinale (fig. 323) d'un fruit de poivre, on distingue nettement le péricarpe, composé de plusieurs couches et traversé par des faisceaux fibro-vasculaires, puis la graine recouverte par son enveloppe brune, et composée d'un périsperme très développé (*per*), farineux, au sommet duquel existe l'embryon (*em*) entouré par un albumen peu volumineux (*a*).

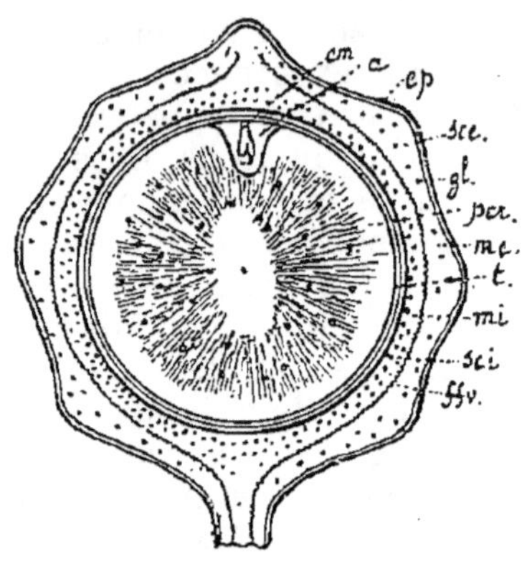

Fig. 323. — Fruit de Poivre noir. Section longitudinale.

a, albumen. — *en*, endocarpe. — *ep*, épicarpe. — *ffv*, zone des faisceaux fibro-vasculaires. — *gl*, glandes oléifères. — *me*, partie extérieure du mésocarpe. — *mi*, partie interne du mésocarpe. — *per*, périsperme. — *sce*, zone scléreuse externe. — *sci*, zone scléreuse interne. — *t*, téguments de la graine.

Structure microscopique. — Epicarpe formé d'une rangée de cellules polygonales, remplies de matière résineuse brune. *Zone scléreuse externe, non continue, composée de cellules scléreuses, irrégulières, munies de parois très épaisses, canaliculées et d'une cavité étroite, remplie également de matière résineuse.* Mésocarpe divisé en deux zones : l'une extérieure (*me*), formée de cellules polygonales, renfermant de l'amidon, et *caractérisée par la présence de nombreuses glandes oléo-résineuses, isolées, ovales ou arrondies* (*gl*) ; l'autre intérieure (*mi*), formée de cellules aplaties, allongées tangentiellement et caractérisée aussi par la présence de *nombreuses glandes oléifères, groupées et déformées par leur pression réciproque* et occupant les parties profondes du mésocarpe ; la limite de séparation de ces deux zones est assez nettement indiquée par quelques faisceaux fibro-vasculaires, *bordés de fibres lignifiées*. *Zone scléreuse interne* (*end*), *continue*, formée d'une seule couche de cellules *très régulières, dont les parois latérales et interne sont notablement épaissies*. Vues de face, ces cellules sont très régulières, isodiamétriques, *munies de parois moyennement épaisses, ponctuées*. *Endocarpe* formé d'une ou deux couches de cellules aplaties, à parois minces (*li*). Cet endocarpe est entièrement soudé à l'enveloppe de la graine qui est formée d'une couche de cellules aplaties (*te*), qui sont remplies de matière colorante brune. — Périsperme formé dans sa partie la plus extérieure, par 2 à 3 rangées de petites cellules polygonales contenant de l'aleurone (*a*), et dans tout le reste de son épaisseur, de cellules polygonales, remplies d'une masse compacte d'amidon, disposé en petits grains simples et en grains composés. Dans l'intérieur de ce périsperme, on observe de nombreuses glandes arrondies (*gl*), contenant une matière résineuse et des cristaux de pipérine. Ces divers éléments se retrouvent avec tous leurs caractères dans la *Poudre de Poivre* (fig. 324 *bis*).

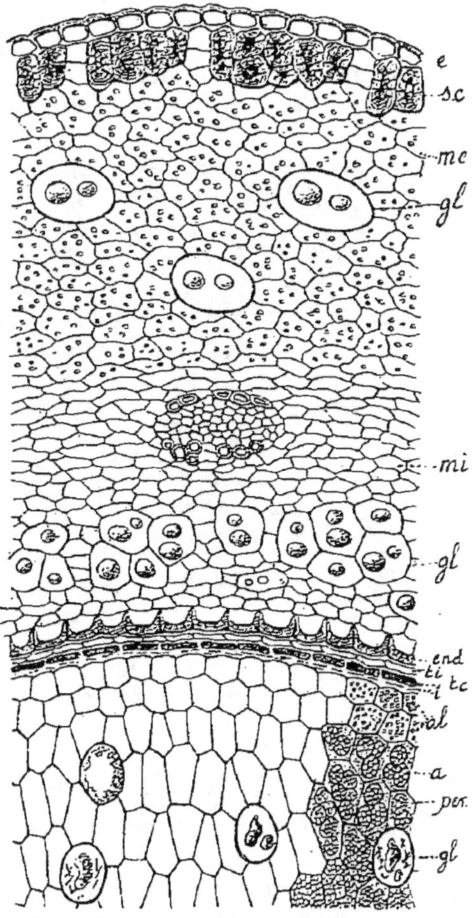

Fig. 324. — Fruit de poivre noir.
Structure anatomique.

Composition chimique. — Le Poivre noir renferme de l'*huile volatile*, une *résine âcre*, de la *Pipérine*, de l'amidon et un peu d'aleurone.

C'est à la résine, à l'huile volatile et surtout à la Pipérine qu'il doit sa saveur chaude caractéristique et ses propriétés physiologiques.

La Pipérine est une matière azotée, blanche, cristallisable, d'une saveur brûlante, fusible à 100°, non volatile ; elle est insoluble dans l'eau froide, peu soluble dans l'eau bouillante, assez soluble dans l'éther et surtout dans l'alcool bouillant.

Usages. — Le Poivre est peu employé comme médicament. Il entre cependant dans la formule des *Pilules asiatiques*. C'est un condiment des plus précieux pour régulariser les fonctions digestives, aussi son emploi à titre d'épice s'est-il à peu près universellement répandu.

Falsifications. — Dans tous les pays d'Europe, le Poivre est soumis aux exigences fiscales : aussi n'y a-t-il pas lieu de s'étonner de la multitude et de la variété des falsifications qu'on lui a fait subir. Quand il est entier, on ne le falsifie guère qu'avec les fruits de *Daphne Gnidium*, d'*Embelia Ribes*, de *Juniperus communis*, qui présentent avec lui quelque ressemblance extérieure ; on l'a parfois mélangé avec des grains de *Poivre factice*, préparés au moyen de pâtes diverses ; mais, quand il est réduit en poudre, le génie des fraudeurs ne connait plus de limites, et depuis les balayures de magasins jusqu'aux produits les plus divers, tout a paru bon aux épiciers pour adultérer cette épice. Parmi les substances les plus communément employées pour ce genre de fraude, nous citerons : les substances âcres telles que la *Maniguette*, le *Schinus Molle*, les

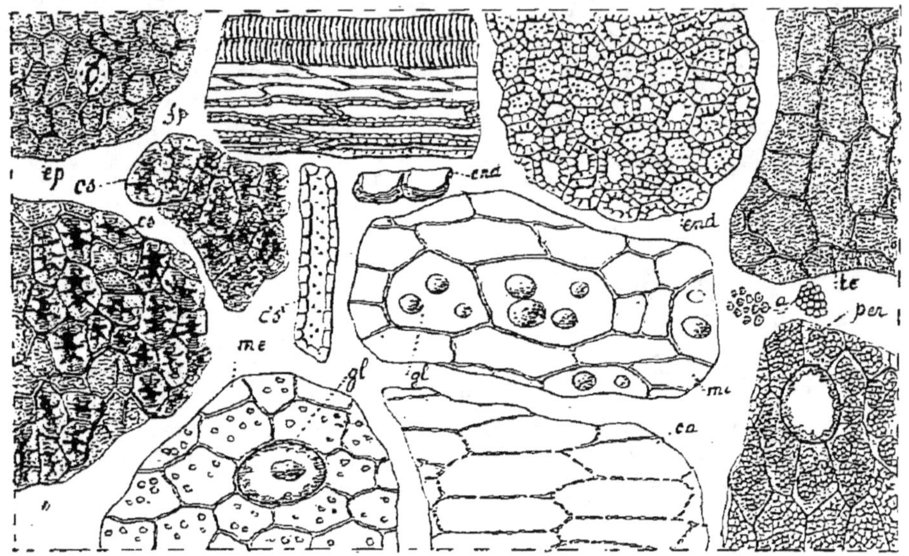

Fig. 324 *bis*. — Poudre de Poivre noir.

a. *amidon*. — *ca*. Couches internes du mésocarpe. — *cs*. *cellules de la couche scléreuse externe*. — *c's'*. *cellules scléreuses voisines du péricycle des faisceaux*. — *end*. *cellules de la couche scléreuse interne*. — *ep*, *épicarpe*. — *fp*. fibres péricycliques. — *gl*, *glandes oléifères*. — *me*, partie extérieure du mésocarpe. — *mi*, partie interne. — *per*, *périsperme rempli d'amidon*. — *te*. *tégument externe et coloré de la graine*.

feuilles de Laurier; des produits riches en cellules scléreuses, tels que les graines d'*Elœis Guineensis*, de *Phytelephas macrocarpa*, de *Phœnix dactylifera*. les *grignons d'Olives*; des produits féculents tels que le *fleurage de Pommes de terre*, les fruits de graminées (*Setaria italica*). de *Sarrasin*; des tourteaux de graines oléagineuses (Lin. Amandes, Chènevis, Arachides).

Il suffira de bien connaitre les particularités anatomiques du Poivre pour constater sinon la nature, du moins l'importance de la fraude.

Le Poivre blanc n'est pas autre chose que le Poivre noir décortiqué. Pour l'obtenir, on laisse mûrir davantage le fruit et on le soumet à une assez longue macération dans l'eau avant de le faire sécher ; la partie extérieure et charnue du péricarpe se détache facilement par la dessiccation et le frottement entre les mains.

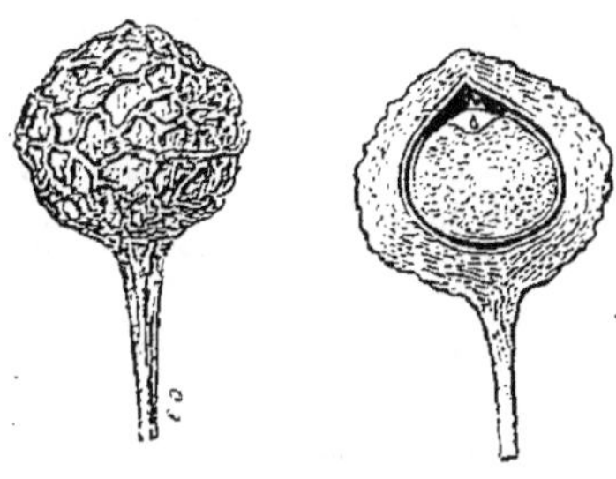

Fig. 325-326. — Poivre Cubèbe.
Entier. Coupe longitudinale.

La poudre de Poivre blanc ne diffère de *la poudre de poivre noir que par l'absence de l'épicarpe, des cellules amylacées du péricarpe et des cellules scléreuses et canaliculées, à contenu brun, qui forment l'assise scléreuse externe.*

POIVRE CUBÈBE

Origine. — Le Poivre Cubèbe ou Poivre a queue est fourni par le *Piper Cubeba* L., arbuste indigène de Java, du sud de Bornéo et de Sumatra.

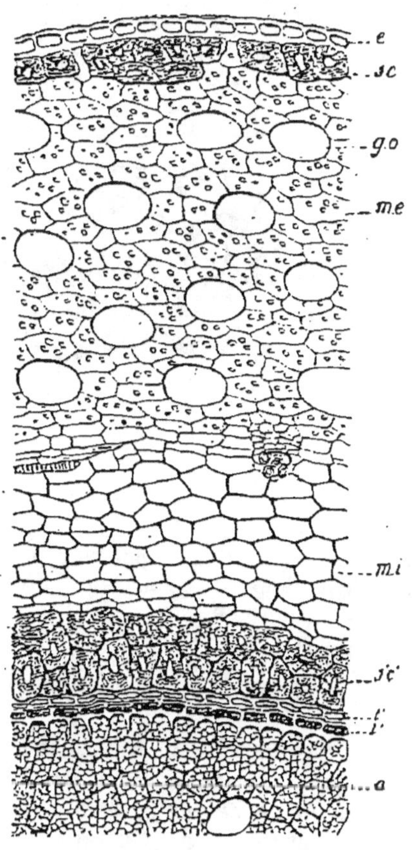

Fig. 327. — Poivre Cubèbe.
Structure anatomique.

Description.— Le Cubèbe des pharmacies provient de plants cultivés et le plus souvent d'arbrisseaux vivant à l'état sauvage. Ces derniers donnent un produit plus estimé et d'une plus belle apparence. C'est un fruit globuleux (fig. 325), souvent déprimé à sa base, qui porte un rétrécissement caractéristique, simulant un pédoncule, mais qui n'est en réalité qu'un prolongement du péricarpe. Ce fruit est un peu atténué à son sommet et marqué de rides saillantes produites par la contraction subie par le péricarpe en se desséchant. Ces rides sont anastomosées et paraissent former un réseau à mailles polygonales. Le Poivre cubèbe a une teinte brun grisâtre ou noirâtre ; fréquemment il est recouvert d'une poussière gris cendré. Sa section longitudinale offre la même disposition que celle du poivre noir, sauf que la démarcation de la graine et du péricarpe s'y trouve plus nettement indiquée par un cercle blanchâtre. Le périsperme est d'une teinte brun jaunâtre. Dans un grand nombre de fruits qui proviennent de plants cultivés et qui ont été cueillis avant leur maturité, la graine est incomplètement développée et ridée et le péricarpe presque vide. Ce poivre a une saveur forte, persistante, camphrée, piquante, à la fois amère et aromatique. Son odeur, légèrement aromatique, n'est pas désagréable.

Structure microscopique (fig. 327). — L'*épicarpe*, la *zone scléreuse externe*, la *zone extérieure du mésocarpe*, offrent la même structure que dans le poivre noir ; la zone interne du mésocarpe ne présente *pas d'assise de glandes oléifères bien délimitée*; la couche scléreuse interne, au lieu d'être formée d'une seule assise de cellules scléreuses très régulières et

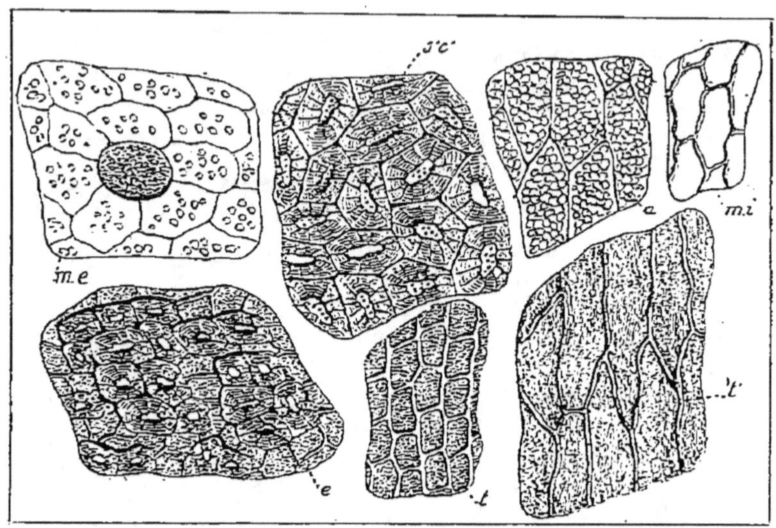

Fig. 328. — Poudre de Poivre Cubèbe.

a. périsperme. — e. épicarpe. — me. partie externe du mésocarpe. — mi, partie interne du mésocarpe. — sc, *débris de la couche scléreuse interne*. — t, t' *téguments colorés de la graine*.

ponctuées, est constituée par deux rangées de cellules scléreuses, très irrégulières, très grosses, munies de parois très épaisses et canaliculées. La graine entourée par une enveloppe brune, est formée dans sa partie extérieure de deux ou trois rangées de cellules contenant de l'aleurone, et dans le reste de son épaisseur de cellules polyédriques remplies d'amidon, parmi lesquelles on observe de grosses glandes oléorésineuses.

Composition chimique. — Le Poivre Cubèbe renferme : une *huile volatile*, une *matière colorante*, une huile fixe, une *résine acide* (*acide cubébique*), de la gomme et des sels de chaux.

L'essence de Cubèbe est un peu visqueuse, d'une couleur variant du vert pâle au bleu pâle ; elle a une saveur chaude et camphrée, puis piquante ; sa solubilité dans l'alcool est très variable. Elle contient du *pinène*, deux *sesquiterpènes* dont l'un est identique avec le *cadinène*, et du *camphre de Cubèbe*.

Usages. — Le Poivre Cubèbe est principalement employé dans le traitement de la blennorragie et du croup. On l'utilise généralement sous forme de *poudre* ou d'*extrait éthéré*. La poudre s'emploie seule, en capsules, ou mélangée au copahu ; elle entre dans la préparation de l'*Electuaire de copahu composé*.

L'*extrait oléorésineux*, très désagréable à absorber, s'administre sous forme de *saccharure* au 1/10 ou *en émulsion*.

Falsifications. — Les prix généralement élevés, et toujours assez variables du Cubèbe, ont provoqué de nombreuses fraudes dans le commerce de cette drogue. On lui substitue assez souvent un certain nombre de fruits de Pipéritées, tels que : le *P. Canina* Miq., qui croît à Java ; le *P. Crassipes* Miq., qui croît dans les montagnes de Sumatra ; le

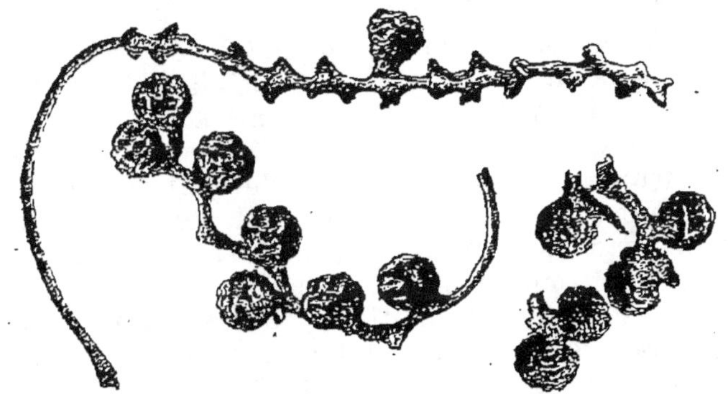

Fig. 329. — Cubèbe de Java sauvage.

P. Clusii Miq. Dans ces dernières années, on a utilisé pour ce genre de fraude deux fruits, désignés sous les noms de *Cubèbe Java Sauvage* et de *Faux Cubèbe de Java*. Les baies de *Cubèbe Java Sauvage* (fig. 329) sont réunies en grappes de 6 à 10 centimètres de long sur un pédoncule épais résistant et fibreux qui, après la chute des fruits, a la forme d'un long cordon, garni de proéminences noires, dures, de 1 à 3 millimètres de diamètre, sur lesquelles les baies étaient insérées. Celles-ci ont une teinte brun noirâtre; elles sont plus grosses que les vrais Cubèbes, à peu près sphériques ou légèrement aplaties aux pôles. Au sommet, elles présentent une petite pointe peu apparente ; leur partie inférieure est dépourvue de la portion allongée qu'on observe dans les autres espèces ; les rides de leur surface extérieure sont peu prononcées et ne forment pas le réseau polygonal qui est si apparent sur le vrai Cubèbe. Cette sorte est rarement expédiée seule, mais on la trouve communément mélangée aux autres sortes et notamment aux Cubèbes de qualité inférieure.

Le *Faux Cubèbe de Java* (fig. 330) diffère notablement des Cubèbes commerciaux. Les baies sont pyriformes, prolongées à leur base par un assez long pédoncule : elles sont couronnées à leur sommet par une petite pointe mousse et mesurent 6 à 8 millimètres de longueur sur 8 à 9 millimètres dans la partie renflée; le pédoncule atteint parfois 1 à 2 centimètres de longueur. Plongées pendant quelques heures dans l'eau, ces baies se gonflent considérablement. Leur surface extérieure est d'un gris cendré, quoique ridée et rugueuse, et ne présente pas d'arêtes saillantes comme le Cubèbe officinal.

Ces fruits appartiennent bien à la famille des Pipéritées, mais on ne connait pas encore l'espèce qui les produit. L'examen microscopique de chacun d'eux révèle des différences qui sont localisées surtout dans l'enveloppe de la graine, dans la forme et la disposition des éléments qui constituent la zone scléreuse interne. D'après M. Brunotte, le faux Cubèbe de Java se rapproche beaucoup dans sa structure, du *Piper Crassipes* Korth.

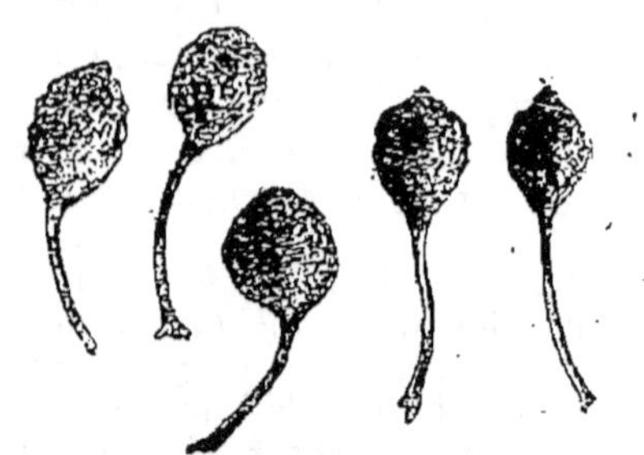

Fig. 330. — Faux Cubèbe de Java.

Le Poivre long est fourni surtout par le *Piper officinarum* D. C. (*Chavica officinarum* Miq.), qui est originaire de l'archipel indien, et notamment de Java, de Sumatra, des Célèbes. On désigne aussi sous le même nom les fruits du *P. longum* L. (*Chavica Roxburghii* Miq.), arbuste indigène de Malabar, de Ceylan et des Philippines.

C'est un fruit multiple, en forme de chaton, constitué par la réunion, autour d'un axe commun, d'un très grand nombre de petites baies monospermes, fortement serrées les unes contre les autres et dont tous les péricarpes sont concrescents.

Ce poivre est moins aromatique que le poivre noir; il n'est guère employé que comme épice dans son pays d'origine.

Le Poivre long renferme de la *Pipérine*, de la *Chavicine*, une *matière grasse concrète, très âcre*, de l'*huile volatile*, de la gomme et de l'amidon.

En Europe, on ne l'utilise guère que comme condiment.

FEUILLES DE MATICO

Origine. — Les Feuilles de Matico sont fournies par le *Piper angustifolium* R. et P. (*Artanthe elongata* Miq.), arbuste qui croît dans les terres humides du Pérou, du Vénézuela, de la Bolivie et du Brésil.

Description. — Cette drogue arrive généralement en Europe, sous forme de paquets fortement comprimés et mélangés de débris de tiges et parfois d'inflorescences. Les feuilles, entières, mesurent 12 à 15 centimètres de longueur et 3 à 4 centimètres de largeur; elles sont épaisses, courtement pétiolées, lancéolées, acuminées au sommet, cordées et inégales à la base.

De la nervure médiane se détachent des nervures secondaires qui se rejoignent en courbe douce, à une faible distance du bord du limbe. Ces nervures donnent naissance à une multitude de petites nervures qui, sur la face supérieure, sont déprimées et s'entrecroisent en un réseau à mailles très serrées, carrées, et qui donnent à chacune des deux faces une apparence marquetée, tout à fait caractéristique. Ce réseau, creux sur la face supérieure, se reproduit en relief sur la face inférieure, qui est plus pâle et d'aspect feutré. Les débris de tiges sont arrondis et noueux; les épis de fleurs qui parfois atteignent 10 à 12 centimètres de longueur, sont grêles et cylindriques ou légèrement recourbés.

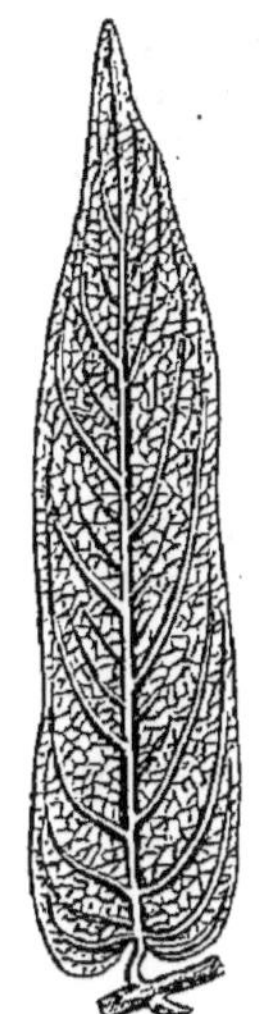

Fig. 331. Feuille de Matico.

Les feuilles de Matico ont une odeur aromatique, qui rappelle à la fois celle de la Menthe, du Camphre et du Cubèbe. Leur saveur est assez agréable et aromatique, faiblement térébinthacée et un peu amère.

Structure microscopique (fig. 332). — Epiderme garni sur la face supérieure, de poils tecteurs très courts, coniques, et sur sa face inférieure, d'une multitude de poils très longs, pluricellulaires, coniques, unisériés. Sous l'épiderme supérieur existe un hypoderme formé d'une seule rangée de cellules. Mésophylle hétérogène asymétrique, garni de glandes unicellulaires, localisées surtout dans l'assise en palissade. Nervure médiane très proéminente et très velue sur la face inférieure. Système libéroligneux représenté par un grand nombre de cordons libéroligneux, ovales ou arrondis, bordés extérieurement par un péricycle faiblement lignifié. Le tissu fondamental qui entoure ces nervures présente des glandes oléifères et des cellules scléreuses à parois peu épaisses et ponctuées.

Composition chimique. — Les feuilles de Matico contiennent: une *huile essentielle*, un acide cristallisable, l'*acide arthantique*, du tanin et de la résine.

L'huile essentielle contient de l'*asarone* et du *méthyleugénol*.

Usages. — Ces feuilles sont employées comme hémostatiques et antiblennorrhagiques, en poudre, en extrait ou en teinture.

Substitutions. — On leur a parfois substitué les feuilles du *Piper aduncum* L., (*Artanthe adunca* Miq.), qui sont plus larges, plus longuement acuminées, entières sur leurs bords. Leur limbe n'est pas rugueux, mais relativement lisse et à peine pubescent.

Parfois aussi on les a mélangées avec les feuilles de *Salvia sclarea*, qui s'en distinguent nettement par la forme quadrangulaire de leur tige, la présence de poils glanduleux octocellulaires, et la disposition de leur appareil stomatique.

Sous les noms de KAWA-KAWA, AWA, AWA-IRAI, on désigne le rhizome et les racines du *Piper methysticum* FORST., qui croît dans les îles Hawai et les Marquises. Cette drogue renferme deux principes cristallisés, la *Méthysticine* et la *Kawaïne*. Elle est employée par les habitants des îles Sandwich et à Tahiti, pour préparer une boisson enivrante. On a essayé de l'introduire dans la thérapeutique des affections blennorrhagiques.

Les Feuilles de Bétel sont fournies par le *P. Betle* L, qui croît dans l'Inde, à Java, à Bornéo et aux Philippines. Ces feuilles donnent, par la distillation, 1/2 p. 100 d'huile essentielle brune,

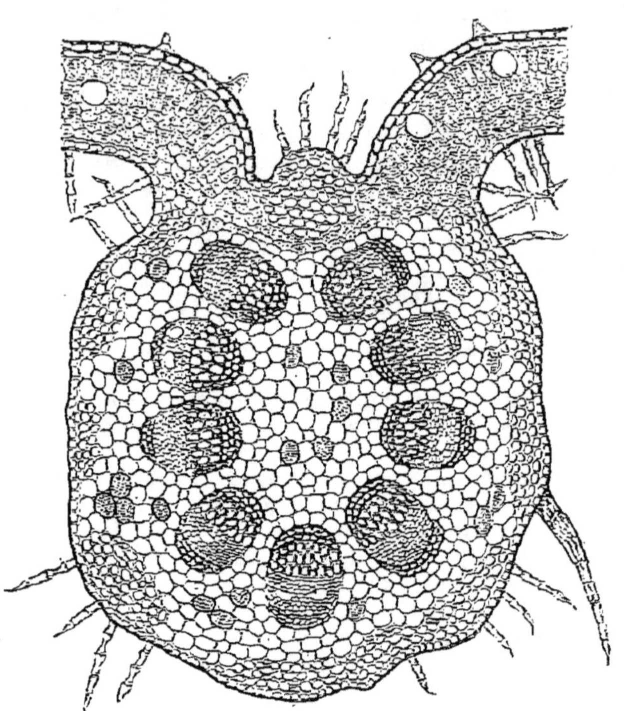

Fig. 332. — Feuilles de Matico.
Section transversale de la nervure médiane.

d'odeur analogue à celle du Thé. Associées avec de la noix d'arec, du cachou, de la noix muscade et du camphre, elles servent à préparer le masticatoire désigné sous le nom de *Bétel*, qui constitue un véritable besoin pour certaines peuplades de l'Indo-Chine. L'essence retirée de ces feuilles est un des médicaments les plus populaires des Javanais, qui l'utilisent dans les catarrhes de toute nature.

MYRISTICÉES

Plantes ligneuses. Feuilles alternes, coriaces, simples, entières et ponctuées. Fleurs régulières, doïques, disposées en cymes. Périanthe simple, gamopétale à 3 dents. Fleurs mâles à 3-12 étamines monadelphes. Fleurs femelles, à ovaire uniloculaire, renfermant un seul ovule dressé, anatrope, à stigmate lobé. Fruit drupacé à 2 valves indivises et bifides. Graine dressée, entourée par un arille charnu, lacinié. Albumen très volumineux, sébacé et profondément ruminé, renfermant à sa base un petit embryon dressé.

L'appareil sécréteur des Myristicées consiste en grosses glandes *oléifères unicellulaires localisées dans presque tous les organes*. Dans les feuilles, ces glandes sont dispersées *dans l'épaisseur du limbe et dans le tissu qui entoure le système libéro-ligneux des nervures*. Le bois en est dépourvu, mais l'écorce de la tige et de la racine en renferme une notable proportion. Outre ces glandes, M. Thouvenin a constaté dans la tige et la feuille de plusieurs *Myristica* la présence de files de *cellules tannigènes*, fusionnées entre elles, par suite de la résorption des cloisons transverses et formant un appareil sécréteur analogue au réseau laticifère des Chicoracées. Cet appareil est localisé dans le parenchyme cortical et à la périphérie de la moelle.

NOIX MUSCADE

Origine. — La Noix muscade est la graine du *Myristica fragrans* Houttuyn (*M. moschata* Thunb., *M. aromatica* Lam., *M. officinalis* L. f.), arbre toujours vert, qui croît à l'état sauvage dans les Moluques, les îles Banda, la péninsule occidentale de la Nouvelle-Guinée et dont la culture a été propagée à l'Ile-de-France, à Bourbon, dans le Bengale et à Bencoolen, sur la côte occidentale de Sumatra.

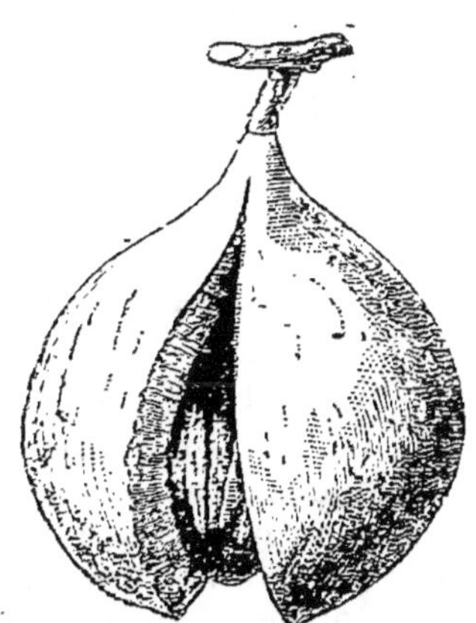

Fig. 333.
Fruit du Muscadier.

Le fruit du Muscadier (fig. 333) est une drupe globuleuse, pendante, mesurant environ 5 centimètres de diamètre, dont le péricarpe, en se fendant en deux valves, découvre une seule graine qui est enveloppée d'un arille charnu, profondément lacinié, d'une couleur cramoisie, connue sous le nom de *Macis* (fig. 335). Cette graine, au moment de sa récolte, est entourée par une enveloppe extérieure ou *testa* (fig. 336), qui est épaisse et résistante, luisante, colorée en brun, marquée de dépressions correspondant aux lobes de l'arille, et par une enveloppe intérieure plus claire, extrêmement adhérente à l'amande. Pendant la dessiccation, qui dure environ deux mois, le testa se sépare de l'amande et entraîne avec lui une partie de l'enveloppe interne. Au bout de ce temps, les amandes mobiles sont débarrassées de leur testa, qu'on brise avec un marteau, puis elles sont immergées pendant quelque temps dans un lait de chaux et desséchées à nouveau, ou simplement roulées dans de la chaux tamisée. Ce n'est qu'après avoir subi ce chaulage qu'elles sont livrées au commerce sous les noms de *Muscades* ou *Noix muscades*.

Description. — Les Noix muscades (fig. 334) sont ovoïdes ou presque globuleuses et mesurent de 20 à 25 millimètres de longueur sur 15 à 18 millimètres de largeur. Leur surface extérieure est d'une couleur gris rougeâtre et marquée de nombreux sillons, qui sont anastomosés entre eux et offrent dans le fond une teinte gris blanchâtre. Vers le sommet de ces graines, on observe une petite fossette circulaire, représentant la chalaze; à leur extrémité inférieure, se voit le hile et, sur l'une de leurs faces, qui est ordinairement un peu aplatie, on distingue un

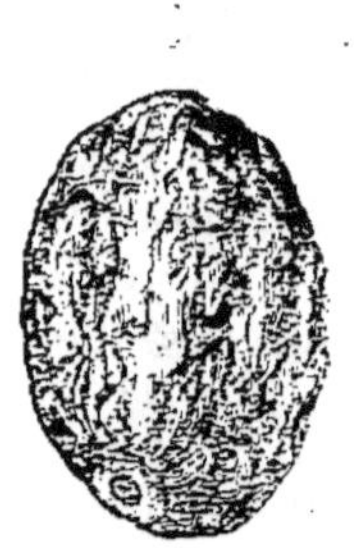

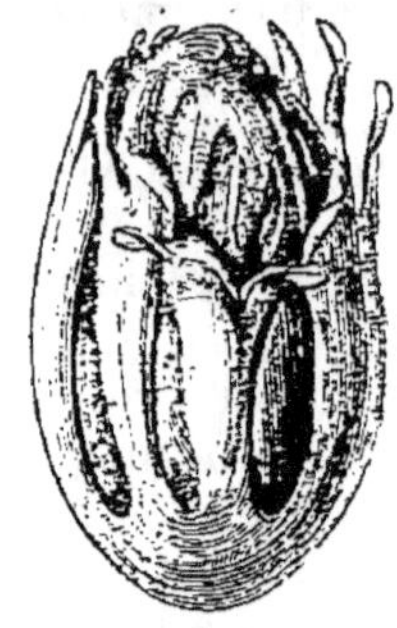

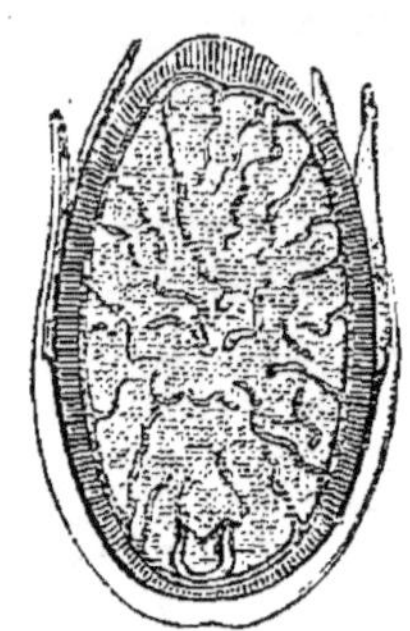

Fig. 334 à 336. — Muscade.

Nue. Avec son arille. Coupe longitudinale.

sillon plus ou moins profond, qui aboutit à ces points et représente le raphé.

Sur une coupe longitudinale de la Noix muscade (fig. 336), on observe une grosse masse d'un gris brunâtre, d'apparence cireuse, représentant l'albumen, dans laquelle s'enfoncent profondément de nombreuses lignes brunes, plus ou moins larges et sinueuses, tapissées par l'épisperme qui recouvre l'amande. Outre ces espèces de fentes, fortement colorées, qui lui donnent son apparence *ruminée*, on distingue, dans l'albumen, des lignes courbes, plus étroites, presque blanchâtres, qui lui donnent un aspect marbré. A la base de l'albumen, tout près du hile, on observe un gros embryon, formé d'une courte radicule et de deux cotylédons évasés en forme de coupe, à bords plissés et lobés.

La Muscade a une odeur forte et aromatique et une saveur épicée, légèrement âcre et amère.

Structure microscopique (fig. 337). — L'épisperme est formé de deux couches distinctes : l'une, extérieure, représentant le périsperme primaire est formée d'un tissu lâche, de cellules irrégulières (*te*) renfermant des cristaux d'*acide myristicique ;* l'autre, intérieure (*ti*), représentant le périsperme secondaire, formée d'un tissu plus dense de cellules aplaties, fortement colorées en brun. Ce tissu est sillonné par des faisceaux fibro-vasculaires et renferme des glandes oléifères. En pénétrant dans l'albumen, l'épisperme conserve sa forme sur les bords des fentes et dans sa partie

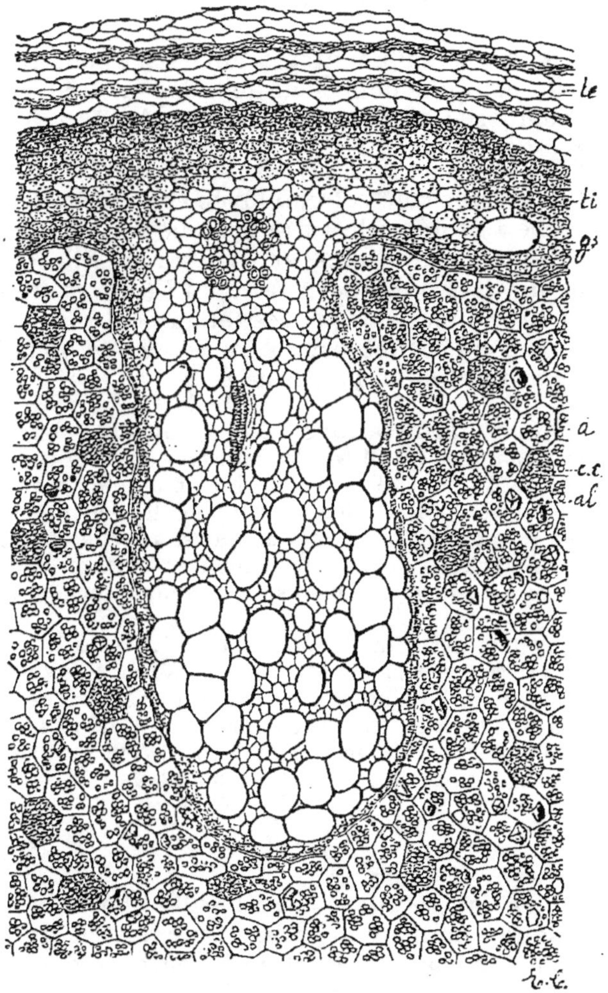

Fig. 337. — Noix muscade.
Section transversale.

médiane; mais dans le reste de son étendue, il forme un tissu lâche dans lequel on observe une multitude de glandes oléifères, souvent isolées, mais aussi souvent groupées. L'albumen est un tissu de cellules polyédriques renfermant de l'amidon empâté dans une masse graisseuse et accompagné souvent d'un gros cristalloïde rhomboédrique, de cristaux aiguillés et de grains d'aleurone. Dans quelques cellules disséminées, l'amidon est dispersé dans une masse oléorésineuse d'un rouge brun foncé.

Composition chimique. — Les noix muscades renferment 8 à 15 p. 100 d'huile volatile, 31 à 37 de matière grasse, 5,2 à 6,1 de matières azotées, 29,9 à 41,8 d'hydrates de carbone, 6,8 à 12 de cellulose.

De ces principes, le plus intéressant est la matière grasse, qui est désignée communément sous le nom de *Beurre de muscades* et qui est composée de *Butyrine*, d'*Oléine*, de *Myristicine*, de *Résine* et d'*Huile volatile*.

Usages. — La Muscade est employée comme stomachique dans l'atonie du tube digestif. Elle entre dans la préparation d'un grand nombre de liqueurs cordiales et digestives. Elle entre dans la préparation de l'*Elixir de Garus* et de l'*Elixir de longue vie*. Son usage comme condiment est très répandu.

Le beurre de muscades est surtout employé pour la préparation de l'*Onguent nervin* ou *Baume nerval*.

Substitutions et falsifications. — On substitue souvent aux noix muscades des Moluques les *Muscades sauvages* ou *Muscades mâles* provenant du *M. fatua* Houtt. Celles-ci sont bien plus allongées et sont généralement recouvertes de leur testa brun sur lequel on distingue assez nettement quatre impressions longitudinales, régulières, correspondant aux lanières du Macis. L'amande est unie à sa surface, d'une teinte gris rougeâtre, uniforme ; elle est moins aromatique que la muscade officinale.

Parfois aussi on lui substitue la *Muscade de la Nouvelle Guinée* ou *Muscade de Macassar*, fournie par le *M. argentea* Warb. Elle se distingue surtout par la disposition de l'amidon qui s'y trouve sous forme d'empois.

Quand la muscade est réduite en poudre, on la mélange avec des débris du testa, qui se reconnaissent facilement à la présence de longues cellules scléreuses disposées en forme de palissade.

MACIS

Le Macis n'est autre chose que l'arille charnu et lacinié, qui entoure presque complètement la partie inférieure de la Noix muscade. Dans le commerce, il a l'apparence d'un corps membraneux aplati, mesurant 3 à 4 centimètres de longueur et 1 à 3 millimètres d'épaisseur ; il a un aspect lustré, graisseux ; il est très friable ; sa cassure est courte et translucide ; sous la pression de l'ongle, il laisse exsuder des gouttelettes d'huile. Il possède une odeur aromatique agréable, qui rappelle celle de la muscade et une saveur piquante, épicée, légèrement âcre.

Examiné au microscope, il paraît formé par un tissu de cellules polygonales, contenant une matière granuleuse, constituée par de l'*amylodextrine*. Ce tissu, sillonné par de nombreux faisceaux fibro-vasculaires, présente une très grande quantité de glandes oléifères unicellulaires, contenant de l'oléo-résine ; il est recouvert, sur chacune de ses faces, par une rangée de longues cellules fusiformes, munies de parois assez épaisses.

Le Macis renferme 8,2 p. 100 d'*huile essentielle* et 24,5 d'oléo-résine, 1,4 de sucre incristallisable.

L'huile essentielle, qui ressemble beaucoup à celle de la muscade, renferme du *Pinène*, du *Dipentène*, du *Myristicol*, de la *Myristicine*, de l'*acide myristique* et une substance phénolique.

Le Macis n'est guère employé comme médicament; il est souvent utilisé comme condiment.

Quelques autres espèces du genre *Myristica* donnent des graines qui sont utilisées dans leur pays d'origine, telles sont :

Le *M. bicuyba* Schott, qui croît au Brésil et dont la graine, utilisée comme astringente, donne le *beurre de Bicuyba.*

Le *M. Otoba* H. Bn., qui croît dans la Colombie et fournit les *muscades de Santa-Fé.*

Le *M. sebifera* Sw., qui croît à la Guyane et au Brésil, où l'on utilise la matière grasse extraite de ses graines, pour fabriquer des bougies.

MONIMIACÉES

Les Monimiacées sont pourvues d'un appareil sécréteur représenté par des *grosses glandes oléifères unicellulaires*, qui sont dispersées dans le limbe et les nervures des feuilles et dans l'écorce des tiges.

Cette famille ne fournit à notre matière médicale qu'un seul médicament, qui est la *feuille de Boldo.*

FEUILLES DE BOLDO

Origine. — Les feuilles de Boldo sont fournies par le *Peumus Boldus* Mol. (*Boldoa fragrans* Gay.), qui croît au Chili, près de Valparaiso, de Santiago, de la Conception.

Description. — Ces feuilles sont coriaces, elliptiques ou ovales-elliptiques, à sommet obtus, entières; elles présentent, sur leurs faces supérieure et inférieure, des poils étoilés qui les rendent assez *rudes au toucher*; elles sont souvent repliées sur leurs bords et plus ou moins brisées; leurs dimensions sont assez variables; les plus larges atteignent 6 centimètres de longueur sur 5 centimètres de largeur; en moyenne, elles n'ont guère plus de 4 centimètres de long sur 3 de large; elles possèdent une odeur aromatique très accentuée, qui s'exalte par le frottement et qui rappelle celle de certaines Labiées, avec un parfum de Coriandre. Leur saveur est fortement aromatique, un peu âcre.

Structure microscopique (fig. 340). — L'épiderme recouvert par une cuticule lisse, épaisse est garni de poils étoilés à 7 ou 8 branches. Sous l'épiderme supérieur existe un hypoderme formé d'une rangée de cellules aplaties. Mésophylle hétérogène asymétrique, dépourvu de cristaux, garni, dans ses deux zones, de grosses glandes oléifères unicellulaires. Nervure

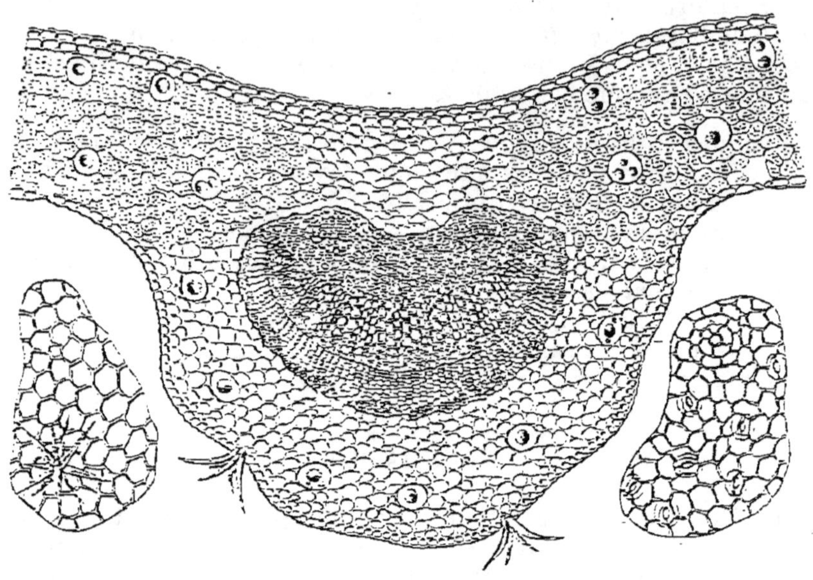

Fig. 338 à 340. — Feuille de Boldo.

Épiderme supérieur. Nervure médiane. Épiderme inférieur.

médiane concave-convexe. Système libéro-ligneux représenté par un cordon ligneux arqué, recouvert en bas par un liber mou et un péricycle fibreux, et en haut par un massif fibreux qui occupe toute la concavité de l'arc ligneux, et dans lequel on distingue deux petits faisceaux libéro-ligneux latéraux opposés au faisceau principal.

Composition chimique. — Les feuilles de Boldo renferment un alcaloïde, la *Boldine*, un glucoside, la *Boldoglucine*, du sucre, de l'acide citrique et une huile essentielle, dont le parfum rappelle celui du Cymène.

Usages. — Ces feuilles sont employées, au Chili, comme digestives, carminatives et diaphorétiques. En France, elles sont entrées dans la thérapeutique des affections du foie. On les emploie sous forme de poudre, de vin ou de teinture alcoolique.

LAURINÉES

Plantes ligneuses aromatiques. Feuilles alternes ou opposées, simples, entières, coriaces, ponctuées de glandes à essence et à mucilage, souvent pellucides. Fleurs régulières, hermaphrodites ou unisexuées, petites, pourvues d'un double périanthe périgyne, rotacé ou infundibuliforme, généralement divisé en 6, plus rarement en 4 lobes. Etamines périgynes, en même nombre que les lobes du périanthe, ou en nombre multiple. constituant normalement 4 verticilles formés d'étamines stériles ou d'étamines fertiles et parfois accompagnées à la base de 2 glandes latérales dont les anthères introrses ou extrorses s'ouvrent au moyen de 2 ou 4 panneaux. Ovaire uniloculaire, uniovulé. Fruit bacciforme, tantôt nu, tantôt recouvert par le réceptacle accru. Graine albuminée.

Les Laurinées présentent, dans tous leurs organes, des glandes oléifères et mucilagineuses, qui ne diffèrent entre elles que par leur grosseur et la nature de leur contenu, reconnaissable au moyen de la solution alcoolique d'orcanette qui colore les glandes oléifères sans teindre les glandes mucilagineuses. *Les glandes oléifères sont localisées dans l'écorce, le bois et la moelle des tiges; elles existent dans le limbe des feuilles et dans le liber des faisceaux libéro-ligneux et dans le tissu qui entoure ceux-ci.* M. Perrot (*Thèse Éc. de Ph. de Paris, 1891*) a établi que l'huile essentielle des Laurinées peut se rencontrer sous des aspects bien différents. Outre celle qui est renfermée dans les glandes oléifères, il en a retrouvé : 1° dans des cellules du tissu cortical ou libérien secondaire, qui en sont complètement remplies et ne diffèrent en rien par leur forme et leur paroi des cellules voisines ; 2° dans quelques cellules des rayons médullaires et du parenchyme ligneux ; 3° enfin, dans quelques cellules des parenchymes cortical, libérien ou médullaire, où elle existe à l'état de globules isolés ou groupés au milieu des leucites et des grains d'amidon.

CANNELLES

Sous le nom de Cannelles, on désigne un certain nombre d'écorces aromatiques, dont les types se rattachent au genre *Cinnamomum*.

L'origine botanique de ces écorces restée longtemps confuse, est bien établie, au moins pour les deux principales d'entre elles, la *Cannelle de Ceylan* et la *Cannelle de Chine*. Quant aux autres, qui sont désignées sous des noms qui rappellent leur pays d'origine, on ne sait pas exactement quelle est l'espèce qui les produit. Par extension, on a appliqué le nom de Cannelles à des écorces aromatiques, qui, comme la *Cannelle giroflée*, appartiennent à un genre différent, ou, comme la *Cannelle blanche*, proviennent de familles très éloignées.

CANNELLE DE CEYLAN

Origine. — La Cannelle de Ceylan est fournie par le *Cinnamomum Zeylanicum* Breyn., qui est originaire de l'île de Ceylan et qui fournit toujours les écorces les plus appréciées. Cette variété si estimée est cultivée dans une région située sur la côte ouest de l'île, entre Négumbo, Columbo et Matura, qui ne mesure guère plus de 12 à 15 milles de large.

Récolte. — On choisit pour faire la récolte les mois de mai et juin ou de novembre et décembre, moments où l'écorce se sépare facilement du bois ; la récolte la plus importante est celle qui se fait au printemps. On coupe les branches avec une serpe en forme de faucille, appelée *Cally ;* on enlève les feuilles, on nettoie légèrement les rameaux avec un couteau ; les petits fragments ainsi détachés sont vendus sous le nom de *râclures de cannelle.* On entaille ensuite l'écorce circulairement à des distances de 30 centimètres, et après l'avoir fendue longitudinalement, on l'enlève avec un autre couteau appelé *mama.* Les écorces ainsi détachées sont enroulées les unes dans les autres et réunies en faisceaux qu'on abandonne pendant vingt-quatre heures à une sorte de fermentation qui permet de détacher facilement la partie subéreuse. Pour pratiquer cette opération, on dispose chaque écorce sur une baguette de bois et on râcle avec soin la couche externe au moyen d'un couteau. Quelques heures après, on emboîte les petites écorces dans les plus grandes, de façon à former des baguettes de 75 centimètres à 1 mètre de longueur. La Cannelle ainsi préparée est exposée pendant vingt-quatre heures à l'ombre et desséchée sur des claies d'osier. Après leur dessiccation complète, les baguettes sont réunies en faisceaux de 25 à 30 livres.

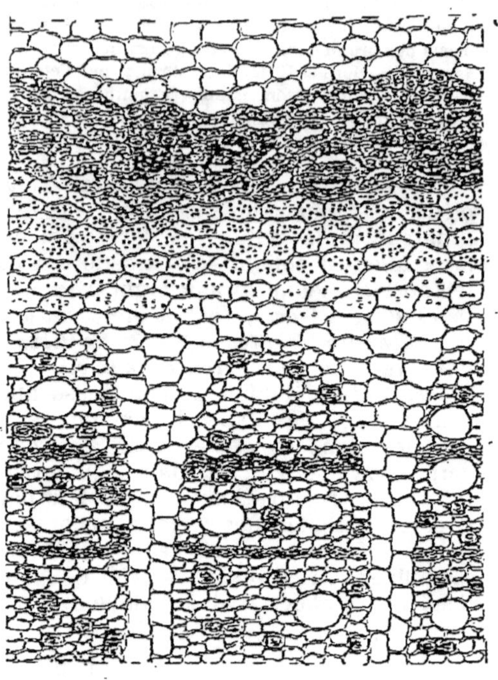

Fig. 341. — Cannelle de Ceylan. Section transversale.

La Cannelle est un des grands produits de Ceylan qui, en 1898, en a exporté 2 729 405 livres en balles et 1 555 760 livres en copeaux, qui sont surtout utilisés en parfumerie.

Description. — La Cannelle de Ceylan se présente dans le commerce en cylindres ou baguettes, dont la longueur peut atteindre 1 mètre sur 4 à 12 centimètres de diamètre. Ces cylindres sont formés d'un certain nombre d'écorces placées bout à bout et enroulées les unes dans les autres, ayant chacune 1/4 de millimètre d'épaisseur. La surface extérieure de chacune d'elles est d'un fauve pâle et présente un certain nombre d'empreintes arrondies, correspondant aux points d'insertion des feuilles et des bourgeons axillaires ; on y observe, en outre, des veines blanches qui partent de ces empreintes ou les contournent, et s'étendent dans le sens de la longueur en s'anastomosant entre elles. La face interne est de couleur plus foncée, presque brune et lisse. La cassure de cette écorce est esquilleuse et présente un certain nombre de fibres courtes, blanches, saillantes. L'odeur est franche; la saveur est un peu sucrée, chaude, très aromatique et très fine.

Structure microscopique (fig. 341). — 2 ou 3 rangées de cellules polygonales, allongées tangentiellement, représentent les couches externes du

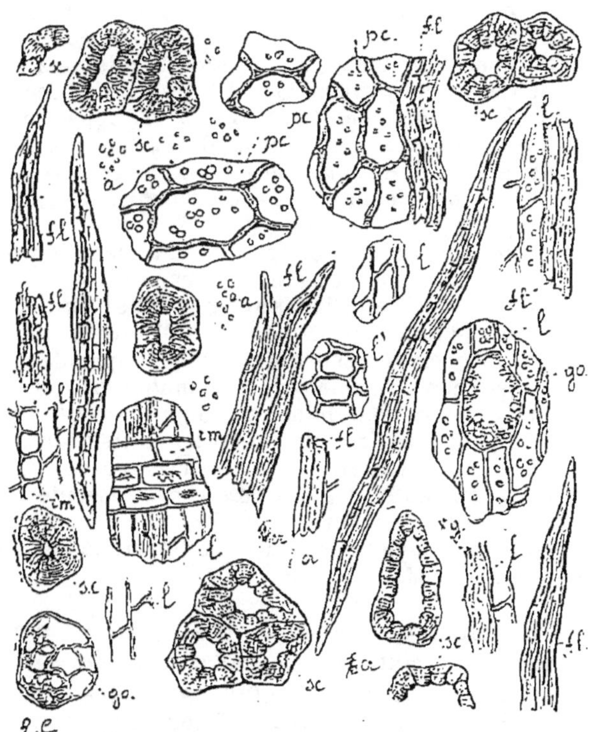

Fig. 342. — Poudre de Cannelle de Ceylan.

a, *amidon*. — *cr*, *cristaux*. — *fl*, *fibre libérienne*. — *go*. *glande oléifère*. — *l*, liber vu en long. — *l'*, vu en travers. — *pc*, parenchyme cortical. — *rm*, rayons médullaires vus en section longitudinale. — *r'm'* les mêmes en section tangentielle. — *sc*, *cellules scléreuses à parois toujours très épaisses*.

parenchyme cortical ; au-dessous de ces cellules, qui *manquent dans beaucoup d'écorces*, on observe une *zone scléreuse continue* formée de 4 à 5 assises de *grosses cellules munies de parois très épaisses et canaliculées*. Sur la partie externe de cette couche scléreuse, on observe, de distance en distance, des paquets de fibres péricycliques munies de parois très épaisses. Liber entrecoupé par des vaisseaux grillagés disposés parallèlement, divisé en faisceaux cunéiformes par des rayons médullaires qui s'élargissent brusquement en se rapprochant de la périphérie et caractérisé par la présence de fibres, de glandes mucilagineuses et de glandes oléifères. Les fibres sont généralement isolées ; les glandes mucilagineuses sont très grandes, arrondies ; les glandes oléifères sont plus petites, colorées en jaune et plus nombreuses. Quelques-unes des cellules du liber contiennent de fins cristaux aiguillés ; les autres renferment de l'amidon en grains assez fins.

Composition chimique. — La Cannelle de Ceylan renferme : de l'*huile essentielle*, du *sucre*, de la *mannite*, du *mucilage*, du *tanin* et de l'amidon.

L'essence de Cannelle de Ceylan se prépare généralement avec les *copeaux* ou *chips* qui sont devenus l'objet d'un commerce important.

Cette essence constitue un liquide d'un jaune clair, d'odeur fine et agréable, de saveur douce et épicée. Son poids spécifique varie entre 1,024 et 1,040 grammes. Elle dévie à gauche le plan de polarisation, donne une solution limpide avec 3 p. 100 d'alcool à 70°. Elle renferme entre 65 et 75 p. 100 d'*aldéhyde cinnamique*, 4 à 8 p. 100 d'*Eugénol* et de *Phellandrène*, du *Méthyl-n-amylcétone*, du *Pinène*, du *Cymène*, du *Furfurol*, de la *Benzaldéhyde*, de la *Nonyhaldéhyde*, de l'*Aldéhyde cuminique*, du *Linalol* et du *Caryophyllène*. On ne connaît pas le principe auquel elle doit son odeur caractéristique.

L'essence de Cannelle de Ceylan est très rarement le produit pur de l'écorce ; le plus souvent elle renferme beaucoup d'essence de feuilles. La falsification s'opère, soit en distillant les feuilles en même temps que les écorces, soit en ajoutant subséquemment l'essence de feuilles à l'essence d'écorces. L'addition d'essence de feuilles augmentant beaucoup la teneur en eugénol et celle de l'aldéhyde cinnamique se trouvant diminuée en proportion, il suffira de déterminer quantitativement la proportion de ces deux principes pour être fixé sur l'importance de la fraude.

Pour distinguer qualitativement l'essence d'écorce de celle de feuilles, on utilise la réaction suivante : 1 goutte d'essence dissoute dans 5 gouttes d'alcool donne, avec le perchlorure de fer, une coloration *vert pâle*, tandis que l'essence de feuilles soit seule, soit mélangée à celle d'écorces, donne une teinte *bleu foncé*.

Usages. — L'écorce de Cannelle de Ceylan est employée sous forme de *poudre*, de *teinture*, d'*alcoolat*, et d'*eau distillée* ; elle entre dans la préparation du *Laudanum de Sydenham*, de l'*alcoolat de Mélisse*, du *Baume de Fioraventi*, des *Elixirs dentifrices*, de l'*Elixir de Garus*, du *Diascordium*, de la *Thériaque*, des *pilules antecibum* et d'une foule de préparations cordiales et digestives.

CANNELLE DE CHINE

Origine. — La CANNELLE DE CHINE est produite par le *Cinnamomum Cassia* BLUME (*C. aromaticum* NEES.), qui croît en Chine et dont les plantations sont localisées autour de trois villes, qui constituent les trois grands marchés ou entrepôts de ce produit ; ce sont : 1° Tairvu, dans la province de Kouang-Si ; 2° Lukpo, et

3° Loking, dans la province de Kang-Soung. Le Cannellier n'existe nulle part à l'état sauvage, en Chine.

Description. — La Cannelle de Chine se présente en tuyaux aussi gros, mais beaucoup moins longs que ceux de la Cannelle de Ceylan et formés d'une seule écorce enroulée, mesurant 1 millimètre d'épaisseur. La surface extérieure a une teinte fauve beaucoup plus foncée et, sur la plupart des morceaux, on observe des traces d'un périderme grisâtre. Outre les impressions largement elliptiques laissées sur cette face par les feuilles et les bourgeons, on remarque des taches brunâtres verruqueuses, mais on n'y voit pas les stries longitudinales blanches qu'on observe, à peu près constamment, sur la Cannelle de Ceylan. La face interne est brunâtre, lisse. La cassure est nette ou très peu fibreuse. Cette écorce a une odeur beaucoup moins fine et moins agréable que celle de la sorte précédente; sa saveur est moins douce, moins aromatique, un peu mucilagineuse et acerbe.

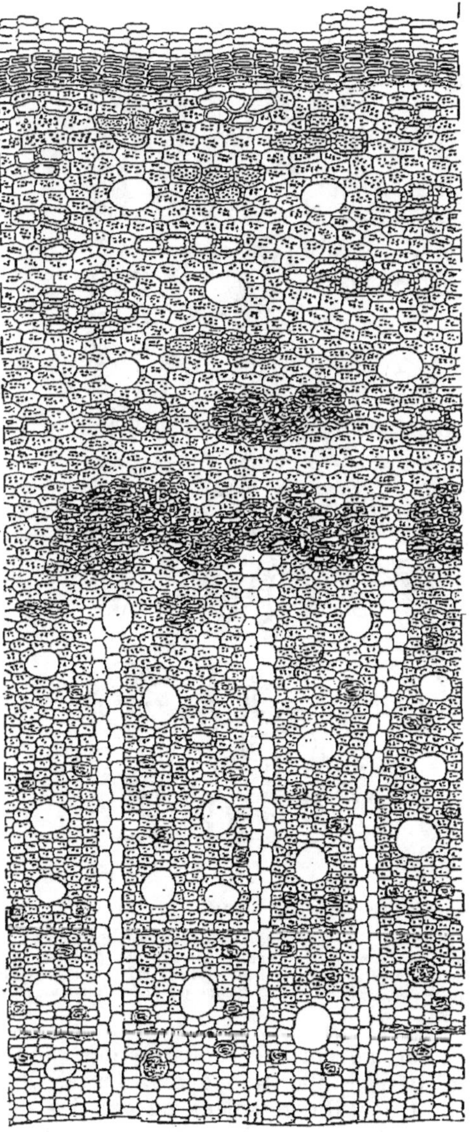

Fig. 343. — Cannelle de Chine. Section transversale.

Structure microscopique (fig. 343). — Beaucoup d'écorces ont conservé des traces d'un suber, formé dans ses couches internes de cellules brunes, épaissies sur leur paroi interne. — Parenchyme cortical assez développé et caractérisé par la présence d'un grand nombre de cellules scléreuses, affectant deux formes différentes : les unes parfois isolées, plus souvent réunies en groupes peu volumineux, ont des parois moyennement épaisses et ponctuées ; les autres, plus grosses, munies de parois épaisses et canaliculées, sont réunies en groupes volumineux, sans toutefois former un anneau continu comme dans la Cannelle de Ceylan ; quelques-uns de ces gros massifs scléreux portent sur leur face externe des faisceaux de fibres péricycli

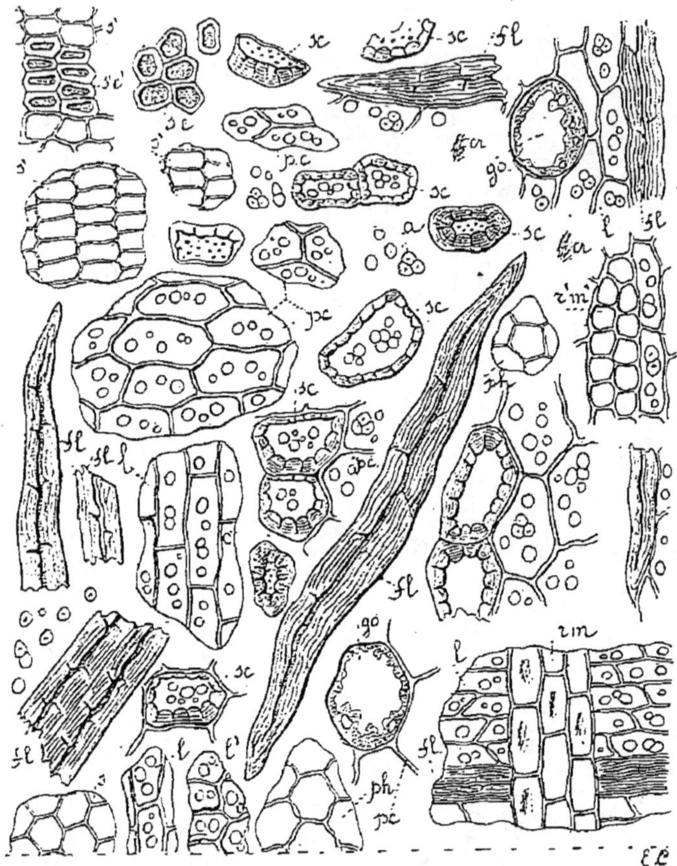

Fig. 344. — Poudre de Cannelle de Chine.

a, *amidon*. — *cr*, *cristaux*. — *fl*, *fibres libériennes*. — *go*, glandes *oléifères*. — *l*, liber vu en long. — *l'* liber vu en travers. — *pc*, parenchyme cortical. — *ph*, phellogène. — *rm*, rayons médullaires vus en travers. — *r'm'*, les mêmes en section tangentielle. — *ss'*, *suber*. — *sc*, *cellules scléreuses, variables dans leur forme et l'épaisseur de leurs parois*. — *sc*, *s'e' cellules épaissies du suber vues de face et en travers*.

ques. Outre ces éléments, le parenchyme cortical renferme des glandes mucilagineuses et des glandes oléifères. Liber très épais, dense, divisé en faisceaux cunéiformes, contenant des fibres isolées ou réunies deux à deux, des glandes oléifères et des glandes mucilagineuses. Les parenchymes de cette écorce contiennent une notable proportion d'amidon, dont les grains sont sensiblement plus gros que ceux de la Cannelle de Ceylan. La dimension de ces grains et la disposition des fibres qui sont plus grosses et moins longues permet, avec l'existence des deux sortes de cellules scléreuses et des cellules épaissies du suber, de distinguer ces deux cannelles quand elles sont réduites en poudre.

Composition chimique. — La Cannelle de Chine contient les mêmes principes que la Cannelle de Ceylan.

L'huile essentielle est un liquide assez fluide, fortement réfringent, dont la couleur varie du jaune au brun. Elle a une odeur particulière, une saveur brûlante et douce. Sa densité varie entre 1,055 et 1,065. Elle est optiquement inactive ; elle se dissout facilement dans 1, 2 p. 100 d'alcool à 80°.

Les bonnes qualités de cette essence doivent contenir 75 à 90 p. 100 d'*aldéhyde cinnamique*. Outre ce principe, l'essence de Cannelle de Chine contient un stéaroptène, l'*aldéhyde méthylorthocoumarique*, de l'*acétate de cinnamyle*, de l'*acétate phénylpropyle* et un peu d'*acide cinnamique*, qui lui communique l'inconvénient d'attaquer le plomb des canistres dans lesquels elle est contenue.

Elle est communément falsifiée par les Chinois avec de la *colophane* qui lui donne une couleur brun foncé, une consistance épaisse, une odeur désagréable et une saveur nauséeuse, âcre et persistante. Il suffit d'en distiller une petite quantité à feu nu : le poids du résidu permettra d'apprécier l'importance de la fraude.

La qualité des essences de Cannelle dépendant de leur richesse en aldéhyde cinnamique, il est presque indispensable de déterminer au moyen de la solution de bisulfite de soude la quantité de ce principe qui est contenue dans les essences d'origine chinoise.

Usages. — La Cannelle de Chine se substitue communément à la Cannelle de Ceylan et s'emploie pour les mêmes usages.

Outre les Cannelles de Ceylan et de Chine, on trouve sur les divers marchés de l'Europe d'autres écorces de Cannelle. dont quelques-unes se rapprochent des deux types principaux aussi bien par leurs caractères extérieurs que par leur structure, tandis que les autres s'en éloignent complètement sous ce double rapport. Parmi ces espèces nous citerons :

La Cannelle de Java qui est fournie par le *C. Zeylanicum*, dont la culture a été propagée dans cette île ; elle se rapproche complètement de l'espèce cinghalaise par ses caractères anatomiques.

La Cannelle de Malabar qui, fournie par plusieurs variétés de *Cinnamomum*, telles que les *C. Cassia*, *C. Zeylanicum*, *C. obtusifolium*, et *C. pauciflorum*, présente dans ses caractères extérieurs et anatomiques des différences qu'explique suffisamment la diversité de ses origines.

Les Cannelles de l'Inde qui sont généralement très denses, très épaisses et très sonores, aussi riches en mucilage et en éléments scléreux qu'elles sont pauvres en essence.

La Cannelle de Cochinchine, espèce très aromatique, différant des autres, par ses dimensions considérables, son épaisseur, le suber épais qui la recouvre. Tandis que les grosses écorces de Cannelle du commerce se distinguent par l'abondance des amas scléreux qui envahissent toutes leurs parties, cette cannelle ne renferme qu'un nombre très restreint de ces éléments. Cette écorce, d'une saveur très aromatique, et dont la structure se rapproche de la Cannelle de Chine, mériterait d'être étudiée et d'être plus connue.

La Cannelle mate qu'on rencontre dans les droguiers et chez les petits épiciers, se présente sous des aspects très différents : plus souvent elle est en fragments irréguliers, cintrés, très épais, très denses, qui proviennent vraisemblablement de l'écorce des troncs de cannellier. C'est un produit tout à fait inférieur et peu aromatique.

Sous le nom de Fleurs de Cannellier, on trouve dans le commerce de la droguerie de petits corps en forme de massue presque ligneux, pédonculés, ayant la forme et l'apparence des clous de girofles. Ce sont les fleurs desséchées du *C. Cassia*, ou selon d'autres auteurs, du *C. Loureirii*. Malgré leur faible arome, ces fleurs sont employées dans quelques pays comme condiment.

Les Feuilles de Malabathrum qui, dans nos droguiers, représentent nos vieilles pharmacopées, sont fournies par le *C. iners* et le *C. Malabathrum*. Il en est de même de l'Écorce de Culilawan fournie par le *C. Culilawan* Bl. qui croît dans les îles Moluques.

La Cannelle giroflée, que l'on emploie assez communément en Allemagne et qui ne figure chez nous qu'à titre de curiosité dans les droguiers, est fournie par le *Dicypellium Caryophyllatum* Nees, qui croît au Brésil. Elle se présente en gros cylindres, de 1/2 à 1 millimètre d'épaisseur qui sont emboîtés les uns dans les autres. La surface extérieure de ces écorces est d'un brun chocolat ou presque noire, plus ou moins fongueuse. La face interne est d'un brun rougeâtre. La cassure est nette. Cette écorce a une odeur de girofle assez prononcée et une saveur chaude et aromatique. En Allemagne on l'utilise plutôt comme épice que comme médicament.

CAMPHRE

Origine. — Le Camphre est fourni par le *Cinnamomum Camphora* Nees. (*Laurus Camphora* L.), qui est très répandu dans toute la Chine centrale et les îles du Japon. Il abonde dans les provinces chinoises du Chekiang, de Jokien et surtout à l'île de Formose.

Depuis que cette île est tombée au pouvoir des Japonais, l'extraction du camphre se fait sous le contrôle et la surveillance de commissaires spéciaux et le commerce de ce produit a été monopolisé par le gouvernement. La valeur du camphre exporté en 1900 de l'île de Formose s'est élevée à 253 750 livres sterling. Depuis 1896, le gouvernement japonais a établi plusieurs nouvelles plantations de camphriers dans l'île de Formose. Outre la plantation principale, il y en a actuellement deux dans la préfecture de Taïhoku, quatre dans celle de Taïchu, une dans celle de Taïnan et dans le district de Gilan. Cette culture a donné d'excellents résultats et on compte qu'il y a actuellement un million de jeunes arbres pouvant être transplantés.

La raffinerie de Taïhoku peut produire journellement 1 085 kilogrammes de camphre raffiné et 3 275 kilogrammes de camphre brut.

Production. — On exploite généralement, pour l'extraction du camphre, des arbres âgés de cinquante ans que l'on doit remplacer au fur et à mesure qu'on les abat. Le bois est coupé en morceaux de la longueur de l'avant-bras et divisé en éclats ou en copeaux que l'on jette dans une chaudière en fer pleine d'eau et recouverte d'un chapiteau muni d'un trou à sa partie supérieure. A ce trou est fixée une tige de bambou recourbée, formant tuyau et aboutissant à une caisse en bois ou en fer qui est refroidie par de l'eau. La vapeur d'eau bouillante entraîne le camphre et les produits volatils incristallisables. Les vapeurs arrivent par le tube en bambou dans la caisse réfrigérante sur la face supérieure de laquelle le camphre se dépose, tandis que l'eau et l'huile de camphre, également condensées, s'écoulent de l'appareil par une ouverture pratiquée à la partie inférieure. L'huile de camphre ne constitue pas un produit d'exportation, elle est abandonnée aux ouvriers qui l'utilisent pour s'éclairer. Un arbre de cinquante ans peut fournir 60 kilogrammes de camphre.

Le camphre destiné à être exporté est emballé dans des caisses rectangulaires, recouvertes de papier de plomb, qui sont dirigées sur Hong-Kong, l'entrepôt principal de son commerce. Le camphre, préparé à Formose, est exporté par Tamsui, dans des doubles fûts. Dès qu'il est arrivé en Europe, il est sublimé et raffiné. Dans ce but, on le mélange avec un peu de charbon à de la limaille de fer ou à de la chaux vive et on l'introduit dans des matras à fond plat qu'on recouvre complètement de sable. On chauffe jusqu'à ce que le camphre entre doucement en ébullition, puis on découvre les matras dans leur partie supérieure. On refroidit ainsi graduellement ces matras jusqu'à ce que le camphre s'y condense et forme de larges pains de 2 500 grammes, concaves sur une face, convexes sur l'autre, et percés d'un trou en leur milieu.

Caractères. — Le camphre purifié est en masses solides, blanches, translucides, à cassure grenue et cristalline, sillonnées intérieurement de nombreuses fentes. Il est très élastique ; trituré dans un mortier, il adhère au pilon et ne peut être pulvérisé que s'il est humecté d'alcool, d'éther ou de chloroforme. Il a une odeur forte et pénétrante, une saveur fraîche et un peu âcre; il s'aplatit sous la dent et ne se dissout que peu dans la salive. Placé sur l'eau, il y surnage, en éprouvant un mouvement giratoire qui ne cesse que quand il est bien imprégné par le liquide. Dans un vase sec et ouvert, il se volatilise complètement; dans un vase fermé, il se sublime sur les parois, en prismes hexagonaux lustrés. Il brûle en donnant une fumée épaisse et odorante. Il fond à 175° et bout à 204°, sans se décomposer. Il est neutre aux réactifs colorés. Soluble dans 1 300 parties d'eau seulement, il est très soluble dans l'alcool, l'éther, les huiles fixes et essentielles.

Composition chimique. — Au point de vue chimique, le Camphre du Japon est la cétone du *Bornéol* ou *Camphre de Bornéo*. Distillé à plusieurs reprises avec du chlorure de zinc ou de l'acide phosphorique, il donne un hydrocarbure, le *cymène*. Les agents oxydants le transforment en *acide camphorique*, puis en *acide camphrétique*. Sous l'action du brome, il donne du *Bromure de camphre*, qui se présente en cristaux aiguillés.

Usages. — Le Camphre est un de nos médicaments les plus populaires : à l'intérieur, il s'emploie comme hyposthénisant, et à l'extérieur, on l'utilise comme analgésique, antiseptique et résolutif.

Il entre dans la préparation de l'*Eau-de-vie* et de l'*Alcool camphrés*, de l'*Eau sédative*, de la *Pommade camphrée*, des *Bougies camphrées*, du *Baume opodeldoch* et de l'*Elixir parégorique*.

BOIS DE SASSAFRAS

Origine. — Le Bois de Sassafras est fourni par la racine du *Sassafras officinale* Nees (*Laurus Sassafras* L.), qui croît dans l'Amérique du Nord, depuis le Canada jusqu'à la Floride et le Missouri.

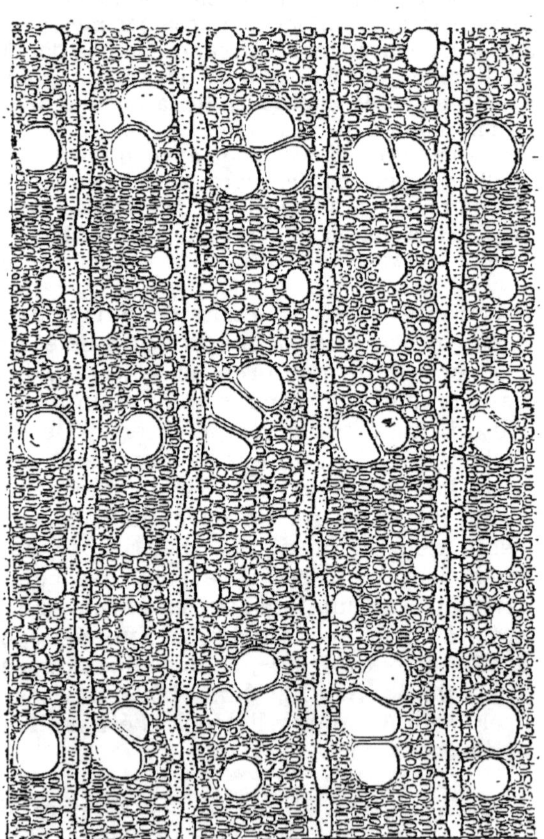

Fig. 345. — Bois de Sassafras.
Section transversale.

Il arrive dans le commerce en longs morceaux ramifiés, mesurant 15 à 30 centimètres de diamètre, à section ronde ou elliptique. Quand ils sont destinés aux usages de la pharmacie, ces morceaux sont débités en tronçons cylindriques ou fendus longitudinalement en 2 ou 4 morceaux ou encore réduits en copeaux irréguliers. Il est en général assez léger.

Les tronçons sont recouverts d'une écorce peu épaisse et peu adhérente. Le suber qui entoure cette écorce est ridé par place et offre une couleur bistrée ou grisâtre : il se détache facilement du parenchyme cortical, qui est particulièrement spongieux, d'une couleur de rouille ou rouge brique. Le bois a une teinte rosée et une structure fibreuse. Sur une section transversale, il présente un certain nombre de couches concentriques de un demi centimètre à 1 centimètre d'épaisseur qui sont marquées de ponctuations bien apparentes représentant les vaisseaux, et sillonnées par des lignes radiales très fines et très rapprochées, représentant les rayons médullaires.

Le bois de Sassafras a une odeur très agréable qui rappelle celle du Fenouil et de l'Anis. Sa saveur qui se rapproche aussi de celle du Fenouil, est plus prononcée dans l'écorce que dans le bois.

Structure microscopique (fig. 345). — Ce bois est constitué par un tissu fibreux, sillonné par des rayons médullaires, composés de deux rangées de cellules ponctuées, renfermant de l'amidon, et divisé en zones concentriques très apparentes. Chaque zone présente dans sa partie interne de larges vaisseaux, parfois isolés, plus souvent groupés et dans sa partie moyenne un certain nombre de *glandes oléifères*, qui se distinguent nettement des vaisseaux par la ténuité de leurs parois et la nature de leur contenu.

Composition chimique. — Le bois de Sassafras doit ses propriétés à une huile essentielle qui y existe dans la proportion de 1 p. 100. L'écorce est bien plus riche en huile essentielle : elle fournit 6 p. 100 de ce principe : aussi est-elle employée de préférence pour l'extraction de l'essence de Sassafras.

Baltimore et Richemond dans l'Amérique du Nord sont les principaux centres de préparation de cette essence.

C'est un liquide jaune ou jaune rougeâtre. Sa densité est de 1,070 à 1,080 ; elle est légèrement dextrogyre : elle se dissout en toutes proportions dans l'alcool à 95°.

L'odeur et les propriétés de cette essence sont dues à la présence du *Safrol* qui y entre pour 80 p. 100 et qui est accompagné de *Pinène* et *Phellandrène* (10 p. 100), de *Camphre droit* (0,80), d'*Eugénol*, 0,50 et d'un sesquiterpène.

Usages. — Le Bois de Sassafras est employé comme sudorifique et fait partie des *espèces sudorifiques du Codex*. Aux États-Unis on utilise principalement la moelle et l'écorce comme émollientes, mucilagineuses et antidysentériques. L'huile essentielle y est aussi communément employée pour aromatiser les boissons gazeuses et les savons.

BAIES DE LAURIER

Les Baies de Laurier sont fournies par le *Laurus nobilis* L., qui croît spontanément dans l'Asie Mimeure, la Syrie, la Grèce, l'Italie et le Sud de la France.

Elles sont ovoïdes, de la dimension d'une petite cerise ; leur surface extérieure est noirâtre et légèrement chagrinée : elles sont composées d'un péricarpe succulent, très mince, qui se détache très facilement de la graine. Celle-ci est très volumineuse, formée d'un épisperme sec, mince et cassant et d'une amande qui se sépare en 2 lobes cotylédonnaires d'un jaune brun, d'apparence cireuse, de saveur amère et aromatique.

Les baies de Laurier desséchées, réduites en poudre et exposées à l'action de la vapeur d'eau bouillante, donnent une *huile verte*, de *consistance butyreuse*, d'une odeur agréable, qui rappelle celle des baies de laurier. Cette huile, encore connue sous le nom de *Beurre de Laurier*, est complètement soluble dans l'éther et l'alcool bouillant : elle est principalement formée de *Laurostéarine*, glycéride de l'acide laurique ou laurostéarique, à côté duquel on trouve une *résine*, un *camphre*, une huile essentielle et une substance cristalline appelée *Laurine*.

Ces baies ne sont employées en pharmacie que pour préparer l'*huile de Laurier*, qu'on utilise en frictions stimulantes et surtout dans la médecine vétérinaire. Elles entrent encore dans la préparation du *Baume de Fioraventi*.

Parmi les plantes de cette famille qui offrent quelque intérêt au point de vue de la matière médicale, on peut citer :

L'*Agatophyllum aromaticum* W., qui est très répandu à Madagascar et qui fournit les NOIX DE RAVENSARA, utilisées par les Malgaches comme condiment stimulant et digestif.

Le *Persea gratissima* GOERTN. ou *Avocatier*, dont les fruits désignés sous le nom de POIRES D'AVOCAT constituent un aliment très agréable, communément utilisé par les Nègres des Antilles, et fournissent une matière grasse connue sous le nom de *Beurre végétal*. Les feuilles sont employées aussi comme antidysentériques.

Le *Nectandra Rodiœi* SCHOMB., qui croît dans la Guyane anglaise, dont l'écorce connue sous le nom d'*Ecorce de Bebéru*, a joui autrefois d'une certaine réputation comme tonique et fébrifuge.

Les *N. Puchuri major* NEES et *minor* NEES, qui fournissent les FÈVES PICHURIM, qu'on trouve encore dans tous les droguiers.

Le *Daphnidium Cubeba* NEES, qui est originaire de l'Asie tropicale et subtropicale et dont les fruits ont été parfois utilisés pour falsifier le *Poivre Cubèbe*.

Le *Lindera sericea* BL., qui croît au Japon et dont les feuilles très aromatiques fournissent une huile essentielle introduite sur le marché européen sous le nom d'*essence de Kuromoji*.

THYMÉLÉACÉES

Arbrisseaux, rarement herbes annuelles, à feuilles isolées ou opposées, simples et sans stipules, à limbe entier, coriace, univerve ou penninerve. Fleurs régulières hermaphrodites. Le calice a ordinairement 4, parfois 5 sépales souvent pétaloïdes, concrescents en tube. Androcée à 2 verticilles alternes de 4 à 5 étamines concrescentes avec le tube du calice. Le pistil est formé ordinairement d'un seul carpelle antérieur, libre, fermé en arrière, portant vers le sommet de sa suture un seul ovule anatrope. Fruit charnu, indéhiscent, drupacé ou baccien, plus rarement capsulaire et loculicide. Graine avec ou sans albumen.

ÉCORCE DE GAROU

Origine. — L'Écorce de Garou des pharmacies est produite par le *Daphne Gnidium* L., qui croît dans le Sud de la France, et sur les bords de l'Océan.

Description. — Cette écorce se présente dans les pharmacies sous deux formes : tantôt en boules de la grosseur du poing, tantôt en petites bottes de 9 à 11 centimètres de long sur 5 à 6 centimètres de large, du poids de 20 à 25 grammes. Ces paquets sont formés de morceaux d'écorce longs de 50 à 70 centimètres, de largeur variable, repliés plusieurs fois sur eux-mêmes et disposés de telle sorte que les écorces plus étroites sont complètement recouvertes par les écorces plus larges, dont la face interne est tournée en dehors. La face externe de ces écorces est constituée par un épiderme gris brun, quand il est récent, mais qui devient grisâtre par la dessiccation. Cet épiderme qui s'enlève facilement est demi-transparent, crispé, ridé transversalement ; la face interne est lisse, luisante, jaune verdâtre dans les écorces récentes et jaune paille dans les écorces desséchées ; elle a une apparence très fibreuse et présente souvent des fibres blanches et lustrées qui se sont détachées des faisceaux internes. Cette écorce a une odeur désagréable et nauséabonde. Quand on la manie pendant quelque temps, elle cause des picotements insupportables dans le nez et l'arrière-gorge. Sa saveur est âcre et corrosive. On la récolte à l'automne et au printemps.

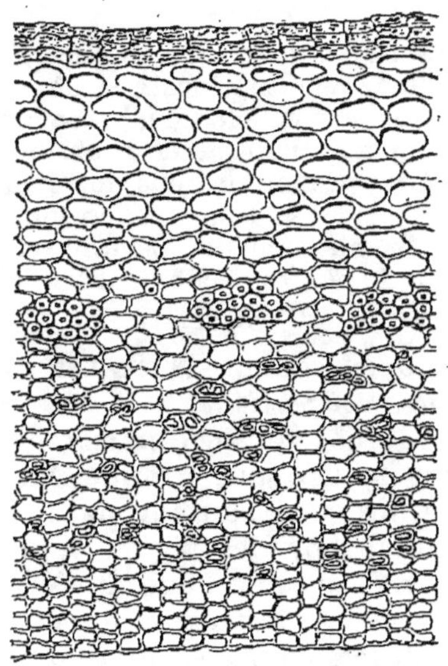

Fig. 346.
Écorce de *Daphne Gnidium*.
Section transversale.

Structure microscopique (fig. 346). — Le suber assez épais recouvre un massif de collenchyme qui entoure le parenchyme cortical : le liber est limité extérieurement par quelques faisceaux de fibres péricycliques, d'aspect nacré, *munies de parois très épaisses* ; il est caractérisé par la présence d'un assez grand nombre de fibres, *très résistantes*, à section irrégulière, et munies de parois moins épaisses que celles des fibres péricycliques.

Composition chimique. — L'écorce de Garou renferme une *matière colorante jaune*, une *matière grasse verte*, une *résine âcre* et un glucoside, la *Daphnine*.

On n'est pas encore fixé définitivement sur la nature du principe actif de cette écorce : les uns l'attribuent à la résine, d'autres au glucoside.

La *résine de Garou* est sèche, cassante, insoluble dans l'eau, soluble dans l'alcool et l'éther. Sa proportion est de 7 à 9 p. 100.

La *Daphnine* cristallise en beaux prismes triangulaires ou en aiguilles enchevêtrées. Peu soluble dans l'eau froide, elle est très soluble dans l'alcool et insoluble dans l'éther.

Chauffée au-dessus de 100°, elle se décompose en donnant de l'*ombelliférone*. L'acide sulfurique et l'acide chlorhydrique étendus la dédoublent en glucose et en *Daphnétine*.

Localisation de la Daphnine. — La Daphnine existe en plus forte proportion dans la tige que dans la racine ; elle est localisée dans les assises périphériques, dans le liber et dans les cellules du parenchyme cortical. A l'époque de la floraison et jusqu'à la maturité de la graine, les tiges contiennent ce glucoside en plus forte proportion qu'à toute autre époque de l'année. Dans la feuille, le glucoside se trouve dans tous les éléments anatomiques, sauf dans les éléments ligneux. Le fruit et les enveloppes séminales sont très riches en *Daphnine :* l'albumen et l'embryon n'en renferment que de faibles quantités. (Sauvan.)

Usages. — Cette écorce est employée comme vésicante : elle sert à préparer *des pommades* et *papiers épispastiques*.

On substitue communément aux écorces du *D. Gnidium*, celles du *D. Mezereum*. Cette substitution n'offre pas grande importance, car les deux écorces se rapprochent autant dans leur apparence extérieure que dans leurs propriétés physiologiques. Anatomiquement l'écorce du *D. Mezereum* se distingue de l'écorce de *D. Gnidium* par l'épaisseur de *sa couche subéreuse et la multiplication de ses fibres libériennes, qui sont généralement réunies en groupe assez volumineux.*

En Angleterre on utilise plus souvent comme vésicante l'écorce de *D. laureola* L., qui croît communément en Europe et en Algérie. Son efficacité ne le cède en rien à celle des deux écorces précédentes.

En Sardaigne on utilise au même titre les écorces du *Passerina Tartonraira* Schrad.

Le *Wirckstrœmia canescens* est un arbrisseau qui croît au Japon. Son écorce extrêmement fibreuse sert à préparer un papier très doux, étonnamment souple et résistant. L'usage de ce papier a été introduit récemment en pharmacie sous le nom d'*Usujo* pour remplacer les cachets, les perles et les capsules gélatineuses.

L'écorce du *W. Forsteri* est un des médicaments les plus populaires de Tahiti, où elle est considérée comme le remède par excellence de tous les empoisonnements.

SANTALACÉES

Le seul genre qui nous intéresse dans cette famille est celui des *Santalum*, arbres élevés, à feuilles opposées, entières, à petites fleurs établies sur le type quaternaire, à fruits charnus, couronnés par le limbe du calice.

BOIS DE SANTAL

Origine. — Le Bois de Santal ou Santal citrin, Santal des Indes Orientales, est fourni par le *Santalum album* L., petit arbre originaire de l'Inde, qu'on rencontre dans beaucoup d'îles de l'Archipel et qui a été introduit dans le Sud de la Chine. Le territoire qui fournit principalement le bois de Santal citrin, forme une longue bande d'environ 250 milles anglaises, qui s'étend depuis les montagnes de Nilghiri jusqu'à Cunara, en passant par Mysore et Coimbatore. Une partie de ce bois sert au culte religieux, une autre est distillée sur place d'une façon primitive, le reste est exporté en Europe. Le bois de Santal est produit aussi sur les côtes orientales de Java, dans les îles de Sumba et de Timor, d'où il est versé dans le commerce, par Macassar, sous le nom de Santal de Macassar.

Description. — Le Bois de Santal du commerce se presente sous forme de bûches cylindriques, très lourdes, mesurant 15 à 16 centimètres de diamètre et 1 m. 50 de longueur, et qui ont été privées de leur écorce et de leur aubier au moyen de la hache ; aussi leur surface extérieure est-elle raboteuse. Il a une teinte fauve ou brun pâle. Coupé transversalement, il présente de nombreuses stries radiales très rapprochées, représentant les rayons médullaires et qui sont coupées de distance en distance par des stries concentriques plus pâles. A la loupe on y découvre des pores nombreux disposés en files radiales, et représentant les vaisseaux. Toutes les surfaces de ce bois ont une apparence huileuse due à sa richesse en essence ; son odeur qui est très aromatique s'exalte par le frottement : sa saveur est très aromatique.

Structure microscopique. — Le Bois de Santal est composé d'un tissu de fibres, à parois épaisses, qui est sillonné par des rayons médullaires formés de cellules à *parois ponctuées*. Dans toute l'épaisseur de ce tissu, on observe de nombreuses cellules cubiques remplies d'oléo-résine brune et des vaisseaux ponctués, assez larges, généralement isolés qui contiennent d'autant plus d'oléo-résine qu'ils sont plus intérieurs. Celle-ci se présente sous forme de gouttelettes brunes très réfringentes, qui remplissent parfois tout l'orifice du vaisseau ou se sont condensées sur ses bords.

Composition chimique. — Le principe le plus important du bois de Santal est l'*huile essentielle* qui y existe dans la proportion de 3 à 5 p. 100.

Cette huile essentielle est un liquide assez épais dont la couleur varie du jaune pâle au jaune foncé, d'odeur particulière, faible, mais très persistante, de saveur désagréable, résineuse et irritante. Sa densité est de 0,975 à 0,980. Son pouvoir rotatoire est — 17 à — 19. Elle donne avec 5 parties d'alcool à 70°, une solution limpide, qui ne se trouble pas par addition de véhicule ; cette solubilité varie avec l'âge et une vieille essence ne donne plus dans ces conditions avec l'alcool qu'une solution trouble.

L'essence de Santal citrin renferme, d'après M. Guerbet, deux carbures sesquiterpéniques : les *Santaline* α et *Santaline* β, deux *alcools sesquiterpéniques*, les *Santalols* α et *Santalol* β, correspondant aux carbures précédents, un aldéhyde, le *Santalal*, des acides à l'état d'éthers, des produits indéterminés auxquels cette essence doit son odeur.

L'essence de Santal est l'objet de nombreuses falsifications consistant principalement dans l'addition d'*essence de bois de cèdre, de baumes de Gurjun et de Copahu, d'huile de ricin et d'huile de graine de Santal*. Toutes ces falsifications peuvent être décélées facilement et avec certitude par la détermination *du poids spécifique, du pouvoir rotatoire et de la solubilité dans l'alcool à 70°*.

Un excellent moyen de s'assurer de la pureté de cette essence consiste à y doser le santalol dont la proportion qui varie entre 93 et 98 p. 100 ne descend jamais en dessous de 90 p. 100.

Pour cela, on fait bouillir doucement pendant une demi-heure environ 20 grammes d'essence de Santal et un volume égal d'anhydride acétique avec addition d'un peu d'acétate de soude fondu. On lave le produit de la réaction avec de l'eau et une solution de soude; après avoir desséché l'essence séparée, sur du sulfate de soude anhydre, on en prélève 2 à 5 grammes, qu'on traite à l'ébullition par un excès de solution normale de potasse et on titre avec de l'acide sulfurique normal la quantité d'alcali employé. La formule suivante donne la quantité de Santalol

$$P = \frac{a \times 22,2}{S - (a \times 0,042)}$$

P égale le poids de Santalol contenu dans l'essence primitive; a égale le nombre de centimètres cubes de la solution normale de potasse employée et S = la quantité en grammes d'essence acétylée employée pour la saponification.

Usages. — Le Bois de Santal n'est pas employé en pharmacie : son essence est seule communément employée contre les blennorrhagies. Les falsifications nombreuses dont cette essence est l'objet ont déterminé ceux qui exploitent ce produit à le distiller eux-mêmes ; aussi l'importation de ce bois est-elle devenue assez considérable aujourd'hui.

Indépendamment du Santal des Indes orientales, il existe dans le commerce d'autres espèces de Santal, dont les unes sont fournies par des *Santalum* et les autres par des familles différentes :

Parmi ces arbres qui donnent des essences possédant une composition et des propriétés physiologiques différentes, on peut citer :

Le *Santal de l'Australie méridionale*, fourni par le *S. Preissianum* Miq. ;

Le *Santal de l'Australie occidentale* fourni par le *S. cygnorum* Miq. ;

Le *Santal des Indes occidentales*, fourni par l'*Amyris balsamifera* L. ;

Le *Santal de Cochinchine*, fourni par l'*Epicharis Loureirii* Pierre, arbre de la famille des Méliacées.

EUPHORBIACÉES

Plantes herbacées, arbustes ou arbres, parfois cactiformes, à tige charnue épineuse, renfermant presque toutes un suc laiteux très âcre. Feuilles simples, stipulées, parfois rudimentaires. Fleurs unisexuées, monoïques ou dioïques, nues ou pourvues d'un calice, plus rarement d'une corolle. Androcée très variable. Gynécée formé de 3 carpelles soudés en un ovaire triloculaire, contenant des ovules à raphé interne. Fruit formé de 3, rarement de 2 coques, se séparant à la maturité, contenant chacune une ou 2 graines, ordinairement caronculées et formées sous les enveloppes d'un albumen huileux qui entoure l'embryon.

L'appareil sécréteur des Euphorbiacées est constitué par des *vaisseaux laticifères, qui forment de longs tubes, indéfiniment rameux, qui déjà présents dans l'embryon, croissent avec les organes qui les contiennent et s'étendent sans discontinuité dans tout le corps du végétal, depuis l'extrémité des racines jusqu'à celle des feuilles.* Ces vaisseaux laticifères sont munis de parois molles et brillantes formées de cellulose pure, qui, minces et sans stratifications dans les jeunes branches, s'épaississent de plus en plus dans les gros troncs, où elles présentent des stries concentriques, qui leur donnent quelque ressemblance avec les fibres du liber.

Ces laticifères sont très développés dans le voisinage des faisceaux libériens. Leurs branches très nombreuses en général se dirigent en dedans et en dehors, quelquefois tout à fait transversalement vers la moelle d'une part, et au travers de l'écorce d'autre part, où elles pénètrent parfois jusqu'à la surface des tiges; elles sont très ramifiées surtout vers l'insertion des feuilles.

Le latex contenu dans ces vaisseaux est tantôt opalin ou incolore, tantôt rendu opaque et laiteux par l'abondance des corpuscules solides qu'il renferme. Il varie beaucoup dans sa composition : il peut contenir de la pepsine, des peptones, du sucre, du tanin, du malate de chaux et du caoutchouc. Outre ces principes, il contient souvent de l'amidon qui se présente sous forme de bâtonnets cylindriques, fusiformes, étranglés en leur milieu et renflés à leurs deux extrémités.

GOMME-RÉSINE D'EUPHORBE

Origine. — La Gomme-résine d'Euphorbe est fournie par l'*Euphorbia resinifera* Berg, plante originaire du Maroc, qui croît sur les pentes inférieures de l'Atlas, dans la province de Fax et au Sud du port d'Aguadis.

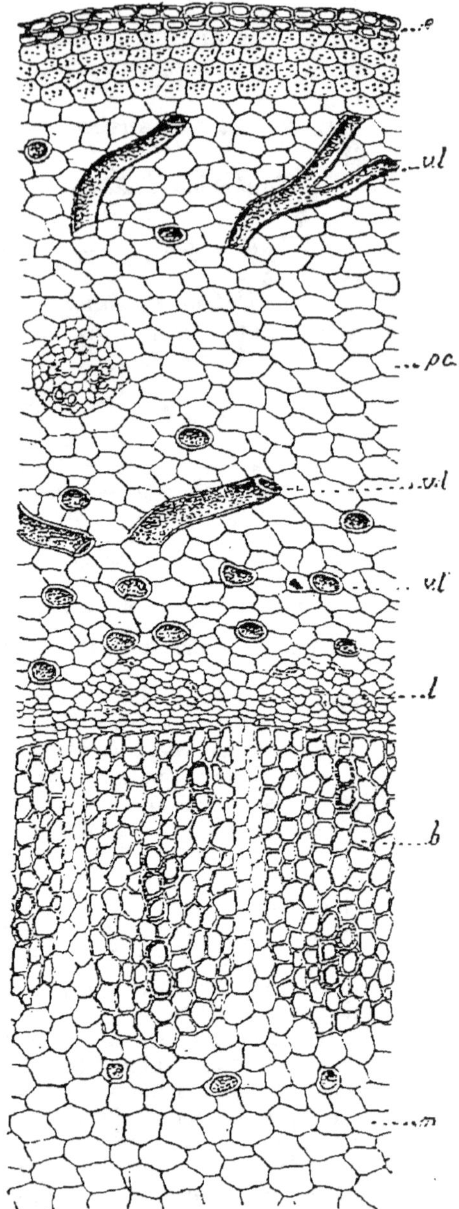

Fig. 347.
Tige de l'*Euphorbia resinifera*.
Section transversale.

Extraction. — Ce produit est secrété par des vaisseaux laticifères ramifiés, *localisés dans le parenchyme cortical et dans la moelle de la tige et des branches de l'E. resinifera.* Il s'obtient au moyen d'incisions pratiquées sur les branches de la plante. De ces incisions s'écoule en abondance un suc blanc, visqueux, tellement âcre qu'il enflamme la peau et que les indigènes qui incisent la plante sont obligés de garantir leur visage et surtout leurs yeux du contact de ce latex. La poussière de la drogue n'est pas moins dangereuse à respirer. Une partie de ce suc tombe à terre, et la plus grande partie reste à la surface des branches, où elle se concrète, de telle sorte que les morceaux irréguliers de la résine d'Euphorbe, qu'on recueille sur ces branches engluent souvent et renferment, dans leur masse, des fragments végétaux, de nature diverse. La récolte se fait vers la fin de l'été, dans le district de Misfione et sur les montagnes de Nétifa.

Description. — La gomme-résine d'Euphorbe se présente en larmes irrégulières, arrondies ou anguleuses, colorées en jaune foncé et présentant un aspect cireux tout particulier : elle est généralement mélangée de fragments anguleux et épineux de tige et de fruits non encore mûrs. Beaucoup de larmes contiennent des touffes d'épines et de pédoncules floraux qui sont plus ou moins recouverts d'oléo-résine ou des trous coniques se touchant par la base et qui représentent l'empreinte laissée par ces corps en se détachant. Elle est cassante, translucide : son odeur est très peu marquée. Sa saveur d'abord peu sensible devient rapidement très âcre et corrosive. Sa poussière est fortement sternutatoire.

Composition chimique. — Cette gomme-résine contient :

Euphorbone 36,40, résine insoluble dans l'éther 14,25, résine soluble dans l'éther 26,95 ; caoutchouc 1,10 ; acide malique 1,50 ; gomme et sels précipités par l'alcool 8,20.

L'Euphorbone *qui représente le principe drastique de la drogue* se présente en aiguilles brillantes, insipides, inodores, solubles dans l'éther, le chloroforme, l'alcool et seulement dans 10.000 parties d'eau.

Usages. — Employée autrefois comme vomitive, cette drogue n'est plus employée que dans la médecine vétérinaire et à l'extérieur. Elle entre dans la préparation de la *teinture d'Euphorbe* et de *l'onguent vésicatoire de Lebas.*

Le genre *Euphorbia* renferme quelques espèces intéressantes parmi lesquelles il faut citer :

L'*E. Lathyris* L., qui croît dans l'Europe méridionale, en Suisse et en Allemagne et dont les graines connues sous le nom de *Graines d'Epurge* sont douées de propriétés drastiques très énergiques. L'huile retirée de ces graines peut être administrée comme purgative à la dose de 20 à 25 centigrammes pour les enfants. L'*E. pilulifera* qui croît dans les régions équatoriales et qui a été introduite dans la thérapeutique depuis une vingtaine d'années seulement comme spécifique du traitement de l'asthme et des dypsnées d'origine cardiaque. Elle constitue un médicament les plus populaires des Etats-Unis.

L'*E. Ipecacuanha* L., qui croît dans le centre et le sud des Etats-Unis, où sa racine est employée comme succédané de l'Ipécacuanha.

L'*E. myrtifolia* LAMK, qui croît dans les Antilles et qui est utilisée contre les maladies syphilitiques, comme excitant et emménagogue ; sa racine est employée comme vomitive sous le nom d'*Ipéca de Saint-Domingue.*

ECORCE DE CASCARILLE

Origine. — L'ECORCE DE CASCARILLE est fournie par le *Croton Eluteria* BENNETT, petit arbre qui croît dans les îles Bahama, aux Antilles, et notamment à Cuba.

Description. — Cette écorce se présente en morceaux irréguliers, tubuleux ou incurvés, dont l'épaisseur dépasse rarement 1 millimètre 1/2. La surface extérieure des jeunes écorces est souvent recouverte d'un lichen (*Verrucaria albissima*) qui forme des plaques blanches à sa surface. Les vieilles écorces sont plus rugueuses, fendillées longitudinalement et marquées de fissures transversales dont on retrouve l'empreinte sur le parenchyme cortical quand il est privé du suber ; elles sont recouvertes d'un suber blanc grisâtre qui se détache facilement et découvre un tissu brun ou d'une teinte chocolat. La face interne est unie ou finement striée. La cassure est courte, granuleuse vers l'extérieur, résineuse à l'intérieur. La section transversale présente une teinte grise, nuancée de brun dans les couches internes qui sont striées radialement. Cette écorce possède une odeur aromatique, qui a quelque analogie avec celle de l'écorce de Winter; sa saveur est amère et nauséuse. Elle exhale en brûlant une odeur aromatique et musquée.

Structure microscopique. — Suber très épais. Parenchyme cortical amylacé, dépourvu de cellules scléreuses, présentant de nombreux vaisseaux laticifères et des cristaux étoilés d'oxalate de chaux. Liber divisé en larges faisceaux cunéiformes, sillonnés par d'étroits rayons médullaires, caractérisé par la présence de fibres lignifiées, le plus souvent isolées, de vaisseaux laticifères et de cristaux étoilés.

Composition chimique. — L'Écorce de Cascarille renferme de 1,5 à 3 p. 100 d'*huile volatile*, formée de deux hydrocarbures (*dipentine* et *sesquiterpène*); deux *résines*, dont l'une est acide et l'autre neutre; un principe amer cristallisé (*Cascarilline*) soluble dans l'éther et l'alcool.

Usages. — Elle s'emploie comme tonique, ordinairement sous forme de teinture.

On trouve encore dans les droguiers deux écorces qui étaient inscrites dans les anciennes pharmacopées françaises comme officinales, ce sont:

L'Écorce de Copalchi ou *Cascarille de la Trinité* fournie par le *Croton niveus* Jacq., qui croît spontanément au Mexique, à la Nouvelle Grenade et au Vénézuéla. Elle est encore employée au Mexique comme tonique et fébrifuge.

L'Écorce de Malambo fournie par le *C. Malambo* Karst., qui croît dans le Vénézuéla, la Nouvelle Grenade et les Antilles.

SEMENCES DE CROTON

Origine. — Les Semences de Croton, encore connues sous le nom de *Graines de Tilly* sont fournies par le *Croton Tiglium* L. (*Tiglium officinale* Klotz) qui croît à Java, à Bornéo, aux Philippines.

Description. — Ces graines sont ovales, oblongues dans leur orme générale et présentent sur leurs côtés quatre lignes longitudinales plus ou moins saillantes; elles mesurent 15 millimètres de long sur 7 à 9 millimètres de large; leur face dorsale est convexe; la face ventrale est légèrement aplatie. Elles présentent à leur sommet une petite caroncule ridée qui manque souvent dans les graines du commerce et à la base de laquelle on aperçoit le hile. De ce point se détache une ligne saillante représentant le raphé, qui divise en deux la face ventrale et aboutit à la chalaze. Deux autres crêtes plus prononcées se montrent sur les côtés, gagnent la base de la graine et s'y terminent par deux petites tubérosités. La coque, coriace, cassante, noire ou brun foncé, est doublée intérieurement d'une couche mince et délicate, et recouverte extérieurement par une enveloppe mince et pulvérulente d'un brun clair, plus ou moins déchiquetée. L'albumen est jaunâtre, huileux. Il possède une âcreté extrême, corrosive, qui ne se développe qu'assez lentement, mais qui est très persistante.

Composition chimique. — Les semences de Croton renferment 50 à 60 p. 100 d'huile fixe, et de l'aleurone.

Usages. — En pharmacie on n'emploie jamais ces graines en nature; on ne les utilise que pour la préparation de l'Huile de Croton.

HUILE DE CROTON

L'Huile de Croton s'obtient par expression ou par lixiviation des semences de Croton décortiquées, au moyen d'éther, qui, soumis à l'évaporation, abandonne l'huile qu'il tenait en dissolution.

Cette huile est un liquide épais, visqueux, de couleur brune, ou jaune ambré, légèrement fluorescente, qui s'épaissit à l'air. Elle a une odeur rance et une saveur extrêmement âcre; sa densité à 15° est de 0,943 ; sa solubilité dans l'alcool est de 1 p. 63, son indice d'acidité est de 21,8.

L'huile de Croton extraite à l'aide de l'éther de pétrole et l'huile exprimée à froid sont absolument semblables à l'huile officinale. Les huiles obtenues par expression à chaud ou en traitant par l'éther les semences non décortiquées diffèrent de l'huile officinale par leur coloration, leur acidité, leur solubilité dans l'alcool absolu ; mais leurs principales constantes chimiques concordent avec les chiffres de l'huile officinale.

L'huile de Croton renferme des *acides stéarique, acétique, valérianique, angélique, butyrique* et un acide particulier, *acide tiglinique* et un principe mal défini appelé *Crotonol.*

Dans ces dernières années, on a fait beaucoup de recherches dans le but d'isoler le principe vésicant de l'huile de croton. Robert et Hirscheydt ont prétendu que l'action vésicante de cette huile est due à un acide très voisin de l'acide oléique qu'ils ont appelé *acide croton-oléique.*

En Allemagne on prépare même ce produit en grand en saponifiant par l'hydrate de baryte la partie de l'huile qui est soluble dans l'alcool fort et en traitant les produits saponifiés par l'alcool, qui dissout les sels de baryum des acides oléique et croton-oléique. En traitant par l'éther la solution de ces deux sels, ce véhicule dissout seulement le *Croton oléate, de baryte,* qui, traité par l'acide sulfurique, met en liberté l'*acide crotonoléique*, qu'on sépare au moyen d'éther.

Tout récemment (1896), Dunstan et Miss Boole ont repris l'étude de cette question en opérant directement sur l'huile et ont reconnu que son principe vésicant est une résine qu'ils ont appelée *Résine de Croton*. Cette résine est dure, jaune pâle, brillante, insoluble dans l'huile de pétrole et la benzine, mais très soluble dans l'alcool et dans l'éther.

Cette résine n'offrant pas les caractères d'un glycéride, d'une aldéhyde ou d'une cétone, on est amené à conclure qu'elle est une lactone ou un anhydride de structure complexe.

L'huile de Croton est employée comme révulsive. On l'a parfois employée dans le cas de constipation opiniâtre à la dose d'une goutte, émulsionnée dans de l'eau ou à la dose d'un quart de goutte en dissolution dans l'huile de ricin. Elle doit être administrée à l'intérieur avec la plus grande prudence, car elle peut, à dose un peu élevée, provoquer une vive irritation gastro-intestinale.

SEMENCES DE RICIN

Origine. — Les Semences de Ricin sont fournies par le *Ricinus communis* L., plante originaire des Indes Orientales dont la culture a été propagée dans presque toutes les régions tropicales et, dans un grand nombre de pays tempérés. Dans les îles de la région méditerranéenne, cette plante devient ligneuse et forme un petit arbre de 3 à 5 mètres de hauteur, mais en France, en Allemagne et en Angleterre, elle reste à l'état de plante annuelle et les graines arrivent rarement à maturité. L'irrégularité des saisons a fait depuis quelque temps abandonner la culture du Ricin dans le midi de la France et même en Italie. Actuellement les graines qui servent à préparer l'huile de Ricin viennent de l'Inde ou de Syrie.

Description. — Ces graines (fig. 349) sont ovoïdes, arrondies ou légèrement comprimées sur leur face dorsale; aplaties ou fortement anguleuses sur leur face ventrale; elles mesurent 6 à 12 millimètres de long et 8 millimètres environ d'épaisseur. Elles présentent à leur extrémité supérieure une caroncule jaunâtre, ridée, spongieuse, inclinée en avant, qui recouvre l'impression peu apparente du hile. De ce dernier part le raphé qui longe l'angle mousse de la face ventrale et se termine un peu en avant du pôle inférieur, par une protubérance plus ou moins saillante. La surface extérieure des graines est constituée par une enveloppe lisse, brillante, d'une couleur grise, mouchetée de marbrures brunes très délicates; au-dessous de cette enveloppe qui se détache facilement par macération dans l'eau existe un tégument noir au dehors, gris en dedans, dur et crustacé. Une troisième enveloppe mince, blanche, d'apparence micacee, recouvre l'endosperme huileux, blanc, au milieu duquel se trouve l'embryon. Quand elle est récente,

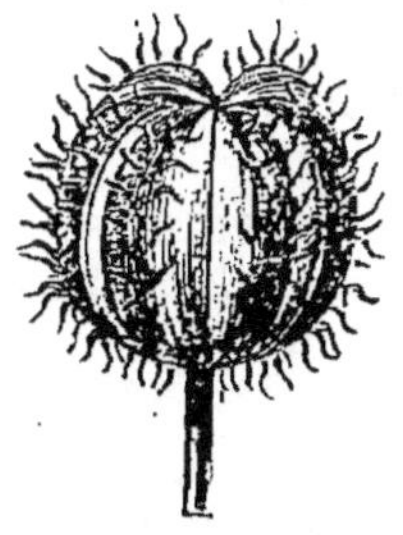

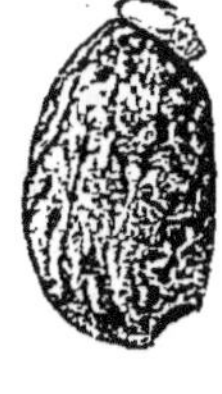

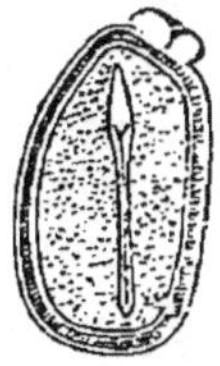

Fig. 348 à 350. — Ricin.

Fruit. Graine nue. Graine coupée longitudinalement.

l'amande du ricin possède une saveur douce, huileuse, accompagnée d'une âcreté peu sensible.

Composition chimique. — Ces graines renferment 52 p. 100 d'*huile fixe*, 2,4 de *matières minérales*, 1,05 d'*acide malique*, 2,18 de de *sucre*, 4,20 de *matières solubles dans l'alcool*, 26 de *matières albuminoïdes* et 5,71 *de cellulose*.

Stillmarck (1890) a isolé encore des graines de Ricin une matière albuminoïde qu'il range dans les ferments non figurés et qu'il désigne sous le nom de *Ricine*. C'est à cette substance qu'il faudrait selon lui rapporter les phénomène d'intoxication produits par ces graines, mais non leur propriété purgative.

Usages. — Les semences de Ricin possèdent des propriétés éméto-cathartiques bien prononcées; 5 à 6 d'entre elles écrasées et émulsionnées avec du lait constituent un médicament insipide, facile à prendre et provoquant des selles abondantes. A doses plus élevées, elles produiraient une superpurgation et des accidents convulsifs. On les emploie rarement en nature : on préfère leur substituer l'huile de ricin.

HUILE DE RICIN

L'huile de ricin obtenue par simple pression des graines décortiquées et bien nettoyées est presque incolore ou d'un jaune pâle, très visqueuse; elle a une odeur fade, une saveur douceâtre et légèrement âcre. Sa densité est de 0,961 à 0,966. Elle se concrète vers 15° et abandonne sous l'action du froid un dépôt blanc granuleux. *Elle est soluble en toutes proportions dans l'alcool absolu* et dans l'acide acétique.

Elle est composée en grande partie d'un corps gras particulier appelé *Ricinoléine*, dont l'acide a été appelé *acide Ricinolique*; le reste est formé d'une petite quantité de *palmitine*, de *stéarine* et de *cholestérine*. Par la saponification, elle donne de la glycérine et des acides *palmitique*, *ricinique* et *ricinolique*. Saponifiée et additionnée d'un excès d'alcali, puis chauffée dans une cornue, elle donne de l'*alcool caprylique* et un résidu de *sébate de potasse*) qui a permis à Bouis d'isoler l'*acide sébacique*.

C'est l'*acide ricinolique* qui constitue le principe purgatif de l'huile de ricin.

L'huile de Ricin constitue à la dose de 30 à 60 grammes un purgatif qui est communément employé, malgré son absorption toujours désagréable, qu'on peut légèrement atténuer au moyen de cassis ou de jus de citron.

L'huile de Ricin a été parfois falsifiée par addition d'*huiles d'Œillettes, de Croton, de Sésame*. Cette addition peut être reconnue facilement en se basant sur la solubilité de l'huile de Ricin dans l'alcool à 95° et son insolubilité dans la benzine. Sa densité élevée, et surtout la détermination de son indice d'acétyle, qui est de 154,4, et de beaucoup plus élevé que celui des autres huiles, permettront encore de constater la falsification.

On vend communément sous le nom de *Capsules d'huile de Ricin* de grosses capsules dans lesquelles l'huile de Ricin a été additionnée, sans indication qui le mentionne, d'une proportion d'huile de croton suffisante pour produire des superpurgations. Pour constater cette supercherie, on peut utiliser la propriété que possède l'hydrogène à l'état naissant de donner avec l'acide crotonique, de l'éther butyrique qui exhale une odeur caractéristique d'ananas. Pour cela, il suffit d'introduire dans un tube à essai un peu de grenaillé de zinc avec 7 ou 8 centimètres cubes d'eau; on y ajoute 4 à 5 grammes d'alcool et le contenu de 3 à 4 capsules suspectes; au moyen d'une pipette, on verse sur le zinc quelques gouttes d'acide sulfurique pur et au bout de quelques instants. on perçoit à l'orifice du tube, une odeur éthérée d'ananas, qui révèlera la présence de l'huile de croton.

Sous le nom de PIGNONS D'INDE ou GRAINES DE CURCAS, on désigne les graines du *Jatropha Curcas* L., qui croît dans l'Amérique du Sud et sur la côte occidentale d'Afrique. Ces semences dont la forme rappelle celle des graines de Ricin, sont nettement caractérisées par l'aspect de leur surface extérieure, qui est d'un noir mat, finement rugueuse, parsemée de taches blanches ressemblant à des fentes ou à des craquelures. Ces graines possèdent des propriétés purgatives bien plus énergiques que celles des graines de Ricin. Elles sont peu employées dans la thérapeutique européenne et ne sont guère utilisées que pour la préparation des savons durs.

Les SEMENCES DE MÉDICINIER sont fournies par le *J. gossypifolia* L. qui croît aux Antilles. Elles sont également purgatives et utilisées comme telles dans l'Amérique du Sud.

On utilise également comme purgatives au Brésil les semences du *Johannesia princeps* VELLOZO, qui figurent dans nos droguiers sous le nom de *Graines d'Anda-assu*.

Le *Fontainea Pancheri* HECKEL, qui croît dans la Nouvelle-Calédonie fournit aussi des graines contenant une huile d'un jaune doré qui possède des propriétés purgatives et éruptives au moins aussi énergiques que celles des semences de Croton.

Nous mentionnerons encore le BANCOULIER (*Aleurites triloba* FORST.), qui est très répandu dans les pays tropicaux, à la Réunion, aux Antilles et dont les graines, désignées sous le nom de *Noix de Bancoul*, contiennent 50 p. 100 d'huile fixe, qui peut s'employer aux mêmes doses que l'huile de Ricin.

Une espèce intéressante de cette famille est le *Stillingia sebifera* MICHX, ou *arbre à suif* de la Chine, dont les graines oléagineuses sont couvertes d'une matière sébacée très blanche, dont l'emploi tend à se répandre en France et en Angleterre, depuis que l'industrie de la margarine a entraîné la rareté croissante des suifs d'origine animale.

FÉCULE DE MANIOC

Origine. — La FÉCULE DE MANIOC est fournie par les tubercules de plusieurs Cassaves, tels que le *Manihot utilissima* POHL, *M. Aipi* POHL et *M. Janipha*, plantes indigènes du Brésil et cultivées dans beaucoup d'autres pays tropicaux comme la Guadeloupe, la Martinique, la Guyane, la Réunion, le Sénégal et quelques îles de l'Archipel Malais.

Préparation. — Les tubercules mondés de leur écorce et lavés, sont râpés sur une planche de bois, hérissée de petites pointes. Abandonnée à elle-même pendant 24 heures, la pulpe subit un commencement de fermentation, puis elle est introduite dans des sacs longs, cylindriques en jonc, appelés *couleuvres*, qu'on suspend aux arbres ou à une perche posée horizontalement sur deux fourches en bois. Après avoir agité ces sacs pendant quelque temps, on suspend à leur extrémité inférieure, un poids considérable ou un vaisseau très lourd qui les étire et en exprime le suc. Les sacs bien exprimés au moyen de la presse, sont placés auprès du feu ou exposés dans des cheminées pour achever la dessiccation de leur contenu, qu'on pulvérise. La poudre ainsi obtenue est appelée *farine de manioc*. Pour la débarrasser complètement des principes dangereux qu'elle pourrait contenir, on l'expose, après un tamisage grossier sur une plaque de fonte, à une température de 100°, en la remuant continuellement.

Suivant les préparations qu'elle a subies, la farine de manioc porte des noms différents. Le COUAC ou COUAQUE de nos colonies s'obtient en criblant la farine fraîche de manioc, pour la diviser en petites parties d'égale grosseur, que l'on chauffe dans des chaudières de fer, jusqu'à ce qu'elle ait subi un commencement de torréfaction : elle se présente alors sous forme de petits grains durs ressemblant à la semoule.

La CASSAVE est la farine plus soigneusement tamisée et étendue sous forme de gâteau sur une plaque de fer chauffée. Elle se présente sous forme d'un biscuit solide. Le TAPIOCA s'obtient en chauffant la fécule de manioc lavée et encore humide sur des plaques de fer, où on l'agite continuellement.

Description. — La fécule de Manioc nous arrive de l'Amérique du Sud et des Antilles, sous deux formes distinctes.

La première, désignée sous les noms de MOUSSACHE, FARINE DE CASSAVE, ARROW-ROOT DU BRÉSIL, de BAHIA ou de RIO ou de PARA se présente sous l'aspect d'une poudre, d'un blanc mat, composée de grains de grosseur irrégulière, parfois agglomérés en petit nombre, plus souvent isolés (fig. 351). Les grains agglomérés sont fréquemment composés de deux grains inégaux, l'un beaucoup plus gros que l'autre, parfois de 3 à 4 grains de grosseur sensiblement égale. Rarement les grains sont tout à fait ronds; le plus souvent on observe sur un ou plusieurs points de leur contour, une dépression plus ou moins large, formée par le contact des grains primitivement unis. La plupart des grains étant réunis deux à deux, la forme qui domine généralement est celle d'un chaudron ou d'une calote hémisphérique. Quelques-uns peuvent affecter une forme polyédrique, dont l'aspect varie avec le sens sous lequel ils se présentent. La plupart des grains portent un hile arrondi, plus souvent linéaire ou étoilé, qui est très apparent sur les gros grains. Cet amidon présente des stries qui ne sont pas toujours très visibles. Les gros grains mesurent en moyenne de 25 à 35 μ de diamètre, les petits mesurent de 5 à 15 μ.

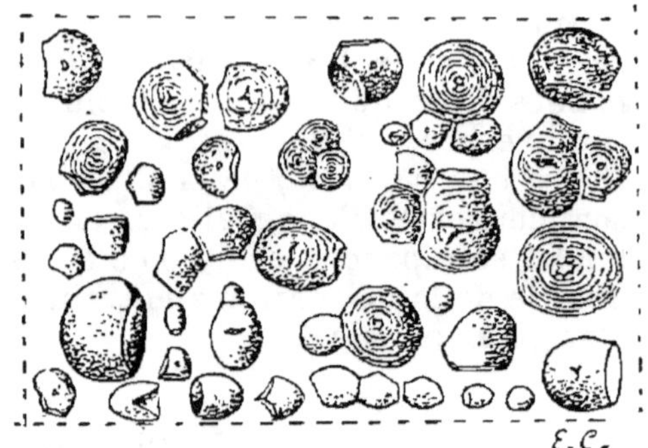

Fig. 351. — Fécule de Manioc.

Plus souvent cette fécule nous arrive sous le nom et sous la forme de TAPIOCA. Elle a alors été séchée sur des plaques chaudes et s'est agglomérée en grumeaux très durs et un peu élastiques, se délayant imparfaitement dans l'eau froide et formant avec de l'eau bouillante un empois visqueux et demi-transparent. En examinant le tapioca au microscope (fig. 352), on voit que si beaucoup de grains présentent encore les caractères et les dimensions des grains de farine de manioc, leur forme est beaucoup plus irrégulière. En outre, la plupart d'entre eux sont éclatés et présentent un hile très gros qui forme une cavité centrale,

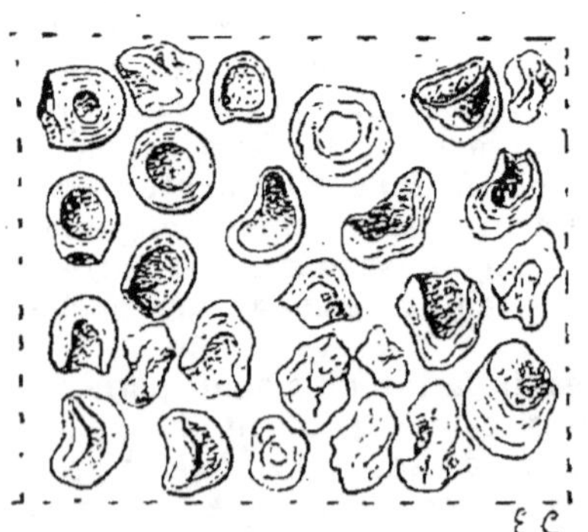

Fig. 352. — Tapioca du Brésil.

caractères qui ne peuvent être attribués qu'à l'action de la chaleur.

Usages. — La farine de Manioc est employée en Europe, bouillie pendant quelques instants dans du lait ou du bouillon, comme potage analeptique, d'une digestion facile, pour les convalescents, les vieillards et les enfants. Dans nos colonies, elle constitue un aliment des plus précieux et sert à faire du pain et des gâteaux.

MERCURIALE ANNUELLE

La Mercuriale annuelle (*Mercurialis annua* L.) croît communément en France dans les lieux cultivés et près des habitations. C'est une plante annuelle de 25 à 50 centimètres de hauteur, à rameaux opposés. Les feuilles d'un vert foncé sont opposées, simples, pétiolées, penninerves, dentées, accompagnées de stipules interpétiolaires. Les inflorescences, jaunes ou verdâtres, sont axillaires et d'aspect différent selon qu'elles portent des fleurs mâles ou des fleurs femelles. Les inflorescences mâles sont très longues; leur axe très grêle, porte des petites cymes pauciflores très contractées, formant des glomérules échelonnés. Les inflorescences femelles se composent d'une petite cyme axillaire dont les fleurs peu nombreuses sont courtement pédicellées. Un calice valvaire et trimère, une capsule didyme, hérissée de petites pointes vertes, à deux styles divergents et papilleux constituent ces petites fleurs très caractéristiques. Cette plante exhale une odeur spéciale, nauséeuse, qui s'atténue beaucoup par la dessiccation et une saveur âpre, amère et salée.

Elle renferme un principe amer, une matière colorante, un alcaloïde appelé *mercurialine*, qui est associé à une petite quantité de *Triméthylamine*.

A l'état frais, la mercuriale annuelle est un purgatif populaire employé pour supprimer la sécrétion lactée; on ne l'emploie en pharmacie que pour la préparation du *miel de mercuriale*.

CAOUTCHOUC DU BRÉSIL

Le Brésil n'est pas seulement le principal centre de production du caoutchouc; c'est encore lui qui fournit les sortes les plus appréciées. Les plantes qui concourent le plus à cette production sont surtout l'*Hevea guiamensis* Aubl, et ensuite les *H. lutea*, *Brasiliensis*, *ternata*, *rigidifolia*, *pauciflora*, *Benthamiana*, *Spruceana*, Muell. Ce sont elles qui fournissent spécialement les caoutchoucs si appréciés sous le nom de *Caoutchoucs de Para*.

La faveur dont jouissent universellement ces caoutchoucs ne tient pas à la supériorité du latex des *Hevea* sur celui des *Castilloa*, mais à la manière dont se fait la récolte et aux procédés employés pour conserver intactes toutes les propriétés du produit et le mettre à l'abri d'actions secondaires qui se manifestent si facilement dans les autres produits commerciaux.

La récolte de ce caoutchouc s'opère de la façon suivante : on pratique une entaille horizontale dans le tronc, à peu de distance de la base, puis on en fait une autre verticale plus longue que la première et qui vient la rejoindre. Lorsque ces deux entailles sont creusées, on en pratique d'autres à droite et à gauche de la verticale, parallèles entre elles et obliquant vers le bas, de façon à amener le latex qui s'échappe par toutes ces coupures dans l'entaille horizontale pratiquée en premier lieu, d'où on le recueille dans des écuelles en terre ou en bois. Parfois on comprime le tronc avec des cordages pour activer l'écoulement du latex. Ce suc, d'abord blanc et opaque comme de la crème, s'épaissit peu à peu. On y trempe des moules en bois qui affectent la forme des battoirs employés par les blanchisseuses, munis d'un manche assez long. On expose la couche de caoutchouc qui s'est déposée sur ce moule, à l'action de la fumée d'un feu alimenté avec du bois vert ; quand elle est sèche, on trempe de nouveau le moule dans le latex, on le fait sécher comme la première fois et l'on continue à opérer ainsi jusqu'à ce que la couche de caoutchouc ait atteint l'épaisseur voulue. Le moule en bois est retiré en pratiquant une fente dans le pain de caoutchouc sur un des côtés. Obtenu par ce procédé, le caoutchouc ne peut renfermer qu'une très faible proportion d'eau et de corps étrangers.

Tous les caoutchoucs du Brésil ne sont pas préparés avec le même soin. Ils arrivent en Europe après avoir été triés et divisés en trois catégories connues sous les noms de *Caoutchouc de Para fin*, *Caoutchouc de Para demi-fin* et *Caoutchouc en têtes de nègre*. Ce dernier est formé de tous les déchets de fabrication des pains de caoutchouc fin et demi-fin.

Ces caoutchoucs exhalent tous une odeur de goudron ou de fumée. Le mode de dessiccation auquel ils sont soumis introduit dans leur masse des éléments antiseptiques (*phénol*, *créosote*) qui empêchent les fermentations qui entraînent si souvent l'altération des autres caoutchoucs.

Les *Caoutchoucs de Pernambuco*, de *Maranham* et de *Bahia*, bien inférieurs à ceux de Para ne sont pas fournis par des *Hevea ;* ils sont préparés par un mode tout différent avec le suc laiteux des *Hancornia*, plantes de la famille des Apocynées.

Les exportations totales de caoutchouc du Brésil ont atteint en 1901, le chiffre énorme de 45 601 tonnes, dont 30 131 tonnes ont été expédiées de Para et 15 496 de Manaos. De ces quantités, 22 091 tonnes ont été envoyées en Europe et 23 508 tonnes ont été expédiées aux Etats-Unis.

KAMALA

Origine. — Le KAMALA est fourni par le *Mallotus Philippinensis* MUELL., (*Rottlera tinctoria* ROXB.), qui habite l'Asie tropicale, l'Abyssinie et la Malaisie.

Les fruits de cette plante sont recouverts de poils étoilés et de petites glandes rouges qui s'enlèvent très facilement. Au mois de

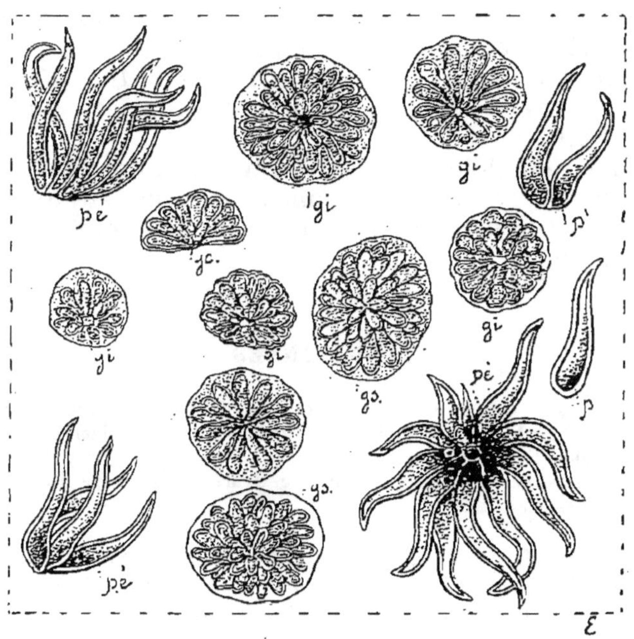

Fig. 353. — Poudre de Kamala.

gc, glande vue de profil. — *gi*, glande vue sur sa face inférieure. — *gs*, glande vue sur sa face supérieure. — *p*, *p'*, débris de poils. — *pé*, poils étoilés.

mars, on ramasse ces fruits, on les dépose dans un panier et on les y roule en les frottant entre les mains de façon à détacher la poussière rougeâtre, qui traverse le fond du panier et tombe sur des toiles.

Cette poudre, qui constitue le *Kamala*, est assez fine, mobile, formée de granules cramoisis, brillants, entremêlés de poils gris et de débris foliacés. Elle est presque insipide et inodore. Elle brûle comme le lycopode et surnage comme lui à la surface de l'eau, qui l'attaque à peine, même à la température de l'ébullition. L'éther, l'alcool et le chloroforme la mouillent rapidement et lui enlèvent une résine d'un brun rouge.

Chaque grain de Kamala (fig. 353) est une glande sphérique, irrégulière, à surface creuse, aplatie ou déprimée sur une de ses faces. Elle est composée d'une membrane jaune, mince et transparente, à l'intérieur de laquelle on observe de nombreuses cellules rouges en forme de massue, qui divergent d'une cellule centrale occupant à peu près le milieu de la face inférieure de la glande. L'aspect de ces glandes est très variable, suivant le sens dans lequel elles se présentent. Vues en dessus, les cellules claviformes sont disposées en plusieurs rosaces concentriques; vues de champ, elles paraissent disposées en éventails; vues en dessous, elles présentent en leur milieu la trace du pédicelle par lequel elles étaient attachées au fruit. Ces glandes sont toujours accompagnées de poils étoilés, entiers ou dissociés.

Cette poudre renferme de la *Rottlérine*, de l'*Isorottlérine*, deux résines, une cire et une matière jaune cristallisée. Son principe actif est la Rottlérine.

Le Kamala s'emploie comme ténifuge, à la dose de 2 grammes pour les enfants et de 6 à 12 grammes pour les adultes, soit en *poudre*, soit en *teinture alcoolique*. On le dit très efficace contre le Bothryocéphale.

CANNABINÉES

Herbes odorantes, annuelles et dressées ou vivaces et grimpantes, à suc aqueux, à feuilles opposées (au moins dans la partie inférieure des tiges), scabres, palminerves, souvent lobées, à stipules persistantes. Fleurs dioïques, isostémonées, disposées en cymes. Etamines à filets dressés. Calice femelle, gamophille et cupuliforme. Ovule campulytrope. Fruit sec, induvié, indéhiscent. Graine sans albumen.

Les principes actifs de ces plantes sont sécrétés, en partie, par de *grosses glandes pluricellulaires*, affectant des formes diverses, tantôt sessiles, tantôt supportées par un pédicelle très large, plurisérié.

CONES DE HOUBLON

Origine. — Les Cônes de Houblon sont les inflorescences femelles et mûres de l'*Humulus Lupulus* L., plante vivace qui croît à l'état sauvage dans toute l'Europe et s'étend dans le Caucase, le sud de la mer Caspienne, la Sibérie centrale et méridionale. La culture de cette plante a été propagée dans l'Amérique du Nord, le Brésil et l'Australie.

Description. — Le Cône de houblon (fig. 354) est ovoïde et mesure 2 à 3 centimètres de long sur 1,5 à 2 centimètres de large. C'est un court épi de cymes unipares, dont l'axe central supporte deux sortes de bractées membraneuses, d'un jaune verdâtre, ovales, élargies, ayant 1 centimètre de long, veinées et réticulées. De ces bractées, les unes sont symétriques; les autres, asymétriques inférieurement, portent à leur base un repli concave dans lequel est logé un akène induvié lenticulaire. La base de ces bractées asymétriques et l'indivium du fruit portent un grand nombre de glandes, d'une teinte jaune-orange, contenant un principe oléo-résineux, qui donne aux cônes de houblon leur odeur caractéristique. Au moment de la récolte, ces cônes ont une teinte jaune verdâtre, une odeur spéciale assez agréable, une saveur aromatique et brûlante ; mais, à la longue, cette teinte se modifie en même temps que leur odeur, qui devient désagréable par suite de la formation d'un peu d'acide valérianique. Le houblon des pharmacies conserve rarement sa forme ovoïde; par suite de la pression qu'on leur fait subir pour rendre leur transport plus facile, ces cônes sont généralement déformés, aplatis et dépourvus d'une partie de leurs bractées.

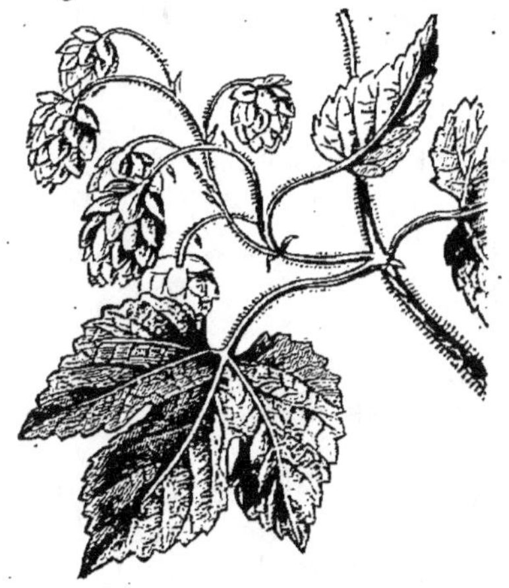

Fig. 354. — Cônes de Houblon.

Composition chimique. — Outre le *Lupulin*, qui leur communique leur odeur et leur saveur, les cônes de houblon renferment 3 à 5 p. 100 d'un tanin particulier (*acide humulo-tanique*), de la triméthylamine, de l'acide pectique, des sels de potasse.

Essai. — Se basant sur ce fait que l'acide lupulique en solution alcoolique peut être dosé volumétriquement et sur ce que les résines amères du houblon ont une réaction acide, on peut doser approximativement les matières amères du houblon par le procédé suivant recommandé par Lintner.

On pèse 10 grammes de houblon dans un ballon d'un demi-litre portant une marque à 505 centimètres cubes ; on ajoute 300 centimètres cubes d'éther de pétrole bouillant de 30 à 50°; on relie le ballon à un réfrigérant à reflux et on fait bouillir au bain-marie pendant huit heures. On remplit le ballon jusqu'à la marque et on filtre rapidement dans un flacon bouché à l'émeri. On prélève 100 centimètres cubes de liquide, représentant 2 grammes de houblon, qu'on additionne de 80 centimètres cubes d'alcool fort et on titre avec une solution de potasse décinormale en employant la phénophtaléine comme indicateur. Une molécule d'alcali correspond à une molécule d'acide lupulique de poids moléculaire égal à 400 ; par conséquent, chaque centimètre cube de solution alcaline décinormale correspond à 0 gr. 04 d'acide amer.

Les essais répétés ayant démontré que le houblon donne des résultats variant entre 12,7 et 14,6 p. 100, on pourrait adopter conventionnellement ce mode d'essai pour les marchés de houblon qui sont parfois très importants. Il permettrait de constater tout au moins la substitution si fréquente de houblons épuisés à des houblons vendus comme purs.

Production et commerce. — Le houblon est l'objet d'une culture et d'un commerce très importants en Angleterre, dans les comtés de Kent et de Sussex, en Bavière, dans le Wurtemberg, la Bohème et l'Alsace. En France, ce sont les départements du Nord, des Vosges et la Lorraine qui fournissent la plus grande quantité de houblon.

Usages. — Il est employé comme tonique, amer, antiscorbutique et antiscrofuleux. Il est un des éléments essentiels de la bière.

LUPULIN

Origine. — Le Lupulin est constitué par les petites glandes, luisantes et translucides, qui sont détachées des cônes femelles de houblon.

Pour l'obtenir, on sépare les bractées, on les secoue et on les frotte sur un tamis. La poudre que l'on recueille est lavée, décantée soigneusement, pour la séparer du sable et de la terre, puis desséchée; elle doit être conservée dans des flacons bien secs.

Description. — Vu en masse, le Lupulin a l'apparence d'une poudre granuleuse, d'un brun jaunâtre, possédant une odeur agréable de houblon, une saveur amère et aromatique. Il se mouille progressivement au contact de l'eau et immédiatement au contact de l'alcool et de l'éther. Trituré dans un mortier, il se réduit en une masse plastique.

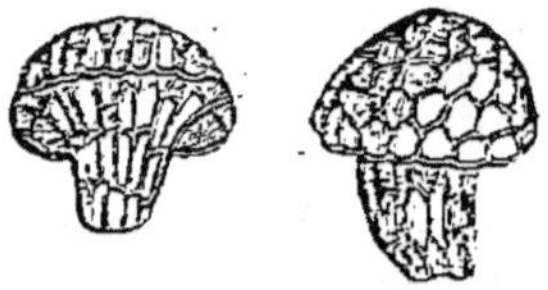

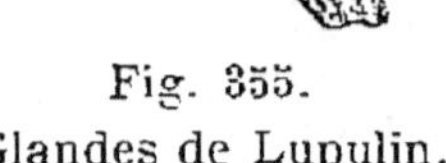

Fig. 355.
Glandes de Lupulin.

Examiné au microscope (fig. 355), chaque grain de Lupulin forme un sac globuleux ou ovoïde, entouré d'une mince paroi et mesurant 140 à 200 µ; il se compose de deux parties distinctes : une partie inférieure cupuliforme, plus ou moins complexe, formée de cellules polyédriques, à parois faiblement épaissies, et une partie supérieure, en forme de sac conoïde, constituée par une membrane mince, continue, faiblement réticulée, dont les bords se soudent à ceux de la cupule. L'aspect de cette partie supérieure de la glande se modifie sensiblement selon qu'on l'observe de champ ou de face. Fraîches, ces glandes sont remplies d'une substance liquide, jaune, qui, dans le Lupulin sec, s'est contractée en une masse brune.

Composition. — Le Lupulin renferme une huile volatile, un principe amer, de la cire (*palmitate de myricile*) et des résines.

Usages. — Il est employé à la dose de 2 grammes comme sédatif et anti-aphrodisiaque.

CHANVRE INDIEN

Origine. — Le CHANVRE INDIEN et le CHANVRE ORDINAIRE sont fournis par une seule et même espèce, possédant une taille et des propriétés différentes, suivant le mode de culture et suivant le climat où elle végète. C'est le *Cannabis sativa* L. (*C. indica* LAMK., — *C. erratica* SIER., — *C. chinensis* DEL.), qui est originaire de l'Asie occidentale et centrale, et qu'on rencontre dans toutes les régions tempérées et tropicales.

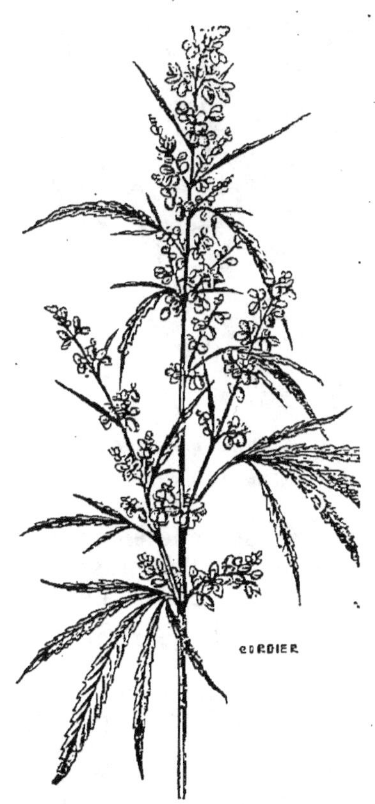

Fig. 356. — *Cannabis sativa.* Inflorescence femelle.

L'espèce médicinale est surtout cultivée dans l'Inde, dans les districts de Bogra et Rajshahi, au nord de Calcutta, sous le contrôle et la surveillance du gouvernement du Bengale, qui en retire chaque année un très gros bénéfice.

Les produits commerciaux fournis par cette espèce sont les *sommités fleuries* et la *résine*. Les premières se récoltent un peu après la floraison, quand les feuilles commencent à jaunir et lorsque les graines sont déjà formées. C'est à ce moment qu'est abondamment sécrétée la résine, qui constitue le principe actif de la plante.

Description. — Le chanvre indien se présente sous deux formes principales, désignées sous les noms de *Bhang* et de *Ganja*.

Le BHANG des Indiens, *Haschich* ou *Quinna* des Arabes, se compose principalement des inflorescences des fleurs femelles détachées de la tige et formant une masse aplatie, oblongue ou ovoïde, composée de rameaux secondaires attachés à un axe principal. Dans cette masse, on distingue des bractées foliacées d'un vert grisâtre, des bractéoles toutes petites, les styles des fleurs femelles se présentant en filets brunâtres et quelques fruits plus ou moins mûrs. Le Bhang est peu riche en résine; il a une odeur vireuse, moins prononcée que le *Ganja*.

Le GANJA ou GUNHJA, qui ne vient que rarement dans le commerce, est formé de paquets de longues tiges dont on a détaché les grosses feuilles, pour n'y laisser que les inflorescences femelles dont toutes les parties sont engluées par une exsudation résineuse très abondante ; aussi, cette drogue possède-t-elle une odeur narcotique très prononcée qui, dans les Indes, la fait préférer au Bhang.

La Résine, que les Orientaux réservent pour leurs usages et qui constitue le principe actif de la plante, se recueille : soit en froissant les sommités fleuries entre les mains, qui s'imprègnent de la substance résineuse qu'on enlève en râclant les mains de l'ouvrier ; soit en faisant promener dans les cultures des hommes recouverts d'un vêtement de cuir sur lesquels l'exsudation résineuse s'accumule et forme une couche épaisse que l'on détache ensuite. Le produit ainsi obtenu est très impur. Avant de l'employer, les Indiens le purifient et le mélangent avec une foule de produits destinés à donner au mélange des propriétés aphrodisiaques.

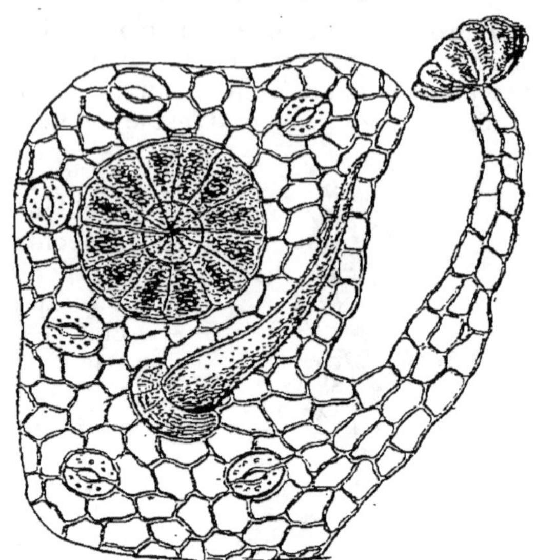

Fig. 357. — *Cannabis sativa.*
Epiderme d'une bractée.

Caractères microscopiques (fig. 357-358). — Les feuilles de *Cannabis indica* sont garnies sur leur face supérieure d'une multitude de poils cystolithiques très courts et sur leur face inférieure de poils plus longs, unicellulaires, coniques, dont la base est incrustée de carbonate de chaux. Elles portent en outre sur leur face inférieure surtout, une grande quantité de glandes oléifères pluricellulaires, sessiles, semblables aux grosses glandes des Labiées.

Les bractées, très riches en cristaux d'oxalate de chaux, sont garnies sur leur face externe d'une multitude de poils capités, formés d'un large pédicelle pluricellulaire et plurisérié, couronné par une grosse glande à compartiments multiples, séparés par des cloisons verticales. *C'est dans les glandes des bractées et des feuilles qu'est sécrétée l'oléorésine qui constitue le principe actif du Chanvre.*

Composition chimique. — Le chanvre indien renferme : un hydrocarbure liquide, appelé *Cannabène ;* un hydrocarbure solide, l'*hydrate de Cannabène ;* une résine verdâtre, appelée *Cannabine* ou *Haschischine,* qui constitue son principe actif.

Usages. — Le Chanvre exerce une action très marquée sur le système nerveux. Il produit, comme l'opium, une première période d'excitation, suivie d'une sorte de torpeur lucide, qui caractérise bien cette ivresse particulière. Son usage continuel

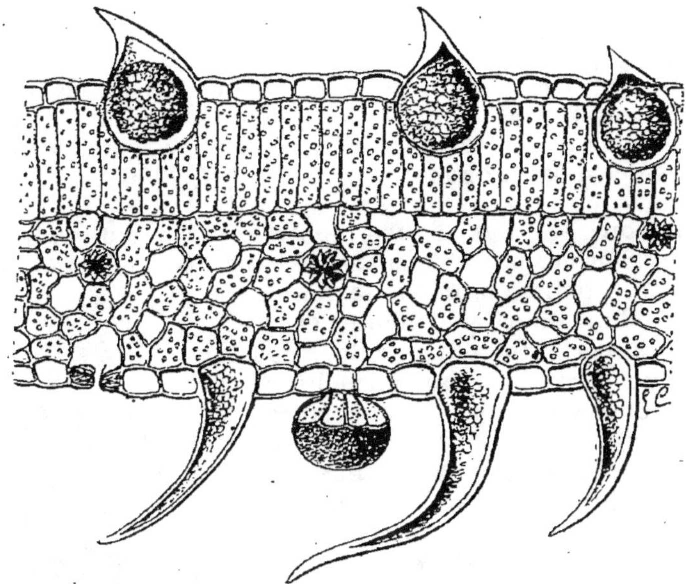

Fig. 358. — Feuille de *Cannabis sativa*.
Structure anatomique du limbe.

conduit à l'hypocondrie et amène des désordres terribles, qui se traduisent par l'hébêtement ou une folie accompagnée parfois de crises terribles. On l'a employé contre la folie, le tétanos, le delirium tremens, les convulsions, l'asthme, et contre certaines affections de l'estomac. On l'utilise sous forme de *teinture* ou d'*extrait hydroalcoolique*, à la dose de 25 centigrammes.

ARTOCARPÉES

Arbres ou arbustes à suc généralement laiteux ou opalin, à feuilles alternes, rarement opposées, convolutées dans la vernation, à stipules ordinairement amplexicaules et laissant sur les axes des cicatrices annulaires. Fleurs monoïques ou dioïques, généralement 4-mères, à filets staminaux dressés dans le bouton et à tout âge. Ovule ascendant et plus ou moins complètement orthotrope. Fruit généralement drupacé, indéhiscent, enveloppé par le calice devenu succulent ou disposé à l'intérieur d'un réceptacle charnu. Embryon recourbé en crochet dans un endosperme plus ou moins développé.

L'appareil sécréteur des Artocarpées est constitué par des *vaisseaux laticifères* qui affectent la même forme et la même localisation que dans les Euphorbiacées, les Asclépiadées et les Apocynées. Ce sont des tubes non anastomosés, qui renferment un suc tantôt incolore (*Mûrier*), tantôt tenant en suspension de nombreux globules et très riche en Caoutchouc (*Castilloa*, *Ficus*), ou un principe éminemment toxique (*Antiaris*). Chez d'autres (*Piratinera*), ce suc est laiteux et peut être utilisé comme aliment.

FIGUES

Origine. — Les Figues sont les fruits desséchés du *Ficus carica* L., plante originaire d'Orient, d'où sa culture s'est propagée en Espagne, en Italie, en France et dans toutes les régions tempérées des deux mondes.

Description. — Les figues sont formées d'un réceptacle charnu, pyriforme, portant sur sa face interne un grand nombre de fruits très petits, muni, à sa partie inférieure, d'un court pédoncule, et, à sa partie supérieure, d'un orifice, qui est presque fermé par quelques bractéoles. D'abord vert, rugueux et coriace, ce réceptacle laisse exsuder, quand on le coupe, un suc âcre et laiteux. En dedans des bractéoles qui recouvrent son orifice, on distingue parfois quelques fleurs mâles, très peu développées. Le réceptacle est tapissé intérieurement (fig. 359) par les fleurs femelles, qui sont pressées les unes contre les autres, pédonculées et munies d'un périanthe à cinq divisions, entre lesquelles existe un petit carpelle, à mésocarpe mince, charnu, et à endocarpe dur, qui renferme une graine dont l'embryon est recourbé en crochet. A mesure que la maturité avance, le réceptacle s'accroît, devient plus mou et succulent ; il prend à l'intérieur une teinte rougeâtre, et à l'extérieur une teinte jaune violette ou noirâtre, en même temps que son suc âcre et laiteux est remplacé par un liquide sucré. La figue fraîche et mûre a une saveur douce et sucrée ; son suc est peu abondant et dépourvu d'acidité. Si on la laisse sur l'arbre, elle se ride, se dessèche et devient de plus en plus sucrée.

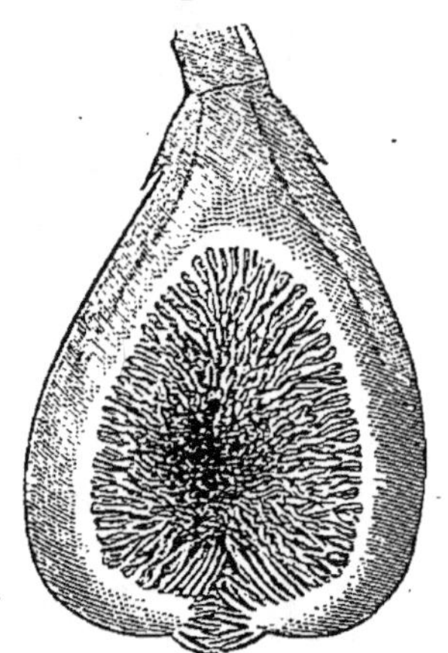

Fig. 359.
Fruit du figuier.
Coupé longitudinalement.

Il en existe plusieurs variétés commerciales, désignées sous les noms de *Figues de Smyrne*, *Figues de Trieste* et *Figues de Dalmatie*.

La Provence fournit aussi une certaine quantité de Figues désignées sous le nom de *Figues grasses* et de *Figues violettes*.

Les Figues mûres renferment 60 à 70 p. 100 de glucose, de la gomme et des corps gras.

Elles sont employées en médecine comme pectorales, émollientes et laxatives. Elles contribuent à l'alimentation de certaines peuplades africaines et sont utilisées pour préparer un vin connu sous le nom de Vin de Figues, et qui se distingue du vin de raisin par la proportion de mannite qu'il renferme.

Torréfiées, les Figues sont aussi employées pour préparer un succédané du café (*Café de Figues*), qui est souvent mélangé frauduleusement avec le Café vrai.

La présence et la forme conique des poils qui sont très nombreux sur l'épiderme du réceptale : la présence et la forme de gros vaisseaux laticifères qui se ramifient dans le tissu du réceptale ; la forme étoilée des cristaux qui abondent dans cette partie de la figue ; la présence des petites graines, encore entières, ou de cellules scléreuses provenant de leur spermoderme, constituent un ensemble de caractères précis qui permettront de constater l'identité du Café de Figues ou son introduction frauduleuse dans le Café torréfié.

Comme espèces intéressantes du genre *Ficus*, on peut mentionner :

Le *F. septica* Forst., dont le suc est employé en Cochinchine pour détruire les bourgeons charnus et les chairs putrides.

Le *F. doliaria* Mart., qui croît au Brésil et dont le suc renferme une pepsine végétale, qui agirait à la façon de la papaïne, comme vermivore. C'est à ce titre que les Brésiliens l'emploient pour détruire l'ankylostome duodénal.

Certaines espèces de *Ficus* renferment un suc très riche en caoutchouc.

Les espèces qui se recommandent sous ce rapport sont les *F. elastica* Roxb. et F. *religiosa* W., qui fournissent les *Caoutchoucs de Java et de Bornéo*; les *F. laccifera* Roxb., *F. obtusifolia* Rosc. et *F. annulata* Bl., qui donnent les *Caoutchoucs de l'Indo-Chine*.

CAOUTCHOUCS DE L'AMÉRIQUE CENTRALE

Les Caoutchoucs de l'Amérique centrale sont fournis par plusieurs espèces du genre *Castilloa*.

L'espèce la plus intéressante de ce genre est le *C. elastica* Cervant. C'est elle qui fournit le *Caoutchouc du Nicaragua*, encore désigné sous les noms de *Caoutchouc de Savanille*, de *Costa-Rica*, de *Porto-cabello*.

Ce caoutchouc se prépare au moyen d'incisions pratiquées au tronc de l'arbre. Le suc, conduit dans des seaux en fer, est tamisé le soir même du jour où il est recueilli, après quoi on le traite par le suc préparé ou la macération dans l'eau de la racine d'*Ipomœa Bona-nox*, qui coagule le caoutchouc. Celui-ci flotte en une masse liquide brune, d'odeur caséeuse ; on le soumet à l'action d'une presse de fer et on le fait sécher.

Un arbre de 18 pouces de diamètre peut donner 25 kilogrammes de caoutchouc.

Les caoutchoucs de l'Amérique centrale sont très estimés et très aptes à résister à la traction; ils sont aussi très difficilement altérables à l'air.

Le *C. Markhamiana* Coll. concourt aussi à la production du caoutchouc de l'Amérique centrale.

Parmi les Artocarpées productrices de caoutchouc, il faut encore mentionner le *Cecropia peltata* Meyer et l'*Artocarpus elastica*, qui croissent dans la Guyane hollandaise et au Brésil.

Les autres espèces intéressantes de cette famille sont :

Le Murier noir (*Morus nigra* L.), qui croît à l'état sauvage dans le nord de l'Asie Mineure, et fournit les *Mûres noires*, qu'on utilise en pharmacie pour préparer le *suc de Mûres*.

Le Murier blanc (*M. alba*), sur lequel on élève les vers à soie.

Le Murier a papier (*Broussonettia papyrifera* Vent.), espèce chinoise dont la tige sert à préparer le *Papier de Chine*.

L'*Antiaris toxicaria* Lesch., qui croît à Java, où il est connu sous les noms d'*Upas antiar* et *Pohon upas*. Cette plante passe pour être la plus vénéneuse du monde; elle sert à préparer le poison des flèches des Javanais.

Les *Artocarpus integrifolia* et *A. incisa* L., qui croissent aux Antilles et dont les fruits et les graines constituent un aliment précieux pour les nègres. Leur suc laiteux est employé pour panser les plaies de mauvaise nature.

URTICÉES

Plantes annuelles ou vivaces, rarement frutescentes, à rameaux souvent tétragones, à feuilles opposées, accompagnées de stipules interpétiolaires. Fleurs unisexuées, à calice tétramère, disposées en glomérules, ou en capitules, ou en épis simples ou ramifiés, souvent unilatéraux, ou monoïques, ou dioïques. Dans les fleurs mâles on trouve quatre étamines à anthères introrses, à filets élastiques et un gynécée rudimentaire. Les fleurs femelles ont un ovaire uniloculaire, surmonté d'un bouquet de poils stigmatiques, et contenant un ovule orthotrope. Le fruit est un akène. La graine est albuminée

PARIÉTAIRE

La Pariétaire (*Parietaria officinalis* L.) est très répandue en Europe, sur les vieux murs et dans les décombres.

On en distingue deux variétés, le *P. diffusa* Koch, aussi commun dans le Nord que dans le Midi de l'Europe et le *P. erecta* Koch., qu'on ne rencontre pas dans le Midi.

On utilise en pharmacie les rameaux aériens garnis de leurs feuilles et de leurs fleurs.

Les tiges droites, aplaties ou légèrement tordues par la dessiccation, colorées en brun verdâtre et couvertes de poils blancs, très fins, sont très rameuses ou diffuses (*P. diffusa*) ou plus rarement simples et munies de rameaux courts (*P. erecta*). Les feuilles sont alternes, ovales, atténuées aux deux extrémités et courtement pétiolées. Leur bord est entier, garni d'une frange de poils

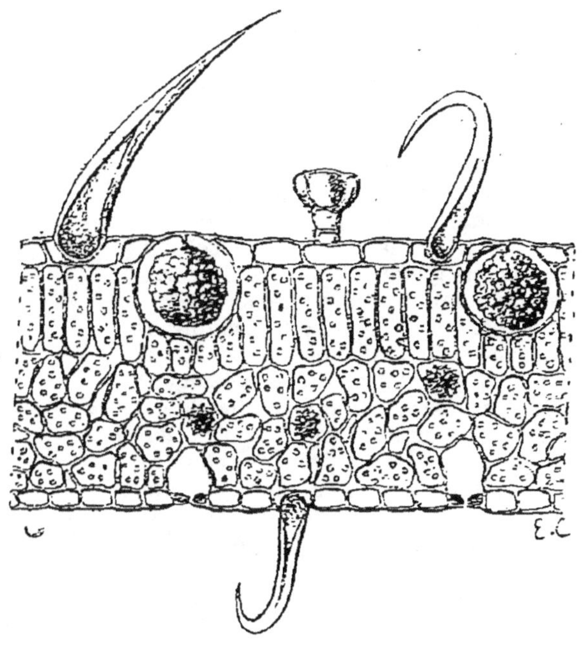

Fig. 360. — Feuille de Pariétaire.
Section transversale du limbe.

très fins. La face supérieure est, d'un *vert foncé et sale;* la face inférieure est d'un *vert plus clair* : toutes deux sont *finement granuleuses* et garnies de poils *crochus*, qui sont très confluents sur les nervures. Les fleurs sont disposées en glomérules ordinairement quinquéflores, enveloppés en partie dans un involucre commun et placés à l'aisselle des feuilles de l'axe ou de ses ramifications. La fleur centrale est femelle, les quatre autres sont hermaphrodites. La fleur mâle se distingue par l'absence de l'ovaire ; les fleurs femelles par l'avortement des étamines.

La Pariétaire a une saveur mucilagineuse un peu âpre et saline.

Anatomiquement, elle est caractérisée par la présence de *poils tecteurs*, de *poils glanduleux*, de *cystolithes* et de *cristaux d'oxalate de chaux*. Les poils tecteurs, qui sont *unicellulaires*, affectent deux formes différentes (fig. 360) les uns sont *recourbés en forme de hameçon* : les autres, beaucoup plus larges à leur base qui est incrustée de sels calcaires, sont *coniques, droits*. Les poils glanduleux sont formés d'une *glande pluricellulaire* supportée par un court pédicelle. Les cystolithes sont arrondis et *localisés sur la face supérieure de l'épiderme.* Les cristaux sont *étoilés.*

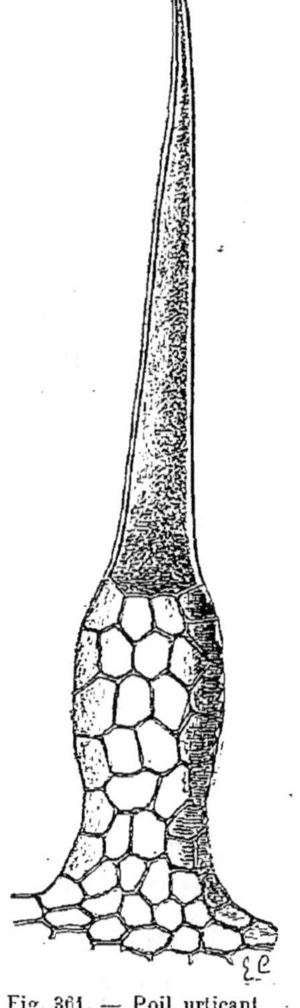

Fig. 361. — Poil urticant de l'*Urtica urens.*

La Pariétaire contient une grande proportion de nitrate de potasse, qu'elle emprunte aux matériaux sur lesquels elle croît habituellement.

Elle est employée communément comme diurétique en tisane.

La Grande Ortie (*Urtica dioïca* L.), qui croît si communément le long des murs, était employée autrefois pour produire une urtication méthodique, dans le coma et la paralysie. Avec la plante fraîche, on fustigeait les parties du corps sur lesquelles on voulait produire une dérivation. Les poils *urticants* ou *stimuli*, qui produisent cette irritation, sont principalement localisés sur le pétiole et sur la face inférieure des feuilles : ils sont simples, très longs, coniques, unicellulés, formés d'un bulbe basilaire renflé, pluricellulaire, qui supporte un long poinçon conique terminé par une pointe recourbée, plus ou moins obtuse ou renflée en boule. Cet appareil est creux et rempli d'un liquide très irritant, qui produit une sensation douloureuse de brûlure, quand le poil, en se brisant ou en pénétrant dans le derme, y inocule son contenu. C'est dans les cellules qui constituent la portion renflée ou la base du *stimulus*, qu'est sécrété le suc irritant qui se rassemble, comme en un réservoir, dans la cavité du grand poil allongé.

On utilisait dans le même but les *U. urens* L. et *U. pilulifera* L. Si quelques-unes de ces plantes peuvent, sans danger, être employées pour pratiquer l'urtication médicale, il en est d'autres, telles que l'*U. stimulans* L. et l'*U. crenulata* Roxb., qui croissent à Java, dont les piqûres peuvent occasionner de la fièvre et des symptômes inflammatoires et tétaniques. Mais, de toutes ces espèces, la plus dangereuse est l'*U. urentissima* Bl., qui croît dans l'Inde et dont les blessures peuvent durer plus d'un an, quand elles ne sont pas mortelles.

JUGLANDÉES

Les Juglandées sont des arbres odorants, à feuilles alternes, sans stipules, composées, pennées, rarement unifoliées. Leurs inflorescences femelles sont terminales et les mâles émergent de bourgeons latéraux qu'enveloppent quelques écailles imbriquées. Le fruit est une drupe dont l'exocarpe se sépare ou non du noyau. La graine exalbuminée est formée de deux cotylédons plissés.

FEUILLES DE NOYER

Les Feuilles de Noyer sont fournies par le *Juglans regia* L., qui croît dans toute l'Europe méridionale.

Ces feuilles sont composées-pinnées, à 7-9 folioles sensiblement égales, mais cependant un peu plus grandes au sommet qu'à la base ; ces folioles qui mesurent de 6 à 9 centimètres de longueur sont ovales ou oblongues à bords entiers et légèrement sinués. Les jeunes feuilles sont tendres, velues à l'aisselle des nervures secondaires ; les feuilles âgées sont coriaces et tout à fait glabres. De la nervure médiane se détachent des nervures secondaires qui se rejoignent près des bords de la feuille. Les

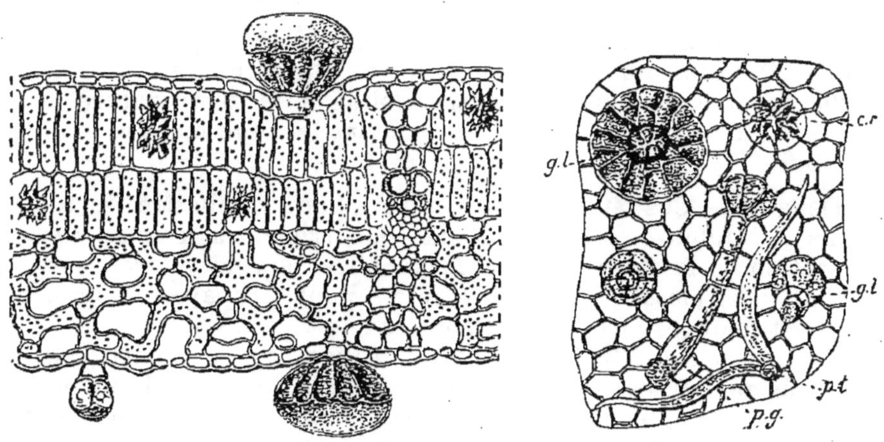

Fig. 362-362 *bis*. — Feuille de Noyer.

Section transversale du limbe. Epiderme supérieur.

feuilles de noyer sèches, de bonne qualité, sont d'un beau vert sur leur face supérieure, d'un vert moins foncé sur leur face inférieure ; leur consistance est parcheminée, leur odeur aromatique et leur saveur franchement amère et astringente. Les pétioles sont bruns. Si on compare les feuilles de noyer récemment séchées et cueillies en bonne saison avec les feuilles du commerce, on est frappé de la différence qu'elles présentent. Au bout de quelques mois, en effet, les feuilles séchées, abandonnées à l'air libre, brunissent, en même temps qu'elles perdent leur arome et leur amertume. Ce changement produit sous l'influence de l'humidité et de l'air est l'indice d'une transformation profonde qui s'est opérée après la dessiccation; aussi est-il nécessaire pour les conserver longtemps et en bon état, de placer ces feuilles dans une atmosphère sèche. Les feuilles altérées sont d'un vert sale, tirant sur le brun ; leur surface présente parfois des taches jaunes, quand elles proviennent de la chute automnale.

Structure microscopique (fig. 362). — Épiderme garni sur les deux faces de *poils tecteurs* et de *poils glanduleux*. Les poils tecteurs sont *assez rares, accouplés, unicellulaires, coniques ;* les poils glanduleux affectent trois formes différentes ; les glandes qui les couronnent sont *quadri* ou *pluricellulaires :* elles sont tantôt *sessiles* et logées dans des dépressions épidermiques ; tantôt elles sont *supportées par un pédicelle court* ou *par un pédicelle long, pluricellulaire, unisérié*. Les grosses glandes pluricellulaires n'offrent plus dans la disposition et le nombre de leurs cloisons, la régularité qu'on observe dans les glandes octocellulaires des Labiées. Mésophylle hétérogène asymétrique, dont la partie supérieure, formée de deux assises en palissade, est caractérisée *par la présence de très grosses mâcles d'oxalate de chaux*. Nervure médiane *plan-convexe*. Système libéro-ligneux fermé et représenté par deux cordons ligneux, opposés et recouverts par un liber *cristalligène* et un *péricycle fibreux, continu.*

Composition chimique. — Les feuilles de Noyer renferment une forte proportion d'un *tanin*, à noyau ellagique, une *huile essentielle* de couleur jaune verdâtre, solide à la température ordinaire, une matière âcre, la *Juglandine* et une matière sucrée, l'*Inosite*.

Usages. — Ces feuilles sont utilisées pour combattre les affections scrofuleuses et surtout la leucorrhée. On les emploie en décoction à la dose de 5 p. 1 000. Elles servent à préparer un *extrait hydro-alcoolique* qu'on emploie pour préparer le *sirop de Noyer* et d'autres sirops antiscrofuleux.

Sous le nom de Brou de noix, on utilise parfois la partie charnue qui recouvre l'endocarpe de la Noix. Cette substance qui a pris une teinte noirâtre, en se desséchant, renferme aussi du *Tanin* et de la *Juglandine*, des acides citrique et malique. Elle n'est guère employée que pour préparer une liqueur stomachique. L'ébénisterie s'en sert plus souvent pour donner aux bois blancs une coloration brune.

L'Huile de Noix que l'on retire par expression des graines du *J. regia* est communément employée dans le centre de la France pour remplacer l'huile d'olives. Elle sert en pharmacie à préparer l'*huile iodée*, qui est actuellement un médicament à la mode. Le tourteau résultant de la pression des Noix est aussi souvent utilisé pour engraisser les volailles, dans quelques départements, mais il a l'inconvénient de communiquer à la chair de ces volailles une saveur rance, assez désagréable.

Aux États-Unis et au Canada, on utilise communément contre la constipation et les affections intestinales et sous le nom de *Juglandin*, un extrait obtenu en précipitant par l'eau la teinture alcoolique de l'écorce du *J. cinerea* Michx.

MYRICÉES

Les Myricées ont un appareil sécréteur représenté par des glandes octocellulaires, sessiles, qui sont localisées à la surface de leur limbe et affectent la même disposition et la même forme que les glandes octocellulaires des Labiées.

L'espèce qui nous intéresse le plus dans cette famille est le *Myrica cerifera* L., qui fournit la Cire de Myrica.

Pour recueillir cette cire, on verse sur les baies de cet arbre de l'eau bouillante qu'on laisse écouler après quelques minutes de contact, ou bien on les fait bouillir dans l'eau. En décantant le liquide, on recueille une cire qui est d'autant plus foncée en couleur que le contact a été plus prolongé. Cette cire est d'un vert pâle ou jaunâtre, translucide ; elle a une saveur amère et une odeur balsamique. Elle est incomplètement soluble dans l'alcool bouillant et se dissout dans 4 parties d'éther. Elle a, à peu près la même consistance que la cire d'abeilles. Elle existe dans les fruits de *Myrica cerifera* dans la proportion de 25 p. 100. On l'utilise pour la préparation des bougies, qui sont légèrement aromatiques : on l'a aussi employée comme antidysentérique.

Aux Etats-Unis, on utilise l'écorce de la racine et de la tige de cet arbre comme tonique et astringente.

Les autres espèces utiles de cette famille sont :

Le *M. Gale* L. ou *Myrte bâtard*, qui croît dans le Nord et le Centre de l'Europe, où l'on emploie ses feuilles, en infusion théiforme, comme toniques, excitantes et vermifuges.

Le *M. sapida* Wall., qui croît dans l'Inde et dont on utilise l'écorce comme tonique, astringente, résolutive et carminative.

AMENTACÉES

Arbres ou arbustes à feuilles alternes, caduques, avec ou sans stipules. Fleurs unisexuées, monoïques ou rarement dioïques. Fleurs mâles disposées en chatons cylindriques ou globuleux, nues ou pourvues de bractées ; le périanthe est formé d'une écaille simple trilobée ou cunéiforme, à la base de laquelle sont insérées les étamines en nombre variable, sans indice de pistil. Fleurs femelles, généralement axillaires, tantôt réunies en chatons ou en capitules, recouvertes par un involucre cupuliforme, garni extérieurement d'écailles ou d'aiguillons. Fruit généralement uniloculaire, souvent monosperme, toujours protégé par l'involucre persistant et souvent accru. Graine exalbuminée.

ÉCORCE DE CHÊNE

Origine. — L'Écorce de Chêne est fournie par les *Quercus sessiliflora* Sm. et *Q. pedunculata* Ehr., variétés du *Q. Robur* L., qui est indigène de presque toute l'Europe.

Description. — L'écorce qui est destinée aux usages de la pharmacie est recueillie au printemps sur les jeunes rameaux. Elle se présente généralement en longs tuyaux ou en fragments cintrés, mesurant 2 millimètres d'épaisseur. La surface extérieure est *luisante,* d'un *gris argenté* et présente, par places, des taches brunes, des reflets bleuâtres et des vestiges de lichens. La face interne est d'un brun rougeâtre, marquée de stries très apparentes. La cassure est courte et fibreuse. La section transversale offre une *structure feuilletée.* Sèche, cette écorce est presque inodore, mais quand elle est mouillée, elle exhale une odeur de tan très prononcée. Sa saveur est astringente et légèrement amère.

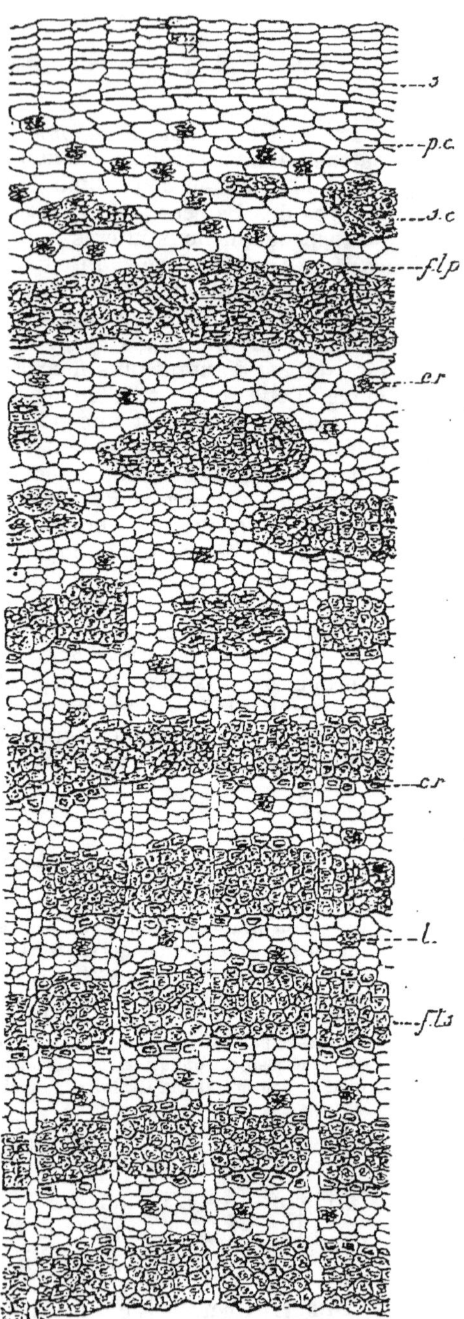

Fig. 363. — Écorce de Chêne. Section transversale.

Structure microscopique (f. 363). — Sous le suber, qui est assez épais (*s*), on distingue le parenchyme cortical qui est *caractérisé par la présence de nombreuses cellules scléreuses,* groupées en petit nombre (*sc*) ou réunies en massifs très épais, dans lesquels sont enchâssés les faisceaux libériens primaires (*flp*). Le liber secondaire (*l*), sillonné par *d'étroits rayons médullaires,* est caractérisé par la présence de nombreux faisceaux fibreux (*fls*), *disposés en séries parallèles* et *fréquemment entrecoupés par des groupes de cellules scléreuses.* Ces faisceaux sont *bordés de tubes cristalligènes* contenant des cristaux prismatiques. Les parenchymes cortical et libérien renferment de nombreux *cristaux étoilés.* A mesure que l'écorce augmente d'épaisseur, sa structure se modifie surtout dans ses couches extérieures, par suite de la formation de liège secondaire qui envahit le parenchyme cortical.

Composition chimique. — L'Ecorce de Chêne renferme un principe amer, la *Quercine,* une matière sucrée, la *Quercite,* un tanin particulier l'*acide Quercitannique*. Soumis à la distillation sèche, ce tanin donne de la *pyrocatéchine* et ne fournit pas d'*acide gallique* par oxydation : ces caractères le distinguent du tanin de la Noix de Galle, qui par oxydation, donne du *pyrogallol*.

Usages. — Cette écorce n'est guère employée qu'en injections vaginales, comme tonique et astringente. L'emploi de sa décoction est tout indiqué dans les empoisonnements par les alcaloïdes et par les sels de plomb, de cuivre et d'antimoine.

Les Glands de Chêne sont plutôt utilisés comme aliment que comme médicament. On les a cependant employés quelquefois en décoction contre les diarrhées. Plus souvent ils ont été utilisés après torréfaction, pour préparer un succédané du café, désigné sous le nom de *Café de gland doux*, qui est constitué par un mélange de *Chicorée*, de *fruits de graminées* et de *pain grillé*.

GALLES DE CHÊNE

Origine. — Sous les noms de Galles de Chêne, Noix de Galle, Galles d'Alep, on désigne une production morbide qui se forme sur les bourgeons du *Quercus infectoria* Oliv., à la suite de la piqûre d'un insecte hyménoptère, le *Cynips Gallæ tinctoriæ* Olit.

Formation. — La femelle de ce petit insecte enfonce d'abord sa tarière dans les tissus des jeunes bourgeons, pour percer un canal dans lequel elle dépose son œuf qu'elle pousse jusqu'au fond. Cette opération détermine dans le bourgeon une accumulation considérable des sucs de la plante, et entraîne la formation rapide d'une excroissance, au centre de laquelle la larve éclot et subit toutes ses métamorphoses. Les Galles qui contiennent un œuf ne commencent jamais à se développer avant l'éclosion de cet œuf ; quand, par un accident quelconque, l'œuf avorte, la galle n'apparaît pas ; quand la larve s'accroît, la galle s'accroît également ; quand la larve meurt avant son complet développement, la galle meurt également et n'atteint jamais sa taille normale. Le développement de cette production se trouve donc étroitement lié à celui de l'insecte.

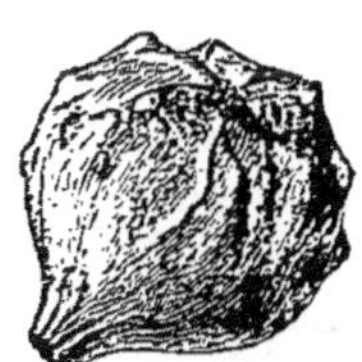

Fig. 364.
Galle de Chêne.

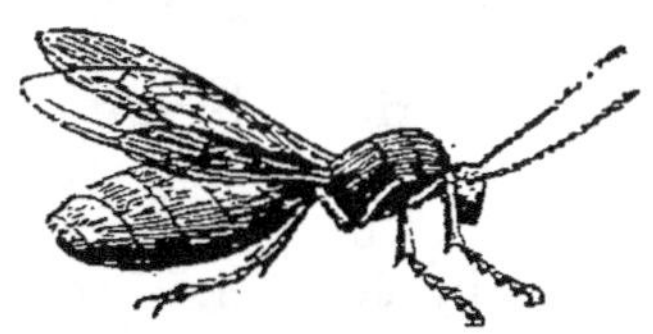

Fig. 365.
Cynips Gallæ tinctoriæ.

Quand, au bout de cinq à six mois, le Cynips, arrivé à la dernière phase de son évolution, est devenu un insecte ailé, il se creuse un chemin cylindrique qui va du centre de la galle à sa surface, puis il s'envole. Les meilleures Galles du commerce sont recueillies avant la sortie de l'insecte. En cet état, elles sont relativement lourdes, non perforées, fort astringentes, colorées en vert olive et constituent les Noix de Galle noires ou vertes : celles qui sont recueillies après la sortie de l'insecte sont légères, peu astringentes, perforées et blanchâtres : ce sont les GALLES BLANCHES, qui sont moins estimées que les autres.

Description. — Les Galles d'Alep (fig 364) sont globuleuses ou pyriformes, atténuées à leur base en un court pédicule; elles mesurent de 8 à 15 millimètres de diamètre. Leur surface extérieure, est vert jaunâtre ou vert noirâtre, lisse, un peu luisante : elles présentent dans leur moitié supérieure, des petits tubercules plus ou moins saillants, quelquefois élargis à leur base, de façon à former des véritables crêtes, à direction souvent longitudinale. Elles sont très résistantes et ne se brisent que sous le marteau. La surface de cassure est finement grenue, *avec un aspect cireux et lustré :* elles offrent parfois, surtout vers le centre, une structure granuleuse moins serrée ou bien elles ont une apparence radiée ou sont crevassées. La partie centrale est occupée par une cavité qui atteint parfois un demi-centimètre de diamètre et qui est limitée par un anneau scléreux, ressemblant à un noyau. L'odeur est à peu près nulle ; la saveur est fortement astringente.

Structure microscopique. — La noix de Galle est limitée extérieurement par 3 ou 4 rangées de petites cellules à parois épaisses et colorées, qui se différencient progressivement pour former un tissu de cellules arrondies, très riches en tanin, qui se présente sous forme de plaques à bord sinueux : ce tissu, sillonné par de très petits faisceaux, se différencie à son tour en s'éloignant de la périphérie : ses cellules, devenues très minces, s'allongent radialement, puis, à mesure qu'elles se rapprochent du centre, s'épaississent sur leurs parois interne et latérales qui sont ponctuées et, finalement, leur cavité se rétrécit et elles constituent un anneau scléreux très résistant, qui est tapissé intérieurement par quelques assises de cellules arrondies, contenant de l'amidon qui servait de nourriture à la larve de l'insecte.

Composition chimique. — La Noix de Galle renferme 60 à 70 p. 100 d'un tanin particulier, l'*acide gallo-tannique,* du sucre, de la résine, et un peu d'*acide gallique.*

Le tanin de la noix de Galle est très soluble dans l'eau, peu soluble dans l'alcool, insoluble dans l'éther, le chloroforme et la benzine. Il donne avec les sels ferriques un précipité bleu noir, et avec les sels de cuivre un précipité brun.

Sous l'influence des acides étendus, ou de certains champignons tels que l'*Aspergillus niger,* il se transforme en *acide gallique.*

Usages. — La noix de Galle est rarement employée en pharmacie, sauf pour la préparation de médicaments vétérinaires ; mais on utilise communément son tanin qui est d'un usage plus commode. Dans l'industrie, on l'emploie pour préparer le *tanin,* l'*acide gallique,* des *encres noires,* et pour teindre les tissus.

Falsifications. — Les noix de Galles peuvent être falsifiées de façons très diverses : on les mélange parfois avec des Galles tout à fait inférieures; on manipule les Galles piquées par les vers en rebouchant les trous avec de la cire, ou en arrosant avec une solution de sulfate de fer les Galles blanches qui sont peu estimées ; on en a même fabriqué de toutes pièces avec de l'argile. Ces dernières, plongées dans l'eau bouillante, ne tarderont pas à se désagréger : celles qui auront été teintes avec le sulfate de fer communiqueront à l'eau la propriété de donner un précipité bleu avec le prussiate de potasse. La cire, en fondant dans l'eau chaude, laissera réapparaître les trous des Galles piquées.

Un triage minutieux permettra de reconnaître les Galles inférieures.

On rencontre encore dans le commerce, mais plutôt dans les droguiers un certain nombre d'autres Galles qui peuvent être produites, par d'autres Cynipides, sur les divers organes des Chênes. Ce sont notamment :

La *Petite Galle couronnée d'Alep*, produite par la piqûre du *C. polycera ;*

La *Galle de Hongrie* ou du *Piémont*, excroissance très irrégulière produite par la piqûre du *C. calycis* Gir., sur la capsule du gland du *Q. Robur* L. ;

La *Galle en artichaut* qui ressemble à un cône de houblon et qui est produite par l'*Andricus pilosus* sur le *Q. pedunculata ;*

La *Galle ronde de l'Yeuse* ou *Galle de France*, produite par le *C. Hungarica* sur le *Q. Ilex* L.

Le genre *Quercus* renferme encore quelques espèces intéressant la matière médicale. Telles sont :

Le *Q. Coccifera* L. ou *Chêne au Kermès*, espèce méridionale sur laquelle vit le Kermès animal (*Chermes Vermilio* G. Pl.), jadis employé en pharmacie pour préparer la *confection alkermès;*

Le *Q. mannifera* L., espèce du Kurdistan, dont les feuilles sécrètent la manne du Kurdistan.

Au groupe des Cupulifères, se rattachent :

Le Chataignier (*Castanea vesca* Goertn.), dont les graines farineuses constituent un aliment aussi sain qu'agréable;

Le Hêtre (*Fagus sylvatica* L.), dont les fruits connus sous le nom de Faînes fournissent une huile qui est communément employée comme aliment dans certaines parties de la France, et qui a été préconisée comme succédané de l'huile de foie de morue :

Le Noisetier (*Corylus Avellana* L.), dont les fruits appelés Noisettes, sont utilisés comme dessert et pour la préparation des dragées; ils fournissent une huile d'une saveur agréable.

SALICINÉES

Cette petite famille ne comprend que deux genres : les *Salix* ou Saules, qui croissent dans tous les lieux humides et marécageux et les *Populus* ou

Peupliers, qui croissent dans toute l'Europe centrale et méridionale. La matière médicale n'utilise que les bourgeons de quelques peupliers et l'écorce de quelques espèces du premier genre.

BOURGEONS DE PEUPLIER

Les Bourgeons de Peuplier sont fournis par le *Populus nigra* L., qu'on rencontre dans toute l'Europe.

Ils sont coniques, légèrement arqués, luisants, parfois un peu ridés et colorés en brun clair. Ils mesurent de 1 demi-centimètre à 3 centimètres de longueur et 1 demi-centimètre de largeur. Ils sont constitués par un chaton rudimentaire, entouré de 5 à 8 écailles, imbriquées deux à deux et dont les trois plus extérieures qui sont seules visibles au dehors, offrent une disposition caractéristique : la plus extérieure est très courte ; la seconde, qui alterne avec elle, ne dépasse guère la moitié de la longueur du bourgeon ; la troisième, qui est la plus développée, enveloppe complètement le reste du bourgeon. Les écailles extérieures coriaces, cassantes, adhèrent entre elles au moyen d'une substance résineuse, visqueuse, d'un jaune verdâtre, possédant une odeur balsamique et une saveur aromatique. Les 2 ou 5 autres écailles internes sont brunes et bien plus minces que les autres. Le centre du bourgeon est occupé par un axe d'inflorescence cylindrique, brun et velu.

Les Bourgeons de Peuplier ont une odeur aromatique, assez agréable et une saveur amère faiblement sucrée.

Ils renferment de la *Chrysine*, de la *Populine*, de la *Tectochrysine*, de la *Salicine*, une huile essentielle et de la cire.

Utilisés autrefois comme sudorifiques, diurétiques et balsamiques, on ne les emploie plus guère que pour la préparation de l'*Onguent populéum*. Ils servent aussi à préparer un charbon très léger, qui est recommandé comme antiputride et absorbant dans les affections de l'estomac.

ÉCORCE DE SAULE

L'Écorce de Saule est produite par le *Salix alba* L., qui est très commun sur le bord des ruisseaux.

Elle se présente en longs fragments irréguliers, ayant 1 millimètre d'épaisseur. La surface extérieure est d'un brun cendré, striée longitudinalement. La face interne est lisse, de couleur brune ou fauve cannelle, très finement striée. Sa cassure est nette et sa structure feuilletée. Elle est inodore, et a une saveur très amère.

Anatomiquement, elle est caractérisée par l'*absence de cellules scléreuses*, et l'*abondance de ses fibres disposées en faisceaux parallèles*, et la *présence de cristaux étoilés et de cristaux prismatiques*. Ces derniers sont localisés dans des tubes cristalligènes qui bordent les faisceaux fibro-libériens.

Elle renferme de la *Salicine*, du tanin et de l'acide lactique. La salicine cristallise en aiguilles prismatiques, très amères, inodores, solubles dans l'eau et dans l'alcool. Avec l'acide nitrique étendu, elle donne de l'*hydrure de salicyle* ou *aldéhyde salicylique*.

L'Ecorce de Saule a été proposée comme succédané du quinquina; mais elle lui est, en tous points, de beaucoup inférieure. On l'a aussi utilisée comme vermifuge.

Son emploi est à peu près abandonné. Pendant les épidémies d'influenza, on a employé la *Salicine* comme antipyrétique, à la dose de 5 à 10 grammes.

Le S. *nigra* est une espèce américaine dont on utilise communément l'écorce comme tonique, fébrifuge. Dans ces dernières années, cette écorce a été vantée comme exerçant sur les organes génitaux une action sédative très appréciable.

MONOCOTYLÉDONES

ORCHIDÉES

Plantes vivaces, d'un port particulier : les unes terrestres, les autres, plus nombreuses, épiphytes : quelques-unes (*Vanille*) allongent considérablement leur tige au point de devenir des lianes. Les espèces terrestres portent un faisceau de racines ordinaires et en outre deux tubercules ovoïdes ou palmés. Les épiphytes ont des pseudo-bulbes. Feuilles entières parallélinerviées. Fleurs solitaires, plus souvent disposées en épis ou en grappes remarquables par leur forme singulière. Périanthe double à 2 rangs formés chacun de 3 folioles ; les extérieures semblables entre elles ; les internes, inégales, l'une appelée *labelle* ou *tablier*, prenant des dimensions et une forme différentes des autres. Au centre de la fleur, un *gynostème* formé par la réunion du style et des trois filets staminaux, ayant à son sommet une ou deux anthères biloculaires renfermant chacune une *masse pollinique*. Fruit capsulaire uniloculaire, à placentas pariétaux. Graines très petites.

VANILLE

Origine. — La VANILLE est le fruit, cueilli avant la maturité, du *Vanilla planifolia* ANDREWS, plante originaire du Mexique qui est cultivée aujourd'hui dans un grand nombre de pays tropicaux et notamment à la Réunion, aux Antilles, à Java, à Madagascar et à l'île Maurice.

Culture. Récolte. Préparation. — Les procédés de culture, de récolte et de préparation de la Vanille changent notablement avec les pays producteurs.

D'après M. Preuss, il n'existe pas de culture rationnelle de la Vanille : la majeure partie de ce produit provient, soit d'endroits incultes, soit de petites plantations demi-sauvages appelées *Vainillales*. Pour établir un vainillale on choisit un terrain vague, planté d'arbres peu élevés ; on coupe tout le taillis et on ne ménage que quelques arbres destinés à servir de tuteurs et au pied desquels on plante des boutures de vanille. Les racines adventives qui naissent à l'aisselle des feuilles supérieures. se fixent au tuteur et descendent jusqu'à terre où elles se ramifient. Quand le vanillier a atteint 7 pieds on le fait passer horizontalement d'un tuteur à l'autre.

La fécondation naturelle est très difficile ; ce sont des insectes du genre *Mélipone* qui se chargent de l'assurer, et plus généralement la main de l'homme, suivant la méthode qui a été imaginée en 1817 par un noir de la Réunion.

Les fruits sont recueillis jusqu'à la dixième année. Quand leur couleur passe au vert jaunâtre, on les cueille avec une partie du pédoncule en se gardant bien de les tordre et de les arracher.

Une fois cueillis, les fruits sont vendus aux *Vainilleros* qui les trient avec soin pour leur faire subir une série de traitements très longs qui consistent à les faire dessécher à une chaleur ardente, réfléchie par des murs peints en blanc, puis à les faire suer pendant vingt heures sous des couvertures de laine, après quoi on les fait sécher à l'ombre jusqu'à ce qu'ils soient devenus noirs. En cet état, on rassemble les gousses en paquets de 400, qu'on fait chauffer au four et qu'on renferme ensuite dans des boîtes de fer blanc.

Description. — La belle vanille du commerce se présente en capsules ou gousses aplaties, mesurant 20 à 25 centimètres de longueur, 4 à 8 millimètres de largeur, atténuées à leurs deux extrémités et recourbées à la base. La surface extérieure est d'un brun noirâtre, luisante, d'aspect onctueux, sillonnée longitudinalement de plis assez profonds et recouvertes dans les meilleures sortes commerciales, de cristaux blancs givrés de *Vanilline* ou *Givre de vanille*. Coupée transversalement, la Vanille laisse exsuder un suc inodore, visqueux, dans lequel on observe des cristaux aciculaires d'oxalate de chaux. La section transversale (fig. 366) présente une forme ellipsoïdale; les parois brunes et assez épaisses du fruit entourent une cavité triangulaire et présentent des placentas qui se subdivisent chacun en deux lobes chargés de petites graines noires. La partie interne du péricarpe comprise entre ces placentas est garnie de papilles qui sécrètent une matière jaune, finement granuleuse, ainsi que la substance balsamique qui recouvre les graines et communique à la vanille son odeur suave.

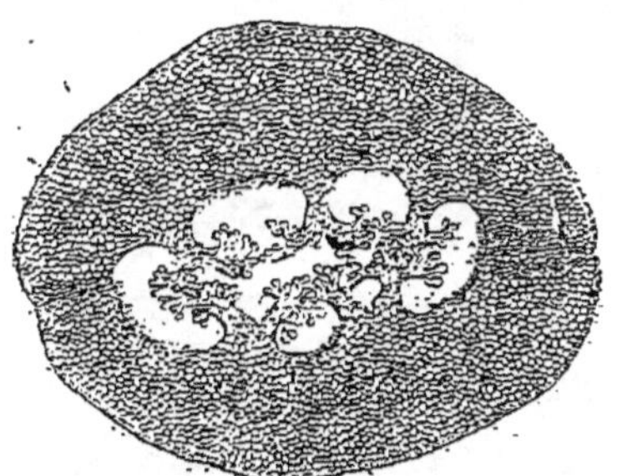

Fig. 366. — Section transversale d'une gousse de Vanille.

Structure microscopique (fig. 367). — L'*épicarpe*, garni de stomates, est formé d'une couche de cellules polygonales, *à parois ponctuées* et *épaisses, renfermant une matière jaune ou jaune brun et des cristaux prismatiques* ou *octaédriques*. Sous cet épicarpe, on observe une ou deux rangées de *cellules collenchymateuses*, dont le contenu est le même que celui des cellules épidermiques. Le *mésocarpe*, très épais, est sillonné par de nombreux faisceaux fibro-vasculaires, *entourés par un péricycle formé de larges fibres à parois épaisses et fortement ponctuées*; il est constitué par un tissu de cellules irrégulières, ovales, arrondies ou polygonales. Dans toute son épaisseur, ce mésocarpe renferme des cristaux qui sont localisés dans de longs *tubes cristalligènes*, formés de cellules étroites superposées et contenant des *cristaux aiguillés d'oxalate de chaux réunis en faisceaux*. Sur la face interne de l'endocarpe on observe de nombreuses papilles unicellulaires, très allongées, mesurant 300 μ de longueur et 15 μ de largeur, arrondies à leur sommet, munies de parois minces et contenant un plasma huileux.

Les graines sont recouvertes par un spermoderme brun qui entoure un embryon huileux. Le spermoderme est formé de 2 enveloppes dont l'extérieure est formée d'une seule rangée de cellules scléreuses, munies de parois très épaisses.

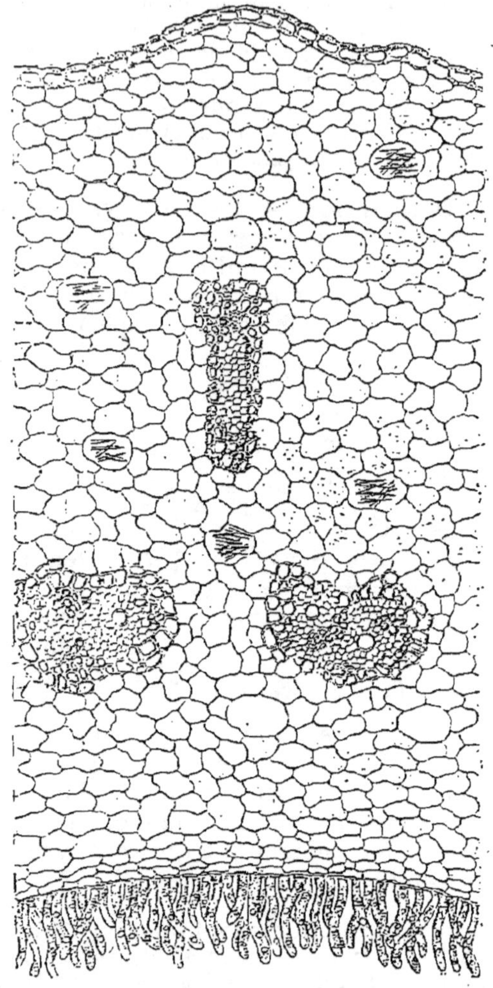

Fig. 367. — Fruit de Vanille.
Structure microscopique.

Composition chimique. — La Vanille contient des *matières grasses*, de la *cire*, une *résine*, du *sucre*, de la *gomme* et un principe odorant appelé *Vanilline*.

Au moment de la récolte, la Vanilline n'existe pas dans la Vanille : elle ne s'y produit que sous l'influence des manipulations et des fermentations auxquelles cette substance est soumise. D'après M. Leconte (1901), elle résulte vraisemblablement de l'action d'un ferment hydrolysant et d'une oxydase que contient la vanille. Le premier dédoublerait la *coniférine* en *alcool coniférylique* et en glucose ; l'oxydase transformerait l'alcool coniférylique en *Vanilline*.

La *Vanilline* est l'*Ether méthylique de l'aldéhyde protocatéchique ;* elle se présente en aiguilles blanches, d'odeur très suave, très solubles dans l'eau bouillante, l'alcool, l'éther, le chloroforme. *Elle se colore en bleu par le perchlorure de fer.* Au contact de l'acide azotique, elle se transforme en acide picrique et en acide oxalique.

Localisation et dosage de la vanilline. — La localisation de la vanilline dans la vanille peut s'effectuer au moyen de la phoroglucine et de l'acide chlorhydrique, qui la colorent en rouge, ou au moyen de l'orcine et de l'acide sulfurique, qui la colorent en rouge carmin. L'emploi de ces réactifs permet de constater que ce principe est localisé dans *toutes les cellules et dans les membranes cellulaires du fruit, ainsi que dans le liquide visqueux qui entoure les graines.*

Pour doser la vanilline, on traite un poids connu de gousses de vanille avec du sable lavé et on épuise par l'éther sec dans un tube de Soxhlet. L'extrait éthéré est agité avec une solution aqueuse de bisulfite de soude. On sépare la vanilline de cette dernière liqueur en la traitant par l'acide sulfurique ; on chasse l'anhydride sulfureux par un courant d'acide carbonique. La vanilline est obtenue en agitant le liquide acide avec de l'éther. La solution éthérée est évaporée et le résidu pesé donne la vanilline.

La meilleure Vanille de Bourbon renferme de 1,94 à 2,90 p. 100 de vanilline ; celle de Java en contient 2,75 p. 100.

La puissance aromatique de la vanille n'est pas en rapport direct avec la quantité de vanilline qu'elle contient ; elle dépend aussi et surtout d'autres principes étrangers.

Usages. — La Vanille, regardée autrefois comme stimulante, aphrodisiaque et antispasmodique, est à peu près inusitée en pharmacie. Elle entre cependant dans l'*Élixir de Garus* et sert à aromatiser quelques préparations. L'industrie du chocolat et de la confiserie absorbe une grande partie de la production. Sa consommation a cependant diminué au profit de la vanilline artificielle.

SALEP

Le Salep est constitué par les tubercules des *Orchis mascula* L., *O. morio* L., *O. militaris*, L., *O. pyramidalis* L. et *O. coriophora* L., qui sont originaires de l'Europe centrale et méridionale, de la Turquie, du Caucase et de l'Asie Mineure. Quelques autres espèces à tubercules palmés ou lobés, telles que les *O. maculata* L. *O. conopsea* L. et *O. latifolia* L., qui croissent dans le Thibet et le nord-est de l'Inde, concourent aussi à la production de cette substance.

Le Salep se présente en petits tubercules longs de 1 à 3 centimètres environ, oblongs ou ovoïdes, arrondis à leur extrémité supérieure qui présente une cicatrice laissée par la tige et pointus à l'extrémité inférieure, qui est tantôt simple, tantôt divisée. Ces tubercules sont tantôt isolés, tantôt enfilés sous forme de chapelets. Généralement contractés et contournés par la dessiccation, ils sont d'un gris jaunâtre ou d'un brun pâle, demi-transparents, durs et cornés. Ils ont une odeur faible, qui rappelle celle du Mélilot, et une saveur mucilagineuse et un peu salée. Plongés dans l'eau pendant quelque temps, ils se gonflent et reprennent leur forme et leur grosseur primitive.

Examinés au microscope, les tubercules de Salep sont composés d'un tissu sillonné par des faisceaux fibro-vasculaires et composé de cellules polygonales contenant de l'amidon ramassé sous forme d'empois ou des cristaux aiguillés d'oxalate de chaux. Ça et là apparaissent des cellules bien plus larges et arrondies contenant un mucilage mou, stratifié.

Le principal élément constituant des tubercules de Salep est le *mucilage*, dont la proportion peut atteindre 45 p. 100. Outre le mucilage, ils contiennent du sucre, de l'albumine, des sels de potasse et de chaux.

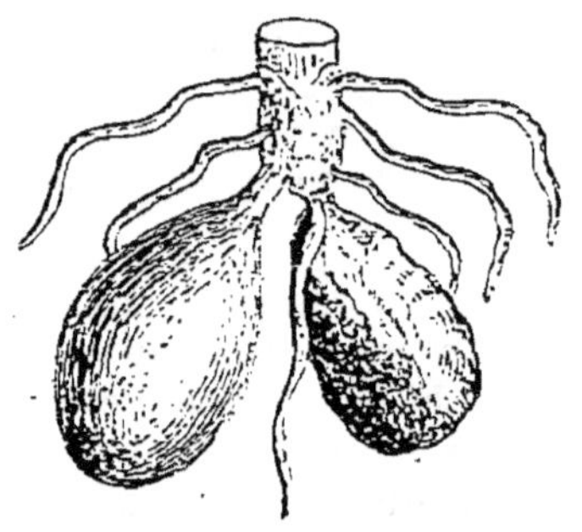

Fig. 368. — Tubercule d'*Orchis mascula*.

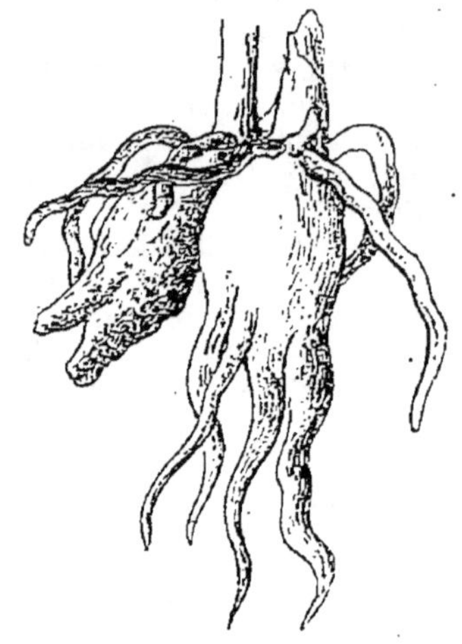

Fig. 369. — Tubercule d'*Orchis maculata*.

Peu employé en Europe, le Salep est surtout utilisé par les Orientaux comme un puissant analeptique, contre l'épuisement des forces.

Les autres espèces intéressantes de la famille des Orchidées sont :

Le Faham (*Angræcum fragrans* Dup. Th.), qui croît abondamment à Maurice, à Bourbon et dans l'Inde. Ses feuilles connues sous le *nom de Thé de Madagascar, de l'île Bourbon,* renferment une certaine quantité de coumarine qui leur donne un arome agréable. Elles sont communément employées en Afrique comme pectorales, calmantes et diaphorétiques.

L'*Aceras anthropophora* Rob. Br., qui croît dans le midi de la France et en Algérie. Les feuilles, appelées *Faham d'Algérie,* contiennent aussi de la *Coumarine* et ont été proposées comme succédané du Thé de Bourbon.

Les *Cypripedium parviflorum* Salisb. et *C. pubescens* Willd., qui croissent aux États-Unis, où l'on utilise leurs rhizomes comme antispasmodiques contre les maladies nerveuses et l'épilepsie. On les a parfois utilisés pour falsifier le Polygala de Virginie.

AMOMACÉES

Plantes herbacées, de grande taille, ordinairement vivaces, avec un rhizome parfois tuberculeux. Tige simple garnie de feuilles engainantes, à large limbe penninerve, sessile ou longuement pétiolé. Fleurs solitaires ou disposées en grappes simples ou composées, accompagnées de bractées. Périanthe double, calice gamosépale ; corolle gamopétale à 3 lobes égaux ou subégaux, alternant avec les divisions du calice : le postérieur opposé à l'axe floral couvrant généralement les deux antérieurs. Une seule étamine fertile qui se pétalise elle-même dans une de ses moitiés. Ovaire infère, triloculaire, multi-ovulé. Fruit capsulaire, triloculaire, loculicide, rarement charnu et bacciforme. Graines à testa brillant, à périsperme blanc farineux qui recouvre un albumen entourant un embryon droit.

L'appareil sécréteur des Amomacées est représenté par des cellules arrondies ou polygonales contenant de l'oléorésine brune qui remplit quelquefois toute la cavité des cellules ou se présente en gouttelettes plus ou moins solides rassemblées sur les parois de ces cellules ou à leur centre. Ces cellules sont localisées dans toutes les parties des rhizomes ; elles sont complétées par l'existence de tubes sécréteurs disposés dans les faisceaux libéro-ligneux.

Dans les graines, les cellules oléorésineuses sont localisées dans le spermoderme.

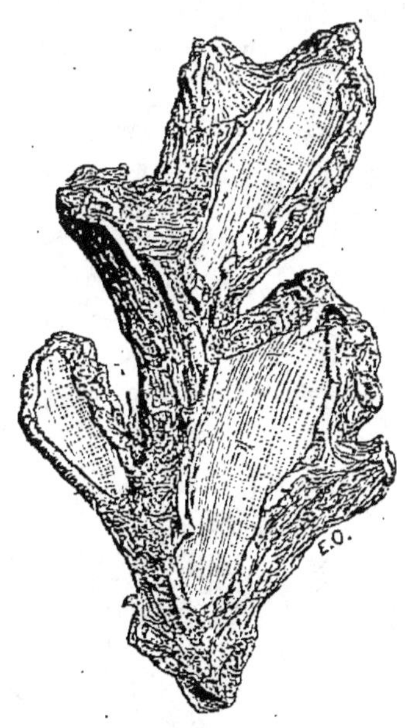

Fig. 370.
Rhizome de Gingembre.
Aspect extérieur.

GINGEMBRE

Origine. — Le Gingembre est fourni par le *Zingiber officinale* Roscoé., plante indigène d'Asie, qui est cultivée dans toutes les régions chaudes du globe.

Description. — Il arrive dans le commerce sous deux formes distinctes : tantôt recouvert de son enveloppe extérieure et constituant le *Gingembre cortiqué*, tantôt mondé de cette partie et désigné sous le nom de *Gingembre décortiqué*.

Le gingembre cortiqué (fig. 370) se présente en fragments de 4 à 10 centimètres de longueur sur 1 à 1 cent. 1/2 de largeur, fortement comprimés latéralement et portant sur leur bord supérieur 3 ou 4 processus également aplatis, obtus à leur extrémité, où l'on observe une petite dépression représentant la cicatrice de l'axe feuillé. La surface extérieure est constituée par un tégument brun, ridé, strié, qui lui donne un aspect extérieur rude et grossier. Presque toujours, l'épiderme a été enlevé sur la partie proéminente des rhizomes, probablement pour en faciliter la dessiccation, et cette partie dénudée présente une teinte noire et un aspect corné.

Le gingembre décortiqué offre une couleur chamois pâle ; souvent, pour lui donner une teinte plus pâle, on le saupoudre de cendre ou de blanc de chaux.

Le gingembre se casse assez facilement. Sa cassure est courte et farineuse et découvre de nombreuses fibres très ténues. Coupée au couteau, la portion terminale et jeune du rhizome est colorée en jaune pâle, molle et amylacée, tandis que la partie la plus vieille a une apparence pierreuse et résineuse. La coloration interne du gingembre pelé est plus pâle que celle du gingembre cortiqué.

La section transversale de ces rhizomes présente au-dessous d'un épiderme fauve assez épais, un tissu gris blanchâtre, partagé en deux zones par un cercle brun très fin. Ce tissu est marqué de ponctuations brunes, qui sont toutefois plus nombreuses dans la zone ligneuse. Le gingembre a une odeur aromatique agréable et une saveur piquante, très prononcée dans les couches extérieures.

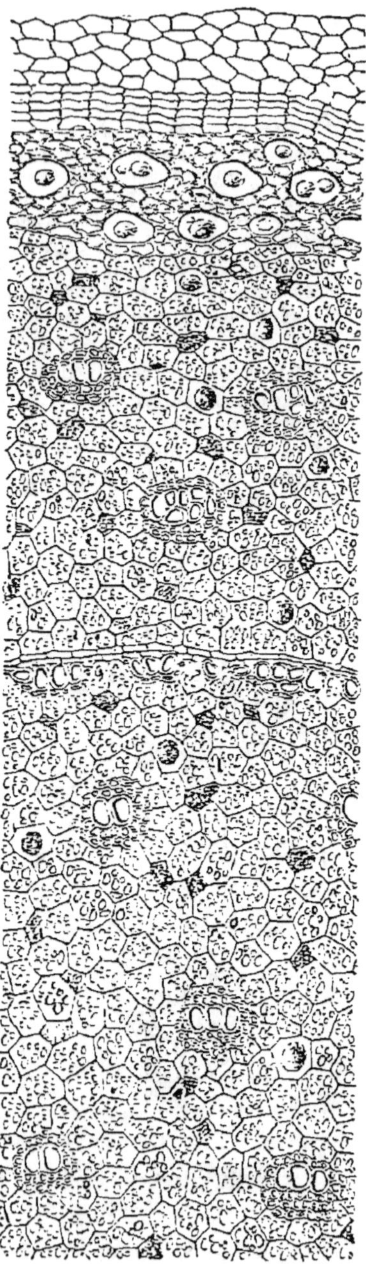

Fig. 371. — Rhizome de Gingembre. Section transversale.

Structure microscopique (fig. 371). — Sous l'épiderme très mince existent un hypoderme, puis un suber formant deux assises bien distinctes. Vient ensuite le parenchyme cortical formé de deux zones nettement différenciées : une zone externe très dense, peu épaisse, nettement caractérisée par l'abondance des grosses glandes oléifères qui s'y trouvent et une zone interne plus épaisse, amylacée, dans laquelle on observe de nombreuses cellules oléorésineuses qui ne diffèrent guère des cellules voisines que par leur contenu. L'endoderme, formé d'une rangée de cellules aplaties, sépare l'écorce de la zone ligneuse. L'écorce et le bois sont sillonnés par de nombreux faisceaux fibro-vasculaires isolés ; dans *chacun de ces faisceaux existent quelques canaux sécréteurs*. Ces deux zones sont gorgées d'amidon qui se présente en grains simples, ovoïdes, aplatis, allongés ou trapézoïdaux, à hile excentrique, entouré de stries parallèles.

Composition chimique. — Le rhizome de gingembre renferme 2 à 3 p. 100 d'*huile volatile*, de couleur jaune paille, d'odeur camphrée, à base de terpènes, — une *résine neutre*, inodore, insipide, — deux *résines acides*, — une *substance liquide visqueuse*, appelée *Gingérol*, qui lui communique sa saveur piquante, — des matières grasses et de l'amidon.

Localisation des principes actifs. — Les principes actifs de cette drogue sont localisés : 1° dans les *grosses glandes oléifères* de la partie externe de l'écorce; 2° dans les cellules oléo-résineuses dispersées dans l'écorce et dans le bois, et 3° dans les petits canaux sécréteurs qui accompagnent les faisceaux fibro-vasculaires.

Usages. — Le gingembre est un stimulant aromatique assez énergique; on l'emploie comme carminatif dans les coliques; on le considère aussi comme aphrodisiaque. Il est très communément employé en Angleterre et aux Etats-Unis comme condiment, pour la préparation de bières et vins mousseux et de cordiaux hygiéniques.

RHIZOMES DE CURCUMA

Origine. — Les Rhizomes de Curcuma sont fournis par le *Curcuma longa* L., plante originaire de l'Inde, qui est cultivée dans presque toute la péninsule indienne et dans beaucoup de régions tropicales. Les deux variétés qu'on trouve dans les pharmacies, sous les noms de *Curcuma rond* et de *Curcuma long*, ont la même origine. Le premier est le rhizome principal, qui émet ultérieurement des bourgeons et produit des rameaux latéraux, tuberculeux, cylindriques et fusiformes, qui constituent le *Curcuma long*.

Description. — Le *Curcuma rond* se présente en tubercules ovoïdes, piriformes, de la grosseur d'un œuf de pigeon, terminés en pointe aux deux extrémités; l'une d'elles, ordinairement plus aiguë, porte la base de l'axe aérien entourée de quelques gaines de feuilles. La surface extérieure, d'un gris brûnâtre, est ridée; elle présente des anneaux transversaux, qui s'étagent sur toute son étendue et des cicatrices arrondies, laissées par la section des racines. Le *Curcuma long* (fig. 372), est en baguettes cylindriques, un peu arquées, arrondies à un bout, et portant à l'autre une cicatrice ou une surface de section. Sa surface extérieure est grise, chagrinée, marquée de sillons transversaux plus ou moins nombreux. La plupart de ces rhizomes portent alternativement à droite, puis à gauche, une cicatrice ou une surface de section,

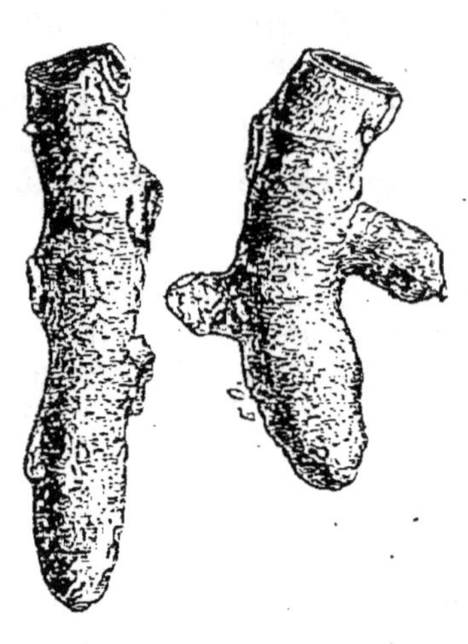

Fig. 372. — Rhizomes de Curcuma.
Aspect extérieur.

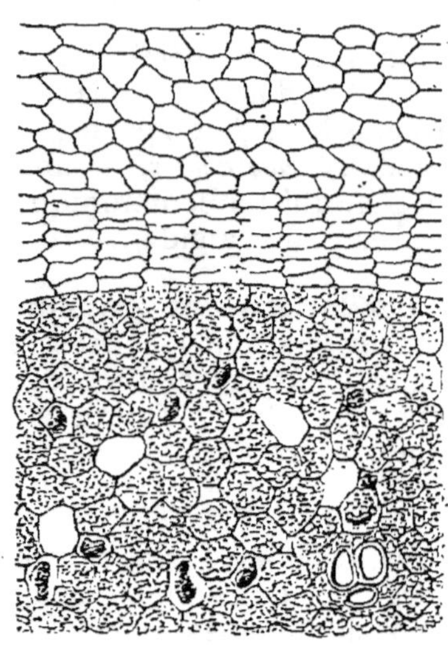

Fig. 373. — Rhizome de Curcuma.
Section transversale.

correspondant à une ramification de la racine, plus rarement la ramification elle-même, qui est courte et arrondie.

Les rhizomes des deux variétés sont très durs et offrent une cassure foncée, d'*aspect résineux*, d'une *teinte orangée*, plus ou moins brillante. Sur cette cassure, on distingue très nettement l'endoderme qui sépare les zônes corticale et ligneuse, garnies de ponctuations bien apparentes. La zone ligneuse est relativement peu épaisse. Le rhizome de Curcuma a une odeur et une saveur aromatiques particulières.

Structure microscopique (fig. 373). — L'épiderme, l'hypoderme et le suber entourent le parenchyme cortical qui offre une structure homogène. Le bois est séparé de l'écorce par un endoderme apparent : ces deux zones offrent la même structure ; elles sont constituées par un tissu de cellules contenant une matière colorante jaune et de l'amidon qui, par suite de la température à laquelle on a soumis la drogue pour la dessécher, s'est désagrégé et *transformé en empois*. Les faisceaux fibro-vasculaires sont très petits, dépourvus de fibres *lignifiées*, accompagnés de petits canaux sécréteurs. Beaucoup de cellules oléorésineuses contiennent de l'oléorésine liquide ou en larmes distinctes. La *coloration jaune de son parenchyme et la disposition spéciale de l'amidon peuvent être mises à* *profit pour constater la présence frauduleuse du Curcuma dans les matières alimentaires pulvérisées.*

Composition chimique. — Le rhizome de Curcuma contient une *matière colorante jaune* cristallisée, appelée *Curcumine*, de la *résine* et 5 p. 100 d'une *huile volatile*, contenant du *Turmérol* et du *Phellandrène*.

Usages. — Ce rhizome possède des propriétés stimulantes, qu'il doit à sa richesse en huile essentielle. Il n'est guère employé en pharmacie que comme réactif; il est souvent utilisé comme condiment et surtout comme matière tinctoriale.

RHIZOME DE GALANGA

Le Galanga des pharmacies, appelé encore *Galanga vrai* et *Galanga de la Chine*, est fourni par l'*Alpinia officinarum* Hance., qui est cultivé dans les provinces méridionales de la Chine.

Il se présente en fragments cylindriques, parfois ramifiés (fig. 374). La surface extérieure d'une teinte *brun rougeâtre*, est striée longitudinalement et *caractérisée par la présence d'anneaux frangés, d'une teinte jaune, séparés par des intervalles inégaux*. Sa cassure est très fibreuse. Sur la section transversale, on distingue très nettement : une écorce *brun cannelle*, ponctuée, *très épaisse;* et une zone ligneuse, relativement peu développée, d'une *teinte plus foncée*, marquée de nombreuses ponctuations assez larges. Cette drogue a une odeur aromatique, âcre et brûlante.

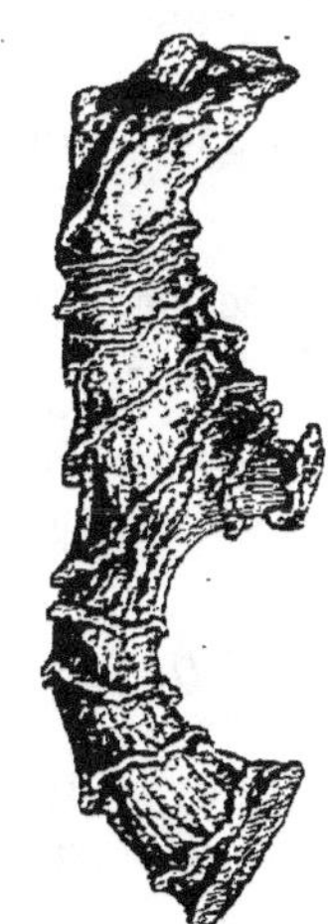

Fig. 374. Rhizome de Galanga.

Au point de vue anatomique, le Galanga se distingue des autres rhizomes d'Amomacées par sa *structure fibreuse* qu'il doit à la présence d'un péricycle épais et lignifié autour de chaque faisceau fibrovasculaire. L'amidon qui remplit le parenchyme se présente en grains affectant la forme de massue.

Il contient une *résine*, une substance neutre assez complexe, appelée *Kœmpféride*, et 1 p. 100 d'une *huile volatile*, très riche en *cinéol*, qui lui donne son odeur camphrée.

Il n'est guère employé en pharmacie que pour la préparation du Baume de Fioraventi. Les charlatans le vendent communément sur les marchés pour calmer les maux de dents et pour exciter momentanément les chevaux. En Russie, on en fait un fréquent usage comme condiment.

Le *Grand Galanga* qu'on trouve dans tous les droguiers et qui est fourni par l'*Alpinia Galanga* Swartz., est une drogue toute différente qui se distingue de suite par ses dimensions, sa teinte rouge-orange, sa structure moins fibreuse et la coloration blanc grisâtre qu'elle offre à l'intérieur.

RHIZOME DE ZÉDOAIRE

Ce rhizome est fourni par le *Curcuma Zedoaria* ROSCOE., qui est originaire de l'Inde.

Il se présente en rouelles aplaties (*Zédoaire ronde*) ou en fragments irréguliers, anguleux, allongés (*Zédoaire longue*), qui proviennent de la section transversale ou longitudinale des rhizomes. Les premiers, ont en général un demi-centimètre d'épaisseur; les seconds, représentant des moitiés ou des quartiers de rhizomes, ont de 3 à 4 centimètres de longueur. La face extérieure est grise et présente généralement quelques petites pointes épineuses, régulièrement rangées en spirales et représentant la base de racines adventives; elle porte, en outre, des stries circulaires, plus ou moins apparentes. En examinant la face plane des rouelles ou la section transversale de la Zédoaire longue, on distingue, à une faible distance de la périphérie, l'endoderme qui sépare l'écorce et la zône ligneuse. La cassure de cette drogue est *cornée*, compacte, d'un *blanc grisâtre;* sa saveur est fortement camphrée, son odeur rappelle celles du cardamome et du gingembre.

Au point de vue anatomique, cette drogue est caractérisée par l'*existence de poils coniques* sur son épiderme, par la forme de ses grains d'amidon qui sont assez gros, ovoïdes, arrondis, et présentent à l'une de leurs extrémités une pointe obtuse où l'on distingue le hile entouré de stries concentriques. Faisceaux fibro-vasculaires très petits, dépourvus de fibres lignifiées.

Ce rhizôme contient de la *résine* et une *huile essentielle* à base de cinéol.

Employé autrefois comme stimulant, il n'est plus guère utilisé que pour la préparation du *Baume de Fioraventi* et de l'*Elixir de Longue vie.*

CARDAMOMES

Origine. — Sous le nom de CARDAMOMES on désigne un certain nombre de fruits du genre *Amomum*, dont les graines aromatiques, douées d'une saveur piquante sont utilisées comme condiments. Les plantes qui produisent ces fruits croissent abondamment à l'état sauvage ou à l'état de culture, sur la côte de Malabar, dans les forêts de Cochinchine et de Travancore. On les rencontre à Ceylan, en Chine et au Tonkin. Les deux espèces le plus généralement employées dans le commerce de la droguerie sont: le CAR-

DAMOME DE MALABAR qui est fourni par l'*Elettaria Cardamomum* MATON et le CARDAMOME DE CEYLAN qui est fourni par l'*E. major* SMITH.

Description. — Le CARDAMOME DE MALABAR (fig. 375) est une capsule ovoïde ou oblongue, *triangulaire*, à angles obtus, arrondis à la base, qui présente souvent un petit pédoncule et qui est plus ou moins contractée au sommet. Sa surface, d'un blanc jaunâtre, uniforme, présente des stries longitudinales régulières ; elle est légèrement bosselée par l'impression des semences. Le péricarpe mince et parcheminé s'ouvre longitudinalement en trois valves. La face interne de chaque valve porte, en son milieu, une mince cloison qui s'avance vers le centre du fruit. Chaque loge contient 7 à 8 graines d'un brun rougeâtre, grossièrement chagrinées à leur surface, disposées sur deux rangs et fixées dans l'angle interne ; ces graines qui ressemblent assez à des cochenilles ont une odeur et une saveur très fines et très aromatiques. Il existe dans le commerce plusieurs formes de Cardamomes de Malabar qui, d'après leur longueur, sont désignées sous le nom de *Cardamomes courts* ou de *Cardamomes longs ;* les premiers ont de 9 à 12 millimètres de longueur ; les autres dont la capsule est toujours comme cendrée, mesurent 16 à 20 millimètres de longueur.

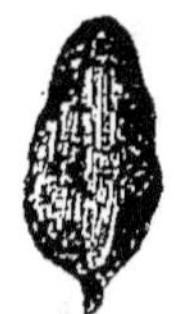
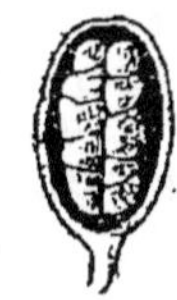

Fig. 375 et 376. Cardamome de Malabar.
Fruit entier. Fruit coupé longitudinalement.

Le CARDAMOME DE CEYLAN est moins estimé que le précédent ; il se présente sous forme de capsules nettement triangulaires, d'un gris brunâtre, longues de 27 à 40 millimètres et larges de 7 à 9 millimètres, souvent recourbées légèrement en arc et rétrécies à leurs deux extrémités. Les graines sont nombreuses, irrégulières, très anguleuses, d'une couleur assez pâle ; elles ont une odeur et une saveur moins aromatiques que celles de l'espèce précédente.

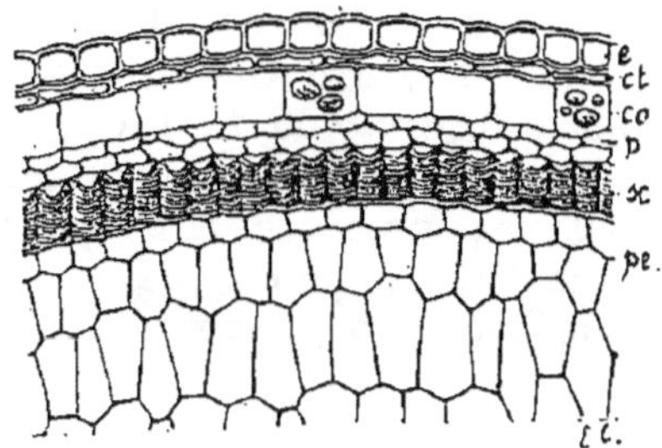

Fig. 377. Cardamome de Malabar. Section transversale.

Caractères anatomiques (fig. 377). — Le Cardamome de Malabar est recouvert par un spermoderme composé de 5 couches : 1° une rangée de cellules à peu près carrées (*c*) à parois faiblement épaissies ; vues de face, ces cellules sont fusiformes ; 2° une couche de cellules aplaties (*ct*) qui, vues de face, sont régulières dans leur forme et dans leur direction qui est perpendiculaire au grand axe de la graine ; 3° une rangée de grandes cellules cubiques (*co*), à parois minces, *contenant l'huile essentielle qui com-*

munique à ces graines leur propriété excitante; 4° une ou deux assises de petites cellules (*p*) qui, vues de face, sont polygonales; 5° enfin un tégument scléreux (*sc*) composé d'une seule rangée de cellules fortement colorées en brun, allongées radialement et dont les *parois latérales et interne, considérablement épaissies, circonscrivent une cavité très étroite placée au-dessous de la paroi supérieure qui est restée mince.* Le périsperme est formé de cellules polygonales qui, vues de face, sont fusiformes. Ces cellules, qui ont des parois sinueuses, sont gorgées de petits grains d'amidon réunis en une masse compacte, dans laquelle on distingue nettement un cristal prismatique d'oxalate de chaux. L'albumen est formé de cellules plus petites contenant de l'aleurone et de l'amylo-dextrine.

Anatomiquement, le Cardamome de Ceylan ne diffère du Cardamome de Malabar que par l'*existence de poils tecteurs coniques, dispersés sur l'épicarpe et par les dimensions plus considérables des cellules qui constituent l'enveloppe extérieure de la graine.*

Composition chimique. — Les graines de Cardamome renferment de 2 à 8 p. 100 d'*huile volatile*, une *résine*, de la *matière grasse*, de l'amidon, de l'aleurone et de l'amylodextrine.

L'huile essentielle renferme du *terpinéol*, de l'*acétate de terpinyle* et du *cinéol*.

La composition des essences de cardamome varie notablement selon leur origine.

Usages. — Les Cardamomes autrefois utilisés en médecine comme stimulants ne sont plus guère employés maintenant que comme condiments.

Les Graines de Maniguette ou Graines de Paradis, qu'on trouve dans tous les droguiers, sont fournies par l'*A. Meleguetta* Roscoe, qui est très répandu sur les côtes de l'Afrique tropicale occidentale depuis Sierra-Leone jusqu'au Congo. Les graines arrondies ou pyramidales recouvertes par un spermoderme brun chagriné, d'une structure analogue à celle des Cardamomes, renferment de 0,30 à 0,75 p. 100 d'huile essentielle et une grande quantité de résine très âcre, qui les a fait souvent utiliser pour remonter la saveur des poivres allongés avec des substances féculentes. C'est à ce seul titre qu'elles nous intéressent, car elles ne sont pas employées en pharmacie.

ARROW-ROOTS

La famille des Amomacées fournit à la matière médicale et à l'alimentation un certain nombre de produits féculents, analeptiques, communément désignés sous le nom d'Arrow-roots, qui, par extension, a été appliqué à plusieurs autres fécules exotiques. Ces produits qui ont acquis une certaine importance commerciale sont très nettement caractérisés par les formes et les dimensions des grains d'amidon qui les constituent. Ceux qui sont fournis par la famille des Amomacées sont : l'ARROW-ROOT DES ANTILLES, l'ARROW-ROOT DES INDES ORIENTALES et l'ARROW-ROOT DE QUEENSLAND.

L'ARROW-ROOT DES ANTILLES encore désigné sous les noms d'*Arrow-root des Indes Occidentales*, de la *Jamaïque*, des *Bermudes*, de *Saint-Vincent* est retiré des souches des *Maranta arundinacea* L., *M. indica* Tuss. et *M. nobilis* MOORE, plantes originaires des Antilles et cultivées actuellement dans les Guyanes, au Brésil et en Australie.

Cette fécule se présente sous l'aspect d'une poudre *brillante*, blanche, insipide, parfois agrégée en petites masses un peu plus grosses qu'un pois. *Pressée entre les doigts, elle craque avec un son*

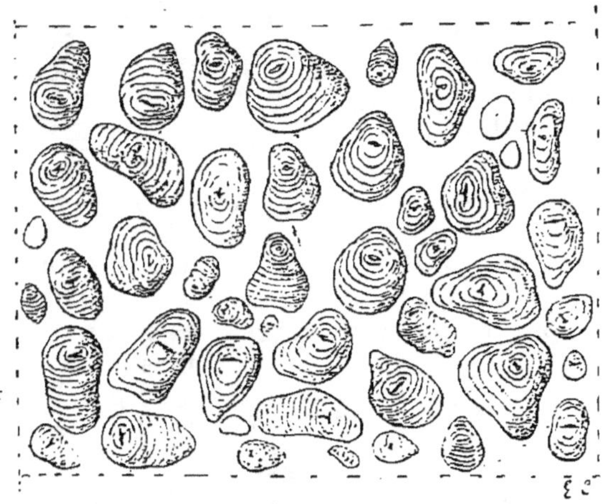

Fig. 378. — Arrow-root des Antilles.

bien net. A la loupe, elle montre des grains éclatants et nacrés. Vue au microscope (fig. 378), elle est formée de grains *isolés*, irréguliers, arrondis, ovoïdes, pyriformes ou sensiblement triangulaires. En général, les plus petits grains sont globuleux ; les plus gros sont marqués de stries concentriques et présentent un hile excentrique, arrondi ou linéaire. Le diamètre moyen des gros grains qui varie entre 30 et 40 μ, peut atteindre 45 à 60 μ dans l'Arrow-root de Saint-Vincent et 75 μ dans l'Arrow-Root des Bermudes.

L'ARROW-ROOT DES INDES ORIENTALES encore appelé *Arrow-root de Malabar*, de *Tillichery*, de *Bombay*, de *Travancore* est fourni par les rhizomes des *Curcuma angustifolia*, ROXB., *C. leucorhiza* ROXB. et *C. rubescens* ROXB.

Pressée entre les doigts, cette fécule résiste et craque moins que celle de *Maranta*.

Examinée au microscope (fig. 379) elle se présente en grains généralement *isolés* et *aplatis*, dont la forme varie notablement suivant le sens dans lequel ils se présentent. Vus de face, ces grains sont ovales, elliptiques, rectangulaires, et sont généralement terminés à l'une de leurs extrémités par une petite pointe obtuse présentant un hile punctiforme. La surface des grains est marquée de stries parallèles très apparentes. Quelques grains vus sur leur tranche ont une forme très allongée ou cylindrique, arrondie et amincie à leurs extrémités. D'autres se présentent sous la forme de bâtonnets recourbés, le plus souvent isolés, mais parfois groupés en petit nombre et disposés parallèlement. A côté des grains les plus volumineux, on en distingue d'autres, plus petits qui ont les mêmes formes. Les grains de cette fécule mesurent en moyenne 30 à 50 μ de longueur, 25 à 35 μ de largeur et 7 à 8 μ d'épaisseur.

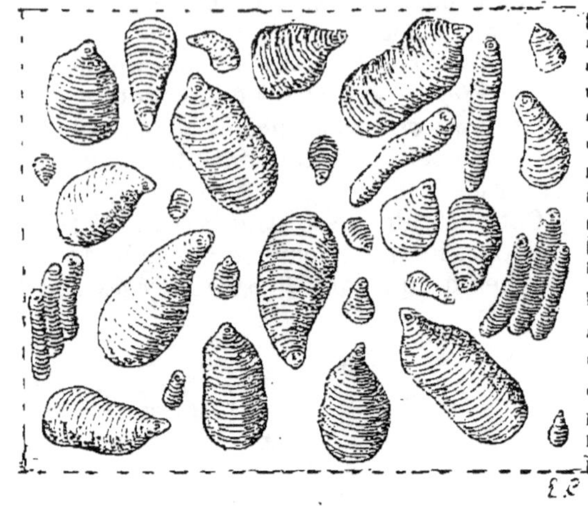

Fig. 379. — Arrow-root des Indes Orientales.

L'Arrow-root de Queensland, encore appelé *Arrow-root de la Nouvelle Galles du Sud, Arrow-root de tous les mois, Fécule de Toloman* est fourni par les rhizomes des *Canna indica* L., *C. Achiras* Gill., C. *edulis* Edw. et C. *coccinea* Rosc., qui sont très répandus dans les petites Antilles.

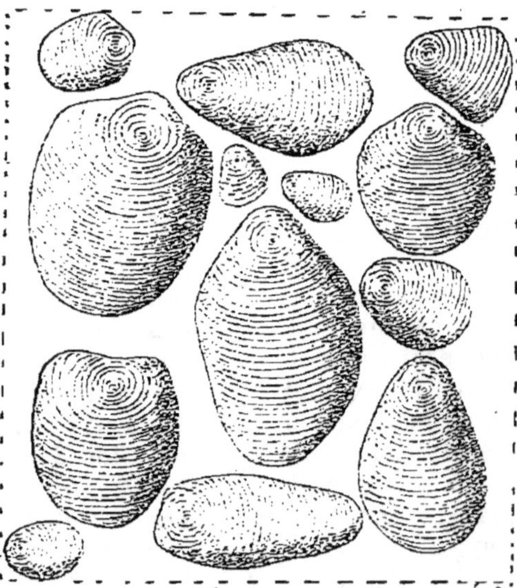

Fig. 380. — Arrow-root de Queensland.

La fécule de C. *edulis* arrive encore dans le commerce sous les noms d'*Arrow-root de Sierra Leone*, de *Port-Natal* et de *fécule de Balisier comestible*.

Cette fécule d'un blanc satiné se présente en grains qui sont beaucoup plus gros que ceux des autres fécules. La plupart des grains ne mesurent pas moins de 60 à 70 μ de longueur ; beaucoup d'entre eux peuvent atteindre 110 à 130 μ. Ces grains (fig. 380) généralement *isolés*, sont aplatis, elliptiques, légèrement ovales, réniformes, cordiformes ou conchoïdes: ils sont généralement atténués à l'une de leurs extrémités, où l'on observe un hile arrondi entouré par des stries parallèles qui se continuent sur toute la surface des grains.

MUSACÉES

Les Musacées ne constituent pas seulement par la beauté de leurs fleurs et la dimension de leurs feuilles, un des plus beaux ornements de la flore des tropiques ; elles renferment encore quelques espèces qui sont fort utiles aux habitants de ces régions. Parmi ces espèces, le *Musa Paradisiaca* L. occupe le premier rang. Il est aujourd'hui cultivé dans toutes les parties chaudes du monde. Ses fruits désignés sous le nom de *Bananes* sont des baies

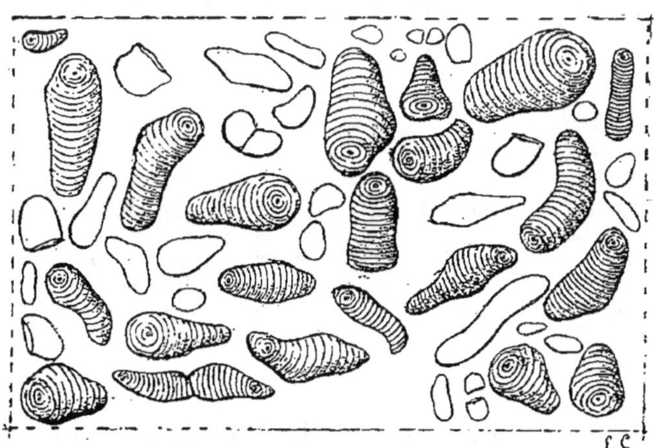

Fig. 381. — Arrow-root de la Guyane.

allongées. Quand ils sont tout à fait mûrs, ils sont verts ou jaunes; ils ont un goût sucré, visqueux, aigrelet et prennent par la dessiccation l'aspect d'une confiture sèche. Ceux qui ont habité l'Afrique et les régions tropicales prétendent que l'on ne peut juger de la suavité de ces fruits en mangeant ceux que l'on vend habituellement dans les rues de Paris.

C'est encore le fruit du *M. Paradisiaca* qui fournit la fécule connue sous les noms de *Fécule de Bananier* et d'*Arrow-root de la Guyane*.

Cette fécule (fig. 381) qui est d'un blanc éclatant est composée généralement de grains *isolés, rarement accouplés*. La forme de ces grains est généralement allongée, aplatie et très irrégulière ; les uns sont ovales, ellipsoïdaux, d'autres ont la forme d'un haricot, d'une bouteille ou d'une massue; d'autres sont très allongés et affectent la forme de bâtonnets plus ou moins recourbés; sur chacun d'eux on distingue un hile arrondi, excentrique, placé tantôt à l'extrémité la plus large, tantôt à l'extrémité la plus étroite, et des stries parallèles. Les plus gros de ces grains ont 45 à 65 µ de longueur, les petits n'ont guère plus de 12 µ.

D'autres espèces de ce genre, telles que les *M. sapientium*, *M. Fehi* et *M. Ensete* contribuent également à la nourriture des habitants qui vivent dans les régions tropicales.

C'est également à cette famille qu'appartient le *Ravenala Madagascariensis* appelé encore *arbre du voyageur*, à cause du réservoir formé par la gaine de ses feuilles, où s'amasse une eau toujours plus limpide et plus fraîche que celles des marais. Ses graines, broyées et courtes, sont très appréciées comme aliment par les Malgaches.

Le petit groupe des Hémodoracées ne renferme guère comme espèce utile que le rhizome d'*Aletris farinosa* L. qu'on a tenté d'introduire dans notre thérapeutique et qui est employé aux Etats-Unis comme vomitif et purgatif, dans l'hydropisie et les rhumatismes chroniques.

IRIDÉES

Plantes à rhizome tantôt allongé, tantôt raccourci au point de devenir bulbiforme ou réduit à l'état de bulbe solide. Feuilles distiques, souvent ensiformes et équitantes. Fleurs régulières formées d'un périanthe coloré, à 6 divisions profondes, disposées sur 2 rangs : de 3 étamines extrorses : d'un ovaire infère, triloculaire, à trois divisions stigmatiques très développées. Capsule à trois loges, à débiscence loculicide. Graine albuminée.

SAFRAN

Origine. — Le Safran est constitué par l'extrémité du style et les stigmates du *Crocus sativus* L., petite plante bulbeuse, originaire de la Perse et dont la culture a été propagée en Espagne, en France, en Bavière, en Autriche, aux Etats-Unis et en Chine.

Culture. — La culture du Safran est localisée en France dans une partie des départements de Seine-et-Marne, d'Eure-et-Loir et dans tout le département du Loiret. Le safran qu'on recueille dans ces régions est désigné sous le nom de *Safran du Gatinais*. On en récolte aussi une certaine quantité dans la Charente, près d'Angoulême, et dans le Vaucluse, près d'Avignon.

Le safran se multiplie à l'aide des bourgeons bulbeux qui se développent dans l'aisselle des bractées et qui, parvenus à un certain volume, se détachent du bulbe. La floraison a lieu en septembre ou octobre. Les fleurs ne durent qu'un jour ou deux après leur épanouissement. A ce moment, on cueille les stigmates qu'on sèche rapidement sur des tamis de crin placés au-dessus d'un réchaud rempli de braise. Par la dessication ils perdent les 4/5 de leur poids.

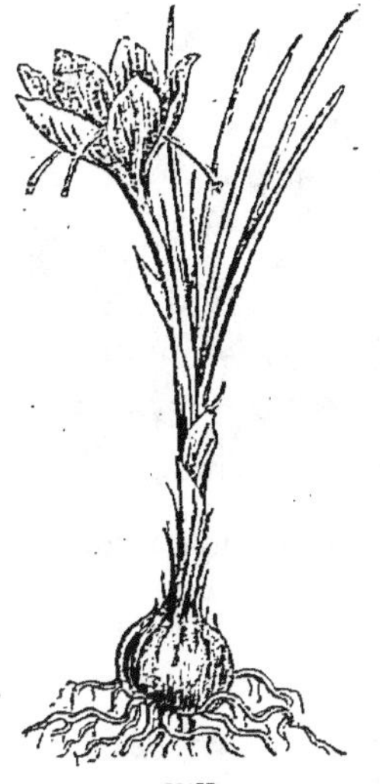

Fig. 382.
Crocus sativus.

Description. — Le Safran du commerce est formé d'une masse lâche de stigmates filiformes, dentelés à leur partie supérieure, qui est élargie en forme d'entonnoir. Lorsqu'ils n'ont pas été brisés, ces stigmates sont réunis par trois à l'extrémité du style qui est jaune clair au sommet et blanc à sa base ; il est onctueux au toucher, élastique, flexible, d'une couleur rouge-orange foncé : il possède une odeur aromatique, particulière et une saveur amère et un peu piquante.

Il existe dans le commerce trois variétés de safran : le *Safran d'Autriche*, le *Safran de France* et le *Safran oriental* qui sont très faciles à distinguer à leurs caractères extérieurs.

Le *Safran d'Autriche* qui est le plus estimé, est uniquement constitué par les stigmates du *Crocus sativus* et possède une teinte uniforme qui est d'un rouge brun ou d'un brun pourpre.

Le *Safran français*, dont les stigmates sont accompagnés de fragments plus ou moins longs du style, qui étant bien moins coloré, donne à cette espèce commerciale, une double coloration rouge brune, mêlée de jaune. Ce safran a la même origine que le safran d'Autriche.

Le *Safran oriental* qui est bien moins estimé est un mélange humide, glutineux, rouge brun de stigmates, de styles, de corolle et de grains de pollen du *C. vernus*. Son odeur est bien plus faible que celle des deux sortes précédentes.

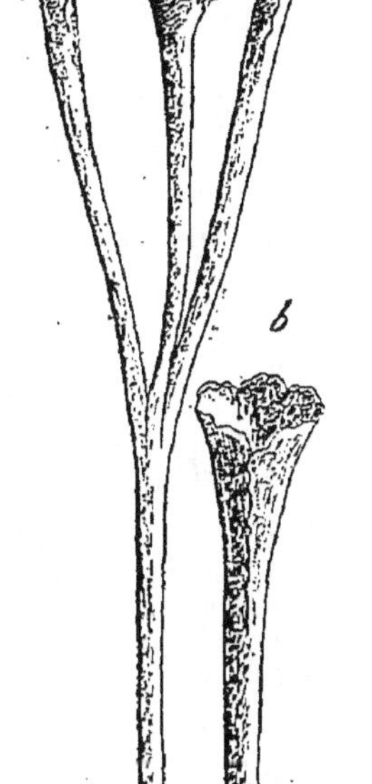

Fig. 383. — Stigmate de *Crocus sativus.*

L'Italie fournit aussi un safran de couleur claire, qui vient peu dans le commerce. Enfin l'Espagne produit des sortes assez variées dont les meilleures se rapprochent des safrans du Gâtinais, tandis que les inférieures, qui sont enduites de matières grasses doivent être rejetées.

Structure anatomique (fig. 384 à 388). — Le stigmate de safran est constitué par un parenchyme de cellules polygonales ou arrondies, remplies

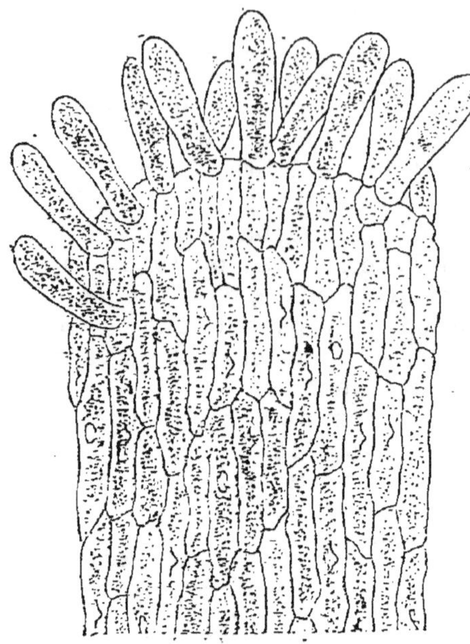

Fig. 384.
Stigmate de Safran à son sommet.

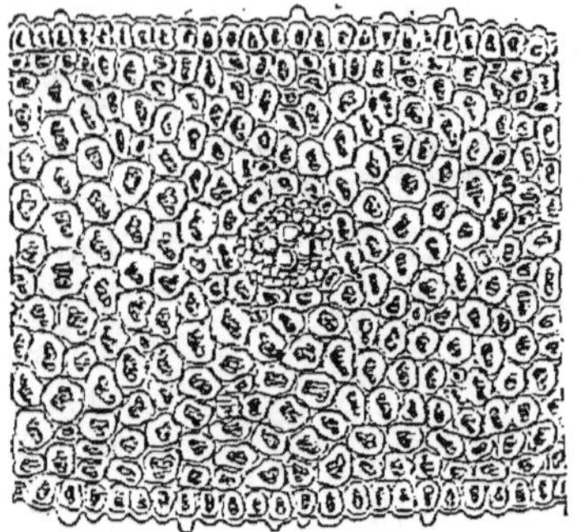

Fig. 385. — Stigmate de Safran.
Section transversale.

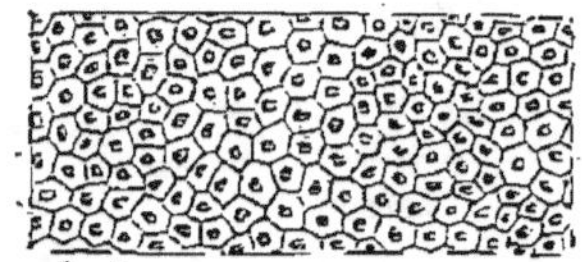

Fig. 386.
Epiderme du stigmate de Safran.

d'une matière colorante rouge appelée *Polychroïte*. Ce parenchyme qui est parcouru par des faisceaux fibro-vasculaires, est protégé sur ses deux faces par un épiderme formé d'une rangée de cellules tabulaires qui sont allongées parallèlement au grand axe du stigmate. Les cellules épidermiques sont recouvertes par une cuticule peu épaisse ; beaucoup d'entre elles présentent sur le milieu de leur paroi externe une petite saillie verruqueuse qui donne aux deux bords de la section transversale un aspect légèrement sinueux. Le sommet du stigmate porte un grand nombre de papilles tubulaires qui sont cylindriques. arrondies à leur sommet et plus larges que les cellules épidermiques. Les stigmates sont souvent accompagnés de gros grains de pollen arrondis, dépourvus de protubérances (fig. 388).

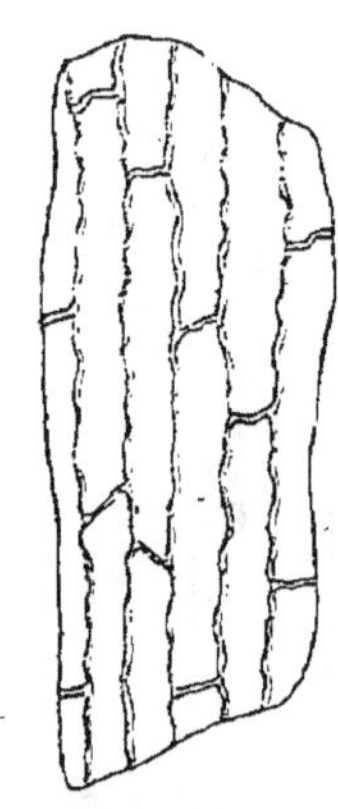

Fig. 387.
Epiderme du style.

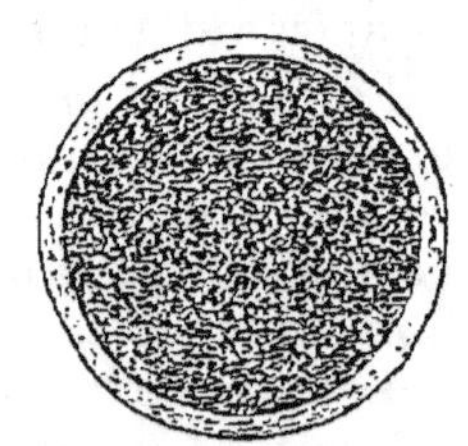

Fig. 388.
Grain de pollen.

Composition chimique. — Le safran renferme une *huile essentielle*, à base de terpène, un glucoside, la *Crocine*, un sucre appelé *Crocose*, de la cire et de la gomme. Il contient de 9 à 14 p. 100 d'eau. Soumis à l'incinération, il donne de 4,5 à 7 p. 100 de cendres.

Usages. — Le safran est employé comme emménagogue, stimulant et carminatif. Il entre dans la préparation du *Laudanum* de *Sydenham*, de la *Thériaque*, de l'*Élixir de Garus*, de l'*Élixir de longue vie*, des *pilules de Cynoglosse*.

Falsifications. — A cause de son prix fort élevé, le Safran est plus que toutes les autres drogues, très sujet à être falsifié. Les falsifications qu'on lui fait subir sont les plus variées. Les moins répréhensibles consistent à mélanger au Safran d'autres parties que les stigmates et notamment les styles et les anthères des *Crocus* ; d'autres consistent à épuiser le Safran en partie ou à l'additionner de substances visqueuses (*miel*) ou de solutions salines concentrées (*tartro-borate de potasse*) destinées à augmenter sa densité ; d'autres enfin consistent à y introduire des matières étrangères que l'on coupe en filaments ténus qui revêtent la forme des stigmates et que l'on colore au moyen de colorants azoïques. Parmi les substances introduites ainsi frauduleusement dans le Safran, on peut citer : les *fleurs de Carthame*, de *Souci*, d'*Arnica*, de *Grenadier*, de *Pivoine*, de *Safran du Cap* (*Lyperia crocea*) et des *stigmates de maïs;* souvent la fraude consiste dans l'addition de matières minérales lourdes (*sulfate de baryte*) ou de poudres végétales (*Curcuma*, *Santal rouge*, *Bois de Fernambouc* et de *Campêche*) qui possèdent une teinte qui les rapproche de celle de la poudre de Safran.

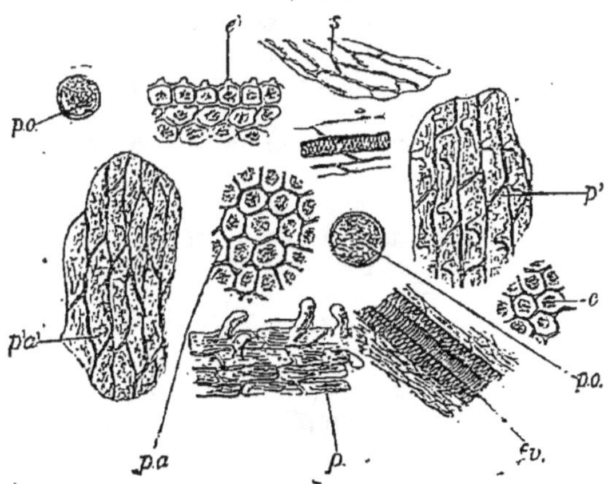

Fig. 380. — Poudre de Safran.

e, épiderme vu de face. — *e'*, épiderme vu de profil. — *fr*, faisceau fibro-vasculaire. — *pp'*, papilles stigmatiques. — *pa*, parenchyme du stigmate en section transversale. — *p'a'*, le même vu en long. — *po*, grains de pollen. — *s*, fragments du style.

Essai du safran. — On peut, pour essayer le Safran, se baser sur cette indication que ses filaments complets présentant chacun une partie du style avec les 3 stigmates pèsent à peu près 337 milligrammes et que le Safran incinéré ne doit pas laisser plus de 7,145 p. 100 de cendres.

Si l'on verse sur 1 gramme de safran 10 centimètres cubes d'acide sulfurique concentré et pur et si l'on agite vivement, l'acide prend une belle coloration bleu-indigo qui passe un peu au violet, puis au rouge et enfin à l'orangé. Si on chauffe ce mélange au bain-marie, il s'en dégage de l'acide sulfureux et un papier imprégné d'iodure de potassium et d'amidon, placé au-dessus du vase où a lieu la réaction, ne change pas, même après 10 minutes d'exposition à l'air.

Un moyen assez rapide de constater la fraude du Safran pulvérisé, consiste à en prendre une petite pincée qu'on étend sur une lame de verre ; on y verse une goutte d'acide sulfurique concentré et on examine à un faible grossissement la préparation qu'on a recouverte rapidement avec une lame mince. Les fragments de Safran pur se colorent en bleu foncé et sont entourés par une zone liquide de même teinte. Si dans la préparation on observe quelques particules ou fragments ne présentant pas les mêmes teintes, on peut soupçonner la fraude et alors se livrer à un examen approfondi et à une détermination rigoureuse des éléments étrangers.

Les *fleurs de Souci* se reconnaîtront à la présence *de longs poils tecteurs pluricellulaires et plurisériés* situés à la base des fleurs ligulées et à *leurs grains de pollen hérissés de tubercules.*

Les *fleurs de Carthame* se reconnaîtront à leurs styles hérissés d'une multitude de longues papilles coniques et à la présence de tubes sécréteurs colorés en brun, dans la plupart de leurs organes.

Les *fleurs de Pivoine* seront décelées par *leurs cellules épidermiques très longues, ponctuées* et *fortement striées.*

Le *Safran du Cap* se distinguera à *ses grosses glandes sécrétrices quadricellulaires, sessiles.*

Les *fleurs d'Arnica* se reconnaîtront à *leurs poils tecteurs, pluricellulaires* à *leurs poils accouplés,* à la présence des *aigrettes plurisériées* qui sont localisées à la base des demi-fleurons et aux grains de pollen hérissés de tubercules.

Les *stigmates de Maïs* seront caractérisés par *les longs poils plurisériés* localisées sur leur bord.

La *poudre de Curcuma* se reconnaîtra à la présence *des glandes résineuses* disséminées dans un tissu de cellules remplies d'amidon affectant la forme d'empois.

La *poudre de Santal rouge* se distinguera par ses larges vaisseaux ligneux et ses fibres accompagnées de tubes cristalligènes.

RHIZOME D'IRIS

Origine. — Le Rhizome d'Iris des pharmacies est fourni par les *Iris Florentina* L., *I. pallida* Lamk, et *I. Germanica* L., dont la culture a été propagée dans les environs de Florence et de Lucca, dans l'Ain et le Var. Les principaux entrepôts d'exportation sont Livourne, Vérone et Trieste.

Description. — Quand il est entier, ce rhizome est formé par l'articulation des souches de cinq à six annés successives. Ces souches souvent dichotomes en apparence, à peu près cylindriques, un peu comprimées verticalement, deviennent peu à peu obconiques. Elles ont de 8 à 10 centimètres de long et parfois plus de 5 centimètres d'épaisseur. Sa surface extérieure est d'une teinte brun jaunâtre; en dedans, il est blanc et succulent; il possède une saveur âcre et une odeur terreuse; il acquiert graduellement par la dessiccation son parfum de violette, qu'il ne possède dans toute son intensité qu'au bout de deux ans.

Quand il est destiné aux usages de la pharmacie, il subit un émondage assez profond qui le débarrasse de ses couches extérieures ; il se présente alors en morceaux blancs et crayeux, longs de 5 à 10 centimètres, et épais de 2 à 3 centimètres, de forme très variable. Les fragments les plus volumineux paraissent formés d'une portion allongée, irrégulièrement subconique, qui au niveau de sa grosse extrémité, émet une ou deux et rarement trois branches qui ont été coupées pendant l'opération de l'émondage et ne forment plus que des cônes courts et larges, attachés par leur sommet. La souche est aplatie, un peu arquée, souvent contournée, ridée et sillonnée. La face supérieure est lisse et ne porte guère que les traces du couteau. La face inférieure est criblée de ponctuations annulaires, limitées par un cercle brun et correspondant à l'insertion des racines adventives. Il est lourd, ferme et compact. La section transversale (fig. 390), présente deux zones bien délimitées ; une zone corticale homogène, et une zone ligneuse, légèrement teintée de jaune ou de brun vers la périphérie, où l'on observe de nombreuses ponctuations représentant les faisceaux fibro-vasculaires. Il possède une odeur agréable et douce de violette et une saveur amère aromatique.

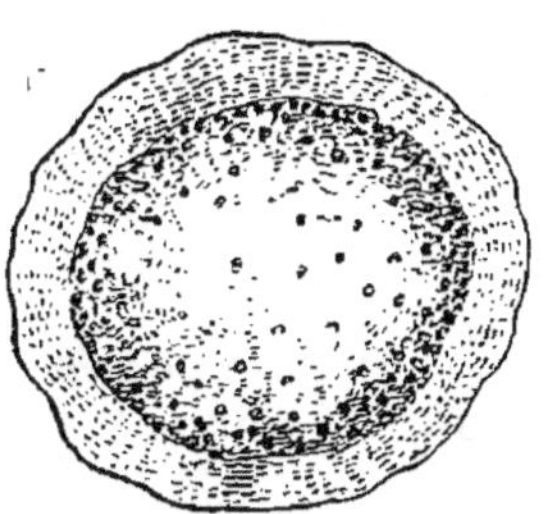

Fig. 390. — Rhizome d'Iris. Section transversale.

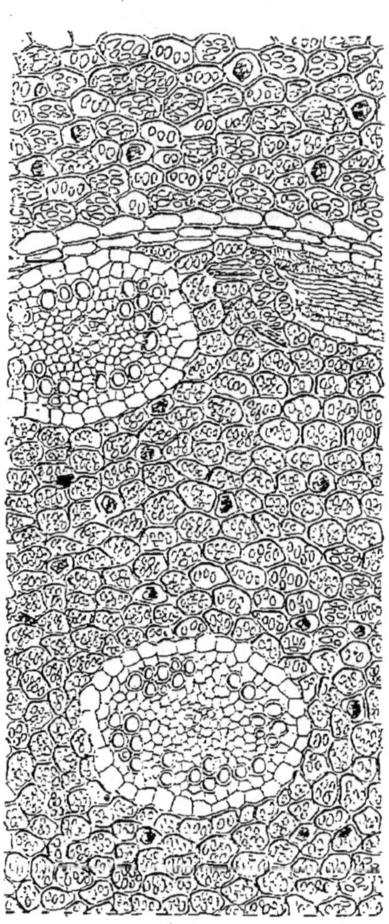

Fig. 391. — Rhizome d'Iris de Florence. Structure anatomique.

Caractères anatomiques. — Un endoderme formé d'une rangée de cellules tangentielles, à parois peu épaisses, partage ce rhizome en deux zones bien distinctes, formées d'un parenchyme de cellules polygonales, munies de parois épaisses et ponctuées, et remplies d'amidon. Cet amidon se présente en grains de forme très variable, tantôt arrondis, plus souvent allongés, arrondis à l'une de leurs extrémités, aplatis à l'autre; quelques-uns d'entre eux sont accompagnés de chromatophores fixés sur un de leurs côtés.

Les cellules amylacées laissent entre elles des méats intercellulaires dans lesquels sont *localisés de très longs cristaux rhomboédriques, tout à fait caractéristiques*. Le parenchyme ligneux est parcouru par des faisceaux fibro-vasculaires *concentriques* qui sont très confluents vers la périphérie, mais toujours isolés.

Composition chimique. — Le rhizome d'Iris renferme de l'*huile fixe*, de *la résine*, un peu de *tanin*, un glucoside, l'*Iridine* et une *huile essentielle* appelée *Camphre d'Iris*.

L'essence d'Iris n'existe guère dans le rhizome que dans la proportion de 0,1 à 0,2 p. 100. Elle est composée en grande partie d'*acide myristique* (85 p. 100), de petites quantités d'*éther méthyl-myristique*, *d'acide oléique*, d'*aldéhyde oléique* et d'une cétone, (*l'Irône*) qui lui communique son odeur si suave.

Usages. — Ce rhizome n'est guère employé en pharmacie que pour la préparation des poudres dentifrices. Les fragments les plus réguliers sont façonnés au tour pour servir de hochets et les débris pour faire les pois à cautères. La poudre est encore utilisée pour préparer des sachets aromatiques. La parfumerie en emploie une très forte proportion.

DIOSCORÉES

Les Dioscorées sont des plantes qui habitent surtout les régions tropicales et extra-tropicales de l'hémisphère nord : Parmi les rares espèces que la matière médicale utilise on peut citer le *Dioscorea villosa* L. qui est très répandu aux Etats-Unis, où l'on utilise communément son rhizome comme expectorant, diaphorétique et émétique.

Ce sont surtout des plantes alimentaires dont les tubercules parfois bizarres et très volumineux concourent puissamment à la nourriture de l'homme, dans nos colonies des Antilles et de la Guyane.

Les espèces les plus intéressantes sous ce rapport sont les *D. alata* L., *D. sativa* L., *D. aculeata* L. et *D. glabra* Roxb., qui fournissent le produit féculent désigné sous les noms d'*Arrow-root de la Guyane* ou *Fécule d'Igname*.

Cette fécule (fig. 392) est d'un blanc pur ; les grains qui la constituent sont toujours isolés : les plus gros mesurent de 45 à 90 μ de long et 25 à 60 μ de large : ils sont entremêlés d'un grand nombre de grains plus petits et ne mesurant guère plus de 7 à 15 μ de large et 15 à 30 μ de long.

Leur forme est assez variable, souvent ovale ou elliptique :

Plusieurs sont triangulaires, arrondis sur leurs angles, ou recourbés sur un de leurs côtés. Ils sont souvent tronqués à leur grosse

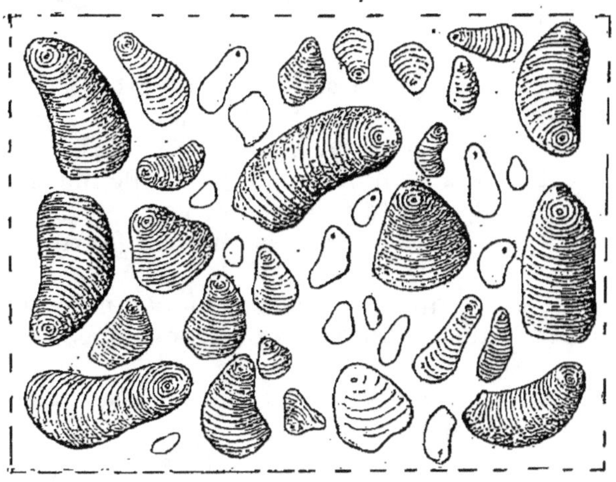

Fig. 392. — Fécule d'Igname.

extrémité et amincis à l'autre, qui présente un hile excentrique, arrondi. Ce hile est entouré par des stries concentriques qui se continuent sur toute la surface des grains.

LILIACÉES

Plantes à racine bulbifère ou fibreuse, rarement frutescentes ou arborescentes. Feuilles en général longues et étroites, sessiles, planes ou canaliculées, embrassantes ou engaînantes à leur base, parfois épaisses et charnues. Tige ou hampe nue, rarement feuillée ; fleurs ordinairement régulières, tantôt solitaires et terminales, tantôt disposées en épis ou en grappes rameuses. Périanthe pétaloïde, formé de 6 pièces distinctes ou unies à leur base, disposées sur 2 rangs. Etamines au nombre de 6, introrses. Ovaire à 3 carpelles, à styles soudés en un seul. Capsule triloculaire ou fruits bacciformes. Graines recouvertes d'un spermoderme noir et crustacé ou membraneux. Albumen charnu ou volumineux.

ALOÈS

Origine. — L'Aloès est un suc épaissi et amer fourni par plusieurs espèces du genre *Aloe*, qui sont pour la plupart originaires des parties chaudes et arides de l'Afrique méridionale et orientale. Plusieurs d'entre elles ont été introduites et cultivées dans d'autres pays, comme le nord de l'Afrique, l'Espagne, les Indes Anglaises, l'Amérique, les Antilles, où elles fournissent des produits assez estimés.

Parmi les espèces principales qui concourent à la production de l'Aloès, il faut citer :

1° L., *A. vulgaris* Lamk. (*A. vera* L., *A. Barbadensis* Mill.), qui croît dans l'Afrique septentrionale et orientale et dans l'Inde : On le trouve aussi sur les côtes du sud de l'Espagne, de la Sicile, de la Grèce et des Canaries. C'est elle qui fournit l'*Aloès des Barbades* et de *Curaçao*.

2° L'*A. socotrina* Lamk. (*A. vera* Mill.), qui croît sur les rivages méridionaux de la mer Rouge, dans quelques îles de l'Océan indien et notamment à Socotora. Il produit l'*Aloès succotrin* ;

3° L'*A. ferox* L., très commun au Cap de Bonne-Espérance et qui avec les hybrides résultant de son croisement avec les *A. africana* Mill., *A. spica* Thunb., *A. perfoliata* L., fournit le meilleur *Aloès du Cap* ;

4° L'*A. Perryi* Bak., qui est aussi très commun dans l'île de Socotora et fournit aussi une partie de l'aloès succotrin.

Localisation. — C'est de la *feuille des Aloe que l'on retire le suc épaissi désigné sous le nom d'Aloès ; il y est contenu dans une zone assez limitée.*

Cette feuille présente sur ses deux faces la même structure anatomique. Sous un épiderme garni de stomates et recouvert par une cuticule assez épaisse, on observe 5 à 6 rangées de cellules polygonales, un peu allongées radialement et contenant de la chlorophylle et des grains d'amidon, ou des cristaux primatiques et des cristaux aiguillés, disposés en forme de cornet ou de pinceau.

Toute la partie de la feuille qui est comprise entre ces deux lames chlorophylliennes est constituée par un parenchyme lâche, incolore, formé de cellules polygonales contenant du mucilage. La ligne de démarcation très nette qui sépare le parenchyme chlorophyllien du parenchyme incolore est caractérisée par la présence d'un très grand nombre de faisceaux libéro-ligneux, ovales, élargis en dehors, un peu rétrécis en dedans, et dont le tiers externe s'enfonce dans le tissu chlorophyllien.

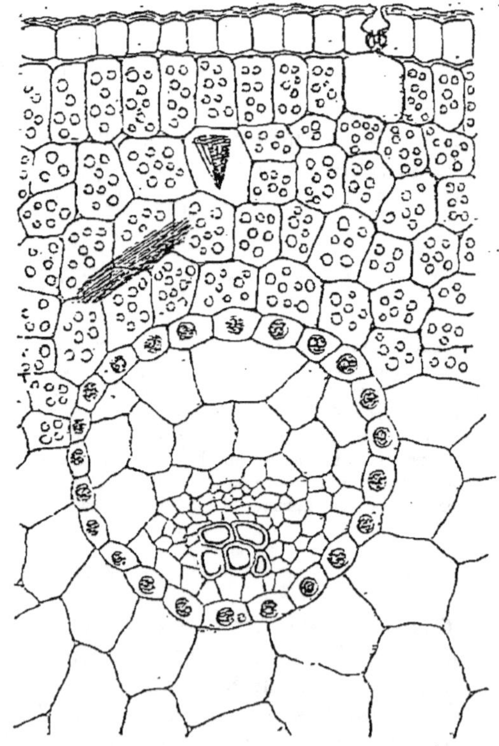

Fig. 393. — Feuille d'Aloès
Structure anatomique.

Chacun de ces faisceaux présente à la périphérie un endoderme formé d'une seule rangée de cellules allongées tangentiellement et contenant chacune, en dehors de leur noyau, un gros globule jaune composé de tanin. En dedans de cette gaîne, se trouve un groupe de grandes cellules particulières, disposées irrégulièrement et qui forment plus de la moitié externe du faisceau total. *C'est dans ce groupe de cellules, appelé tissu aloïfère et qui constitue le péricycle du faisceau, que se trouve localisé le suc de l'aloès.* La moitié interne du faisceau est constituée par un groupe de petites cellules polygonales représentant le liber et les vaisseaux grillagés, et au milieu duquel on observe quelques vaisseaux spiralés représentant le bois.

Préparation. — Les procédés employés pour la préparation de l'aloès sont très variables, mais consistent toujours en deux opérations successives ayant pour but d'obtenir une liqueur et de l'amener à une consistance voulue.

La *préparation* de la liqueur s'opère de quatre façons différentes :

1° On coupe les feuilles près de leur insertion à la tige et on les place debout et un peu obliquement les unes à côté des autres, la partie coupée en bas. Le récipient dans lequel on a disposé les feuilles et qui est destiné à recevoir le suc varie selon les pays ; c'est tantôt un tonneau, tantôt une auge, tantôt une simple cavité creusée dans le sol et recouverte d'une peau de chèvre. Le suc recueilli dans ce cas est obtenu par *écoulement libre* ;

2° On hache les feuilles, on les pile, on les exprime et on laisse reposer pendant vingt-quatre heures ou davantage le jus obtenu de cette façon, puis on recueille la liqueur par décantation. Ce suc obtenu par *expression* est mélangé à d'autres parties de la plante qui en diminuent l'activité ;

3° Après avoir haché et pilé les feuilles, on ajoute de l'eau et on laisse macérer. On recueille le produit de cette macération. On fait bouillir le marc dans une nouvelle quantité d'eau, on passe et on réunit le liquide ainsi obtenu au produit de la macération. La liqueur est obtenue dans ce cas par *macération et décoction* ;

4° Les feuilles coupées en morceaux sont placées dans des paniers de fils de fer qu'on plonge pendant dix minutes dans de grandes chaudières en fer remplies d'eau bouillante. On les enlève pour les remplacer par d'autres que l'on traite de la même façon jusqu'à ce que l'eau soit noire et épaissie ; on laisse reposer et on décante. La liqueur est obtenue dans ce cas par *décoction*.

La *concentration* de la liqueur s'opère de deux façons différentes :

Quand le liquide à concentrer est obtenu par écoulement libre ou par expression, on peut facilement l'amener à consistance ferme, en le faisant évaporer dans des vases plats exposés au soleil : mais cette opération est à peu près impossible à pratiquer sur les produits aqueux provenant d'une macération ou d'une décoction : on emploie alors le procédé suivant :

On verse la liqueur dans une marmite de fer ou dans un récipient en cuivre et l'on chauffe en remuant de temps en temps avec une large cuiller qui sert en même temps à rejeter les impuretés. On continue l'action de la chaleur jusqu'à ce que la liqueur soit suffisamment concentrée et on la verse dans des caisses ou dans de larges gourdes.

Tout Aloès, quelle que soit son origine, affecte un des quatre aspects suivants. Tantôt il est *translucide* et se présente en une masse dont la transparence peut être appréciée plus ou moins facilement, selon l'épaisseur des morceaux détachés de la masse et la nuance de celle-ci ; tantôt il est complètement *opaque*, et alors toujours foncé, rappelant plus ou moins la couleur du foie : en cet état, il constitue l'*Aloès hépatique* : tantôt les deux formes précédentes s'associent pour donner une substance contenant des parcelles opaques : c'est l'*Aloès mixte* : tantôt, enfin, il est constitué par une masse brune dans laquelle se confondront, avec l'une ou l'autre des substances précédentes, des détritus de toutes sortes : c'est l'*Aloès caballin*.

Variétés commerciales. — Il existe dans le commerce plusieurs sortes d'Aloès, que l'on peut grouper autour de quelques types principaux, qui sont : les *Aloès succotrin*, du *Cap* et des *Barbades*.

L'Aloès succotrin, encore désigné sous les noms d'Aloès de Bombay, de Zanzibar, est fourni par les *A. Soccotrina* Lam. et *A. Perryi* Bak. Il est préparé dans l'île de Socotora, en Arabie et sur les Côtes orientales d'Afrique, d'où il arrive par la voie de Zanzibar à Bombay. C'est de là qu'il est expédié en Europe dans des peaux de gazelles qui sont elles-mêmes renfermées dans des tonneaux ou dans des caisses.

Il est tantôt *translucide* et tantôt *opaque* : les deux formes sont quelquefois bien distinctes et isolées dans le commerce : souvent aussi elles sont mêlées. Ordinairement importé à l'état mou, du moins dans l'intérieur de sa masse, il se dessèche assez facilement. Quand il est de bonne qualité, il possède une *couleur rouge hyacinthe* ou *grenat* : sa *cassure est conchoïdale et brillante* : en *fragments minces, il présente une teinte d'un brun orangé* ; sa poudre est brun rougeâtre fauve, ou jaune doré : son odeur, qui est assez agréable *rappelle celle de la Myrrhe et du Safran*.

L'Aloès du Cap qui est fourni par les *A. ferox, Africana, spicata perfoliata* et *linguæformis*, arrive du Cap de Bonne-Espérance, dans d'énormes caisses. Il se présente en masses d'un *brun noirâtre, avec reflets verdâtres* tout particuliers. Sa cassure est brillante et vitreuse. Vu en lame mince, il est transparent et d'une *couleur ambrée* ; pulvérisé, il offre une *teinte jaune verdâtre*. Sa saveur est très amère, *nauséeuse ; son odeur est toute spéciale*, forte, tenace, peu agréable et *rappelle celle de la souris*. On en distingue plusieurs variétés qui se distinguent par l'éclat de leur cassure et la couleur de leur poudre.

L'Aloès des Barbades, qui est préparé à la Jamaïque avec le

suc de l'*A. vulgaris*, arrive par l'Angleterre dans des gourdes ou des calebasses qui en contiennent de 10 à 40 livres. Il est obtenu par écoulement libre et concentration à la chaleur. Il forme une *masse opaque, sèche et dure, colorée en brun chocolat, terne et mate*, avec une cassure *cireuse*, nette ou souvent inégale et grenue. Vu en lames minces, il est faiblement transparent et coloré en *brun-orange*. Réduit en poudre, il offre une teinte *jaune rougeâtre* qui devient *rouge brun* à la lumière et il exhale une odeur qui rappelle à la fois *celles de la myrrhe et de l'iode*. C'est le plus estimé.

L'Aloès de Natal est préparé dans les districts supérieurs du Natal avec une espèce d'*Aloe* encore indéterminée : il arrive en l'Angleterre dans de grandes caisses en bois. Obtenu par écoulement libre et concentré par la chaleur avec beaucoup de soin, cet Aloès offre en général la *coloration hépatique* et se distingue de l'Aloès du Cap par son opacité et sa *teinte brun grisâtre*. Il contient un principe cristallin qui n'existe dans aucune sorte : il est peu efficace et doit pour ce motif être exclu des pharmacies.

L'Aloès de Curaçao qui est préparé dans les îles de Curaçao avec le suc de l'*A. vulgaris* arrive en Europe, par la voie hollandaise, dans des caisses de 15 à 30 kilogrammes. Il ressemble beaucoup à l'Aloès des Barbades, dont il ne se distingue que par son odeur tout à fait caractéristique que quelques auteurs comparent à *celle de la sueur de nègre*.

L'Aloès de l'Ouganda qui est introduit sur le marché de Londres depuis quelques années seulement se rattache par ses caractères à l'Aloès du Cap.

Caractères. — L'Aloès desséché à 100° a une densité de 1,300. Il se dissout à peu près complètement dans l'alcool à 80° ; il est moins soluble dans l'alcool à 90°, insoluble dans l'éther, le sulfure de carbone et le chloroforme. Il se dissout complètement dans l'eau chaude et dans l'eau froide additionnée de carbonate de soude : il se dissout incomplètement dans l'eau froide pure. Sa solution a une réaction acide. *L'Aloès rentre dans le groupe des produits anthracéniques :* oxydé par le bichromate de potasse et l'acide sulfurique, il donne de l'*Aloéxanthine* qui est une *tétraoxyméthylanthraquinone*.

Une solution concentrée de borax versée dans une liqueur contenant de l'Aloès produit au bout de vingt à vingt-cinq minutes, une fluorescence verdâtre qui disparait peu à peu mais qui peut déceler jusqu'à 1/10.000 d'Aloès (Schoutelen).

10 centimètres cubes de solution d'Aloès à 1/1 000, additionnés d'une goutte de solution de sulfate de cuivre (1 p. 10) et d'une goutte d'eau oxygénée, donnent après ébullition, une coloration rouge framboise intense (Hirchsohn).

Composition chimique. — L'Aloès renferme 12 à 13 p. 100 de

Résine, 12 à 25 d'*Aloïne*, 0,15 à 0,25 d'*Émodine*, 60 à 65 d'une substance amorphe soluble dans l'eau froide ; la partie soluble dans l'eau froide renferme du glucose, de l'*acide aloérésique* et de l'*aloérétine*.

La résine d'Aloès appartient au groupe des *résines à tannols* : Elle a la constitution d'un éther, résultant de la combinaison d'un alcool résineux (*Aloérésitannol*) avec un acide qui varie selon les espèces commerciales. C'est ainsi que la résine de l'Aloès des Barbades est l'*Ether cinnamique de l'aloérésitannol*, tandis que celle de l'Aloès du Cap est l'*éther paracoumarique* de l'*aloérésitannol*, celle de l'Aloès de Natal est l'*éther paracoumarique* du *Natalorésinotannol*, de même que celle de l'Aloès de l'Ouganda est l'*éther paracoumarique de l'Ouganda-alorésitannol*.

L'Aloïne est un principe assez difficilement soluble dans l'éther, soluble dans l'alcool et dans l'eau ; elle cristallise en petites aiguilles prismatiques, réunies ordinairement en étoile ; elle a une couleur jaune de soufre et une saveur, qui d'abord douceâtre, devient ensuite très amère. Elle se dissout rapidement dans les alcalis.

Chaque aloès renferme une aloïne dont le nom varie suivant les sortes qui la produisent. C'est ainsi qu'on a appelé : *Barbaloïne*, celle qui vient de l'Aloès des Barbades : *Socaloïne*, celle qui est retirée de l'Aloès Succotrin : *Nataloïne*, celle qui est fournie par l'Aloès du Natal et *Capaloïne*, celle qui est fournie par l'Aloès du Cap : *Curaçaloïne*, celle qui vient de l'Aloès de Curaçao.

M. Léger a établi que la *Nataloïne* se distingue nettement des autres aloïnes qu'il confond sous le nom de Barbaloïne. Celle-ci est soluble dans l'eau et dans l'alcool ordinaire. Elle présente des relations étroites avec les oxyméthylanthraquinones. Au contact de l'oxygène de l'air et en milieu alcalin, la Barbaloïne produit de l'*Émodine*. Oxydée au moyen de l'acide nitrique, elle donne de la *Dioxytétranitroanthraquinone*. La *Nataloïne*, au contraire, est insoluble dans l'eau, et très peu soluble dans l'alcool. Sous l'action de l'acide chlorhydrique en solution alcoolique, la Nataloïne, comme la Barbaloïne, paraît produire de l'Émodine.

Dosage de l'Aloïne. — (Schafer (*Pharm. Zeitung*, XLII, p. 95, 1897) a indiqué, pour doser l'aloïne, un procédé qui repose sur la propriété que possède l'aloès, de donner, en solution ammoniacale, des combinaisons peu solubles avec les terres alcalines, et qui, décomposées par les acides, fournissent l'aloïne.

On dissout 50 grammes d'aloès dans 300 grammes d'eau chaude, en ayant soin d'ajouter quelques gouttes d'acide chlorhydrique. Après refroidissement, on sépare le liquide de la résine, on l'additionne de 50 cc. d'ammoniaque à 20 p. 100, puis d'une solution de 15 grammes de chlorure de calcium, dans 30 grammes d'eau, et l'on agite vivement. Au bout de quinze minutes, on exprime fortement le précipité d'aloïne et de chaux, et on l'essore à la turbine. On le triture ensuite dans un mortier avec un petit excès d'acide chlorhydrique qui met l'aloïne en liberté, en donnant du chlorure de calcium. On dissout l'aloïne et le chlorure dans le moins possible d'eau bouillante : on jette sur un filtre, on lave le filtre avec un peu d'eau bouillante. Par refroidissement, l'aloïne cristallise. Il y a avantage à refroidir avec de la glace.

Schäfer a obtenu pour diverses sortes d'aloès du commerce un rendement en aloïne parfaitement cristallisée de 15 à 30 p. 100.

Usages. — L'Aloès présente deux propriétés bien marquées. A petite dose, c'est un stomachique actif qui peut être utilisé dans les dyspepsies atoniques, les digestions lentes, la constipation. A dose plus élevée, il agit comme purgatif. On l'administre ordinairement sous forme de pilules. Il entre dans la préparation des *teintures d'Aloès*, de l'*Elixir de Garus*, des *pilules d'Aloès*, des *pilules écossaises* ou d'*Anderson*, des *pilules de Bontius*, des *pilules ante cibum*, de l'*Elixir de longue vie*, des *suppositoires d'Aloès* et du *Baume du Commandeur*.

Falsifications. — L'aloès a été parfois falsifié avec du *suc de réglisse, de la gomme, des os calcinés, de l'ocre, de la poix résine et de la Colophane.*

Les deux premières substances, en raison de leur prix élevé ne doivent pas être souvent employées ; leur insolubilité dans l'alcool permettra de constater leur présence.

En traitant l'aloès par de l'eau additionnée de carbonate de soude, on reconnaîtra la présence de l'une ou l'autre des autres substances qui sont insolubles dans cette solution. Le dosage de l'*Aloïne* permettra d'apprécier l'importance de la fraude.

SQUAMES DE SCILLE

Les Squames de Scille sont produites par le bulbe du *Scilla maritima* L. (*Urginea Scilla* Steinh.) qui habite les régions sablonneuses qui bordent la Méditerranée et les côtes de l'Atlantique. On recueille la bulbe en automne quand il est dans toute sa force.

On en distingue 2 variétés : la rouge et la blanche : la première est seule employée en France : la seconde est utilisée surtout en Angleterre.

On la débarrasse des écailles extérieures et on n'utilise que les écailles intermédiaires, qu'on coupe en tranches transversales minces ou en lanières qui sont enfilées en forme de chapelet et suspendues dans une étuve, où on les laisse jusqu'à complète dessiccation. Bien desséchée, la drogue se présente sous forme de bandes étroites, aplaties, recourbées, mesurant 3 à 5 centimètres de longueur et 5 à 10 millimètres de largeur. Ces bandes *flexibles, translucides*, ont une teinte jaune pâle quand elles proviennent de la variété blanche et une teinte rosée quand elles sont fournies par la variété rouge. Elles doivent être conservées dans un endroit sec : elles sont inodores et ont une saveur très amère et âcre.

L'épiderme garni de gros stomates et d'une cuticule assez épaisse, recouvre un parenchyme sillonné par des faisceaux libéro-ligneux et formé de cellules polygonales irrégulières, sauf dans les couches les plus extérieures où elles sont allongées parallèlement au grand axe des écailles. Ces cellules contiennent *du mucilage, une matière colorante* ou des *fins cristaux aiguillés*; d'autres qui sont très allongées, renferment de *longs cristaux primatiques isolés* ou *réunis en faisceaux parfois assez volumineux.*

Les Squames de Scille contiennent du mucilage, du sucre, du tanin et divers principes mal définis, désignés sur les noms de *Scillipicrine, Scilline, Scillitoxine* (Merck.), *Scillaine* (Jamersted), *Scillinine, Scillopicrine* et *Scillamarine* (Walizewski).

Elles s'emploient comme diurétiques et expectorantes sous forme de *poudre*, d'*extrait alcoolique*, de *teinture* : elles entrent dans la prépation des *Vins diurétiques de Trousseau* et de *la Charité*, du *vin* et de l'*oxymel scillitiques*.

COLCHIQUE D'AUTOMNE

Origine. — Le Colchique d'automne (*Colchicum autumnale* L.) croît dans les prairies et les pâturages de l'Europe moyenne et méridionale. Il est très abondant en France, en Angleterre, en Italie, en Turquie, en Grèce. La matière médicale utilise ses bulbes et ses graines.

BULBE

Le Bulbe de Colchique doit être recueilli au mois d'août, époque à laquelle il atteint son plus grand développement et n'a pas encore été épuisé par le développement des fleurs, des fruits et des feuilles.

A l'état frais, ce bulbe est conique et recouvert d'une tunique membraneuse, d'un brun clair, au-dessous de laquelle existe une deuxième enveloppe moins foncée et jaune. Il est charnu, homogène et laisse échapper par la pression un suc peu épais, amer, tenant en suspension des grains d'amidon : il a une odeur un peu vireuse et une saveur âcre et mordicante. A l'état sec et conservé pour les usages de la pharmacie, c'est un corps ovoïde de la grosseur d'une châtaigne dont la face plane est creusée, dans le sens longitudinal, d'une gouttière profonde située sur la ligne médiane de ce tubercule. Sa surface extérieure présente une teinte ocracée et des stries longitudinales régulières, uniformes qui convergent de la base au sommet. A la base de la gouttière, on observe une empreinte circulaire laissée par le point d'insertion de la tige florifère qui prenait naissance à la partie inférieure du tubercule, se logeait dans la gouttière, et en sortait pour proéminer au delà du sommet. Sur la face dorsale et opposée, au sommet de la pointe, on observe une cavité (*a t* fig. 394) au fond de laquelle un petit corps acuminé représente la base desséchée de l'ancienne tige, puis au-dessous de cette cavité, à droite ou à gauche, on distingue une empreinte (*bd*) correspondant à un des deux bourgeons primordiaux qui sont nés au moment de la végétation : enfin à la base du tubercule, du côté dorsal et tout près des radicules, on remarque une cicatrice arrondie qui indique le point d'attache de l'ancien bulbe avec le nouveau. Dans les pharmacies, le Bulbe de Colchique se trouve souvent en petites tranches horizontales de 2 ou 3 millimètres d'épaisseur qui ont été coupées au moment même de la récolte. Ces tranches sont blanches, farineuses, inodores, cassantes et un peu spongieuses : elles sont marquées de ponctuations grises correspondant à la section des faisceaux fibro-vasculaires, qui sont plus abondants dans la partie centrale qu'à la périphérie. Quant on mâche ces tranches, on perçoit à peine l'amertume de la plante fraiche : leur saveur est douceâtre, un peu mucilagineuse.

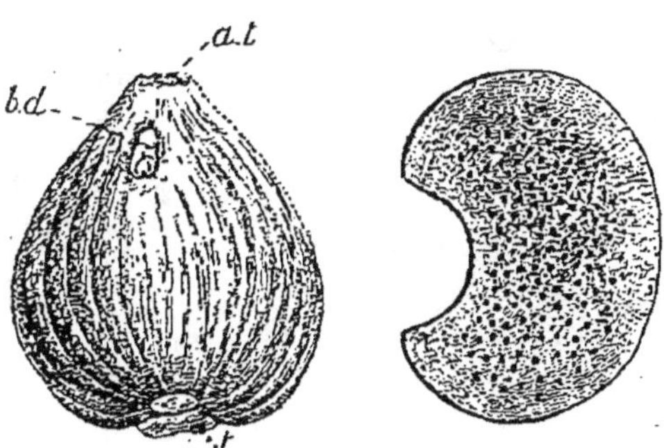

Fig. 394 et 395. — Bulbe de Colchique.
Entier. Coupé transversalement.

Examinée au microscope, la section du bulbe de colchique est constituée par un tissu de cellules polygonales, remplies d'amidon, disposé en grains simples et composés, *marqués d'un hile étoilé*. Ce tissu est sillonné par une multitude de faisceaux fibro-vasculaires.

Le Bulbe de Colchique renferme de la *Colchicine*, de l'amidon, du sucre, de la gomme, du tanin et de la résine.

La Colchicine cristallisée se présente en petits cristaux prismatiques, légèrement jaunâtres, inodores, à saveur très amère et très persistante ; elle est très soluble dans l'alcool, à 90°, dans l'alcool à 60°, et dans le chloroforme.

Sa solution alcoolique se colore en *rouge-grenat* avec le perchlorure de fer.

Sa solution chlorhydrique portée à l'ébullition se colore en *vert*, en présence du même réactif.

SEMENCES

Les Semences de Colchique sont globuleuses, d'un brun foncé, de la grosseur d'un grain de millet. Leur surface extérieure est grossièrement *chagrinée, mate, marquée sur un de ses côtés, d'un épaississement charnu, placé autour de l'ombilic*. Quand elles sont récentes, elles ont une teinte brun pâle, qui se fonce par la dessiccation, et *laissent exsuder une matière gluante*, qui les rend adhérentes les unes aux autres, quand on les presse dans la main. Elles sont inodores et possèdent une saveur amère, puis âcre. Le spermoderme brun est formé de trois tuniques d'aspect différent, entourant un albumen de nature cornée, dont les cellules sont munies de parois épaisses et ponctuées.

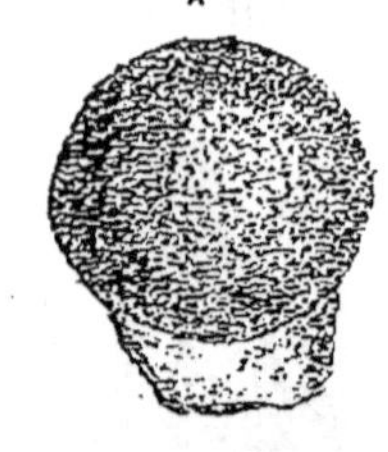

Fig. 396. Semence de Colchique.

Elles renferment de la *Colchicine*, de l'acide gallique, du sucre, une notable proportion d'huile fixe.

Les semences de Colchique offrent bien plus de constance dans leurs effets physiologiques que les bulbes : aussi les préfère-t-on à ces derniers pour les besoins de la thérapeutique. Il est toujours facile de les récolter au moment de la maturité, et elles offrent sur les bulbes l'avantage de pouvoir se conserver sans difficulté et sans chance d'altération.

Quant aux FLEURS, si elles sont plus actives que les bulbes, elles ont moins d'énergie que les semences : elles perdent une grande partie de leur principe amer par la dessiccation et ne doivent être employées qu'à l'état frais ; comme valeur pharmacologique, elles représentent les deux tiers des semences et 4 à 5 fois celle des bulbes.

Dosage de la Colchicine. — Pour effectuer ce dosage, le meilleur dissolvant à employer est l'alcool chaud. On épuise 25 grammes de bulbes ou de semences pendant 2 heures avec de l'alcool à 95° dans l'appareil de Soxhlet. On distille complètement, puis on fait passer le résidu huileux dans une petite ampoule à décanter, au moyen de 10 centimètres cubes d'eau chaude. On ajoute ensuite 2 à 3 centimètres cubes d'éther de pétrole, on agite et on laisse reposer 15 à 20 minutes. Une couche huileuse surnage le liquide aqueux. Sans filtrer, on fait couler ce dernier dans un petit ballon de 100 centimètres cubes et on lave l'ampoule avec de petites quantités d'eau. Le contenu de cette ampoule est additionné de nouveau de 10 centimètres cubes d'eau; on agite fortement et on reçoit le mélange total dans une petite capsule; on fait évaporer l'éther de pétrole en chauffant doucement la capsule. On remet de nouveau dans l'ampoule à décanter, on ajoute encore 2 à 3 centimètres cubes d'éther de pétrole, on agite et après repos, on fait couler le liquide aqueux dans le vase jaugé de 100 centimètres cubes. *Ce n'est qu'en opérant ainsi plusieurs fois, qu'on obtient la totalité de l'alcaloïde, sans que l'huile en retienne aucune trace.* Avec de l'eau, on complète à 100 centimètres cubes la solution alcaloïdique aqueuse trouble on ajoute 1 à 2 grammes de talc; on agite fortement et on jette sur un filtre sec.

On prend 80 grammes (= 20 grammes de drogue) du filtrat liquide : On les agite trois fois avec du chloroforme; les liqueurs chloroformiques sont distillées : au résidu, on ajoute 10 centimètres cubes d'eau et on chauffe une heure et demie au bain marie, en faisant passer un courant d'air à la surface du liquide. La colchicine peut alors être titrée soit par pesée, soit volumétriquement, soit par les deux méthodes, comme moyen de contrôle. (Gordin et Prescott.)

Les bulbes de Colchique *renferment environ* 0,50 p. 1000 de Colchicine, les fleurs 0,80 p. 1000 et les semences 3 p. 1000.

Usages. — Les préparations de Colchique sont considérées comme un spécifique de la goutte et des rhumatismes.

Avec les bulbes, on prépare une *teinture* qui s'administre à la dose de 1 à 8 grammes, une *alcoolature* (2 à 5 grammes), un extrait (1 à 4 grammes) et un vin (5 à 10 grammes).

Avec les fleurs, on prépare une *alcoolature* qui se donne à la dose de 2 à 5 grammes.

Les semences, plus énergiques et plus constantes dans leurs effets, servent à préparer une *teinture* (qui se donne à la dose de 1 à 5 grammes), un *extrait* (1 à 10 centigrammes) et un vin (5 à 10 grammes).

La solution chloroformique de l'extrait laissé par les préparations de colchique, évaporée à siccité et traitée par une goutte d'*acide nitrique*, produit une coloration violette très fugace.

On substitue souvent à ces préparations, la colchicine, qui s'administre à la dose de 1/2 à 2 milligrammes par jour, en granules, en vin ou en solution.

Quelle que soit la préparation de colchique employée, son administration doit toujours être surveillée, à cause de l'élimination très lente du principe actif.

RHIZOME D'HELLÉBORE BLANC

Origine. — Ce rhizome est produit par le *Veratrum album* L., qui est abondamment répandu dans les Pyrénées, les Cévennes, en Espagne et en Suisse.

Description. — Il se présente généralement entier dans le commerce. Il est à peu près droit, cylindrique, long de 5 à 10 centimètres, épais de 1 à 2 centimètres et coloré en brun foncé. Il est couronné, à son sommet, par une touffe herbacée, compacte, faite de nombreuses bases de feuilles imbriquées et dont les plus extérieures sont brunes et fibreuses, les autres, minces et membraneuses, comme des écailles d'oignon ; celles du centre sont coriaces, assez épaisses, blanches et cassantes. La surface extérieure est couverte de fossettes, de cicatrices et de nombreuses racines, assez épaisses, ridées, colorées en brun clair et appliquées le long du rhizome, qu'elles masquent à peu près complètement. Le corps du rhizome est très dur, tandis que les racines sont molles et assez flexibles.

Fréquemment aussi, cette drogue se présente en tronçons provenant de rhizomes qui ont été coupés longitudinalement et qui sont toujours caractérisés par la présence des écailles foliacées, qui les couronnent à leur sommet. La section transversale des rhizomes (fig. 397) présente deux zones bien nettement séparées par une ligne jaune, à contours légèrement sinueux; la zone externe, qui représente l'écorce, a une épaisseur qui atteint à peine le quart du rayon total; elle a une teinte grise, qui est plus foncée dans sa partie interne; elle présente, dans sa partie médiane, des ponctuations arrondies, correspondant à la section des faisceaux fibro-vasculaires et vers la périphérie des cicatrices plus larges, ovales ou elliptiques, produites par la section des racines. La zone interne ou ligneuse est caractérisée très nettement par la présence d'une multitude de ponctuations arrondies, ovales ou elliptiques, produites par les faisceaux qui sont plus ou moins obliques. La section des racines, toute différente, présente, au-dessous d'une écorce très épaisse, un cylindre ligneux très étroit, blanc, lignifié. Le rhizome d'hellébore blanc a une saveur amère, âcre, irritante et brûlante; réduit en poudre, il provoque l'éternûment.

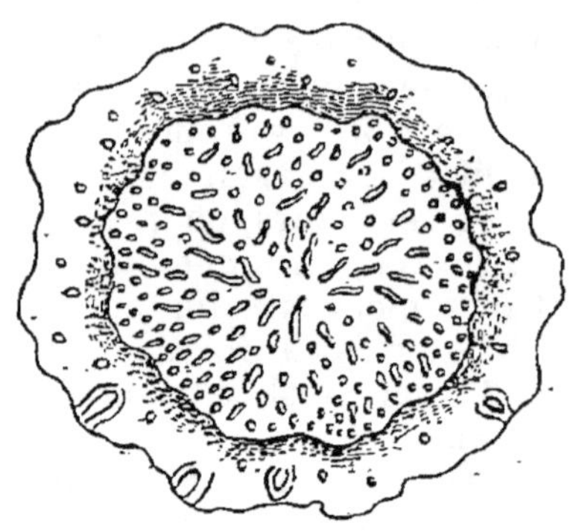

Fig. 397.
Rhizome d'Hellébore blanc.
(Section transversale).

Caractères anatomiques. — L'écorce limitée par un épiderme brun est formée d'un tissu de cellules arrondies contenant de l'amidon; dans l'épaisseur de ce tissu, on observe des *cellules plus larges, ovales, remplies de cristaux aiguillés et fasciculés,* et des faisceaux fibro-vasculaires, arrondis, à liber central. L'endoderme est formé d'une rangée de cellules *dont les parois interne et latérales sont épaissies et ponctuées.* Le cylindre ligneux est parcouru par un très grand nombre de faisceaux fibro-vasculaires, plus développés et coupés plus ou moins obliquement.

Les racines ont une structure toute différente. Le cylindre ligneux est protégé par un endoderme formé d'une rangée de cellules colorées, dont les parois interne et latérales sont très épaisses. Il est constitué par un péricycle cellulosique qui entoure un anneau ligneux, formé par la réunion d'un très grand nombre de faisceaux, séparés vers la périphérie par des îlots de liber.

Composition chimique. — Ce rhizome renferme plusieurs alcaloïdes, qui sont : la *Jervine*, la *Pseudo-jervine*, la *Rubijervine*, la *Vératralbine* et une petite quantité seulement de *vératrine*.

Localisation des alcaloïdes. — D'après Rundgvist, les alcaloïdes sont localisés pour la racine: dans le parenchyme cortical amylifère et plus particulièrement dans le voisinage de l'endoderme. L'épiderme, l'endoderme et le cylindre central n'en renferment pas. Les alcaloïdes sont plus abondants dans les parties âgées qu'à la pointe de l'organe.

La répartition est semblable dans le rhizome et la tige aérienne, moindre toutefois que dans les organes souterrains. Les écailles du rhizome et les feuilles caulinaires en renferment très peu.

Usages. — On l'a employé comme sternutatoire, émétique, purgatif et antispasmodique, dans la goutte, les maladies de la peau et les affections du système nerveux.

En Amérique, on emploie plus fréquemment le rhizome du *V. viride* Ait., qui croît dans le nord des Etats-Unis. Il possède, dans son ensemble, la même structure anatomique que le *V. album*. Il renferme surtout de la *Jervine* et de la *Cévadine;* les autres alcaloïdes ne s'y trouvent qu'en très faibles proportions.

SEMENCES DE CÉVADILLE

Les Semences de Cévadille sont produites par le *Schœnocaulon officinale* Asa Gray (*Sabadilla officinarum* Brand), plante bulbeuse qui croît au Mexique, dans le Guatémala et le Vénézuéla.

Ces semences (fig. 398), pointues et aplaties à l'une de leurs extrémités, parfois aux deux, sont d'un brun noir, luisantes, grêles, allongées, parfois anguleuses ou déformées par leur pression réciproque; elles mesurent 9 à 10 millimètres de long sur 1 millimètre de large. Elles sont formées d'un épisperme d'un brun foncé, constitué par trois téguments superposés, et d'un albumen *corné*, blanchâtre, d'aspect cireux, renfermant un petit embryon dirigé vers la base de la graine. Elles ont une saveur très âcre et très amère et une odeur presque nulle. Réduites en poudre, elles provoquent de suite l'éternûment.

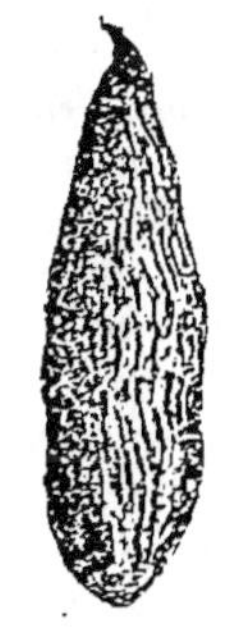

Fig. 398. Semence de Cévadille.

Parfois, on les trouve dans le commerce encore enfermées dans le fruit, qui est une capsule grise, papyracée, mesurant 18 à 20 millimètres de long et formée de trois carpelles réunis par leur partie inférieure et libres par le haut.

Les semences de Cévadille renferment plusieurs alcaloïdes qui sont : la *Vératrine*, la *Sabadilline*, la *Sabatrine*, la *Sabadine* et la *Sabadinine*, et deux acides : l'*acide sabadillique* ou *cévadique* et l'*acide vératrique*.

De tous ces principes, le plus important est la *Vératrine*, qui se présente en poudre blanc grisâtre, amorphe, à saveur brûlante, insoluble dans l'eau, soluble dans l'alcool, l'éther et la glycérine.

Chauffée pendant quelques instants avec une solution concentrée d'acide chlorhydrique, la Vératrine prend une belle *coloration rouge*. Au contact du réactif de Frœhde, elle prend une *teinte jaune paille*, puis *rouge cerise*.

Employée pendant longtemps comme parasiticide, sous le nom de *Poudre des Capucins*, où elle se trouvait à l'état de mélange avec la semence de Staphisaigre, la semence de Cévadille n'est plus guère utilisée que pour la préparation de la *Vératrine*.

La Vératrine s'emploie comme sédatif du cœur, comme analgésique et comme diurétique; elle s'administre en granules de 1 milligramme (1 à 5 par jour), ou en pommades au 1/10.

SALSEPAREILLES

Origine. — Sous le nom de SALSEPAREILLES, on désigne les racines adventives de divers *Smilax* américains, qui croissent dans les endroits bas et marécageux d'une région qui s'étend depuis le sud des Etats-Unis jusqu'au Pérou et au Brésil. Les principaux centres de leur production sont le Mexique, la Nouvelle-Grenade, le Vénézuéla et le Brésil.

Récolte. — La récolte de la Salsepareille est une opération assez pénible; aussi choisit-on de préférence pour cette récolte les espèces multicaules dont chacune des tiges est garnie au moins de trois grandes racines s'étendant horizontalement sous le sol, dans tous les sens. On enlève d'abord avec la main, la faible couche de terre qui recouvre les racines; on suit la trace de ces racines, en les dégageant, avec un bâton pointu, de celles des bambous ou d'autres plantes voisines; on les coupe avec un couteau, près de la souche, en ne laissant que les rameaux les plus grêles pour permettre à la plante de croître. On ramène sur le sol le bas des tiges qu'on recouvre ainsi que la souche, avec de la terre et des feuilles mortes, pour faciliter le développement de nouveaux bourgeons.

Description. — La plupart des Salsepareilles nous parviennent encore pourvues de leurs souches et parfois même de débris de tiges; d'autres sont au contraire mondées avec soin et bottelées. Les racines, souvent très longues, sont grêles, rarement bifurquées à leur extrémité; leur grosseur ne dépasse guère celle d'une plume d'oie. Quelques-unes sont dépourvues de radicelles seulement dans leur partie inférieure, et sont appelées *barbues;* d'autres en sont complètement dégarnies. Leur couleur varie sensiblement, suivant leur âge, leur espèce et la nature du terrain où elles ont été recueillies et aussi avec le mode de dessiccation qui a été employé. Celles qui ont été desséchées au soleil ont une couleur gris rougeâtre clair, tandis que celles qui ont été séchées au feu ont une teinte brune plus ou moins foncée. Leur aspect extérieur est très variable aussi; les unes sont droites ou peu sinueuses; d'autres sont tortueuses, marquées de sillons longitudinaux qui sont plus ou moins profonds selon la proportion de fécule qu'elles contiennent. En général, les salsepareilles riches en amidon et dites *farineuses* sont très peu ridées, tandis que celles qui n'en contiennent qu'une faible proportion le sont profondément.

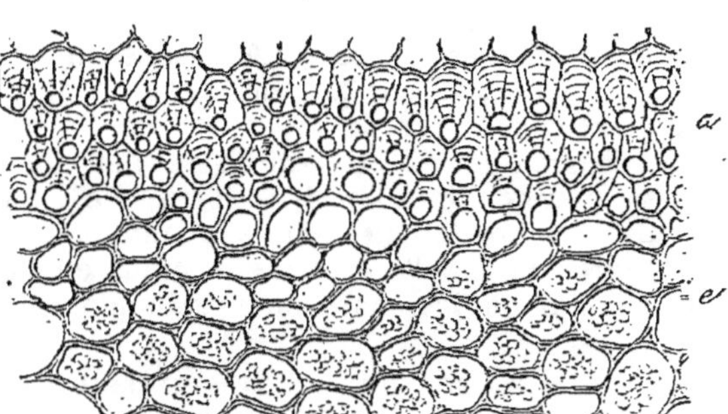

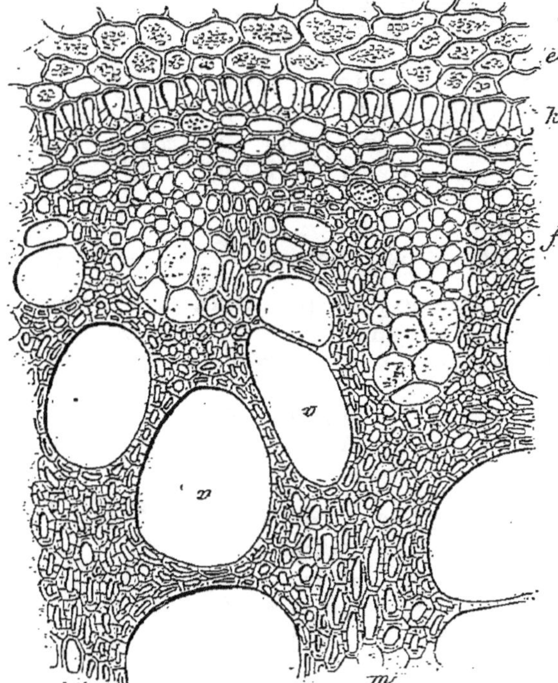

Fig. 399. — Salsepareille de la Vera-Cruz. Section transversale.

Dans la détermination des Salsepareilles commerciales, il faut tenir compte de la présence ou de l'absence des souches et des tronçons de tige, de la forme de celles-ci et de leur disposition relative, car on a remarqué que chacune des principales sortes commerciales présente un mode d'emballage bien distinct.

Structure anatomique (fig. 399). — La section transversale d'une Salsepareille présente cinq zones bien distinctes :

1° Une *zone extérieure* (*a*) portant souvent des vestiges de l'épiderme et des poils épidermiques unicellulaires, et constituée par deux ou trois rangées de cellules à parois épaissies surtout du côté extérieur et colorées en brun.

2° Un *parenchyme cortical* (*e*), formé de cellules munies de parois minces; ces cellules qui sont tantôt arrondies et séparées par des méats plus ou moins larges, tantôt polygonales, contiennent de l'amidon en grains simples et en grains composés, ou des cristaux aiguillés.

3° *L'endoderme* (*k*), représenté par une rangée de cellulles cubiques, qui sont munies de parois plus ou moins épaisses et colorées et qui affectent une forme variable.

4° *Le péricambium* (*per*) ou péricycle représenté par trois ou quatre rangées de cellules tangentielles, à parois épaisses et ponctuées.

5° *La zone ligneuse* (*f*) composée de faisceaux fibro-vasculaires qui forment en se réunissant un anneau fibreux qui se confond insensiblement avec le péricycle. Ces faisceaux sont constitués par des groupes de vaisseaux disposés en files radiales et entourés de grosses fibres à parois épaisses et canaliculées. Dans l'épaisseur de ce tissu fibreux, on observe des îlots arrondis ou ovales de parenchyme libérien, formé de cellules irrégulières à parois minces. La couche ligneuse offre un contour interne plus ou moins ondulé ; elle entoure une moelle centrale (*m*) plus ou moins développée et formée de cellules arrondies contenant de l'amidon.

Composition chimique. — La racine de Salsepareille renferme une *résine*, une *huile essentielle* et trois saponines homologues : la *Parilline*, la *Smilasaponine* et la *Sarsaponine*. Traités à chaud par les acides minéraux étendus, ces trois glucosides donnent de la *sapogénine* et du glucose.

Usages. — La salsepareille est employée comme dépuratif, diurétique et antisyphilitique. Elle est le plus souvent administrée en tisane (30 p. 1.000), elle sert à préparer un *extrait alcoolique*, le *sirop de salsepareille composé*, la *tisane de Feltz;* elle fait partie des *bois sudorifiques*.

VARIÉTÉS COMMERCIALES

Si l'on ne tient compte que de leur provenance, les Salsepareilles qui existent dans les drogueries et qui ont été décrites dans les traités de matière médicale, peuvent être classées ainsi :

1° *Amérique du Nord.* —	Salsepareille	de la Véra-Cruz.
—	—	de Tampico.
—	—	de Manzanilla.
—	—	rouge de la Jamaïque allemande.
2° *Amérique centrale.* —	Salsepareille	de Honduras.
—	—	de Guatémala.
—	—	de la Jamaïque vraie.
3° *Amérique du Sud.* —	Salsepareille	du Brésil, du Para.
—	—	de Lima.
—	—	Caraque.
—	—	de Guayaquil.
4° *Europe méridionale.* —	Salsepareille	d'Italie.

De toutes ces espèces, nous ne décrirons que celles qui se trouvent habituellement dans le commerce : ce sont la *Salsepareille de la Véra-Cruz*, la *Salsepareille de Honduras*, la *Salsepareille de la Jamaïque anglaise* et la *Salsepareille du Brésil*.

SALSEPAREILLE DE LA VÉRA-CRUZ. — Cette sorte, que l'on a longtemps improprement désignée en France sous le nom de *Salsepareille de Honduras*, est fournie par le S. *medica* SCHLECHT. Elle est originaire du Mexique et se récolte près des villages de Papantla et de Tuspan.

Elle arrive de la Véra-Cruz et de Tampico, en *balles de 75 à 100 kilogrammes*, qui *sont fortement assujetties avec des cordes* (fig. 400).

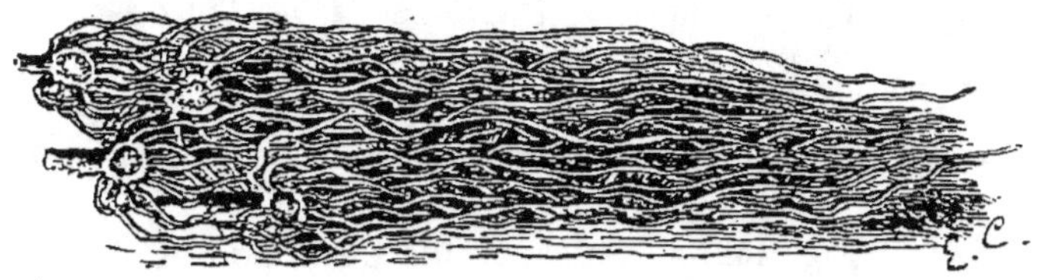

Fig. 400. — Salsepareille de la Véra-Cruz.

De toutes les sortes commerciales, c'est celle qui est récoltée avec le moins de soin et dont l'emballage laisse le plus à désirer; les balles d'origine renferment parfois jusqu'à 33 p. 100 de débris de tige de plantes étrangères et de pierres. Les racines, souvent couvertes de moisissures, ont de 1 mètre à 1 m. 65 de long et sont *généralement munies de souches et de tronçons de tiges repliées sur elles-mêmes*. Leur surface extérieure est *gris jaunâtre, marquée de sillons profonds*, qui sont souvent remplis de terre ou d'argile. Quand les racines ont été débarrassées de cette terre, elles présentent une teinte grise ou rougeâtre; *la plupart sont garnies de radicelles*. La section transversale de cette racine (fig. 401) est *sinueuse, irrégulière;* la portion ligneuse est, en général, plus épaisse que la région corticale et plus développée aussi que la zone médullaire; elle présente des ponctuations d'autant plus larges qu'elles sont plus rapprochées du centre de la racine.

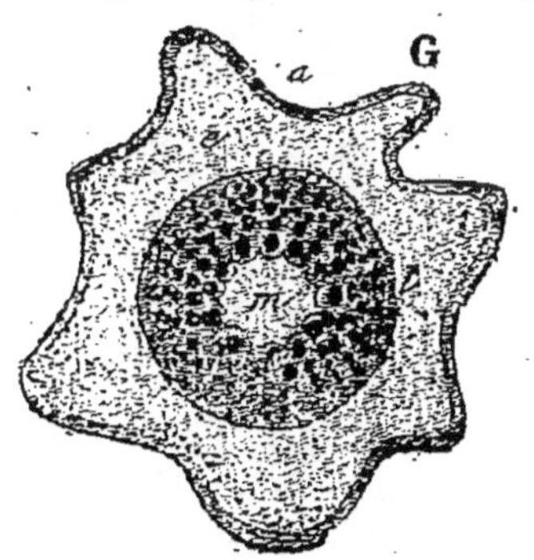

Fig. 401. — Coupe transversale d'une Salsepareille de la Véra-Cruz.

Anatomiquement, la Salsepareille de la Véra-Cruz est caractérisée par la forme des cellules de l'épiderme et de l'endoderme. *Les premières sont polygonales, très fortement épaissies sur leur paroi externe et pourvues d'un petit lumen arrondi, excentrique, d'où partent trois ou quatre stries radiales. Les cellules de l'endoderme sont allongées radialement, renforcées au contraire sur leur paroi interne et pourvues d'une cavité conique assez large, dont le sommet est tourné vers le centre de la racine.*

Salsepareille de Honduras. — Cette Salsepareille, qui est exportée de Belize et des autres ports de la baie de Honduras, rentre dans la catégorie des *Salsepareilles farineuses*.

Elle est constante dans ses caractères extérieurs; *elle est tantôt munie, tantôt dépourvue de souches et de tronçons de tiges; généralement, elle arrive en paquets* (fig. 402) *longs de 75 centimètres et épais de 8 à 10 centimètres, disposés en forme d'écheveaux étroitement serrés avec une racine enroulée plusieurs fois autour d'eux.* Ces éche-

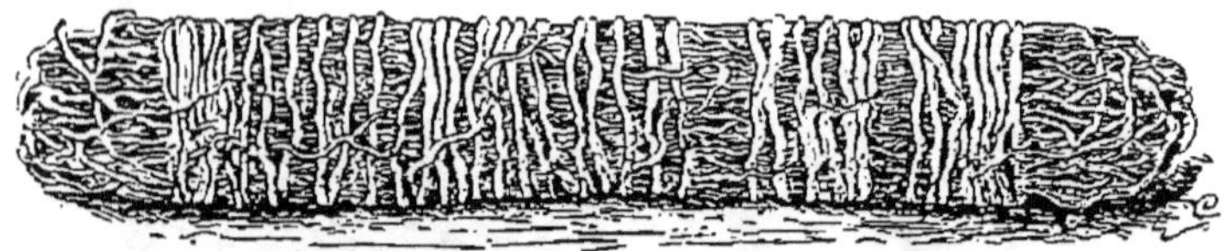

Fig. 402. — Salsepareille de Honduras.

veaux sont réunis en balles, au moyen de grandes pièces de cuir placées aux deux extrémités et maintenues par des lanières de cuir renforcées de cercles en fer. Les racines présentent une teinte gris brunâtre, brun rougeâtre, quelquefois brun pâle; elles sont tantôt profondément sillonnées, tantôt grosses, lisses et farineuses ou cornées; elles sont plus ou moins garnies de radicelles. La section transversale (fig. 403) est aussi assez variable; la forme de leur contour dépend de la quantité d'amidon qu'elles renferment; la zone corticale, qui, dans la plus grande partie de la longueur des racines, est assez épaisse, remplie d'amidon, est, dans le voisinage du rhizome, résineuse et peu amylacée. Le bois est généralement moins épais que l'écorce et que la moelle.

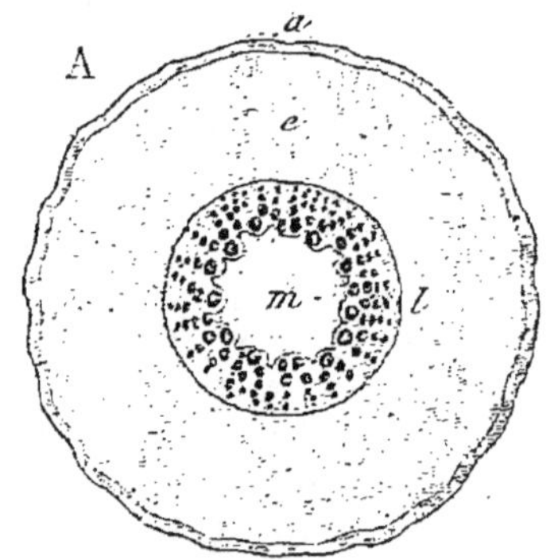

Fig. 403.
Salsepareille de Honduras.
Coupe transversale.

Les cellules épidermiques, quoique épaissies sur leur paroi externe, ne le sont pas au même degré que dans l'espèce précédente; leur lumen est aussi plus large. Les cellules de l'endoderme sont isodiamétriques, à peu près carrées; leurs parois sont sensiblement d'épaisseur égale, sauf toutefois la paroi externe qui est un peu plus mince.

Salsepareille de la Jamaïque anglaise. — Cette variété, désignée encore sous le nom de *Salsepareille de la Jamaïque vraie,* est considérée comme une des meilleures; elle est seule admise dans la pharmacopée anglaise. Elle est récoltée sur la côte de Mosquito, dans le voisinage de Costa-Rica. On la rapporte sans preuve suffisante au *S. officinalis* Kunth.

Elle arrive dans le commerce *en bottes* (fig. 404), *mesurant* 60 *centimètres de longueur et* 10 *centimètres de diamètre, maintenues au moyen d'une racine de la même plante, enroulée plusieurs fois autour d'elles.* Les racines, généralement dépourvues de rhizomes et de

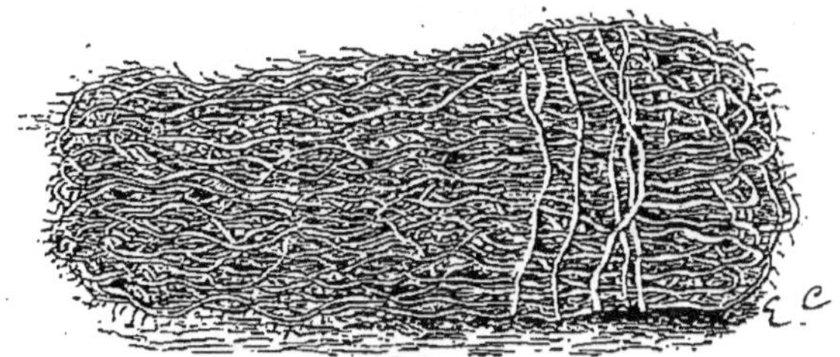

Fig. 404. — Salsepareille de la Jamaïque vraie.

tronçons de tiges, sont longues, minces, chevelues; elles sont assez profondément ridées et sillonnées longitudinalement. La surface extérieure a une teinte brune, ocracée ou *rouge orange*. Sur la section transversale (fig. 405), on distingue: l'écorce, d'un brun rougeâtre, à contour plus ou moins arrondi, selon sa richesse en amidon; la zone ligneuse, relativement très développée, souvent rougeâtre, dans sa partie externe; la moelle, blanche ou un peu rosée, présentant souvent des pores vasculaires.

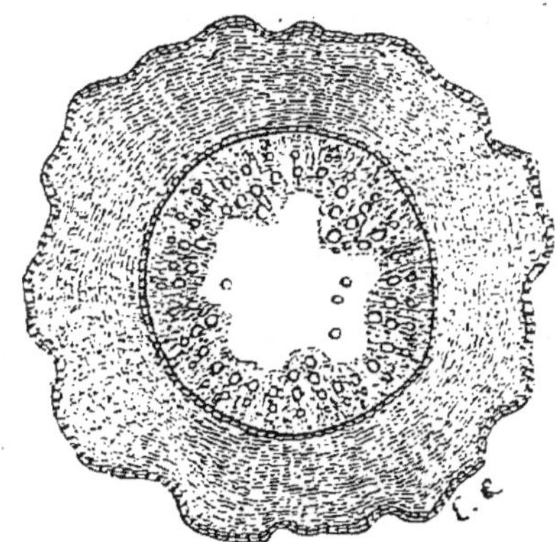

Fig. 405. — Coupe transversale d'une racine de salsepareille de la Jamaïque.

Les cellules de l'endoderme sont allongées radialement et ont des parois sensiblement égales ou rarement plus minces du côté extérieur.

Salsepareille du Brésil. — Cette variété, désignée sous le

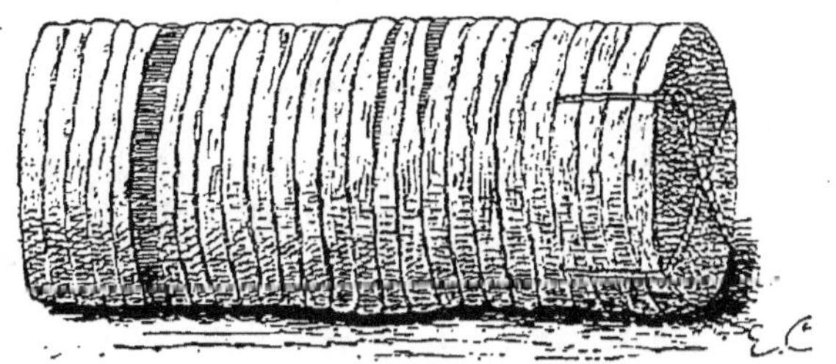

Fig. 406. — Salsepareille du Brésil.

nom de *Salsepareille de Para, de Lisbonne*, vient du Para et de Maranham; elle est récoltée sur les bords du fleuve des

Amazones. Elle est rapportée par Schleiden aux *S. officinalis* Kunth., *S. syphilitica* Kunth. et *S. papyracea* Poiret. Elle *arrive en bottes cylindriques* (fig. 406), *formées de racines coupées en morceaux de même longueur, parallèlement placées les unes à côté des autres et serrées par une liane.* Les racines de cette sorte sont, en général, très minces, d'un rouge terne, ou parfois noirâtres, quand elles ont subi l'action de la fumée. Elle appartient au groupe des *Salsepareilles farineuses.* La section transversale présente une moelle blanchâtre beaucoup plus épaisse que la zone ligneuse, qui est généralement plus mince que la partie corticale.

Fausses Salsepareilles. Sous ce nom sont confondues les drogues qu'on a substituées à la Salsepareille, soit dans un but de spéculation frauduleuse, soit pour utiliser des propriétés qu'on considérait comme analogues à celles des *Smilax*. Au nombre de ces produits, il faut citer : la Salsepareille d'Allemagne qui est fournie par le *Carex arenaria* L. ; la Salsepareille de l'Inde qui est fournie par l'*Hemidesmus indicus* R. Brown ; la Salsepareille de Virginie ou S. du Canada, qui est fournie par l'*Aralia nudicaulis*.

La première de ces drogues qui est fournie par la famille des Cypéracées se reconnaît aisément aux ponctuations qui existent dans la région corticale et dans la zone ligneuse, dont les faisceaux sont généralement isolés et disséminés dans toute l'épaisseur du méditullium ; elle ne contient pas de cristaux aiguillés.

La seconde, fournie par la famille des Asclépiadées, présente la structure des racines de Dicotylédones pourvues d'un liber interne. Le bois est complètement lignifié et la zone corticale présente des vaisseaux laticifères et des cristaux étoilés.

Le rhizome d'*Aralia nudicaulis* qui appartient à la famille des Araliacées est caractérisé nettement par sa structure et la présence de canaux sécréteurs localisés dans l'écorce et la moelle.

SQUINE

Le Squine des pharmacies est la souche du *Smilax China* L., qui croît au Japon, en Chine, en Perse et sur les bords de la mer Caspienne.

Elle se présente en morceaux irréguliers, noueux, légèrement aplatis, mesurant 10 à 20 centimètres d'épaisseur, recouverts d'une écorce gris rougeâtre, un peu luisante, lisse dans quelques échantillons, plus ou moins ridée dans les autres. On observe, sur la surface extérieure d'un grand nombre de morceaux, des cicatrices nettes produites par l'ablation des racines et des tiges. A l'intérieur, la squine présente une couleur et une consistance variables ; tantôt elle est spongieuse, légère, d'un blanc rosé et comme grenue ; d'autres fois, elle est pesante, très dure. Sur la section transversale, on distingue une zone subéreuse assez épaisse qui recouvre une masse parenchymateuse grenue, plus pâle sur les bords que dans sa partie centrale. *On n'y découvre pas d'endoderme* apparent comme dans les autres rhizomes de monocotylédones. On y observe seulement un grand *nombre de ponctuations qui sont plus nombreuses et plus grosses dans la partie centrale du tubercule que sur les bords*. La squine a une saveur peu sensible et farineuse. Son odeur est à peu près nulle.

L'écorce réduite à de très faibles dimensions renferme de nombreux cristaux aiguillés, groupés en faisceaux et inclus dans des cellules plus grandes que les autres; le bois très développé est formé d'un tissu de cellules polygonales contenant de l'amidon ou des cristaux aiguillés. Ce tissu est sillonné par un très grand nombre de faisceaux fibro-vasculaires plus ou moins développés, présentant la structure des faisceaux de monocotylédones.

Cette drogue contient de l'*amidon*, du *tanin*, une *résine*. On n'a pu en extraire aucun principe auquel on puisse assigner des propriétés médicamenteuses.

On l'emploie encore parfois comme diurétique, sudorifique et dépurative.

RHIZOME DE PETIT HOUX

C'est le rhizome du *Ruscus aculeatus* L., qui croît dans l'Europe méridionale et centrale.

La souche garnie de ses racines adventives (fig. 407) se présente en fragments noueux articulés, de 5 à 10 centimètres de longueur et de 7 à 8 millimètres d'épaisseur. La surface extérieure, *qui est d'une teinte gris jaunâtre, est caractérisée par la présence d'anneaux frangés et assez rapprochés*. La face supérieure porte des cicatrices arrondies déterminées par la section des tiges; les faces inférieure et latérales, sont garnies d'un certain nombre de racines adventives pleines et ligneuses, de 2 à 3 millimètres de largeur, et offrant la même teinte que la souche. La section transversale présente une zone corticale relativement peu épaisse, très nettement séparée du bois par un endoderme très apparent et assez épais; la zone ligneuse est caractérisée par de nombreuses ponctuations correspondant aux faisceaux fibro-vasculaires. Cette

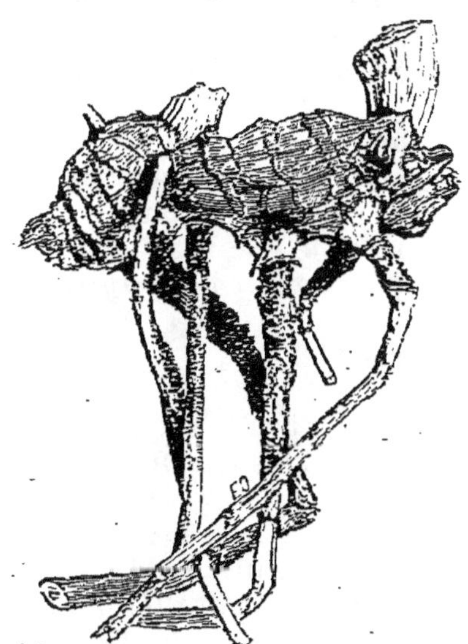

Fig. 407. — Rhizome du Petit Houx.

drogue a une saveur douceâtre, puis âcre, et une odeur légèrement térébenthinée.

Écorce riche en cristaux aiguillés et fasciculés. — Endoderme sclérifié. constitué par 3 ou 4 assises de cellules scléreuses à parois épaisses et canaliculées. — Bois composé d'un tissu dense sillonné par de nombreux faisceaux isolés, *à liber central.*

Ce rhizome renferme une huile essentielle, une résine indéterminée, des sels de potasse et de chaux.

Il est employé comme diurétique et entre dans *la préparation du sirop des cinq racines.*

On a parfois constaté son introduction frauduleuse dans le *Polygala de Virginie.*

RACINE D'ASPERGE

La RACINE D'ASPERGE des pharmacies est fournie par l'*Asparagus officinalis* L.; elle est constituée par un paquet de radicules de la grosseur d'une plume d'oie, fort longues et adhérentes à un rhizome horizontal recouvert par de nombreuses écailles. Les radicules et le rhizome ont une teinte grise au dehors et sont blanches en dedans; *leur surface est profondément ridée par la dessiccation.* Leur section transversale présente un suber brun assez épais qui entoure une écorce flasque, lacuneuse, au-dessous de laquelle on distingue la zone ligneuse qui est plus résistante, fibreuse et d'une teinte blanche. *Pressée entre les doigts, l'écorce s'aplatit contre le méditullium.* Sa saveur est douceâtre et son odeur à peu près nulle.

Cette racine, qui contient une substance résineuse jaune, de la *mannite*, de l'*asparagine* et de la *coniférine*, n'est employée que pour la préparation du *Sirop des cinq racines*; elle agit comme diurétique. Les turions frais servent à préparer le suc d'asperges qui est utilisé pour la préparation du *Sirop de pointes d'asperges.*

MUGUET DE MAI

Le MUGUET DE MAI (*Convallaria maialis.* L.) croît spontanément dans les bois et les lieux ombragés de l'Europe. On utilise en pharmacie ses feuilles et ses fleurs.

Sa tige ou hampe grêle, striée, porte à son sommet une dizaine de petites fleurs blanches. Les feuilles, au nombre de deux, sont radicales, amplexicaules, ovales-lancéolées, parallélinervées, entières, simples, atténuées à la base en une sorte de pétiole, et entourées de plusieurs gaines membraneuses. Les fleurs, alternes, toutes dirigées du même côté, sont supportées par un pédoncule grêle, muni à sa base d'une bractée membraneuse. Le périanthe, blanc, globuleux, campanulé ou en forme de grelot, présente

6 lobes recourbés en dehors, courts, arrondis. Les fleurs se récoltent au mois de mai, au moment où elles s'ouvrent; la racine se récolte en toute saison. A l'état sec, la fleur a perdu son odeur suave, mais a conservé toute sa saveur qui est nauséeuse et amère.

Cette plante renferme deux glucosides : la *Convallarine* et la *Convallamarine*. La Convallarine siège dans les feuilles et les rhizomes, tandis que la Convallamarine paraît localisée dans les fleurs. La première agit comme purgatif drastique, la seconde est considérée comme un cardiaque assez énergique.

Depuis quelques années, cette plante a été introduite dans la thérapeutique, comme tonique du cœur, dont elle diminue les pulsations et régularise les battements; elle agit comme diurétique sans provoquer de phénomènes toxiques. Elle est employée soit en tisane, plus souvent sous forme d'*extrait de suc repris par l'eau* (1 à 3 grammes) ou d'*extrait aqueux de feuilles sèches* (1 à 3 grammes) en sirop ou en pilules.

PALMIERS

Plantes arborescentes à tige simple, cylindrique, couronnée par un faisceau de grandes feuilles, pétiolées, persistantes, digitées, pinnées ou décomposées en un nombre plus ou moins considérable de folioles aux formes variées. Fleurs hermaphrodites ou unisexuées, dioïques ou polygames, disposées en chatons, ou réunies en un *régime*, qui avant de s'épanouir est renfermé dans une spathe coriace. Périanthe double à 6 pièces, étamines au nombre de 6, rarement 3. Fruit sec ou charnu, drupacé, à chair pulpeuse ou fibreuse. Graine ayant un albumen solide ou en partie liquide, continu ou ruminé.

SEMENCES D'AREC

Ces semences (fig. 408) sont fournies par l'*Areca Catechu* L., qui est cultivé dans tout l'archipel malais et à Ceylan.

Elles sont ovoïdes, semi-sphériques et mesurent deux centimètres de longueur et autant de largeur; au centre de leur base qui est déprimée, elles portent une touffe fibreuse correspondant à leur point d'attache sur le péricarpe. La surface extérieure, d'une teinte brun clair, présente de nombreux sillons anastomosés en réseau et qui partent en majeure partie du hile; elle est constituée par une membrane mince, fortement adhérente aux tissus sous-jacents et qui, péné-

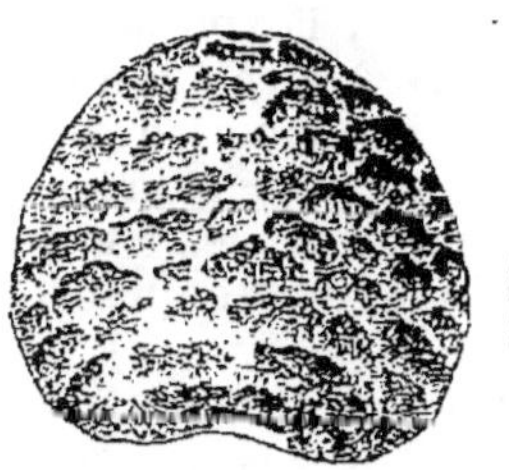

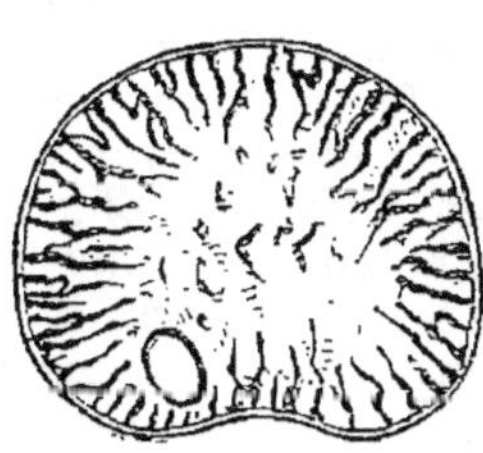

Fig. 408-409. — Noix d'Arec.
Entière. Coupée longitudinalement.

trant profondément dans l'albumen blanchâtre, donne à celui-ci son apparence *ruminée*. L'embryon très petit et conique est placé au niveau de la base de la graine. Ces semences sont dures et pesantes, difficiles à couper au couteau ; fraîchement brisées, elles exhalent une odeur de fromage, elles ont une saveur faiblement astringente.

Jahns (1892) a retiré de ces graines cinq alcaloïdes qui sont : l'*Arécoline*, l'*Arécaïne*, l'*Arécaïdine*, la *Gavanine* et la *Choline*.

L'Arécoline est le principe actif de cette drogue. Elle forme avec l'acide chlorhydrique un sel qui cristallise facilement. Elle produit des phénomènes d'intoxication analogues à ceux de la Pelletiérine, de la Muscarine et de la Pilocarpine.

Ces graines sont préconisées comme vermifuges, à la dose de 4 grammes de poudre *récemment préparée*. Les peuplades de l'Inde et de la Malaisie en font un fréquent usage comme masticatoire.

C'est avec les noix d'Arec que les Indiens préparent notamment à Ceylan, à Mysore et à Travancore, deux extraits désignés dans leur pays d'origine sous les noms de *Kassu* ou *Cassou* et de *Coury* et qui nous étaient envoyés sous le nom de Cachous. Le premier figure dans nos droguiers sous le nom de *Cachou orbiculaire de Ceylan*, le second y est désigné sous le nom de *Cachou en boules terne et rougeâtre*. Ces deux Cachous qui n'existent plus en droguerie se distinguent des Cachous des Acacias par l'*absence de Catéchine*.

SANG DRAGON

Le Sang-Dragon est fourni par plusieurs espèces du genre *Calamus* et notamment le *C. Draco* Willd., qui croît dans les forêts marécageuses de l'Indo-Chine, à Sumatra et à Bornéo.

A sa maturité, le fruit du *C. Draco* se recouvre d'une couche de résine rouge qui en exsude en telle abondance qu'elle dissimule les écailles de ce fruit. Cette résine qui est naturellement friable, se recueille en grattant les fruits ou en les battant dans un sac : on la tamise pour la débarrasser des écailles et des débris végétaux qui l'accompagnent. En l'exposant à la chaleur du soleil ou de l'eau bouillante, dans un vase couvert, on la ramollit assez pour lui donner la forme de bâtons ou de boules qu'on enveloppe ensuite dans une feuille de *Licuala spinosa*, espèce de palmier. On prépare une sorte inférieure en faisant bouillir dans l'eau, les fruits préalablement écrasés et en rassemblant la résine en une masse qui est fréquemment additionnée de matières étrangères.

Le Sang-Dragon se présente dans le commerce sous des formes assez différentes qui constituent le *Sang-Dragon en bâtons, en olives ou en globules, en masses et en galettes*.

Les deux premières sont les plus estimées. Elles sont composées d'une masse compacte, cassante, assez légère, dont la surface d'un brun rougeâtre foncé, finement poreuse et terne, présente des stries dues à l'impression laissée par les nervures de la feuille qui l'entourait. Vue en tranches minces, elle est transparente et d'un rouge cramoisi brillant. La cassure est résineuse, rugueuse et contient de nombreuses parcelles d'écailles du fruit. Frottée sur du papier, elle laisse une trace brunâtre. Elle s'écrase franchement sous la dent, sans se dissoudre dans la salive. Sa saveur d'abord à peu près nulle devient peu à peu légèrement âcre.

Le Sang-Dragon se dissout en grande partie dans l'alcool, la benzine, le chloroforme, les huiles essentielles oxygénées. Il est insoluble dans l'éther et dans l'essence de térébenthine. Il fond à 120°.

Il se compose en majeure partie (70 à 90 p. 100) *d'une résine acide*, d'*acide benzoïque* à l'état libre et d'une petite proportion *de matière grasse* et de sels de chaux.

Employé autrefois comme astringent et tonique, il n'est plus guère utilisé que pour la préparation de quelques emplâtres et poudres dentifrices.

SAGOU

Origine. — Le Sagou proprement dit ou Sagou des Indes Orientales est une fécule qui se prépare avec la moelle du stipe de plusieurs Sagoutiers tels que les *Metroxilon læve* Mart., *M. Sagus* Roxb., *M. Rumphii* Mart. et du *Raphia Ruffia* Mart., qui sont abondamment répandus dans la péninsule de Malacca, à Bornéo et aux Moluques.

Préparation. — Pour préparer cette fécule, on gratte et on broie la partie centrale des arbres abattus, de façon à la réduire en une masse semblable à de la sciure de bois, et après l'avoir imparfaitement épurée on la pétrit sous l'eau en une masse grossière. Celle-ci est envoyée à la côte nord de Bornéo, à Singapore, où on débarrasse la fécule de la trame cellulaire qui la contient en la délayant dans l'eau, puis en filtrant sur une toile. La fécule qui se dépose au fond de la liqueur filtrée est purifiée par plusieurs lavages, puis séchée en partie. Pour préparer le Sagou commercial, on fait passer la farine encore humide à travers des cribles à mailles plus ou moins larges et on secoue, pour les arrondir les grains anguleux ainsi obtenus. On sépare au

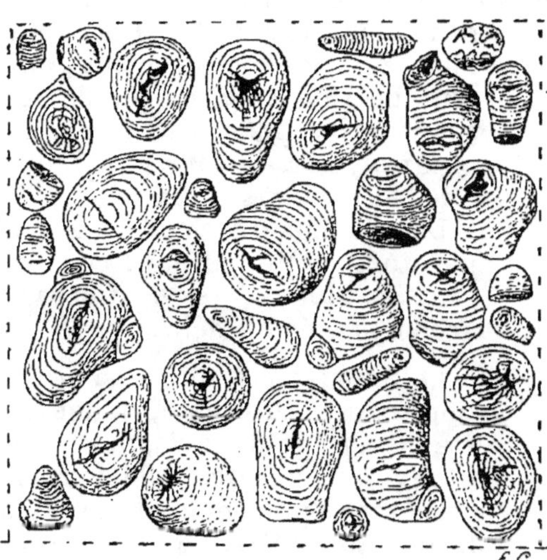

Fig. 410. — Fécule de Sagou.

crible les grains de même grosseur et enfin on les sèche sur une poêle de fer, à un feu très doux et en agitant continuellement.

Description. — Le vrai Sagou constitue plusieurs sortes qui varient selon leur forme, leur coloration et leur provenance. Toutes se présentent en grains arrondis, plus ou moins réguliers, rugueux, opaques, blancs, gris ou rosés, ayant de 1 à 8 millimètres de diamètre. Ces grains sont très durs, s'aplatissent sous la dent avec effort, mais sans s'écraser, et ne se fendent même sous le couteau que difficilement. Ils sont *toujours isolés*, jamais en masses mamelonnées; ils se gonflent dans l'eau ou la salive, sans s'y dissoudre, en devenant transparents. Ils sont à peu près insipides et inodores.

Caractères microscopiques. — La fécule de Sagou pure (fig. 410) se présente en grains de grosseur irrégulière, offrant des formes variables selon qu'ils étaient isolés ou agglomérés dans la moelle. Les grains isolés sont ronds ou ovales, elliptiques ou pyriformes, parfois bosselés sur leur contour ou terminés brusquement en pointe ; les grains agglomérés sont généralement composés d'un grain volumineux et de 2 à 3 granules beaucoup plus petits qui se sont séparés et affectent la forme d'une calotte hémisphérique ; le gros grain auquel ils étaient soudés a une forme plus variable ; arrondi d'un côté, il est tantôt aplati, tantôt anguleux de l'autre côté, parfois il est bosselé ou réniforme. Les gros grains mesurent de 50 à 65 μ de longueur, les petits n'ont guère plus de 10 à 20 μ. La plupart des gros grains *présentent un hile très apparent, excentrique, fissuré ou étoilé* et *des stries concentriques*.

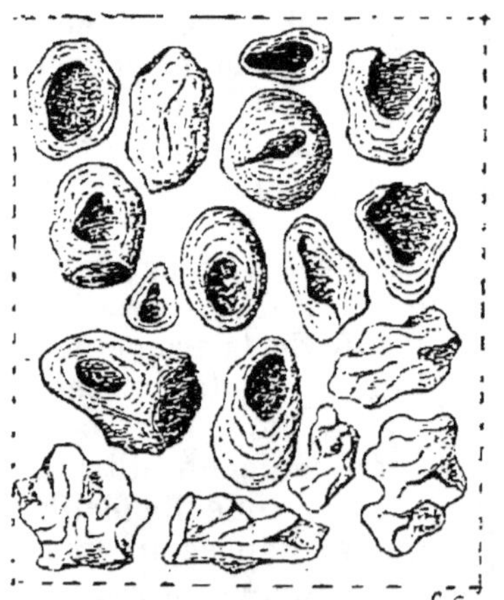

Fig. 411. — Sagou perlé.

Les Sagous du commerce n'ont pas tous cette pureté : ceux qui sont les plus colorés sont souvent accompagnés de débris végétaux.

Le Sagou perlé qui a subi l'action du feu, présente, quand il a été désagrégé dans l'eau, de nombreux grains qui affectent les caractères précédents ; mais, sur beaucoup d'autres, on peut suivre les transformations que l'action du feu leur a fait subir ; ils sont notablement déformés; leur hile est devenu plus large et bien plus apparent. Au niveau de ce point, beaucoup de grains ont éclaté et se sont transformés en masses irrégulières d'empois, striées en différents sens et qui ont perdu leur forme primitive.

Le Sagou des Indes Occidentales, Sagou du Brésil, Tapioca, ne doit pas être confondu avec le vrai Sagou ; il a une origine toute différente : il est préparé avec de la farine de manioc.

Quant au Sagou indigène, ce n'est autre chose que de la fécule de pommes de terre qui a subi l'action du feu.

Le Sagou est employé comme *analeptique*.

Parmi les plantes intéressantes de la famille des Palmiers nous citerons :

Le Dattier (*Phœnix dactylifera* L.), qui est très abondamment répandu depuis le Maroc jusqu'à la Tunisie et dont les fruits, employés comme pectoraux, font l'objet d'un commerce très important dans nos colonies du nord de l'Afrique, en Egypte et en Espagne.

Le Cocotier (*Cocos nucifera* L.) qui croît partout sous les tropiques. Le lait de coco et le suc blanc laiteux exprimé de l'amande composent l'excipient de presque tous les médicaments dans les régions tropicales. L'huile de coco a acquis dans ces dernières années une importance commerciale extraordinaire.

Le *Corypha cerifera* L. Mart., qui croît au Brésil et dont les feuilles laissent exsuder une cire qui est désignée sous le nom de *Cire de Carnauba*. Les fruits sont employés comme succédané du café.

AROÏDÉES

Plantes vivaces, parfois sarmenteuses et parasites, renfermant un suc âcre ou même vénéneux. Rhizome horizontal ou raccourci et renflé en tubercule féculent. Feuilles radicales ou alternes sur la tige, à limbe bien développé, entier ou lobé ou perforé. Inflorescence et spadice environné d'une seule spathe. Fleurs nues et unisexuées sur le même épi ou hermaphrodites, avec ou sans périanthe. Fruit bacciforme ou capsulaire. Graine albuminée.

RHIZOME D'ACORE VRAI

C'est le rhizome de l'*Acorus Calamus* L., qui vit aujourd'hui à l'état sauvage dans la plus grande partie de l'Europe, où il s'étend vers le nord jusqu'en Ecosse, en Suède et dans le nord de la Russie. On le récolte surtout en Hollande, en Pologne et dans la Tartarie.

Il se présente en morceaux légèrement tortueux, à peu près cylindriques ou aplatis, de longueur variable et d'une largeur de 1 à 3 millimètres. Souvent les rhizomes ont été coupés en deux ou trois morceaux dans le sens de leur longueur, puis divisés en petits tronçons de 2 à 3 centimètres de long. La surface extérieure est rugueuse, ridée, d'une teinte qui varie du jaune brun au brun rougeâtre, garnie de côtes annulaires nombreuses, dirigées obliquement, espacées de 1 à 2 centimètres. La face supérieure (fig. 412) présente des empreintes triangulaires ponctuées, laissées par la base des feuilles; la face inférieure (fig. 413) porte un grand nombre de cicatrices arrondies, un peu saillantes, laissées par la section des racines et disposées suivant une ligne courbée en zigzag. A l'intérieur, ce rhizome offre une structure spongieuse. Sa section transversale (fig. 414) présente à 1 ou 1 millimètre 1/2 de son bord, une ligne qui sépare nettement la zone corticale du méditullium ligneux. Celui-ci, d'une teinte plus pâle que l'autre, est caractérisé par la présence de nombreuses ponctuations visibles à la loupe et très confluentes vers la périphérie; l'écorce plus foncée en couleur présente aussi quelques ponctuations. Cette drogue a une odeur aromatique et agréable, une saveur piquante et un peu amère.

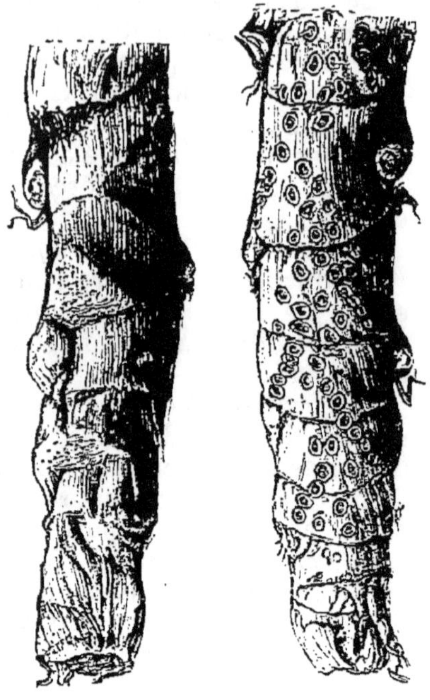

Fig. 412-413. — Rhizome d'Acore vrai.
Face supérieure. Face inférieure.

Structure anatomique (fig. 416). — Cette drogue, recouverte par un épiderme brun, est nettement caractérisée par la structure lacuneuse de son parenchyme, dont la disposition rappelle celle des plantes aquatiques. A l'angle des lacunes qui constituent ce parenchyme, on observe fréquemment de *grosses glandes arrondies, unicellulaires, contenant une huile essentielle brune qui constitue le principe actif du rhizome*. Les faisceaux fibro-vasculaires répartis dans le bois et l'écorce sont arrondis, excentriques, très rapprochés, mais toujours bien distincts dans le voisinage de l'endoderme qui n'est pas sclérifié. Les cellules du parenchyme sont remplies d'amidon et vides de cristaux.

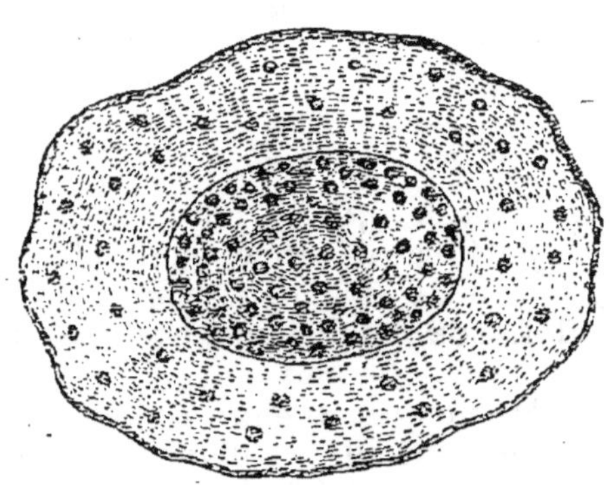

Fig. 414. — Rhizome d'Acore vrai.
Section transversale.

Composition chimique. — Le rhizome d'Acore vrai renferme une *huile essentielle* contenant de l'*asarone* et de l'*aldéhyde asarylique*, de l'*amidon*, de la *gomme*, du *tanin*, une *résine* et un *glucoside* appelé *Acorine* et une faible quantité d'alcaloïde, la *Calamine*.

Usages. — C'est un médicament des plus populaires de l'Inde. Il est employé comme stimulant. aromatique et tonique. En France on ne l'utilise guère que pour la préparation de quelques élixirs stomachiques ou anticholériques.

Au nombre des espèces utiles de cette famille, il faut citer les *Arum maculatum* L., *A. italicum* LAMK. et *A. esculentum* L. qui

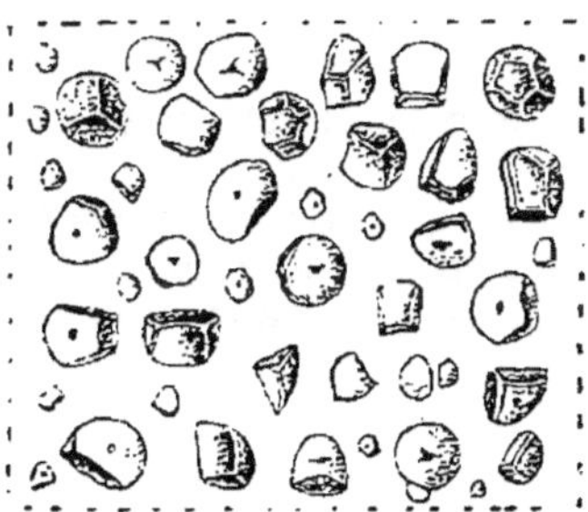

Fig. 415.
Arrow-root de Portland.

croissent dans le sud de l'Europe et le nord de l'Afrique et qui fournissent la fécule désignée sous le nom d'ARROW-ROOT DE PORTLAND. Cette fécule (fig. 415) se présente généralement en petits grains isolés qui étaient primitivement agglomérés dans les cellules des tubercules. Si quelques-uns de ces grains ont conservé leur forme arrondie, la plupart des autres, par suite de leur juxtaposition, ont des formes variables. A côté de quelques grains hémisphériques ou disposés en forme de calotte, on trouve un grand nombre de

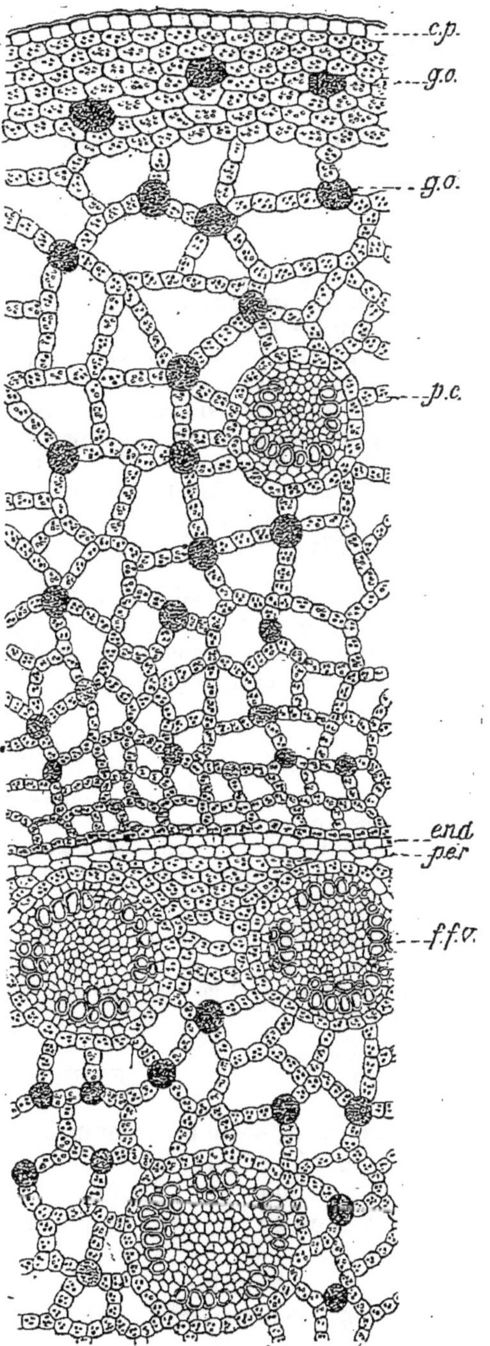

Fig. 416. — Rhizome d'Acore vrai.
Structure anatomique.

grains arrondis d'un côté et anguleux de l'autre. Les grains les plus gros n'ont guère plus de 21 μ; beaucoup d'entres eux ont de 7 à 15 μ. Plusieurs d'entre eux portent un hile arrondi ou étoilé.

C'est également l'*A. maculatum* qui produit les *Tubercules d'Arum* qui figurent dans tous les droguiers et étaient employés autrefois comme éméto-cathartiques.

CYPÉRACÉES

Les seuls genres de cette petite famille qui aient eu quelque intérêt pharmaceutique sont les *Carex* et les *Cyperus*, qui sont représentés dans les droguiers par :

Le Souchet rond (*Cyperus rotundus* L.), le Souchet long (*C. longus* et le Souchet comestible (*C. esculentus* L.). Ce dernier, qui est originaire de l'Afrique, se rencontre encore communément chez les herboristes qui le recommandent à cause des propriétés aphrodisiaques que les Arabes lui attribuent. Il se présente en tubercules ovoïdes, jaune brun, mesurant 8 à 9 millimètres de longueur, marqués d'anneaux circulaires assez rapprochés, d'une saveur douce et agréable. Au moment du blocus continental, ils furent l'objet d'un commerce assez important comme succédané du café.

Le Carex des Sables ou Salsepareille d'Allemagne (*Carex arenaria* L.), qui croît dans l'Europe septentrionale, sur le bord de la mer, et dont on utilisait le rhizome comme succédané de la Salsepareille dans les cachexies herpétiques et syphilitiques.

GRAMINÉES

Plantes herbacées, annuelles ou vivaces, à tige le plus souvent creuse entre les nœuds. Feuilles engainantes et pourvues d'une ligule à l'orifice de la gaine. Fleurs hermaphrodites, rarement unisexuées, à périanthe glumacé, groupées en épillets, formés d'un axe uni ou multiflore, muni à sa base de deux bractées appelées *glumes*. Fleurs composées le plus souvent de deux paillettes ou *glumelles*, dont l'interne marquée de 2 nervures dorsales, représente deux sépales soudés; l'externe est souvent munie sur le dos d'une arête; de 2 ou 3 *paléoles* ou *glumellules ;* de 3, plus rarement 2 ou 6 étamines hypogynes, à anthères linéaires; d'un carpelle à ovaire uniovulé, surmonté d'un style à 2 branches stigmatifères plumeuses. Caryopse renfermant une seule graine à albumen farineux abondant, recouvrant un embryon excentrique.

FRUITS DE CÉRÉALES

Origine. — Sous le nom de Céréales on désigne communément un certain nombre de plantes de la famille des Graminées, qui sont cultivées sur les deux continents et dont les fruits très riches en principes nutritifs concourent spécialement à la nourriture de l'homme.

Les plus importantes de ces plantes sont : le Blé, le Seigle, l'Orge, l'Avoine, le Riz et le Maïs.

Structure anatomique (fig. 417-420). — La structure des fruits de céréales offre dans son ensemble une très grande analogie. Nous décrirons comme type de ces fruits, celui du Blé, qui joue un rôle si important dans l'alimentation. Arrivé à sa maturité, ce fruit présente de dehors en dedans (fig. 417) : une enveloppe extérieure ou *épicarpe* (*e*) formée d'une rangée de cellules ovales ou elliptiques qui, vues de face (fig. 418) sont allongées parallèlement au grand axe du fruit, pourvues de parois droites, sinueuses ou ondulées, lisses ou ponctuées. Dans la partie supérieure du fruit, cet épicarpe est souvent garni de poils affectant des dimensions et des formes différentes ; — une couche sous-jacente ou *hypoderme* (*m*) formée de cellules qui ont parfois les mêmes dimensions et la même forme que les cellules de l'épicarpe, mais qui souvent sont plus ou moins régulières et peuvent se sclérifier (*Blé*, *Seigle*) ou devenir fibreuses (*Maïs*) ; — une rangée de cellules bien distinctes (*ct*), qui à cause de leur direction constamment perpendiculaire à celle du grand axe du fruit sont appelées *cellules transversales* ; ces cellules ont des parois tantôt minces et lisses, tantôt notablement épaisses et ponctuées ; — une couche de cellules allongées dans le même sens que les cellules de l'épicarpe, plus ou moins sinueuses ou ondulées, qui s'appliquent sur la face interne des cellules transversales. Ces cellules nettement caractérisées par leur forme tubulaire allongée sont désignées sous le nom de *cellules tubulaires*. Ces 4 assises représentent le péricarpe du fruit des céréales. Viennent ensuite : l'*enveloppe brune de la graine*, (*b*) formée d'une ou de deux rangées de cellules allongées, colorées en brun plus ou moins foncé ; — une *enveloppe transparente* (*h*) appelée *couche hyaline*, formée de cellules polygonales, à parois droites plus ou moins ondulées ; — la *couche à aleurone* ou *assise protéique* (*cg*) formée de cellules cubiques remplies d'une substance granuleuse azotée. Cette couche très apparente ne comporte généralement qu'une rangée, parfois trois rangées de cellules (*Orge*) ; l'*albumen* (*a*), formé de cellules polygonales contenant du gluten et de l'amidon en grains qui varient notablement d'une espèce à l'autre : — l'*embryon*, dont les cellules sont remplies d'une substance granuleuse azotée mélangée d'huile.

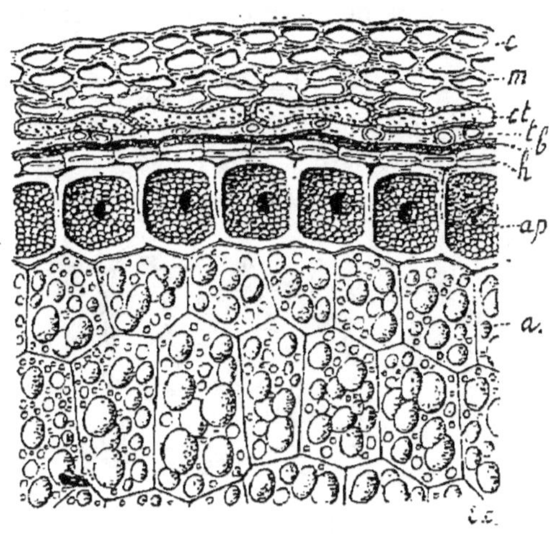

Fig. 417. — Fruit du Blé.
Section transversale.

Les *balles* ou *paillettes* qui recouvrent les fruits de quelques céréales (Orge), sont composées de quatre enveloppes superposées qui sont :

Un épiderme extérieur formé de cellules tabulaires à parois fort épaisses, garni de poils très courts. Vues de face ces cellules sont allongées parallèlement au grand axe du fruit : leurs parois latérales sont sinueuses, dentelées ; leurs parois transversales sont droites, parfois séparées l'une de l'autre par des cicatrices arrondies, correspondant aux points d'insertion des poils ou par des contreforts formés de deux cellules inégales, disposées en forme de boutonnière ;

2° Un hypoderme fibreux formé de 2 à 4 rangées de fibres à parois épaisses et canaliculées;

3° Un parenchyme traversé par des faisceaux fibro-vasculaires;

4° Un épiderme interne formé de cellules allongées, à parois droites ou sinueuses, garni de poils et de stomates.

Quels que soient leur degré de finesse et le taux de leur blutage, toutes les farines de céréales, renferment *toujours*, indépendamment de l'amidon

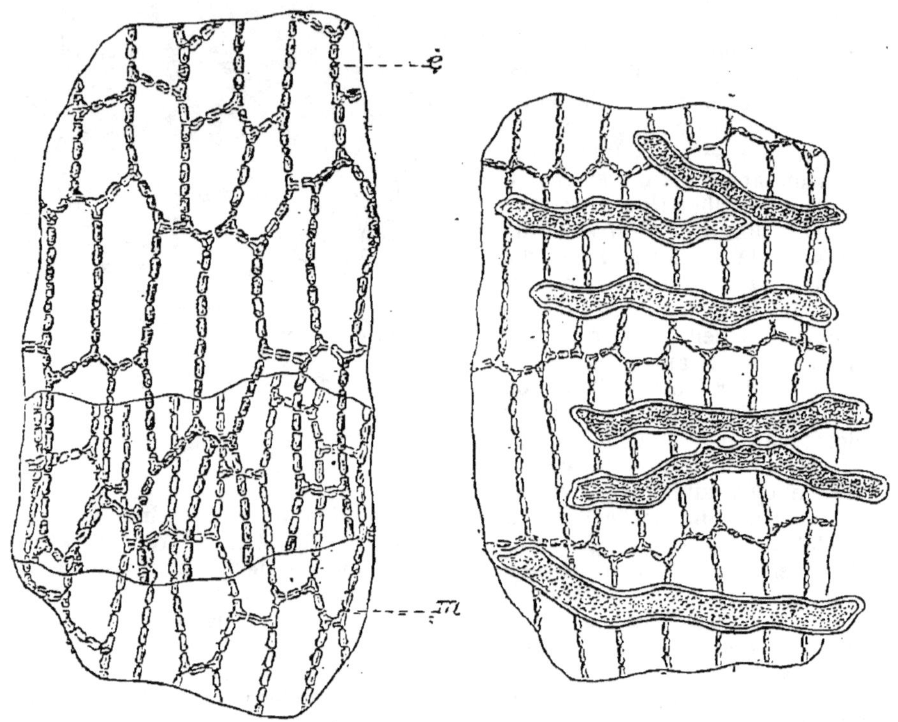

Fig. 418. — Blé.
Épicarpe et mésocarpe vus de face.

Fig. 419. — Blé.
Cellules transversales et cellules tubulaires vues de face.

qui en constitue la majeure partie, une certaine quantité de débris de l'embryon, et des enveloppes du fruit et de la graine.

La figure 421 qui représente tous les éléments anatomiques qu'on peut retrouver dans la FARINE DE BLÉ, permettra d'apprécier la diversité de ces éléments.

Les divers téguments du péricarpe et de la graine, les poils qui recouvrent l'épicarpe, l'amidon qui remplit les cellules de l'albumen affectent des formes bien différentes dans les divers fruits des céréales et constituent de précieux caractères pour la détermination des farines qui résultent de la pulvérisation de ces fruits.

Composition chimique. — Le tableau suivant donne la composition moyenne des fruits des diverses céréales.

POUR CENT	BLÉ	ORGE	SEIGLE	AVOINE	RIZ	MAÏS
Eau	13,65	13,77	15,06	12,37	13,11	13,12
Matières azotées . . .	12,35	11,14	11,52	10,41	7,85	9,85
— grasses . . .	1,75	2,16	1,79	5,23	0,88	4,62
— sucrées . . .	1,45	1,56	0,95	1,91		2,46
Gomme et dextrine . .	2,38	1,70	4,86	1,79	76,52	3,38
Amidon.	64,08	61,67	62,00	54,08		62,57
Cellulose	2,53	5,31	2,01	11,19	0,63	2,49
Cendres	1.81	2,69	1,81	3,02	1,01	1.51
(KOENIG)						

BLÉ

Origine. — Le BLÉ ou FROMENT est fourni par plusieurs espèces du genre *Triticum*, parmi lesquelles les plus employées en France

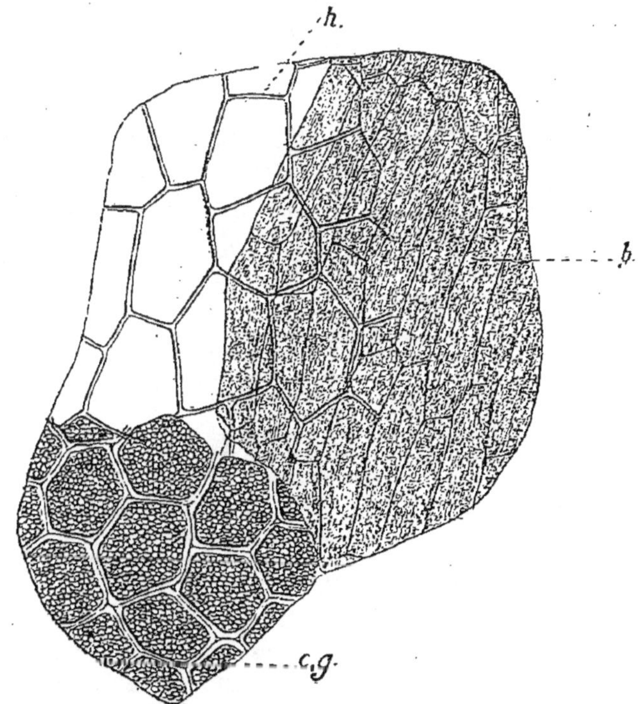

Fig. 420. — Téguments de la graine du Blé.
b, enveloppe brune. — *h*, couche hyaline. — *cg*, assise protéique

sont : le *T. vulgare* VILL., puis les *T. turgidum* L., *T. hybernum* L., *T. æstivum* L., *T. durum* DESF. et *T. monococcum* L.

Description. — Les grains de blé sont ovales, arrondis à leurs deux extrémités qui sont inégales : ils ont une longueur, une grosseur et une couleur variables ; leur face dorsale est convexe, con-

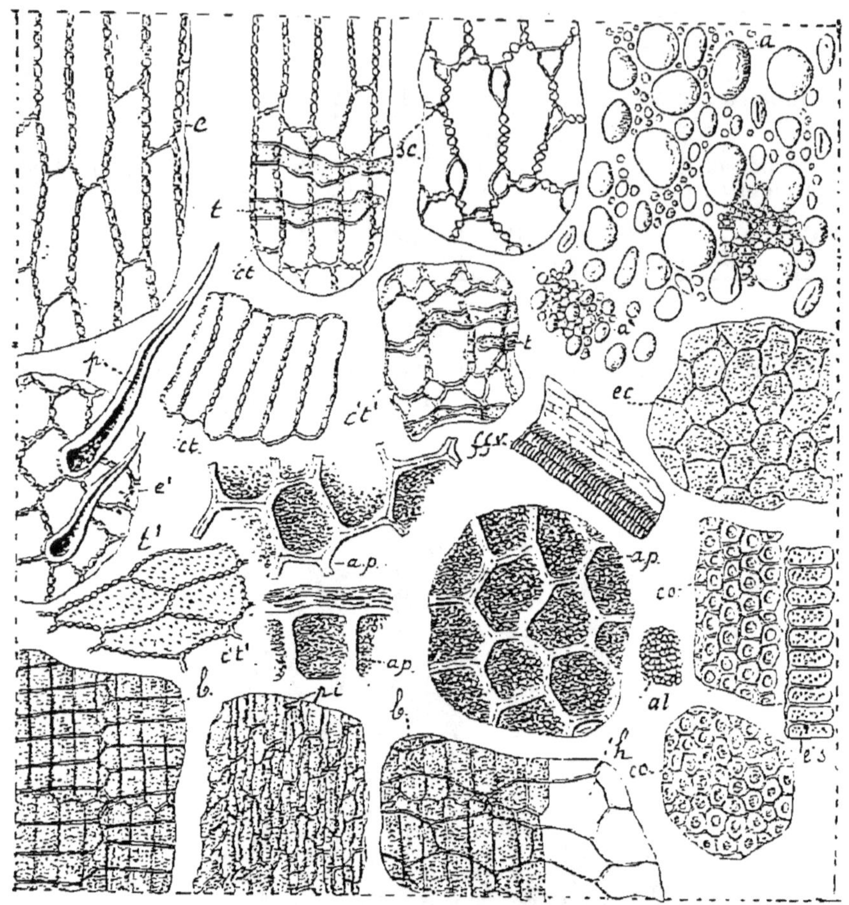

Fig. 421. — Éléments de la farine de Blé.

e, épicarpe. — *p*, poils. — *ct*, *c't'*, cellules transversales. — *t*, cellules tubulaires. — *b*, enveloppe brune. — *pi*, massif de pigment. — *ec*, écusson. — *es*, enveloppe de l'écusson. — *co*, cotylédon. — *ffv*. faisceau fibro-vasculaire. — *sc*, cellules scléreuses. — *a*, amidon. — *al*, aleurone. — *ap*, assise protéique.

formée en carène émoussée ; leur face ventrale présente un sillon longitudinal assez profond et largement ouvert. Ils portent à leur sommet une houppe de petits poils désignés sous le nom de *brosse* et présentent à leur extrémité opposée et sur la face dorsale une légère dépression correspondant à l'embryon. Cette dépression plus ou moins étendue suivant les variétés de blé est caractérisée par la ténuité, la teinte blanchâtre et l'apparence plissée de la membrane qui la recouvre.

Caractères anatomiques. — Les particularités spéciales qui distinguent le blé résident : dans *la forme et la dimension des cellules scléreuses qui sont localisées dans le mésocarpe, dans la forme de ses poils* et *des grains d'amidon*. Les cellules scléreuses (fig. 421) ont des formes et des dimensions très variables ; elles sont munies de parois épaisses et ponctuées ; elles sont séparées par des méats anguleux. Les poils tecteurs sont coniques, munis de *parois très épaisses* et d'une cavité qui reste linéaire sur presque toute la longueur du poil et s'élargit brusquement en forme de bulbe à sa base.

L'amidon du blé (fig. 422) est surtout caractérisé par la présence simultanée de grains nombreux, les uns très gros, les autres beaucoup plus petits à côté d'une proportion assez restreinte de grains intermédiaires. Les gros grains ont une forme lenticulaire : vus de face, ils sont discoïdes et vaguement réniformes : leur diamètre moyen varie de 28 à 35 μ. Examinés sous l'eau, ces grains ne laissent apercevoir ni hile, ni couches concentriques. Vus de profil, ils sont elliptiques, allongés, presque fusiformes, sillonnés par une fente parfois assez large. Les petits grains mesurent de 2 à 8 μ et ont en moyenne 6 à 7 μ de diamètre : ils sont arrondis ou rendus polyédriques par suite de leur pression réciproque.

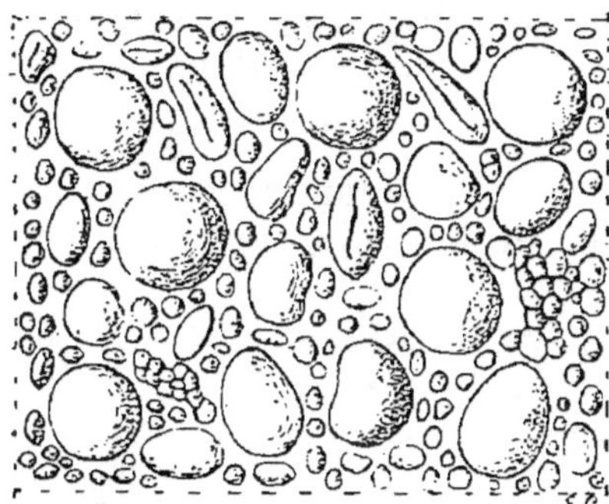

Fig. 422. — Amidon du Blé.

Usages. — La farine de blé est la base essentielle du pain et des pâtes alimentaires. L'amidon de blé est utilisé en médecine dans un grand nombre d'affections cutanées. En pharmacie on s'en sert pour préparer le glycérolé d'amidon et pour préparer des lavements destinés à combattre la diarrhée, et des bains émollients.

Altérations. — Le blé est sujet à de nombreuses altérations. Les unes sont occasionnées par l'abondance des pluies qui empêchent souvent de le rentrer en temps favorable et qui déterminent chez lui une germination précoce : les autres sont dues à l'invasion de végétations cryptogamiques, telles que le *Puccinia Graminis*, le *Tilletia Caries*, l'*Ustilago segetum*, le *Sphœrella Tulasnei*, le *Claviceps Purpurea*, le *Dilophospora Graminis* qui occasionnent des maladies diverses telles que la *Rouille*, la *Carie*, le *Charbon* et l'*Ergot*. Menacé par ces cryptogames, le blé rencontre, quand il est conservé à l'état de grains, des ennemis très redoutables dans le règne animal, tels que le *Charançon*, l'*Alucite des Céréales*, la *Teigne*, la *Cadelle du Midi* et l'*Anguillule du Blé*.

SEIGLE

Le Seigle est le fruit du *Secale cereale* L., qui se cultive principalement dans le nord de l'Europe. Il est plus allongé que le grain de blé et aminci à son extrémité inférieure : il est d'un jaune grisâtre. Quand il est bien sec, sa surface est légèrement plissée. Il est bombé sur la face dorsale et présente sur la face ventrale un sillon longitudinal gris : il est couronné à son extrémité supérieure par une touffe de poils.

Au point de vue anatomique, il se rapproche énormément du Blé. Il s'en distingue toutefois par la rareté de ses cellules scléreuses qui ne sont pas ponctuées, par la forme de ses poils dont la cavité linéaire ne s'élargit pas brusquement à la base, mais presque insensiblement et surtout par la forme et la dimension de ses grains d'amidon.

L'amidon du seigle (fig. 423) est constitué comme celui du blé par un mélange de grains très petits et de grains beaucoup plus gros, à côté desquels on observe un certain nombre de grains intermédiaires. Les gros grains sont discoïdes et bombés irrégulièrement. Ils sont généralement plus nettement arrondis que ceux du blé. Leur diamètre plus gros aussi peut atteindre 50 μ ; il est en moyenne de 40 μ. Comme ceux du blé, ils ne présentent pas de couches concentriques apparentes, mais sur un certain nombre d'entre eux on distingue nettement une déchirure centrale à 3 ou 5 rayons, ce qui fait dire qu'ils ont un *hile étoilé ;* parmi les grains moyens, et surtout les petits, on en distingue un certain nombre qui sont disposés en forme de calotte ou de cloche, forme très rare dans l'amidon de blé.

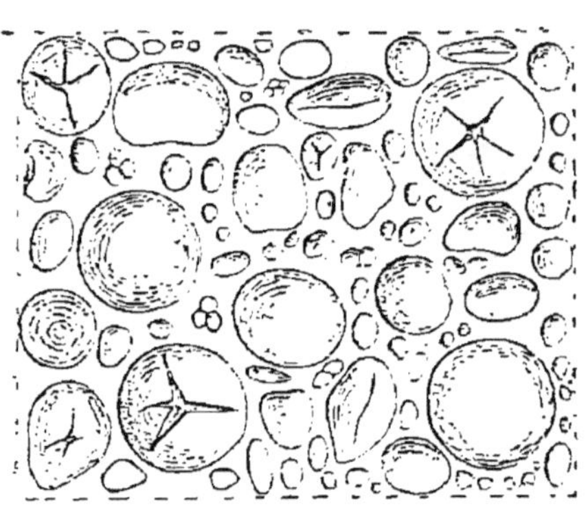

Fig. 423. — Amidon du Seigle.

La farine de seigle n'est guère utilisée que pour l'alimentation.

Commme le blé, le Seigle est très souvent envahi par des végétations cryptogamiques, mais surtout par le *Claviceps purpurea*, qui produit l'*ergot de Seigle*.

Le Seigle est exposé aussi à être envahi par un champignon parasite, analogue à celui qui se développe sur le *Lolium temulentum* et qui lui communique des propriétés enivrantes et toxiques qui l'ont fait désigner sous le nom de *Seigle enivrant*. Ce champignon a été étudié par MM. Prilleux et Delacroix, qui l'ont désigné sous le nom d'*Endoconidium temu-*

lentum. Il envahit surtout l'assise protéique et la périphérie de l'albumen qu'il dissocie complètement.

ORGE

L'Orge est le fruit des *Hordeum vulgare* L., *H. hexastichum* L., *H. distichum* L. et *H. intermedium* Kicke, qui sont cultivés dans les pays du Nord.

Tel qu'on le récolte, ce fruit est enveloppé dans les deux glumelles, dont on le sépare pour le livrer aux pharmaciens : en cet état il constitue l'*orge mondé*. Le plus souvent on le débarrasse de son péricarpe et de l'enveloppe de la graine au moyen d'appareils spéciaux qui lui donnent une forme presque arrondie et le réduisent à peu près à son endosperme : il constitue alors l'*orge perlé* des pharmacies.

Le fruit de l'orge mondé est elliptique, obtus, aminci aux deux extrémités, anguleux ; la face dorsale est convexe ; la face ventrale présente un sillon longitudinal d'un jaune paille.

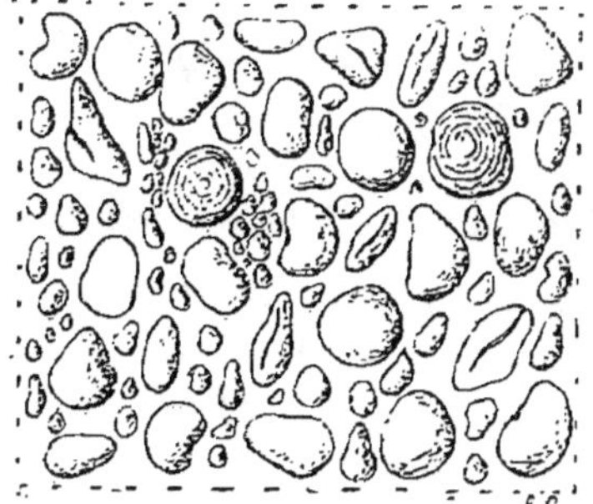

Fig. 424. — Amidon de l'Orge.

Le grain d'orge ne présente pas de cellules scléreuses. L'assise protéique est composée de 2 à 3 rangées de cellules. Ses poils ont une cavité plus large que celle des poils de blé et de seigle. Les grains d'amidon (fig. 424) sont généralement un peu plus petits que ceux du blé dont ils se distinguent encore par leur contour moins régulier et souvent bosselé. Vus de face, les gros grains sont rarement bien ronds : plus souvent ils sont légèrement allongés, elliptiques, parfois réniformes, bulbiformes ou piriformes. Leur diamètre varie entre 20 et 35 μ. Ils n'ont pas de hile apparent. Plusieurs d'entre eux portent des stries concentriques ; très rarement ils présentent une fissure, qui est toujours moins apparente et moins étoilée que dans l'amidon de seigle. Les grains moyens mesurent de 10 à 15 μ : les petits grains ont à peu près la même dimension que dans le blé et le seigle.

L'Orge perlé est un médicament des plus populaires : il s'emploie en tisanes et en gargarismes. L'orge mondé torréfié et pulvérisé est très souvent employé comme succédané du café.

AVOINE

L'Avoine est le fruit de l'*Avena satira* L., qui est cultivé à peu près dans toutes les régions de l'Europe.

Lors de sa récolte, le grain d'Avoine est entouré par des balles bien serrées ; mais quand il est destiné aux usages de la pharmacie, il est dépouillé de ses enveloppes et constitue le *gruau d'Avoine*. Ainsi préparé, il a la forme d'une lame de lancette : ses grains linéaires, atténués aux deux extrémités, sont creusés sur la face ventrale d'un sillon longitudinal étroit ; son extrémité supérieure est garnie d'une touffe de poils.

L'amidon de l'Avoine (fig. 425) se présente en grains composés et en grains simples. Les grains composés sont ovales, arrondis ou plus ou moins réguliers ; leur longueur, qui peut atteindre 50 μ, varie généralement entre 35 et 45 μ. Ces grains sont formés par l'agglomération de granules dont le nombre varie de 5 à 200. Ces granules ont une forme spéciale qui varie selon la place qu'ils occupent dans les grains composés : ceux du centre sont toujours anguleux ; ceux qui sont placés à la périphérie ont une de leurs faces généralement arrondie. Les grains simples ont des contours arrondis, très rarement anguleux ; quelques-uns d'entre eux sont fusiformes. Ils ont en moyenne 10 μ de diamètre.

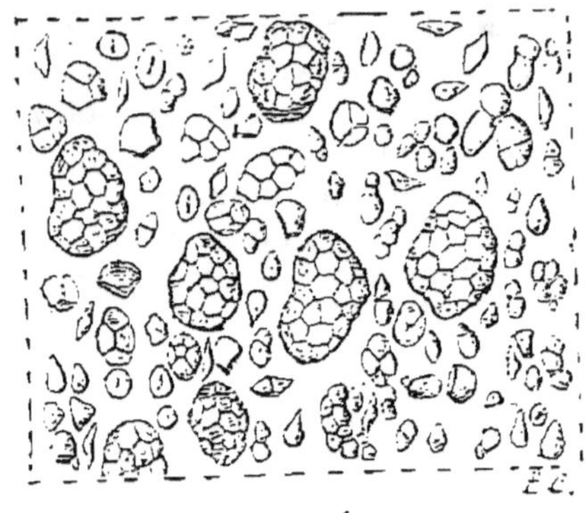

Fig. 425. — Amidon de l'Avoine.

Le gruau d'Avoine est employé en pharmacie comme analeptique, soit en tisane, soit sous forme de poudre.

RIZ

Le Riz est fourni par l'*Oryza sativa* L., dont la culture est abondamment répandue en Chine, en Cochinchine et aux Etats-Unis.

Quand on le récolte, le Riz est encore enveloppé de ses balles, mais quand il est livré au commerce, il est privé de ses couches corticales extérieures et, pour ainsi dire, réduit à son albumen : il se présente alors comme un grain comprimé latéralement, cannelé, glabre, à moitiés inégales, d'aspect corné et translucide.

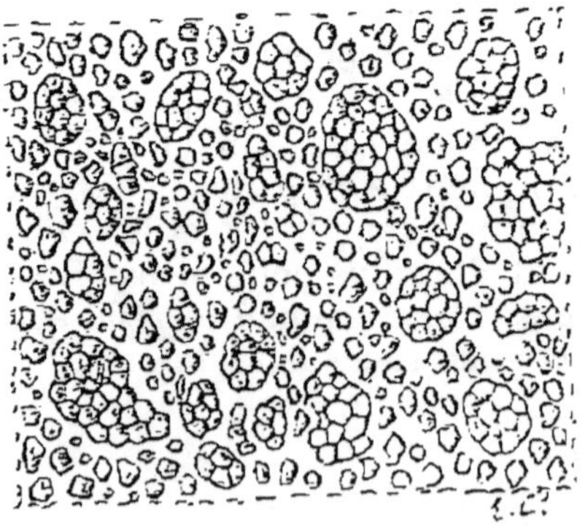

Fig. 426. — Amidon du Riz.

L'amidon de riz (fig. 426) se présente aussi en grains simples et en grains composés. Les grains simples sont assez homogènes dans leurs formes et leurs dimensions. Ils sont généralement anguleux rarement arrondis et mesurent en moyenne de 4 à 6 μ; ils ne sont jamais fusiformes comme ceux de l'avoine. Les grains composés se distinguent par leur forme ovale ou arrondie et un contour assez régulier ou très facilement ondulé. Ils affectent des dimensions qui varient avec le nombre de grains qui les constituent et qui varie de 6 à 100.

MAIS

C'est le fruit du *Zea Maïs* L., qui est cultivé dans la plus grande partie de l'Europe.

Le grain de Maïs est arrondi ou un peu comprimé, lisse et recouvert d'un tégument lustré jaune ou rouge orangé. Une coupe transversale du grain présente un endosperme corné à la périphérie, très farineux et blanc au centre, et un embryon assez gros.

L'amidon de Maïs (fig. 427) présente deux formes bien distinctes selon qu'il provient du centre ou de la partie périphérique de l'al-

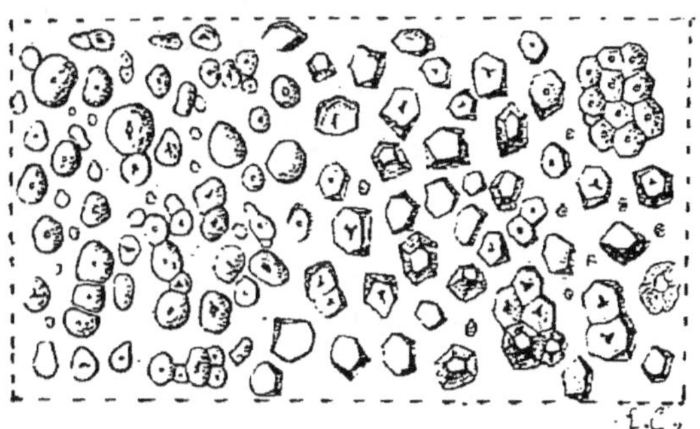

Fig. 427. — Amidon du Maïs.

bumen. Ceux qui proviennent de la périphérie, pressés fortement les uns contre les autres, ont un contour anguleux, une forme géométrique bien définie, un hile central, arrondi, fissuré et étoilé et mesurent en moyenne 14 à 20 μ de largeur. Ceux qui proviennent de la partie farineuse ont des formes et des dimensions plus variables : leur contour est peu anguleux, irrégulièrement arrondi ; quelques-uns sont allongés, ovales, piriformes. En général, tous ces grains présentent un hile qui est plus ou moins large ; leur dimension varie entre 10 et 25 μ.

La pharmacie n'utilise guère du Maïs que les STIGMATES qui sont subulés, pubescents, accompagnés de longs filaments grêles, d'une couleur jaune brunâtre, qui représentent les styles. Cette substance s'emploie fréquemment en tisane comme diurétique contre la gravelle.

CANNE DE PROVENCE

Le Rhizome de CANNE DE PROVENCE (fig. 428) est fourni par l'*Arundo Donax* L., qui croît dans toute la région méditerranéenne.

Dans les pharmacies ce rhizome se présente quelquefois en morceaux mesurant 10 à 20 centimètres de longueur et 3 à 4 centimètres de largeur; le plus souvent ces morceaux ont été débités en tronçons irréguliers de 3 à 4 millimètres d'épaisseur. Leur surface latérale est constituée par un épiderme épais, coriace, d'un jaune brun, ridé longitudinalement et marqué d'impressions circulaires; la face plane est grise, marquée d'un très grand nombre de ponctuations représentant les faisceaux fibro-vasculaires. A une faible distance de la périphérie, on observe une ligne scléreuse représentant l'endoderme qui sépare l'écorce de la partie ligneuse. Ce rhizome est inodore; il a une saveur sucrée.

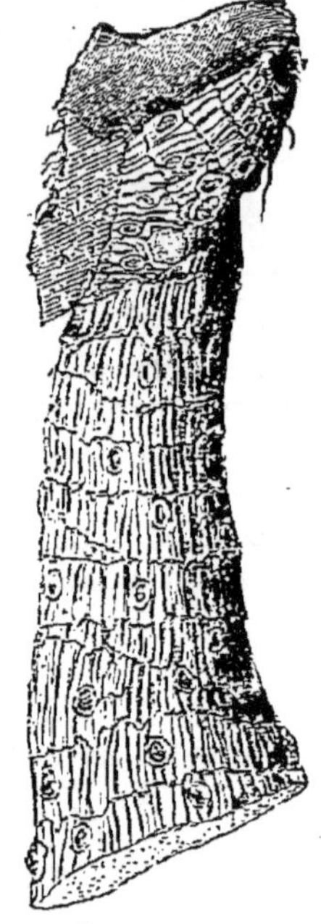

Fig. 428.
Rhizome de Canne de Provence.

Il renferme de la gomme, du sucre, une matière résineuse à odeur de vanille, de la silice et de la potasse.

C'est un médicament populaire, toujours employé comme antilaiteux. Sa tisane additionnée de 4 grammes de sulfate de potasse par litre, constitue toujours le remède favori des nourrices, qui veulent faire passer leur lait.

RHIZOME DE CHIENDENT

Le CHIENDENT des pharmacies ou PETIT CHIENDENT est le rhizome du *Triticum repens* L., qui envahit malheureusement nos champs avec la plus grande ténacité.

Dans les pharmacies il se présente sous la forme de bottes de 30 grammes, constituées par la réunion de plusieurs rhizomes repliés plusieurs fois sur eux-mêmes, ou en petits tronçons de 2 à 3 centimètres, provenant de la section de ces bottes au moyen du coupe-racines. Le rhizome du petit Chiendent ne mesure guère plus de 2 millimètres de diamètre; sa surface extérieure, d'un jaune paille, est dure, lisse, luisante, cannelée longitudinalement: elle présente de distance en distance des nœuds annulaires, légèrement renflés, et entourés de vestiges d'écailles foliacées ; sa partie centrale est lacuneuse, sauf au niveau des nœuds. Il a une saveur sucrée ; son odeur est nulle.

Ce rhizome renferme 3 p. 100 de *sucre*, 7 à 8 p. 100 de *Triticine*, matière gommeuse, insipide, qui peut se transformer en sucre, de la *mannite* et des sels de potasse.

Il constitue toujours un médicament populaire auquel on attribue des propriétés diurétiques, qu'on complète par l'addition de 4 grammes de nitrate de potasse à chaque litre d'infusion ou de décoction.

On lui substitue quelquefois le rhizome du Gros Chiendent (*Cynodon Dactylon* Pers.), qui est très commun dans le nord de l'Europe. Il est plus gros que l'autre ; ses nœuds moins espacés sont presque entièrement recouverts par des écailles ; en outre, ses tissus sont gorgés d'amidon.

ESSENCES D'ANDROPOGON

Le genre *Andropogon*, répandu sur presque tous les points du globe, comprend une foule de variétés, qui sont indigènes, surtout dans les Indes orientales, dans les îles de l'Archipel indien et dans l'Afrique septentrionale. Ces plantes possèdent une odeur agréable due à des huiles essentielles, dont quelques-unes ont acquis depuis quelque temps déjà une grande importance commerciale et qui, à cause de l'usage que l'on en fait pour falsifier les essences d'un prix très élevé, ont été l'objet de recherches chimiques très intéressantes.

La monographie de ces essences a été faite d'une façon magistrale par MM. Gildemeister et Hoffmann, dans leur bel ouvrage sur les huiles essentielles. (Paris, 1900.)

Les principales essences d'*Andropogon* sont :

1° L'Essence de Géranium des Indes, de Palmarosa ou de Rusa est fournie par l'*A. Schœnanthus* L., qui est très répandu dans les Indes orientales et dans les régions tropicales de l'Afrique occidentale. Pendant longtemps elle a été désignée sous le nom d'essence de *Géranium de Turquie*, parce qu'elle arrivait sur les marchés européens par la voie de Constantinople, où elle était communément employée pour falsifier l'essence de roses. Cette essence est incolore, ou jaune pâle ; elle possède une odeur agréable rappelant la rose : sa densité est de 0,888 à 0,896. Son pouvoir rotatoire est variable. Elle se dissout dans 3 parties ou plus d'alcool à 70° et sa solution est limpide. Son indice de saponification est de 40°. Son principal entrepôt et port d'exportation est Bombay.

Cette essence renferme 76 à 93 p. 100 de *Géraniol*, dont 5,5 à 11 à l'état d'éther, le reste à l'état libre, une petite quantité de terpènes, du *citronellol* et des traces de *méthylheptènone*.

2° L'Essence de Lémongrass, de Verveine des Indes, fournie par l'*A. citratus* D. C., qui est cultivé dans l'Inde entière et utilisée aussi bien à l'intérieur qu'à l'extérieur dans toutes les maladies possibles. Cette essence a une odeur et une saveur de citron très prononcées. Sa teinte varie du jaune au brun rougeâtre. Sa densité est de 0,899 à 0,903. Elle donne avec 2 parties d'alcool à 70° une solution très limpide.

Le principal élément constituant de cette essence est le *Citral*, qui est accompagné de *citronellol*, de *limonène* et de *dipentène*.

3° L'ESSENCE DE VÉTIVER, fournie par l'*A. muricatus* RETZ., qui est très répandu sur toute la côte de Coromandel, à la Réunion, à Maurice, aux Philippines et aux Antilles. C'est la plus visqueuse de toutes les essences d'*Andropogon* : sa couleur varie du jaune ambré au brun foncé; elle a une odeur intense et très pénétrante qui ne plaît pas à tout le monde. Sa densité est de 1,015 à 1,030. Elle donne avec 1 partie et demi à 2 parties d'alcool à 80° une solution qui se trouble par addition subséquente de véhicule.

4° L'ESSENCE DE CITRONELLE, fournie par l'*A. Nardus* L., qui croît principalement à Ceylan, dans la presqu'île de Malacca et dans l'Indo-Chine. Cette plante est à Ceylan l'objet d'une culture spéciale qui s'étend sur 40 000 à 50 000 acres. Cette essence, qui constitue un des grands produits de la belle colonie anglaise, a une couleur qui varie du jaune au jaune brunâtre : elle est quelquefois colorée en vert par du cuivre. Elle a une odeur agréable et pénétrante qu'on a comparée à tort à celle de la mélisse. Il en existe 2 variétés, dont les caractères physiques varient selon leur origine. La plus estimée, appelée *Essence de Singapour*, a une densité de 0,886 à 0,900 et renferme de 80 à 90 p. 100 de *Géraniol* : la seconde variété, qui constitue la majeure partie du produit commercial et qui est préparée avec la variété dite *Lana-Batu*, qui est la plus répandue à Ceylan, a une densité de 0,900 à 0,920 et renferme 50 à 70 p. 100 de *Géraniol*. La solubilité de ces deux essences est la même. Une bonne essence de citronelle donne avec 1 à 2 parties d'alcool à 80° une solution limpide qui conserve sa limpidité par l'addition de 10 volumes d'alcool.

Outre le *Géraniol*, l'essence de citronelle renferme 10 à 30 p. 100 de *citronellol*, 10 à 15 p. 100 de terpènes, 1 à 2 p. 100 de *bornéol*.

En 1898, l'île de Ceylan a exporté 1 305 917 livres anglaises de cette essence.

La plupart de ces essences qui ne sont employées en Europe que pour les besoins de la parfumerie et la falsification de l'essence de roses, sont utilisées dans l'Inde, en applications externes pour combattre les rhumatismes et les névralgies et à l'intérieur sous forme de saccharures comme carminatives et stimulantes.

On ne peut parler de la famille des Graminées sans mentionner une de ses espèces la plus intéressante, la CANNE A SUCRE (*Saccharum officinarum* L.), plante originaire du Bengale dont la culture a fait à un moment donné la fortune de quelques-unes de nos colonies.

GYMNOSPERMES

CONIFÈRES

Arbres ou arbrisseaux à feuilles persistantes, alternes, opposées ou verticillées, le plus souvent linéaires, solitaires ou réunies en faisceaux de 2 à 5, placées dans une gaine scarieuse, quelquefois en forme d'écailles imbriquées ou lancéolées. Fleurs unisexuées et disposées en chatons ou en cônes. Fleurs mâles formées d'étamines spiralées ou verticillées. Anthères à 2 ou plusieurs loges renfermant des grains de pollen simples ou trilobés. Fleurs femelles diversement disposées, généralement en cônes écailleux, consistant en un pistil formé de 3 carpelles ouverts et soudés latéralement, de manière à former une écaille unique, portant les ovules sur sa face interne. Le fruit est généralement un strobile écailleux ou cône, dont les écailles protègent les graines ou bien un galbule dont les écailles se soudent et forment une sorte de baie.

Appareil sécréteur. — L'appareil sécréteur des Conifères est constitué par des *canaux schizogènes* (fig. 429), entourés d'une couche de cellules épithéliales, à parois minces. Ces cellules, qui ont leurs membranes colorées en brun, contiennent de gros noyaux et une couche pariétale de protoplasma. Contre cette assise cellulaire s'en trouve immédiatement appliquée une autre de même forme, dont les éléments sont moins riches en contenu et plus aplatis ; vient ensuite une couche plus ou moins complète, souvent double, formée de grandes cellules de parenchyme ligneux, remplies d'amidon.

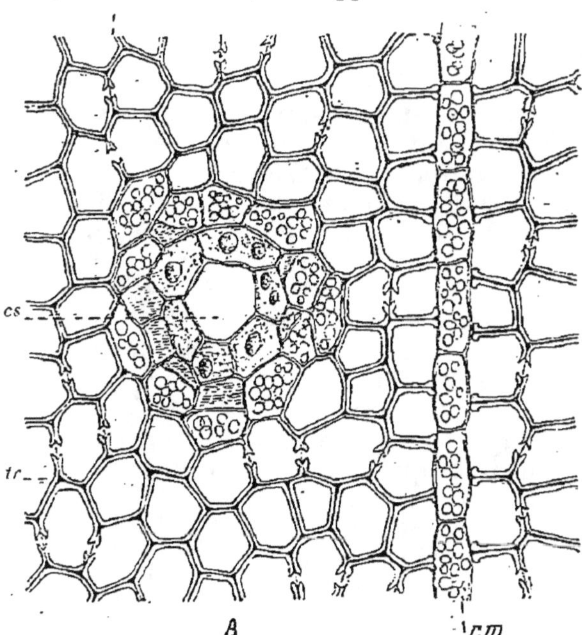

Fig. 429. — Bois de Conifère.
Section transversale.
A, bois secondaire. — *cs*, canal sécréteur. — *rm*, rayon médullaire. *tr*, trachéides.

L'appareil sécréteur des Conifères est localisé dans toutes leurs parties, sauf dans le parenchyme cortical primaire de la racine : il peut affecter 6 modifications principales, que M. Van Tieghem a caractérisées de la façon suivante, en ne tenant compte que de la racine et de la tige.

1° Pas de canaux dans la racine ni dans la tige (*Taxus*).

2° Pas de canaux dans la racine. Canaux dans le parenchyme cortical de la tige (*Taxodium*, *Podocarpus*, *Dacrydium*, *Torreya*, *Cunninghamia*).

3° Pas de canaux dans la racine. Canaux dans le parenchyme cortical et dans la moelle de la tige (*Gincko*).

4° Un canal central dans la racine. Canaux dans le parenchyme cortical de la tige (*Cedrus*, *Abies*, *Pseudo-larix*).

5° Canaux dans le bois des faisceaux de la racine et de la tige (*Pinus*, *Larix*, *Picea*).

6° Canaux dans le liber des faisceaux de la racine et de la tige. Canaux dans le parenchyme cortical de la tige (*Araucaria*, *Biotia*, *Cupressus*).

Indépendamment de ces canaux, l'appareil secréteur des conifères est complété dans beaucoup d'espèces par l'existence de *poches secrétrices schizogènes*, qui affectent une localisation différente suivant les espèces. Dans les feuilles de *Juniperus*, on trouve *toujours* entre le faisceau libéro-ligneux et l'hypoderme de la face inférieure, une *grosse glande*, qui est accolée tantôt au faisceau, tantôt à l'hypoderme, tantôt placée à égale distance de l'un et de l'autre.

BOURGEONS DE PINS

Les Bourgeons de Pins, improprement appelés *Bourgeons de Sapins*, sont fournis par le Pin sauvage (*Pinus sylvestris* L.), qui forme de grands bois dans l'Europe et l'Asie septentrionale, et abonde dans les Alpes, les Cévennes, les Vosges et les Pyrénées. Ils sont récoltés principalement dans l'Yonne et la Côte-d'Or.

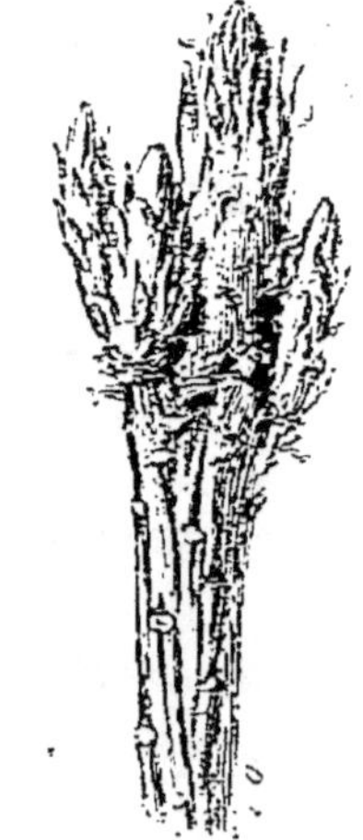

Fig. 429 *bis*. Bourgeon de Pin.

Ils sont constitués par un groupe de quatre à cinq bourgeons coniques, réunis sur un court rameau, autour d'un bourgeon central plus long et plus volumineux. Chacun d'eux est formé d'un axe central, sur lequel s'étagent des écailles très nombreuses, étroitement imbriquées à leur base; ces écailles, d'autant plus longues qu'elles sont plus extérieures, sont lancéolées, minces, scarieuses, laciniées sur leurs bords, d'une teinte brun clair dans leur partie médiane. Elles sont parfois déjetées en dehors, mais plus généralement agglutinées entre elles par une résine qui souvent exsude à leur surface. Le rameau qui supporte ces bourgeons est plus ou moins long, d'une teinte orangée ou rougeâtre, luisant, fortement ridé à sa surface, qui porte souvent des aiguilles réunies deux à deux.

Les bourgeons de Pins ont une odeur et une saveur résineuses, légèrement aromatiques. Ils contiennent une huile essentielle, appelée *Essence de Templinum*, formée principalement de *l-pinène* et de *l-limonène*. On les emploie en infusion, comme diurétiques, excitants et balsamiques. Ils doivent leurs propriétés à l'oléo-résine qui enduit leurs écailles et qui souvent exsude du court rameau qui les supporte.

C'est l'écorce du *P. sylvestris* qui sert à préparer la *Laine des fonts*, avec laquelle on confectionne les étoffes hygiéniques.

La sève qui découle naturellement du *Pinus maritima* L., si commun dans les Landes, est utilisée dans la thérapeutique, sous le nom de *Sève de pin maritime*.

Les Sapins (*Abies*) ne fournissent guère à la matière médicale que le Baume du Canada, produit par l'*A. balsamea*, et la Poix du Canada, qui est donnée par l'*A. canadensis*. L'écorce interne de cet arbre est très astrigente; on retire de ses feuilles une huile volatile (*hemlock oil*) à laquelle on attribue les propriétés de l'essence de Sabine.

Des Mélèzes (*Larix*), la seule espèce qui nous intéresse plus spécialement, c'est l'espèce type (*Larix Europæa* D. C.), qui croît sur les montagnes de l'Europe centrale. C'est elle qui donne la *Térébenthine de Venise*. Son écorce est fréquemment employée comme astringente et expectorante. C'est elle qui produit la *Manne de Briançon*, plus intéressante au point de vue chimique, à cause de sa richesse en *mélézitose*, qu'au point de vue thérapeutique. C'est sur son tronc que se développe l'*Agaric blanc*, dont nous parlerons plus loin.

PRODUITS OLÉO-RÉSINEUX OU RÉSINES DE CONIFÈRES

Au premir rang de ces produits, il faut placer les Térébenthines.

On désigne sous le nom de Térébenthines des produits végétaux naturels coulants ou liquides, composés de *résine* et d'*huile volatile*, sans *acide benzoïque ou cinnamique*, qui s'écoulent par incision des troncs d'un certain nombre d'espèces appartenant la plupart au groupe des Conifères. A cette catégorie se rattachent quelques substances telles que le Galipot et la Poix de Bourgogne, qui ne diffèrent des Térébenthines ordinaires que par une quantité moins considérable d'huile volatile. D'autres, qu'on pourrait appeler *produits secondaires*, tels que le Goudron et l'Huile de cade, résultent de la carbonisation des *Genévriers* et des *Pins*.

Le procédé suivi pour l'extraction des Térébenthines varie avec l'espèce qui les produit et suivant la localisation de l'oléo-résine qui, comme nous l'avons indiqué plus haut, diffère avec les espèces exploitées.

Au point de vue chimique, les Térébenthines des Conifères constituent un groupe bien nettement caractérisé dans la série des résines. Elles ont été l'objet de recherches spéciales au laboratoire de Berne, de la part de M. Tschirch, qui les a désignées sous le nom de *résines à acide résinolique*.

Elles ne contiennent pas d'éther, mais seulement des acides résinoliques (*acides résiniques*), des *résènes* et une *huile essentielle*. Le succin, qui contient de l'éther, fait seul exception.

TÉRÉBENTHINE DE VENISE

La Térébenthine de Venise ou Térébenthine de Mélèze est produite par le *Larix decidua* Mill., et recueillie dans le Tyrol méridional, à Méran, Mals et Trente, ainsi qu'en Styrie et dans les Alpes françaises, du côté de Briançon.

Dans le Tyrol, on pratique au printemps, avec une large vrille, un ou plusieurs orifices qui pénètrent jusqu'au centre du tronc et qu'on bouche avec des tampons de bois jusqu'à l'automne ; on les ouvre alors et on recueille avec une cuiller de fer environ 250 grammes d'oléo-résine. Les cavités sont ensuite rebouchées et on fait une nouvelle récolte l'année suivante.

Dans le Dauphiné et près de Briançon, on perce un certain nombre de trous sur le tronc, en commençant à 1 mètre de terre et en continuant jusqu'à la hauteur de 3 à 4 mètres. On adapte à chaque trou un canal de bois ou de fer blanc, qui conduit la résine dans une auge, d'où on la retire pour la tamiser. Quand un orifice cesse de couler, on le rebouche et on le rouvre au bout de quinze jours. La récolte dure de mai à septembre et peut produire 3 à 4 kilogrammes de térébenthine par an.

La Térébenthine du Mélèze est un liquide épais, filant, jaune pâle, légèrement fluorescent, sans apparence cristalline ou granuleuse; elle est toujours translucide; elle n'est pas complètement claire, mais uniformément nébuleuse. Elle a une odeur qui rappelle celle de la noix muscade, une saveur aromatique, âcre, résineuse et amère. Exposée à l'air, elle ne s'épaissit que très lentement; mélangée avec la magnésie calcinée, elle ne durcit pas. Elle est entièrement soluble dans l'alcool.

La Térébenthine de Venise contient 60 à 64 p. 100 de *résine acide*, 20 à 22 p. 100 d'*huile volatile*, 14 à 15 p. 100 de résine indifférente. La résine acide se compose de deux acides isomériques amorphes, *acides larinoliques* α et β, et d'une petite quantité d'*acide laricinolique*.

TÉRÉBENTHINE D'ALSACE

La Térébenthine d'Alsace est fournie par le *Sapin argenté* (*Abies pectinata* D. C.) et recueillie dans les Alpes et surtout dans les Vosges.

Elle se produit dans l'écorce à l'exclusion du bois. Au printemps et à l'automne, on perce avec un cornet de fer blanc les grosses glandes qui sont localisées dans les couches externes du tronc et qui soulèvent le suber. L'oléo-résine se déverse par le cornet dans une bouteille, puis elle est filtrée sur des entonnoirs d'écorce. Cette térébenthine est assez rare et d'un prix assez élevé. car on ne peut guère exploiter que les arbres qui ont de 25 à 27 centimètres de tour.

Au moment où on la recueille, cette Térébenthine est trouble et un peu blanchâtre, mais par le repos et la filtration elle devient très claire. Peu colorée et assez fluide quand elle est récente, elle se colore et s'épaissit avec le temps. Elle se dessèche assez rapidement et sa surface se couvre d'une croûte dure et cassante. Etendue en lames minces, elle se solidifie complètement. Elle a une odeur agréable de citron, une saveur âcre et amère. Elle se solidifie avec la magnésie; elle est incomplètement soluble dans l'alcool.

La Térébenthine d'Alsace renferme une résine acide amorphe (*acide abiétinique*), une résine acide cristallisée (*acide abiétolique*), deux résines isomériques amorphes (*acides abiétinoliques* α et β), 28 à 30 p. 100 d'huile volatile et 12 à 16 p. 100 d'une résine neutre (*abiétorésine*), avec des traces d'acide succinique.

TÉRÉBENTHINE DU CANADA

Le Baume du Canada ou Térébenthine du Canada est produit surtout par l'*Abies balsamea* Mill, qui habite surtout le Labrador et la province de Québec, au Canada.

Localisée comme la précédente dans les couches corticales, cette térébenthine est recueillie par les descendants des Indiens, qui emploient pour pratiquer les incisions et pour recevoir l'oléo-résine, des petites canettes en fer, dont l'orifice est étiré en bec, et qui sont piquées sur les ampoules les plus saillantes des grosses branches. Tous les jours on vide les récipients qui sont repiqués sur d'autres ampoules.

On en retire aussi, dans le nord de l'Amérique, de l'*Abies Fraseri* Pursh et de l'*A. Canadensis* Michx.

C'est une oléo-résine transparente, ayant la consistance du miel et une teinte jaune paille, un peu verdâtre, qui se fonce avec le temps. Elle n'a ni l'aspect cristallin de la Térébenthine d'Alsace, ni l'aspect granuleux de la Térébenthine de Bordeaux. Elle a une odeur aromatique agréable et une saveur un peu amère, légèrement âcre. Elle durcit rapidement à l'air: mélangée avec 1/16 de magnésie, elle se solidifie complètement Elle se dissout en toutes proportions dans le chloroforme, la benzine, l'éther et l'alcool amylique chauds.

Elle renferme 63 p. 100 de *résine acide*, 23 à 24 p. 100 d'*huile volatile*, 11 à 12 p. 100 de *résine neutre*. La résine acide comprend quatre acides : *acide canadinique*, *acide canadolique* et *acides canadinoliques* α et β.

Peu employée comme médicament, elle sert surtout dans la technique microscopique.

TÉRÉBENTHINE COMMUNE

La Térébenthine commune, appelée en France Térébenthine de Bordeaux, s'extrait, en divers pays, de plusieurs espèces de *Pinus*. Les espèces le plus généralement exploitées sont : en Allemagne, les *P. austriaca* L., *P. sylvestris* L., *P. rotundata* Link ; en France, le *P. maritima* Poir., qui est cultivé dans les Landes, aux environs de Bordeaux, depuis les bords de la Garonne et de la Gironde jusqu'à ceux de l'Adour.

Cette térébenthine est localisée dans l'écorce et les couches extérieures du bois. Pour la recueillir, on pratique au pied de l'arbre, avec une hache recourbée, une entaille ou *carre*, mesurant de 30 à 40 centimètres de longueur sur 10 centimètres de largeur, et qui pénètre dans l'aubier jusqu'à 1 centimètre de profondeur. Tous les huit jours, jusqu'au milieu de l'automne, on fait une nouvelle entaille au-dessus de la première, jusqu'à la hauteur de 2m,50 à 3 mètres. Au bout de quatre années, on pratique une nouvelle série d'incisions sur le côté opposé et on continue cette opération jusqu'à ce qu'il reste de l'écorce saine sur l'arbre. Les anciennes plaies ayant le temps de se cicatriser, on peut faire de nouvelles entailles sur leur bord. Cette façon d'opérer, quand elle est bien conduite, permet d'extraire de la térébenthine du même arbre pendant une centaine d'années. La résine qui s'écoule est recueillie dans des pots particuliers fixés avec un clou au-dessous des carres. On vide le contenu des pots dans des seaux de liège qu'on transporte jusqu'aux réservoirs où la térébenthine doit être purifiée. La purification s'opère de deux façons différentes : soit en faisant fondre la térébenthine à une douce chaleur et en la passant sur des filtres de paille, soit en l'exposant à la chaleur du soleil dans de larges caisses trouées à leur fond. Ce dernier mode donne une térébenthine plus aromatique et plus estimée.

La Térébenthine de Bordeaux est généralement colorée, d'apparence trouble et laiteuse, d'une consistance de miel ; elle a une odeur très forte, caractéristique, une saveur amère, âcre et nauséeuse ; elle diffère des Térébenthines du mélèze et du sapin par sa *consistance grenue* et la propriété qu'elle possède de se séparer en deux couches, l'une inférieure, *résineuse, cristalline*, qui est surnagée par l'autre, qui est liquide, consistante, transparente et plus ou moins colorée. Elle est entièrement soluble dans l'alcool et très siccative ; exposée en couches minces à l'air, elle durcit complètement en vingt-quatre heures ; mélangée avec 1/32 de son poids de magnésie, elle se solidifie rapidement.

Elle contient 1,5 p. 100 d'*acide silvéolique*, 58 à 60 p. 100 d'*acides silvinoliques* α et β, 20 à 21 p. 100 de *silvorésines*, 15 p. 100 d'huile volatile, 1,2 p. 100 de principe amer et de débris végétaux.

Elle est employée pour la préparation des emplâtres.

TÉRÉBENTHINE DE BOSTON

Elle est produite par les *Pinus palustris* Mill et par le *P. Tœda* L., qui sont abondamment répandus dans l'Etat de Virginie.

Elle s'obtient au moyen d'une série d'entailles faites sur le tronc, à partir de 15 à 30 centimètres au-dessus du sol et au-dessous de chacune desquelles on a pratiqué d'abord, avec un instrument spécial, une cavité ou *boxe* d'environ 1 litre, destinée à recueillir l'oléo-résine qui s'écoule des incisions. Tous les huit jours, la plaie est rafraîchie, puis prolongée vers sa partie supérieure. On vide avec une cuiller spéciale la térébenthine qui s'est rassemblée dans chaque boxe et on la verse dans des barils. Chaque année on recommence les incisions jusqu'à ce que l'on ait atteint la hauteur de 12 à 15 pieds.

La Térébenthine de Boston est *uniformément opaque*, d'une *couleur jaune blanchâtre*. Elle se rapproche de la Térébenthine de Bordeaux par son odeur forte et sa consistance de miel, mais elle *ne se sépare pas* comme elle en deux couches distinctes. L'huile essentielle qu'on en retire a une odeur spéciale et dévie très fortement à droite la lumière polarisée.

Elle est surtout employée en Angleterre, où elle remplace la Térébenthine de Bordeaux.

GALIPOT

Le Galipot est une térébenthine très pauvre en essence, qu'on recueille dans les Landes et qui s'écoule vers la fin de l'automne des dernières incisions pratiquées sur le tronc des Pins maritimes. A cette époque, la température s'étant très notablement abaissée, la térébenthine n'est plus assez fluide pour s'écouler dans les pots; elle se concrète en masses stalactiformes, blanches ou d'un jaune sale, qui constituent le Galipot. Dans le commerce, cette substance se présente en masses solides, *d'apparence grenue et cristalline*, à demi opaques, d'un blanc jaunâtre, d'odeur forte et térébinthacée, de saveur amère et aromatique. Sa résine est constituée en grande partie par de l'*acide dextropimarique*. Le Galipot n'est guère employé que pour la confection des emplâtres.

POIX DE BOURGOGNE

C'est une térébenthine solide, fournie par la *Pesse* ou *Epicéa* (*Abies excelsa* D. C.) et qui est principalement recueillie en Finlande, dans le grand-duché de Bade, en Autriche et en Suisse.

On la récolte en Allemagne, près d'Oppenau, en pratiquant, sur le tronc des Epicéas, des plaies équidistantes, disposées en forme de gouttières et mesurant 2 à 4 centimètres de largeur sur autant de profondeur. L'oléo-résine qui exsude de ces plaies, d'abord incolore et demi-fluide, et d'odeur térébenthinée, se dessèche partiellement, prend une teinte fleur de pêcher, et une odeur particulière. On la recueille avec un instrument spécial en fer; on la purifie en la faisant fondre dans l'eau et en la pressant.

La Poix de Bourgogne est une substance un peu opaque, d'un brun jaunâtre ou d'une couleur fauve; elle est dure et a une cassure nette quand elle est froide, mais elle se ramollit assez facilement et prend la forme des récipients qui la contiennent.

Elle a une odeur assez forte, presque balsamique, et une saveur douce, parfumée, non amère. Elle se dissout incomplètement dans l'alcool absolu.

MM. Tschirch et Bruening en ont retiré 2 à 3 p. 100 d'*acide pimarinique*, 1,5 à 2 p. 100 d'*acide piccapimarique*, 48 à 50 p. 100 d'*acides picéa-pimaroliques* α et β, 32 à 33 p. 100 d'*huile volatile*, 10 à 12 p. 100 de *résène*, des traces d'acide succinique et un principe amer.

Elle entre dans la préparation de *l'emplâtre de Poix de Bourgogne*.

ESSENCE DE TÉRÉBENTHINE

Origine. — Toutes les Térébenthines soumises à la distillation seules ou avec de la vapeur d'eau donnent une huile essentielle, désignée sous le nom d'Essence de Térébenthine et un résidu qui, fondu, passé et clarifié, constitue la Colophane.

Primitivement localisée dans les parties riveraines de la Méditerranée et surtout dans l'Asie Mineure, la préparation de l'essence de térébenthine s'étend maintenant depuis la Hongrie et la Galicie jusqu'en Espagne et en Portugal. L'importance que cette industrie avait acquise en France et en Russie se trouve dépassée actuellement au profit de l'Amérique du Nord, qui est devenue le principal producteur de cette essence.

En égard à leur origine, les essences de térébenthine américaines et françaises sont les seules qui aient un intérêt commercial.

Caractères. — L'essence de térébenthine récemment préparée est un liquide incolore, très mobile, d'odeur spéciale, qui diffère un peu selon le lieu de provenance; cette odeur qui, dans l'essence française, rappelle un peu celle du genévrier, se rapproche de celle de la Colophane dans l'essence américaine. Elle se volatilise assez facilement à la température ordinaire et laisse un résidu qui, d'abord visqueux, se solidifie ensuite et devient cassant comme la colophane. Elle a une réaction faiblement acide. Prise à l'intérieur ou en inhalations, elle a la propriété de communiquer aux urines une odeur de violette. Elle est relativement peu soluble dans l'alcool, surtout étendu, et sa solubilité varie avec son âge; une bonne essence doit se dissoudre dans 5 à 12 parties d'alcool à 90°. Elle se dissout en toutes proportions dans l'éther, le chloroforme, le sulfure de carbone, l'éther de pétrole. Elle dissout très bien les résines, les corps gras et le caoutchouc. Le point d'ébullition de la majeure partie (75 à 80 p. 100) de cette essence varie entre 155 et 162°. *L'essence de* *térébenthine française est fortement lévogyre, tandis que l'essence américaine est faiblement dextrogyre et rarement lévogyre.* Elle s'altère rapidement au contact de l'air; elle devient visqueuse; sa densité augmente, son point d'ébullition s'élève, sa solubilité dans l'alcool à 90° devient plus grande; neutre d'abord, elle s'acidifie et se résinifie.

Composition chimique. — Les essences de térébenthine sont des hydrocarbures de la formule $C^{20}H^{16}$, essentiellement composés de *Pinène*, qui, dans l'essence française, est lévogyre et désigné sous le nom de *Térébenthène*; tandis que dans l'essence américaine il est dextrogyre et appelé *Australène*. A côté du pinène, elles renferment du *dipentène* et des *terpènes polymères*, du *camphène*, du *fénène*.

Usages. — A l'intérieur, l'Essence de Térébenthine s'emploie sous forme de capsules ou de perles, ou en émulsion, contre les catarrhes des bronches et de la vessie, et dans l'empoisonnement par le phosphore.

A l'extérieur, on l'utilise en liniment contre les névralgies, les rhumatismes.

Falsifications. — L'essence de térébenthine qui est si souvent employée pour falsifier les autres huiles essentielles est elle-même falsifiée par addition *de pétrole* et *d'huile de résine.*

Le pétrole d'éclairage et les fractions plus légères d'huiles minérales se reconnaissent à l'abaissement du poids spécifique et à celui du point d'inflammation, qui pour l'essence de térébenthine pure est de 33 à 34°. Les portions lourdes d'huiles minérales ne sont pas entraînées par la vapeur; elles restent en conséquence, comme résidu, lors de la rectification de l'essence dans un courant de vapeur. Ce résidu constitue une masse fluorescente, indifférente à l'action des acides sulfurique et nitrique concentrés.

Pour rechercher le pétrole, Conradson opère ainsi : 50 centimètres cubes d'essence sont évaporés au bain-marie jusqu'à 1 à 2 centimètres cubes; si celle-ci est exempte de pétrole, le résidu se dissoudra dans 5—10 centimètres cubes d'acide acétique glacial absolu. Pour 1/10 ou plus de pétrole, le mélange est trouble et par le repos se sépare en deux couches.

L'*huile de résine* obtenue par distillation sèche de la colophane ne peut se mélanger que dans des proportions assez faibles, car une proportion de plus de 5 p. 100 rend l'essence visqueuse et lui donne une odeur désagréable. Cette falcification peut être révélée par la densité du produit et par la tache huileuse qu'un pareil mélange laisse sur le papier après évaporation.

COLOPHANE

La Colophane est le résidu de la distillation des Térébenthines. Elle se présente en masses solides, cassantes, vitreuses, transparentes, friables, dont la teinte varie du jaune pâle au brun foncé. Elle donne, par trituration, une poudre blanche. Celle qui vient de Bordeaux a une teinte brune ou jaune pâle, selon que la distillation a été faite à feu nu ou à la vapeur; celle qui vient d'Amérique est très belle et très transparente; elle a une teinte jaune verdâtre.

La Colophane se ramollit vers 80° et fond à 100°, en donnant un liquide jaune clair, dont la couleur se fonce à mesure que la température augmente. Elle a une odeur résineuse et une saveur peu marquée. Insoluble dans l'eau, elle se dissout complètement dans l'alcool, l'éther, les huiles grasses et volatiles.

On la considère comme un produit d'oxydation du pinène; elle renferme des acides *pinique, pimarique, sylvique* et *abiétique*, et donne à la distillation un diterpène, le *colophène*, accompagné d'autres produits.

Elle n'est employée en pharmacie que pour la préparation de quelques masses emplatisques et onguents.

La Poix résine ou résine jaune s'obtient en brassant fortement avec de l'eau bouillante, pendant vingt minutes, le résidu de la distillation de la térébenthine, qui perd ainsi sa transparence et prend une couleur jaune sale.

La Poix noire est un produit assez complexe qui s'obtient en brûlant dans de grands fours en maçonnerie, sans courant d'air, les filtres de paille qui ont servi à l'épuration de la térébenthine, ainsi que les débris végétaux provenant des incisions faites au tronc des Conifères. La résine provenant de cette combustion est reçue par un tuyau dans une cuve pleine d'eau, où elle se sépare en deux parties : l'une liquide, appelée *huile de poix*, et l'autre plus solide. En faisant bouillir cette dernière dans des chaudières de fonte jusqu'à ce qu'elle ne contienne plus d'essence, on obtient une masse amorphe, d'une belle teinte noire, lisse, cassante, qui se ramollit à 37° et fond complètement dans l'eau bouillante. C'est la poix noire qu'on n'utilise que pour la préparation de quelques onguents.

GOUDRON VÉGÉTAL

Le Goudron végétal s'obtient en soumettant à la distillation sèche les troncs et les racines de Conifères. On en prépare une certaine quantité dans les environs de Bordeaux et de Bayonne, avec le *Pinus maritima;* la plus grande partie du goudron consommé en Europe est préparée en Finlande, en Suède, dans le nord et le sud de la Russie, avec les *P. sylvestris* L. et *P. Ledebourii* Endl. Il est désigné sous le nom de *Goudron de Norvège* ou *d'Arkangel.*

Préparation. — Dans la plupart des régions où l'on prépare le goudron, on creuse en terre une fosse en forme de tronc de cône, dont le fond est percé d'un trou communiquant par une rigole avec un réservoir latéral. On entasse dans cette fosse les débris de Pins, et on les recouvre de bûches, selon la méthode employée par nos charbonniers pour préparer le charbon. Le four étant recouvert de terre et de gazon, on l'allume par sa partie supérieure.

Sous l'influence de la chaleur, le bois s'échauffe de proche en proche, et il se produit des corps d'abord fluides, puis plus consistants, qui se rendent par la rigole dans le réservoir latéral, où ils se séparent en deux couches, l'une plastique, qui constitue le goudron et qui est surnagée par une huile brune, empyreumatique, qui, improprement désignée sous le nom d'*huile de cade*, ne doit pas être confondue avec l'huile de cade vraie, provenant de la distillation du genévrier.

Ce procédé primitif qui occasionne beaucoup de perte est remplacé en Russie par l'emploi d'alambics en fer forgé, munis de condensateurs qui permettent de retirer en même temps de l'acide pyroligneux et de l'essence de térébenthine.

Caractères. — Le Goudron de Pin ou Goudron de Norvège se présente sous forme de masse visqueuse, souvent grenue, demi-fluide, d'une consistance très variable. Vu en masse, il a une couleur brun noirâtre ; en couche mince, il est transparent et d'un brun rougeâtre. Il a une odeur forte et tenace. Il se liquéfie à la chaleur et brûle avec une flamme fuligineuse. Il a une réaction acide. Presque insoluble dans l'eau, il se dissout très facilement dans l'alcool, l'éther, les huiles fixes et volatiles.

Composition. — Le Goudron de Norvège renferme de l'*acide acétique*, de la *résine* non altérée, du *Phénol*, du *Toluol*, du *Xylol*, du *Benzol*, du *Crésylol*, de la *Créosote*, de la *Naphtaline*, de l'*Anthracène*, etc.

Usages. — Le goudron de pin est employé à l'intérieur contre les affections bronchiques, sous forme de liqueur alcalinisée, de capsules, de sirop. A l'extérieur on l'emploie sous forme de pommades contre l'eczéma et le psoriasis.

Falsifications. — On lui substitue parfois le *Goudron de houille* appelé *Coaltar*, ou le *Goudron de Bouleau*.

Vu en couche mince, le goudron de houille a une teinte *verdâtre* et non rougeâtre. Agité avec l'eau, il donne un liquide *neutre*.

Agité avec de l'eau, le *goudron de Bouleau* donne une solution presque incolore, qui *verdit* par addition de perchlorure de fer et prend une teinte jaune avec l'aniline et l'acide chlorhydrique.

Le goudron de Pin qui donne une solution limpide avec 9 p. 100 d'alcool à 90°, donnera une solution *trouble* s'il a été additionné de 25 p. 100 de goudron de bouleau.

SABINE

Origine. — La SABINE (*Juniperus Sabina* L.), (*J. Lycia* PALL., *J. prostrata*) est un arbuste dioïque qui habite l'Europe, l'Afrique du Nord, l'Asie jusqu'au Japon, et croît spontanément en France, dans les Pyrénées et Hautes-Alpes du Dauphiné. Cet arbuste est souvent cultivé dans les jardins et les cimetières.

La médecine utilise ses rameaux tendres et jeunes qui ont été séparés des branches les plus ligneuses.

Description. — Ces rameaux (fig. 430) fraîchement desséchés ont une teinte vert pâle qui tend à devenir jaune ou brune ; ils sont recouverts de petites feuilles rhomboïdales opposées deux à deux et dont les paires alternant entre elles sont serrées les unes contre les autres, de manière à recouvrir complètement les axes et à leur donner une forme quadrangulaire. Examinées sur le même rameau, ces feuilles affectent deux formes un peu différentes : elles sont petites, épaisses, obtuses, concaves intérieurement, arrondies sur le dos et présentent de ce côté une assez longue cavité elliptique qui loge une grosse poche sécrétrice ; sur les rameaux plus âgés, les feuilles sont plus longues, pointues, et leur moitié supérieure se déjetant au dehors se sépare de l'axe qui les porte ; la cavité qui correspond à la poche sécrétrice s'étend à la fois sur les deux parties de la feuille et occupe près de la moitié de sa longueur.

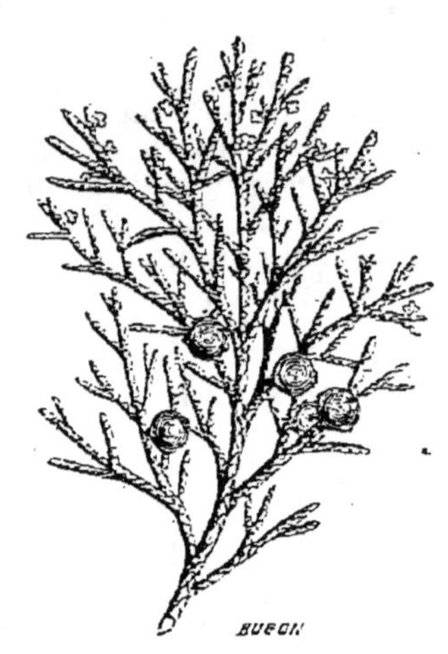

Fig. 430.
Rameau de *Juniperus Sabina*.

Les rameaux portent parfois des baies arrondies grosses comme un pois, d'une teinte bleuâtre, supportées par un court pédoncule recourbé. Froissés entre les doigts, ils exhalent une odeur qui n'est pas désagréable ; ils ont une saveur amère, térébinthacée.

Structure microscopique. — La section transversale (fig. 431) d'un rameau présente : au centre, le cylindre ligneux entouré d'un liber dont quelques éléments sont lignifiés ; autour de ce cylindre sont disposées symétriquement deux feuilles formées chacune dans la partie interne d'un tissu lacuneux, peu riche en chlorophylle et dans lequel se trouvent symétriquement placés deux massifs de cellules aréolées ; la partie externe est formée d'un tissu plus dense, riche en chlorophylle et limitée extérieurement par une ou deux rangées de cellules disposées en palissade, qui sont recouvertes par un hypoderme fibreux.

Dans la partie la plus convexe de chaque feuille, et contre l'hypoderme, on observe une grosse poche sécrétrice. Cet ensemble est recouvert par un épiderme protégé par une cuticule assez épaisse et garni surtout sur la face plane, de stomates qui *sont assez régulièrement superposés et bordés de cellules lignifiées.*

La disposition toute particulière des stomates ; la structure lignifiée des cellules annexes qui les entourent, la forme des cellules épidermiques qui sont munies de parois épaisses et ponctuées, la présence et les formes diverses des cellules aréoles, l'absence de cellules scléreuses, caractérisent très nettement la Poudre de Sabine.

Composition chimique. — La Sabine doit ses propriétés excitantes à la présence d'une huile essentielle, dont la proportion

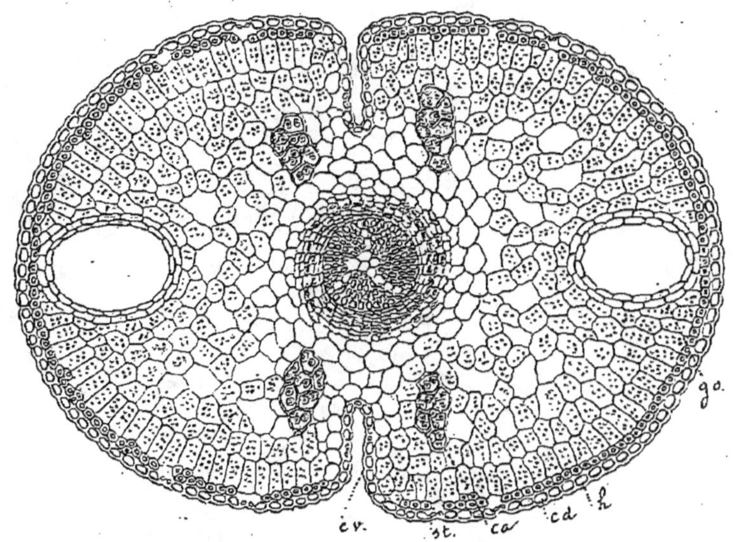

Fig. 431. — *Juniperus Sabina.*

Section transversale d'un rameau.

ca, cellules aréolées. — *c*, épiderme dorsal. — *cv*, épiderme ventral. — *ga*, poche sécrétrice. — *h*, hypoderme fibreux. — *st*, stomates.

varie entre 4 et 5 p. 100, selon l'époque de la récolte et la fraîcheur de la matière première.

L'essence de Sabine est un liquide incolore ou jaunâtre, d'odeur narcotique désagréable, de saveur amère, piquante et camphrée. Sa densité est de 0,910 à 0,930. Elle se dissout dans une demi-partie et plus d'alcool à 90° et dans 15 à 20 vol. d'alcool à 80° ; dans ces conditions, la solution n'est pas toujours limpide.

L'élément constituant principal de cette essence est un alcool, le *Sabinol*, qui se trouve à l'état libre et à l'état d'éther acétique ; elle contient aussi du *Cadinène* et du *Pinène*.

Usages. — La Sabine est un excitant de l'utérus, qui ne doit être employé qu'avec précaution, car à doses un peu élevées, elle provoque des hémorragies internes. On l'utilise parfois comme emménagogue, quand l'aménorrhée est atonique ou spasmodique. A l'extérieur on l'emploie sous forme de poudre contre les végétations vénériennes, les chancres et les verrues.

Substitutions. — Depuis une trentaine d'années, on lui substitue, à peu près généralement en France, les rameaux du *J. Phœnicea*, qui se distinguent par la *disposition spéciale des feuilles qui sont toujours étroitement*

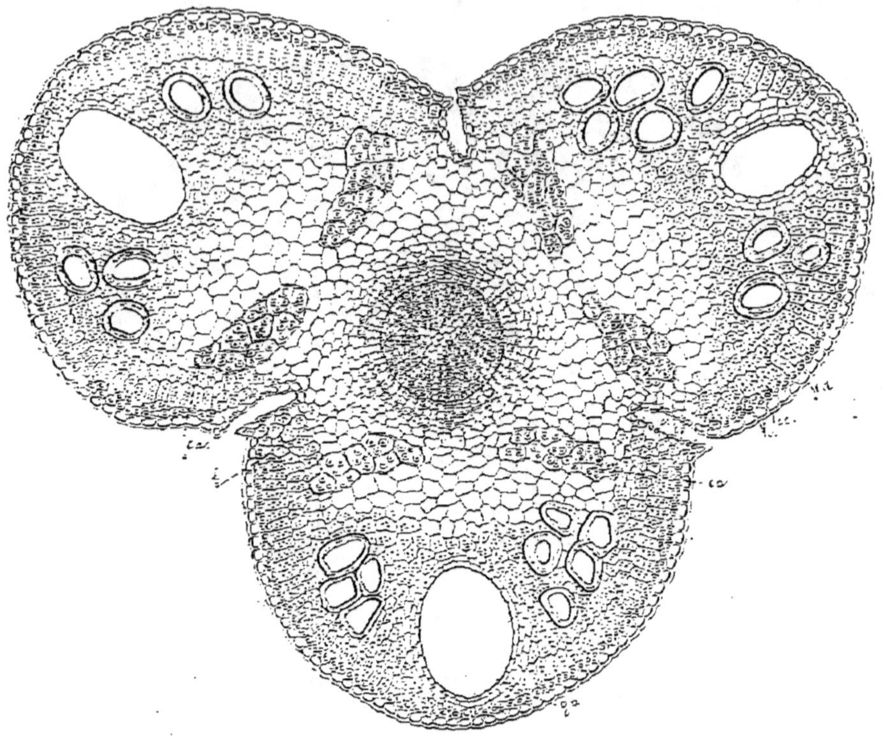

Fig. 431 *bis*. — *Juniperus Phœnicea*.
Section transversale d'un rameau.

appliquées contre l'axe: aussi la section transversale d'un rameau est-elle toute différente de celle du *J. Sabina*. En outre les feuilles de *J. Phœnicea* sont caractérisées par l'existence de *grosses cellules scléreuses rondes, et isolées* ou *polygonales et agglomérées, qui sont munies de parois épaisses, non canaliculées. Ces cellules sont symétriquement placées de chaque côté de la poche sécrétrice.*

La présence de ces cellules scléreuses tout à fait caractéristiques dans une poudre de Sabine indiquera nettement que cette poudre a été préparée partiellement ou exclusivement avec le J. Phœnicea.

BAIES DE GENIÈVRE

Origine. — Ce sont les fruits du *Juniperus communis* L. qui est très abondamment répandu en Europe, depuis la Méditerranée jusqu'aux régions arctiques et dans l'Amérique du Nord. On les recueille à leur maturité, à la fin de la seconde année, quand ils ont pris une couleur bleu violacé noirâtre. Cette récolte se fait surtout en Savoie et dans les départements du Doubs et du Jura.

Description. — Ils sont globuleux (fig. 432), de la grosseur d'un pois ; leur surface luisante plus ou moins bosselée par la dessiccation, est colorée en pourpre foncé. Ils présentent à leur pôle supérieur une dépression triangulaire, coupée de trois petites fentes disposées en étoile et qui représentent les pointes et les sutures des trois bractées. Au pôle inférieur se trouve la cicatrice du pédoncule, souvent entouré de trois petites bractées arrondies, jaunâtres et desséchées, restées adhérentes au fruit. Sous l'épicarpe on trouve une pulpe desséchée, de couleur jaune verdâtre, qui entoure trois graines allongées, triangulaires (fig. 433), dressées suivant l'axe du fruit, libres dans leur moitié supérieure, adhérentes au sarcocarpe dans leur moitié inférieure et sur leur face extérieure seulement. Ces trois graines isolées se montrent couvertes de bosses brunes qui représentent de grosses glandes pluricellulaires, remplies d'oléo-résine, jaune verdâtre. Elles sont protégées par une enveloppe scléreuse assez épaisse et renferment un embryon allongé, charnu, dicotylédoné, entouré par un albumen. Quand on les écrase, les baies de genièvre exhalent une odeur aromatique et résineuse ; elles ont une saveur sucrée, aromatique, assez caractéristique.

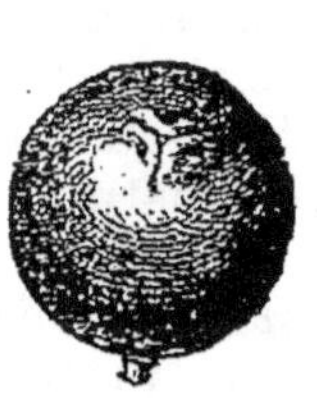
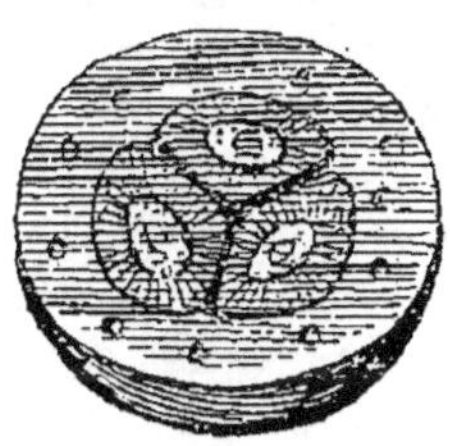

Fig. 432 et 433. — Baie de Genièvre.
Entière. Coupée transversalement.

Composition chimique. — Le baies de Genièvre renferment de 0,50 à 1,50 p. 100 d'*huile volatile*, 8 à 10 *de résine*, 30 à 35 *de sucre* et des acides végétaux.

Leur principe actif est l'*huile essentielle qui est renfermée dans les grosses glandes localisées autour des noyaux*. Cette huile essentielle est mobile, incolore ou d'un vert pâle, à réaction acide et à odeur plus ou moins rance. Fraîchement préparée, elle a une saveur brûlante balsamique et un peu amère ; une densité de 0,865 à 0,882. Elle est peu soluble dans l'alcool faible ; elle exige pour se dissoudre totalement 8 à 10 p. 100 d'alcool à 90°. Elle est composée de *Pinène* et de *Cadinène*.

Usages. — Les baies de Genièvre sont employées comme diurétiques et sudorifiques. Elles entrent dans la préparation des vins diurétiques *de la Charité* et *de l'Hôtel-Dieu*.

Les baies de Genièvre fermentées et distillées donnent une eau-de-vie connue sous le nom de *Gin*, d'un usage très commun dans le nord de l'Europe et en Angleterre.

L'Huile de Cade vraie est un produit empyreumatique qui s'obtient en brûlant dans un fourneau, sans courant d'air, les vieux troncs de *J. Oxycedrus*, qui croît dans le midi de la France. C'est un liquide huileux, noirâtre, inflammable, d'une odeur résineuse très forte et d'une saveur caustique. On ne l'emploie qu'à l'extérieur pour le traitement des affections cutanées.

La Sandaraque est une résine qui nous vient du Maroc, où elle exsude naturellement ou au moyen d'incisions faites au tronc du *Callitris quadrivalvis* Vent. Elle se présente en larmes fragiles, d'un jaune très pâle, allongées, cylindroïdes, rarement pyriformes, généralement isolées, parfois groupées et recouvertes d'une fine poussière blanche. Elle se réduit en poudre sous la dent, au lieu de s'y ramollir comme le mastic. Elle est constituée par un mélange de carbures d'hydrogène volatils (*diterpène et pinène droit*) avec deux résines acides (*acide callitrolique* et *acide pimarique* inactif). Elle n'est guère employée que pour la préparation des vernis.

Le groupe des Taxinées n'est représenté dans la matière médicale que par les feuilles de l'If (*Taxus baccata* L.), qui ont été recommandées contre l'épilepsie et les affections nerveuses à la dose de 5 à 30 centigrammes; on leur a attribué des propriétés abortives qui ne sont pas justifiées.

Leur toxicité due à la présence de la *Taxine* se retrouve dans les fruits qui, à plusieurs reprises ont occasionné la mort d'enfants qui les avaient absorbés.

Le groupe des Gnétacées n'y compte également qu'un seul représentant : l'*Ephedra monostachya* L., dont la tige et la racine sont utilisées dans le Caucase et en Arménie contre la gale et la syphilis. On en a retiré un alcaloïde appelé *Éphédrine*.

CRYPTOGAMES VASCULAIRES

FOUGÈRES

Plantes vivaces, herbacées ou ligneuses, parfois arborescentes, munies de rhizomes ou de tiges aériennes. Appendices foliaires, nommés *frondes*, enroulés en crosse avant leur développement, le plus souvent profondément découpés, à nervures fines, simples et dichotomes, portant à leur face inférieure des amas de couleur jaune ou brune appelés *sores* et qui sont formés de conceptacles (*sporanges*) remplis de spores. Les sores sont tantôt nus, tantôt recouverts d'une membrane (*indusium*) et placés diversement sous les frondes ou sur leurs bords.

Certaines espèces de Fougères et notamment les *Aspidium* sont pourvues d'un appareil sécréteur représenté par des *glandes unicellulaires*, ovales ou arrondies, portées par un pédicelle très court par lequel elles sont attachées à la paroi d'une des cellules qui entourent les nombreuses lacunes existant dans le rhizome. *C'est dans ces glandes que siège le principe ténicide des Fougères.*

RHIZOME DE FOUGÈRE MALE

Origine. — Le rhizome de Fougère mâle est fourni par l'*Aspidium Filix mas* Swartz (*Polystichum Filix mas* Roth) qui croît dans les bois et les lieux ombragés de l'Europe, de l'Asie tempérée, de l'Afrique septentrionale et australe.

Il doit être recueilli à la fin de l'automne, pendant l'hiver ou au commencement du printemps et doit être débarrassé de ses parties mortifiées. La fougère mâle qui pousse dans les endroits rocailleux est plus active que celle qui croît dans les forêts de la plaine.

Description. — Dans les pharmacies, le rhizome se présente sous forme d'un corps oblong (fig. 434), élargi en forme de massue à son sommet et mesurant de 5 à 12 centimètres de longueur et 1 à 4 centimètres de largeur ; il est entouré d'une masse compacte de bases de frondes coupées plus ou moins bas. Le corps même du rhizome est beaucoup plus grêle et d'un diamètre qui dépasse rarement 2 centimètres ; sa surface cachée par les bases des pétioles est d'un brun noirâtre, dure, ridée par la dessiccation et creusée de larges sillons. Les pétioles également colorés en brun noirâtre sont plissés à leur surface, légèrement aplatis, dirigés obliquement d'arrière en avant et de haut en bas. Chacun d'eux porte à sa base et sur une étendue de 2 à 3 centimètres, de nombreuses écailles, rousses, fines, lancéolées, membraneuses, translucides, qui forment une bourre compacte entre eux. Enfin, de nombreuses racines adventives noires, grêles, très rigides, nais-

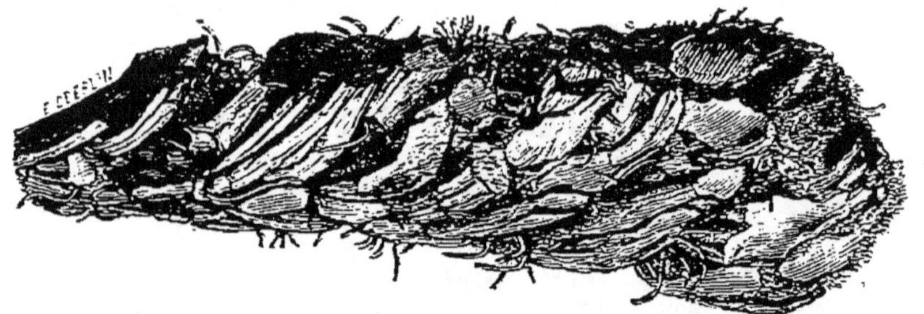

Fig. 434. — Rhizome de Fougère mâle.

sent à la base de ces pétioles et s'échappent de toutes les faces du rhizome. Souvent, dans les pharmacies, la drogue est débitée en petits tronçons cylindriques ou anguleux dont les formes et l'apparence varient, selon qu'ils représentent des fragments du rhizome ou des pétioles. La cassure de toutes ces parties est courte et un peu spongieuse; *dans la drogue récente, elle a une teinte jaune verdâtre, qui devient jaune brun ou brun cannelle dans la drogue ancienne*. La section transversale du rhizome (fig. 435) a un contour très irrégulier et plus ou moins sinueux; elle présente un *assez grand nombre de ponctuations jaunâtres, ovoïdes, elliptiques ou réniformes, nettement circonscrites par une ligne brune et qui correspondent à autant de faisceaux fibro-vasculaires. Ces faisceaux sont disposés sur plusieurs rangs;* les plus extérieurs, assez rapprochés de la périphérie, sont assez petits, arrondis, irrégulièrement dispersés; les autres, plus larges, généralement ovales, sont assez rapprochés les uns des autres et assez régulièrement disposés en un cercle régulier. La section des pétioles, moins compacte que celle des rhizomes et plus foncée au centre, a un contour plus régulier; elle ne présente qu'une seule rangée de faisceaux fibro-vasculaires.

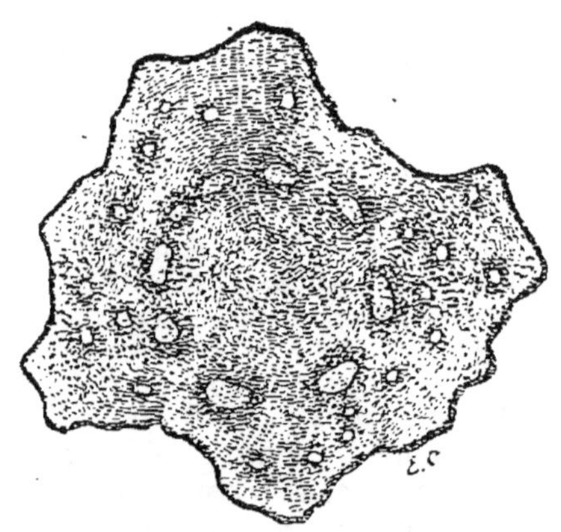

Fig. 435. — Rhizome de Fougère mâle. Section transversale.

L'odeur de cette drogue est faible, mais plutôt désagréable. La saveur, d'abord sucrée, est ensuite astringente et amère.

Structure anatomique (fig. 436). — La structure du rhizome et des pétioles est sensiblement la même ; sous l'épiderme (*e*) formé d'une assise de cellules cubiques, existe un hypoderme (*h*) formé de quatre à cinq rangées de cellules, munies de parois épaisses et fortement colorées. Vues de face ces cellules sont fusiformes : celles de l'hypoderme ont des *parois ponctuées*. Le tissu plus ou moins spongieux qui constitue la drogue est formé d'un parenchyme amylacé (*p*) et caractérisé par la *présence de lacunes plus ou moins larges ; les cellules qui bordent ces lacunes sont fréquemment munies d'une glande ronde* (*gl*), *ovale, unicellulaire, supportée par un pédicelle très court.* Les faisceaux fibro-vasculaires (*ffv*) qui sont répartis plus ou moins régulièrement dans le parenchyme sont entourés par un endoderme très apparent et formés, dans leur partie centrale, par un massif de vaisseaux rayés et scalariformes, représentant le bois qui est entouré par une couche de liber assez épaisse, et par un péricycle formé de grandes cellules non lignifiées.

Les écailles qui recouvrent la base des pétioles sont formées de longues cellules fusiformes, à parois peu épaisses et colorées en brun.

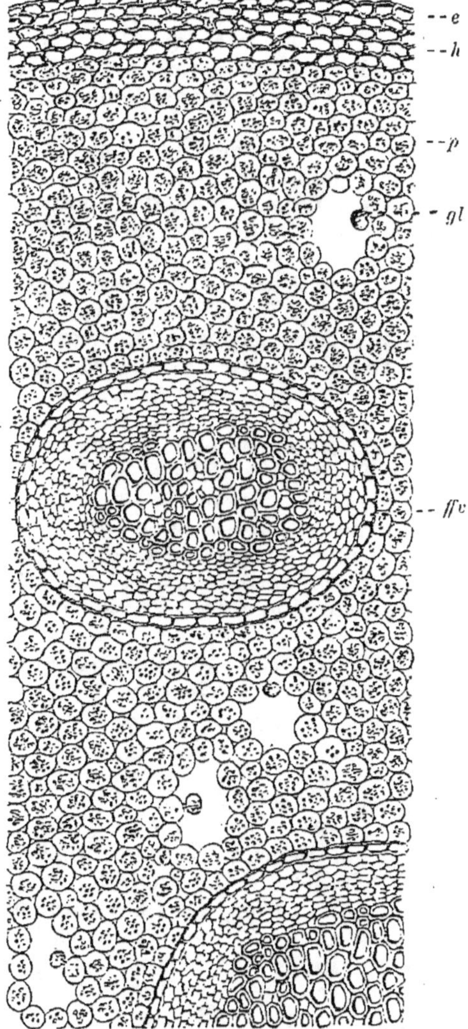

Fig. 436. — Rhizome de Fougère mâle. Structure anatomique.

Composition chimique. — Le rhizome de fougère mâle contient de l'*acide filicique*, de l'*huile essentielle*, de l'*acide filicotannique* ou *aspidotannique*, une *résine*, une *huile grasse verte* ou cire appelée *cire de fougère* et du *rouge filicique* provenant du dédoublement de l'acide filicotannique.

L'acide filicique est insoluble dans l'eau ; il se dissout difficilement dans l'alcool froid, facilement dans les huiles grasses et dans les alcalis. Sa solubilité facile dans l'éther explique l'usage de l'extrait éthéré de fougère mâle, qui est inscrit dans toutes les pharmacopées.

Des recherches récentes ont établi que la fougère mâle doit ses propriétés à l'acide filicique, à l'huile essentielle, à l'acide filicotannique et à l'huile grasse.

L'*acide filicique* se présente sous deux formes bien distinctes : à *l'état amorphe* et à *l'état cristallisé*. *Le premier seul est actif*. L'un et l'autre se déposent après quelque temps dans l'extrait éthéré et la quantité d'acide filicique cristallisé inactif est d'autant plus forte que le produit est plus vieux. *De là, l'indispensable nécessité pour le pharmacien de toujours bien mélanger son extrait avant d'en délivrer une partie.*

Poullsen a démontré qu'en dissolvant l'acide filicique cristallisé inactif dans un alcali (*ammoniaque*) et en décomposant ensuite le sel produit par l'acide chlorhydrique, le précipité amorphe d'acide filicique ainsi obtenu présente exactement l'action toxique de l'extrait de fougère mâle ; on peut ainsi redonner à un vieil extrait de fougère, son activité primitive. Il est toutefois indispensable que l'addition d'ammoniaque soit faite au moment du besoin, car les solutions alcalines d'acide filicique s'altèrent assez rapidement.

L'*huile essentielle* contenue dans le rhizome et dans l'extrait éthéré de fougère mâle intervient aussi pour une bonne part dans l'action anthelminthique. C'est pour cette raison que plusieurs pharmacopées recommandent de n'employer que des rhizomes présentant une coloration verdâtre, due à la présence de l'huile essentielle. Kobert a constaté que l'acide filicique amorphe, pur, même à haute dose, agit beaucoup moins bien comme anthelmintique qu'une bien moins grande proportion de cet acide mélangée avec l'huile essentielle et l'huile grasse de la fougère mâle. L'extrait éthéré de fougère mâle privé d'essence est bien moins actif que l'extrait frais. L'extrait préparé avec de l'alcool, et qui de ce chef, ne renferme que très peu d'acide filicique, agit comme un toxique énergique sur les vers rubanés.

M. Moeller de Grætz a fait ressortir aussi le rôle de *l'acide filicotannique* ou *ptéritannique* dans l'action de la fougère mâle.

Localisation du principe actif. — *Le principe actif de la fougère mâle est localisé principalement dans les glandes oléo-résineuses, insérées sur la paroi des cellules qui tapissent les lacunes réparties dans tout le parenchyme de la drogue.*

Dosage de l'acide filicique. — On dissout 5 grammes d'extrait dans 20 centimètres cubes d'éther et on agite fréquemment cette solution pendant une heure avec 100 centimètres cubes d'une solution récente et filtrée d'hydrate de baryte à 2 p. 100. On sépare ensuite la couche aqueuse par filtration ; on prend 86 centimètres cubes (= 4 grammes d'extrait) de la liqueur ainsi obtenue, on acidule avec 10 centimètres cubes d'acide chlorhydrique étendu, puis on épuise successivement par 40, 30 et 20 centimètres cubes d'éther. Les solutions éthérées sont distillées et le résidu dissous dans 1 centimètre cube d'alcool amylique. Cette solution est abandonnée 48 heures en lieu frais, puis additionnée de 15 centimètres cubes d'alcool méthylique. Après 24 heures de repos, on sépare la liqueur du précipité. On lave ce dernier avec 5 centimètres cubes d'alcool méthylique ; on le sèche une demi-heure au bain-marie et on le pèse.

Usages. — Le rhizome de fougère mâle est un de nos meilleurs ténifuges indigènes.

On l'administre en poudre, à la dose de 8 à 12 grammes, mais plus souvent sous forme d'extrait éthéré qui se donne à la dose de 3 à 8 grammes en capsules de 50 centigrammes.

Les *Aspidium spinulosum*, *A. dilatatum* et *A. cristatum* qui croissent dans l'Europe septentrionale et occidentale possèdent les mêmes propriétés physiologiques et la même structure anatomique que l'*A. Filix mas*.

Sous les noms de *Panna* ou *Uncomocomo*, on désigne le rhizome de l'*A. athamanticum* Kunze qui croît dans le sud de l'Afrique. C'est le médicament employé par les Cafres pour se débarrasser du Ténia. Sa structure se rapproche de celle de la fougère mâle et il contient aussi des glandes internes. Son principe actif a été désigné sous le nom d'*acide pannique*.

Le Polypode de Chêne (*Polypodium vulgare* L.) est une espèce qui croît abondamment dans toute l'Europe, dans les bois et sur les murs. Son rhizome, d'une odeur peu agréable, possède une saveur d'abord sucrée, puis âcre et nauséeuse, qui le fait désigner sous le nom de *Réglisse des bois*. On l'utilise assez souvent comme purgatif doux et aussi comme vermifuge et contre les bronchites.

POILS DE CIBOTIUM

Plusieurs fougères des genres *Cibotium* et *Balantium* portent à la base de leurs tiges ou de leurs frondes des poils, creux à l'intérieur, qui ont la propriété d'absorber les liquides et qui pour cette raison, ont été employés

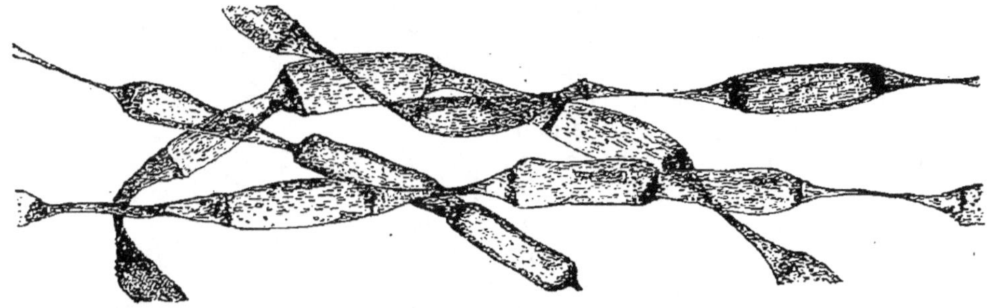

Fig. 437. — Poils de Cibotium.

comme hémostatiques. Ces poils provenant de pays différents sont confondus sous le nom de *Poils de Cibotium*.

Le plus anciennement connu de ces médicaments est le Baromez (Pengawar-djambi des Indiens) désigné dans les vieilles pharmacopées sous le nom d'*Agneau de Scythie* et qui est fourni par le *Cibotium Baromez* Kunze communément répandu dans l'Inde, à Java, en Cochinchine et en Chine.

Le plus employé actuellement est le *Paku-Kidang*, de Java, que l'on rapporte au *Balantium chrysotricum* Hassk. Il se présente en pelotes formées de poils rond emmêlés. Ces poils sont le plus souvent isolés, longs de 5 centimètres, d'une teinte jaune clair ou brun foncé. Ces poils qui ont l'aspect rubané sont munis de parois minces; ils sont moniliformes formés d'articles de 0 mm. 03 à 0 mm. 04 de long. séparés par des cloisons transversales. Des articles qui constituent ces poils, les uns sont remplis d'air, et sont cylindriques; les autres, qui en sont vides, sont étranglés ou effilés dans leur partie médiane. Ces poils flottent tout d'abord à la surface de l'eau, mais absorbent rapidement le liquide, au fond duquel ils finissent par tomber; aussi sont-ils très propres à absorber le sérum du sang et à produire rapidement un caillot. Leur action hémostatique est donc purement mécanique, comme celle de l'amadou, et c'est à ce titre qu'ils sont communément employés dans nos colonies et qu'on a essayé à plusieurs reprises de les introduire dans la thérapeutique européenne.

CAPILLAIRES

Sous le nom de CAPILLAIRES on désigne plus spécialement les frondes de certaines fougères appartenant au genre *Adiantum*, bien qu'il ait été appliqué à des fougères provenant de genres différents.

Les deux espèces qu'on rencontre le plus généralement dans les pharmacies sont : le CAPILLAIRE DU CANADA et le CAPILLAIRE DE MONTPELLIER.

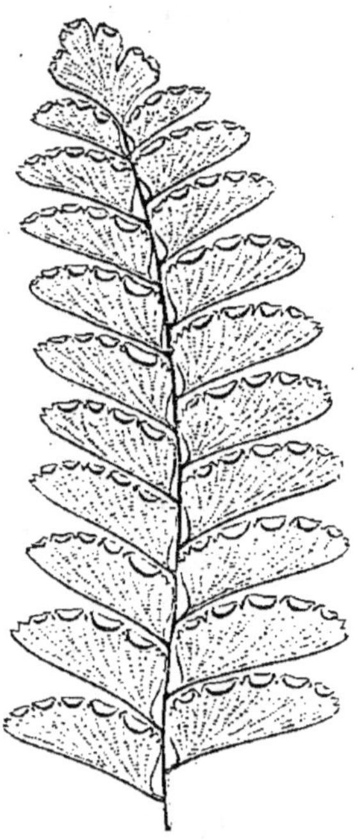
Fig. 438.
Capillaire du Canada.

Le CAPILLAIRE DU CANADA est fourni par l'*A. pedatum* L., qui croît au Canada et aux Etats-Unis, d'où il arrive en Europe sous forme de paquets comprimés. Il se reconnaît facilement à ses *frondes décomposées-pédalées* (fig. 438), dont le pétiole commun se divise en deux branches pourvues sur *leur côté supérieur seulement* de ramifications pennées. Le pétiole long et grêle est *coloré en rouge ou en brun rougeâtre* et *comme verni à sa surface ;* il est fistuleux et d'un beau jaune à l'intérieur. Les folioles sont alternes et pourvues d'un court pétiolule, colorées en vert grisâtre, et présentent la forme d'un éventail *divisé par le prolongement du pétiolule en deux parties très inégales*. Le sommet de ces folioles est arrondi et découpé en 4 ou 6 lobes obtus, peu saillants eux-mêmes, marqués de dents très fines sur les folioles stériles. Ce Capillaire qui est l'espèce officinale, a une odeur assez agréable, une saveur douce un peu astringente. Il contient du mucilage, du sucre, du tanin, de l'acide gallique, une matière amère et une huile volatile spéciale. Il est employé comme pectoral et sert à préparer le *sirop de Capillaire*.

Le CAPILLAIRE DE MONTPELLIER est fourni par l'*A. Capillus Veneris* L. qui croît dans les endroits frais et ombragés de l'Europe moyenne et méridionale. Il se distingue de l'espèce précédente en ce que son pétiole principal se divise en pétioles secondaires portant des lobes triangulaires, divisés par le prolongement des pétiolules en deux segments à peu près égaux (fig. 439). Son odeur est faible, moins aromatique que celle du Capillaire du Canada ; sa saveur est douce et un peu acerbe. Il est employé aussi comme pectoral.

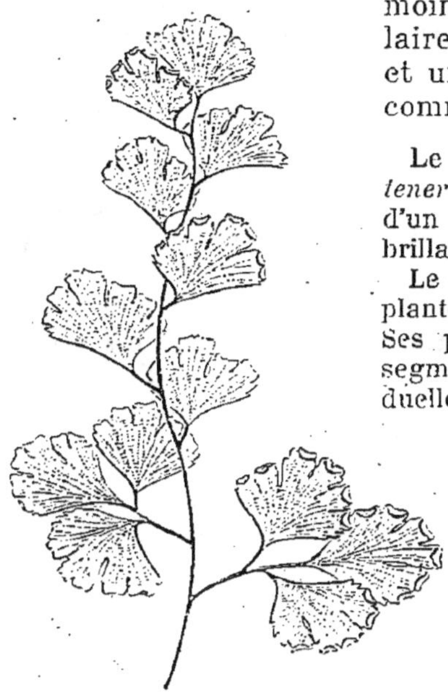

Fig. 439.
Capillaire de Montpellier.

Le Capillaire du Mexique est fourni par l'*A. tenerum* Schw. ; il se reconnaît à ses pétioles d'un noir d'ébène et à ses folioles vertes brillantes.

Le Capillaire noir (*A. nigrum* L.), est une plante de l'Europe moyenne et méridionale. Ses pétioles également noirs portent des segments d'un vert foncé qui diminuent graduellement jusqu'au sommet.

On a appliqué aussi le nom de Capillaire à plusieurs fougères du genre *Asplenium*, telles que l'*A. trichomanes* L., ou *Politric des officines* ; l'*A. Ruta-muraria* L., ou *Rue des murailles* et au *Ceterach officinarum* L., ou *Doradille*.

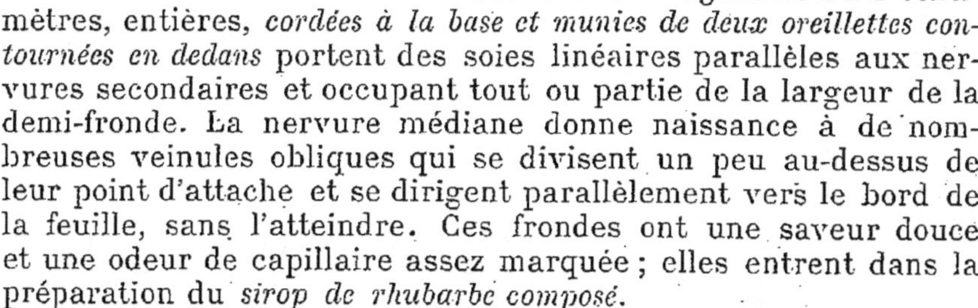

La Scolopendre (*Scolopendrium officinale* Smith) est une plante qui croît dans les lieux humides du sud et de l'ouest de la France. Ses frondes longues de 2 à 4 centimètres, entières, *cordées à la base et munies de deux oreillettes contournées en dedans* portent des soies linéaires parallèles aux nervures secondaires et occupant tout ou partie de la largeur de la demi-fronde. La nervure médiane donne naissance à de nombreuses veinules obliques qui se divisent un peu au-dessus de leur point d'attache et se dirigent parallèlement vers le bord de la feuille, sans l'atteindre. Ces frondes ont une saveur douce et une odeur de capillaire assez marquée ; elles entrent dans la préparation du *sirop de rhubarbe composé*.

LYCOPODIACÉES

Cette petite famille n'est représentée dans les pharmacies que par la *poudre de Lycopode*.

POUDRE DE LYCOPODE

Origine. — Le Lycopode des pharmacies est fourni par le *Lycopodium clavatum* L., herbe vivace qui croît sur les coteaux pierreux et boisés de presque toute l'Europe, de l'Asie et de l'Amérique septentrionale. Il est constitué par les spores qui s'échappent des sporanges situées sur la face interne des bractées qui recouvrent l'épi fructifère de la plante. Il est recueilli principalement en Suisse, en Allemagne et en Russie.

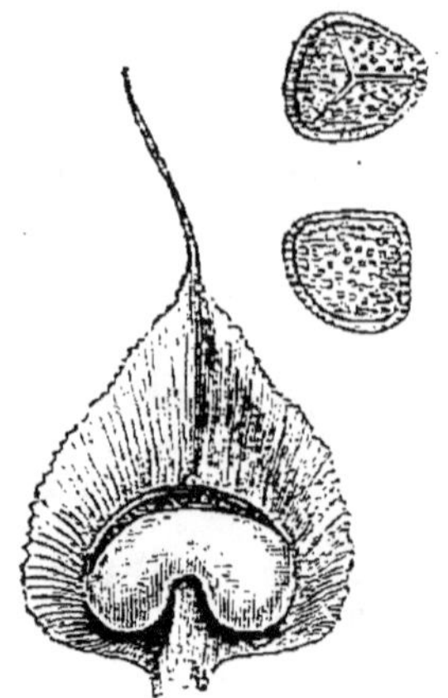

Fig. 440. — Lycopode. Bractée sporangifère et spores.

Un peu avant leur maturité, on coupe les épis fructifères, on les secoue fortement pour en faire tomber la poudre qu'on passe sur un tamis de crin. Les *L. Annotinum*, L. *complanatum* et *L. inundatum* peuvent aussi fournir du Lycopode.

Description. — La Poudre de Lycopode est fine, mobile, insipide, d'une teinte jaune pâle et d'une odeur faiblement résineuse. Elle flotte sur l'eau et ne se mouille que difficilement, mais si on la fait bouillir dans ce liquide, elle s'y enfonce. Triturée pendant longtemps, elle devient cohérente, prend une teinte grise et laisse sur le papier une tache huileuse ; elle peut alors se mélanger facilement avec l'eau. Elle se laisse mouiller immédiatement par l'alcool, le chloroforme et l'huile. Chauffée lentement, elle brûle petit à petit, mais si on la projette dans une flamme, elle prend feu aussitôt et fait explosion en produisant une vive et rapide lumière.

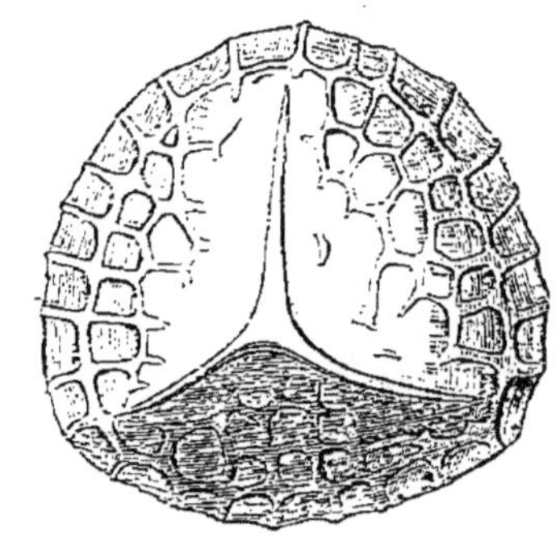

Fig. 441. — Lycopode. Microspore.

Caractères microscopiques (fig. 441). — Examiné au microscope, le Lycopode se montre composé de spores uniformes, tétraédriques, mesurant 35 μ. Des quatre faces, l'une est généralement plus convexe que les autres, qui se réunissent en une pyramide dont les trois bords sillonnés ne se prolongent pas tout à fait jusqu'à la base. Leur surface extérieure est réticulée et présente au niveau des points d'intersection de petites saillies qui leur donnent une apparence *mouchetée*.

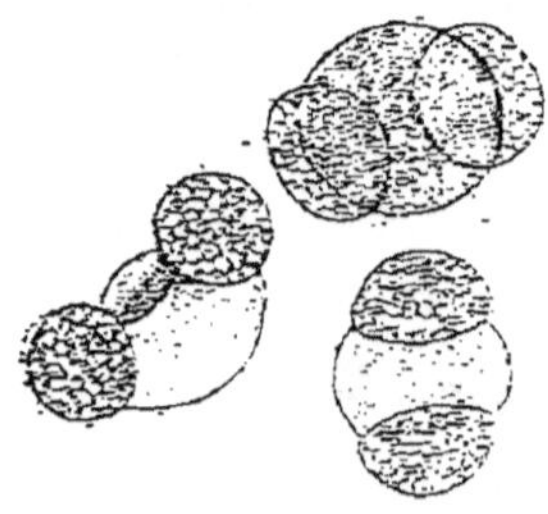

Fig. 442. Pollen de Conifères.

Composition chimique. — Le Lycopode contient 47 p. 100 d'*huile grasse*, de la *cire*, du *sucre*. *Soumis à l'incinération, il laisse 4 p. 100 de cendres.*

Usages. — Le principal usage de cette substance consiste à saupoudrer les pilules. On l'utilise aussi pour combattre l'intertrigo chez les enfants.

Falsifications. — Cette substance est falsifiée par addition de matières minérales, de dextrine, d'amidon, de pollens divers (*Typha, Noisetier*), et de sciures de bois.

L'incinération permettra de constater l'addition des matières minérales qui augmenteront le poids de cendres.

L'addition de dextrine se reconnaît en traitant la poudre de Lycopode par de l'eau distillée, qui dissoudra la dextrine, diminuera le poids du Lycopode, et donnera une solution capable de réduire la liqueur de Fehling.

L'amidon se reconnaîtra de suite à l'examen microscopique aussi bien que le *pollen des Conifères* qui est formé de trois grains inégaux formés d'un grain de pollen, médian, ovoïde, accompagné de deux vésicules aérifères, arrondies et plus petites. Le pollen des *Typha* est aussi facilement reconnaissable à ses quatre grains homogènes et soudés.

En Amérique on utilise contre le catarrhe gastrique l'extrait fluide de PILIGAN (*L. Saururus* LAMK.), qui croît au Brésil, en Colombie et à l'île Maurice.

Cette plante renferme un alcaloïde toxique, la *Piliganine* douée de propriétés émétiques et convulsivantes.

CRYPTOGAMES CELLULAIRES

CHAMPIGNONS

Ce vaste groupe n'est représenté dans la matière médicale que par le mycélium condensé d'un champignon *pyrénomycète* désigné sous le nom d'*Ergot de seigle* et par deux espèces du genre *Polyporus*.

ERGOT DE SEIGLE

Origine. — Le SEIGLE ERGOTÉ ou l'ERGOT DE SEIGLE est une forme particulière du mycélium d'un champignon pyrénomycète, appelé *Claviceps purpurea* TUL., qui se développe sur le Seigle, le Blé et l'Avoine. On utilise plus spécialement en France celui qui s'est produit sur le Seigle.

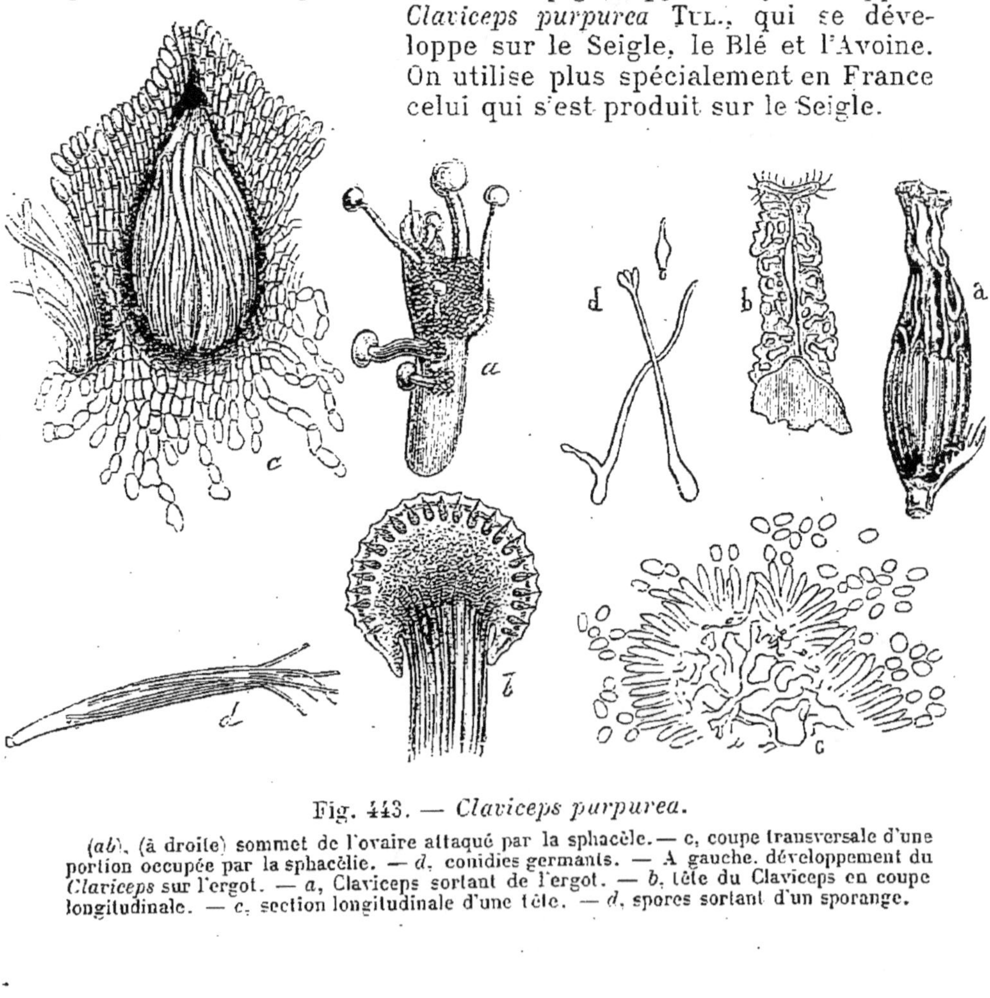

Fig. 443. — *Claviceps purpurea*.

(*ab*), (à droite) sommet de l'ovaire attaqué par la sphacèle. — c, coupe transversale d'une portion occupée par la sphacélie. — *d*, conidies germants. — A gauche. développement du *Claviceps* sur l'ergot. — *a*, Claviceps sortant de l'ergot. — *b*, tête du Claviceps en coupe longitudinale. — *c*, section longitudinale d'une tête. — *d*, spores sortant d'un sporange.

Développement. — Le développement de ce champignon est assez curieux. Dans les années humides, il se produit souvent entre les glumelles de seigle, une substance d'apparence mielleuse, qui envahit l'androcée et l'ovaire; elle est essentiellement formée par des filaments mycéliens réunis entre eux par un suc visqueux, légèrement jaunâtre. On l'appelle la *sphacélie* et on l'a décrite autrefois comme un champignon particulier sous le nom de *Sphacelia segetum* (fig. 445). Cette sphacélie produit des cellules reproductrices appelées *conidies*, qui peuvent répandre le champignon dans les épis environnants. — Dans cette masse apparaît une espèce de bourgeon, formé de mycélium condensé, qui grandit peu à peu et prend la forme d'un ergot en soulevant la sphacélie qui se dessèche à son sommet et finit par se détacher. Cet ergot lui-même n'est qu'une portion du mycélium condensé, qui n'attend que des conditions favorables pour donner la partie reproductrice du champignon. Si on le met sur de la terre humide et à une température convenable, on voit apparaître à sa surface des petits corps hémisphériques ou têtes qui se dégagent peu à peu et se montrent au-dessus d'un petit pédicule, comme le pied et le chapeau d'un champignon ordinaire. La tête de ces organismes contient un grand nombre de petits conceptacles en forme de bouteilles qui logent eux-mêmes des sporanges allongés. De ces sporanges sortent agglutinées ensemble des spores cylindroïdes capables de produire la sphacélie.

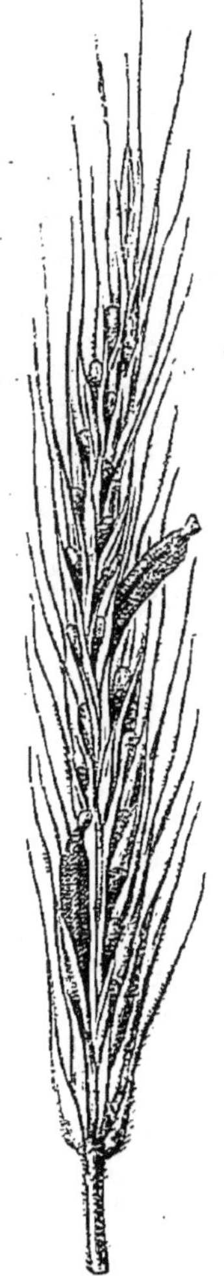
Fig. 444.
Epi de Seigle ergoté.

Description. — C'est un corps à peu près cylindrique, arqué (fig. 445), obscurément atténué en pointe à ses deux extrémités, surtout à l'extrémité supérieure. Il mesure de 1,5 à 4 centimètres de longueur et 2 à 4 millimètres de largeur. Sa surface extérieure, lisse, parfois finement cannelée, très dure, colorée en brun noirâtre ou violacée, présente sur les faces convexe et concave, un sillon assez marqué et quelques petites crevasses transversales. Il a une consistance cornée, s'incurve légèrement quand on le plie, puis se casse net. Sa cassure, limitée par un liséré noir ou violet, a une teinte vineuse, dans les couches superficielles, blanchâtre et compacte dans le reste de son épaisseur. Son odeur, qui rappelle celle des champignons, quand il est récent, devient plus forte, et

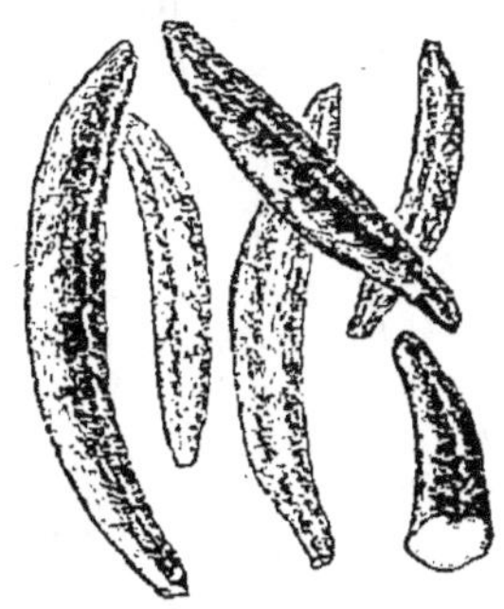
Fig. 445.
Ergot de Seigle.

rappelle à la fois celle de moisi et de beurre rance, quand il est sec et respiré en masse ; quand on le mâche, il laisse dans l'arrière-gorge une âcreté assez persistante.

Il s'altère facilement et se ramollit, s'il n'est pas conservé dans un endroit bien sec ; il exhale alors une odeur assez marquée de poisson pourri.

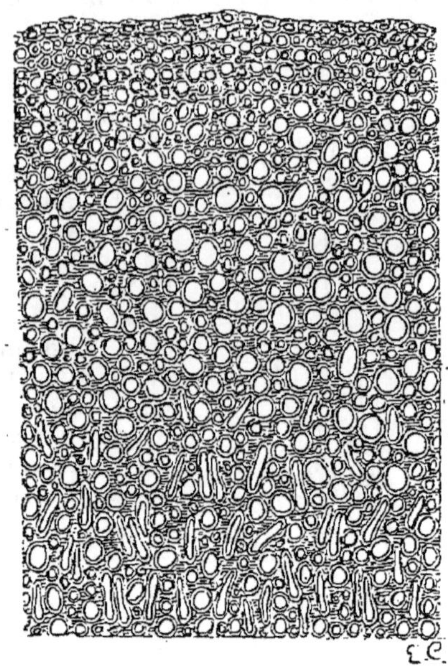

Fig. 446. — Ergot de Seigle.
Structure anatomique.

Structure anatomique (fig. 445). — Une enveloppe de cellules aplaties, colorées en brun violacé, recouvre un tissu dense formé de cellules inégales, petites, arrondies, très serrées les unes contre les autres, remplies de matière protéique et d'huile. Pour mieux distinguer ces cellules, on traite la préparation par l'éther. Dans la partie centrale du sclérote, les cellules sont parfois allongées en forme de bâtonnets.

Composition chimique. — Le seigle ergoté contient : une notable proportion de sels (*phosphates acides de chaux et de magnésie*) ; des hydrates de carbone (*glucose, tréhalose*) ; un principe analogue à la cholestérine (*ergostérine*) ; des acides (*acides ergotinique* et *sphacélique*) ; des matières colorantes (*scléroïdine* et *sclérérythrine*) ; un alcaloïde bien défini, isolé par Tanret, sous le nom d'*Ergotinine* et qui correspond à la *Cornutine* de Kobert, et à la *picrosclérotine* de Dragendorff et Blumberg.

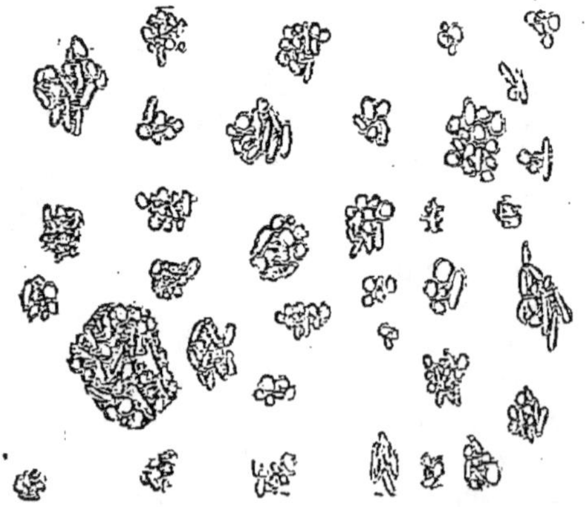

Fig. 447. — Poudre d'Ergot de Seigle.

Cet alcaloïde, qui constitue le principe actif de l'ergot de Seigle, se présente sous forme d'aiguilles cristallines, incolores, très solubles dans l'alcool, l'éther et le chloroforme. Il se colore rapidement au contact de l'air et donne des solutions très *fluorescentes*.

En versant sur l'ergotinine quelques gouttes d'éther, puis un filet d'acide sulfurique légèrement nitreux étendu d'un cinquième d'eau, on obtient une magnifique coloration jaune rougeâtre qui passe rapidement du violet au bleu et qui ne disparaît pas par addition d'une grande quantité d'eau.

Si on dissout une petite quantité d'Ergotinine dans de l'acide sulfurique concentré et si l'on ajoute une goutte de perchlorure de fer, le liquide prend une teinte rouge orange intense qui passe bientôt au rouge foncé, pendant que sur les bords, il se colore en vert et en vert bleu.

L'*Ergotinine de Tanret* est une substance éminemment active qui ne doit pas être confondue avec l'*Ergotine de Bonjean*, extrait aqueux d'ergot de seigle repris par l'alcool, à odeur caractéristique de viande rôtie, et qui ne contient ni ergotinine, ni acide ergotinique ; elle ne doit pas non plus être confondue avec l'*Ergotine Yvon*, extrait fluide préparé avec l'ergot de seigle, débarrassé de sa matière grasse et qui contient un peu d'ergotinine dissoute à la faveur de l'acide tartrique, qui intervient dans sa préparation.

Essai de l'Ergot de Seigle. — On pèse exactement 25 grammes de poudre d'ergot de seigle desséchée : on la met avec les précautions ordinaires dans un petit percolateur et on épuise avec de l'*éther de pétrole* pour enlever les matières grasses. L'opération terminée, on fait sécher la poudre à une douce chaleur et on la porte dans un flacon taré de 250 centimètres cubes de capacité ; on ajoute 100 grammes d'éther sulfurique, puis au bout de dix minutes, un lait de magnésie préparé en agitant 1 gramme de magnésie calcinée avec 20 centimètres cubes d'eau. On secoue fortement le mélange à plusieurs reprises pendant une demi-heure. On décante alors 80 grammes de solution éthérée qu'on verse dans un entonnoir à séparation. On agite cette solution à trois reprises avec de l'acide chlorhydrique étendu à 0,5 p. 100, en employant successivement 25, 15 et 10 centimètres cubes d'acide. On répète l'opération une quatrième fois et l'on s'assure que le liquide ne précipite plus par le réactif de Meyer. On rassemble les solutions acides. Si elles sont troubles, on les agite avec un peu de talc préalablement lavé à l'acide chlorhydrique et on filtre. On mélange avec un volume égal d'éther, on ajoute de l'ammoniaque en excès et on agite fortement. Les alcaloïdes mis en liberté se dissolvent dans l'éther. On répète une seconde, puis une troisième fois l'opération avec des quantités un peu plus faibles d'éther. On filtre les liqueurs éthérées et on distille au bain-marie dans un ballon exactement taré. On rassemble le résidu dans le ballon avec un peu d'éther, on laisse évaporer celui-ci, on dessèche jusqu'à poids constant et on pèse.

Six sortes commerciales d'ergot de seigle soumises à ce mode opératoire ont donné 0,095 ; 0,130 ; 0.017 ; 0,205, et 0,225 p. 100 d'alcaloïde. La meilleure sorte était de provenance russe. (Keller.)

Usages. — L'ergot de Seigle exerce une action spéciale sur les fibres lisses dont il détermine la contraction : c'est à ce titre qu'on l'emploie contre les hémorrhagies utérines et pour faciliter le travail de l'accouchement.

On l'administre sous forme de poudre (2 à 4 gr.) qui *doit toujours être préparée au moment du besoin, avec de l'ergot de seigle bien sec et additionné d'un peu de sucre pour faciliter la pulvérisation*, ou sous forme d'extrait (*Ergotine de Yvon* ou *Ergotine de Bonjean*).

On utilise aussi fréquemment l'*Ergotinine de Tanret*, qui s'administre sous forme de sirop ou en injections hypodermiques à la dose de 1/4 à 1 milligramme.

L'*ergot du blé* possède les mêmes propriétés physiologiques que l'ergot de seigle. Il en diffère par sa forme ; il est plus court et plus épais, profondément sillonné et crevassé.

L'*ergot de Diss* est le sclérote d'un champignon récolté sur l'*Ampelodesmos tenax* Link, qui croît en Algérie. C'est le *Diss* des Arabes ; il est recourbé, très effilé, obscurément quadrangulaire, mesure de 3 à 6 centimètres de longueur et 1 à 2 millimètres d'épaisseur.

Sous le nom de *Cornsmut*, les Américains utilisent comme succédané du seigle ergoté, un champignon qui se développe sur le maïs sous forme de tumeurs spongieuses, grosses comme le poing, verdâtres d'abord, puis d'un gris plombé, et qui constituent le *charbon du Maïs* (*Ustilago Maïdis* Lévy).

POLYPORE DU MÉLÈZE

Le Polypore du Mélèze ou *Agaric blanc* est le *Polyporus officinalis* Fries qui se développe sur les mélèzes, dans le Dauphiné, les Alpes et la Russie.

Ce champignon qui appartient au groupe des Hyménomycètes, a la forme d'un cône arrondi, recouvert d'une écorce dure, lisse, blanchâtre, marquée de stries jaunâtres ou brunes parallèles. Sa face inférieure est couverte de tubes nombreux courts, jaunâtres, à orifice très étroit.

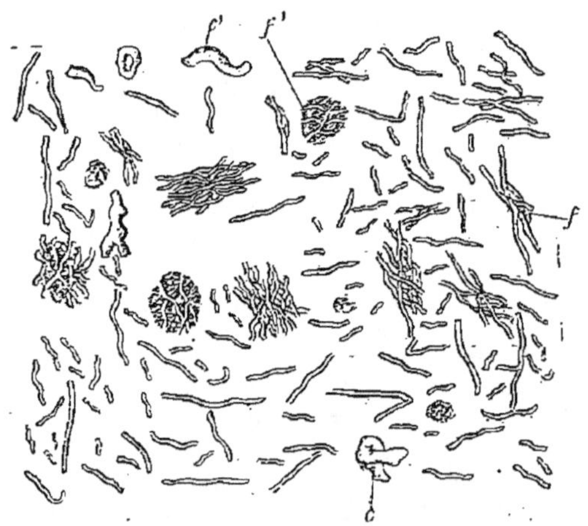

Fig. 448. — Poudre d'Agaric blanc.

c, concrétions calcaires. — *f*, cellules filamenteuses isolées. — *f'* cellules filamenteuses entrelacées.

Dans les pharmacies, il est dépouillé de sa partie corticale et se présente en blocs irréguliers, spongieux, blancs, marqués de taches plus ou moins larges, et qui laissent échapper une poussière crayeuse quand on les brise. Il est inodore, mais il possède une saveur douceâtre, suivie d'une amertume et d'une âcreté persistantes. Examiné au microscope (fig. 448), il paraît constitué par une multitude de cellules filamenteuses très déliées, étendues en tubes qui s'intriquent dans tous les sens et forment une espèce de feutre dans l'épaisseur duquel on observe des concrétions de forme variée et des cristaux prismatiques ou octaédriques.

Il contient 72 p. 100 d'une *résine* constituée par un acide résinolique ; un *principe amer* et un acide spécial appelé *acide agaricinique*, auquel on attribue ses propriétés physiologiques.

L'Agaric blanc est employé sous forme de poudre, comme purgatif drastique, à la dose de 2 à 3 grammes, ou plus souvent contre les sueurs nocturnes des phthisiques à la dose de 25 à 75 centigrammes. On utilise aussi dans le même but l'*acide agaricinique* à la dose de 2 à 4 centigrammes en pilules.

AMADOU

L'Amadou est produit par deux champignons du même groupe : le *Polyporus fomentarius* Fries, qui croît dans presque toute l'Europe sur le tronc des chênes, des hêtres et des tilleuls, et le *P. igniarius* Fries qui se développe sur les peupliers, les saules et les chênes.

C'est la première de ces espèces qui fournit l'Amadou destiné aux usages de la pharmacie. Sur les arbres, il se présente sous forme d'un sabot de cheval parfois très gros ; il est recouvert par un épiderme cendré, gris ou couleur de rouille, sillonné de zones concentriques ou parallèles, en dessous duquel existe un tissu assez épais, résistant, d'un noir luisant, constituant le chapeau, sur lequel s'appuient les tubes de l'hyménium.

L'amadou est préparé avec les couches résistantes du chapeau que l'on sépare de l'épiderme et de l'hyménium. On les coupe par tranches que l'on fait tremper dans l'eau et on les bat avec un maillet de bois jusqu'à ce qu'elles soient devenues souples et moelleuses. En cet état elles constituent un tissu feutré que l'on utilise comme hémostatique pour arrêter le sang des coupures ou des piqûres de sangsues.

LICHENS

Les Lichens ne sont pas des plantes autonomes : *ce sont des champignons parasites d'algues* ; leurs plantes nourricières sont des algues qui croissent normalement dans les lieux humides et qui appartiennent à des groupes très différents. Ils sont formés d'une expansion de forme variable nommée thalle, qui contient dans tous les cas un chapelet ou groupe de cellules verdâtres appelées *gonidies*. Organes reproducteurs dans des conceptacles ou *scutelles* disciformes, tranchant par leur couleur sur le reste du tissu et contenant des *thèques* dans lesquels sont rangées les spores.

LICHEN D'ISLANDE

Origine. — Le Lichen d'Islande est fourni par le *Cetraria Islandica* Achar., qui croît abondamment dans le Groenland, le Spitzberg, et dans les régions montagneuses de l'Angleterre, de la France, de l'Italie, de l'Espagne et de la Suisse.

Description. — Il est constitué par un thalle foliacé, ramifié (fig. 449), mesurant 10 centimètres de hauteur, dont les expansions membraneuses, minces, cartilagineuses, simples, étroites, pliées, cannelées ou roulées en tubes, se terminent par des lobes étalés, aplatis. Les bords frangés de ces lobes présentent de petites proéminences qui se terminent par une ou plusieurs petites cavités appelées *spermogonies* qui contiennent une grande quantité de petites cellules en forme de bâtonnets courts, appelées *spermaties*. La face supérieure du thalle est lisse, grise ou brun-olive ; la face inférieure est plus pâle. La première présente quelques petits corps arrondis, bosselés, colorés en jaune de rouille foncé, qui représentent les fructifications ou apothécies.

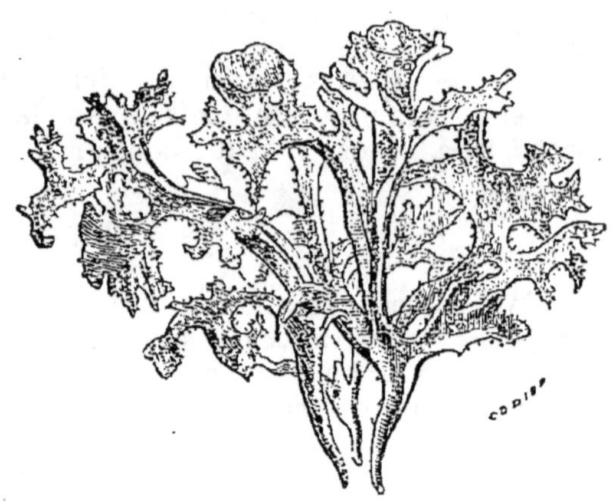

Fig. 449. — Lichen d'Islande.

Le Lichen d'Islande sec a une odeur de varech qui s'exalte surtout quand on le brise ; il a une saveur amère. Plongé dans l'eau, il se gonfle, devient mou et cartilagineux.

Structure microscopique (fig. 450). — Le thalle du Lichen est formé dans sa partie médiane d'un tissu lâche lacuneux, ou *hypha*, formé de filaments allongés, ramifiés et enchevêtrés, au milieu desquels on aperçoit de grandes cellules appelées *gonidies*, remplies de chlorophylle. De chaque côté de ce tissu, on observe une lame compacte de cellules *feutrées, très serrées*, sans espaces intercellulaires, qui est recouverte à son tour par une couche corticale mince, formée de deux à trois assises de cellules munies de parois épaisses. Au niveau des apothécies, la lame corticale de la face supérieure disparaît ; elle est remplacée par une couche de cellules tubuleuses très étroites, très serrées, allongées perpendiculairement à la surface et appelées *paraphyses*, parmi lesquelles on distingue un certain nombre de cellules moins hautes, plus larges, renflées en forme de massue, contenant huit spores, et qui constituent les *Paraphyses*.

Les *Gonidies* qui existent dans la partie centrale du thalle ne sont autre chose que les cellules d'une algue qui vit en parasite sur le Lichen.

Composition chimique. — Le Lichen d'Islande renferme : 70 p. 100 d'un principe appelé *Lichénine*, de nature amylacée et qui se colore en bleu par l'iode ; un principe amer soluble dans la potasse, appelé *acide Cétrarique ou Cétrarin*, un peu de sucre et un acide gras, l'*acide Lichestérique*. D'après Hesse, le Cétrarin ne préexiste pas dans le Lichen : il résulte du dédoublement d'un corps plus complexe, l'*acide proto-cétrarique*.

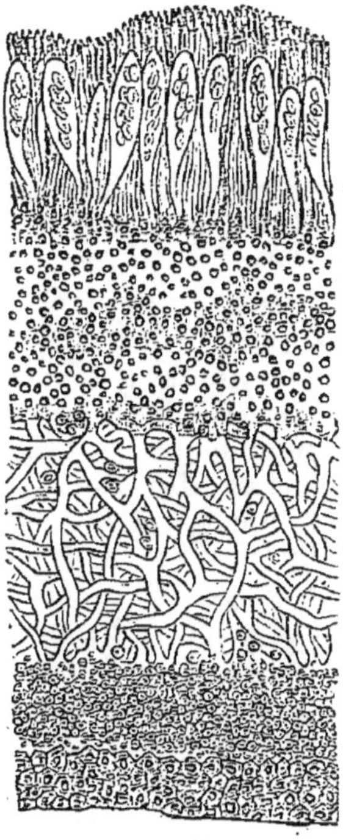

Fig. 450.
Lichen d'Islande.
Section transversale au niveau d'une apothécie.

Usages. — Le Lichen d'Islande possède des propriétés anti-émétiques qu'il doit à la présence du *Cétrarin*, et des vertus analeptiques qu'il doit à sa richesse en lichénine. En pharmacie, on l'utilise le plus souvent comme pectoral, en tisane, ou sous forme de pâte pectorale ou de saccharolé. Pour préparer ces médicaments, on débarrasse préalablement le Lichen de son principe amer en le faisant bouillir pendant quelque temps dans de l'eau pure ou additionnée d'un peu de carbonate de potasse. A la dose de 50 gouttes par jour, la teinture de Lichen peut être utilisée avec succès dans les vomissements incoercibles d'un certain nombre d'affections.

Le Lichen pulmonaire (*Sticta pulmonacea* Achar) qu'on trouve dans les forêts ombragées de l'Europe, de l'Algérie et de l'Afrique centrale, partage les propriétés du Lichen d'Islande. Il se présente en larges expansions coriaces, sinuées, lobées, marquées sur la face supérieure brune, de dépressions irrégulières, très nettement circonscrites, qui lui donnent l'apparence grossière d'un poumon coupé. Sa face inférieure est bosselée, blanche sur les parties proéminentes et brune dans les concavités.

A côté de quelques espèces alimentaires telles que le *Lecanora esculenta* qui croît dans le pays des Kirghis, en Perse et dans le nord de l'Afrique, où il est consommé par les Arabes, cette famille renferme un certain nombre d'espèces tinctoriales telles que les *Orseilles*.

Les Orseilles appartiennent à deux groupes différents. Les unes, appelées *Orseilles de mer* et appartenant au genre *Roccella*, sont frutescentes, formées de rameaux cylindriques ou aplatis ; elles croissent sur les roches des bords de la mer dans des contrées très diverses. Les autres, appelées *Orseilles de terre*, sont des Lichens le plus souvent crustacés, appliqués sur les rochers des montagnes des Alpes, des Pyrénées, de l'Auvergne et fournis par des *Variolaria* ou *Lecanora*. Les premiers servent à préparer une pâte qui n'est guère employée en pharmacie que pour la préparation de quelques sirops. L'espèce la plus intéressante des Orseilles de terre est le *L. Tartarea* ACHAR, qui croît abondamment en Suède et en Ecosse et qui sert à préparer le réactif usité dans tous nos laboratoires sous le nom de *Tournesol*.

ALGUES

Plantes à texture cellulaire, diversement colorées, vivant dans l'eau douce ou marine, ou sur des substances humides; sans racines véritables; ayant souvent des expansions membraneuses et possédant des organes très variés de reproduction.

CARRAGAHEEN

Le CARRAGAHEEN, encore appelé MOUSSE PERLÉE ou MOUSSE D'ISLANDE, est fourni par le *Chondrus crispus* LYNGL (*Sphærococcus crispus* C. AG. ; *Fucus cripsus* L.), algue très répandue sur les côtes de l'Atlantique, depuis la Norvège jusqu'au détroit de Gibraltar.

Il est constitué tout entier par un thalle homogène, rétréci à sa base, puis grêle, dressé, aplati, et qui s'étale bientôt en ramifications dichotomes, tantôt étroites, tantôt assez larges, divisées en lobes cunéiformes, segmentés et crispés sur les bords. Sa substance est cornée, élastique, translucide, colorée en jaune clair et sale; sa surface est lisse ou un peu ridée, garnie souvent de corps étrangers. Au sommet et sur la face supérieure des rameaux fertiles, on aperçoit de petites capsules arrondies, hémisphériques, tantôt fermées, tantôt percées d'un orifice : ce sont les organes reproducteurs, appelés *Cystocarpes*. Le Carragaheen a une saveur mucilagineuse et une odeur de marée ; il se gonfle et blanchit dans l'eau froide; il se dissout dans l'eau bouillante et donne une gelée par le refroidissement.

Il contient 75 p. 100 de mucilage, 15 à 16 p. 100 de matières minérales (sulfates de soude et de chaux) et un peu d'iode.

Il est employé comme pectoral à la dose de 5 grammes par litre d'eau bouillante.

MOUSSE DE CORSE

La MOUSSE DE CORSE des pharmacies est constituée par un mélange d'un grand nombre d'espèces d'algues parmi lesquelles l'*Alsidium Helminthocorton* LAMK., qui passe pour en former la presque totalité, y est en réalité assez rare, sauf dans l'espèce qui vient d'Ajaccio. L'ensemble de cette drogue, dans laquelle on a compté jusqu'à 22 espèces différentes, forme des masses irrégulières et moussues, formées de nombreux filaments de taille variable, plus ou moins ténus, intriqués les uns dans les autres ; la saveur en est salée ; l'odeur rappelle celle du varech.

La Mousse de Corse est employée comme vermifuge, surtout chez les enfants : elle paraît porter son action surtout sur les lombrics.

Parmi les autres Algues qui peuvent offrir quelque intérêt pour nous, on peut citer :

La LAMINAIRE DIGITÉE (*Laminaria Cloustoni* EDM.), qui vit sur les côtes de la Grande-Bretagne, de l'Islande, de la Norvège et du Groenland. Son pédicule cylindroïde raccorni, quand il est sec, capable de se dilater considérablement dans l'eau, la fait employer par les chirurgiens comme agent dilatateur. Il doit ces propriétés spéciales à l'existence de canaux sécréteurs de mucilage, qui sont anamostosés en réseau et disposés en cercle dans les couches profondes de la région corticale. M. Guignard (*Ann. des Sc. nat.* BOTANIQUE, t. XV, 1892) a publié d'intéressantes observations sur l'appareil mucifère de cette algue et des autres Laminariacées.

La MOUSSE DE JAFNA ou de CEYLAN (*Gracillaria lichenoïdes* AG.), qui vit abondamment à Ceylan, à Java, Bornéo et Timor. Elle est employée pour préparer la gélose, qui est communément employée dans les laboratoires de bactériologie.

L'AGAR-AGAR (*Eucheuma isiforme* AG. et *E. spinosum* L.), qui est utilisée de la même façon.

La CORALLINE BLANCHE (*Corallina officinalis* L.), qui est commune sur les côtes de l'Océan et qui a joui d'une certaine réputation comme anthelminthique.

DROGUES D'ORIGINE ANIMALE

MAMMIFÈRES

RONGEURS

CASTORÉUM

Origine. — Le CASTORÉUM est constitué par des poches glandulaires pleines et desséchées, provenant du CASTOR (*Castor Fiber* L.) mammifère de l'ordre des *Rongeurs* et de la tribu des *Castoridés*.

Description. Mœurs et Habitat du Castor. — Le CASTOR habite surtout le nord de l'Amérique et de l'Asie, le Canada et la Sibérie, où il vit en colonies nombreuses. Assez commun autrefois en Europe, sur les bords de l'Elbe, de la Vistule et du Danube, il y devient de plus en plus rare et en aurait probablement disparu complètement sans les mesures protectrices prises à son égard par les gouvernements et quelques particuliers. En France, il n'est plus guère représenté que par une centaine d'individus qui sont localisés dans le delta du Rhône, en Camargue, ce qui leur a valu leur dénomination de *Castors du Rhône* ou *de la Camargue*.

Le Castor vit habituellement sur les bords des grands fleuves ou des lacs profonds. Au Canada, où il vit en colonies nombreuses, il construit des ouvrages d'une industrie merveilleuse, des digues destinées à le garantir contre les inondations et des huttes entassées en forme de villages. Pour établir ces constructions faites de boue et de troncs d'arbre, il utilise sa queue en guise de truelle et se sert de ses dents comme d'une scie. Il passe l'hiver dans ces huttes et plonge sous la glace au moindre bruit. Les chasseurs qui connaissent ses habitudes et les parages où il vit, vont l'attendre au bord des trous qu'ils rencontrent un peu plus loin sur la glace et s'en emparent dès qu'il vient y respirer. Bien que sa fourrure ne soit plus guère utilisée dans l'industrie, la chasse qu'on lui fait dans le but unique de le dépouiller de son appareil glandulaire, amènera fatalement un jour la disparition entière de cette espèce. En Europe, où il est peu répandu, il est moins industrieux et se contente de creuser des galeries dans les berges, sur le bord des fleuves.

Le Castor est le plus grand des Rongeurs actuels : il atteint jusqu'à 65 ou 70 centimètres de long. Sa fourrure est roussâtre, épaisse, formée de deux sortes de poils : un duvet très serré et des poils plus longs, plus rares et roides. Il a une queue longue, aplatie, couverte d'écailles qui sont disposées comme celles des poissons et formées de poils agglomérés en plaques. Ses pattes sont très courtes et ont cinq doigts armés de fortes griffes : les

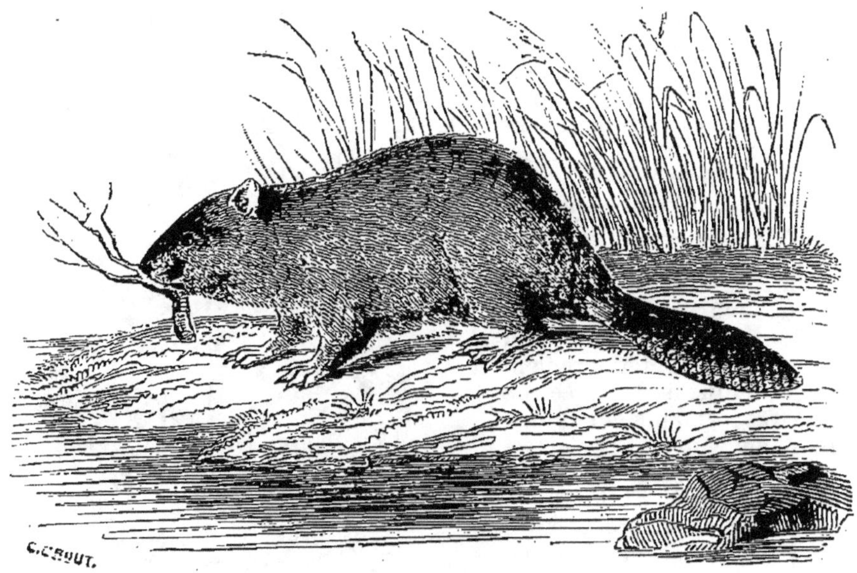

Fig. 451. — Castor du Canada.

pattes postérieures sont palmées et servent, comme la queue, à la natation ; les pattes antérieures sont disposées pour creuser et saisir.

Appareil sécréteur du Castor. — Chez le Castor, le pénis, arrivé au bord de la symphyse pubienne, ne se recourbe pas en avant comme chez les Carnassiers, mais se dirige en arrière : il est renfermé dans un fourreau préputial dont l'orifice externe s'ouvre dans une sorte de cloaque où l'on distingue 4 orifices : en avant l'orifice préputial, en arrière l'anus, et de chaque côté, à égale distance des deux orifices précédents, une papille saillante au sommet de laquelle aboutit le conduit de la glande anale du côté correspondant.

Si l'on fend longitudinalement la paroi ventrale du fourreau préputial, on découvre, à 3 ou 4 centimètres du fond du cloaque, l'extrémité du pénis rétracté. A ce niveau, la paroi dorsale du fourreau présente sur sa surface interne un repli transversal un peu arqué de la muqueuse, mesurant un demi-centimètre de hauteur, à bord libre finement frangé. En arrière de ce repli, la paroi dorsale du fourreau se renfle considérablement et s'étale de chaque côté en formant un large sac qui constitue les deux *glandes à Castoréum*. La paroi de ces deux sacs est constituée par une double expansion de la paroi du fourreau et les deux sacs communiquent avec la cavité par un seul large orifice, celui de la dilatation médiane qui les met eux-mêmes en communication l'un avec l'autre. Les glandes à Castoréum ne sont donc, comme on le voit, que des diverticules de la cavité du fourreau préputial.

Chez l'animal vivant (fig. 452), ces sacs ont un aspect tout à fait caractéristique ; ils sont piriformes, un peu aplatis, ne mesurent guère moins de 10 centimètres de long sur 6 centimètres de largeur. Leur surface extérieure, qui est à peu près lisse dans la partie rétrécie qui avoisine le fourreau, présente, dans la partie renflée, des protubérances plus ou moins fortes et larges, qui sont séparées par des sillons qui s'entrecroisent irrégulièrement. La partie lisse et rétrécie ne fonctionne que comme réservoir et comme conduit évacuateur. La partie renflée et mamelonnée du sac est formée intérieurement d'une muqueuse relevée de plis très saillants et sinueux qui se développent et s'entrecroisent en tous sens, remplissant toute la cavité de la poche. L'espace compris entre ces replis est occupé par une substance de consistance butyreuse, de couleur gris jaunâtre, qui dégage une odeur à la fois aromatique et fétide, et qui est souvent mélangée de carbonate de chaux.

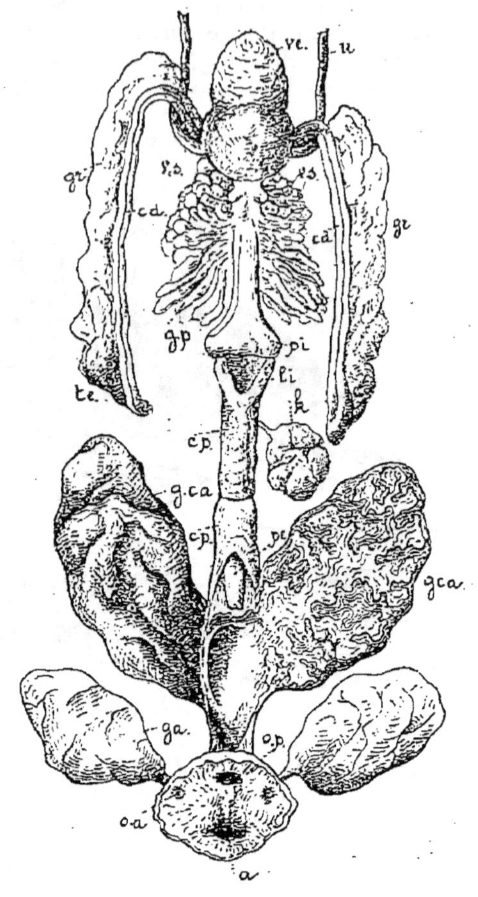

Fig. 452. — Appareil génito-urinaire du Castor avec ses annexes.

a, anus. — *cd*, canal déférent. — *cp*, canal préputial. — *ga*, glandes anales. — *gca*, glandes à Castoréum. — *gp*, glandes prostatiques. — *gr*, cordon de graisse. — *k*, glande de Cowper droite. — *li*, ligaments attachant le conduit préputial à la symphyse pubienne. — *oa*, orifice des glandes anales. — *op*, orifice du canal préputial. — *pe*, pénis. — *pi*, bord inférieur du pubis. — *te*, testicule gauche. — *u*, uretère. — *ve*, vessie. — *vs*, vésicules séminales.

L'étude anatomique et histologique du Castoréum démontre donc nettement qu'il est constitué par des glandes préputiales, dont le contenu *est formé par la transformation cornée et la desquamation en larges lamelles feuilletées de l'épithélium pavimenteux qui les tapisse intérieurement.*

Les glandes à Castoréum sont également bien développées chez la femelle du Castor et siègent, comme chez le mâle, en arrière de la symphyse pubienne : elles ont la même apparence et la même structure que chez le mâle.

Description. — Le Castoréum existe dans le commerce de la droguerie et dans les collections, sous deux formes désignées sous les noms de CASTORÉUM D'AMÉRIQUE OU DU CANADA et de CASTORÉUM DE RUSSIE.

Le Castoréum du Canada, qui est à peu près seul usité en France et en Angleterre, se présente en masses oblongues, géminées, soit distinctes et réunies ensemble à la manière d'une besace, soit accolées. Ces masses, dont la forme rappelle souvent celle de grosses figues aplaties, sont plus ou moins fortement ridées, et colorées en brun violacé ou en brun noirâtre à l'extérieur et en brun fauve ou jaunâtre à l'intérieur. Elles pèsent de 30 à 60 grammes et mesurent de 6 à 12 centimètres de longueur sur 3 à 4 centimètres de largeur à leur base, et 10 à 25 millimètres d'épaisseur. Quelques-unes d'entre elles présentent parfois, au milieu des sinuosités de leur surface, une ou deux petites masses secondaires qui sont étroitement accolées et comme incorporées à la masse principale : ce sont des *glandes anales* qui ont été souvent arrachées par les chasseurs en même temps que les poches à castoréum. L'enveloppe extérieure de ces poches se détache facilement par lambeaux minces et fibreux. Le centre est occupé par une matière résineuse, lisse, et plus ou moins dure, à cassure luisante, souvent marbrée. Cette matière, d'un brun rougeâtre, s'écrase facilement sous la dent; elle a une saveur un peu âpre et une odeur spéciale très forte et assez désagréable. Dans les poches mal remplies, on distingue très nettement les replis saillants et membraneux de l'épithélium qui divisent la masse résineuse centrale. La nature et la qualité des poches à castoréum varient beaucoup selon l'état physiologique des animaux qui les ont fournies. Aux poches déformées, en partie vides et aplaties, il faut préférer celles qui sont bien gonflées et mamelonnées seulement à la surface et qui ont été recueillies sur des animaux vigoureux, à une époque voisine de celle du rut.

Le Castoréum de Russie ou de Sibérie, qu'on emploie de préférence en Pologne et en Russie, est en poches moins allongées, presque arrondies, rarement séparées complètement, mais plus ou moins entièrement unies en une masse bilobée, cordiforme, munie d'un court pédicule. Elles ont ensemble 7 ou 8 centimètres de largeur sur 5 à 6 centimètres de longueur. Leur contenu jaunâtre et moins résineux que celui du Castoréum d'Amérique, est cassant, friable. Son odeur propre est marquée par une forte odeur de cuir de Russie, due aux écorces de bouleau, dont le Castor de Russie fait sa nourriture.

Composition chimique. — Le Castoréum du Canada renferme : 12 p. 100 d'une résine particulière; 2 p. 100 d'huile volatile et d'une matière grasse cristallisable, la *Castorine*, qui est soluble dans la benzine, l'éther et douée d'une odeur agréable; des substances albuminoïdes; une notable proportion de sels calcaires (phosphate, benzoate et carbonate). On y a signalé aussi la présence d'acide phénique, de salicine et d'acide salicylique.

Usages. — Cette drogue est employée encore fréquemment par certains médecins, comme stimulant, antihystérique et antispasmodique dans le traitement des affections nerveuses. On l'administre généralement sous forme de teinture alcoolique à la dose de 2 à 4 grammes en potions ou en lavements.

Falsifications. — Le Castoréum, vu son prix fort élevé, est sujet à être falsifié de façons très diverses. On l'additionne parfois de *substances résineuses*, de *sang de bœuf desséché*, de *cire*, de *galbanum*, etc. On y a même souvent introduit des balles de plomb. On substitue même parfois aux poches à Castoréum, des scrotums de jeunes boucs ou des vésicules biliaires de moutons, bourrés de produits les plus divers.

Pour apprécier la qualité du Castoréum, l'un des meilleurs caractères consiste à faire une section dans une des poches et à s'assurer si elle présente bien les tractus blanchâtres qui doivent sillonner irrégulièrement la masse résineuse qui la remplit.

Le Castoréum s'altère fortement s'il n'est pas conservé dans un endroit bien sec ; en se ramollissant, il perd une partie de son arome.

Sous le nom d'HYRACÉUM, on employait autrefois en pharmacie comme succédané du Castoréum une substance aromatique se rapprochant de l'asphalte par sa couleur noirâtre et sa cassure vitreuse. Ce produit, considéré longtemps comme le résultat d'une sécrétion analogue à celle qui se trouve dans les glandes du *Castor fiber*, n'est qu'un mélange d'excréments et d'urine du Daman du Cap (*Hyrax Capensis* BUFF), mammifère rongeur qui habite le sud de l'Afrique.

CARNIVORES

VIVERRÉUM OU CIVETTE

Sous les noms de VIVERRÉUM ou CIVETTE, on désigne une substance aromatique qui est produite principalement par la CIVETTE D'AFRIQUE (*Viverra Civetta*, SCHREB.), mammifère carnivore de la famille des Viverridés. Plusieurs autres animaux de cette famille concourent aussi à la production du Viverréum, ce sont : le ZIBETH (*Viverra Zibetha* L.), le TANGALUNGA (*V. Tangalunga*, GRAY) et la RASSE (*Viverricula malaccensis*, CANTOR).

Ce produit est secrété par des *glandes spéciales, situées entre l'anus et l'orifice externe des organes génitaux. Ces glandes sont une dépendance du fourreau de la verge*, et comme celles du Castoréum et du Musc, *elles rentrent dans la catégorie des glandes préputiales.*

Les animaux qui produisent le Viverréum sont tenus en captivité et enfermés dans des cages, où ils peuvent à peine se mouvoir. Tous les huit jours, on extrait avec une cuiller ou un morceau de bambou creux, le produit contenu dans les glandes. Ainsi recueilli, le Viverréum est étendu sur des feuilles où on le débarrasse des poils qui l'accompagnent ; on le lave avec de l'eau salée ou du jus de citron et quand il est en partie desséché, on l'enferme dans des vases dont la nature et la forme varient selon la provenance. Aux Indes, ce sont des boîtes de fer-blanc ; en Abyssinie, ce sont des cornes de Zébu, dont on a coupé la pointe et recouvert l'orifice avec un morceau de cuir.

Le Viverréum est une substance homogène, onctueuse, jaunâtre quand elle est fraîche, mais qui, en vieillissant, augmente de consistance et prend une couleur brune. Elle est ordinairement accompagnée de débris de poils des animaux qui l'ont fournie. Elle exhale une odeur très forte et très pénétrante, ammoniacale, qui rappelle celle du Musc, sans en avoir la finesse.

Elle contient de l'ammoniaque, de l'huile volatile, de la graisse, des sels de potasse et de chaux.

Cette substance, employée autrefois en médecine comme stimulante et antispasmodique, n'est plus utilisée dans la thérapeutique. On la trouve néanmoins dans les pharmacies de province, où on la vend comme appât aux chasseurs ou aux pêcheurs. La parfumerie utilise la plus grande partie de celle qui arrive dans le commerce.

RUMINANTS

MUSC

Origine. — Le Musc est une substance solide, granuleuse, d'un brun rougeâtre, ou brun noirâtre, qui est sécrétée par une glande préputiale située sur la face ventrale du Chevrotain Porte-Musc (*Moschus moschiferus L*), mammifère ruminant de la famille des Moschidés.

Description. Habitat et Mœurs du Chevrotain. — Le Chevrotain est un animal de la grosseur d'un chevreuil, dont le cou épais et court porte une tête à museau pointu. Les dents canines supérieures sont très développées et constituent de véritables défenses très saillantes en dehors de la bouche. Les pattes antérieures sont plus courtes que les pattes postérieures. Les sabots sont petits, subtriangulaires et pointus ; les doigts latéraux sont garnis d'ongles allongés qui ne touchent pas le sol. Cet animal est couvert de poils gros, durs et cassants, dont la teinte qui est ordinairement d'un brun roux et comme grivelée de nuances à tons gris et blancs, varie considérablement avec l'âge et les saisons, et porte sous le cou deux bandes blanches bordées de noir, séparées par une bande de même couleur qui s'étendent de la gorge au poitrail et sur la face interne des jambes. Plusieurs zoologistes, se basant sur les variations que les Chevrotains présentent dans la teinte de leur pelage, ont multiplié à tort le nombre des espèces ; mais Milne-Edwards a établi que toutes ces espèces devaient être réunies en un type spécifique.

Le Chevrotain Porte-Musc habite dans l'Asie centrale une région âpre et montagneuse qui occupe environ 1600 lieues géographiques et s'étend depuis la Sibérie au nord jusqu'au Kashmir et au Tonkin au sud. Il est très commun au Thibet, et vit dans les régions montagneuses et très élevées ; il est comme le chamois, d'une agilité extrême. Les plantes qu'il absorbe pour sa nourriture paraissent exercer une certaine influence sur la finesse du principe aromatique qu'il fournit. C'est ainsi que le Chevrotain du Thibet, qui vit principalement de plantes odorantes, fournit un musc qui est plus apprécié que le musc de Sibérie, où les Chevrotains se nourrissent de racines, de lichens, d'écorces d'arbres ; mais la nature du climat et les conditions d'existence de l'animal doivent bien aussi avoir quelque influence sur cette sécrétion. La chasse au Chevrotain se fait au fusil, à l'arc ou au piège. Le mâle seul sécrète du Musc, ce qui porte à croire que le rôle physiologique de cette substance est limité à l'annonce du voisinage d'un mâle et à l'excitation des femelles à l'époque du rut.

Appareil sécréteur du Musc. — La poche qui sécrète le Musc est placée sur la face ventrale du Chevrotain mâle, à 2 centimètres en avant de la base du scrotum ; elle varie un peu dans sa forme ; elle est parfois subglobuleuse, parfois aplatie de bas en haut ; son diamètre peut atteindre 6 centimètres et sa hauteur de 3 à 6 centimètres. Cette poche est manifestement une expansion du ventre, car elle est recouverte du même poil, et se continue avec elle de part et d'autre de son insertion qui est plus

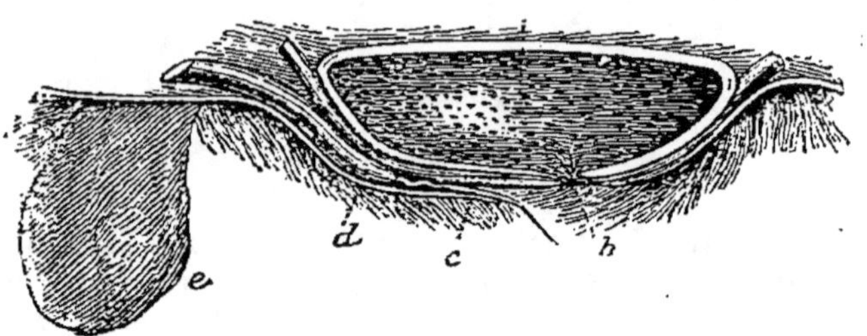

Fig. 453. — Appareil sécréteur du Musc.

b, orifice de la poche à musc. — *c*, orifice du canal préputial. — *d*, extrémité de la verge, munie d'un prolongement filiforme. — *e*, testicule. (D'après Moquin-Tandon.)

ou moins large ; étranglée dans le Musc de Birmanie, cette insertion est bien plus large dans le Musc du Tonkin. Quelle que soit sa forme, la poche au Musc présente toujours à son pôle inférieur, un orifice circulaire plus ou moins excentrique, vers lequel convergent les poils, et qui mesure environ 5 millimètres de diamètre : c'est *l'orifice de l'appareil glandulaire*. Sur la face postérieure de la poche, c'est-à-dire du côté qui regarde les testicules, on observe un cordon légèrement saillant qui s'étend depuis l'insertion à l'abdomen jusqu'à environ 5 millimètres en arrière de l'orifice de la poche à musc. Ce cordon, qui est constitué par le fourreau préputial du pénis, se termine par un orifice très étroit, garni, sur sa lèvre inférieure, d'une touffe de poils roides. *Il n'est pas accolé à la poche du musc*, comme on le représente habituellement ; *mais il est creusé dans la paroi de cette poche et fait corps avec elle*. Les recherches anatomiques et histologiques de M. Beauregard sur la nature morphologique de cette poche, établissent que *sa paroi est empruntée aux couches profondes du fourreau préputial*. C'est sur la face dorsale de ce fourreau que se développe la glande moschifère, qui, en raison de son grand volume, soulève la peau de ce fourreau et la peau voisine de l'abdomen sur une assez grande étendue. *La poche à musc n'est donc, comme la poche à Castoréum, qu'une glande préputiale*. Elle s'est formée par une invagination de la peau qui s'est faite dans le voisinage immédiat de l'orifice préputial.

La paroi externe de cette poche est constituée par des faisceaux musculaires, provenant des muscles de l'abdomen ; la paroi interne est formée de couches épithéliales creusées d'alvéoles irréguliers, très serrés. Le produit sécrété par les couches épithéliales, après s'être moulé dans ces alvéoles, se rassemble dans le réservoir, où il affecte une forme granuleuse.

Récolte et commerce. — Aussitôt que le Chevrotain est pris et abattu, les chasseurs enlèvent la poche à Musc avec une partie plus ou moins large de la peau de l'abdomen et la suspendent dans leur cabane jusqu'à dessiccation convenable. C'est en cet état qu'elle est vendue aux intermédiaires, qui après avoir rassemblé une certaine quantité de produit, le transportent à Shang-Haï, qui est le principal entrepôt de ce commerce. Pendant ce trajet qui est assez long, le Musc est conservé dans des peaux mouillées, de façon à acquérir ou tout au moins à ne pas perdre de poids.

A leur arrivée à Shanghaï, les poches sont examinées soigneusement une à une et passées à la sonde. L'instrument adopté pour cet essai est un petit cylindre métallique, perforé latéralement, près de son extrémité inférieure, et qui peut pénétrer facilement dans l'orifice des poches à musc et permet d'en explorer tout l'intérieur. On ramène avec cette sonde des parcelles du contenu et on les examine scrupuleusement : puis on replace dans l'orifice de la poche la sonde encore munie de la substance examinée, et avec un mandrin introduit dans sa cavité, on refoule le musc dans la poche pour opérer un nouvel essai.

Après avoir subi cet examen, les poches à musc sont classées, suivan leurs qualités, en trois groupes désignés sous les noms de pile I, pile II et pile III.

La pile nº 1 ne comprend que des poches de choix dont le contenu est tout à fait irréprochable. Pour leur donner plus d'apparence, on amincit leur enveloppe : dans ce but on les soumet à l'action de la vapeur d'eau pour les ramollir et on gratte soigneusement toute la partie viscérale de façon à ce qu'elle soit réduite à une couche très mince, qui, en raison de sa ténuité, prend une apparence bleuâtre, qui fait désigner les poches ainsi préparées sous le nom de *Peaux bleues*.

La pile nº 2 est un mélange de poches de second choix, dans lequel on en trouve plusieurs de qualité tout à fait inférieure.

La pile nº 3 est presque entièrement formée de poches de qualité tout à fait inférieure à côté desquelles on trouve beaucoup de poches falsifiées.

Les poches à musc sont généralement importées en Europe dans des boîtes en bois mesurant 20 centimètres de longueur, 9 centimètres de hauteur, 12 centimètres de largeur, couvertes d'étoffes de soie et tapissées de plomb intérieurement. Chacune d'elles, pesant environ 600 grammes, renferme de 20 à 25 poches enroulées dans une feuille de papier d'étain et recouvertes d'une feuille de papier de soie. Le principal marché du musc en Europe est Paris qui, en 1891, en a reçu 62 kilogrammes et, en 1895, 41 kilogrammes. Il est à noter que la consommation du musc naturel s'est abaissée partout depuis la découverte et l'exploitation des *muscs artificiels*.

Formes commerciales. — Le Musc se présente dans le commerce sous deux formes qui sont désignées sous les noms de Musc en vessie et Musc hors vessie. La première de ces formes intéresse surtout le commerce de la parfumerie, qui en absorbe une quantité considérable. Les pharmaciens, n'utilisant généralement chaque année qu'une très faible proportion de ce produit, n'en font pas provision et n'achètent que le *musc hors vessie* [1].

Le Musc en vessie présente à son tour plusieurs variétés qui

[1] La plupart des détails donnés sur cette question ont été empruntés à l'ouvrage publié par M. Beauregard, qui a pu à loisir examiner toutes les ormes commerciales du musc, chez un de os principaux importateurs.

sont connues sous les noms de *Musc Tonkin*, *Musc Taw-pec*, *Musc Yunnan*, *Musc Saowko*, *Musc de Birmanie* et *Musc Kabardin*.

Le *Musc Tonkin*, improprement désigné sous ce nom, puisque le chevrotain n'est jamais chassé dans notre colonie, constitue la sorte commerciale la plus estimée. Il se présente sous forme de poches *lenticulaires*, arrondies ou légèrement ovales, mesurant de 4 à 5 centimètres de largeur, et 2 centimètres et demi d'épaisseur. *Ces poches sont caractérisées par leur orifice qui est généralement*

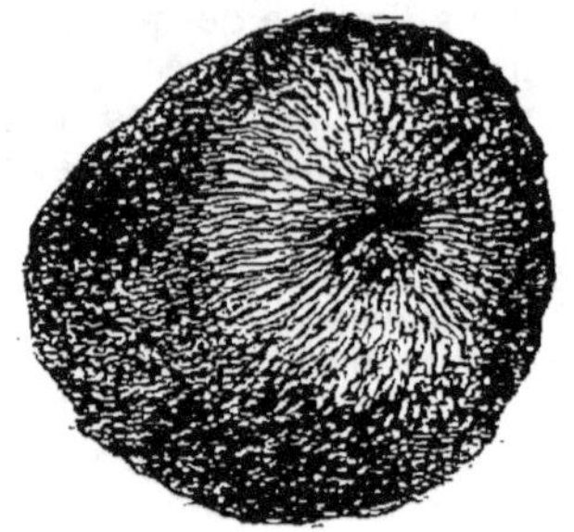

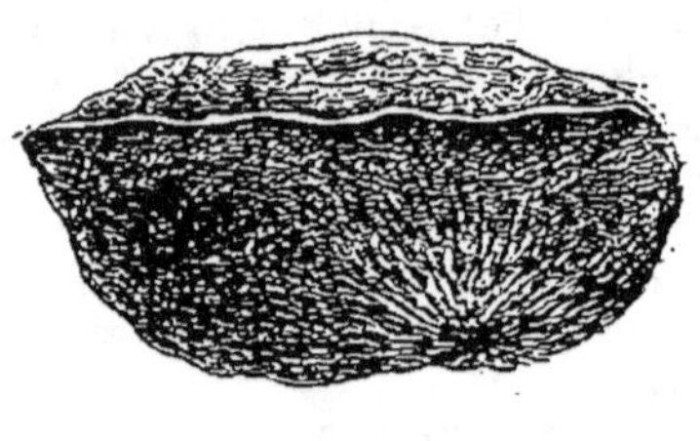

Fig. 454-455. — Poche de Musc Tonkin.

Face inférieure. Face latérale.

très excentrique et entouré par des gros poils blancs et mous, qui s'arrondissent autour de lui en forme de tourbillons. Le reste de la surface inférieure est d'une teinte brune et recouverte de poils courts et fins. La face viscérale est aplatie ou faiblement bombée. Dans la plupart de ces poches, la peau de la face viscérale qui les débordait a été soigneusement rognée, pour leur donner une plus belle apparence : ainsi présentées, les poches sont dites *parées*. Le musc Tonkin est aussi livré en *peaux bleues* qui ont été grattées et réduites à une très faible épaisseur, ou en peaux naturelles. Sous le dernier état, il fournit 80 p. 100 de musc très estimé et très aromatique dont le prix varie de 2 800 à 4 000 francs le kilogramme.

Le *Musc Tawpee* se présente en poches ovales ou arrondies mesurant de 3 à 5 centimètres de diamètre, qui ont été grattées et réduites à l'état de peaux bleues sur presque toute leur surface, sauf autour de l'orifice qui est arrondi, assez grand, et presque toujours obturé avec un tampon de papier. Cette variété, très appréciée aussi, fournit de 80 à 85 p. 100 de musc brun dont le parfum, moins aromatique que celui du Musc Tonkin, rappelle plutôt celui du musc Yunnan.

Le *Musc Yunnan* arrive du sud-ouest de la Chine en poches qui se distinguent des autres par la forme conique de la face ventrale, qui est comme veloutée et garnie de poils d'un jaune roux, assez gros et serrés, qui ont été coupés à 1 millimètre de la surface. L'orifice de ces poches, entouré de poils plus longs et obturé de papier de soie ou de paille de riz, est *central et disposé au sommet* de la face ventrale. La face viscérale est aussi fortement bombée. La limite entre les deux faces est nettement accusée par un repli de la peau du ventre qui a été rognée moins complètement autour de la poche à musc. Ces poches, qui ont 4 à 5 centimètres de diamètre, sur 3 à 4 centimètres de hauteur, renferment un musc poussiéreux, dont le parfum, moins pénétrant que celui du musc Tonkin, est mêlé d'une odeur de relent.

Le *Musc Saswko* n'est qu'une qualité supérieure du musc Yunnan, dont les poches ont été grattées soigneusement sur leurs deux faces : il donne 65 à 70 p. 100 de musc.

Le *Musc de Birmanie* arrive en Europe par la voie du Bengale dans des caisses en bois ou en fer-blanc contenant près de 200 poches renfermées dans des sacs en peau. On le distingue très nettement des autres variétés commerciales par la forme ovale ou arrondie de ses poches qui sont accompagnées d'un fragment assez large de la peau abdominale, à laquelle elles sont rattachées par un étranglement bien marqué. Les poches sont recouvertes de poils longs d'un blanc nacré sur presque toute leur longueur, sauf à la pointe, où ils sont un peu roux. L'orifice des poches est obturé au moyen d'un cachet de cire noire. Le musc renfermé dans ces poches est très foncé, presque noir : il a une odeur de relent très prononcée, qui masque une partie de son arome et diminue sa valeur commerciale.

Le *Musc Kabardin*, appelé encore *Musc de Sibérie* ou de *Tartarie*, provient des monts Altaï et autres parties de la Russie d'Asie. Il se présente en poches ayant à peu près la même forme et les mêmes dimensions que celles du musc Tonkin : elles sont cependant un peu plus longues et plus sèches, et s'en distinguent surtout par la couleur blanchâtre du cuir. *Les poils, qui recouvrent la face ventrale, sont d'un blanc lustré dans presque toute leur longueur et convergent vers l'orifice de la poche qui est centrale*. Le musc contenu dans ces poches a une odeur toute particulière, plutôt désagréable, qui le rend impropre aux usages de la parfumerie.

Le MUSC HORS VESSIE se présente généralement sous l'aspect d'une poudre granuleuse onctueuse au toucher, d'une teinte brun rougeâtre, foncée, formée de grains plus ou moins gros et irréguliers, s'écrasant facilement sous la dent et ayant quelque ressemblance avec la chicorée torréfiée et moulue : il est souvent accompagné de quelques débris des poils qui enveloppaient l'orifice des poches. Il a une saveur âcre et une odeur très forte qui est souvent difficile à supporter, quand elle est respirée en masse, mais qui, à un état d'extrême dilution, est très appréciée du monde élégant. Il perd une grande partie de son odeur quand il est complètement sec et la retrouve aussitôt qu'on l'humecte avec de l'eau. Cette propriété assez curieuse n'a pu jusqu'alors être interprétée scientifiquement. Certains chimistes ont même prétendu que le parfum du musc n'existe pas préformé et résulte de la transformation ou de la décomposition de quelques substances non volatiles et insolubles dans l'eau, qui existeraient dans le musc. M. Beauregard pense que la matière qui fournit les émanations aromatiques du musc prend naissance comme l'urée dans toutes les parties de l'organisme et se trouve simplement élimminée de l'économie par l'appareil moschifère. L'odeur du musc est complètement détruite par les composés cyaniques, tels que l'essence d'amandes amères, par certains sels d'antimoine (soufre doré), par le seigle ergoté, etc.

Il cède à l'eau 55 p. 100 de son poids. La solution décolorée par l'acide nitrique, précipite en brun sale par l'acétate de plomb et se trouble en présence du tanin. Il est assez soluble dans l'alcool chaud à 40°, soluble dans l'alcool à 90°, dans l'éther et le chloroforme.

Il brûle en répandant une odeur ammoniacale et laisse 4 à 6 p. 100 de cendres.

Composition chimique. — Le musc renferme de la cholestérine, une résine amère, de l'huile volatile, un acide particulier, une proportion variable de sels de chaux et d'ammoniaque.

Usages. — Le musc est employé comme stimulant et antispasmodique. Il stimule les fonctions génitales et jouit de propriétés emménagogues. On l'emploie contre les convulsions, le délire, et la dépression générale qui accompagne certains mouvements fébriles. On l'administre généralement en potions ou en lavement, à la dose de 25 à 50 centigrammes, soit en nature, soit sous forme de teinture.

Falsifications. — Une substance, d'un prix aussi élevé, ne pouvait manquer d'exciter la cupidité des fraudeurs. C'est surtout en Chine que le musc est falsifié. Les poches qui constituent les catégories classées à Shanghaï sous les dénominations de pile II et pile III ne sont, la plupart du temps, que des produits falsifiés, dont quelques-uns sont fabriqués de toutes pièces, aussi bien la poche que son contenu. Parfois l'enveloppe extérieure est conservée, mais certains marchands assez habiles ont pris le soin de la renforcer intérieurement avec plusieurs doubles de papier d'emballage, après avoir enlevé le musc qui y était contenu. Parfois la poche moschifère est remplacée par un lambeau de peau de Chevrotain ou de chèvre, qui a été cousu en forme de sac. Parfois les poches ont été vidées partiellement ou totalement de leur contenu qu'on remplace par un mélange fait avec du tabac à priser, des muscles desséchés, du sang, de la gélatine, du marc de café, de la cire, de la résine ou du musc épuisé. Pour constater ces falsifications, on s'assure d'abord si les poches n'ont pas été ouvertes, puis recousues : on y arrive assez facilement en les entourant de papier à filtrer mouillé, qui rend les sutures plus apparentes. L'odorat et le toucher sont encore les meilleurs guides pour apprécier ces falsifications. Les muscs falsifiés possèdent en effet une odeur toute différente de celle qui caractérise le Musc pur. Les poches de musc pur possèdent une élasticité spéciale que les connaisseurs distinguent rapidement, soit au toucher, soit en enfonçant une épingle dans la substance qui remplit les poches.

L'emploi du microscope permettra d'apprécier la nature des substances pulvérulentes qui auront pu être ajoutées au Musc hors vessie. L'application des rayons Rœntgen permettra d'apprécier la présence des petites masses de plomb qui peuvent avoir été introduites au fond des poches à Musc.

Musc artificiel. — Sous les noms de MUSC ARTIFICIEL, ESSENCE DE MUSC, on a vendu pendant quelque temps des liquides brunâtres présentant fortement l'odeur caractéristique des corps nitrés et laissant par leur exposition à l'air, se développer à la longue une odeur rappelant d'assez loin celle du musc; mais depuis 1889, ces produits ont été remplacés par une substance bien définie, solide, cristallisée, en petites lamelles plus ou moins blanches possédant l'odeur franche et pure du musc naturel, à un degré d'intensité vraiment remarquable. Ce corps découvert par M. Baur, est un dérivé nitré de l'isobutyltoluène; il a conquis très rapidement une place importante dans le commerce de la parfumerie, au détriment du musc naturel, qui est toujours réservé pour la parfumerie fine.

L'analogie étroite qui existe entre les odeurs des muscs naturel et artificiel a porté quelques chimistes à rechercher si le principe odorant fourni par le Chevrotain ne présenterait pas quelque relation avec les composés nitrés possédant le même arome. Dans le musc artificiel, l'odeur musquée se rattache à la présence d'une ou plusieurs molécules nitreuses, tandis que la production des corps nitro-substitués dans l'organisme animal paraît bien invraisemblable.

Il est quelquefois important de savoir si les solutions vendues sous le nom d'*essences de musc* sont naturelles ou artificielles.

En soumettant comparativement à l'action des agents réducteurs ordinaires le musc naturel et le musc artificiel, l'odeur caractéristique du premier est à peine altérée, tandis que l'odeur de l'autre disparaît rapidement. Le sulfate de quinine qui enlève complètement l'odeur des muscs artificiels, ne fait subir aucune modification semblable aux muscs naturels.

SUCRE DE LAIT

Origine. — Le SUCRE DE LAIT ou LACTOSE est un sucre qui existe normalement dans le lait des mammifères vertébrés, mais dans des proportions qui varient sensiblement selon les animaux. Sa proportion qui dans le lait de jument atteint 85 p. 1000 varie dans le lait de femme entre 42 et 63 p. 1000. On le retire industriellement du lait de vache qui en contient 53 p. 1000.

Préparation. — Le sucre de lait s'obtient en faisant concentrer le petit lait par évaporation; quand celui-ci est arrivé à consistance sirupeuse, on y tient suspendu un corps allongé étranger (ficelle ou fétu de paille) sur lequel les cristaux s'accumulent.

Description. — Dans les collections et dans le commerce, le sucre de lait se présente généralement en cristaux prismatiques, à pointes octaédriques, très durs, agglomérés autour d'une baguette ou d'une ficelle qui a servi à amorcer la cristallisation. L'ensemble forme une masse cylindrique ou globuleuse, dont la surface est mamelonnée ou hérissée d'angles de cristaux luisants, troubles, dépolis, disposés très irrégulièrement. Sa cassure est cristalline, nacrée, d'aspect fibroïde. Sa couleur est d'un jaune sale, mais il donne par la trituration une poudre fine aussi blanche que celle du sucre de canne. Son odeur est à peu près nulle; sa saveur est faiblement sucrée; il offre sous la dent plus de résistance que le sucre de canne.

Le sucre de lait est soluble dans l'eau, insoluble dans l'alcool, l'éther, la benzine; il dévie à droite la lumière polarisée, et réduit la liqueur de Fehling. Les acides étendus le transforment à chaud en glucose et en galactose. Sous l'influence du ferment lactique et en présence d'un alcali et d'une substance albuminoïde, il se transforme en acide lactique.

Usages. — Le sucre de lait s'emploie encore fréquemment en pharmacie, comme excipient de pilules et de granules; plus résistant que le sucre de canne aux variations hygrométriques, on l'utilise fréquemment pour enrober les dragées médicinales et comme excipient de poudres composées ou très actives, telles que la poudre d'Aconitine.

CORNE DE CERF

La CORNE DE CERF est fournie par le Cerf commun (*Cervus Elaphus*), Artiodactyle ruminant de la famille des Cervidés.

Elle se présente dans le commerce sous deux formes bien distinctes.

La première, dite *Corne de cerf en cornichons*, est composée de petits cônes de 5 à 10 centimètres de longueur, dont la surface est d'un jaune sale; sur la section transversale qui est blanche et lisse on distingue nettement une couche épaisse de tissu osseux dur qui entoure un tissu spongieux dense, dépourvu de moelle.

La seconde forme, dite *Corne de cerf râpée*, se présente en copeaux obtenus par le raclage des cornichons. Ces copeaux forment des lames irrégulières mesurant 2 à 3 centimètres de long et un millimètre d'épaisseur, fortement courbées, lisses ou fibreuses sur les deux faces. Ces copeaux sont translucides, très flexibles, et se divisent facilement en lamelles déchiquetées, à structure plus ou moins fibreuse. Respirée en masse, cette drogue exhale une odeur fade assez désagréable; sa saveur est à peu près nulle.

La Corne de cerf renferme : 50 p. 100 de *phosphate de chaux*, du *carbonate de chaux* et de l'*osséine* en proportion notable. Sa composition diffère de celle des os par l'absence de graisse;

A cause de sa richesse en osséine, la corne de cerf râpée était employée autrefois en pharmacie pour préparer des gelées médicamenteuses. Les cornichons étaient réservés pour préparer la corne de cerf calcinée qui entrait dans la préparation de la *Décoction blanche de Sydenham* dont la formule a été simplifiée par la dernière pharmacopée.

A la corne de cerf râpée on substitue communément des os râpés, qui s'en distinguent par leur couleur blanche et leur structure anatomique toute différente.

CÉTACÉS

BLANC DE BALEINE

Origine. — Le Blanc de Baleine ou Spermaceti est une matière grasse fournie par le Cachalot (*Physeter macrocephalus*, Lacep), mammifère de l'ordre des *Cétacés*, du groupe des *Cétodontes* et de la famille des *Physétérides*. Cette substance se forme et reste contenue dans un *organe spécial qui est localisé dans la partie supérieure de la face et qui s'étend depuis l'extrémité antérieure du museau jusqu'à la cloison osseuse verticale formée par l'os frontal et l'extrémité postérieure des maxillaires.*

Caractères extérieurs du Cachalot. — Le Cachalot est le plus grand des Cétodontes : le mâle, 2 fois et demie plus long que la femelle, peut atteindre 25 mètres de longueur. Il se distingue à l'énormité de sa tête qui atteint le tiers de la longueur du corps ; le museau court et tronqué porte à gauche sur sa face supérieure, en avant et à gauche, un évent unique large comme un seau, quand il se dilate. La mâchoire inférieure, dépourvue de lèvres, porte 40 à 50 dents coniques, qui se logent, quand la gueule est fermée, dans des cavités correspondantes de la mâchoire supérieure : celle-ci ne possède que quelques dents très petites, faisant à peine saillie sous la muqueuse. Tout le corps du Cachalot est noir, sauf sur la face ventrale qui est d'un blanc crayeux. Les nageoires pectorales peu longues sont extrêmement larges ; la nageoire dorsale est représentée par une longue crête dorsale (*hump* ou *bosse graisseuse*) qui est très haute et suivie d'un certain nombre de bosselures se prolongeant jusqu'à la queue, qui est très large, adipeuse, fourchue et disposée *horizontalement*. Les yeux sont très petits et profondément enfoncés dans l'orbite, c'est ce qui a fait supposer que le Cachalot est aveugle.

Mœurs et habitat. — Le Cachalot est un cétacé voyageur qui chaque année apparait dans le voisinage des Açores, où on en pêche une certaine quantité. On le rencontre aussi dans l'Océan Indien, sur la côte orientale d'Afrique, près de Mozambique, de Zanzibar et de Ceylan. La grande pêche de cet animal se fait surtout maintenant dans l'Océan Pacifique et c'est San-Francisco qui est le point de départ des baleiniers qui se livrent à cette industrie. Il vit à de grandes profondeurs où il trouve facilement les Céphalopodes qui servent à sa nourriture. Il voyage habituellement par bandes conduites et guidées par le mâle.

Organe du blanc de baleine. — Pendant longtemps on a cru que le blanc de baleine était renfermé dans des sortes d'alvéoles cartilagineux, placés, suivant les uns, en dehors du crâne, dans le tissu cellulaire souscutané, et selon les autres, dans l'épaisseur même des parois de l'os frontal. Les recherches anatomiques de MM. Pouchet et Beauregard ont parfaitement établi le siège et la nature de la cavité qui renferme la masse huileuse dans laquelle le spermaceti est suspendu ou dissous.

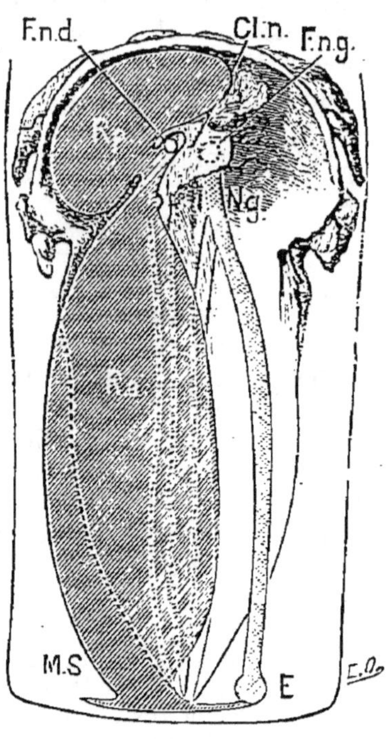

Fig. 456. — Disposition des narines du Cachalot.

Cln. cloison des fosses nasales. — *fnd.* fosse nasale droite. — *Fng.* fosse nasale gauche. — *Ng*, narine gauche. — *Rp.* réservoir postérieur. — *Ra.* réservoir antérieur — *MS.* fente transversale en *museau de singe.* — *E*, évent.

En examinant le squelette de la tête du Cachalot, on constate qu'elle apparaît comme une sorte de char antique dont le plancher long et pointu est constitué par les maxillaires supérieurs et l'intermaxillaire, et limité en arrière par une grosse muraille osseuse cintrée, à convexité postérieure; cette tête osseuse présente une asymétrie très prononcée, qui se manifeste par l'inégalité de développement des fosses nasales; celle de gauche étant de beaucoup plus développée que la droite. Si l'on coupe transversalement la tête entière de l'animal, on voit superposés sur le plancher osseux : 1° un lit de graisse très épais appelé *lit adipeux* ; 2° une sorte de manchon à parois fibreuses très épaisses appelé *caisse*, qui renferme la section des deux conduits membraneux des narines, et de *l'organe du blanc* situé au-dessus de la narine droite : ces deux parties entourées latéralement par la section des muscles nasaux, sont enveloppées d'une épaisse couche de lard.

Les narines très dissemblables (fig. 456) s'étendent d'arrière en avant depuis les fosses nasales osseuses jusqu'à l'extrémité du museau. La fosse nasale gauche (*Fng*) est reliée à l'évent unique (E) par un conduit tubuleux (*Ng*), à peu près cylindrique, qui constitue la narine gauche. La fosse nasale droite (*Fnd*) s'ouvre d'abord dans un conduit analogue qui presque aussitôt se bifurque et aboutit à deux sacs ou réservoirs inégaux, mais très volumineux : l'un plus petit, piriforme, dirigé à peu près verticalement (Rp), qui s'appuie sur la muraille maxillo-frontale et constitue le *réservoir postérieur ;* l'autre, appelé *réservoir antérieur*, beaucoup plus vaste, qui s'étend horizontalement pour former un long boudin, qui se termine au bout du museau et sous la peau par une fente transversale dite en *museau de singe* (MS), qui aboutit à un sac transversal très étroit presque vertical, en communication avec l'évent. Ces deux sacs qui constituent *l'organe du blanc de baleine*, proviennent comme on le voit d'une *transformation spéciale de la narine droite*. Leur développement extraordinaire se trouve compensé du côté gauche par un développement considérable des masses musculaires et du tissu adipeux qui fait que la tête de l'animal vivant ne présente aucune asymétrie apparente dans sa conformation.

Récolte et préparation. — C'est dans le voisinage des Açores, mais

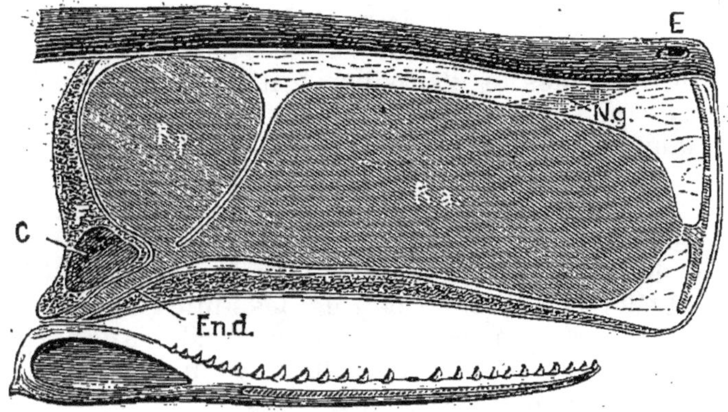

Fig. 437. — Section longitudinale de la tête du Cachalot.

C, cavité crânienne. — *Fnd*, fosse nasale droite. — *Rp*, réservoir postérieur adossé au frontal. — *Ra*, réservoir antérieur. — *E*, évent. — *Ng*. narine gauche.

surtout dans l'Océan Pacifique, que se fait la pêche du Cachalot. Celle-ci est entre les mains de compagnies formées dans les îles et possédant des barques organisées pour la capture au harpon et qui se lancent à la poursuite des Cétacés, dès qu'ils sont signalés par les vigies placées sur les côtes.

Aussitôt qu'un Cachalot a été capturé, on l'amène au rivage, on sépare la tête du tronc et on s'empresse d'en extraire le contenu. Après avoir fait une large entaille à la partie supérieure de la tête pour ouvrir l'organe du blanc, les pêcheurs y puisent à pleins seaux l'huile qui y est contenue. La proportion de cette huile varie beaucoup selon les sujets. Les mâles fournissent de 50 à 100 barils de 114 litres ; les femelles ne donnent guère plus de 15 barils et les plus petits de 5 à 6 barils ; les plus gros fournissent 138 barils. L'huile ainsi extraite de la tête du Cachalot laisse déposer par refroidissement de grandes quantités d'un corps solide, blanc jaunâtre, cristallisable, qui est le *blanc de baleine* ou *spermaceti brut*. On le purifie en filtrant l'huile qui le laisse déposer, puis on le soumet à la presse pour le débarrasser de l'huile qu'il peut retenir. On obtient ainsi des gâteaux secs jaunâtres, qu'on traite par une faible solution de potasse, puis qu'on lave et qu'on fait fondre dans l'eau bouillante. On a alors le blanc de baleine *raffiné* ou *purifié*. En cet état, il renferme encore quelques traces d'huile, dont on le débarrasse au moyen de l'alcool.

Formes commerciales. — Le blanc de baleine se présente dans le commerce sous trois formes qui sont :

1° La *forme française* en pains cubiques, du poids de 15 à 20 kilogrammes, d'un blanc pur quand il est de qualité supérieure, et un peu jaunâtre ou bleuté dans la qualité inférieure.

2° La *forme anglaise*, qui se présente en cônes tronqués, d'un blond jaunâtre ou verdâtre.

3° La forme *américaine*, qui est en pains arrondis, assez impurs, d'un blanc sale.

Caractères. — Le blanc de baleine des pharmacies se présente en fragments plus ou moins aplatis, d'un blanc légèrement bleuté, couverts de rugosités et d'entailles brillantes, cristallines. Il est très léger, translucide, et se laisse facilement rayer à l'ongle et cliver en lamelles minces : il s'écrase par la pression, comme le camphre, sans se laisser réduire en poudre fine. Son toucher est gras et onctueux, sa saveur molle ; son odeur est assez faible et rappelle celle des bougies stéariques.

Il est insoluble dans l'eau, plus soluble à chaud qu'à froid dans l'alcool, la benzine, l'éther de pétrole, les huiles fixes et volatiles, très soluble dans l'éther, le chloroforme, le sulfure de carbone ; sa densité est de 0,943. Il fond à 49°. Exposé à l'air, il jaunit, devient acide et prend une odeur de graisse rance.

Composition chimique. — Le blanc de baleine est surtout composé de *Cétine* ou *palmitate de cétyle*, éther de l'alcool cétylique ou *éthal* ; outre la cétine, il renferme trois autres éthers formés par la combinaison des acides *stéarique, myristique, laurique* avec le *stéthal*, le *méthal* et le *léthal*.

Falsifications. — Le blanc de baleine est falsifié par addition de *suif, d'acide margarique, d'acide stéarique,* de *cire* ou de substances grasses provenant de macération de viandes dans l'eau.

Le suif fait perdre son éclat au blanc de baleine et se reconnait à son odeur spéciale ; les graisses abaissent son point de fusion et produisent quand on les traite par la potasse caustique un dégagement d'ammoniaque facile à constater.

L'addition d'acide stéarique élève le point de fusion du blanc de baleine. Pour constater sa présence, on fait fondre le produit au bain marie, puis on l'agite avec de l'ammoniaque liquide et on laisse refroidir. Il se produit un savon ammoniacal qui retient le blanc de baleine sous forme d'émulsion quand il est en faible proportion ou qui l'abandonne sous forme de croûte, surnageant le savon, quand il y a peu d'acide stéarique. La solubilité de la stéarine dans l'alcool, et la forme aiguillée de ses cristaux permettent encore de constater sa présence dans le blanc de baleine. L'addition de cire au blanc de baleine donne un produit d'un blanc plus mat, moins lamelleux et moins friable. Elle se reconnait aussi au moyen de l'éther qui donne une solution trouble et laiteuse.

Usages. — Le blanc de baleine est employé en pharmacie pour préparer le cold cream et quelques onguents. Dans l'industrie, on l'utilise pour préparer des bougies de luxe.

POISSONS

GANOÏDES

COLLE DE POISSON

Origine. — La Colle de Poisson ou Ichthyocolle est une substance transparente solide qui est préparée avec la vessie natatoire de quelques poissons du groupe des Ganoïdes. Les espèces le plus généralement affectées à cette préparation sont : l'Esturgeon commun (*Acipenser Sturio* L.) et surtout le Grand Esturgeon (*A. Huso* L.). On utilise aussi, mais plus rarement, le Sterlet (*A. ruthenus* L.). Dans l'Inde, on emploie aussi pour cet usage la vessie natatoire des *Silurus, Polynemus* et *Bola*.

Description, habitat et mœurs des Esturgeons. — Les Esturgeons sont des poissons caractérisés par le rostre pointu qui prolonge antérieurement leur crâne. Leur corps allongé présente 5 rangées longitudinales d'écussons osseux carénés. La nageoire dorsale reculée très loin en arrière est située au-dessus de la nageoire anale. Leur queue est fourchue, *à deux branches inégales*.

L'Esturgeon commun, qui mesure de 2 à 6 mètres de long, présente sur sa peau, en outre des 5 rangées d'écussons, des petites écailles obtuses qui lui donnent une apparence chagrinée. Il vit dans toute l'Europe occidentale et remonte parfois dans les fleuves de France.

Le grand Esturgeon atteint parfois 8 mètres de longueur et un poids de 1000 kilos. Ses écussons sont garnis de pointes mousses. Sa vessie natatoire n'est pas étranglée en son milieu, ni cloisonnée comme celle de beaucoup d'autres poissons : elle est simple, ovoïde, allongée. Elle se prolonge assez loin en avant et s'ouvre par une fente longitudinale à la partie dorsale de l'estomac. Elle est formée d'une enveloppe conjonctive doublée intérieurement d'une muqueuse épithéliale, garnie de cils vibratiles. Il vit surtout dans le nord de l'Océan Pacifique et dans les grands lacs de l'Asie centrale. En Europe il habite surtout la mer Rouge et la mer Caspienne.

Les Esturgeons vivent surtout dans la mer, mais au printemps ils remontent les fleuves en troupes nombreuses pour pondre leurs œufs qui, sous le nom de *Caviar*, constituent un mets très apprécié des Russes.

Préparation de la colle de poisson. — La Colle de poisson se prépare surtout en Russie. Dans ce but on enlève la vessie des esturgeons frais et on la fait dégorger dans l'eau froide pour la débarrasser du sang qui y est épanché; on enlève avec soin tous les vaisseaux et après l'avoir fendue longitudinalement, on enlève la muqueuse interne; la membrane externe, qui est seule conservée après avoir été blanchie à l'acide sulfureux, est mise à sécher à l'ombre.

Description. — La colle de poisson se présente dans les collections sous des formes assez variées. C'est ainsi qu'on distingue :

1° La colle de poisson *en lyre* qui est roulée en cylindres blancs et ternes, creux, de la grosseur du petit doigt et pliés de manière à figurer grossièrement un triangle ouvert à son sommet.

2° La colle de poisson en *cœur*, qui ne diffère guère de la précédente que par ses dimensions plus volumineuses.

3° La colle de poisson en *feuilles* ou en *livres*, qui est l'espèce commerciale courante. Elle est formée de lames brillantes, mesurant de 15 à 20 centimètres de longueur, 6 à 10 centimètres de largeur, ridées, jaunâtres, coriaces, faciles à déchirer dans le sens longitudinal, et présentant une apparence bleuâtre et nacrée quand on les regarde obliquement et par transparence.

La colle de poisson de bonne qualité doit être demi-transparente, chatoyante à la surface, à peu près inodore et insipide. Mise dans la bouche, elle devient assez rapidement gluante et commence à se dissoudre. Elle doit se dissoudre dans l'eau chaude et laisser au plus 2 p. 100 de résidu, et se prendre en gelée par le refroidissement. Quand elle est bien pure, elle doit solidifier 30 à 45 fois son poids d'eau.

Usages. — La colle de poisson est employée en pharmacie pour préparer des gelées et fabriquer des capsules gélatineuses. Etendue en couche mince sur du taffetas, elle constitue le produit vulgairement connu et employé sous le nom de *taffetas d'Angleterre*.

Dans la brasserie on l'utilise souvent pour la clarification de la bière.

Falsifications. — Cette substance, en raison de son prix élevé qui atteint parfois 40 francs le kilogramme, est très sujette à être falsifiée : souvent on lui substitue des qualités inférieures, telles que la colle du Brésil qui donne une solution opalescente, d'une odeur forte et désagréable, et qui laisse 20 à 30 p. 100 de résidu insoluble.

Parfois on substitue à la colle en feuilles un produit préparé avec des *membranes intestinales de veau* ou de *mouton* qui sont à peu près insolubles. Ce produit de forme bosselée, d'un blanc terne, non chatoyant, a une saveur salée. Il se déchire facilement dans tous les sens. Traité par l'eau froide, il se ramollit, et au lieu de donner une gelée transparente, il se divise en petits grumeaux d'aspect caillebotté. A la colle de poisson en lyre on substitue une fausse colle préparée avec des *nerfs de bœuf*, qui est plus grosse que la vraie, d'une couleur grisâtre, ou d'un gris sale, d'apparence cornée, difficile à diviser, et insoluble dans l'eau bouillante.

Parfois encore on intercale entre les lames d'ichtyocolle des lames de gélatine qu'on tord avec elles ; ou bien l'on plonge la colle de poisson dans une solution de gélatine qui donne à la surface une apparence vernissée. Cette falsification assez commune peut être révélée par l'examen microscopique, au moyen de l'eau bouillante ou par l'incinération. La colle de poisson a une apparence organisée qui n'existe pas dans la gélatine. L'eau chaude gonfle régulièrement l'Ichtyocolle et irrégulièrement la gélatine. La colle de Russie incinérée donne 9 p. 1000 de cendres rouges contenant du carbonate de chaux, tandis que la gélatine fournit au moins 15 p. 1000 de cendres blanches contenant des chlorures et des sulfates.

TÉLÉOSTÉENS

HUILE DE FOIE DE MORUE

Origine. — L'HUILE DE FOIE DE MORUE s'extrait du foie de la MORUE (*Gadus Morrhua* L.) poisson du groupe des Téléostéens et de la famille des Gadides, malacoptérygiens caractérisés par la position des nageoires ventrales, qui sont placées immédiatement au-dessous des nageoires pectorales. En outre, les nageoires dorsales de ces poissons sont multifides et formées de nombreux articles distincts superposés les uns aux autres.

Description et habitat de la Morue. — La Morue est un poisson qui atteint 1 mètre à 1 m. 30 de longueur et un poids de 7 à 8 kilogrammes. Sa peau est lisse ; son dos est gris jaunâtre et tacheté de brun ; son ventre est blanchâtre ; elle présente de chaque côté une raie blanche très apparente. Sa bouche est très grande ; la lèvre inférieure est munie d'un appendice charnu, le *barbillon*, qui est toujours simple. Les deux nageoires abdominales sont rejetées en avant et insérées au niveau de la gorge, en dessous des nageoires thoraciques. Elle présente trois nageoires dorsales bien distinctes et deux nageoires anales, insérées l'une en arrière de l'autre, sur la moitié postérieure de la face ventrale.

Elle est très abondamment répandue dans l'Océan septentrional ; au printemps, elle quitte le fond de la mer pour se rapprocher des côtes. Chaque année, sur les bancs de Terre-Neuve, sur les fjords de la Norvège et de l'Islande, elle donne lieu à des pêches très actives qui occupent environ 20 000 hommes, qui partent des ports de Dunkerque, Boulogne, Fécamp, Saint-Malo et Granville.

Le foie de la Morue est très volumineux ; de sa masse antérieure qui est orbiculaire, se détachent trois lobes inégaux, l'un à droite, court et large, les deux autres, à gauche, qui sont très allongés. Il renferme une très grande quantité d'huile.

Préparation. — L'huile de foie de morue s'obtient soit par expression, soit par la chaleur, soit par la fermentation. Quand on a recours à la chaleur, on utilise, de préférence au feu nu, le bain-marie ou un courant continu de vapeur d'eau, qui donne une température plus régulière et des huiles moins sujettes à rancir. L'emploi de ces divers modes d'extraction permet d'obtenir des huiles de foie de morue, assez différentes pour constituer des espèces commerciales bien distinctes.

Variétés commerciales. — Celles que l'on rencontre dans le commerce sont : *l'huile de foie de morue blanche,* résultant de la simple désagrégation des cellules hépatiques sous l'influence de la fermentation. On entasse les foies les uns sur les autres dans des cuves percées inférieurement de trous. Sous l'influence de la pression et de la fermentation, l'huile s'écoule des cellules désagrégées, sort par les ouvertures et se rend dans les récipients destinés à la recevoir ; le sang et les autres liquides qui l'accompagnaient en faible quantité forment dans ces récipients une couche mince, qui est surnagée par une huile à près incolore et inodore qu'on décante avec soin. C'est l'*huile de foie de morue blanche.*

La seconde phase de l'opération précédente donne l'*huile de foie de morue blonde*, qui ne diffère de l'huile de foie de morue blanche que par sa teinte qui rappelle celle du vin de Madère.

L'*huile de foie de morue brune* est fournie par les foies qui ont subi un commencement de putréfaction et qui sont soumis à une forte expression. Elle diffère des deux précédentes par une odeur de poisson très prononcée, sa saveur un peu rance et sa teinte qui est d'un brun marron.

L'*huile de foie de morue noire* est celle qui est obtenue par l'ébullition des foies putréfiés : sa saveur âcre et désagréable ne permet pas de l'utiliser pour les usages de la thérapeutique ; elle est généralement réservée pour les corroyeurs et les tanneurs qui s'en servent pour assouplir le cuir.

On trouve aussi dans le commerce des huiles de foie de morue qui sont complètement décolorées par des procédés chimiques et qui sont d'un prix bien plus élevé. Les expériences physiologiques entreprises avec ces huiles incolores ont établi qu'elles sont moins actives que les huiles naturelles, modérément colorées, et que si elles s'absorbent avec moins de répugnance, elles se digèrent moins facilement que les autres.

L'huile de foie de morue importée en France vient principalement des grandes pêcheries françaises établies à Terre-Neuve.

Caractères. — L'huile de foie de morue a une odeur de sardine et une saveur fade de poisson. Elle est légèrement soluble dans l'alcool, très soluble dans l'éther ; elle a une acidité qui varie entre 0,1 et 1,80 p. 100. M. Carles, qui croit à un rapport intime entre le degré d'acide et la valeur thérapeutique de cette huile, a proposé de la soumettre à un essai acidimétrique. Sa densité varie entre 0,923 et 0,930 ; elle marque 39° à l'oléomètre de Lefebvre. A l'oléoréfractomètre la déviation est de + 38° à 45°

Composition chimique. — L'huile de foie de morue a une composition très complexe. Elle contient :

1° Des corps gras (*oléine, palmitine, butyrine*) ;

2° Des acides organiques spéciaux, l'*acide morrhuique* et l'*acide phosphoglycérique* ;

3° Des alcaloïdes volatils ou fixes ; parmi les premiers nous citerons : la *Butylamine*, l'*Amylamine*, l'*Hexylamine*, la *Dihydrolutidine ;* parmi les alcaloïdes fixes : la *Merlusine*, la *Morrhuine*, l'*Homomorrhuine*, la *Nicomorrhuine*. Ces bases organiques sont accompagnées de *Tyrosamines*, bases homologues très voisines, dérivant de la Tyrosine, et toutes d'origine biliaire.

4° Des principes minéraux (chlore, brome, iode), du phosphore à l'état d'acide phosphorique et phosphoglycérique, de la chaux, de la magnésie et de la soude.

Les opinions émises sur les principes réellement actifs de l'huile de foie de morue sont très contradictoires. Pendant longtemps on a attribué l'efficacité de cette huile à la présence de l'iode. Cette opinion a été contestée par ceux qui ont cru devoir préconiser la *Morrhuine*. Quelques-uns pensent que l'huile de foie de morue doit ses propriétés les plus actives aux *Tyrosamines*, dérivées de la tyrosine, qui ne sont pas le résultat d'une fermentation quelconque, mais qui, préformées dans le tissu hépatique, se trouvent dans la bile de la morue.

Essai de l'huile de foie de morue. — La Commission du nouveau Codex propose le mode opératoire suivant pour essayer l'huile de foie de morue.

Blonde ou légèrement ambrée, l'huile de foie de morue médicinale doit répondre aux caractères suivants :

Densité à 15° = 0,920 à 0,927.

Réaction au tournesol bleu, préalablement humecté d'alcool, à peine acide.

Elle doit être entièrement soluble dans l'éther, le chloroforme, et très peu soluble dans l'alcool à 90° C. Refroidie à la température de 0°, elle ne doit pas se figer.

Une goutte d'huile de foie morue traitée par l'acide sulfurique, au dixième, donne, sans agitation, une teinte rouge vif, passant au violet, et avec agitation, une couleur rouge brun très vif, passant au brun foncé et au violet.

Production d'un anneau d'albumine, si dans un tube à essai, on fait couler lentement cette huile sur une couche d'acide azotique à 1,40.

Une goutte d'huile dissoute dans 19 gouttes de sulfure de carbone auquel on ajoute ensuite 1 goutte d'acide sulfurique communique au sulfure une belle couleur violette passant bientôt au gris.

Usages. — L'huile de foie de morue constitue un des médicaments les plus populaires contre le rachitisme, la phtisie pulmonaire, les scrofuloses et certaines affections de la peau. Elle s'administre, soit pure, soit sous forme d'émulsions faites avec de la pancréatine qui facilite son assimilation ou avec de la caséine, avec du carragaheen ou du malt diastasique.

Falsifications. — L'huile de foie de Morue est falsifiée par addition ou substitution d'autres huiles animales telles que les *huiles de foie de Raie, de foie de Squale, d'huile de Cachalot,* ou *d'huiles végétales* additionnées d'iode et rendues odorantes au *moyen d'huile de Baleine.*

Le procédé d'essai adopté par la Commission du Codex permet de constater si l'huile de foie de Morue a été additionnée d'huiles étrangères.

Pour constater la présence d'huile de foie de Raie, on utilisera la propriété que possède cette huile de dégager une odeur de valériane, quand on la traite à chaud par une solution de potasse au 1/10.

L'addition d'huile de Cachalot qui est assez fréquente, se reconnaît en agitant l'huile suspecte avec de l'acide sulfurique que l'on sépare ensuite. Si l'on soumet l'huile ainsi traitée à l'action d'un mélange réfrigérant, elle dépose une matière qui ne fond plus qu'à 29°.

L'acide nitrique pur et fumant donne à l'huile de foie de Morue pure une belle coloration rose qui ne se manifeste pas quand l'huile est mélangée d'*huile de poisson*.

L'addition des huiles végétales diminue la densité de l'huile de foie de Morue. Ces huiles ne se colorent pas en violet au contact de l'acide sulfurique et elles ne renferment que peu ou pas d'iode. Celui qu'elles peuvent renfermer naturellement ne peut pas s'extraire en les traitant par l'eau et l'alcool, tandis que les huiles additionnées d'iode ou d'iodure cèdent immédiatement ces principes au mélange d'eau et d'alcool.

INSECTES

COLÉOPTÈRES

CANTHARIDE OFFICINALE

Origine. — La Cantharide officinale (*Cantharis vesicatoria* Geoff., *Lytta vesicatoria* L.), encore nommée *Mouche d'Espagne*, est un insecte hétéromère, de l'ordre des Coléoptères, de la tribu des Méloïdes et du genre *Cantharis* dont elle représente le type. Elle habite surtout les contrées tempérées de l'Europe. Au mois de juin et de juillet, elle est assez commune en France, sur les frênes, les lilas et les troënes, mais on n'en recueille pas beaucoup. Les principaux pays producteurs sont : l'Ukraine, la Valachie, l'Italie et la Sicile. C'est aux foires de Leipzig que se tient le grand marché des Cantharides de Russie.

Récolte. — Le matin, avant le lever du soleil, quand les Cantharides sont encore engourdies par la fraîcheur de la nuit, on étend de grands draps au pied des arbres sur lesquels elles se sont abattues, puis on secoue fortement ces derniers. Les Cantharides qui sont tombées sur les draps sont recueillies et l'on se hâte de les faire périr et de les sécher. — Bien que l'on recommande toujours aux personnes qui récoltent les Cantharides, de se munir de masques et de gants pour préserver leur visage et leurs mains du contact de ces animaux, ces précautions paraissent être inutiles. Plusieurs moyens ont été proposés pour faire périr et sécher les Cantharides : certaines personnes les plongent dans l'eau bouillante ou le vinaigre chaud, ou bien encore les exposent aux vapeurs de ce dernier, puis les font sécher à l'air libre. Un autre moyen consiste à les mettre, encore vivantes, dans un four modérément chauffé et à les y laisser jusqu'à ce qu'elles soient arrivées à un état convenable de dessiccation. Ce procédé n'est pas mauvais à la condition que la température du four ne dépasse pas 100°. Le procédé le meilleur consiste à exposer les Cantharides aux vapeurs de vinaigre ou à les plonger dans une atmosphère de chloroforme ou de sulfure de carbone, puis à les *sécher à l'étuve*. Le séchage à l'air libre n'est pas recommandable, car il permet aux insectes dont les larves vivent dans les Cantharides, de venir y déposer leurs œufs, et les petits acariens qui les envahissent doivent souvent s'y introduire pendant qu'elles sont ainsi exposées à l'air.

Description. — La Cantharide officinale (fig. 458) se distingue par l'élégance de ses formes et la richesse de sa parure. Son corps élancé, allongé et cylindroïde, paré des plus vives couleurs, mesure de 15 à 25 millimètres de longueur et 4 à 6 millimètres de largeur. Il est d'un vert doré ou plus souvent d'un vert bleu ou d'un bleu verdâtre, glabre sur la face dorsale, velu sur la face ventrale, surtout sur le thorax. Sa tête, *séparée du thorax par un étranglement bien manifeste*, est *forte, plus large en arrière qu'en avant*, et marquée d'un profond sillon vers sa partie médiane postérieure. Sur les côtés et à une égale distance de sa base et de son sommet, se trouvent les yeux qui sont situés en arrière de l'insertion des antennes. Celles-ci sont filiformes, composées de *onze articles courts* et plus renflés à la partie libre qu'à la base. Les trois articles inférieurs sont de la cou-

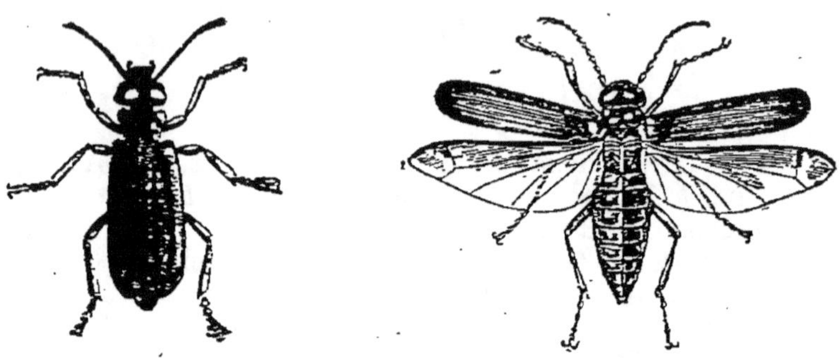

Fig. 458-459. — Cantharide officinale.

A l'état de repos. Pendant le vol.

leur de l'insecte ; les huit autres sont d'un *noir mat* ou d'un *noir violet*. L'appareil buccal ressemble à celui des autres coléoptères.

Le thorax est petit, presque carré, plus large en avant qu'en arrière ; il est creusé sur sa face dorsale d'un sillon longitudinal qui prolonge celui de la tête. L'abdomen est allongé, plus large en avant que la partie postérieure du thorax ; il est recouvert *à peu près complètement* par les élytres qui sont fortes, *flexibles*, finement guillochées et pourvues vers le bord interne de deux nervures longitudinales : les ailes inférieures sont membraneuses, transparentes et pliées transversalement au repos, de façon à se loger sous les élytres. Les pattes sont de la couleur de l'insecte ; les tarses, terminés par un crochet bifide, présentent cinq articles aux deux premières paires de pattes, tandis qu'ils n'en ont que quatre à la troisième paire.

Chez le mâle, l'*abdomen est moins volumineux* que chez la femelle, et chez celle-ci le dernier arceau du ventre est *faiblement entaillé sur ses parties latérales*, tandis qu'il l'est profondément chez le mâle. Les antennes sont généralement plus longues et plus grêles chez les femelles.

La Cantharide femelle porte aux points de jonction des tarses avec les jambes, deux petits crochets mobiles, tandis que chez le mâle, il n'y a qu'un seul crochet aux pattes antérieures ; en outre, le premier article du tarse est profondément échancré, de telle sorte que, quand ce petit crochet s'applique sur ce premier article, cette échancrure se change en un anneau ; cette disposition est utilisée lors de l'accouplement des Cantharides.

Les Cantharides desséchées qu'on rencontre dans le commerce et dans les collections sont entières ; elles ont la tête un peu infléchie sur le thorax et les pattes repliées. Quand elles sont saines, elles doivent avoir conservé leurs vives couleurs et répandre une odeur vireuse, caractéristique, qu'elles possèdent toujours quand elles ont été bien préparées et bien conservées.

Mœurs. Accouplement. Développement. — La Cantharide officinale se montre en essaims parfois considérables qui s'abattent sur certains arbres de la famille des Jasminées, tels que les troënes, les lilas et les frênes. Leur présence se trahit rapidement par l'odeur spéciale de souris qu'elles exhalent dans les parages où elles se sont réunies.

Au moment de l'accouplement, le mâle harcèle la femelle qui lui résiste ; il monte sur son dos et cherche à faire entrer les antennes de celle-ci dans l'échancrure qu'il porte à ses tarses antérieurs ; puis quand il y est parvenu, il abaisse son crochet et dans l'anneau ainsi formé il retient les antennes de la femelle. Si celle-ci lui résiste encore, le mâle s'agite et la frappe avec ses antennes et l'extrémité de son abdomen jusqu'au moment où l'accouplement a lieu. Celui-ci dure quatre heures environ. Quand il est terminé, la femelle s'agite avec force ; le mâle affaibli tombe, laissant son pénis qui s'est rompu, engagé dans le vagin. La fin de la copulation est le signal de la mort du mâle ; alors la femelle ne tarde pas à s'enfoncer sous terre pour y déposer ses œufs.

Les œufs des Cantharides sont allongés, cylindriques, légèrement atténués dans leur partie médiane. Au bout d'un mois environ, il en sort une première larve (*Triongulin*) mesurant 1 et demi à 2 millimètres de longueur, dont le corps, presque cylindrique, est composé de treize anneaux, y compris la tête. A sa sortie de l'œuf le triongulin s'enfonce dans la terre à la recherche des cellules d'hyménoptères. Quand il les a trouvées, il scie avec ses mandibules la paroi de la cellule dans laquelle il veut entrer, et en absorbe le miel que celle-ci renferme. Au bout de cinq à dix jours, il mue et donne une deuxième larve qui surnage à la surface du miel, qu'elle a bientôt absorbé, puis au bout de quinze jours, atteint son état ultime, sous lequel elle mesure environ 18 à 20 millimètres ; elle quitte alors la cellule qu'elle occupait, s'enfonce dans la terre et s'y fabrique une logette où elle reste immobile. Au bout de neuf à dix jours, elle mue et donne issue à la pseudo-chrysalide, qui se dépouille complètement de la mue de la seconde larve et reste pendant tout l'hiver sans subir de modifications. Au printemps, la pseudo-chrysalide mue à son tour, produit la troisième larve, qui, au bout de quelque temps, donne issue à une nymphe remarquable par les longs poils qui se dressent sur tous les anneaux, sauf sur le mésothorax. Au bout de quelques jours cette nymphe se transforme en insecte parfait.

Composition chimique. — Les Cantharides renferment un principe défini, la *Cantharidine*, qui a été découverte par Robiquet ; — une *matière parenchymateuse*, insoluble dans les différents dissolvants et constituée essentiellement par le tégument ou squelette de ces insectes ; — une *matière extractive*, soluble dans l'eau et insoluble dans les autres dissolvants ; — une *matière grasse verte*, saponifiable ; — une matière jaune soluble dans l'alcool et dans l'eau ; — une *substance jaune* de nature cireuse ; — une *huile essentielle* ; — de l'*acide acétique* et de l'*acide urique*.

De tous ces divers principes, le plus intéressant et celui qui communique aux Cantharides leur action physiologique, c'est la

Cantharidine. Elle cristallise en prismes obliques à base rhombe, brillants, incolores, inodores, solubles dans les acides et les bases; elle est à peine soluble dans l'eau et dans l'alcool froid, un peu plus soluble dans l'alcool bouillant ; elle se dissout bien dans les corps gras : ses meilleurs dissolvants sont le chloroforme, l'acide formique et l'éther acétique. Elle commence à répandre des vapeurs vers 120 ou 125° ; elle se volatilise vers 210° et se sublime en petites aiguilles. Elle se combine avec les oxydes métalliques et forme des *cantharidates* solubles. Berthelot considère la cantharidine comme l'anhydride de l'acide cantharidique : chauffée avec les alcalis en présence de l'eau, elle s'hydrate et se transforme en *acide cantharidique*.

La cantharidine existe dans les Cantharides en proportions qui peuvent varier notablement. L'abondance de nourriture que l'insecte a rencontrée dans les endroits où il s'est abattu, son état d'activité, au moment de la récolte, son mode de conservation sont autant de facteurs qui peuvent modifier la proportion du principe actif. On a prétendu que les jeunes Cantharides ne jouissent pas de la propriété épispastique et que la cantharidine ne se développait qu'après l'accomplissement de l'acte générateur. M. Beauregard a démontré la fausseté de cette assertion et il a nettement constaté que les dimensions de l'insecte n'influent en aucune façon sur l'existence du principe actif et que toute Cantharide arrivée à l'état parfait contient de la cantharidine. Il est toutefois reconnu que le pouvoir vésicant est plus marqué au moment de la période d'accouplement, car c'est celui où l'activité des insectes atteint sa plus grande intensité.

Dosage de la cantharidine. — La commission du nouveau Codex a proposé le mode opératoire suivant pour le dosage de la cantharidine.

On pèse 25 grammes de cantharides ou autres insectes vésicants en poudre fine et on les introduit dans un matras fermé par un bon liège avec 100 centimètres cubes de chloroforme contenant 2 p. 100 d'acide chlorhydrique. Après douze heures de macération, on agite à plusieurs reprises pendant deux ou trois heures et on jette sur un filtre en ayant soin de couvrir l'entonnoir avec une plaque de verre pour éviter l'évaporation du chloroforme. On recueille dans une éprouvette graduée 62 centimètres cubes de la liqueur chloroformique, qui renferment toute la cantharidine contenue dans 15 grammes de cantharides. On les évapore au bain-marie dans une capsule de porcelaine jusqu'à disparition de toute odeur de chloroforme. Après refroidissement, on délaie le résidu ainsi obtenu dans 5 centimètres cubes de sulfure de carbone pur ; on jette le tout sur un double filtre équilibré ; puis on lave le résidu resté sur le filtre avec 10 centimètres cubes de sulfure de carbone ajouté par petites portions.

On porte le double filtre à l'étuve à 60° pendant quelques instants et on pèse. Au chiffre trouvé on ajoute 0 gr. 01 représentant très sensiblement la quantité de cantharidine enlevée par le sulfure de carbone et on rapporte le chiffre à 100 grammes. 100 gr. de cantharides pulvérisées doivent fournir au moins 0 gr. 70 de cantharidine.

Localisation de la cantharidine. — Berthoud et Fumouze ont nettement établi que la cantharidine n'existe que dans les parties molles des insectes, à l'exclusion des organes durs du squelette qui en sont complètement dépourvus. Les recherches entreprises sur ce point par M. Beauregard lui ont permis d'affirmer que *c'est dans le sang et surtout dans la troisième paire de vésicules séminales des Cantharides mâles que se trouve localisée la cantharidine.* Quant aux femelles, il n'a pas été possible de localiser le principe actif d'une façon précise, mais c'est *dans les organes génitaux* (poche copulatrice et ovaires) qu'il est particulièrement abondant. M. Beauregard a constaté aussi que les œufs et les larves sont également doués de propriétés vésicantes.

Conservation des Cantharides. — Les Cantharides, plus que tous les autres médicaments animaux, sont d'une conservation très difficile.

Quand on examine des Cantharides qui ne sont récoltées que depuis quelques mois, on y trouve déjà des larves d'insectes d'espèces différentes et si l'on pousse l'observation plus loin, on constate que les Acariens y ont aussi établi leur demeure. M. Fumouze a déterminé la nature des insectes qui envahissent ainsi les Cantharides. Ce sont, parmi les insectes : l'*Anthrenus varius*, le *Ptinus fur*, le *Dermestes lardarius*, l'*Anobium paniceum*, l'*Attagenus pellio* et le *Cryptophagus cellularis*. Les Acariens sont représentés par les *Tyroglyphus longior* et *T. siculus*, les *Glycyphagus cursor* et *G. spinipes* et le *Cheyletes eruditus*. Tous ces parasites dévorent les parties molles des Cantharides, mais respectent les parties dures, de telle sorte qu'une Cantharide dont le squelette paraît intact, a l'intérieur du corps réduit en vermoulures, qui vues au microscope, paraissent être composées en grande partie des excréments, des cadavres et des coques provenant des mues de ces divers animaux : on peut y remarquer aussi des parcelles de Cantharides qui ont échappé à la destruction.

Malgré toutes les précautions prises, il est impossible de mettre les Cantharides à l'abri des ravages des animaux qui les rongent. On a proposé pour éloigner ces parasites, l'emploi du mercure, du camphre, de l'acide phénique, de la benzine, de l'essence de térébenthine. Ces moyens, qui peuvent être de quelque efficacité quand on opère sur de petites proportions, sont inefficaces quand on veut conserver de grandes masses de Cantharides.

On a exagéré toutefois l'influence fâcheuse qui peut résulter de la présence des insectes et des Acariens dans les Cantharides, car de nombreuses expériences ont établi que ces insectes parasites ne s'attaquent nullement à la cantharidine et que les vermoulures, si étrange que cela paraisse, renferment une proportion de cantharidine sensiblement égale à celle qui existe dans le même poids de parties molles de Cantharides saines.

L'humidité joue un rôle plus important dans la destruction de la Cantharidine ; car elle développe rapidement une fermentation qui détruit ce principe et qui se trahit par une odeur ammoniacale très infecte. Le point essentiel à observer pour la conservation des Cantharides consiste donc surtout à les préserver des vicissitudes atmosphériques. Dans ce but on place les Cantharides dans de grandes caisses en bois fermées avec soin et dont toutes les jointures sont obturées avec des bandes de papier. On place ces caisses dans des endroits bien secs. Avant de les fermer on peut y introduire un peu de sulfure de carbone pour empêcher le développement des parasites.

Falsifications. — En raison de leur prix qui est toujours assez élevé, les Cantharides sont sujettes à être falsifiées de façons diverses. Tantôt on leur fait subir des manipulations qui consistent à augmenter leur poids en les enrobant d'huile, ou à les épuiser d'une partie de leur principe actif au moyen d'essence de térébenthine ; souvent encore on les mélange avec d'autres espèces de même genre, mais moins actives, telles que la *Cantharis togata*, ou avec des coléoptères non vésicants, à squelette vert doré, tels que les *Chrysomela fastuosa*, *Sylpha quartopunctata*, *Cetonia aurata*, *Callichroma moschata*, *Carabus auratus*.

Quand les Cantharides ont été imprégnées d'huile, elles graissent le papier sur lequel on les répand ; en plongeant la main dans leur masse, elle y glisse très facilement et on éprouve une sensation toute particulière. Un lessivage de ces Cantharides au moyen d'éther, permet d'apprécier l'importance de la fraude.

Le dosage de la Cantharidine permettra de s'assurer si les Cantharides sont saines ou si elles ont été épuisées partiellement.

Quant au mélange avec des insectes différents, s'il est assez facile à distinguer quand les Cantharides sont entières, il est très difficile à constater dans les Cantharides réduites en poudre ; ce n'est qu'au moyen d'observations microscopiques complétées par un dosage de cantharidine, qu'on peut se prononcer sur la valeur et l'importance de la fraude.

La C. *togata* est originaire du Turkestan : elle est plus grosse que la C. *vesicatoria;* l'abdomen est moins allongé, le corselet plus effilé ; elle possède sur les élytres au milieu et dans le sens longitudinal, une bande jaune atteignant rarement l'extrémité des élytres, elle ne contient que 0 gr. 27 p. 100 de cantharidine.

Usages. Mode d'emploi. — Les Cantharides s'emploient habituellement pulvérisées et associées à diverses substances, sous forme d'emplâtres révulsifs appelés *vésicatoires* dont l'emploi est extrêmement commode et l'effet assez rapide et constant. On distingue deux sortes de vésicatoires, les *vésicatoires volants* et les *vésicatoires permanents.* Les premiers s'obtiennent généralement en appliquant sur la peau un emplâtre cantharidé qu'on enlève quand l'ampoule s'est formée : on crève celle-ci avec une aiguille et on la recouvre d'un pansement approprié (ouate ou papier compresse) ; les vésicatoires permanents s'obtiennent de la même façon, seulement quand l'ampoule est formée, on enlève la peau, et on entretient la suppuration en appliquant chaque jour sur la plaie, soit un papier épispastique, soit un papier imprégné de pommade cantharidée. Cette médication qui a autrefois été communément employée dans le traitement de la pneumonie, de la pleurésie, de la péricardite, s'est considérablement restreinte et tend même à disparaître, à cause de l'action spéciale exercée par la Cantharide et la Cantharidine sur la vessie. On a bien essayé de tempérer ou d'annihiler cette action en saupoudrant les vésicatoires avec du camphre ; mais la campagne violente organisée par le corps médical contre cette médication paraît devoir entraîner, sinon sa disparition complète, du moins une application des plus restreintes.

Les Cantharides s'emploient encore sous forme de teinture alcoolique pour combattre la chute des cheveux : elles entrent dans la préparation de *l'onguent vésicatoire de Lebas*.

Prise à l'intérieur, la Cantharide est un poison extrêmement actif qui occasionne des nausées, des vomissements abondants, des déjections sanguinolentes, des coliques affreuses, des douleurs atroces dans les hypocondres et une irritation de la vessie. Ces phénomènes sont complétés par un priapisme opiniâtre et très douloureux. L'action spéciale qu'elle exerce sur les organes génito-urinaires et les vertus aphrodisiaques qu'on lui attribue, ont souvent porté certains débauchés à recourir à leur emploi pour retrouver un peu de leur virilité ; nous ajouterons même que la plupart des préparations aphrodisiaques vendues par les charlatans et certains herboristes renferment une faible dose de Cantharide, dont la présence est nettement indiquée par les débris mordorés d'élytres qu'on retrouve dans ces préparations. Nous ne pouvons trop répéter ici que c'est s'exposer aux plus grands dangers que de recourir à l'usage interne de toutes les préparations cantharidées.

Les propriété épispastiques des Cantharides se retrouvent à des degrés divers, dans un assez grand nombre d'insectes qui, pour ce motif, ont été désignés sous le nom d'*Insectes vésicants*. Les espèces qui sont représentées dans cette catégorie appartiennent aux genres : *Meloe, Pseudomoloö, Megetra, Cysteodemus*, de la famille des Méloïdes ; *Cerocoma, Mylabris, Coryna*, de la famille des Mylabrides : *Tetragonix*, de la famille des Cantharides ; *Epicauta, Zonitis*, de la famille des Lyttides ; *Sitaris, Ctenopus*, de la famille des Sitarides ; *Nemognatha* de la famille des Nemognathides. Ceux qui nous intéressent le plus directement, soit à cause de leur richesse en principe vésicant, soit à cause de leur distribution géographique et de leur emploi thérapeutique, sont les Mylabres et les Méloës.

Le genre *Mylabris* ne renferme pas moins de 340 à 350 espèces réparties surtout en Afrique et en Asie. L'Europe ne compte guère plus de 30 espèces de ce genre qui n'est pas représenté en Amérique.

Les Mylabres sont caractérisés par leurs mandibules *dissemblables*, leurs antennes *courtes* et *renflées en forme de massue*, leurs élytres entières, marquées de taches très variables dans leur disposition, mais *exclusivement constituées par deux couleurs, le noir et le jaune*. L'espèce la plus intéressante de ce genre est le Mylabre de la chicorée (*M. Cichorii* L.) (fig. 460), qui est très commun dans toutes les parties chaudes de l'Europe

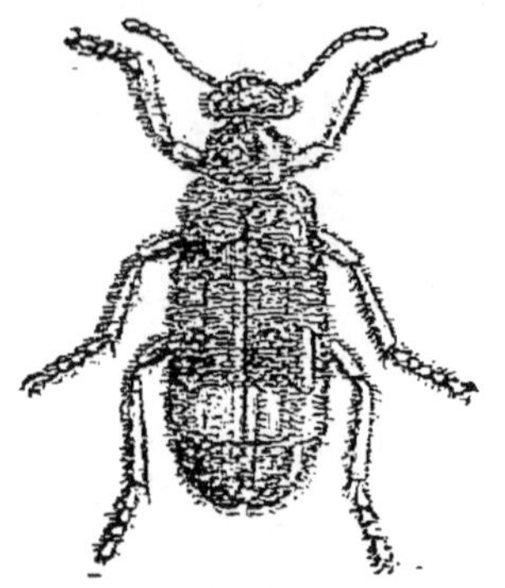

Fig. 460.
Mylabris Cichorii.

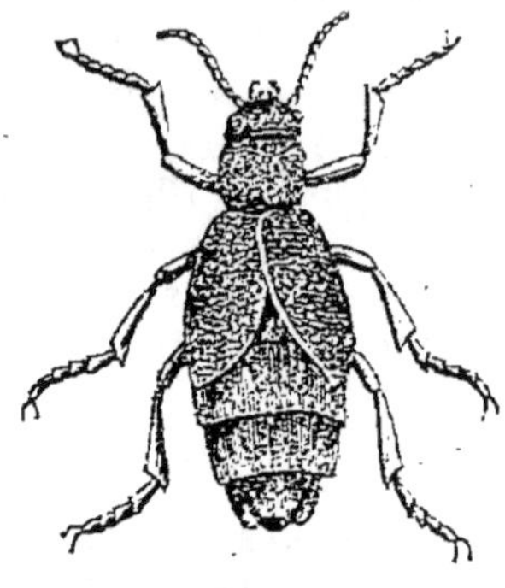

Fig. 461
Meloe Proscarabeus.

où il vit sur la chicorée et d'autres plantes synanthérées. Son corps long de 15 millimètres, couvert d'une pubescence jaune soyeuse, est coloré en noir et présente sur ses élytres, trois bandes transversales dont la première est seule interrompue. Avec le *M. Sidæ*, il constitue la forme commerciale vendue sous le nom de *Mylabres de la Chine* et qui dans la médecine chinoise représente notre Cantharide. Sa teneur en cantharidine est plus élevée que dans notre Cantharide officinale.

Le genre *Meloe* est assez riche en espèces : on en compte une cinquantaine en Europe, une vingtaine en Amérique et à peu près autant en Afrique et en Australie. Les Meloës se distinguent des Cantharides et des Mylabres par leurs antennes qui sont *coudées* chez les mâles, et surtout par l'*absence d'ailes membraneuses*, par la disposition et la forme des élytres, qui sont *imbriquées à la suture*, *bien plus courtes que l'abdomen* dont elles ne recouvrent qu'une faible partie. Cet abdomen atteint chez les femelles un volume très considérable. Les espèces les plus intéressantes de ce genre sont : le *M. Proscarabeus* L. ou *Scarabée*, et le *M. Majalis* Oliv. ou *Ver de mai* (fig. 461) qu'on trouve tous deux au printemps dans toute l'Europe, sur les Renonculacées. Le premier, qui a un pouce de long, est d'un noir luisant ponctué, avec les côtés de la tête, du corselet, les antennes tirant sur le violet ; le second, plus petit, a le corps mélangé de bronze et de rouge cuivreux. En Allemagne et en Sardaigne on les utilise dans la médecine vétérinaire. Aux Etats-Unis, au Mexique et dans l'Amérique du Sud on utilise surtout les insectes vésicants se rattachant aux genres *Lytta*, *Epicauta* et *Macrobasis* avec quelques espèces du genre *Cantharis*.

HYMÉNOPTÈRES

PRODUITS DES ABEILLES

L'Abeille domestique. (*Apis mellifica* E.) est un insecte hyménoptère de la famille des Apides. Elle appartient au groupe des *Abeilles sociales* qu'on oppose à celui des *Abeilles solitaires* : le premier se compose de trois sortes d'individus, les *mâles*, les *femelles* et les *ouvrières ;* le second, qui ne comprend que des mâles et des femelles, ne produit pas de cire.

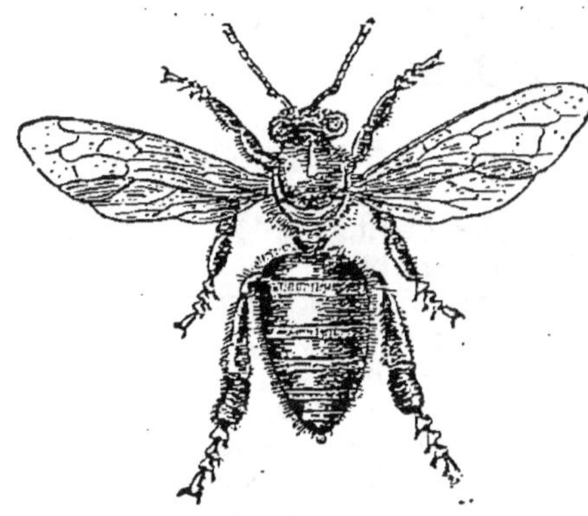
Fig. 462. — Abeille ouvrière.

Elle habite presque toutes les régions chaudes et tempérées de l'ancien monde ; elle offre un certain nombre de races, telles que l'*Abeille carniole* qui vit dans la partie méridionale du pays slave et l'*Abeille ligurienne* qui habite principalement le midi de la France, l'Italie et la Grèce. Celles-ci ne se distinguent de l'espèce type que par la couleur des raies transversales qui sillonnent l'abdomen et qui sont plus blanches dans la première et d'un jaune orange dans la seconde.

L'abeille domestique est un insecte à formes un peu trapues : son corps entièrement velu, d'une couleur brun fauve, mesure 12 millimètres de longueur chez le mâle, 17 millimètres chez les femelles et 15 millimètres chez les ouvrières. La *tête* aplatie verticalement (fig. 463), porte deux gros yeux latéraux et deux antennes. Les yeux sont contigus chez le mâle et séparés chez les femelles et les ouvrières. Les antennes sont coudées ; la portion basilaire appelée *scape* ou *tige* est formée de trois articles ; la partie terminale ou *fléau* en comprend 10 très courts. La *bouche* est entourée de pièces organisées pour broyer ou pour lécher. La lèvre supérieure ou labre est une pièce impaire transversale. Les mandibules sont disposées pour la mastication ; les mâchoires sont des lames allongées et excavées, formant par leur juxtaposition une sorte d'étui ; elles sont munies de poils et pourvues chacune d'un palpe très court ; la lèvre inférieure destinée à lécher est formée d'une languette allongée flexible et garnie de deux palpes labiaux, qui sont tous trois couverts de poils.

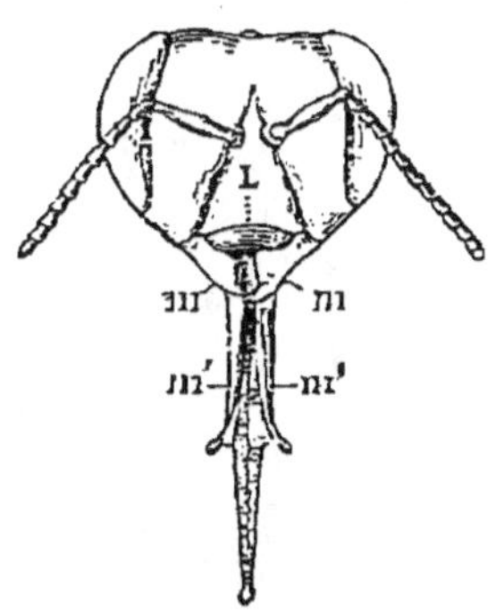

Fig. 463.
Tête d'une abeille ouvrière.

L, labre. — *m*, mandibules. — *m'*, mâchoires avec leurs palpes maxillaires.

Le thorax séparé de l'abdomen par un étranglement très prononcé porte sur la face supérieure deux paires d'ailes membraneuses, qui pendant le vol, sont solidaires les unes des autres, et sur sa face inférieure trois paires de pattes offrant des particularités intéressantes. Les deux paires antérieures sont moins robustes que la paire postérieure. Dans cette dernière (fig. 464) le tibia affecte la forme d'une palette triangulaire, allongée,

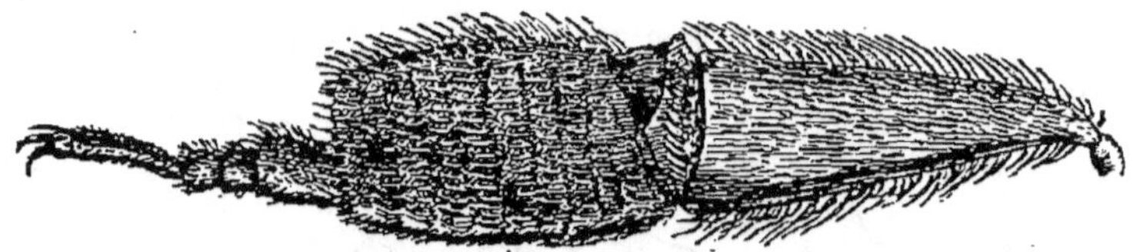

Fig. 464. — Tarse et tibia de la patte postérieure de l'abeille ouvrière.

munie près de son extrémité tarsienne d'une cavité bordée de poils et appelée *Corbeille*, dans laquelle l'ouvrière rassemble le pollen et le propolis. Le premier article du tarse est très long et large, couvert de poils qui chez l'ouvrière sont disposés régulièrement en forme de brosse.

L'abdomen est composé de 6 segments. La membrane qui unit les arcs chitineux sternaux les uns avec les autres, présente entre ces arcs deux surfaces situées de chaque côté de la ligne médiane, désignées sous le nom d'*aires cirières*. C'est par ces surfaces que la cire sécrétée par des cellules spéciales de la paroi abdominale transsude au dehors, pour se coaguler en petites plaques qui restent appliquées sur les aires cirières, où l'abeille vient la prendre au moment du besoin. Les aires cirières sont au nombre de 9.

Appareil à venin. — Cet appareil (fig. 465) est placé à la partie postérieure de l'abdomen. Avorté chez le mâle, il est très développé chez les femelles et les ouvrières. Il se compose de deux glandes tubuleuses, enroulées sur elles-mêmes, se réunissant en un tube conique qui se dilate bientôt pour former le réservoir du venin qui n'est pas contractile ; de celui-ci part un tube grêle qui se dirige en arrière et se continue dans une pièce chitineuse élargie à la base, aiguë et barbelée à l'extrémité, qui forme *l'aiguillon*. Les barbes de l'aiguillon étant dirigées de la pointe vers la base de ce dernier, il n'est pas rare que cet aiguillon reste dans la plaie qu'il a occasionnée. La perte de cet organe entraîne la mort de l'abeille. L'inoculation du venin de l'abeille ne résulte pas, comme pour celui de la Guêpe, d'une contractilité du réservoir ; elle se produit par l'action d'une pièce située à la base et sur le côté dorsal des stylets

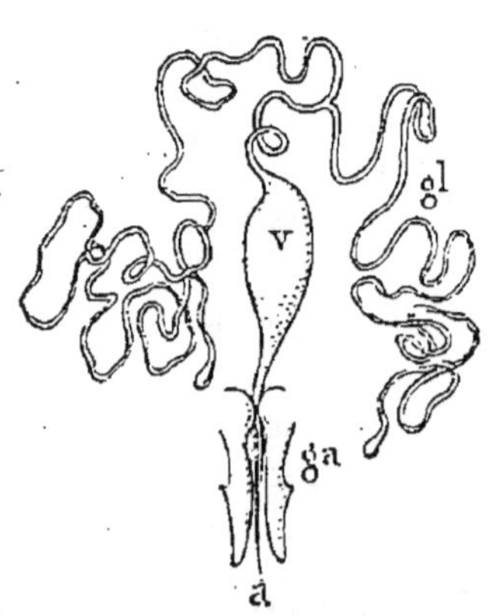

Fig. 465. — Appareil à venin de l'Abeille.

gl, glandes à venin. — *v*, réservoir de venin. — *a*, aiguillon. — *ga*, sa gaine.

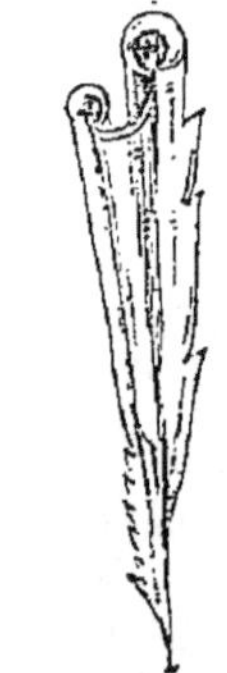

Fig. 446. — Pointe grossie de l'aiguillon de l'Abeille.

de l'aiguillon, et qui agit à la façon d'un piston qui aspire le venin du réservoir pour le refouler dans la plaie.

Mœurs des abeilles. — Les abeilles vivent en colonies de 20 à 25 000 individus dans des ruches dont les parois sont tapissées d'alvéoles destinés à loger les larves. Chaque colonie comprend trois sortes d'individus : des mâles ou *faux bourdons*, des femelles fécondes ou *reines*, des femelles inféecondes ou *ouvrières*.

Habituellement il n'y a dans chaque ruche qu'une seule femelle féconde ou reine, dont la seule fonction est de pondre et de contribuer à la reproduction de l'espèce. Elle ne s'accouple qu'une seule fois et cet accouplement qui s'opère généralement dans les airs et à une très grande hauteur

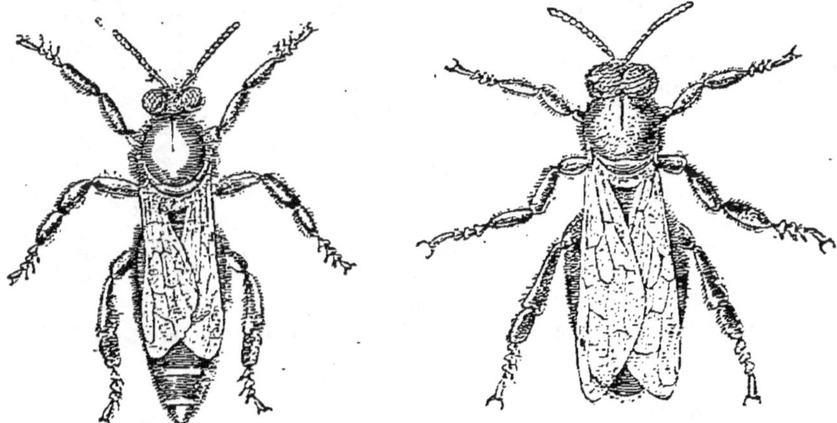

Fig. 467. — Abeille femelle ou reine. Fig 468. — Abeille mâle ou faux bourdon.

suffit pour féconder presque tous les œufs que la femelle pondra pendant son existence qui dure de 5 à 6 ans.

Les mâles, assez peu nombreux, sont produits soit par les derniers œufs, qui sont imparfaitement ou non fécondés, soit par des œufs pondus avant la fécondation ou produits par *parthénogénèse*, soit plus rarement par des œufs pondus par des ouvrières inféecondes. Un seul d'entre eux féconde la femelle, et une fois l'opération accomplie, les ouvrières tuent tous les mâles devenus inutiles.

Les femelles inféecondes qui sont extrêmement nombreuses, ne sont pour la plupart que des femelles à organes reproducteurs avortés. Elles comprennent deux catégories : les unes, appelées *nourrices*, sont chargées de surveiller la ponte et d'alimenter les larves ; les *ouvrières* s'occupent de récolter le pollen et de construire les cellules de la ruche.

Lorsqu'un essaim d'abeilles a pris possession d'une ruche, le premier travail des ouvrières consiste à en boucher toutes les fissures et les trous, ne ménageant qu'une porte étroite destinée à leur entrée ou à leur sortie. Elles opèrent ce travail au moyen de la *propolis*, substance résineuse dont elles vont recueillir les éléments sur les bourgeons de peuplier, les bouleaux, les pins et autres arbres résineux. Pendant qu'elles se livrent à ce travail préliminaire, elles sécrètent de la cire qu'elles emploient pour construire sur les parois de la ruche des *rayons* ou *gâteaux*. Ces rayons, disposés parallèlement les uns aux autres, à une certaine distance permettant aux abeilles de circuler entre eux, sont composés de cellules hexagonales très régulières, destinées à servir de nids aux larves et de magasin pour le miel. Outre ces cellules hexagonales, chaque rayon comprend quelques alvéoles plus grands et plus solides, qui sous le nom de *cellules royales*, logeront des œufs de femelles fécondes et serviront de berceau aux reines.

Quand les rayons sont construits, la reine passe au-dessus de chacune des cellules, y introduit l'extrémité de son abdomen et y dépose un œuf. Elle est accompagnée dans cette tournée par un certain nombre d'ouvrières spéciales, désignées sous le nom de nourrices, qui surveillent la ponte de façon que chaque alvéole ne renferme qu'un seul œuf. Après 3 ou 4 jours, quand les larves éclosent, les nourrices leur apportent une sorte de bouillie fabriquée avec le sucre et le pollen des plantes. Cette bouillie préparée dans l'estomac des nourrices et ensuite régurgitée change de nature avec l'âge de la larve : elle est également différente pour les larves qui sont écloses dans les *cellules royales*. Cette nourriture spéciale semble avoir une influence notable sur le développement de la jeune reine, car lorsque celle-ci vient à mourir, les nourrices agrandissent par démolition un certain nombre d'alvéoles ordinaires et nourrissent d'une façon spéciale les larves qu'elles renfermaient ; celles-ci d'abord destinées à être des abeilles ouvrières deviendront des reines. Quand les larves commencent à s'envelopper du cocon de soie où elles passeront à l'état de nymphe, les nourrices ferment les alvéoles avec un petit couvercle de cire. Quand elles s'apprêtent à sortir de leurs alvéoles, les nourrices leur viennent encore en aide jusqu'au moment où arrivées à l'état parfait, elles sont en état de prendre part aux travaux de la ruche. Le nombre des individus augmentant très rapidement, la ruche devient bientôt trop petite pour les abriter tous ; alors une partie de la colonie quitte la ruche sous la conduite d'une reine, pour chercher un autre abri. Cet exode désigné sous le nom d'*essaimage* s'opère 2 ou 3 fois par an.

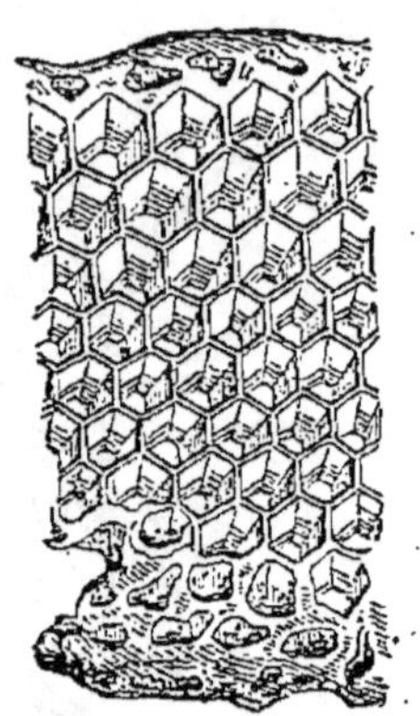

Fig. 469. — Fragment de gâteau de cire avec une cellule royale en bas et à gauche.

Les produits fournis à la matière par les abeilles sont la PROPOLIS, la CIRE et le MIEL.

La *propolis* n'ayant plus aujourd'hui d'application thérapeutique, je me contenterai de la mentionner ; quant aux deux autres, ils sont d'un emploi journalier en pharmacie.

CIRE BLANCHE — CIRE JAUNE

Origine. — Pendant longtemps, on a attribué la formation de la CIRE à une transformation spéciale que les abeilles faisaient subir dans leur estomac au pollen des plantes qu'elles rejetaient ensuite par la bouche sous forme de bouillie blanchâtre. Huber a démontré que le pollen des plantes n'est pas indispensable pour la formation de la cire et que les abeilles nourries avec des matières sucrées peuvent donner une cire très pure. Dumas et Milne-Edwards ont démontré que la cire est une véritable sécrétion des abeilles qui s'opère dans l'hypoderme des arceaux ventraux de leur abdomen.

Extraction. — Pour obtenir la cire, on retire les gâteaux des ruches, on les coupe en morceaux; on en retire le miel qu'ils contiennent, en les faisant égoutter au soleil. On les soumet ensuite à l'action d'une presse, puis on fait fondre le résidu avec de l'eau. On laisse refroidir lentement pour permettre aux impuretés de se déposer. Quand la cire est solidifiée, on la retire des chaudières, et on enlève avec un couteau la partie inférieure du pain de cire qui est très impure et connue sous le nom de pied de cire. La partie supérieure assez pure constitue la *cire jaune*. Elle se présente dans le commerce sous forme de cubes ou de parallélipipèdes volumineux mesurant 5 à 8 centimètres de largeur et 20 à 30 centimètres de longueur; elle exhale une odeur assez forte et particulière. La surface des pains est brillante, onctueuse au toucher : vue en masse, elle a une teinte brun orange; sur les arêtes des pains, ou en tranches minces, elle a une teinte jaune safran; sa cassure est franche, d'apparence marbrée. Elle se laisse pétrir assez facilement et adhère fortement aux doigts.

Pour obtenir la *cire blanche* ou *vierge*, on fait fondre une première fois la cire jaune dans l'eau et on laisse reposer pour la débarrasser de ses impuretés; on la refond de nouveau, et quand elle est fondue on la verse sur des rouleaux de bois tournant dans l'eau froide. Elle se fige alors en rubans qu'on expose nuit et jour sur des châssis de toile mince, dans des prés, en pleine campagne; ce blanchiment assez lent, opéré par l'ozone qui se dégage des prairies, est souvent remplacé par l'action plus rapide du chlore ou d'agents nitreux.

La cire blanche se présente en disques réguliers mesurant 8 à 10 centimètres de diamètre et 2 à 3 millimètres d'épaisseur, d'un blanc très légèrement jaunâtre, translucide, à surface lisse, mais un peu terne. Elle est assez élastique, se laisse facilement rayer par l'ongle; elle se ramollit légèrement entre les doigts, laissant à leur surface un enduit qui leur donne une âpreté particulière. Ces disques assez fragiles ont une cassure régulière, légèrement grenue. Leur odeur est assez agréable, mais elle est souvent altérée ou dénaturée par la présence du suif dont la cire a été additionnée en plus ou moins forte proportion.

Caractères. — La cire est insoluble dans l'eau, peu soluble dans l'alcool et l'éther, très soluble dans l'essence de térébenthine et dans toutes les huiles. Elle se ramollit à 35° et fond à 68°. Sa densité est de 0,966. Elle brûle avec une flamme blanche sans laisser de résidu.

Dissoute dans l'essence de térébenthine et examinée au microscope après évaporation de son dissolvant, elle se présente en petits disques radiés et lamelleux, qui dans la lumière polarisée se montrent traversés par une croix noire ou lumineuse, suivant la direction des plans de polarisation.

Composition chimique. — La cire est constituée par un mélange de trois substances, qui sont : 1° La *Cérine* ou *acide cérotique* qui en constitue la majeure partie; 2° la *myricine* ou *palmitate de myricyle*; 3° la *céroléine*.

La *cérine* est soluble dans l'alcool bouillant, d'où elle cristallise par refroidissement; elle fond à 78°. La *myricine* est insoluble dans l'alcool et fusible à 72°. La *céroléine* se dissout à froid dans l'alcool.

La composition de la cire d'abeille diffère sensiblement selon sa provenance. M. Bertainchand a constaté entre les cires de Tunisie et les cires européennes des différences qui pourraient faire supposer que les premières ont été falsifiées. Le rapport entre l'indice d'éthérification et l'indice d'acidité libre est bien plus élevé que pour les cires françaises et anglaises; la moyenne de 8 à 9 que l'on adopte pour l'indice d'iode des cires d'Europe ne saurait être admise pour les cires de la Tunisie.

Usages. — La cire jaune est employée en pharmacie pour préparer des emplâtres. La cire blanche est employée pour la préparation du cérat, du cold-cream, des suppositoires, des bougies médicinales. Ses emplois industriels sont très nombreux et très importants.

Falsifications. — La cire en raison de son prix élevé est fréquemment falsifiée par addition :

1° de substances minérales (*Kaolin, gypse, os calcinés, craie, sulfate de baryte, ocre jaune, fleur de soufre*) ;

2° de corps gras (*acide stéarique, stéarine, suif*);

3° de cires minérales telles que la *Paraffine;*

4° de cires végétales (*cire du Japon, cire de Carnauba*, etc.

5° de substances résineuses (*Galipot, Poix de Bourgogne*);

6° de matières végétales (*sciures de bois, poudre de Curcuma, fécules* ou *débris de féculerie*).

La présence des matières minérales et des matières végétales se décélera facilement en traitant la cire suspecte par l'essence de térébenthine qui ne la dissoudra pas complètement ou en faisant fondre la cire dans l'eau. L'examen chimique et microscopique du dépôt pulvérulent permettra d'apprécier l'importance et la nature de la fraude.

La présence des résines se reconnait en traitant la cire par l'alcool qui dissout ces corps étrangers et ne dissout que très peu de cire. L'odeur que dégagera l'alcool en s'évaporant et le résidu qu'il abandonnera permettront de reconnaitre la nature de la résine.

L'addition de suif qui est la falsification la plus courante se reconnait de la façon suivante :

On fait bouillir, pendant une demi-heure, 15 grammes de cire avec 90 ou 100 grammes de solution de potasse caustique à 1,20 de densité; on brasse la masse savonneuse formée : on fait bouillir de nouveau pendant une heure et on décompose à froid le savon produit par de l'acide sulfurique dilué. On maintient le mélange en ébullition jusqu'à ce que la couche des acides gras mis en liberté soit devenue bien claire. On enlève cette couche refroidie et solidifiée et on la fait fondre au bain marie avec un excès de litharge fine. Le savon de plomb qui en résulte est ensuite agité pendant trois heures avec de l'éther dans un flaçon bien bouché ; ce liquide dissout l'oléate de plomb provenant du suif. En essayant la liqueur éthérée par l'hydrogène sulfuré, l'intensité de la coloration due à la formation du sulfure noir de plomb permet d'apprécier la dose de suif contenue dans la cire.

MIEL

Origine. — Le MIEL est une matière sucrée, molle, liquide ou poisseuse, d'une saveur et d'une odeur plus ou moins agréables, sécrétée par les nectaires des fleurs et récoltée par les abeilles de tous pays, qui l'avalent, et après l'avoir modifiée notablement dans leur estomac, la dégorgent comme provision d'hiver dans une partie des alvéoles qui forment les rayons ou gâteaux de leurs ruches. En France, on ne consomme que le miel récolté par l'*abeille domestique*.

Le miel se récolte dans un grand nombre de pays. A côté des miels français qui sont très estimés, on peut citer ceux du mont Hymette, du mont Hybla, ceux de Carina, de Crète, de Minorque, de Cuba et d'Éthiopie.

Récolte. — La récolte du miel se fait au printemps ou à l'automne : celui que l'on recueille dans les mois de septembre et d'octobre est inférieur à l'autre, car en séjournant dans les ruches pendant l'été, il a pris un peu d'acidité et une couleur brune. A cet effet, on détache les rayons, on en ouvre les alvéoles et on les expose au soleil ou à une douce chaleur sur des claies d'osier. Le miel qui en découle ainsi spontanément est le plus pur; c'est le *miel blanc* ou *miel vierge*, qui est le plus employé en pharmacie; renfermé dans des barils de bois neuf. toujours remplis et bien clos, il se conserve longtemps sans s'altérer. Les gâteaux étant ensuite brisés et exposés à une chaleur plus forte fournissent le *miel jaune*. Le résidu enfin exprimé plus ou moins fortement, puis écumé et décanté après l'avoir laissé reposer, donne le *miel commun*, qui est d'un rouge brun et fort impur.

Variétés commerciales. — Les diverses variétés de miel qu'on rencontre dans le commerce français sont :

Le *Miel de Narbonne* et le *Miel de la vallée de Chamounix*, qui sont blancs, grenus, très odorants.

Le *Miel du Gâtinais*, qui est moins aromatique et moins blanc.

Le *Miel d'Avignon*, d'une couleur jaune paille, très consistant, visqueux, non grumeleux.

Le *Miel de Normandie*, d'un blanc paille, parfois rougeâtre, d'odeur cireuse, très consistant et peu grenu.

Le *Miel de Champagne*, qui est d'un jaune doré, consistant et onctueux.

Le *Miel de Picardie*, qui est spumeux, assez coulant, cireux, peu aromatique.

Le *Miel de Bretagne*, qui a une couleur jaune, plus ou moins rougeâtre, une odeur forte, un goût particulier qui le rend inférieur aux autres espèces.

La qualité, l'arome, la couleur du miel varient notablement selon la nature de l'insecte qui l'a recueilli, l'époque de la récolte et la nature de la flore environnante.

En France, où le miel est fourni par une seule ou au plus par deux espèces d'abeilles, on observe que le miel est d'autant meilleur que le climat est plus chaud, la saison plus égale et surtout les plantes aromatiques plus abondantes. C'est ainsi que le miel de Narbonne possède une odeur et une saveur très agréables dues surtout aux labiées (romarin, sauge, thym) qui croissent abondamment sur les montagnes des Corbières; celui de Provence est aromatisé par la lavande; celui de la Corse, recueilli sur les fleurs de buis, offre une certaine amertume; celui de Bretagne, où prédomine la culture du sarrasin, offre un arrière-goût désagréable.

La nature de l'insecte qui a recueilli le miel exerce une certaine influence sur la qualité de ce produit. Le miel de Madagascar et de Bourbon, qui est recueilli par l'*Apis unicolor* Latr., est verdâtre; le miel de Surinam, fourni par l'*A. amalthæa* Oliv., est rougeâtre, fluide et très altérable. Le miel de Cayenne, fourni par l'*A. pallida* Fab., est sirupeux.

La modification la plus remarquable que le miel soit susceptible d'éprouver (toujours du reste d'une manière accidentelle), c'est le caractère vénéneux qu'il offre quand les abeilles l'ont pris sur des plantes dangereuses. Ce fait signalé par Xénophon et Diodore de Sicile, à propos de la retraite des Dix Mille, où les soldats furent plongés dans une ivresse furieuse après avoir mangé du miel, a été confirmé à plusieurs reprises en différents pays. C'est ainsi qu'aux Etats-Unis, on a signalé des accidents sérieux survenus à la suite de l'absorption de miels qui avaient été recueillis sur les *Kalmia angustifolia*, *K. hirsuta*, *K. latifolia* et sur l'*Andromeda Mariana*. En Suisse on a constaté de graves accidents provoqués par du miel recueilli sur les *Aconitum Napellus* et *A. lycoctonum*.

Caractères microscopiques. — Examiné au microscope le miel liquide est caractérisé par la présence de grains de pollen tenus en suspension dans un liquide visqueux, et dont l'apparence et la forme peuvent varier à l'infini, suivant la nature des fleurs sur lesquelles les abeilles ont butiné. La forme de ces grains, leur abondance, leur grosseur, la présence ou l'absence, le nombre de plis et de pores qu'ils présentent à leur surface peuvent même permettre de reconnaître l'origine de quelques variétés de miel et d'expliquer les effets physiologiques qui ont suivi leur absorption.

Les grains de pollen qu'on observe le plus communément dans les miels de France sont reproduits (fig. 470); ils sont fournis par

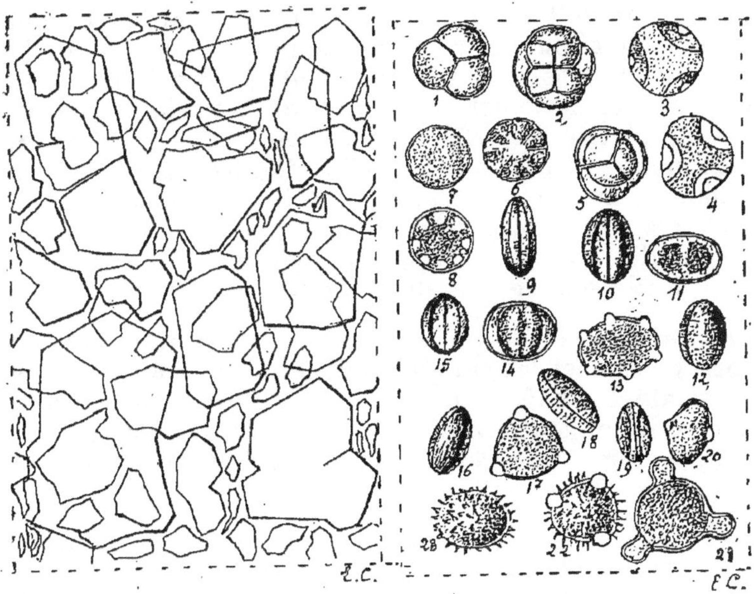

Fig. 470. — Miel vu au microscope.

A, cristaux de sucre. — B, grains de pollen.

1, 2, Pollen de bruyère; — 3, 4, de tilleul; — 5, d'airelle myrtille; — 6, 7, d'origan; — 8, 9, de lavande; — 10, 11, de sauge officinale; — 12, 13, de mélisse; — 14, 15, de romarin; — 16, 17, de lin; — 18, de bouillon blanc; — 19, 20, de mélilot; — 21, d'épilobe; — 22, 23, de fleurs de synanthérées.

les fleurs des *Bruyères*, d'*Airelle myrtille*, de *Tilleul*, de *Thym*, de *Lavande*, de *Romarin*, de *Sauge*, d'*Épilobe*, de *Mélilot*, etc. Le miel de la vallée de Chamounix est caractérisé par l'abondance des grains de pollen des fleurs d'*Erica*, de *Vaccinium*, de *Ledum*, de *Rhododendron*, qui sont si communes dans les Alpes.

Le miel solide est caractérisé par la présence d'une multitude de lamelles cristallines, affectant des formes et des dimensions variables, tenues en suspension dans une masse incristallisable. Ces lamelles ont des arêtes quelquefois droites, mais plus souvent sinueuses, déchiquetées.

A côté de ces lamelles, on distingue nettement les grains de polen que j'ai cités plus haut, parfois des amas amorphes de cire et quelques débris organisés provenant de la carapace des insectes.

Composition chimique. — On admet généralement que le Miel est un mélange constitué principalement par du *glucose* et du *lévulose* et par un peu de sucre de canne.

La proportion des sucres réducteurs par rapport au sucre de canne et celle du glucose par rapport au lévulose, peuvent varier dans d'assez fortes proportions.

On a admis pendant longtemps que le miel pur doit être lévogyre et que l'on doit regarder une déviation à droite comme un indice de falsification, par addition de glucose. En réalité il n'en est pas toujours ainsi et dans un grand nombre de cas, un miel naturel peut être nettement lévogyre ; c'est ce qui arrive quand le miel a été récolté dans des ruchers voisins d'une raffinerie.

M. Hefelmann a établi que les miels dits *miels de sapin*, que l'on récolte dans l'Alsace et dans la Forêt Noire, devient généralement à droite le plan de polarisation. Il en est ainsi de plusieurs autres miels recueillis sur des arbres qui sécrètent un des principes sucrés désignés sous le nom de *Miellats*.

Altérations. — Le miel de qualité inférieure, indépendamment des débris de cire, et des carapaces d'insectes, renferme une substance spéciale désignée sous le nom de *Couvain*, qui le rend très altérable et prompt à fermenter. Sous cette influence, il devient écumeux, acquiert une couleur plus foncée et une saveur désagréable.

Falsifications. — Les substances que l'on introduit le plus généralement dans le miel dans un but de spéculation frauduleuse sont : l'*eau*, l'*amidon*, les *farines* de *haricots* et de *châtaignes*, la *gélatine*, le *sirop de dextrine*, et surtout le *sirop de glucose*. On y a parfois constaté la présence de *sable*, de *craie*, de *plâtre*, de *terre de pipe*, de *chapelure*, etc.

On a introduit, il y a quelques années, dans le commerce, un *miel artificiel* composé de glucose et de lévulose, provenant des résidus de raffinerie et dont l'odeur et la saveur ressemblent à celles du miel naturel. Le miel vendu sous cette dénomination distincte, a été parfois substitué au miel naturel.

Essai du miel. — L'essai du miel comporte les opérations suivantes :

1° *Dosage de l'humidité*. Le miel naturel ne doit pas contenir plus de 20 p. 100 d'eau.

2° *Détermination de la densité*. Celle-ci ne doit pas être inférieure à 1,12.

3° *Dosage des matières minérales*. Le miel pur laissant environ de 0,25 à 0,35 p. 100 de cendres, un poids notablement supérieur indiquerait une addition de matières minérales.

4° *Dosage des sucres.* Les résultats devront être évalués en glucose, lévulose et sucre de canne.

5° *Examen microscopique* qui permettra de constater l'addition de matières féculentes ou végétales.

La substitution partielle ou totale du miel artificiel au miel naturel pourra être indiquée par le dosage de l'acide phosphorique dans les cendres. Tandis que les miels naturels renferment 0,01 à 0,03 p. 100 d'acide phosphorique, le miel artificiel n'en contient que des traces.

Usages. — Le miel est employé en pharmacie pour préparer les mellites et oxymellites (*miel rosat, oxymel scillitique*), *l'onguent ægyptiac*, et divers opiats dentifrices. Il sert aussi d'excipient pour la préparation des masses pilulaires.

HÉMIPTÈRES

COCHENILLE

Origine. — La Cochenille du Mexique, confondue d'abord avec une graine, est le corps desséché de la femelle d'un insecte, le *Coccus Cacti* L., insecte hémiptère, de la famille des Coccides, qui est abondamment répandu au Mexique et qui a été acclimaté dans les îles Canaries, à Java et en Algérie.

Caractères et mœurs de la Cochenille. — La Cochenille femelle (fig. 471) est ovoïde, privée d'ailes, obtuse en avant, atténuée en arrière ; elle mesure 6 à 7 millimètres de longueur, 4 millimètres de largeur et 2 millimètres d'épaisseur. Son corps, d'une teinte rouge brun, bombé sur la face dorsale, est divisé en onze anneaux, dont les deuxième, troisième et quatrième portent chacun une paire de pattes très courtes ; l'extrémité antérieure est terminée par un bec en forme de trompe et l'extrémité postérieure par deux soies très courtes. Les deux antennes sont petites, poilues et formées de sept articles.

Le mâle, plus allongé (fig. 472), ne mesure guère plus d'un millimètre de largeur ; il est d'un rouge carminé ; la tête et le thorax sont plus distincts que dans la femelle. Les pattes sont plus longues ainsi que les soies postérieures ; les antennes comprennent dix articles. Le thorax porte deux ailes grisâtres beaucoup plus longues que l'abdomen.

Le mâle meurt après l'accouplement et la femelle après la ponte. Les larves, dissimulées d'abord sous les amas cotonneux de cire sécrétée par le corps de la femelle, se développent et se répartissent différemment ; elles ne se distinguent d'abord que par le nombre d'articles qui constituent les antennes, qui sont de 5 chez les mâles et de 6 chez les femelles. Les premières s'enveloppent d'un cocon de matière cireuse qu'elles abandonnent à l'état adulte au bout d'une huitaine de jours ; les larves femelles se fixent simplement sur les nopals et subissent leurs métamorphoses à l'air libre.

Les Cochenilles vivent sur un certain nombre de plantes de la famille des Cactées, du genre *Opuntia*, et principalement sur le Cactus Nopal (*O. Coccinellifera* MILL). On en trouve aussi sur les *O. Tuna* et *O. vulgaris* MILL. Les nopals où elles se réunissent, sont l'objet d'une culture très soignée, car la Cochenille ne se développe que sur les raquettes fraîches et vigoureuses et dans une orientation qui la protège contre l'humidité et les vents frais ; on obtient ainsi la *Cochenille fine*, qui est au Mexique, l'objet d'un commerce important. La Cochenille vit aussi à l'état sauvage, mais donne un produit peu apprécié.

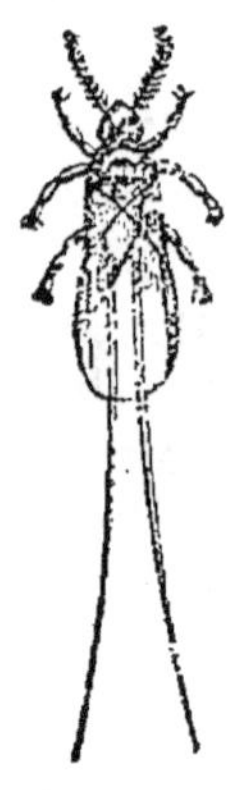

Fig. 472.
Cochenille mâle.

La culture de la Cochenille, qui est née au Mexique et dans la province de Honduras, a été propagée aux Iles Canaries et à Java.

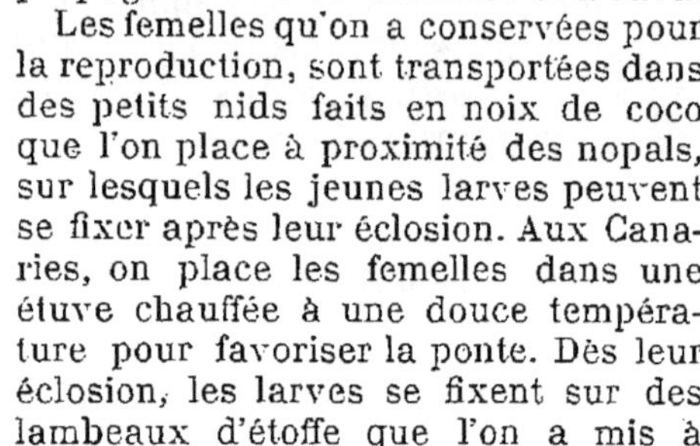

Fig. 471.
Cochenille femelle.

Les femelles qu'on a conservées pour la reproduction, sont transportées dans des petits nids faits en noix de coco que l'on place à proximité des nopals, sur lesquels les jeunes larves peuvent se fixer après leur éclosion. Aux Canaries, on place les femelles dans une étuve chauffée à une douce température pour favoriser la ponte. Dès leur éclosion, les larves se fixent sur des lambeaux d'étoffe que l'on a mis à leur portée et que l'on attache ensuite aux nopals au moyen des épines qui hérissent les raquettes de ces plantes.

La récolte des Cochenilles se fait après la fécondation et avant la ponte. Les femelles, seules survivantes, sont détachées des branches de nopal avec un pinceau et tombent sur des draps étendus à terre. On les tue soit en les enfermant dans un nouet de linge qu'on expose à la température de 40 ou 50°, soit en les plongeant dans l'eau bouillante, soit en les chauffant sur des plaques métalliques ou dans des fours. Ces différents modes de dessiccation modifient beaucoup l'apparence des Cochenilles commerciales.

Description. — La COCHENILLE DE HONDURAS ou *Mestique*, qui est la plus estimée, est un petit corps grisâtre, très léger, de forme assez irrégulière. Sa taille ne dépasse pas celle d'un grain d'orge. Le retrait qu'elle a subi sous l'influence de la dessiccation lui donne quelque ressemblance avec une petite carapace de tortue, à bords ondulés. Sa face dorsale est convexe; elle est sillonnée dans sa partie médiane par une crête longitudinale peu saillante et présente une série de rides transversales noires, parallèles, au nombre de onze et correspondant aux anneaux du corps. Ces rides sont séparées par d'étroits sillons blanchâtres. La face inférieure qui est irrégulièrement excavée présente les mêmes segments transversaux.

La Cochenille s'écrase assez facilement sous les doigts et donne une poudre dont la teinte rougeâtre rappelle celle du sang desséché. Son odeur est à peu près nulle ; quand on la mâche, elle développe une saveur de moisi assez désagréable et colore la salive en rose violacé.

Cette Cochenille, desséchée avec les plus grands soins, a une très belle apparence. La température à laquelle elle a été desséchée et qui ne dépasse guère 45 à 50°, lui a conservé son revêtement cireux : aussi elle est plus généralement désignée sous les noms de *Cochenille jaspée* ou *Cochenille argentée*.

La COCHENILLE DU MEXIQUE, encore appelée *Cochenille noire* ou *Laccatille*, qui a été chauffée directement sur des plaques métalliques, se distingue de la précédente par une teinte brun noirâtre ; elle se présente sous forme de petits grains orbiculaires, rugueux, d'un rouge brun foncé, avec quelques rides grisâtres seulement.

La *Cochenille des Canaries*, qui est assez estimée aussi, est un mélange des deux formes précédentes.

Quand les Cochenilles ont été tuées par immersion dans l'eau chaude, elles perdent une petite partie de leur teinte et tout le revêtement cireux qui les recouvrait : elles constituent la sorte désignée sous le nom de *Cochenille rouge*.

Composition chimique. — La Cochenille renferme une matière grasse volatile, appelée *acide coccinique*, des matières albuminoïdes telles que la *tyrosine*, de la *chitine* qu'on retrouve dans tous les arthropodes et une substance colorante, désignée sous le nom de *Carmine*.

La Carmine est soluble dans l'eau et dans l'alcool, insoluble dans l'éther ; elle se colore en rouge vif par les acides et en violet cramoisi par les alcalis.

Traitée par le bitartrate de potasse, la Cochenille donne un précipité qui constitue le Carmin si apprécié pour sa belle couleur rouge.

Usages. — La Cochenille, vantée autrefois comme lithontryptique, n'a plus guère d'applications médicales. Cependant quelques médecins l'utilisent encore contre la toux spasmodique, l'asthme et la coqueluche. En pharmacie on l'emploie pour colorer les élixirs dentifrices et quelques sirops. Son principal usage consiste dans la préparation du Carmin, qu'on utilise en pharmacie pour la préparation des pâtes dentifrices et des sirops et dans les laboratoires de micrographie, comme un colorant des plus précieux.

Au groupe des Coccidés se rattache le KERMÈS (*Kermes vermilio* PLANCH.), *Coccus infectorius* L. Cet insecte qu'on a confondu pendant longtemps avec une galle, vit principalement dans toute la région méditerranéenne sur le Chêne garrouille (*Quercus Coccifera* L.). Ses larves renferment une matière colorante rouge écarlate, qui était autrefois très appréciée et qui n'est plus guère utilisée que par les Arabes et les Turcs. La réputation du Kermès comme agent médicamenteux fut au moins aussi grande : on faisait avec cet insecte un électuaire, qui sous le nom de *Confection d'Alkermès*, était considéré comme une véritable panacée. Aujourd'hui l'insecte ne figure plus guère qu'à titre historique dans les collections de matière médicale.

GOMME-LAQUE

Origine. — La Gomme-Laque ou Résine Laque est un produit résineux fourni par le *Tachardia Lacca* R. Blanch (*Carteria Lacca* Sign.), insecte de l'ordre des Hémiptères et de la famille des Coccides.

Sécrétion. — Cet insecte, originaire de l'Inde, vit principalement sur les *Ficus indica*, *F. religiosa*, *F. laccifera*, sur l'*Anona squamosa*, le *Butea frondosa*, le *Zizyphus jujuba*, le *Schleichera trijuga*, le *Croton lacciferum* et sur diverses espèces de *Mimosa* et entre autres sur le *M. cinerea*. Les femelles, fortement colorées en rouge, quand elles sont remplies d'œufs et de larves, se fixent en colonies nombreuses et perpendiculairement par leur extrémité rostrale, aux branches d'un de ces arbres. Leur présence y détermine une exsudation résineuse qui envahit rapidement tout l'espace qui les sépare l'une de l'autre, ne laissant autour d'elles qu'une cavité étroite qui s'ouvre extérieurement par un petit orifice correspondant à leur extrémité anale.

Le mode de formation de la Gomme-laque n'est pas nettement établi. Quelques-uns ne voient dans ce produit qu'une sécrétion du *Tachardia* ; d'autres pensent qu'il est le résultat de la piqûre faite aux arbres par cet insecte. Le seul point qui ne soit plus douteux aujourd'hui c'est que la matière colorante et la matière cireuse qui accompagnent la résine dans la Gomme-laque ont été élaborées par le Coccide. L'origine de la résine est douteuse.

Caractères. — La Gomme-laque revêt dans le commerce et dans les collections les formes suivantes :

1° La *Laque en bâtons* qui se présente en amas résineux, irréguliers, allongés, parfois ramifiés, d'un rouge brun, entourant une surface plus ou moins étendue des rameaux et présentant une surface mamelonnée dont les éminences correspondent à autant de petites cavités renfermant un Coccide. De ces cavités, les unes sont assez petites, complètement closes, et renferment un insecte mâle ; les autres, plus larges et renfermant les Coccides femelles, sont perforées de trois trous inégaux par lesquels s'échappent des petits pinceaux de poils recourbés ; l'orifice le plus large laisse passer les poils entourant l'anus ; les deux autres orifices laissent passer les poils qui s'insèrent sur le thorax.

2° La *Laque en sortes* qui est obtenue en concassant la Laque en bâtons, dont on a séparé les parties ligneuses : elle se présente en fragments irréguliers, rougeâtres, rugueux, dans lesquels on retrouve un certain nombre de débris végétaux provenant de la partie corticale des rameaux.

3° La *Laque en grains* qui n'est autre que la sorte précédente divisée en fragments plus petits et décolorée en partie par l'immersion qu'on lui a fait subir dans l'eau bouillante pour la séparer plus facilement des débris ligneux.

4° La *Laque en plaques* ou *en écailles,* obtenue par compression de la laque préalablement fondue dans l'eau bouillante et passée à travers une toile. Ces plaques ou écailles sont plus ou moins épaisses; elles sont planes ou bosselées et ont des dimensions variables. Suivant que la laque en plaque a été plus ou moins décolorée par son contact avec l'eau, elle est dite *blonde, rouge* ou *brune.*

Parfois encore la laque ramollie dans l'eau bouillante est coulée dans des tubes au lieu d'être versée sur une pierre : elle prend alors le nom de *Laque en canons.*

Composition chimique. — La Gomme-laque renferme de 68 à 90 p. 100 de résines acides; 3 à 4 p. 100 de cire jaune rougeâtre, facilement cassante, formée d'*alcool myricique* libre, d'une petite quantité d'*acide cérylique* et *d'éthers myriciques.* Cette cire qui est une sécrétion particulière au *Tachardia,* est accompagnée dans la Gomme-laque d'un autre corps de nature cireuse, insoluble dans l'alcool bouillant, soluble dans la benzine chaude d'où elle se cristallise par refroidissement et qui est considérée comme un *Ether myricimélissique.* La Gomme-laque en bâtons renferme, indépendamment de ces principes, des débris d'animaux provenant des *Tachardia* et 8 à 10 p. 100 de matière colorante analogue à celle de la Cochenille.

Usages. — La Gomme-laque est l'objet d'un commerce assez important qui est centralisé au Bengale, à Madras et dans le royaume de Siam. Ses emplois industriels sont bien plus étendus que ses applications thérapeutiques qui sont aujourd'hui très restreintes, car on ne l'emploie plus guère en pharmacie que pour colorer des poudres dentifrices.

La *Laque de Madagascar,* qui est produite par le *Gascardia Madagascariensis* sur une plante de la famille des Laurinées et du genre *Persea,* est une sécrétion qui se rapproche de la Gomme-laque de l'Inde aussi bien par son mode de formation que par sa composition chimique; elle en diffère toutefois par l'absence de matière colorante.

VERS

HIRUDINÉS

SANGSUE

Origine. — La SANGSUE MÉDICINALE (*Hirudo medicinalis* L.) est un ver de la classe des *Annélides*, sous-classe des *Discophores* ou *Hirudinés*, de la famille des *Gnathobdellidés*. Elle habite toute l'Europe, le nord de l'Afrique, et vit dans les petits cours d'eau où elle se nourrit de sang.

Description. — C'est un ver aplati dans lequel on distingue nettement une face dorsale convexe et une face ventrale plane ou légèrement concave. Son corps renflé à la partie postérieure, mesure normalement de 5 à 6 centimètres de long, mais il peut s'allonger considérablement, s'aplatir en forme de ruban ou se contracter énergiquement en forme d'olive. Les teintes très variables que le corps de la sangsue peut affecter ont permis de distinguer un grand nombre de variétés, désignées sous les noms de sangsues grise, jaune, noire, verte, brûlée ou marquetée. Celle que l'on choisit de préférence pour les usages de la pharmacie est la *Sangsue grise,* dont le dos olivâtre, plus ou moins gris, présente deux paires de bandes latérales et une bande marginale bordée de noir; sa face ventrale, d'un vert foncé, est maculée de taches noires.

Le corps de la sangsue est terminé à chaque extrémité par une ventouse et divisé intérieurement en un certain nombre de segments dont on fixe généralement le nombre à 26. Il présente sur sa face extérieure 102 anneaux qui sont formés par de faibles dépressions des téguments et ne correspondent nullement aux segments véritables. Chaque segment comprend en général 5 anneaux, sauf les 6 segments antérieurs et les 4 postérieurs. La limite de chaque segment se trouve indiquée sur les deux faces du corps par des *petites papilles segmentaires,* qui sont assez régulièrement disposées par paires, et par des pores dits *pores néphrodiaux,* disposés aussi par paires, et qui établissent une communication entre l'air extérieur et les *organes segmentaires* ou organes d'excrétion.

Vers l'union du tiers antérieur avec les deux tiers postérieurs du corps, on distingue, sur la face ventrale, l'orifice des organes reproducteurs. L'orifice mâle est placé dans le dixième segment entre les anneaux 30 et 31 ; l'orifice femelle est localisé sur le onzième segment entre les anneaux 35 et 36. La partie comprise entre les 9e et 11e segments, et qui est désignée sous le nom de *ceinture* ou *clitellum*, est très riche en glandes, qui, au moment de la ponte, sécrètent le mucilage avec lequel la sangsue fabrique le cocon où elle dépose ses œufs.

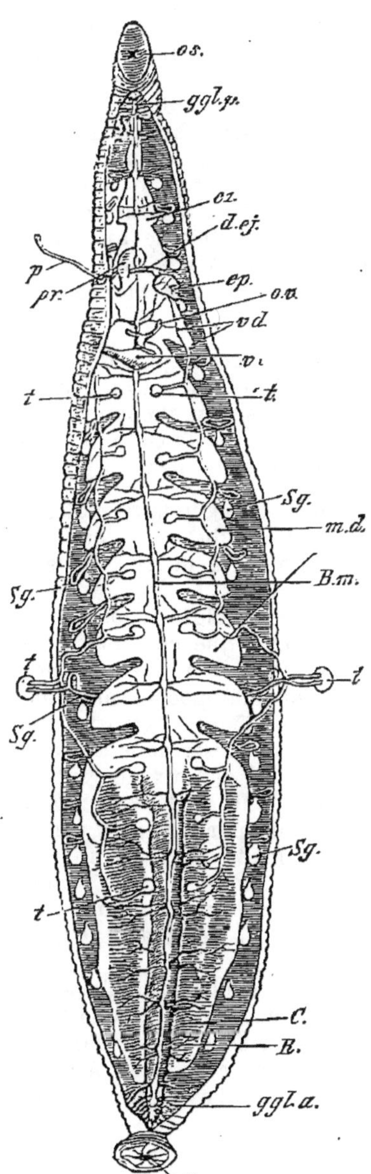

Fig. 473. — Anatomie de la Sangsue médicinale.

a, ventouse postérieure. — *Bm*, chaine ganglionnaire. — *c1*, premier diverticulum de l'intestin. — *c*, cæcum. — *dej*, canal éjaculateur. — *ep*, vésicule séminale. — *ggla*, dernier ganglion sous-œsophagien. — *gglp*, premier ganglion. — *md*, diverticulum de la région moyenne. — *os*, bouche. — *o*, ovaire. — *p*, pénis. — *pr*, glande prostatique. — *R*, rectum. — *Sg*, organes segmentaires. — *t*, testicule. — *v*, vagin. — *vd*, canal déférent. (D'après Rolleston.)

Anatomie de la Sangsue. — Le corps de la Sangsue est formé d'une paroi épaisse, limitant une cavité viscérale dans laquelle sont logés tous les organes.

L'enveloppe de cette cavité comprend une *cuticule* assez épaisse, dont la Sangsue se débarrasse de temps à autre et dont on retrouve les traces dans tous les vases à sangsue ; une *couche épidermique*, qui sécrète la cuticule ; l'hypoderme dont les cellules renferment le pigment qui communique à la sangsue ses diverses colorations ; la couche musculaire formée de faisceaux longitudinaux et de faisceaux transversaux : cette double assise musculaire est recouverte par du tissu conjonctif qui tapisse intérieurement la cavité générale.

Appareil digestif. — L'orifice buccal, placé au fond de la ventouse antérieure, se présente sous l'aspect d'une fente étoilée à 3 branches. Au niveau de chacune de ces branches se trouve une mâchoire qui a la forme d'une petite scie hémisphérique, munie d'un manche par lequel elle est fixée dans les téguments et qui est actionnée par des fibres puissantes. Le bord convexe de chaque mâchoire est hérissé de nombreuses dents (environ 90). L'œsophage très court est suivi d'un estomac qui est très développé et formé de onze paires de poches qui vont successivement en s'agrandissant et qui sont séparées par des diaphragmes incomplets. La dernière paire de poches mesure à elle seule le quart de la longueur du corps. L'intestin, à peine sinueux, aboutit à l'anus situé en dessus et en dehors de la ventouse anale, qui est imperforée.

Pour remplir son rôle, la Sangsue commence par se fixer par son extrémité postérieure, puis elle relève la tête et va chercher le point de la peau sur laquelle elle pratiquera une piqûre : elle applique son extrémité antérieure sur ce point, fait ventouse avec sa lèvre antérieure, puis, avec son appareil inciseur, elle entame la peau. Le mouvement de succion, à l'aide de laquelle elle absorbe le sang, se transmet dans les poches stomacales ; de sorte que le sang avalé va remplir successivement toutes ces poches. On évalue à 10 ou 15 grammes la quantité de sang que la Sangsue peut ainsi absorber. Quand elle est gorgée, elle se détache et tombe au moindre choc. Le sang peut continuer à couler par la plaie qui est restée béante ; aussi faut-il surveiller les malades auxquels on a appliqué les Sangsues, surtout s'ils sont anémiques. Le sang absorbé par les sangsues possède la propriété d'être devenu incoagulable.

Appareil circulatoire. — L'appareil circulatoire est composé de 4 vaisseaux longitudinaux et parallèles : un dorsal, deux latéraux et un ventral, Ce dernier enferme comme un étui la chaîne nerveuse ganglionnaire. Ces quatre vaisseaux communiquent entre eux au niveau de l'extrémité antérieure du corps par des canaux transversaux ; il en est de même en arrière.

Appareil reproducteur. — Bien que les organes génitaux mâles et femelles de la Sangsue soient réunis sur le même individu, la reproduction se fait non par auto-fécondation, mais par accouplement réciproque de deux êtres hermaphrodites.

L'appareil mâle se compose de 9 paires de testicules disposés dans 9 segments de la région moyenne du corps, de sorte que chacun de ces segments possède : une paire de ganglions, une paire d'organes segmentaires, et une paire de testicules. Les testicules sont des poches arrondies situées de chaque côté de la ligne médiane. Chacun d'eux est pourvu d'un canal afférent qui se dirige en dehors et va se déverser dans un canal déférent longitudinal qui reçoit sur son trajet tous les canaux afférents. A la partie antérieure du corps, les deux canaux déférents se déversent dans une vésicule séminale ; de chaque vésicule séminale part un petit canal ; ces deux canaux viennent se réunir sur la ligne médiane et, à leur point de réunion, on trouve une glande volumineuse, désignée sous le nom de prostate. Le canal unique qui traverse cette glande prostatique vient aboutir au dehors et peut faire une saillie prononcée, de façon à jouer le rôle de pénis.

Les organes femelles sont représentés par une seule paire d'ovaires, disposés en forme de poches ovoïdes, situées de chaque côté de la ligne médiane ; ils sont pourvus chacun d'un oviducte qui se déverse dans un canal commun, enroulé sur lui-même, entouré par une glande ellipsoïdale appelée *glande de l'albumen*. Au sortir de cette glande, l'oviducte se dilate de façon à former un utérus, dans lequel s'accumulent les œufs, puis il se termine par un vagin qui aboutit à la vulve.

Reproduction. — Après la fécondation et au moment de la ponte, la Sangsue s'enfonce en terre dans les trous des berges et sécrète dans ses glandes cutanées une grande quantité d'un liquide visqueux et spumeux, qui se dessèche rapidement à l'air et constitue au niveau des orifices génitaux une sorte de cocon. La Sangsue y dépose ses œufs au nombre de 3 à 20, puis elle se débarrasse de cette sorte de ceinture en se retirant à reculons. Les deux orifices de la coque se referment ensuite spontanément et le cocon est abandonné dans le sol. Au bout de trente à quarante jours, les œufs se développent dans le cocon et donnent de jeunes animaux, qui acquièrent, sans métamorphoses, les caractères et l'organisation de l'adulte.

Conservation des sangsues. — Le meilleur moyen de conserver les sangsues consiste à les tenir au frais dans un vase rempli d'eau et recouvert par une toile médiocrement serrée. On fera bien de placer au fond de ce vase un peu de sable de rivière pour permettre aux sangsues de se débarrasser plus facilement de leur épithélium. Il faut autant que possible éviter les températures extrêmes, le soleil, la gelée et les odeurs fortes. L'eau doit être renouvelée fréquemment, au moins une fois par jour, afin de ne point y laisser s'accumuler les mucosités qu'exsudent les sangsues et dont la putréfaction occasionne les épizooties auxquelles ces annélides sont si sujets ; il faut aussi enlever les sangsues qui sont mortes ou malades et surtout ne point les loger trop à l'étroit. On a proposé le charbon de bois pour remédier à la putréfaction et aux maux qu'elle engendre ; mais on peut se contenter de mousse ou de gros sable. Il est recommandé aussi de séparer les diverses espèces de sangsues, car l'expérience a démontré que les espèces différentes se font une guerre acharnée et mortelle quand elles sont mélangées ; tandis qu'isolées, elles ne se tuent jamais.

Usages. — Le seul usage que l'on ait fait des sangsues se borne à provoquer des émissions sanguines locales dans certains cas de traumatisme, de congestion pulmonaire, d'apoplexie. Cet usage qui, à une époque qui n'est pas très lointaine et sous les inspirations d'une doctrine fameuse, acquit une importance extrême et devint même abusif, est aujourd'hui bien restreint et limité à quelques cas, où il est nécessaire de pratiquer une saignée.

La décadence des sangsues ne date pas seulement de la réaction qui a suivi l'engouement pour la méthode des évacuations sanguines : elle n'a fait que croître avec les progrès de la bactériologie et les notions acquises sur l'étiologie et la propagation des affections contagieuses. Quand on songe au genre de vie et de nourriture des sangsues, aux impuretés qui souillent les ruisseaux ou les marais dans lesquels on les récolte, il devient plus facile d'expliquer certains cas d'érysipèle et maints accidents inflammatoires qui ont suivi immédiatement l'application de ces annélides.

Il est un certain nombre de données que le pharmacien doit

connaître et qui doivent le guider dans les cas où l'application immédiate de sangsues se trouve indiquée.

Dans un nombre déterminé de sangsues à appliquer, il arrive presque toujours que plusieurs d'entre elles ne mordent pas, soit qu'elles aient été gorgées de sang par les pêcheurs, soit qu'elles soient malades ou à l'époque de leur mue, soit que la peau du malade n'ait pas été bien nettoyée, soit que la température soit trop basse ou trop élevée, soit enfin qu'elles n'appartiennent pas au genre *Sanguisuga*, c'est-à-dire qu'elles soient privées de dents incisives. On remarque aussi que les sangsues refusent de mordre la peau de personnes qui font usage à l'extérieur de médicaments sulfurés; aussi, convient-il généralement d'en donner quelques-unes de plus qu'il n'en a été prescrit, pour éviter des retards qui peuvent être préjudiciables dans les cas pressés où on utilise ce traitement.

Dans le choix des sangsues, il faut éviter de prendre celles qui sont flasques et aplaties en forme de ruban ou celles qui sont arrivées au moment de la mue. Les bonnes sangsues se reconnaissent généralement à la propriété qu'elles possèdent de se contracter en forme d'olive quand on les presse dans la paume de la main.

Avant d'appliquer les sangsues, il est prudent de laver la place indiquée, avec un peu d'eau tiède.

Lorsqu'elles sont posées, il ne faut pas les tourmenter, de crainte de les faire tomber, encore moins les arracher, ce qui entraîne fréquemment la formation de petits phlegmons très douloureux.

Il faut recommander en outre aux patients d'éviter de gratter avec les doigts les plaies faites par les sangsues, de façon à ne pas les envenimer.

Quand les sangsues sont tombées, on favorise plus ou moins l'écoulement du sang par des lotions d'eau tiède, ou l'application de cataplasmes chauds.

CŒLENTÉRÉS

SPONGIAIRES

ÉPONGES

Origine. — Les Éponges sont des animaux aquatiques du groupe des *Cœlentérés* et de la tribu des Spongiaires fibreuses. Ce sont des organismes très simples, vivant isolés ou plus souvent en colonies, dépourvus d'anus ; à parois munies de pores inhalants et d'oscules exhalants ; à corps formé par une masse fondamentale, creusée de canaux et de cavités tapissés par des cellules ciliées, et ordinairement soutenue par un squelette de fibres ou de spicules calcaires et siliceux.

Il en existe plusieurs espèces, mais celle que l'on utilise en médecine est fournie par le *Spongia usitatissima* Lamk. (*S. mollissima* Schmidt), qui vit à des profondeurs très variées dans les mers des zones tropicales et des zones tempérées.

Les éponges les plus fines et les plus appréciées sont pêchées dans la Méditerranée, sur les côtes de Syrie, de Tunisie, de la Tripolitaine ou dans l'archipel grec, par des plongeurs habiles qui peuvent rester environ 2 minutes sous l'eau, par des scaphandriers, ou au moyen de chaluts que l'on traîne au moyen d'une barque sur les fonds unis, ou encore au moyen d'une fourche ou trident dont les pêcheurs se servent adroitement pour détacher les éponges. Au moment où elle vient d'être pêchée, l'éponge est couverte d'un enduit noirâtre, visqueux; ses cavités sont remplies d'une matière gluante formée par les tissus de l'animal. Dans la Méditerranée, on la débarrasse immédiatement de ces matières par des lavages répétés et prolongés ; aux Antilles, on a recours à la putréfaction : on fait sécher l'éponge en plein soleil dans des petits parcs d'eau de mer, pendant 3 ou 4 semaines. Ainsi débarrassée, elle est entassée et comprimée dans de grands sacs et expédiée dans les ports d'exportation. Des diverses espèces commerciales, celle que l'on préfère pour les besoins de la chirurgie est l'*Eponge fine de Syrie*.

Description. — Cette éponge, fixée par un pédicule plus ou moins grêle, est élargie et ordinairement creusée en forme de coupe au niveau de son extrémité supérieure. Elle a une couleur jaune citron et exhale une forte odeur de marée. La partie employée de l'éponge ne constitue en quelque sorte que la carcasse ou le squelette d'une colonie d'individus se rattachant chacun au type *cœlentéré*. Ce squelette est formé de filaments fibreux serrés ne laissant entre eux que des espaces relativement étroits. Certains filaments qui font saillie au dehors donnent à cette trame son aspect velouté. A la surface, on voit un petit nombre de larges oscules situés particulièrement sur la face supérieure et un nombre extrêmement considérable d'orifices beaucoup plus petits. Elle est recherchée surtout à cause de sa grande finesse. Sa taille ne dépasse guère le volume du poing.

Composition chimique. — Le squelette de l'éponge est constitué par une matière albuminoïde, élastique, de nature cornée. qui est soluble dans les acides et alcalis concentrés. Il contient en outre un peu d'iode, combiné avec la matière organique.

Les éponges destinées aux usages de la pharmacie doivent subir un nettoyage et divers traitements qui ont pour but de les débarrasser de toutes les substances molles qu'elles peuvent encore renfermer et en même temps de les décolorer en partie.

En France, on les débarrasse au moyen de ciseaux de toutes les matières étrangères qui peuvent y adhérer : puis, après les avoir dégraissées dans une solution d'ammoniaque à 5 p. 100, on les lave à grande eau. On les plonge ensuite dans une solution de permanganate de potasse à 2 p. 100, on les rince et on les place dans une solution de bisulfite de soude à 10 p. 100, mélangée d'acide chlorhydrique. Quand elles sont tout à fait blanches, on les lave à grande eau pour enlever toute trace de soufre.

Usages. — L'usage des éponges, qui prit en chirurgie, il y a quelques années, un très grand développement, tend aujourd'hui à se restreindre au profit des compresses de toile stérilisée. On utilise encore parfois les *éponges à la cire* et les *éponges à la ficelle* pour dilater les cavités naturelles ou artificielles.

L'éponge à la cire s'obtient en plongeant dans de la cire jaune fondue des lames minces d'éponge bien nettoyées, qui, après imbibition complète, sont comprimées jusqu'à refroidissement. Elle se présente alors en disques ou rectangles plus ou moins larges, de 3 à 5 millimètres d'épaisseur, ayant la couleur et l'odeur de la cire, une surface lisse et polie, d'apparence marbrée. Ces disques se déchirent comme un tissu et laissent voir sur leur tranche la trame fibreuse de l'éponge.

L'éponge à la ficelle se prépare avec les éponges fines de Syrie qu'on égalise ou qu'on taille en forme de cylindre qui, après avoir été mouillé légèrement, est fortement comprimé au moyen d'une cordelette solide dont les tours sont très réguliers et bien serrés. On obtient ainsi des cylindres de 10 à 12 centimètres de long sur 1 centimètre de diamètre dans la partie comprimée.

L'emploi de ces deux préparations tend à être remplacé par les tiges de *Laminaria digitata* qui, tout en produisant le même résultat, sont d'un prix bien moins élevé.

Eu égard à la proportion d'iode qu'elles renferment, les éponges calcinées et pulvérisées ont été parfois employées dans le traitement des maladies qui réclament la médication iodurée.

CLASSIFICATION CHIMIQUE

Les substances étudiées dans ce *Précis* ont été réparties par M. le docteur Bræmer, professeur de matière médicale à l'Université de Toulouse en 13 *classes*, selon la nature de celui de leurs principes constituants auxquels on attribue leur emploi dans la pharmacologie.

Ces classes ont été subdivisées en *familles* dont chacune comprend les drogues qui ont le même principe actif ou un principe de constitution et d'activité analogues.

Dans la formation du nom de ces familles, on a imité l'usage suivi dans la nomenclature botanique, mais en substituant à la terminaison *acées*, usitée pour les familles végétales, le suffixe *iques*, ajouté à celui de la drogue usuelle, considérée comme le type du groupe.

CLASSE I. — SUBSTANCES SUCRÉES

1° *Mannitiques :* Manne, 363.
2° *Sacchariques :* Sucre de canne, 603 ; sucre de betterave, 458.
3° *Lactosiques :* Sucre de lait, 650.
4° *Glucosiques :* Raisin, 106 ; Jujubes, 134 ; Casse, 163 ; Tamarin, 164 ; Alkékenge, 419 : Figues, 525 ; Dattes, 588 ; Miel, 676.

CLASSE II. — SUBSTANCES AMYLACÉES

1° *Amylosiques :* Pomme de terre, 415 ; Manioc, 514 ; Arrow-roots, 551 ; Sagou, 586 ; Blé, 594 ; Seigle, 597 ; Orge, 598 ; Avoine, 598 ; Riz, 599 ; Maïs, 600.

CLASSE III. — SUBSTANCES CELLULO-PECTIQUES

1° *Cellulosiques:* Coton, 87 ; Cibotium, 624.
2° *Muco-pectiques :* Violettes, 55 ; Guimauve, 83 ; Mauve, 85 ; Tilleul, 98 ; Graines de Lin, 103 ; Semences de Coing, 205 ; Pied de chat, 332 ; Tussilage, 338 ; Bourrache, 391 ; Consoude, 393 ; Bouillon blanc, 438 ; Psyllium, 456 ; Pariétaire, 527 ; Salep, 552 ; Canne de Provence, 601 ; Chiendent, 601 ; Capillaires, 625 ; Scolopendre, 626 ; Carragaheen, 637 ; Mousse de Corse, 637 ; Laminaire, 638 ; Mouss: de Jafna, 638 ; Agar-Agar, 638 ; Coralline blanche, 638.
3° *Gummiques :* Gomme arabique, 147 ; Gomme adragante, 172.

CLASSE IV. — SUBSTANCES GRASSES

1° *Oléiques :* Œillette, 33 ; Arachides, 188 ; Amandes, 212 ; Olives, 364 ; Noisettes, 536.
2° *Ricinoléiques :* Croton, 509 ; Ricin, 511.
3° *Linoléiques :* Lin, 103 ; Noix, 531.
4° *Lauroséariques :* Mangostan, 72 ; Beurre de Tamanou, 72 ; Beurre de Cacao, 88 ; Cire du Japon, 144 ; Beurre de Galam. 358 ; Beurre d'Illipé, 359 ; Huile de Mahwa, 359 ; Huile de Ghee, 359 ; Argan, 359 ; Muscade, 484 ; Laurier, 500.
5° *Gaduiques :* Huile de foie de morue, 658.

CLASSE V. — SUBSTANCES CIREUSES

1° *Cériques :* Blanc de baleine, 652 ; Cire du Japon, 144 ; Cire de Myrica, 532 ; Cire de Carnauba, 588 ; Cire d'abeilles, 673.

CLASSE VI. — SUBSTANCES AROMATIQUES

1° *Camphoriques :* Aunée, 330 ; Sauges, 446 ; Romarin, 447 ; Lavandes, 448 ; Hysope, 453 ; Origans, 453 ; Camphre du Japon, 497 ; Iris, 559.
2° *Menthiques :* Menthes, 441.
3° *Thymiques :* Ajowan, 266 ; Thym, 451 ; Sarriette, 451 ; Serpolet, 452.
4° *Citroniques :* Feuilles d'oranger, 121 ; Fleurs d'oranger, 123 ; Néroli, 124 ; Bergamote, 127 ; Roses pâles, 197 ; Essence de Roses, 198 ; Essences de Citron, 125 ; de Portugal, 125 ; de Cédrat, 125 ; Mélisse, 450 ; Verveine odorante, 455 ; Lemon grass, 602.
5° *Myrtiques :* Eucalyptus, 225 ; Cajeput, 229.
6° *Eugéniques :* Cannelle blanche, 18 ; Piment de la Jamaïque, 221 ; Girofles, 222 ; Sassafras, 499 ; Buchu, 123.
7° *Cinnamiques :* Cannelles, 490.
8° *Vanilliques :* Vanille, 540.
9° *Coumariques :* Fève Toukia, 185 ; Mélilot, 186 ; Liatris, 330 ; Fahams, 543.
10° *Anisiques :* Badiane de Chine, 11 ; Anis vert, 258 ; Racine de Fenouil, 248 ; Fruits de Fenouil, 261 ; Coriandre, 254.
11° *Carviques :* Cumin, 253 ; Carvi, 257 ; Aneth, 258 ; Acore, 588.
12° *Apioliques :* Racine de Persil, 247 ; Fruits de Persil, 263.
13° *Valérianiques :* Angélique, 244 ; Valériane officinale, 317 ; Grande Valériane, 321 ; Nards, 321.
14° *Pipériques :* Cubèbes, 478 ; Matico, 481 ; Poivre noir, 475 ; Gingembre, 544 ; Curcuma, 546 ; Galanga, 548 ; Zédoaire, 549 ; Cardamomes, 549 ; Maniguette, 551.
15° *Santaliques :* Santal blanc, 501.
16° *Sabiniques :* Rue, 109 ; Sabine, 614.
17° *Terpéniques :* Copahu, 165 ; Bourgeons de Pins, 605 ; Baies de Genièvre, 617 ; Térébenthines de Venise, 607 ; d'Alsace, 607 ; du Canada, 608 ; de Bordeaux, 609 ; de Boston, 609 ; Galipot, 610 ; Poix de Bourgogne, 610 ; Sandaraque, 619 ; Goudron végétal, 613 ; Huile de Cade, 617.
18° *Myrrhiques :* Myrrhe, 138 ; Bdellium, 139 ; Oliban, 140 ; Baume de la Mecque, 140 ; Elémis, 141 ; Tacamaques, 142 ; Mastic, 142 ; Térébenthine de Chio, 143.
19° *Féruliques :* Asa fœtida, 267 ; Gomme ammoniaque, 269 ; Galbanum, 270 ; Sagapénum, 271.

20° *Cannabiques :* Chanvre indien, 522.
21° *Balsamiques :* Baumes de Tolu, 180 ; du Pérou, 182 ; Styrax, 218 ; Benjoin, 359 ; Storax, 361.
22° *Thapsiques :* Thapsia, 249 ; Pyrèthres, 333 ; Cresson de Para, 349 ; Euphorbium, 508.
23° *Agariciques :* Podophylle, 26 ; Gomme-gutte, 72 ; Evonymus, 135 ; Agaric blanc, 633.
24° *Moschiques :* Castoréum, 638 ; Viverréum, 643 ; Musc, 664.
25° *Plastiques :* Caoutchouc des Apocynées, 373 ; des Euphorbiacées, 515 ; des Artocarpées, 526 ; Gutta-percha, 355 ; Balata, 358.

CLASSE VII. — SUBSTANCES ACIDES

1° *Citro-maliques :* Épine-vinette, 28 ; Citrons, 125 ; Framboises, 203 ; Coings, 205 ; Cerises, 209 ; Groseilles, 209 ; Airelle, 353 ; Mûres, 527.
2° *Filiciques :* Kousso, 199 ; Semen-Contra, 342 ; Kamala, 518 ; Fougère mâle, 620.
3° *Cantharidiques :* Cantharides, 664 ; Cochenille, 680.

CLASSE VIII. — SUBSTANCES TANNIQUES

1° *Galliques :* Galle de Chine. 144 ; Ecorce de Chêne, 532 ; Galle d'Alep, 534.
2° *Catéchiques :* Cachous, 152 ; Kinos, 192 ; Gambirs, 310.
3° *Tannoïdiques :* Ratanhia, 65 ; Québracho colorado, 145 ; Roses rouges, 197 ; Cynorrhodons, 199 : Ronces, 203 ; Potentille, 203 ; Fraisier, 206 ; Tormentille, 207 ; Benoite, 207 ; Hamamélis, 217 : Pervenches, 275 ; Caille-lait, 317 ; Monésia, 359 ; Ortie blanche, 454 ; Bistorte, 471 ; Feuilles de noyer, 530.
4° *Hématoxyliques :* Rocou, 57 ; Bois de Campêche, 170 ; de Fernambouc, 171 ; Santal rouge, 191 ; Henné, 223.

CLASSE IX. — SUBSTANCES GLUCOSIDIQUES

1° *Rhéiques :* Bourdaine, 131 ; Cascara Sagrada, 133 ; Nerprun, 134 ; Sénés, 155 ; Poudre de Goa, 186 ; Rhubarbes, 459 ; Patience, 470 ; Aloès, 562.
2° *Convolvuliques :* Jalaps, 396 ; Turbith, 404 ; Scammonée, 409 ; Bryone, 236 ; Courge, 237 ; Coloquinte, 238 ; Elatérium, 239 ; Leptandra, 439 ; Globulaire, 440.
3° *Daphniques :* Garou, 502 ; Gratiole, 439.
4° *Fraxiniques :* Frêne, 364 ; Bugrane, 188 ; Bardane, 327 ; Pichi, 433 ; Boldo, 488.
5° *Saponiques :* Polygala, 59 ; Saponaires, 66 ; Gaiac, 117 ; Musenna, 154 ; Quillaya, 216 ; Salsepareille. 576 ; Squine, 581.
6° *Digitaliques :* Hellébores, 8 ; Anémone pulsatile, 9 ; Adonis, 10 ; Batiator, 330 ; Strophanthus, 367 ; Digitale, 433 ; Muguet, 583 ; Scille, 568.
7° *Gentianiques :* Oranges amères, 124 ; Chicorée, 325 ; Millefeuilles, 348 ; Coudurango, 376 : Gentiane, 387 ; Petite Centaurée, 390 ; Ményanthe, 390 ; Canchalagua, 391 ; Chirayta, 391.
8° *Saliciques :* Pensées, 55 ; Ulmaire, 204 ; Busserole, 355 ; Gaulthérie. 332 ; Saule, 537 ; Peuplier, 537.
9° *Glycyrrhiziques :* Réglisse, 175 ; Polypode, 624.
10° *Amygdaliques :* Laurier-Cerise, 209 ; Amandes amères, 214.
11° *Sinapiques :* Moutarde noire, 45 ; Moutarde blanche, 49 ; Raifort, 51 ; Cochléaria, 52 ; Cresson, 53.

12° *Solaniques :* Douce-amère, 414 ; Morelle, 415.
13° *Chromatiques :* Indigo, 178 ; Garance, 317 ; Orcanette, 395 ; Safran, 555 ; Orseilles, 636.

CLASSE X. — SUBSTANCES AMÈRES

1° *Absinthiques :* Chardon bénit, 329 ; Absinthe, 338 ; Armoise, 341 ; Camomille, 348.
2° *Lupuliques :* Écorce de Winter, 19 ; Cascarille, 508 ; Houblon, 519 ; Lupulin, 521.
3° *Quassiques :* Colombo, 22 ; Quassia, 119 ; Simarouba, 120.
4° *Capsiciques :* Piment des Jardins, 417.
5° *Picrotoxiques :* Coque du Levant, 25.

CLASSE XI. — SUBSTANCES COLLAGÈNES

1° *Colloïdiques :* Corne de Cerf, 651 ; Ichthyocolle, 656.

CLASSE XII. — SUBSTANCES ALBUMINOÏDES

1° *Zymotiques :* Jéquiriti, 196 ; Droséra, 220 ; Papayer, 233.

CLASSE XIII. — SUBSTANCES ALCALOÏDIQUES

1° *Aconitiques :* Aconit, 1 ; Staphisaigre, 7.
2° *Berbériques :* Hydraste du Canada, 10 ; Épine-vinette, 28 ; Claveliers, 117.
3° *Papavériques :* Fumeterre, 29 ; Pavot, 30 ; Opium, 33 ; Coquelicot, 43 ; Argémone, 44 ; Chélidoine, 44 ; Sanguinaire, 44 ; Escholtzia, 44 ; Laitues, 326.
4° *Caféiques :* Thé, 73 ; Cacao, 88 ; Kola, 94 ; Maté, 128 ; Guarana, 136 ; Catha, 135 ; Café, 310.
5° *Cocaïques :* Coca, 99 ; Gelsémium, 385.
6° *Pilocarpiques :* Jaborandi, 115.
7° *Spartéiques :* Genêt, 189.
8° *Ésériques :* Fève de Calabar, 194 ; Mançone, 170 ; Curare, 384.
9° *Granatiques :* Grenadier, 229 ; Spigélie, 387 ; Noix d'arec, 584.
10° *Cicutiques :* Ciguës, 240.
11° *Quiniques :* Quinquinas, 275 ; Rémijias, 297 ; Québracho blanc, 372 ; Alstonia, 374 ; Angusture, 110.
12° *Céphœliques :* Ipécacuanhas, 301.
13° *Strychniques :* Noix vomique, 378 ; Fève de Saint-Ignace, 382 ; Hoang-nan, 389.
14° *Atropiques :* Belladone, 420 ; Jusquiame, 426 ; Stramoine, 429 ; Duboisia, 433.
15° *Nicotiques :* Tabac, 431 ; Pituri, 433 ; Lobélie, 350.
16° *Colchiciques :* Colchique, 569 ; Héllébore blanc, 572 ; Cévadille, 574.
17° *Ergotiques :* Ergot de Seigle, 629 ; Sénecons, 849.

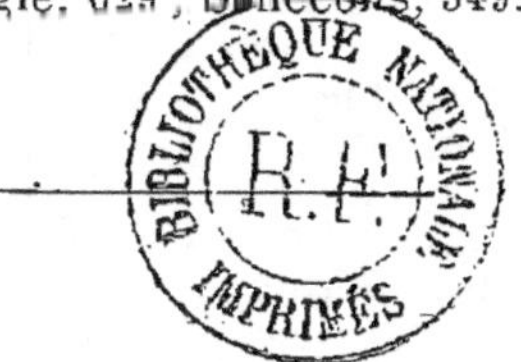

TABLE DES MATIÈRES

A

Abeille domestique. 670
Abies balsamea . 606-608
— *Canadensis* . . . 606
— *excelsa*. 610
— *Fraseri*. 608
— *pectinata*. . . . 607
Abiétorésine 608
Abricot de Saint-Domingue. 72
Abrine. 496
Abrus precatorius. . 496
Absinthe grande . 338
— maritime 340
— pontique 340
Absinthium officinale 338
Acacia Adansonii. . 148
— *arabica*. 148
— *Capensis* 148
— *Catechu* 152
— *dealbata* 148
— *decurrens*. . . . 148
— *farnesiana* . . . 151
— *fistula* 147
— *homalophylla*. . 148
— *horrida*. 148
— *Nilotica* 148
— *rupestris* 147
— *Senegal*. 147
— *Seyal*. 147
— *stenocarpa* . . . 147
— *vera* 148
— *vereck* 148
— *Wallichiana* . . 152
ACANTHACÉES. . . 440
Aceras antropophora 543
Acétate de cinnamyle 496
— de géranyle . . 127
— de linalyle . . . 449
— de phénylpropyle 496
— de terpinyle . . 541
Acéteugénol 224
Ache des marais . 246
Achillea millefolium. 348
Achilléine. 348
Achras sapota. . . . 359
Acide abiétinique. . 608
— abiétinoliques. . 608
— abiétolique . . . 608
— agaricinique . . 634
— alantolique . . . 332
— aloérésique. . . 567
— aconitique . . . 4
— angélique. . . . 246
— anisique 262
— arachidique. . . 188
— arbutique. . . . 352
— arthantique. . . 482
— aspidotannique. 622
— aurantiamarique. 125
— benzoïque . . . 361
— boswellinique. . 141
— cafétannique . . 314
— callitrolique. . . 619
— camphorique . . 498
— camphrétique. . 498
— canadique . . . 608
— canadinolique. . 608
— canadolique . . 608
— cantharidique. . 665
— catéchutannique 153
— cérotique. . . . 675
— cérylique. . . . 684
— cétrarique . . . 635
— chrysatropique . 421
— chrysophanique. 133
— cinnamique. . . 219
— cocatannique . . 101
— coccinique . . . 682
— colombique. . . 24
— convolvulinique. 402
— copahivique . . 167
— crotonoléique . . 510
— cubébique . . . 479
— dextropimarique 610
Acide ergotinique . . 631
— évonique 636
— férulique 268
— filicique . . . 622
— filicotannique. . 622
— frangulique. . . 132
— fumarique . . . 30
— gaïaconique . . 118
— gallique 535
— gallotannique. . 535
— gelsémique . . . 387
— gentianique. . . 389
— glycyrrhizique . 177
— guaïacinique . . 118
— gurjunique . . . 82
— hespéridique . . 125
— igasurique . . . 379
— isobutyrique . . 406
— isovalérianique. 249
— isuvitinique. . . 71
— jaborique. . . . 116
— jalapinolique . . 403
— kinotannique . . 192
— kolatannique . . 96
— lactucique . . . 327
— laricinolique . . 607
— larinolique . . . 607
— lichestérique . . 635
— lupulique. . . . 521
— masticique . . . 143
— matétannique. . 130
— méconique . . . 38
— mélilotique . . . 137
— morrhuique. . . 659
— myristique . . . 488
— nicotianique . . 432
— ombellique . . . 271
— oxymyristique . 246
— oxypentadécylique. 246
— pannique. . . . 624
— phosphoglycérique 659
— picropodophyllique. 27

Acide picéapimarique 611
— picéapimarolique 611
— pimarinique. . . 611
— pimarique . . . 619
— podophyllique . 28
— protocatéchique. 193
— quillajique . . . 217
— quercitannique . 534
— quinique 283
— quinotannique . 283
— quinovique . . . 208
— ratanhiatannique 64
— résinoguaïacique 118
— rhéotannique . . 465
— ricinique 513
— ricinolique . . . 513
— scammonique. . 408
— scammonolique. 411
— silviolique . . . 609
— silvéorisolique . 609
— sphacélique. . . 631
— tabacotannique. 432
— thapsique. . . . 249
— thébolactique. . 38
— thuylique. . . . 340
— tiglinique. . . . 510
— tropique 425
— turpéthique. . . 406
— valérianique . .. 411
— vératrique . . . 7
Accipenser Huso . . 656
— *ruthenus* 656
— *stellatus* 656
— *sturio*. 656
Acokanthera Deflersii 376
— *ouabaio*. 376
— *Schimperi*. . . . 376
Aconine 4
Aconit (feuilles d'). **1**
— (racine d') . . . 2
Aconitines 4
Aconitum anthora . 7
— *crassicaule* . . . 6
— *ferox*. 6
— *heterophyllum* . 6
— *Japonicum* . . . 6
— *laciniatum* . . . 6
— *luridum* 6
— *lycoctonum*. . . 7
— *Napellus* 1
— *palmatum*. . . . 6
Acore vrai 588
Acorine. 590
Acorus calamus. . . 588
Acraconitine 7
Actœa racemosa . . 13
Adansonia digitata . 93
Adhatoda vasica . . 440
Adenanthera pavonina 154
Adiantum Capillus veneris 625
— *nigrum* 626
— *pedatum* 625
— *tenerum* 626
Adonis Amurensis. . 10
— *gracilis*. 10
— *æstivalis* 10
— *vernalis*. 10
— *vesicatoria* . . . 10
Adonidine 10
Ægle marmelos. . . 127
Æsculus hippocastanum 137
Æthusa Cynapium . 242
Agar-Agar 638
Agaric blanc . . . **633**
Agatophyllum aromaticum 501
Aglaïa odorata . . . 74
Agneau de Scythie . 624
Agrimonia Eupatoria 203
Aigremoine. 203
Ailante glanduleuse. 121
Ailantus glandulosa. 121
Airelle myrtille . . . 353
Ajowan (fruits d'). . 266
Aker tuba 29
Alantolactone. . . . 332
Alantol 332
Albane 358
Albizzia anthelmintica. 154
Alchemilla vulgaris. 203
Alchimille vulgaire . 203
Alcornoque. 185
Aldéhyde asarylique. 582
— benzoïque . . . 215
— cinnamique. . . 493
— cuminique . . . 254
— méthylorthocoumarique . . . 496
Aletris farinosa. . . 555
Aleurites triloba . . 514
Alizarine 317
ALGUES **637**
Alkanna tinctoria. . 395
Alkékenge (baies d') **419**
Alliaire. 54
Alo. 93
Aloe africana. . . . 563
— *Barbadensis*. . . 563
— *ferox*. 563
— *linguæformis* . . 563
— *perfoliata* . . . 563
— *Perryi* 563
— *Socotrina*. . . . 563
Aloe spica 563
— *vera* 563
— *vulgaris* 563
Aloès **562**
— Caballin 565
— des Barbades. . 565
— de Bombay. . . 565
— du Cap. 565
— de Curaçao. . . 566
— de Natal 566
— de Zanzibar . . 565
— hépathique . . . 565
— mixte. 565
— succotrin 563
Aloérésitannol . . . 567
Aloérétine. 567
Aloïne 567
Alpinia galanga . . 548
— *officinarum*. . . 548
Alsidium helminthocorton 637
Alstonia constricta . 375
— *scolaris*. 374
— *spectabilis* . . . 375
Alstonidine 375
Alstonine. 375
Althœa officinalis. . 83
Alun root. 107
Amadou. **634**
Amandes amères . **214**
— **douces**. **212**
Ambrette (graines d'). 93
Ambroisie du Mexique. 457
AMENTACÉES. **532** à **536**
American Colombo . 391
— Ipeca. 204
Ammo résitannol . . 270
AMOMACÉES. **544** à **554**
Amomum Meleguela. 551
AMPÉLIDÉES. . . . **106**
Ampelodesmos tenax 633
Amylamine 660
Amygdaline 215
Amygdalus communis var. *amara*. 214
— var. *dulcis* . . . 212
Amyris balsamifera. 506
— *tomentosa*. . . . 142
Anabsinthine 339
Anacyclus officinarum 334
— *Pyrethrum* . . . 333
Anamirta Cocculus . 25
Anchietea salutaris . 57
Anchusa italica. . . 395
— *officinalis*. . . . 392
Anda assu 513
Andira anthelmintica 191

Andira araroba . . . 186
— *inermis* 191
— *retusa* 191
Andricus pilosus . . 536
Andrographis paniculata 440
Andromeda japonica. 353
— *Mariana* 677
Andropogon citratus 602
— *muricatus*. . . . 603
— *Nardus* 603
— *schœnanthus* . . 602
Anémone pulsatille **9**
Anemone pulsatilla. 9
Anémonine 9
Aneth (fruits d'). . . 258
Anethol 18-260
Anethum graveolens. 258
Angelica archangelica. 244
— *sylvestris* 246
Angélicine 246
Angélique (fruit d') 256
— racine d'). . . . 244
Angico 152
Angræcum fragrans. 543
Angusture du Brésil. 112
— fausse (écorce d'). 112
— vraie (écorce d'). 110
Animé dure. 165
Anis étoilé **13**
— **vert** **258**
Anogeissus latifolia 151-221
ANONACÉES **21**
Anona Cherimolia. . 21
— *glabra* 21
— *muricata*. . . . 21
— *reticulata* . . . 21
— *triloba* 21
Ansérine vermifuge. 458
Antennaria dioïca. . 332
Anthemis nobilis . . 346
Anthranilate de méthyle 124
Antiaris toxicaria. . 527
Apiine 263
Apiol. 263
Apis amalthœa . . . 677
— *mellifica* 670
— *pallida*. 677
Apium graveolens. . 246
— *petroselinum*. 242-247
APOCYNÉES. **367** à **375**
Apocynum cannabinum 375
Arabine 149
Arabinose 149
Arachide (fruit d'). **188**
Arachidine 365
Arachis hypogœa . . 188
ARALIACÉES. . . . 272
Aralia nudicaulis. 272, 581
— *papyrifera* . . . 582
Araroba (poudre d'). 186
Arbre de mort . . . 144
— de poison. . . . 144
— de sang 69
— à suif de la Chine. 514
— du voyageur . . 555
Arbutine 352
Archangelica officinalis 244
Arctostaphylos uva ursi 351
Arec (semences d'). 584
Areca Catechu . . . 584
Arécaïdine 585
Arécaïne 585
Arécoline. 585
Arenaria rubra . . . 68
Argan 359
Argania Sideroxylon. 359
Argémone du Mexique. 44
Argémone mexicana. 44
Argel. 160
Argentine. 203
Aristoloches 473
Aristoloche clématite. 474
Aristolochia brasiliensis 474
— *clematitis*. . . . 474
— *cymbifera*. . . . 474
— *delloïdea* 384
— *longa* 474
— *macroura*. . . . 474
— *Raja* 384
— *rotunda* 474
— *Serpentaria*. . . 473
ARISTOLOCHIÉES . **472**
Armoise commune **34**
Arnica (fleurs d') . **345**
Arnica montana. . . 345
Arnicine. 346
AROIDÉES. . **588** à **591**
Arrête-bœuf. . . . **188**
Arrow-root des Antilles 552
— de Bahia 515
— des Bermudes. . 552
— de Bombay. . . 552
— de Brésil 515
— des Indes occidentales . . . 552
Arrow-root des Indes orientales. . . 552
— de la Jamaïque. 552
— de Malabar. . . 552
— de la Nouvelle Galles du Sud. 553
— de Para 515
— de Port-Natal. . 553
— de Portland. . . 590
— du Queensland . 552
— de Saint-Vincent. 552
— de Sierra Leone. 553
— de Tellichery . . 552
— de Tous les mois. 553
— de Travancore . 552
Artanthe adunca . . 482
— *elongata* 481
Artemisia abrotanum. 342
— *Absinthium*. . . 338
— *campestris* . . . 341
— *fragans*. 345
— *glacialis* 342
— *Herba alba* . . . 345
— *maritima*. . . . 340
— *monogyna* . . . 345
— *mutellina*. . . . 342
— *pauciflora* . . . 342
— *pontica*. 340
— *Stechmanniana* . 343
— *vulgaris* 341
Artichaut sauvage . 220
ARTOCARPÉES **524** à **527**
Artocarpus incisa. . 527
— *integrifolia* . . . 527
Arum (tubercules d'). 591
Arum esculentum . . 590
— *italicum* 590
— *maculatum*. . . 590
Asa fœtida **266**
— en larmes . . . 267
— en sortes 268
Asarésitannol. . . . 268
Asarone 482
Asarum europœum . 472
Asclépiade (rhizome d') 377
ASCLÉPIADÉES **376** à **378**
Asclepias Curassavica 309
— *vincetoxicum* . . 377
Asparagus officinalis 583
Asperge (rhizome d') **583**
Asperula odorata. . 317
Aspérule odorante . 317
Aspidium athamanticum 624
— *cristatum*. . . . 624

Aspidium dilatatum. 624
— *filix mas* 620
— *spinulosum* . . . 624
Aspidosperma Quebracho 372
Aspidosamine. . . . 373
Aspidospermatine. . 373
Aspidospermine. . . 373
Asplenïum Ruta muraria 626
— *trichomanes*. . . 626
Astragalus adscendens 172
— *cylleneus* 172
— *eryostylis*. . . . 172
— *florulentus* . . . 175
— *gummifer*. . . . 172
— *Heratensis* . . . 172
— *Kurdicus* 172
— *microcephalus*. . 172
— *pycnocladus* . . 172
— *sarcocolla*. . . . 175
— *strobiliferus* . . 172
— *stromatus*. . . . 172
— *verus*. 172
Athamanta cretensis. 266
Atis 6
Atisine 7
Atraphaxis spinosa . 364
Atropa belladona . . 420
Atropidine 427
Atropine 421
Atrosine 421
Aunée (rhizome d') **330**
Aurantiamarine. . . 125
Aurone des champs. 341
— femelle 348
— mâle 341
Australéne 612
Avena sativa 598
Avocatier commun . 501
Avoine (fruit d'). . **598**
Awâ 482
Awa-iraï 482
Aya Pana. 320

B

Bablahs 154
Bac nan 108
Badiane de Chine. **13**
— du Japon. . . . 16
— sacrée 16
Baguenaudier. . . . 160
Baies d'airelle myrtille. 353
— **d'alkékenge**. . **419**
— **de genièvre**. . **617**
Baies de laurier. . **500**
— **de nerprun** . . **134**
— de sureau . . . 273
Balansium Chrysotrichum. 624
Balisier (fécule de) . 552
Balsamea erythræa. 139
BALSAMIFLUÉES. . **220**
Balsamodendron africanum . . 139
— *Ehrenbergianum*. 138
— *Gileadense* . . . 140
— *Mukul* 139
— *Myrrha*. 138
— *Opobalsamum*. . 539
Bananier (fécule de). 554
Bancoulier 514
Bao-tam-paiang. . . 97
Barbaloïne 567
Barbatimao (écorce de) 154
Bardane (racine de) **327**
Baromez 624
Barosma betulina. . 113
— *crenata*. 113
— *crenulata*. . . . 113
— *serratifolia* . . . 113
Basilics. 450
Bassia butyracea . . 359
— *latifolia* 359
— *longifolia*. . . . 359
— *Parkii* 358
Bassorine. 174
Batatas edulis . . . 412
Batiator 330
Batjitjor 330
Baume blanc liquide. 184
— de Sonsonate . . 184
— du Canada . . . 608
— **de Copahu**. . . **165**
— de Giléad. . . . 140
— **de Gurjun**. . . **81**
— de Judée 140
— Liquidambar . . 220
— **du Pérou** . . . **182**
— Rasamala. . . . 220
— de Tamanou . . 72
— **de Tolu**. . . . **180**
— vert de l'Amérique. 72
— des Antilles. . . 73
— des Indes Orientales 72
Bdellium d'Afrique . 139
— de l'Inde 139
Beaumontia grandiflora 372
Bébéeru 501
Bédéguars 199
Bèla 128
Belladone (feuilles de) **420**
— (racine de) . . . 422
Belladonine. 423
Belle de nuit 456
Benjoin. **359**
— amygdaloïde . . 360
— commun 360
— en larmes . . . 360
— en masses . . . 360
— de Siam. 360
— en-sortes 360
— de Sumatra. . . 360
Benoîte (rhizome de) **207**
Benzaldéhyde. . . . 493
Benzoin officinale. . 359
Benzoylpseudotropéine. 101
Benzol 614
Benzorésinol 361
BERBÉRIDÉES . **26** à **29**
Berbérine. 12
Berberis vulgaris . . 28
Bergamote (essence de). 127
Bergaptène 127
Betel 482
Beta vulgaris. . . . 458
Bétoine. 454
Betonica officinalis . 454
Betterave. 458
Beurre de Bicuiba. . 488
— de Cacao 93
— de Dika. 121
— de Galam. . . . 359
— de Ghe 359
— de Kanya. . . . 72
— de Karité 358
— de Kokun. . . . 72
— de muscades . . 487
— végétal. 501
Bhang 522
Bigarradier. 121
BIGNONIACÉES. **439-440**
Bignonia chica . . . 439
— *Copaïa* 439
Bikmah. 6
Bissa-bol 139
Bish 6
Bistorte (rhizome de) **471**
Bitter bark 375
BIXACÉES . . . **57** à **58**
Bixa orellana. . . . 57
Bixine 57
Blaberopus venenatus. 375

Black-bachnag . . . 6
Blanc de baleine. **652**
Blé **594**
Bluet 329
Boerhavia hirsuta . 456
— *procumbens*. . . 456
Bois du Brésil . . . 171
— de Brésillet des Indes. 171
— de **Campêche** . **170**
— enivrant 191
— de **Fernambouc** **171**
— de **Gayac** . . . **117**
— de **Quassia**. . . **119**
— de Quassia amara 119
— de Quassia de la Jamaïque. . . 120
– rouge de la Jamaïque. . . . 171
— de Santal citrin. 504
— de **Santal rouge** **191**
— de **Sassafras** . . **499**
— de Surinam. . . 119
Boldine. 489
Boldo (feuilles de) . **488**
Boldoa fragrans . . 488
Boldoglucine 489
Bombax Ceiba . . . 94
— *malabaricum* . . 94
Bonduc. 171
BORRAGINÉES. **391** à **396**
Borrago officinalis . 391
Boswellia Bau-Dajana 140
— *Carterii*. 140
— *sacra* 140
Botrys 458
Boucage 250
Bouillon-blanc . . **438**
Bou-néfa 249
Bourane des Flous . 170
Bourdaine (écorce de) **131**
Bourgeons de **pins**. **605**
— de **peuplier** . . **537**
Bourrache (fleurs de) **391**
Bowdichia virgilioïdes. 185
Brassica asperifolia var. *oleifera* . 51
— *campestris* var. *oleifera*. . . . 51
— *eruca*. 51
— *juncea* 48
— *nigra*. 45
Brayera anthelmintica. 199
Brésillet des Indes . 171
Brou de noix. . . . 531
Brucea antidysenterica 121
— *Sumatrana* . . . 121
Brucine. 379
Bryone (racine de). **236**
Bryonia alba 236
— *doïca*. 236
Bryonétine 237
Bryonine 237
Bryorésine 237
Bucco 113
Buchu 113
Buglosse 391
Bugrane 188
Buis (écorce de). . . 136
— (feuilles de). . . 136
Bulbe de Colchique **569**
— de **Scille**. . . . **568**
Bulnesia Sarmientii. 199
Burra gookeros. . . 118
Bursera Delpechiana. 142
— *gummifera* . . . 142
Busserole **351**
Butea frondosa. . . 193
Butylamine 660
Butyrospermum Parkii 358
Buxus sempervirens. 136

C

Cabarets 472
Cacao (graine de) . **88**
Cacaos non terrés. . 88
— terrés. 88
Cachalot 652
Cachimans épineux. 21
— réticulés 21
Cachou de l'*Acacia Catechu* . . . **152**
— de l'*Areca Catechu*. 585
— du Bengale . . . 153
— de Bombay. . . 152
— en boules terne et rougeâtre . 585
— brun orbiculaire et plat 585
— de Pégu 152
Cactus nopal 681
Cadinène 340
Cæsalpinia Bonducella 171
— *Brasiliensis* . . . 171
— *crispa* 171
— *echinata* 171
— *Sappan* 171
Cæsalpinia tinctoria. 171
Café (graine de) . . **310**
— décortiqué . . . 311
— en cerises . . . 311
— en parches . . . 311
— nègre 164
— perlé. 312
Café nègre 164
Café perlé 312
Café du Soudan. . . 155
Caféine. 78
Cail cedra 108
Caille-lait. 317
Caïmitier 359
Caïnça 317
Cajeput (essence de) 229
Calabar (fève de). . **194**
Calabarine 195
Calagéri 330
Calamine 590
Calamus Draco . . . 585
Calendula officinalis 350
Callitris quadrivalvis 619
Calophyllum calaba. 72
— *inophyllum*. . . 72
— *Mariæ* 72
— *Tacamahaca* . . 72
Calotropis gigantea. 377
— *procera*. 377
Camellia Thea . . . 73
Camomille des allemands **348**
— commune. . . . 348
— **noble** **346**
— **romaine**. . . . **346**
Camphorosma monspeliaca 458
Camphre **497**
— de Bornéo . . . 81
— d'Iris. 561
— malais 81
Camphrée de Montpellier 458
Canadine. 12
Canang des Moluques 21
Canarium commune. 141
Canchalagua 391
Canéficier. 163
Canna achiras. . . . 553
— *coccinea* 553
— *edulis* 553
— *indica* 553
CANNABINÉES **518** à **524**
Cannabène 523
Cannabine 523
Cannabis erratica. . 522
— *indica* 522
— *sativa* 522

Canne de Provence. 601
— à sucre. 603
Cannella alba. . . . 18
Cannelles 490
Cannelle blanche . . 18
— **de Ceylan. . . 490**
— **de Chine . . . 493**
— de Cochinchine. 496
— giroflée. 497
— de l'Inde 496
— de Java 496
— de Malabar. . . 496
— mate 497
Cannelier (fleurs de) 497
Cantharide 664
Cantharidine 664
Cantharis vesicatoria 663
Caoutchouc d'Afrique 373
— de l'Amérique centrale . . . 526
— de Bahia 374
— de Bornéo . . . 374
— de Casamance . 373
— de Costa-Rica. . 526
— du Gabon. . . . 373
— de l'Indo-Chine . 526
— de Java 526
— de Loanda . . . 374
— de Madagascar. 373
— de Maranham. . 374
— de Mozambique. 374
— de Para 516
— de Pernambuco. 374
— de Puerto-Cabello 526
— de Savanille . . 526
— du Sénégal. . . 373
— de Sierra-Leone. 373
Capaloïne. 567
Capillaire du Canada 625
— du Mexique. . . 626
— de Montpellier . 625
— noir 626
CAPPARIDÉES . . . **54**
Capparis brevispina. 54
— *ferruginea* . . . 54
— *Rheedii* 54
— *spinosa* 54
Câprier. 54
CAPRIFOLIACÉES . **273 à 275**
Capsaïcine 418
Capsacutine 418
Capsicine. 418
Capsicol. 418
Capsicum annuum . 417
— *fastigiatum*. . . 417
— *frutescens* . . . 417
Capsicum longum. . 417
Capsules de pavot. 30
Capucines 107
Caragaheen. . . . 637
Caragne (résine de). 142
Carapa guianensis. . 108
— *Touloucouna* . . 108
Cardamomes 549
— de Ceylan. . . . 550
— de Malabar. . . 550
Carex arenaria . 581-591
Carex des Sables . . 591
Carica Papaya . . . 234
Carlina acaulis . . . 329
Carmine 682
CARNIVORES. . . . **643**
Caroubes. 164
Carteria Lacca . . . 683
Carthame. 329
Carthamus tinctorius 329
Carum ajowan . . . 266
— *carvi*. 257
— *petroselinum* . . 242
Carvacrol. 452
Carvi (fruits de) . . 257
Carvol 258
Carvone 258
CARYOPHYLLÉES . **66 à 68**
Caryophyllène . . . 493
Caryophyllus aromaticus 222
Cascara sagrada (écorce de) 133
Cascarilla macrocarpa 296
— *magnifolia* . . . 296
Cascarille (écorce de) 508
— de la Trinité . . 509
Cascarilline. 509
Cascarine. 634
Cassave 514
Casse (fruits de) . . 163
— (pulpe de) . . . 164
— puante 164
Cassia acutifolia . . 155
— *alata*. 164
— *angustifolia* . . 155
— *brasiliana* . . . 163
— *fistula* 163
— *grandis*. 163
— *herpetica*. . . . 164
— *lanceolata* . . . 155
— *lenitiva*. 155
— *marylandica* . . 164
— *montana* 159
— *obovata*. 155
Castanea vesca . . . 536
Castilloa elastica . . 526
— *Marckamiana*. . 527
Castor 638
Castor fiber. 638
Castoréum 638
— d'Amérique. . . 641
— du Canada . . . 641
— de Russie. . . . 642
Cat. 135
Cataire 454
Catéchine. 153
Catha (feuilles et tiges) 135
Catha edulis 135
Cecropia peltata . . 527
Cédrats. 125
Cedrela febrifuga. . 108
Cédron 121
CELASTRINÉES **135-136**
Celastrus edulis. . . 135
Centaurea cyanus. . 329
— *jacea*. 329
Centaurées 329
Centaurée petite . 390
Centaurésine 390
Cephœlis Ipecacuanha 301
Cephéline. 305
Cérabine 209
Cérasine 209
Cérasus Lauro-Cerasus. 209
— *vulgaris* 209
Ceratonia Siliqua. . 164
Cerbera Thevetia . . 376
— *venenifera* . . . 375
Céréales (fruits de) 591
Cerfeuil. 243
Cérine 675
Cerises 209
Cerisier (Gomme de). 209
Céroléine. 675
CÉTACÉS. **652**
Cervus Elaphus . . . 651
Ceterach officinarum 626
Cetérach 626
Cétine 655
Cetraria Islandica. . 625
Cétrarin 625
Cévadille 574
Chœrophyllum cerefolium 243
— *sylvestre* 243
CHAMPIGNONS **629 à 534**
Chanvre indien. . 522
Chardon bénit . . . 329
— marie. 329
— roland 250
Chasmanthera palmata. 221

Châtaignier. 536
Chaulmoogra (graines de). . . . 58
Chavica officinarum. 481
— *Roxburghii* . . . 481
Chavicine. 481
Chéken. 222
Chélidoine 44
Chelidonium majus . 44
Chêne (écorce de). 532
— (galle de). . . . 534
— (glands de). . . 534
— au kermès . . . 536
CHÉNOPODÉES 457 à 458
Chenopodium ambrosioïdes 457
— *anthelminticum*. 458
— *botrys* 458
— *hybridum*. . . . 430
— *Quinoa*. 458
— *vulvaria* 458
Chermes vermilio . . 536
Chevrotain porte-musc. 644
Chia (Semences de). 437
Chicorée amère (feuille de) . . 225
— (racine de) . . . 325
Chiendent commun. 601
— gros 602
— petit 601
Chimaphila umbellata 354
Chiococca anguifuga 317
Chirayta 391
Chloranthus inconspicuus 74
Choline. 370
Chondodendron tomentosum 24
Chondrus crispus . . 637
Chrysanthemum carneum. 334
— *cinerariæfolium*. 334
— *Parthenium*. . . 347
— *roseum* 334
Chrysarobine. . . . 186
Chrysine 537
Chrysophyllum Caimito 359
— *glycyphlæum* . . . 359
Chuenlien. 9
Cibotium (Poils de) . 624
Cibotium Baromez . 624
Cichorium intybus . 325
Cicuta major. . . . 240
— *virosa* 242
Cicutaire aquatique. 242
Cicutaria aquatica . 242
Cicutine 242
Ciguë grande . . . 240
— officinale . . . 240
— petite. 242
— vireuse. 242
Cimicifuga racemosa 13
Cinchoma Boliviana. 277
— *Calisaya* 277
— *caloptera*. . . . 278
— *Chahuarguera* . 277
— *Condaminea* . . 277
— *corymbosa* . . . 278
— *crispa* 277
— *floribunda* . . . 297
— *Hasskarliana* . . 278
— *heterophylla* . . 278
— *lancifolia*. . . . 278
— *Ledgeriana* . . . 277
— *macrocalyx*. . . 278
— *magnifolia* . . . 296
— *micrantha* . . . 277
— *nitida* 277
— *officinalis*. . . . 277
— *Pahudiana* . . . 278
— *Peruviana* . . . 277
— *Pitayensis* . . . 294
— *pubescens*. . . . 278
— *purpurea*. . . . 278
— *succirubra* . . . 277
— *Tucujensis* . . . 278
— *umbellulifera*. . 278
— *uritusinga* . . . 278
Cinchol. 283
Cinchonamine. . . . 299
Cinchonidine 283
Cinchonine 283
Cinchorétine 283
Cinéol 314
Cinnamodendron corticosum. 20
Cinnamomum aromaticum. . . . 493
— *Camphora* . . .
— *Cassia* 493
— *Culilawan* . . . 497
— *iners* 497
— *Loureirii* 497
— *Malabathrum* . . 496
— *obtusifolium* . . 496
— *pauciflorum*. . . 496
— *Zeylanicum*. . . 490
Cinnamylcocaïne . . 101
Cire blanche . . . 673
— de Carnauba . . 588
— du Japon. . . . 144
— jaune 673
— de Myrica . . . 532
— vierge. 674
Cissampelos Pareira. 25
CISTINÉES 58
Cistus creticus. . . . 58
— *Cyprius*. 58
— *ladaniferus*. . . 58
Citral. 126
Citronellal 126
Citronnelle 603
Citrons (fruits de). 125
— (essence de) . . 125
Citronelle. 237
Citrulline. 239
Citrullus Colocynthis 238
Citrus aurantium . . 121
— — var. *amara*. 121
— — var. *dulcis*. 127
— *Bigarradia* . . . 127
— *Bergamia*. . . . 127
— *Cedra*. 123
— *limonum* 123
— *medica* 125
— *vulgaris* 121
Civette 643
Civette d'Afrique . 643
Clavelier jaune. . . 127
Claviceps purpurea . 629
Cleome frutescens. . 54
— *gigantea* 54
Clou de girofle . . 222
Cnicus benedictus. . 329
Coca du Pérou . . 99
Cocaïne. 101
Coccoloba diversifolia 472
— *punctata* 472
— *uvifera*. 472
Cocculus Bakis . . . 24
— *cordifolius* . . . 24
— *toxiferus*. . . . 24
Coccus Cacti 680
— *infectorius* . . . 682
Cochenille 680
— de Honduras . . 680
— du Mexique . . 680
— argentée 682
— noire 682
Cochlearia armoracia 51
— *officinalis*. . . . 52
Cochlospermum Gossypium 58
— *tinctorium* . . . 58
Cocos nucifera . . . 588
Cocotier 588
Codamine 38
Codéine 38
Coffea arabica . . . 310
— *Liberica* 310
— *mauritiana*. . . 310
Cognassier 205

Coings (semences de). **205**
Cola (noix de). . . . **94**
Cola acuminata. . . 94
— *anomala* 97
— *Ballayi*. 94
— *cordifolia*. . . . 97
— *ficifolia*. 97
— *heterophylla* . . 97
— *vera* 94
Colchicine 571
Colchicum autumnale 569
Colchique (bulbe de). **569**
— (fleurs de). . . . 570
— (semences de). . 570
COLÉOPTÈRES. **662** à **670**
Colle de Poisson . **656**
Collinsonia Canadensis 451
Colocynthine . . , . 239
Colocynthitine . . . 239
Colombine 24
Colombo (racine de). **22**
— (faux). 24
Colophane. **612**
Colophène 613
Coloquinte (fruits de). **238**
Colutea arborescens. 160
Colza. 51
— blanc de l'Inde. 51
— de Guzérat . . . 51
COMBRÉTACÉES . . **220**
Combretum laccifera 221
— *Raimbaultii*. . . 221
Commiphora abyssinica 138
— *Kafal*. 272
— *Schimperi* . . . 138
COMPOSÉES . **321** à **350**
Concombre. 239
— sauvage 239
Condurangines . . . 376
Condurango (écorces de). 376
Cônes de houblons. **519**
Conessie 375
Conhydrine. 265
Conicine 265
CONIFÈRES . **604** à **619**
Coniférine 541
Conium maculatum. 240
Conquinamine . . . 283
Consoude (grande). **393**
Convallamarine. . . 584
Convallaria maialis . 583
Convallarine 584
CONVOLVULACÉES **396** à **413**
Convolvuline 402
Convolvulus Scammonia. 406
— *Turpethum* . . .
Conyza squarrosa. . 438
Copahu de Bahia. . **165**
— du Brésil 166
— de Carthagène . 165
— de Cayenne. . . 166
— de Colombie . . 165
— de Maracaïbo. . 165
— de Maranham. . 166
— de Para. 166
Copaïfera cordifolia. 165
— *coriacea* 165
— *guianensis* . . . 166
— *Jacquini* 165
— *Langsdorffii*. . . 165
— *nitida* 165
— *officinalis*. . . . 165
Copalchi 509
Copal d'Acra 165
— d'Angola 165
— de Bombay. . . 165
— du Brésil 165
— de Cayenne. . . 165
— du Congo. . . . 165
— de l'Inde 82
— de Madagascar. 165
— de Sierra-Leone. 165
— de Zanzibar . . 165
Coptis Teeta 9
Coque du Levant. **25**
Coquelicot (fleurs de). **43**
Corail des jardins. . 417
Corallina officinalis. 638
Coralline blanche. . 638
Cordia mixa 396
Coriandre (fruits de). **254**
Coriandrol 255
Coriandrum sativum. 254
Coriaria myrtifolia. 128
Corne de Cerf. . . **651**
— en cornichons . 651
— râpée. 651
Cornées 272
Cornus florida . . . 272
Coronilla emerus . . 189
— *varia*. 189
Coronilline 189
Corossols. 21
Corrigiola telephiifolia 334
Corylus avellana . . 536
Corynæum Beyerinckii. 148
Coscinium fenestratum 24
Corypha cerifera . . 588
Cosidine 201
Cosine 201
Cosotoxine 202
Coto (écorces de) . . 20
Cotoïne. 20
Coton 87
Cotoneaster nummularia 364
Cotonnier en arbre . 87
Cotyledon umbilicus. 220
Cotylet 220
Couac 514
Coumarine 185
Coumarouna odorata 185
Courge (semences de). **237**
CRASSULACÉES . . **220**
Cratæva nurvala . . 54
— *religiosa* 54
Créosote 614
Cresson amphibie. . 53
— de fontaine. . . 53
— de Para 349
— sauvage 53
Crésylol. 614
Crocine. 557
Crocose. 558
Crocus sativus . . . 555
— *vernus* 556
Croton Eluteria. . . 508
— *Malambo* 508
— *niveus* 509
— *Tiglium*. 509
Croton (semences de). **509**
Crotonol 510
CRUCIFÈRES. . **44** à **54**
CRYPTOGAMES. **620** à **638**
Cubèbes (fruits de). **478**
— de Java Sauvage. 480
— de Java (faux). . 480
Cubébine 479
Cucumis Colocynthis. 238
— *sativus* 239
Cucurbita maxima . 237
— *Pepo* 237
CUCURBITACÉES. **235** à **240**
Cuichinchilli 57
Culilawan. 497
Cumin (fruits de). . **253**
— des Prés 257
Cuminol 254
Cuminum Cyminum. 253

Cupréine 299
Cupréol. 299
Curare **384**
— en calebasses. . 384
— du Haut-Amazone 384
— de la Guyane anglaise 384
— de la Guyane française . . . 385
— de l'Orénoque. . 385
— en tuyaux de bambou . . . 385
Curarines. 385
Curines. 385
Curcas (semences de) 513
Curcuma angustifolia 552
— *leucorrhiza* . . . 552
— *longa*. 546
— *rubescens* 552
— *zedoaria* 549
Curcuma long . . . **546**
— rond 546
Curcumine 548
Cusparidine. 112
Cusparine 112
Cyclame 354
Cyclamem europœum 354
Cydonia vulgaris . . 205
Cymène 234
Cynips Calycis . . . 536
— *Gallæ tinctoriæ*. 534
— *hungarica* . . . 536
— *polycera* 536
Cynodon dactylon. . 602
Cynoglosse. 395
Cynoglosséine . . . 365
Cynoglossidine . . . 395
Cynorrhodons . . . 199
CYPÉRACÉES. . . . **591**
Cyperus esculentus . 591
— *longus* 591
— *rotundus* 591
Cyprès (petit). . . . 348
Cypripedium parviflorum 543
— *pubescens*. . . . 543
Cytise 190
Cytisus Laburnum . 190
— *scoparius* 190

D

Daman du Cap . . . 643
Damiana 58
Dammar Sélan. . . 82
Daphne Gnidium . . 502
Daphne Laureola . . 502
— *Mezereum*. . . . 502
Daphnétine 503
Daphnidium Cubeba. 501
Daphnine. 503
Dattier 588
Datura alba 431
— *fastuosa* 431
— *Metel*. 431
— *Stramonium* . . 429
— *tatula* 431
Daturine 430
Daucus de Crète . . 266
Déhydromorphine. . 39
Delphinine 8
Delphinium Staphysagria 8
Delphinoïdine. . . . 8
Delphisine 8
Dentelaire 354
Derris elliptica . . . 189
Dialium nitidum . . 164
Dichopsis Gutta . . 355
Dicinchonine 283
Diconquinine 283
DICOTYLÉDONES **1**
Dictamne blanc. . . 110
Dictamnus albus . . 110
— *fraxinella* . . . 110
Dicypellium caryophyllatum 497
Dieffenbachia Seguini 384
Digitale (feuilles de). **433**
Digitaléine 435
Digitaligénine. . . . 435
Digitaline. 435
Digitalirésine 436
Digitalis ambigua. . 438
— *grandiflora* . . . 438
— *lutea*. 438
— *purpurea* 433
Digitalose. 435
Digitoflavone 436
Digitogénine 435
Digitonine 435
Digitoxigénine . . . 435
Digitoxose 435
Dihydrolutidine. . . 660
Dioscorea aculeata . 561
— *alata* 561
— *glabra* 561
— *sativa* 561
DIOSCORÉACÉES . . **561**
Diosphénol 114
Diplotœnia Cachrydifolia 272
Dipterix odorata . . 185
DIPTÉROCARPÉES. **80** à **82**
Dipterocarpus alatus 82
— *incanus*. 82
— *turbinatus* . . . 82
— *Zeylanicus* . . . 82
Dita 374
Ditamine 374
Dividivi 171
Doradille 626
Dorema Ammoniacum 269
Douce amère . . . **414**
Dracocephalum moldavicum 454
Drapanocarpus senegalensis. 193
Drymis Chilensis . . 19
— *granatensis*. . . 19
— *Winteri* 19
Droserarotundifolia. 220
DROSÉRACÉES . . . **220**
Dryobalanops aromatica 81
— *Camphora* . . . 81
Duboisia Hopwodii . 433
— *myoporoïdes* . . 433
Dulcamarine 415
Dyera costulata . . 374

E

Ecballium Elaterium. 239
Ecgonine. 101
Echites scolaris. . . 374
Echium vulgare. . . 392
Ecorce de beauté. . 154
— sacrée 133
Elaphrium elemiferum 141
— *integerrimum* . . 142
— *tomentosum*. . . 142
Elatérium officinal . 239
— (suc d'). 239
Elémis 141
Elémi des Antilles . 142
— du Brésil 141
— de Manille . . . 141
— en pains 141
— en roseaux . . . 141
Elettaria Cardamomum 550
— *major* 550
Embelia Ribes. . . . 355
Emétine 305
Emodine 133
Empleurum serrulatum 114

Emulsine 210
Encens **140**
— d'Afrique 140
— de l'Inde 140
Ephedra monostachya 619
Ephédrine 619
Epicharis Loureirii 108-506
Epicéa 610
Eponges **690**
Eponges à la cire . . 691
— à la ficelle . . . 691
Ergot de Diss . . . 633
— de froment . . . 633
— **de seigle** . . . 629
Ergostérine 631
Ergotine 631
Ergotinine 631
ÉRICACÉES . **350 à 354**
Ericoline 353
Erigeron Canadense. 333
Erodium cicutarium. 107
Erysimum 53
Erysimum officinale. 53
Erythrœa Centaurium 390
— *chilensis* 391
Erythrocentaurine. . 390
Erythrina piscidula. 191
Erythrophlæum guineense 170
ERYTHROXYLÉES. **98-103**
Erythroxylon Coca . 99
— *hypericifolium* . 103
— *laurifolium* . . . 103
— *ovatum* 103
— *squammatum* . . 103
Eséramine 195
Eséridine 195
Esérine 195
Escholtzia Californica 44
Essences d'Andropogon **602**
— **d'anis étoilé** . **17**
— **d'anis vert** . . **259**
— **de badiane de Chine** **17**
— de **Cajeput** . . . 229
— **de Cannelle de Ceylan** **493**
— de **Cannelle de Chine** **496**
— de citronnelle . . 603
— de Géranium des Indes 602
Essences de Géranium de Turquie 602
— de Lémongrass . 602
— de **Lavande** . . **449**
— de **Menthe** . . . **444**
— de **Néroli** . . . **123**
— de Palmarosa . . 602
— de **Roses** **198**
— de Rusa 602
— de Templinum . 606
— de **Térébenthine** **611**
— de **Santal** . . . **504**
— de **Thym** . . . **462**
— de Verveine des Indes 602
— de Vétiver . . . 603
Esturgeon commun. 656
— grand 656
Ether benzylbenzoïque 181
— benzylcinnamique 181
Eucalyptus (feuilles d') **225**
Eucalyptus citriodora 228
— *corymbosa* . . . 228
— *gigantea* 228
— *globulus* 225
— *leucoxylon* . . . 228
— *resinifera* 228
— *rostrata* 228
— *viminalis* 228
Eugenia caryophyllata 222
— *Cheken* 223
— *jambolana* . . . 225
Eugénol 222
Eupatoire chanvrin . 329
Eupatorium ayapana 329
— *cannabinum* . . 329
Euphorbe (résine d'). 506
Euphorbia ipecacuanha 508
— *lathyris* 508
— *myrsinites* . . . 175
— *myrtifolia* . . . 508
— *pilulifera* 508
— *resinifera* 506
EUPHORBIACÉES. **506 à 519**
Euphorbone 508
Euryangium Sumbul 250
Evodia febrifuga . . 112
Evonymine 136
Evonymus atropurpureus 135
Exogonium Purga. . 396
Exostemma caribeum 297
— *floribundum* . . 297

F

Fabiana imbricata . 433
Fagus sylvatica. . . 536
Faham 543
— d'Algérie 543
Faine 536
Fausse Augusture. . 112
Faux anis étoilé . . 16
— cubèbes 480
— ébénier 190
— ipécacuanhas . . 309
— ipécacuanha du Brésil 56
— Quinquinas . . . 296
Fénone 262
Fenouil (racine de) **248**
— (fruits de) 261
— d'Allemagne . . 261
— aquatique . . . 256
— doux 261
— de Saxe 261
— vulgaire 261
Fènugrec (Semences de) **187**
Feronia elephantum 128
Ferula Asa fœtida . 266
— *galbaniflora* . . 270
— *Persica* 271
— *rubricaulis* . . . 270
— *schaïr* 270
Fève de Calabar . **194**
— pichurim 501
— **de St-Ignace** . . **382**
— **Tonka** **185**
Féver bark 375
Fevillea cordifolia . 239
— *Marcgrawii*. . . 239
— *trilobata* 239
Ficus annulata . . . 526
— *carica* 525
— *doliaria* 526
— *elastica* 526
— *laccifera* 526
— *obtusifolia* . . . 526
— *religiosa* 526
— *septica* 526
Figues **525**
— de Dalmatie . . 525
— de Smyrne . . . 525
— de Trieste . . . 525
— violettes 525
Filipendule 204
Flacourtia cataphracta 57
— *sepiaria* 57

Fœniculum capillaceum 248
— *dulce*. 248
— *vulgare*. 248
Follicules de Séné d'Alep 161
— d'Alexandrie . . 161
— de l'Inde 161
— de Moka 162
— de la Palte . . . 161
— de Syrie 162
Fontainea Pancheri. 513
FOUGÈRES. . **620** à **626**
Fougère mâle. . . 620
Fragaria vesca . . . 206
Fraisier (rhizome de) **206**
Framboises. 203
Franciscea uniflora. 439
Frangularhamnétine 133
Frasera carolinensis. 391
— *Walteri*. 391
Fraxinelle 110
Fraxinus excelsior . 364
— *ornus*. 362
Frêne. 364
Fromagère 87
Fucus crispus. . . . 637
FUMARIACÉES. **29** à **30**
Fumaria capreolata. 30
— *media* 30
— *officinalis*. . . . 30
— *Vaillantii*. . . . 30
Fumarine. 30
Fumeterre officinale 29

G

Gadus morrhua. . . 658
Galam (beurre de) . 359
Galanga de la Chine 548
— vrai 548
Galbarésitannol. . . 271
Galbanum. 270
— du Levant . . . 270
— de la Perse. . . 270
Galega officinalis. . 180
Galipea cusparia . . 110
— *officinalis*. . . . 110
Galipidine 112
Galipine 112
Galipot 610
Galium aparine. . . 317
— *verum* 317
Galles d'Alep. . . 534
— en articbaut . . 536
— **de chêne . . . 534**
— de Chine 144
Galles couronnée d'Alep 536
— de France . . . 536
— de Hongrie . . . 536
— du Piémont. . . 536
— rouge de l'yeuse 536
Gambir. 300
Ganja 522
Garance 317
Garcinia Cambogia . 72
— *Hanburyi*. . . . 70
— *indica* 72
— *kola* 97
— *mangostana*. . . 72
— *morella*. 748
— *pictoria* 72
— *travancorina* . . 72
Gardenia florida . . 74
Garou (écorce de) . **502**
Gascardia Madagascariensis 684
Gaulthérie (feuilles de). **352**
Gaultheria procumbens 352
Gayac (bois de) . . **117**
— résine de). . . . 117
Geissospermine. . . 375
Geissospermum lœve. 375
— *Vellosii*. 375
Gelsémine 386
Gelsemium sempervirens 385
Gelsémium (racine de). 385
Gendarussa vulgaris. 440
Genet à balais. . . 189
— **commun. . . . 189**
— d'Espagne . . . 190
Genièvre (baies de) **617**
Genipi blanc 342
— vrai 342
Genista scoparia . . 189
Gentiana acaulis . . 389
— *lutea*. 389
— *pannonica* . . . 387
— *punctata* 389
Gentiane (racine de) **387**
GENTIANÉES. **387** à **391**
Gentianose 389
Gentiogénine 389
Gentiopicrine. . . . 389
Gentisine. 389
Geoffrée de la Jamaïque. . . . 191
— de Surinam. . . 191
Géraines 107
GÉRANIACÉES . . . **107**
Géraniol 124
Geranium maculatum 107
— *Robertianum* . . 107
— *rotundifolium* . 107
— *sanguineum*. . . 107
Géine. 207
Geum urbanum. . . 207
Ghé 359
Gillenia trifoliata. . 204
Gingembre (rhizome de) **544**
Gingérol 546
Ginseng 272
Girofle (clous de). . **222**
Glandes de houblon. 519
Glands de chêne . . 534
Glechoma hederacea 454
Globularia alypum. 160-440
GLOBULARIÉES . . **440**
Glycine hispida. . . 196
Glycyrrhiza echinata 175
— *glabra* 175
Glycyrrhizine. . . . 177
Gnaphalium dioïcum 332
Goa (poudre de) . . 186
Golden seal 10
Gombo 93
Gommart d'Amérique 142
Gomme adragante. 172
Gomme ammoniaque 269
Gomme arabique . 147
— d'Australie . . . 148
— de Bassora . . . 174
— du bas du fleuve 149
— blanche de Sennoar. 150
— de Bombay. . . 151
— du Brésil 151
— du Cap. 151
— de cerisier . . . 209
— chibou 142
— friable 150
— de Galam. . . . 150
— Ghatti 151
— du haut du fleuve 150
— de l'Inde . . 148-151
— de Kordofan . . 150
— kutéra 58
— de Morée. . . . 173
— de Podor 149
— du Sénégal . . . 149
— Salabréda. . . . 150
— de Souakim. . . 147
— du Soudan . . . 150
Gomme gutte d'Amérique . . . 69
— de Ceylan . . . 72
— de Mysore . . . 72

Gomme-laque . . . **683**
Gonolobus Condurango 376
Gossypium arboreum 87
— *barbadense* . . . 87
— *herbaceum* . . . 87
— *hirsutum*. . . . 87
Goudron végétal . . 613
Goudron de Norvège 613
GRAMINÉES. **591** à **603**
Grande Absinthe . **338**
— chélidoine . . . 44
— **Ciguë** (feuilles de). **264**
— **Ciguë** (fruits de) **264**
— **Consoude** . . . **393**
— Ortie 529
— **Pervenche** . . **375**
— **Valériane** . . . **321**
Grateron 317
Gratiola officinalis . 439
Gratiole 439
Gravel root 451
Grémil 395
Grenadier (écorce de) **229**
Griffes de girofles. . 223
Grindellia robusta . 332
— *squarrosa* . . . 332
Griottes 219
Gros chiendent . . . 601
Groseilles. 220
Gruau d'avoine . . . 599
Guachamaca . . . .
Guachamaca toxifera 376
Guaco 329
Guaiacum officinale. 117
Guarana. **136**
Guérit vite. 349
Guibourtia copallifera 165
Guilandina Bonducella 171
Guimauve (feuilles) **83**
— (fleurs). 83
— (racine). 84
Guinée 456
Gulancha. 24
Gunjha 522
Gurjun (baume de) . 81
Gutta-percha . . . **355**
GUTTIFÈRES. . **69** à **72**
GYMNOSPERMES. . **604** à **619**
Gynocardia odorata. 58
Gypsophyla Arrostii. 67
— *paniculata* . . . 67
— *struthium*. . . . 67

H

Hæmatoxylon campechianum 170
Hagenia Abyssinica . 199
HAMAMÉLIDÉES . . **217**
Hamamélis de Virginie. **217**
Hamamelis virginica 217
Hancornia speciosa . 374
Hardwichia pinnata. 170
Harmel. 118
Haschich 522
Haschischine 522
Hedeoma pugeloïdes. 451
Hedera helix 272
Hélénine 332
Helianthemum canadense. 58
— *vulgare*. 58
Héliotropine 204
Hellébore blanc . **572**
— noir 9
— vert 9
Helléboréine 9
Helléborine. 9
Helleborus niger . . 9
— *viridis* 9
Helonias dioica . . . 309
Hématine. 171
Hématoxyline. . . . 171
Hemidesmus indicus 377
HÉMIPTÈRES. . . . **680**
Henné 223
Herbe à la Brinvilliers 387
— aux chantres . . 53
— aux charpentiers 348
— aux chats. 454
— divine 349
— aux écrouelles . 439
— à pisser 353
— sacrée 455
Heritiera littoralis . 97
Herniaire. 68
Herniara glabra . . 68
Herniarine 68
Herpestis colubrina. 117
— *gratioloïdes*. . . 117
— *monniera*. . . . 117
Hespéridine 125
Hêtre. 536
Heuchera americana. 220
Heudelotia africana. 139
Hevea brasiliensis. . 516
— *Benthamiana* . . 516
— *guianensis* . . . 516
— *pauciflora* . . . 516
— *rigidifolia* . . . 516
Hevea spruceana . . 516
— *ternata*. 516
Hexylamine. 660
Hibiscus abelmochus 93
— *esculentus* . . . 93
HIRUDINÉES. . . . **684**
Hirudo medicinalis . 684
Hoang-nan 383
Holarrhena antidysenterica 375
Homalium racemosum 58
Homomorrhuine . . 660
Homonapelline . . . 4
Homoptérocarpine . 192
Hordeum dystichon . 598
— *hexastichon*. . . 598
— *vulgare*. 598
Houblon (cônes de) **519**
Huile de Ben 54
— **de Cade** **619**
— **de Croton** . . . **510**
— de foie de morue 658
— de Ghé. 359
— d'Illipé 359
— de mahwah. . . 359
— de mangostan . 72
— **d'olives** **364**
— **de ricin** **512**
Huinh Dan 108
Humulus Lupulus. . 519
Hybanthus Ipecacuanha 56
Hydnocarpus inebrians. 58
Hydraste du Canada **10**
Hydrastine 12
Hydrastinine 12
Hydrastis Canadensis 10
Hydrocinchonidine . 283
Hydrocinchonine . . 283
Hydroquinidine. . . 283
Hydroquinine. . . . 283
Hydrocotyle asiatica 243
Hydrocotyle asiatique 243
Hydrure de salycile. 204
Hygrine 101
Hygrophila spinosa. 440
HYMÉNOPTÈRES. . **671** à **680**
Hyoscine 427
Hyoscyamine. . . . 427
Hyoscyamus niger. .
HYPÉRICACÉES. **68** à **69**
Hypéricum lanceolatum 69
— *lasciusculum* . . 69
— *perforatum*. . . 69

Hypoquébrachine. . 373
Hyracéum 643
Hyrax Capensis. . . 643
Hysope **453**
Hysopus officinalis . 453
Hysteronica Baylahuen 333

I

Icica Carana 141
— *decandra*. . . . 142
— *Guianensis* . . . 142
— *heptaphylla*. . . 14
— *Icicariba* 141
Ichthyocolle 655
If. 619
Igname (fécule d'). . 561
Ignatia amara . . . 382
Igasurate de Strychnine . . . . . .
Ilex amara 128
— *crepitans*. . . . 128
— *gigantea* 128
— *Humboldtiana*. . 128
— *Mate* 128
— *ovalifolia*. . . . 128
— *Paraguaiensis*. . 126
— *theezans* 128
— *verticillata* . . . 131
— *vomitoria*. . . . 131
ILICINÉES. . **128** à **131**
Illicium anisatum. . 13
— *Griffithii* 17
— *parviflorum*. . . 17
— *religiosum* . . . 16
— *Sanki*. 17
— *verum* 13
Impératoire (rhizome d'). **250**
Imperatoria ostruthium 250
Indican. 179
Indigo. **178**
— blanc. 179
— réduit 179
Indigofera anil . . . 178
— *arborea*. 180
— *argentea* 178
— *disperma* 178
— *tinctoria* 178
Indigotiers 178
Indigotine 179
Indoxyle 179
Inga circinalis . . . 152
Inosite 330
INSECTES . **662** à **684**
Inula Helenium. . . 330
Inuline. 331
Ionidium (racines d') 56
— *Ipecacuanha* . . 56
— *Maytensillo*. . . 57
— *microphyllum*. . 57
— *Poaya* 57
Ipécacuanhas . . . **301**
Ipécacuanha annelé majeur 304
— mineur. 301
— blanc du Brésil. 301
— de Carthagène . 304
— de Curacao. . . 309
— faux 309
— faux du Brésil . 309
— de l'Inde 377
— noir ou dur. . . 307
— de la Nouvelle Grenade . . . 304
— ondulé 308
— strié majeur . . 306
— strié mineur . . 307
— violet. 306
Ipomœa Batatas . . 412
— *orizabensis* . . . 402
— *pandurata* . . . 412
— *simulans* 403
— *Turpelhum* . . . 403
Ipoméine. 413
IRIDÉES. . . **555** à **561**
Iridine 561
Iris (rhizome d') . . **555**
Iris Florentina . . . 559
— *germanica* . . . 559
— *pallida*. 559
Irone. 561
Irvingia Gabonensis. 121
Isatropylcocaïne . . 101
Isoaconitine 4
Isoémodine. 158
Isoférulène 265
Isohespéridine . . . 125
Isonandra Gutta . . 355
Isopelletiérine. . . . 231
Isorottlérine 519
Isosulfocyanate de butyle 53
— d'orthoxybenzyle 50
Ispaghula 456

J

Jaborandi (feuilles de). **115**
— d'Aracati. . . . 116
— de Céara 116
— de Maranham . 116
— de Pernambuco. 115
— de Rio 115
— faux 116
Jaborine 116
Jacaranda lancifoliata 440
— *procera*. 440
Jacée. 329
Jalap (Racine de). **396**
— faux 403
— fusiforme. . . . 402
— officinal 396
— de Tampico. . . 403
— tubéreux. . . . 396
Jalapine 403
Jambul. 235
Japaconitine 7
Jasminum Sumbac. 74-364
Jatropha Curcas . . 513
— *gossypifolia*. . . 513
Jéquirity 196
Jervine. 573
Johannesia princeps. 513
JUGLANDÉES. **529** à **531**
Juglandine 531
Juglans cinerea . . . 531
— *regia* 530
Jujubes. 134
Juniperus communis. 617
— *Lycia*. 614
— *oxycedrus*. . . . 617
— *phœnicea* 617
— *prostrata* 614
— *Sabina* 614
Jusquiame officinale **426**
— (feuilles de). . . 427
— (graines de) . . 429

K

Kaladana. 412
Kalahut 6
Kalmia angustifolia. 677
— *hirsuta* 677
— *latifolia* 677
Kamala (Poudre de) **518**
Kanya (beurre de) . 72
Katine 135
Kawa-Kawa 482
Kawaïne 482
Khaya Senegalensis. 108
Kermès animal . . . 682
Kicksia africana . . 372
Kinkéliba 221
Kinos **192**
Kino d'Afrique . . . 193
— d'Amboine . . . 192
— d'Australie . . . 225
— du Bengale. . . 193

Kino de la Colombie 194-221
— de Gambie . . . 193
— des Indes. . . . 194
— de la Jamaïque. 194
— de Malabar. . . 192
Kokum (beurre de). 72
Kola (Graines de). **94**
Kolanine 96
Kosam 121
Kotofo 94
Koumiss 651
Kousso (fleurs de). **199**
— brun 201
— femelle 203
— mâle 203
— rouge. 203
— vert 201
Krameria argentea . 65
— *secundiflora* . . 66
— *spartioïdes* . . . 65
— *triandra* 62
Kuromoji. 501

L

Labdanum 58
LABIÉES. . . **441** à **455**
Lactonine. 217
Laccatille. 682
Lactose. 650
Lactuca altissima. . 326
— *sativa*. 326
— *scariola*. 326
— *virosa*. 326
Lactucarium 326
Lactucérine. 327
Lactucone 327
Lactucopicrine . . . 327
Ladenbergia magnifolia 296
— *macrocarpa*. . . 296
Laitues **326**
Laitue vireuse . . **326**
Laminaire digitée. **636**
Laminaria Cloustoni. 636
— *digitata* 636
Lamium album . . . 454
Landolphia Comorensis 373
— *florida* 374
— *Kicksii* 373
— *Owariensis* . . . 373
— *Petersiana* . . . 373
— *Senegalensis* . . 373
Lapathine 471
Lappa major 327
— *minor* 327
— *tomentosa*. . . . 327
Lappine 328
Laqué en bâtons . . 683
— en grains. . . . 683
— en plaques . . . 684
— en sortes. . . . 683
— de Madagascar. 684
Larix decidua. . . . 607
— *europœa* . . 364-606
Laudanine 38
Laudanosine 38
Laurier d'Apollon. . 500
Laurier-cerise (feuilles de) **209**
LAURINÉES. **490** à **501**
Laurus Camphora. . 497
— *nobilis* 500
— *Sassafras*. . . . 499
Lavandes **448**
Lavande femelle . . 448
— mâle 450
— spic 450
— vraie. 448
Lavandula officinalis 448
— *spica* 450
— *stœchas*. 450
— *vera* 448
Lawsonia inermis. . 533
Lédon des marais. . 353
Ledum palustre. . . 353
LÉGUMINEUSES . . **145** à **196**
— CŒSALPINIÉES **155** à **172**
— MIMOSÉES . . . **145** à **155**
— PAPILIONACÉES **172** à **196**
Leptandra virginica. 439
Leptandrin 439
Levisticum officinale 250
Liatris odoratissima. 330
— *spicata* 330
— *squarrosa*. . . . 330
LICHENS . . **634** à **637**
Lichen d'Islande . **636**
— pulmonaire . . . 636
Lichénine. 635
Lichens tinctoriaux. 636
Lierre 272
Lierre terrestre . . . 454
LILIACÉES. . **562** à **584**
Limonène. 125
Lin (Graine de) . . **103**
— (huile de). . . . 105
— purgatif 105
Linaloè. 142
Linalool 493
Linamarine. 105
Lindera sericea . . . 501
LINÉES . . . **103** à **106**
Linum usilatissimum 103
Lippia citriodora . . 455
Liquidambar altingiana. . . . 218
— *Formosana* . . . 218
— *orientale* 218
— *styraciflua* . . . 220
Liriodendron tulipifera 20
Litchi 137
Lithospermum officinale 395
— *tinctorium* . . . 375
Livêche. 250
Lobelia inflata . . . 350
— *syphylitica* . . . 350
— *urens*. 350
LOBÉLIACÉES . . . **350**
Lobélie enflée. . . . 350
Loganine. 379
Lophira alata. . . . 82
Loxopterygium Lorentzii 145
Loxoptérygine . . . 145
Luffa cylindrica . . 239
Lupin 190
Lupinus albus. . . . 190
Lupulin 521
Lupuline 521
Lychnis dioïca . . . 66
— *Githago*. 68
Lycoctonine 7
Lycopode. **626**
LYCOPODIACÉES. . **626** à **628**
Lycopodium annolinum 637
— *clavatum* 626
— *complanatum*. . 627
— *inundatum* . . . 627
— *saururus* 628
Lycopus virginicus . 451
LYTHRARIÉES . . . **232**
Lythrum Salicaria . 232
Lytta vesicatoria . . 632

M

Macis **487**
Madi du Chili. . . . 349
Madia sativa 349
Magnolia acuminata. 20
— *glauca* 20
— *tripetala* 20
— *Yulan* 20
MAGNOLIACÉES. **13** à **20**

Mahalita 440
Maïs (fruits de). . . **600**
— (stigmates de) . 600
Malabathrum 497
Malambo 509
Mallotus philippinensis 518
Malva glabra 86
— *rotundifolia* . . 85
— *sylvestris* 85
MALVACÉES. . **82** à **94**
Mammea americana. 72
Mamira. 9
MAMMIFÈRES . . . 639
Manaca 439
Mancone des Portugais 170
Mandragora officinarum 426
Mandragore 426
Mangifera gabonensis 121
Manglier rouge. . . 194
Mangostan (huile de) 72
Manguier sauvage . 121
Maniguette (graines de). 551
Mani (résine de) . . 72
Manihot Aypi 514
— *Janipha* 514
— *utilissima*. . . . 514
Manioc (**fécule de**) **514**
Manne alhagi . . . **364**
— de Briançon . . 364
— **de Calabre**. . . **363**
— Capacy. 363
— du Caucase. . . 364
— Chir-Khecte. . . 364
— Géracy 363
— grasse 363
— des Hébreux . . 364
— de Kurdistan . . 536
— en larmes. . . . 362
— du Liban 364
— de Perse . . 175-363
— **de Sicile** . . . **363**
— du Sinaï 364
Mannitane 363
Mannite 363
Maranta arundinacea 552
— *indica* 552
— *nobilis* 552
Margosa (écorce de). 108
Marjolaine 453
Marrube blanc . . . 454
Marrubium vulgare. 454
Mastic d'Amérique . 145
— de Bombay. . . 142
— en larmes . . . 142
— en sortes. . . . 142
Masticine. 143
Maté du Paraguay **128**
Matico (feuilles de). **481**
Matricaire 348
Matricaria chamomilla. 348
— *parthenium*. . . 347
Mauve (feuilles de). **86**
— (fleurs de) . . . 85
Médicinier 513
Melaleuca Leucadendron 229
— *minor* 229
Melézitoze 98
Melia azadirachta. . 108
— *indica* 108
MÉLIACÉES **108**
Mélilot . . , . . . **186**
Mélilotol 187
Melilotus arvensis. . 186
— *macrorhiza* . . . 186
— *officinalis*. . . . 186
Melissa calaminthа. 451
— *officinalis*. . . . 450
Mélisse (feuilles de) **450**
— de moldavie . . 454
Méloès 669
Meloe majalis. . . . 669
— *proscarabeus* . . 669
MÉNISPERMÉES. **21** à **26**
Menispermum fenestratum 24
Mentha aquatica γ *crispa* 443
— *arvensis* α *crispa* 443
— *citrata* 443
— *officinalis*. . . . 442
— *piperita*. 442
— *pulegium* 443
— *rotundifolia* . . 443
— *sativa* 443
— *spicata* 443
— *sylvestris* 443
— *viridis* 443
Menthes. **441**
Menthe cultivée. . . 443
— des jardins. . . 443
— poivrée. 442
— pouliot 443
— verte. 443
Menthol 445
Menthone. 445
Ményanthe (feuilles de). **390**
Menyanthes trifoliata 390
Mercure végétal. . . 57
Mercuriale annuelle **516**
Mercurialis annua . 516
Merlusine. 662
Méthylarbutine . . . 350
Methylchavicol . . . 18
Methylconicine . . . 265
Methyleugénol . . . 482
Methylpelletiérine. . 231
Metroxylon lœve . . 586
— *Rumphii* 586
— *sagu* 586
Méum 250
Miel **676**
Miel artificiel 679
— de sapin 679
Miellats. 679
Miellée 98
Mikania guaco . . . 329
Millefeuille (sommités de). **348**
Mimosa arabica. . . 148
— *catechu*. 152
— *nilotica*. 148
— *senegalensis*. . . 147
— *suma*. 152
— *sundra* 152
MIMOSÉES. . **145** à **155**
Mimusops Balata . . 358
Mirabilis Jalapa . . 456
Mœsa picta. 355
Mollé. 144
Monésia (écorce de) **359**
MONIMIACÉES **488** à **490**
Monniera trifoliata . 117
MONOCOTYLÉDONES. **539** à **603**
Monodora grandiflora 21
Morelle grimpante **414**
— noire 415
Moringa aptera . . . 54
— *pterygosperma* . 54
Morus alba 527
— *nigra*. 527
Morphétine 38
Morphine. 38
Morrhuine 660
Moschus moschiferus 644
Mouche d'Espagne . 662
Mousse de Ceylan. . 638
— de Corse 637
— d'Islande. . . . 637
— de Jafna 638
— perlée 637
Moussénine. 154
Moutarde blanche. **49**
— de Bombay. . . 48
— de Grèce 48
— **noire**. **45**
— noire de l'Inde . 49

Moutarde de Russie. 48
— de Sarepta . . . 48
— de Sicile 48
Muguet de mai . . 583
Mûres . . . .
Mûrier 527
Musa Ensete 555
— *Fehi* 555
— *paradisiaca* . . 554
— *sapientium* . . . 555
MUSACÉES. **554**
Musc **664**
Musc artificiel. . . . 650
— de Birmanie . . 648
— Kabardin. . . . 648
— Saowko 648
— Tawpee 647
— Tonkin. 647
— Yunnan 647
— en vessie. . . . 648
— hors vessie. . . 648
Muscade de Calabah. **21**
— de Macassar . . 487
— mâle. 487
— **des Moluques**. **484**
— de la Nouvelle Guinée. . . . 487
— sauvage 487
— de Santa-Fé . . 488
Musenna (écorce de) **154**
Mylabre de la chicorée. 669
— de la Chine. . . 669
Mylabris cichorii . . 669
Myrcia acris 131
Myrica (cire de) . . 532
Myrica cerifera. . . 532
— *Gale*. 532
MYRICÉES **532**
Myricine 675
Myristica argentea . 487
— *aromatica* . . . 484
— *Bicuyba* 488
— *fatua*. 484
— *fragrans* 484
— *moschata*. . . . 484
— *officinalis*. . . . 484
— *otoba*. 488
— *sebifera*. 488
MYRISTICÉES **484** à **488**
Myristicène. 487
Myristicine 488
Myristicol. 488
Myrobalans bellérics 221
— chébules 221
— indiens. 221
Myronate de potasse 46
Myrosine. 46
Myrospermum Pereiræ 182
— *sonsonatense* . . 182
— *toluiferum* . . . 180
Myroxylon toluifera. 180
— *Pereiræ*. 182
Myrrhe **138**
— des Indes orientales 139
— de l'Inde 139
— en sortes. . . . 138
MYRSINÉACÉES . . **354**
MYRTACÉES. **221** à **232**
Myrte bâtard 532
Myrtus Cheken . . . 222
— *Pimenta* 220

N

Napelline. 4
Narcéine 38
Narcotine. 38
Nard celtique. . . . 321
— indien 321
— vrai 321
Nardostachys Jatamansi 321
Nasturtium amphybium 53
— *officinale* 53
— *sylvestre* 53
Nataloïne. 567
Natalorésitannol . . 567
Nauclea Gambir . . 300
Navette. 51
Nectandra Puchury major 501
— *minor* 501
— *Rodiœi* 501
Nèfles d'Amérique. . 359
Népaline 7
Nepeta cataria . . . 454
Nephelium Litchi . . 137
Nériine 375
Nerium oleander . . 375
Néroli (essence de). **123**
Nerprun (baies de). **134**
Nhandirobes 239
Nicomorrhuine . . . 660
Nicotéine 432
Nicotelline 432
Nicotènine 432
Nicotiana multivalvis 432
— *Persica* 432
— *quadrivalvis* . . 432
— *repanda* 432
— *rustica* 431
— *tabacum* 431
Nicotianine. 432
Nicotine 432
Nielle des blés . . . 68
Nitrile phénylpropionique. 53
Noisetier 536
Noix (brou de) . . . 531
— (huile de). . . . 531
Noix d'Arec . . . **584**
— de Bancoul, . . 514
— **de galles** . . . **534**
— **de kola** **94**
— **muscades** . . . **484**
— de Pauço. . . . 155
— de Ravensara. . 501
— de serpent . . . 239
— **vomique**. . . **378**
Noyaux d'olives . . 367
Noyer (feuilles de). **530**
— des Indes. . . . 440
NYCTAGINÉES **456** à **457**

O

Ocimum basilicum . 450
— *minimum*. . . . 450
— *sanctum* 450
Oddendje, ... 72
Odika des Gabonais 121
Œnanthe Phellandrium 256
Olea europæa. . . . 364
— *fragrans*. . . 74-367
OLÉACÉES. . **362** à **367**
Oléandrine 375
Oléine 365
Oliban. **140**
Olibanorésine. . . . 141
Olives (huile d') . . **364**
Olivier 364
OMBELLIFÈRES . . **240** à **272**
— (feuilles d') . . . 240
— (fruits d'). . . . 251
— (gommes-résines d') 266
— (racines d'). . . 243
Ombelliférone. . . . 271
ONAGRARIÉES . . . **233**
Onocérine 189
Ononine 189
Ononis spinosa . . . 188
Onosma echioïdes . . 395
Ophelia chirayta . . 391
Opium. **33**
— d'Asie mineure . 34
— de Bénarès . . . 42
— du Bengale . . . 42

Opium de Chine. . . 42
— de Constantinople. 34
— d'Égypte 41
— d'Europe 43
— de l'Inde 42
— de Paina 42
— de Perse 40
— de Smyrne . . . 34
— Thébaïque . . . 41
— de Turquie . . . 34
Opoponax 272
Opuntia coccinellifera 681
— *tuna* 681
— *vulgaris* 681
Orange (écorce d') . **124**
Oranger (feuilles d') **121**
— (fleurs d'). . . . 123
Orangettes 125
Orcanette. 395
ORCHIDÉES . **539** à **543**
Orchis conopsea. . . 542
— *coriophora* . . . 542
— *latifolia* 542
— *maculata* 542
— *mascula* 542
— *militaris* 542
— *morio*. 542
— *pyramidalis*. . . 542
Oreille d'homme . . 472
Orelline 57
Orge (fruit d') . . . **598**
— mondé 598
— perlé. 598
Origans **453**
— vulgaire 453
Origanum majorana 453
— *vulgare*. 453
Orpin brûlant. . . . 220
Orseilles 650
— de mer 650
— de terre. 650
Ortie blanche. . . **454**
— grande. 529
Oryza sativa 599
Ouabaïo 376
Ourari 385
Owala 155
Oxalis acetosella . . 107
— *anthelmintica*. . 108
— *Pes capræ* . . . 108
Oxyméthylanthraquinones 132

P

Pæonia corallina . . 13
— *moutan*. 13
Pæonia officinalis. . 13
Pain de Dika 121
— de pourceau . . 354
Palas. 193
Palaquium Borneense 355
— *formosum*. . . . 355
— *gutta*. 355
— *malaccense* . . . 355
— *oblongifolium*. . 355
— *Treubbii* 355
PALMIERS. . **584** à **588**
Palmitine. 365
Panama (écorce de) **216**
Panax quinquefolium 272
Pangium edule . . . 58
Panicaut 250
Pao Pereira. 375
Papaver Rhœas . . . 43
— *setigerum*. . . . 33
— *somniferum*. . . 30
— *somniferum* γ *album* 30
— *somniferum* β *glabrum* . . . 30
— *somniferum nigrum*. 30
— *somniferum* α *setigerum* . . . 30
PAPAVÉRACÉES **30** à **44**
Papavérine. 33
Papavérosine. . . . 33
Papaïne 234
PAPAYACÉES . . . **233**
Papayer commun. **233**
PAPILIONACÉES . . **172**
Paracotoïne. 20
Paracurare 385
Paradis (semence de) 551
Pareira brava (racine de). 24
Pareirine 375
Parilline 577
Paricine 283
Pariétaire **527**
Parietaria diffusa. . 527
— *erecta* 527
— *officinalis*. . . . 527
Parkia biglobosa . . 155
Paronychine 68
Parthenium hysterophorus 349
Pas d'âne **338**
Passerina Tartonraira 502
Patate douce 412
Patchouly 451
Patience (racine de) **470**
Paullinia sorbilis . . 136
Pavot (capsules de). **30**
Pavot (semences de) 33
Payena acuminata . 355
— *Leerii*. 355
— *polyandra* . . . 355
Peganum Harmala . 118
Pelargonium antidysentericum . . 107
— *capitatum* . . . 107
— *cucullatum*. . . 107
— *odoratissimum* . 107
— *roseum* 107
Pelletiérine. 231
Pélosine 24
Penœa sarcocolla . . 175
Pensée sauvage. . **55**
Pentaclethra macrophylla 155
Pentadesma butyracea. 72
Péporésine 238
Pérourésitannol. . . 184
Persea gratissima. . 501
Persil (feuilles de) . **242**
— (fruits de). . . . 263
— (racine de) . . . 247
— faux 242
Pervenche grande. **275**
— petite. 375
Pesse. 610
Petit anis. 258
— chêne 454
— chiendent. . . . 601
— Houx. 582
Petite Centaurée . . 390
— Ciguë. 242
— mauve 87
Petiveria alliacea. . 384
Petroselinum sativum 247
Peumus Boldus . . . 488
Peuplier (bourgeons de) **537**
PHANÉROGAMES. **1** à **604**
Pharbitis Nil 412
Phellandrène 257
Phellandrie (fruit de). 256
Phellandrine 257
Phényloxyacétonitrile 215
Phillyrea angustifolia 367
Phœnyx dactylifera. 368
Phoroglucine 193
Physalis alkekengi . 419
Physeter macrocephalus 652
Physostéarine. . . . 195
Physostigma venenosum 194

Physostigmine . . . 195
Phytolacca decandra. 431
Picea vulgaris . . .
Pichi du Chili. . . . 433
Pichurim (fève) . . .
Picræna excelsa . 120
Picrasma excelsa . . 120
Picrasmines 119
Picroglucine 415
Picrolemma Valdivia. 121
Picropodophylline. . . 27
Picrosclérotine . . . 631
Picrotine 26
Picrotoxine. 26
Picrotoxinine 26
Pied de chat (fleurs de) **332**
Pignon d'Inde . . . 513
Pilocarpidine 116
Pilocarpine. 116
Pilocarpus Jaborandi 116
— *microphyllus* . . 116
— *pennatifolius* . . 115
— *Selloanus*. . . . 115
— *spicatus* 116
— *trachylophus* . . 116
Piment des Anglais
— de Cayenne. . . 417
— enragé 417
— de la **Jamaïque**. **220**
— des **jardins** . . **417**
Pimenta officinalis . 220
Pimpinella anisum . 258
— *Saxifraga* . . . 250
Pin **605**
— (bourgeons de) . 605
— de Boston . . . 609
— maritime 609
Pinus austriaca. . . 609
— *Ledebourii* . . . 613
— *maritima*. . . . 609
— *palustris* 609
— *rotundata* . . . 609
— *sylvestris* 605
— *Tæda*. 609
Piper aduncum . . . 482
— *angustifolium*. . 481
— *Betle*. 482
— *canina* 480
— *Clusii*. 480
— *crassipes* 480
— *Cubeba* 478
— *longum* 480
— *methysticum* . . 482
— *mollicomum*. . . 117
— *nigrum* 475
— *officinarum*. . . 481
Piper reticulatum. . 117
PIPÉRITÉES. **474** à **483**
Pipérine 476
Pipsisséva 354
Piptadenia colubrina 152
Piscidia erythrina. . 191
Pissenlit 327
Pistacia lentiscus . . 142
— *terebinthus* . . . 143
Pituri. 433
Piturine. 433
Pivoine femelle . . . 13
— mâle 13
PLANTAGINÉES . . **456**
Plantago arenaria . 456
— *Cynops* 456
— *Ispaghula*. . . . 456
— *major* 456
— *Psyllium* 456
Plantain (feuilles de). 456
PLOMBAGINÉES . . **354**
Plumbago europœa . 354
— *rosea*. 354
— *zeylanica* 354
Podophylle **26**
Podophyllin 27
Podophylline 27
Podophylloquercétine 28
Podophyllotoxine . . 28
Podophyllum Emodi. 28
— *peltatum* 26
Poélé. 375
Pogostemon Patchouly 451
Pohon upas 527
Poils de Cibotium. **624**
Poison bay. 17
POISSONS **656**
Poivre blanc . . . **477**
— **Cubèbe** **478**
— de Guinée . . . 417
— long 481
— **noir** **475**
— du Japon. . . . 117
— **à queue** **478**
Poivrier d'Amérique. 144
— des Espagnols . 144
— du Pérou. . . . 144
Poix blanche . . . **610**
— de **Bourgogne**. **610**
— du Canada . . . 606
— noire. 613
— résine 613
Polygala alba. . . . 62
— *Boykini*. 62
— *butyracea*. . . . 62
— *Senega* 59
Polygala du Sud . **62**
— de **Virginie** . . **59**
POLYGALÉES . **59** à **66**
POLYGONÉES. **458** à **472**
Polygonum Bistorta. 471
— *Fagopyrum*. . . 471
Polypode de chêne . 624
Polypodium vulgare. 624
Polypore du mélèze. 633
Polyporus fomentarius 634
— *igniarius* 634
— *officinalis*. . . . 633
Polystichum filix mas 620
Polytric des officines. 626
Pomme de terre (fécule de) 415
Populine 537
Populus nigra . . . 537
Porphyrine 375
Porphyrosine 375
Populus nigra . . . 537
Potentilla anserina . 203
— *reptans*. 203
— *Tormentilla*. . . 207
Poudre d'**Agaric blanc** **633**
— de **belladone** (feuilles de). . **421**
— de **belladone** (racine de) . . **288**
— de **Cacao**. . . . **73**
— de **Cannelle de Ceylan** . . . **492**
— **de Cannelle de Chine** **495**
— de **Capsicum** . **419**
— de **Colombo**. . **23**
— de **Cubèbes** . . **479**
— de **Digitale** . . **435**
— **insecticide** . . . **337**
— **d'Ipécacuanha**. **304**
— de **Kousso**. . . **202**
— de **Kamala** . . **518**
— de **Jalap**. . . . **401**
— de **Jusquiame**. **290**
— de **Lin**. **105**
— de **Maté** **130**
— de **Moutarde blanche** . . . **50**
— de **Moutarde noire** **47**
— de **Noix vomique** **380**
— d'**Opium de Smyrne** . . . **37**
— de **Piment des jardins**. . . . **419**

— de **Poivre noir**. **477**
— de **Ratanhia**. . **52**
— de **Rhubarbe de Chine** . . . **309**
— de **Safran** . , . **558**
— de **Seigle ergoté** **630**
— de **Séné** **158**
— de **Valériane** . **320**
Primevère 354
Primula officinalis . 354
PRIMULACÉES . . . **354**
Prinos verticillatus . 131
Prosopis dulcis . . . 152
Protocosine. 201
Protocurarine. . . . 385
Protocuridine. . . . 385
Protocurine. 385
Protopine. 38
Prunus Lauro Cerasus. 209
Pseudoaconitine . . 7
Pseudoconhydrine . 265
Pseudojervine . . . 573
Pseudopelletiérine . 231
Pseudopurpurine . . 317
Pseudostrophanthine 370
Psoralea glandulosa. 131
Psychotria emetica . 306
Psychotrine 305
Psyllium 456
Ptérocarpine 192
Pterocarpus Adansonii 192
— *erinaceus*. . . . 192
— *marsupium* . , . 192
— *santalinus* . . . 191
Ptycholis Ajowan . . 266
Puccinia graminis . 59.
Pulmonaria officinalis 393
Pulmonaire officinale. 393
Pulpe de Casse . . **163**
— de tamarin . . . 164
Punica granatum. . 229
Purpurine 317
Pyrèthre d'Afrique **333**
— du Caucase. . . 334
— de Dalmatie . . 334
— **insecticide** . . **334**
— de Monténégro . 334
Pyrocatéchine . . . 534
Pyrogallol 534
Pyrola rotundifolia. 354
PYROLACÉES . . . **354**
Pyrole ombellée . . 354
— grande 354

Q

Quassia amara. . . **119**
Quassia de la Jamaïque **120**
Quassine 120
Québrachamine. . . 373
Québrachine 373
Québrachite 373
Québracho blanc (écorce de) . . 372
— Colorado 145
— rouge de Tucuman 145
Québrachol. 283
Quercétine 153
Quercine 533
Quercite 385
Quercus coccifera. 536-682
— *Ilex* 536
— *infectoria* . . . 534
— *mannifera* . . . 536
— *pédunculata* . . 532
— *Robur* 532
— *sessiliflora* . . . 532
— *Vallonea* 364
Queues de Cerises . 209
Quillaya Smegmadermos 216
Quillaya savonneux (écorce de) . 216
Quinamine 283
Quinidine. 283
Quinine 283
Quinovine 283
Quino-quino 184
Quinquinas **275**
— américains . . . 286
— des Antilles . . 297
— bicolore 297
— blanc de Mutis. 297
— brésiliens. . . . 297
— de Bucaramanga. 298
— Calisaya 289
— Caraïbe 297
— de Carthagène . 292
— de la Colombie. 292
— à Cinchonamine. 299
— Cupréa du commerce. 297
— Cupréa de Bucaramanga . . . 298
— Cupréa des Llanos 298
— Cupréa du Nord. 298
— Cupréa de Santander 298
— Cupréa du Sud. 298
— d'Europe 364
— faux 296
— de Guayaquil. . 289
— de Huanuco . . 288
— des Indes. . . . 294
— jaune orangé de Mutis. 292
— lancifolia 292
— de Lima 289
— de Maracaïbo . 290
— de la Nouvelle-Grenade . . . 292
— de Pitayo . . . 294
— de Piton 297
— rouge. 292
— rouge de Mutis . 296
— de Saint-Domingue. 297
— de Sainte-Lucie. 297
— de Santa-Fé . . 292
— du Sénégal. . . 108
— de Técamez. . . 267
Quintefeuille 203

R

Raifort (racine de). **51**
Raisins de Corinthe. 106
— de Damas. . . . 106
— de Malaga . , . 106
— de Provence . . 106
— secs 106
Ramon 384
Raphanol 53
Raphia ruffia . . . 586
Rasamala 220
Rasse 613
Ratanhia du Brésil **65**
— de la **Nouvelle-Grenade**. . . **65**
— **officinal** **62**
— de Para . , . . 65
— du **Pérou** . . . **62**
— de **Savanille**. . **64**
— du Texas. . . . 65
Ratanhine 64
Ravenala madagascariensis 555
Redoul (feuilles de) 128-160
Réglisse (racine de). **175**
— d'Alicante. . . . 177
— des bois . . 317-624
— de Calabre . . . 178
— espagnole . . . 177
— de Russie . . . 177
— de Tortosa . . . 177
Reine des Prés. . **204**
Remijia (écorces de). 297
Remijia pedunculata. 297
— *Purdieana* . . . 297

RENONCULACÉES. **1-13**
Résine Caragne . . 142
— Laque 683
— de Mani 72
— de Mollé 145
— de Scammonée. 414
Résinotannol 361
Rhamnégine 134
RHAMNÉES . . **131-135**
Rhamnétine. . . . 134
Rhamnine 134
Rhamnochrysine . . 134
Rhamnocitrine . . . 126
Rhamnolutéine . . . 134
Rhamnus Catharticus 134
— *frangula* 131
— *Purshiana* . . . 133
Rheum Collinianum . 460
— *compactum* . . . 459
— *officinale* 460
— *palmatum* . . . 459
— var. *Tanguticum* 460
— *Rhaponticum* . . 459
— *undulatum* . . . 459
Rhinacanthus communis 440
Rhizophora Mangle . 194-221
Rhizophorées 221
Rhododendron chrysanthum . . . 353
— *maximum* . . . 353
Rhœadine 53
Rhubarbes **459**
— d'Angleterre . . 466
— d'Autriche . . . 469
— de Canton . . . 460
— de Chine 460
— de France . . . 469
— de Moscovie . . 460
— de Perse 460
— de Turquie. . . 460
Rhus aromatica. . . 144
— *cotinus* 144
— *glabra* 144
— *Japonica* 144
— *pumila* 144
— *radicans* 144
— *semi-alata* . . . 144
— *succedaneum* . . 144
— *toxicodendron* . 144
— *venenata* 144
Ribes rubrum. . . . 220
RIBÉSIACÉES. . . . **220**
Richardsonia brasiliensis 309
Ricin (semences de) 511
— (huile de). . . . 512
Ricine 572
Ricinus communis. . 511
Riz. **599**
Rocou. **57**
Rocouyer. 57
Roi des Amers . . . 440
Romarin. **477**
Ronces (feuilles de) **203**
RONGEURS. **638**
Roquette cultivée . . 51
Rosa alba. 198
— *canina* 198
— *centifolia*. . . . 197
— *Damascena* . . . 198
— *gallica* 197
ROSACÉES. . **196** à **217**
Rose (essence de) . **198**
— (fleurs de). . . . 197
— **pâle** **197**
— **de Provins** . . **197**
Rosée du soleil . . . 220
Rosier sauvage . . . 199
Rosmarinus officinalis 447
Rossolis 220
Rottlera tinctoria . . 518
Rottlérine. 519
Rubia tinctorum . . 317
RUBIACÉES. **275** à **317**
Rubijervine. 573
Rubus Canadensis. . 204
— *fruticosus*. . . . 203
— *Idœus* 203
— *trivialis*. 204
— *villosus*. 204
Rue (feuilles de) . . **109**
— des murailles. . 626
Rumex obtusifolius . 470
Rumicine. 471
RUMINANTS. **644** à **652**
Ruscus aculeatus . . 582
Rusot. 29
Ruta graveolens. . . 109
RUTACÉES . **108** à **129**
Rutine 109

S

Sabadilla officinarum 574
Sabine (feuilles de) . **614**
Sabinol. 616
Sabline rouge. . . . 68
Saccharum officinarum 603
Safran. **555**
— d'Autriche . . . 555
— bâtard 329
Safran d'Espagne. . 556
— de France . . . 556
— du Gâtinais. . . 555
— oriental 556
Safrol 18-500
Sagapénum. 271
Sagou **586**
— du Brésil 588
— des Indes orientales 588
— indigène 588
— perlé 586
Salep **542**
Salicaire commune . 232
Salicine. 538
SALICINÉES. **536** à **538**
Salix alba 537
— *nigra*. 538
Salsepareilles . . . **575**
— d'Allemagne . . 581
— de l'Amérique du Sud. 577
— du Brésil. . . . 580
— du Canada . . . 581
— d'Europe 577
— fausses. 581
— de Honduras . . 578
— de la Jamaïque anglaise . . . 577
— vraie 579
— de l'Inde 585
— de Lisbonne . . 580
— de Para 580
— de la Véra Cruz. 577
— de Virginie . 272-581
Salsola kali. 458
Salvia columbaria . 447
— *officinalis*. . . . 447
— *sclarea* . . . 447-482
Salycilate de méthyle 204-353
Sambucus Canadensis 273
— *nigra* 273
Sandaraque. 619
Sang dragon . . . **585**
— en bâtons. . . . 585
— en galettes . . . 585
Sangsue médicinale **684**
Sanguinaire du Canada. 44
Sanguinaria Canadensis 44
Sanicle. 242
Sanicula Europœa . 243
Santal (bois de) . . **504**
— (essence de) . . 504
— d'Australie méridionale. . . . 506

Santal de Cochinchine . . . 108-506
— des Indes occidentales . . . 506
— orientales. . . . 504
— de Macassar . . 504
— **rouge** **191**
SANTALACÉES . . . **504**
Santalines 505
Santalal 605
Santalol 505
Santalum album . . 504
— *Cygnorum* . . . 506
— *Pressianum*. . . 506
Santolina Chamœcyparisus. 348
Santoline. 348
Santonine. 344
Saoria 355
Sapin argenté . . . 348
SAPINDACÉES. **136** à **137**
Sapindus saponaria. 137
— *senegalensis*. . . 137
Sapogénine 577
Saponaire d'Egypte **67**
— d'Espagne . . . 67
— **officinale** (feuilles de) **66**
— **officinale** (racine de) **66**
— d'Orient 67
Saponaria officinalis 66
Saponine 68
Sapota Achras . . . 358
— *Mulleri* 358
SAPOTACÉES. **355** à **359**
Sapotillier 359
Sapotoxine 217
Sarcocolle 175
Sarothamus scoparius 189
Sarrasin 471
Sarriette 451
Sarsaponine 577
Sassafras officinale. 499
Sassafras (bois de) . **499**
Satureia hortensis. . 451
Sauge officinale. . **446**
— des prés 447
— sclarée 447
Saule (écorce de) . . **537**
SAXIFRAGÉES . . . **217**
Scammonée. . . . **409**
— d'Alep 410
— (racine de) . . . 406
— (résine de) . . . 410
— de Smyrne . . . 410
Scammonine 411
Scammonol 411
Schinus molle. . . . 144
Schœnocaulon officinale 574
Scilla maritima. . . 568
Scille (squame de) . **568**
Scillaïne 569
Scillamarine 569
Scilline 569
Scillinine 569
Scillipicrine. 569
Scillitoxine 569
Scillopicrine 569
Scléroïdine 631
Sclérérythrine. . . . 631
Scolopendre (feuilles de) 626
Scolopendrium officinale 421
Scoparine. 190
Scopolia carniolica . 421
Scordium. 454
Scorodosma fœtidum 266
Scrophulaire noueuse 431
SCROPHULARIACÉES . . . **433** à **439**
Scrophularia nodosa. 433
Sébestes 396
Secale cereale. . . . 597
Sedum acre. 220
Seigle (fruit de) . . . **597**
Seigle ergoté . . . **629**
Semen contra . . . **342**
— d'Alep 342
— d'Alexandrie . . 342
— de Barbarie. . . 345
— de Russie. . . . 345
— de Sarepta . . . 342
Sempervirum tectorum 220
Senecio Ambavilla. . 349
— *Jacobæa* 349
— *vulgaris* 349
Seneçons **349**
— commun 349
Sénégine 62
Sénès **155**
Sené d'Alep. 159
— d'Arabie 155
— d'Alexandrie . . 156
— de Bombay. . . 159
— (feuilles de). . . 155
— (follicules de). . 161
— de l'Inde 158
— des Indes Orientales 159
— de la Palte . . . 155
— de Provence. 160-440
Séné de Syrie. . . . 159
— de Tinnivelly . . 158
Sénégine 62
Sennanigrine 158
Serjania curassavica 137
Serpentaire de Virginie 473
Serpolet **452**
Serronia Jaborandi. 117
Sesamum indicum. . 440
Sida floribunda. . . 87
Siegesbeckia orientalis 349
Silvorésines 509
Silybum Marianum . 329
Simaba Cedron. . . 121
Simarouba (écorce de) **120**
Simaruba amara . . 120
— *officinalis*. . . . 120
Sinapis alba 49
— *arvensis* 49
— *dichotoma* . . . 49
— *glauca* 51
— *nigra*. 45
Sinigrine 46
Sisymbrium Alliaria. 54
— *officinale* 53
Sizygium jambolanum 225
Skimmi 16
Smegmadermos emarginatus. 216
Smilasaponine . . . 577
Smilax China. . . . 581
— *medica* 577
— *officinalis* . . . 579
— *papyracea* . . . 580
— *syphylitica* . . . 580
Socaloïne. 567
Soja hispida 196
Soja (Graines de) . . 196
SOLANÉES. . **413** à **433**
Solanine 415
Solanum Dulcamara. 414
— *nigrum*. 415
— *tuberosum* . . . 415
Solenostemma Argel. 377
Solidago Virga-aurea 332
Souci officinal. . . . 349
Souchet comestible . 591
— long 591
— rond 591
Southern Senega . . 62
Soymida febrifuga . 108
Soymida (écorce de). 108
Spartéine. 190
Spartium junceum . 190
— *scoparium* . . . 189

Spermaceti **652**
Spigelia anthelmia . 387
— *marylandica* . . 387
Spigélie de Maryland 387
Spilanthes oleracea. 349
Spirée ulmaire . . **204**
Spiræa crenata . . . 204
— *Filipendula*. . . 204
— *salicifolia* . . . 204
— *Ulmaria* 204
Spongia mollissima . 690
— *usitatissima*. . . 690
SPONGIAIRES . . . **690**
Squine (rhizome de). **581**
Stachydrine. 122
Staphisagrine. . . . 8
Staphisaigre (semences de). . . . **7**
Stenostomum aculeatum 112
Sterculia acuminata. 94
— *cordifolia* . . . 94
— *scaphigera* . . . 97
— *Tragacantha* . . 97
— *urens*. 97
STERCULIACÉES **94** à **98**
Sterlet 656
Stillingia sebifera. . 514
Storax 361
Storésinol. 219
Stramonium (feuilles de) **429**
Strophantidine . . . 370
Strophanthine. . . . 370
Strophanthus (graines de). . . . **367**
— Kombé 368
Strophanthus Courmontii 370
— *Emini* 370
— *fallax* 370
— *hispidus* 368
— *Kiksii*. 370
— *kombé* 368
STRYCHNÉES. **378** à **387**
Strychnées 379
Strychnos Castelnæana. 384
— *cogens* 385
— *Crevauxiana* . . 385
— *Crevauxii*. . . . 385
— *Gautheriana* . . 383
— *Gubleri*. 385
— *Ignatii*. 382
— *Nux vomica*. 112-318
— *potatorum* . . . 383
— *Tieute* 384
— *toxifera* 385
Stryphnodendron barbatimao. 359
Styracine. 219
STYRACINÉES **359** à **361**
Styrax liquide . . . 218
— solide 361
Styrax Benzoin. . . 359
— *officinale*. . . . 361
Styrol 219
Sucre de lait . . . **650**
Suif de Canara . . . 82
— d'Ochoco 82
— de Piney 82
Sulfocyanure d'allyle 46
— de paraxoybenzyle 50
Sumacs. 144
— odorant. 144
— vénéneux. . . . 144
Sumarésitannol. . . 361
Sumbul (racine de) . 250
Sureau (fleurs de) . **273**
— noir 273
Surelles. 107
Symphytum officinale 393
Synaptase 210

T

Tabac (feuilles de) . **430**
Tacamaque de Guatémala 142
— des Indes occidentales . . . 142
— des Indes orientales 72
— jaune huileuse . 142
— jaune terne. . . 142
— jaune terreuse . 142
Tachardia Lacca . . 683
Tamarin (pulpe de) . 164
Tamarindus indica . 164
Tamarix mannifera. 364
Tampicine 404
Tangalunga 643
Tanghinia venenifera 375
Tanghinine. 376
Tanguine. 376
Tanguin de Madagascar 376
Tapioka 514-588
Taraxacum officinale 327
Taxine 619
Tectochrysine. . . . 537
Teli 170
Tephrosia Apollinea 160
— *toxicaria*. . . . 180
Térébangélène . . . 246
Térébenthène 612
Térébenthine d'Alsace **607**
— de Bordeaux . . 609
— de Boston . . . 609
— du Canada . . . 608
— de Chio. 143
— commune. . . . 609
— (essence de) . . 611
— du mélèze . . . 607
TÉRÉBINTHACÉES . **137** à **145**
Térébinthe 143
TERNSTROEMIACÉES **72** à **80**
Terpinéol. 551
Terre de Lemnos . . 94
Teucrium chamædrys 455
— *montanum* . . . 455
— *scordium* 455
Thapsia garganica . 249
— *villosa* 249
Thapsia (racine de). **249**
Thé (feuilles de) . . **73**
— Bohéa 75
— Congo 75
— canton made. . 80
— impérial 73
— Pekao orange. . 75
— Pékao à pointes blanches . . . 75
— perlé. 75
— poudre à canon. 75
— schoulang . . . 75
— souchong. . . . 75
— Tonkay. 75
— des Abyssins. . 135
— des Apalaches . 131
— de Bourbon. . . 543
— du Caucase. . . 80
— d'Europe 439
— de Kaporie. . . 89
— de l'île Bourbon. 543
— de l'île Maurice. 329
— des Jésuites . . 128
— des ladres . . . 439
— de Madagascar. 543
— des missions . . 128
— du Mexique. . . 457
— du Paraguay . . 128
Thea chinensis . . . 73
Thés noirs. **75**
— **verts**. **75**
Thébaine. 38
Theobroma cacao . . 88
Théobromine 92
Théverésine 376
Thévétine. 376
Thuyone 340

Thym commun. . **451**
— sauvage 452
THYMÉLÉACÉES . . **502** à **504**
Thymène 452
Thymol. 266
Thymus serpillum. . 452
— *vulgaris* 451
Tiglium officinale. . 509
Tilia argentea . . . 98
— *platyphylla*. . . 98
— *sylvestris* 98
TILIACÉES. **97**
Tilleul (fleurs de) . **98**
— (miellée de). . . 98
Tilly (graines de) . **509**
Timbo 137
Tinospora cordifolia. 24
Tittan-Cotte. 383
Tolomane (fécule de) 553
Toluifera balsamum. 180
Toluol 614
Tolurésitannol . . . 182
Tormentilla erecta . 208
Tormentille (rhizome de). 208
Tournesol 637
Toxicodendron pubescens 144
Toxirésine 436
Trachylobium mossambicense . . 165
— *verrucosum*. . . 165
Trèfle d'eau. . . . **390**
Tribulus lanuginosus 118
Trigonella fœnum græcum 187
Trigonelline . . 187-370
Triosteum perfoliatum 275
Triticine 602
Triticum durum . . 594
— *hybernum*. . . . 594
— *monococcum* . . 594
— *æstivum* 594
— *repens* 601
— *sativum*. 594
— *turgidum*. . . . 594
Tropines 425
Tropococaïne. . . . 401
Tsat 135
Tschat 135
Tubocurare. 385
Tubocurarine. . . . 385
Tubocurine. 385
Tulipier de Virginie. 20
Tulip tree bark. . . 30
Turbith végétal. . . 404
Turmérol. 548
Turnera aphrodisiaca 58
— *microphylla* . . 58
Turpéthine 406
Turpéthol. 406
Turquette. 68
Tussilage (fleurs de) **338**
Tussilago farfara. . 338
Tylophora asthmatica 377
Tylophorine 377
Tyrosamines 660

U

Ulmaire **204**
Uncaria Gambir . . 300
Uncomoco 624
Unona odorata . . . 21
Upas antiar. . . 384-527
— tieute. 384
Uragoga granatensis. 304
— *Ipecacuanha* . . 301
Urginea scilla. . . . 568
Urceola elastica. . . 374
Ursone 352
Urtica crenulata . . . 529
— *dioica* 529
— *pilulifera* . . . 529
— *stimulans*. . . . 529
— *urens*. 529
— *urentissima*. . . 529
URTICÉES. . **527** à **529**
Usugo 502
Uvaria æthiopica . . 21
Uva-Ursi (feuilles de) **354**

V

Vaccinium arctostaphylos 353
— *myrtillus*. . . . 353
— *Vitis idœa* . . . 352
Valdivia 121
Valéraldéhyde . . . 229
Valeriana capensis . 321
— *celtica* 321
— *italica* 321
— *japonica* 321
— *jatamansi* . . . 321
— *officinalis*. . . . 317
— *Phu* 321
— *pyrenaica*. . . . 321
— *saxatilis* 321
Valériane grande. **321**
— officinale . . . **317**
VALÉRIANÉES **317** à **321**
Vandellia diffusa . . 439
Vanilla planifolia. . 539
Vanille 539
Vanilline 540
Vatica selanica . . . 82
Vératralbine 573
Vératrine. 573
Veratrum album . . 572
— *viride*. 574
Verbascum lychnites 438
— *nigrum*. 438
— *philomoïdes* . . . 438
— *thapsiforme*. . . 438
— *thapsus*. 438
Verbena officinalis . 455
— *triphylla* 455
VERBÉNACÉES. . . **455**
Verge d'or 332
Vernonia anthelmintica 330
— *nigritiana* . . . 330
— *squarrosa* . . . 330
Veronica beccabunga 439
— *officinalis*. . . . 439
Véronique officinale. 439
Verveine odorante . 455
— officinale 455
Viburnine 275
Viburnum prunifolium 274
Vigne cultivée . . . 106
Villaresia mucronata 131
Vinca major 375
— *minor* 375
Vincétoxine 377
Viola Ipecacuanha . 56
— *odorata* 55
— *tricolor*. 55
— *tricolor arvensis*. 55
Violaquercitrine . . 56
VIOLARIÉES . . **55** à **57**
Violette (fleurs de). **55**
— des quatre saisons 55
Violine 56
Vipérine commune . 392
Vismia guianensis. . 69
Vitex agnus castus . 455
Vitis vinifera 106
Viverra Civetta . . . 643
— *Tangalunga*. . . 643
— *Zibetha* 643
Viverricula malaccensis. 643
Viverréum **643**
Vomiquier (écorce de) 112-382
Vulvaire 458

W

Whrigtine 375
Willughbeia firma . 374
Wintergreen (feuilles de) 352
— (essence de) . . 352
Wirckstræmia canescens 502
— *Forsteri* 502

X

Xanthium spinosum. 350
Xanthium strumarium 430
Xanthopurpurine . . 347
Xanthorhamnine . . 134
Xylol. 614
Xylopia Æthiopica . 21

Y

Ylang-Ylang 21

Z

Zanthoxylum alatum 117
Zanthoxylum americanum 117
— *Caribœum* . . . 117
— *carolinianum* . . 117
— *elegans* 117
— *fraxineum* . . . 117
— *Senegalense* . . . 117
Zea Maïs 600
Zédoaire longue . . 549
— ronde 549
Zibeth 643
Zingiber officinalis . 544
Zizyphus vulgaris. . 134

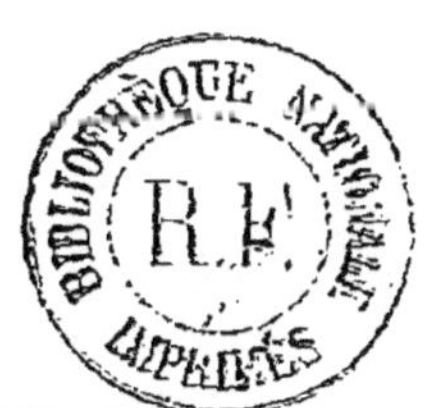

ÉVREUX, IMPRIMERIE DE CH. HÉRISSEY

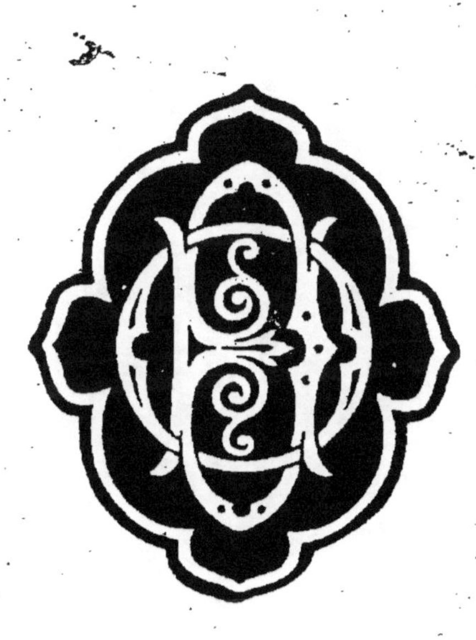